# DICO
# INFIRMIER

# DICO INFIRMIER

Ch. Prudhomme, A.-F. Pauchet-Traversat, J.-F. d'Ivernois

MALOINE

Les auteurs :

Christophe PRUDHOMME
Médecin, SAMU 93,
Hôpital Avicenne, Bobigny

Anne-Françoise PAUCHET-TRAVERSAT
Cadre supérieur de santé, infirmier,
Expert en soins infirmiers,
Centre hospitalier universitaire Louis Maurier, Colombes

Jean-François d'IVERNOIS
Professeur,
Département de pédagogie des sciences de la santé
UFR de Bobigny, Université Paris-Nord

Illustrations : © Pierre et Marguerite Gusta
sauf figure 13 p. 599 et figure 15 p. 600 © C. Martinet
sauf figure 6 p. 570 et figure 9 (bas) p. 585 © C. Fumat


Dépôt légal : juin 2004 – ISBN : 2-224-02834-2
Photocomposition : **SCM**, Toulouse
Imprimé par Clerc s.a.s., 18200 Saint-Amand
*Imprimé en France*

# Table des matières

# Avant propos

Comment utiliser cet ouvrage ?

Le « Dico Infirmier » est un outil d'apprentissage pour les étudiantes infirmières, ainsi qu'un outil de travail qui les accompagnera dans leur vie professionnelle. Il comporte trois parties :

- La première décrit plus de 1 200 maladies et syndromes, classés par ordre alphabétique.
- La deuxième partie aborde de façon détaillée trente-trois procédures de soins et quinze procédures d'investigations.
- La troisième partie est consacrée aux médicaments. Organisée par classes pharmacologiques, elle apporte des informations essentielles sur la majorité des médicaments que l'infirmière doit connaître dans le cadre de son exercice professionnel.

Dans la première partie, sont définis avec précisions les maladies et syndromes avec pour, les plus importants d'entre eux, une définition étiologique, une description des signes, symptômes et investigations, de l'évolution, du pronostic et des principes du traitement, de la prévention et de l'éducation. Les soins, la surveillance infirmière et l'éducation thérapeutique du patient font l'objet de paragraphes spécifiques. Chaque maladie et syndrome est également accessible au moyen de trois index (par maladie, par spécialité, index général).

Dans la seconde partie, le lecteur pourra prendre connaissance de quarante-huit procédures de soins et d'investigations dont la planification et la maîtrise technique par l'infirmière nécessite une description particulière. À ce niveau, se retrouvent la définition du soin (ou de l'investigation) de ses objectifs, la description du matériel requis et de la technique proprement dite, les éléments de surveillance, les principaux accidents, incidents, complications et la conduite à tenir.

La troisième partie du dictionnaire est consacrée aux médicaments. Chacun de ceux-ci, rassemblés par classes pharmacologiques, fait l'objet d'une description détaillée : propriétés, mécanismes d'action, indications, contre-indications et associations contre-indiquées, effets secondaires,posologie, éléments de surveillance. Des conseils pratiques aideront l'infirmière dans sa démarche d'administration et de surveillance du médicament ainsi que d'information du patient. Pour chaque classe pharmacologique, sont précisés les produits disponibles sous leur dénomination commune (DCI) et leur dénomination commerciale, ainsi que le segment-clé de la DCI.

Le « Dico Infirmier » comporte également les résultats des principaux examens biologiques, quinze planches anatomiques et en annexe un ensemble d'informations utiles (calendrier de vaccinations, courbes de tailles et de poids, adresses utiles...).

Grâce à l'index général, le lecteur pourra accéder rapidement à l'ensemble des informations contenues dans l'ouvrage.

# I

# Syndromes et maladies

# Index des maladies et syndromes par spécialités

## APPAREIL LOCOMOTEUR – RHUMATOLOGIE

Acroparesthésies nocturnes
Albers-Schönberg (maladie de) ou Ostéopétrose ou Maladie des os de marbre
Algodystrophie
Amyotrophies musculaires spinales
Angiome des os
Arthrites
Arthrite chronique juvénile
Arthrite infectieuse
Arthroses
Arthrose cervicale
Arthrose de l'épaule
Arthrose de la hanche ou Coxarthrose
Arthrose des doigts
Arthrose des orteils
Arthrose du coude
Arthrose du dos
Arthrose du genou ou Gonathrose
Arthrose du poignet
Arthrose lombaire
Arthrose tibiotarsienne
Becker (myotonie de)
Bursites
Calvé (maladie de) ou Vertebra plana
Canal carpien (syndrome du)
Canal lombaire étroit
Capsulite rétractile de l'épaule ou Épaule gelée
Chondroblastome bénin
Chondrocalcinose
Chondrodysplasies
Chondrome
Chondrosarcome
Coccydynie ou coccygodynie
Coiffe des rotateurs (rupture de la)
Coxa plana
Coxarthrose
Crampe de l'écrivain
Dupuytren (maladie de)
Dysplasie coxo-fémorale
Dystonie
Dystrophies musculaires
Dystrophie musculaire de Duchenne
Dystrophie musculaire des ceintures
Dystrophie musculaire facio-scapulo-humérale ou Maladie de Landouzy-Déjerine
Épaule bloquée
Épaule douloureuse aiguë
Épaule douloureuse simple
Épaule gelée ou Capsulite rétractile de l'épaule
Épicondylite, épitrochléite
Épiphysite vertébrale ou Maladie de Scheuermann ou Ostéochondrose vertébrale de croissance
Ewing (sarcome de)
Fibromyalgie
Fibrosarcome osseux
Fractures de fatigue
Gonarthrose
Hallux valgus
Hernie discale
Hydarthrose intermittente
Hyperlordose lombaire
Hyperostose vertébrale ankylosante
Kyste synovial
Kystes osseux
Lobstein (maladie de) ou Ostéopsathyrose
Loges (syndrome des)
Lumbago
Luxation congénitale de hanche
Mal de Pott ou Spondylodiscite tuberculeuse
Morton (neurinome de)
Myasthénie
Myopathies
Myotonies congénitales
Os de marbre (maladie des) ou Maladie d'Albers-Schönberg ou Ostéopétrose
Ostéite
Ostéoarthropathie hypertrophiante pneumique
Ostéochondrose vertébrale de croissance ou Épiphysite vertébrale ou Maladie de Scheuermann
Ostéochondroses de croissance
Ostéomalacie
Ostéome ostéoïde
Ostéomyélite
Ostéonécrose aseptique de la tête fémorale
Ostéopétrose ou Maladie des os de marbre ou Maladie d'Albers-Schönberg
Ostéoporose
Ostéopsathyrose ou Maladie de Lobstein ou Maladie des os de verre
Ostéosarcome
Paget (maladie de)
Périarthrite de la hanche
Périarthrite scapulo-humérale
Pied bot
Plicas du genou
Polyarthrite chronique juvénile
Polyarthrite rhumatoïde
Pott (mal de) ou Spondylodiscite tuberculeuse
Pseudopolyarthrite rhizomélique
Rachitisme par carence en vitamine D
Scheuermann (maladie de) ou Épiphysite vertébrale ou Ostéochondrose vertébrale de croissance
Sciatique cf. Lombosciatique
Scoliose
Spondylarthrite ankylosante
Spondylodiscite
Spondylodiscite tuberculeuse ou Mal de Pott
Spondylolisthésis
Steinert (maladie de)
Still (maladie de)
Syndrome des loges
Tendinites
Ténosynovites

## CARDIOLOGIE – PATHOLOGIES VASCULAIRES

Adams-Stokes (syndrome d')
Anévrisme artériel des membres

## DERMATOLOGIE

## ENDOCRINOLOGIE – MÉTABOLISME – NUTRITION

## GASTRO-ENTÉROLOGIE – FOIE ET VOIES BILIAIRES



## GYNÉCOLOGIE – OBSTÉTRIQUE

## HÉMATOLOGIE – IMMUNOLOGIE – CANCÉROLOGIE – MALADIES DE SYSTÈME

## MALADIES INFECTIEUSES ET PARASITAIRES

## NEUROLOGIE

## OPHTALMOLOGIE



## OTORHINOLARYNGOLOGIE – STOMATOLOGIE



## PÉDIATRIE – GÉNÉTIQUE

## PNEUMOLOGIE



## PSYCHIATRIE

## UROLOGIE – NÉPHROLOGIE



## PATHOLOGIES LIÉES À L'ENVIRONNEMENT

# Index général des maladies

## A



## B

# A

## ABCÈS

Un abcès est une collection purulente qui nécessite dans la plupart des cas un traitement chirurgical (incision, évacuation et/ou drainage).
Au-delà des spécificités liées au drainage de l'abcès, les soins, la surveillance et l'éducation du patient reposent sur des principes généraux :

- Respect des règles d'asepsie lors de la réfection du pansement.
- Utilisation d'une technique de nettoyage ou d'irrigation en fonction du système de drainage mis en place : drain, poche de recueil sur un drain, lame, mèche.
- Utilisation de sérum physiologique ou d'un antiseptique pour le nettoyage ou l'irrigation : se conformer à la prescription médicale.
- Administration d'un antalgique prescrit, avant le soin en cas de pansement douloureux.
- Surveillance de la température, de l'état local, couleur, odeur du liquide de drainage ou des exsudats (pus, sang, sérosité), évaluation de la douleur spontanée ou à la palpation.

## ABCÈS ANORECTAL

### Définition et causes

Collection purulente au niveau des espaces périrectaux due à une crypte anale qui s'est infiltrée à travers un espace intermusculaire (intersphinctérien). Les causes peuvent être des maladies intestinales inflammatoires (diverticulite, Crohn, rectocolite) ou une chirurgie antérieure.

### Épidémiologie

C'est une affection relativement fréquente.

### Signes et symptômes

Si l'abcès est superficiel on retrouve une tuméfaction rouge et douloureuse. Les abcès profonds peuvent entraîner un syndrome infectieux et le toucher rectal retrouve une collection douloureuse.

### Investigations

Le diagnostic est essentiellement clinique. Une rectoscopie peut être utile.

### Évolution, complications et pronostic

Le drainage spontané avec une fistulisation (peau, vagin, vessie) est la principale complication.

### Traitement

Il est chirurgical avec une incision et un drainage.

## ABCÈS CÉRÉBRAL

### Définition et causes

Collection intracrânienne de pus compliquant une infection, soit par contiguïté avec un foyer de suppuration ORL, soit à distance (cardiopathies congénitales, endocardites, infections pulmonaires ou abdominales). Les traumatismes et les gestes opératoires représentent des causes plus rares.

### Épidémiologie

Les patients immunodéprimés sont particulièrement exposés (SIDA, alcooliques…).

### Signes et symptômes

Association d'une hypertension intracrânienne (☞), de signes de localisation neurologiques et d'un syndrome infectieux.

### Investigations

Le scanner et l'IRM localisent l'abcès. Le bilan est orienté en fonction de la cause suspectée : examen ORL, radiographie pulmonaire, échographie cardiaque… La ponction lombaire est formellement contre-indiquée. Les hémocultures sont systématiques pour essayer de retrouver le germe en cause.

### Évolution, complications et pronostic

La mortalité est directement corrélée à l'état de conscience au moment du diagnostic (0 à 5 % de mortalité pour les patients obnubilés jusqu'à 80 % pour les patients en coma profond). Des séquelles neurologiques surviennent chez 30 à 50 % des patients.

### Traitement et prévention

Il est médico-chirurgical : ponction-aspiration ou excision complétée par une antibiothérapie de longue durée avec de la pénicilline à forte dose associée à un phénicolé ou du métronidazole en première intention ainsi qu'un traitement anticonvulsivant.
La prévention repose sur le diagnostic et le traitement actif des infections ORL responsables.

## ABCÈS CUTANÉS (☞) Folliculites, Furoncles, Anthrax

Collections purulentes localisées provoquant une tuméfaction entourée d'érythème qui sont souvent consécutives à des blessures cutanées minimes. Le traitement repose sur l'incision et l'évacuation.

## ABCÈS DE LA PROSTATE

Collection purulente au niveau de la prostate, complication d'une infection des voies urinaires (prostatite aiguë, urétrite et épididymite). Le patient, âgé de 40 et 60 ans, présente des troubles mictionnels, une douleur périnéale, un écoulement purulent et de la fièvre. La découverte est souvent fortuite lors d'une intervention sur la prostate. Le traitement repose sur une évacuation chirurgicale et une antibiothérapie (céfotaxime = Claforan® ou fluoroquinolone associé à un aminoside).

## ABCÈS HÉPATIQUE BACTÉRIEN

### Définition et causes

Collection de pus dans le tissu hépatique. Tous les germes peuvent être en cause à partir d'une infection de voisinage (voies biliaires, appendicite, diverticulite…), d'une septicémie ou d'un hématome traumatique s'infectant secondairement.

### Épidémiologie

Ils représentent 15 % des abcès de localisation abdominale.

### Signes et symptômes

Association d'une fièvre, d'une altération de l'état général, de douleurs sous-costales droites augmentées par l'inspiration et d'un gros foie douloureux.

### Investigations

L'échographie ou le scanner localisent l'abcès et permettent une ponction pour la mise en culture.

### Évolution, complications et pronostic

En l'absence de traitement, l'abcès augmente de volume, ce qui entraîne un risque de rupture dans les organes de voisinage. L'efficacité du traitement est jugée sur la chute de la fièvre en 4 à 8 jours et sur une diminution progressive des images échographiques.

### Traitement

Il repose sur une antibiothérapie intraveineuse adaptée au germe isolé par ponction, complétée éventuellement d'un drainage par ponction. En cas d'échec, le drainage chirurgical est nécessaire.

## ABCÈS PÉRIAMYGDALIEN ou (☞) Phlegmon amygdalien

## ABCÈS PÉRINÉPHRÉTIQUE

Collection purulente autour du rein due à la rupture d'un abcès rénal ou à la dissémination par voie sanguine d'une infection staphylococcique (en général cutanée). Les symptômes sont une fièvre avec des douleurs unilatérales du flanc accompagnées de troubles mictionnels. Le scanner est l'examen de choix. Les hémocultures et la culture des urines recherchent le germe. Le traitement comprend une antibiothérapie et un drainage chirurgical ou percutané. La mortalité est élevée et peut atteindre 40 %.

## ABCÈS PULMONAIRE

### Définition et causes

Cavité localisée, remplie de pus, due à la nécrose du tissu pulmonaire et secondaire à une infection bactérienne ou tuberculeuse. Les germes anaérobies sont très fréquemment en cause. La contamination s'effectue soit à partir d'un foyer ORL, soit par voie sanguine (septicémie).

### Épidémiologie

Il est beaucoup moins fréquent depuis la large utilisation des antibiotiques et survient principalement chez des patients débilités (alcooliques, toxicomanes…).

### Signes et symptômes

L'évolution se fait en trois stades : 1. Pneumopathie aiguë, 2. Expectoration purulente et fétide (« vomique »), 3. Suppuration à foyer ouvert avec fièvre, toux purulente et fétide, altération de l'état général.

### Investigations

La radiographie pulmonaire (complétée par le scanner) montre une image hydro-aérique (image claire avec niveau liquide). Il existe une hyperleucocytose et une VS élevée. Les hémocultures et la fibroscopie avec prélèvements recherchent le germe.

### Évolution, complications et pronostic

La mortalité malgré le traitement est de 10 à 15 %. La principale complication immédiate est une septicémie. À distance, il peut exister une greffe aspergillaire ou tuberculeuse dans une cavité résiduelle ou une dilatation des bronches.

### Traitement

Il associe une antibiothérapie prolongée (3 semaines et si possible adaptée au germe), une réhydratation et une kinésithérapie. Un éventuel foyer ORL devra être traité.

## ABCÈS RÉTROPÉRITONÉAL

Complication d'une appendicite, d'une perforation du côlon (diverticulite ou tumeur), d'une perforation gastrique ou duodénale, d'une entérite régionale ou d'une pancréatite. Les principaux symptômes sont une fièvre avec des douleurs abdominales et au niveau de la hanche et de la cuisse (atteinte du muscle psoas). Le scanner permet de faire le diagnostic. Le traitement associe drainage chirurgical et antibiothérapie.

## ABCÈS RÉTROPHARYNGÉ

Abcès survenant généralement chez les nourrissons et les jeunes enfants à la suite d'une infection ORL (en général à streptocoques). Les signes sont une douleur à la déglutition, de la fièvre, des ganglions cervicaux et parfois des troubles respiratoires (selon la taille de l'abcès). Le scanner permet le diagnostic. Les complications sont les hémorragies et l'asphyxie par rupture de l'abcès dans les voies aériennes. Le traitement associe drainage et antibiothérapie.

## ACANTHOSIS NIGRICANS

### Définition et causes

Dermatose caractérisée par des plaques kératosiques gris sale, localisées dans les grands plis (cou, aisselles, creux inguinaux). Il existe plusieurs formes : maligne ou paranéoplasique (associée le plus souvent à une tumeur gastrique) ; bénigne (héréditaire ou dans le cadre d'un hyperinsulinisme ou induite par des médicaments) ; pseudo-acanthosis nigricans (chez les individus obèses au teint mat).

### Épidémiologie

Affection rare.

### Signes et symptômes

Association de plaques grisâtres épaississant les plis s'assombrissant progressivement, de pendulums (excroissances attachées par un pied plus fin) et de papillomes verruqueux qui peuvent atteindre également le visage et les mains. L'atteinte des muqueuses est possible avec une langue qui paraît recouverte de villosités.

### Investigations

En cas de suspicion de forme maligne il faudra rechercher un cancer, avant tout digestif.

### Évolution, complications et pronostic

Dans les formes héréditaires ou de pseudo-acanthosis, il existe une accentuation à la puberté puis une régression ensuite. Les formes médicamenteuses régressent à l'arrêt du traitement. Le pronostic des formes paranéoplasiques est lié à celui du cancer associé.

### Traitement

Le seul traitement est celui de la cause.

## ACCIDENTS DE DÉCOMPRESSION

### Définition et causes

Accident de plongée due à la formation de bulles d'azote dans les tissus due à une remontée trop rapide. Lors de la plongée, l'augmentation de la pression ambiante augmente le taux d'azote dissous dans l'organisme, si la remontée est trop rapide (non respect des paliers), l'azote n'est pas éliminé et provoque les accidents.

### Épidémiologie

Accident rare mais grave.

### Signes et symptômes

Les accidents bénins se traduisent par des signes cutanés (« puces » et « moutons » : brûlures, picotements, démangeaisons, éruption…) et articulaires (« bends » : douleur intolérable au niveau des grosses articulations). Les accidents graves sont neurologiques : vestibulaires (vertiges, troubles de l'équilibre), cérébraux (accidents ischémiques), médullaires (para- ou tétraplégie).

### Évolution, complications et pronostic

La mort ou des séquelles neurologiques sévères sont fréquentes.

### Traitement et prévention

La recompression la plus rapide possible permet parfois des résultats spectaculaires. Pendant le transfert, les mesures comprennent l'oxygénothérapie, l'hydratation par voie intraveineuse et les anti-agrégants plaquettaires (aspirine à une dose maximale de 500 mg/j).

La prévention se résume au respect des règles de sécurité et des paliers de décompression lors de la remontée.

## ACCIDENT ISCHÉMIQUE TRANSITOIRE (AIT)

### Définition et causes

Épisode de dysfonctionnement neurologique focalisé d'origine ischémique, de début brusque, entièrement résolutif en moins de 24 heures (en général en moins d'une demi-heure). Les principales causes sont des altérations des artères cervicales ou cérébrales (athérosclérose, diabète, hypertension...), des emboles cardiaques (fibrillation auriculaire, valvulopathies...) ou une anomalie de l'hémostase.

### Épidémiologie

Ils représentent 20 % de l'ensemble des accidents vasculaires cérébraux.

### Signes et symptômes

Il s'agit en général d'un déficit neurologique localisé d'installation instantanée (monoparésie, hémiparésie, paralysie faciale, aphasie...), de durée brève (10 à 20 min en moyenne) et de récupération complète.

### Investigations

Le scanner permet d'éliminer un accident hémorragique. L'échographie complétée d'un doppler pulsé permet d'explorer des artères cervicales. L'électrocardiogramme et l'exploration de l'hémostase complètent le bilan.

### Évolution, complications et pronostic

25 % des patients ayant présenté un AIT subiront dans les 5 ans un accident ischémique constitué.

### Traitement

Il repose sur l'héparine associée à un antiagrégant plaquettaire (aspirine, clopidrogel = Plavix®). Une endartériectomie est indiquée en cas de sténose importante de la carotide.

## ACCIDENTS VASCULAIRES CÉRÉBRAUX (AVC)

### Définition et causes

Déficits neurologiques dus à une ischémie ou à un saignement au niveau cérébral.
Dans 80 % des cas, il s'agit d'accidents ischémiques (AIC) dus à une occlusion artérielle, une embolie, à une lacune (infarctus de petite taille dans la substance blanche ou les noyaux gris centraux) ou plus rarement à une dissection des artères cervicales. Dans un certain nombre de cas, aucune cause n'est retrouvée.
Dans 20 % des cas, il s'agit d'accidents hémorragiques (AHC) dus à une hypertension artérielle, une tumeur, un traumatisme, à des anomalies vasculaires ou à une prédisposition particulière (traitement anticoagulant, alcoolisme, troubles de la coagulation...).

### Épidémiologie

100 à 150 000 nouveaux cas par an en France avec une diminution de 50 % en 30 ans du fait des mesures de prévention des facteurs de risque. L'âge moyen de survenue est de 70 ans (10 % des cas soit 10 à 15 000/an avant 45 ans) avec une légère prédominance masculine.

### Signes et symptômes

Dans l'AIC, le début est brutal ou progressif avec un déficit neurologique net à type d'hémiplégie, d'aphasie (disparition de la parole), de trouble dans la moitié d'un champ visuel (hémianopsie latérale homonyme)...
Dans l'AHC, les signes apparaissent le plus souvent progressivement, sont parfois précédés de céphalées et/ou de vomissements et le déficit est souvent sévère avec un coma et une aggravation dans le temps.

### Investigations

Le scanner sans injection ou l'IRM permettent le diagnostic (les images de l'AIC n'apparaissent parfois qu'après un certain délai). Dans le cas d'un AHC du sujet jeune, l'angiographie est indiquée à la recherche d'une malformation vasculaire opérable.

### Évolution, complications et pronostic

Une aggravation rapide est possible avec l'apparition de crises convulsives, d'un coma et de signes de mort cérébrale. La mortalité est de 30 % les 3 premiers mois avec 45 % de survie à 6 mois et 30 % à 5 ans. Il existe des séquelles de degré variable dans 80 % des cas.

### Traitement

Dans l'AIC, la thrombolyse (dissolution médicamenteuse du caillot) dans les 3 premières heures est possible dans un centre spécialisé. Sinon, le traitement repose sur un contrôle de la pression artérielle et les antithrombotiques (aspirine). Les anticoagulants sont indiqués en cas de pathologie emboligène (notamment de troubles du rythme cardiaque).

Dans l'AHC, on recherchera et on traitera une éventuelle malformation vasculaire curable. Dans tous les cas, le nursing est indispensable.

### Traitement et prévention

Dans l'AIC, la thrombolyse (dissolution médicamenteuse du caillot) dans les 3 premières heures est possible dans un centre spécialisé. Sinon, le traitement repose sur un contrôle de la pression artérielle et les antithrombotiques (aspirine). Les anticoagulants sont indiqués en cas de pathologie emboligène (notamment de troubles du rythme cardiaque).

Dans l'AHC, on recherchera et on traitera une éventuelle malformation vasculaire curable. Dans tous les cas, les soins d'entretien et de continuité de la vie sont indispensables. Plusieurs risques doivent être prévenus : la survenue des escarres, des troubles de la déglutition et les blessures liés au déficit neurologique.

Une réadaptation personnalisée est nécessaire pour le développement ou le cas échéant le maintien des capacités fonctionnelles résiduelles du patient.

### ✔ Soins, surveillance et éducation

L'identification des facteurs de risque d'escarre, l'observation et la palpation régulière de la peau aux points de pression, les changements de position fréquents et l'utilisation d'un support d'aide à la prévention limitent la survenue des escarres.

La prise du repas en position assise, les petites bouchées et gorgées d'eau, la texture épaisse des aliments contribuent à prévenir les fausse-route.

Le lit en position basse, la mise en place de barrières de lit sur prescription médicale, le chaussage et les précautions prises lors du lever permettent d'éviter les chutes.

L'éducation porte sur la réalisation des actes de la vie quotidienne. L'emploi des aides techniques a pour but de faciliter la marche, l'alimentation, l'habillement.

## ACHALASIE DU SPHINCTER DU BAS ŒSOPHAGE ou Mégaoesophage

### Définition et causes

Absence de mouvements (péristaltisme) le long de l'œsophage et relaxation incomplète du sphincter inférieur lors de la déglutition due à une anomalie de l'innervation intrinsèque du muscle œsophagien. La cause est inconnue.

### Épidémiologie

Affection rare, sans prédominance de sexe. Découverte en général chez l'adulte d'âge moyen.

### Signes et symptômes

Association d'une dysphagie (difficulté d'avaler) aux liquides et aux solides, intermittente et d'évolution capricieuse ; de régurgitations perprandiales (au cours des repas) puis nocturnes accompagnées d'une toux ; et de douleurs thoraciques à la déglutition.

### Investigations

La fibroscopie permet d'éliminer un cancer. Le transit baryté montre une dilatation avec rétrécissement au niveau du sphincter inférieur. La manométrie prouve l'absence de péristaltisme.

### Évolution, complications et pronostic

Les complications sont : l'inhalation bronchique, la dénutrition et la cancérisation (5 % des cas).

### Traitement

Il consiste en la dilatation pneumatique (efficace dans 70-80 % des cas) ou en la chirurgie. La trinitrine ou la nifédipine (Adalate®) permettent par ailleurs une réduction de la pression de repos du sphincter. Dans l'attente du traitement une alimentation semi-liquide ou parentérale est souvent nécessaire.

## ACIDOCÉTOSE DIABÉTIQUE

### Définition et causes

Accumulation de corps cétoniques induisant une acidose dont la cause est un déficit en insuline. Elle est favorisée par une agression (infection, traumatisme, chirurgie…) ou peut être due à une interruption des injections d'insuline.

### Épidémiologie

Elle peut être la première manifestation d'un diabète jusqu'alors inconnu. C'est une affection relativement fréquente du fait du nombre de diabétiques.

### Signes et symptômes

Il existe une soif importante avec une augmentation du volume des urines (syndrome polyuro-polydipsique) qui débouche sur une déshydratation, des troubles de la conscience évoluant vers le coma, des douleurs abdominales, une respiration alternant des phases amples et des phases de dépression (respiration de Kussmaul) et une odeur acétonique de l'haleine.

### Investigations

Il existe hyperglycémie, une glycosurie, une cétonurie et une acidose. Le bilan biologique comprend : ionogramme sanguin, urée et créatinine, glycémie plasmatique, gaz du sang, numération-formule sanguine. Un ECG est nécessaire pour rechercher d'éventuels signes de dyskaliémie. En cas de signes d'infection, une radiographie pulmonaire, un ECBU et éventuellement des hémocultures seront pratiqués.

### Évolution, complications et pronostic

L'évolution sous traitement est en général favorable en 24 heures. Une complication rare mais qui peut être fatale est la survenue d'un œdème cérébral aigu.

### Traitement

Il comporte une réhydratation massive avec 2 L de sérum physiologique les 2 premières heures puis du sérum glucosé (avec 4 g/L de NACl et 3 g/L de KCl dont le volume sera adapté en fonction du degré de déshydratation et des résultats biologiques) et l'adjonction d'insuline (5 à 10 UI/h initialement). Une attention particulière sera portée à la kaliémie (tendance à l'hypokaliémie). Le bicarbonate n'est utilisé que si le pH est inférieur à 7.

### ✔ Soins, surveillance et éducation

Les soins visent à compenser les pertes hydro-électrolytiques par voie parentérale. La pression artérielle, le pouls, la fréquence et l'amplitude respiratoire, la diurèse sont appréciées fréquemment ainsi que la glycosurie et la cétonurie au moyen de bandelettes réactives. Dès que l'état du patient s'améliore, il faut mettre à profit cet épisode aigu pour renforcer l'éducation de la personne diabétique, ce qui permet de réduire la fréquence de ce type d'accident. La prévention repose sur l'apprentissage du contrôle de la cétonurie, la poursuite de l'insulinothérapie (même en cas de vomissements), l'augmentation des doses en cas d'épisode infectieux.

# ACIDOSE LACTIQUE

## Définition et causes

L'acidose lactique correspond à un taux de lactates sanguins supérieur à 7 mmol/l et un pH artériel inférieur à 7,25. Elle survient chez les patients diabétiques traités par biguanides (Glucinan®, Glucophage®, Stagid®) en cas d'insuffisance rénale.

## Épidémiologie

C'est un accident très rare.

## Signes et symptômes

Le tableau est celui d'une acidose métabolique avec collapsus et anurie.

## Investigations

La glycémie et les corps cétoniques peuvent être normaux.

## Traitement et prévention

Il associe essentiellement la dialyse et la correction des troubles métaboliques (notamment un tamponnement par les bicarbonates). Une hospitalisation en réanimation est nécessaire.
La prévention implique de ne pas utiliser cette classe de médicaments en cas d'insuffisance rénale prouvée ou potentielle.

# ACNÉ

## Définition et causes

Maladie inflammatoire du follicule pilosébacé (folliculite). Les facteurs favorisants sont une hypersécrétion de sébum et d'androgènes, la colonisation bactérienne des follicules. Un facteur génétique est suspecté et certains médicaments peuvent avoir un effet favorisant (corticoïdes, progestatifs chez la femme...).

## Épidémiologie

L'acné affecte 80 % des adolescents des deux sexes.

## Signes et symptômes

On observe selon les formes des comédons ouverts (points noirs), des comédons fermés (points blancs), des papules (élevures rouges autour du follicule obstrué), des pustules, des nodules inflammatoires qui se transforment en abcès.

## Évolution, complications et pronostic

L'évolution se fait par poussées à partir de la puberté jusqu'à 25-30 ans où l'acné disparaît habituellement. Il existe souvent une aggravation en hiver et une amélioration en été. Les formes graves peuvent laisser des cicatrices. Par ailleurs, le retentissement psychologique peut être important.

## Traitement

Il utilise des kératolytiques qui luttent contre les comédons (vitamine A acide ou trétinoïne = Efféderm®, Locacid®...), les antiséborrhéiques (acétate de cyprotérone = Diane 25®, isotrétinoïne = Roaccutane®) et les anti-inflammatoires (peroxyde benzoyle = Éclaran®, Cutacnyl®, Effacné®..., les antibiotiques locaux = Érythrogel® par ex. ou par voie générale). Les nettoyages de peau et l'extraction des comédons sont également utiles.

## ✔ Soins et surveillance

Les patients – femmes et hommes – doivent être informés du risque tératogène de l'isotrétinoïne. Chez la femme, une contraception efficace doit être débutée un mois avant le début du traitement et poursuivie un mois après son arrêt. Avant de débuter le traitement, elle doit faire un test de grossesse (au 2e au 3e jour du cycle) qui sera répété tous les mois à date fixe pendant le traitement et 5 semaines après la fin du traitement. Par ailleurs, un accord du traitement et de la contraception doit être recueilli par écrit.

## ACOUPHÈNES

Perception d'un son (bourdonnement, tintement de cloche, ronflement, sifflement…) en l'absence de stimulus acoustique, qui peut être intermittent, continu ou pulsatile. Ils peuvent survenir comme symptôme de presque toutes les maladies de l'oreille. La tolérance chez les patients est très variable. Le traitement est orienté vers la maladie sous-jacente. La correction du déficit auditif associé entraîne fréquemment la disparition des acouphènes.

## ACROCHORDONS ou (☞) Molluscum contagiosum

## ACROCYANOSE

### Définition et causes

Il s'agit d'un acrosyndrome vasculaire, terme utilisé pour désigner des troubles vasculaires des extrémités dont la cause serait en rapport avec un ralentissement du sang dans les plexus veineux sous-cutanés et dans un lit capillaire dilaté.

### Épidémiologie

Fréquent chez l'adolescente et la femme jeune.

### Signes et symptômes

Cyanose permanente et indolore des extrémités associée à une hypothermie locale, une moiteur permanente et à une infiltration élastique des téguments. Localisation : doigts, pieds, et plus rarement nez et oreilles.

### Investigations

La capillaroscopie montre une stase capillaro-veinulaire.

### Évolution, complications et pronostic

L'évolution est chronique sans troubles trophiques.

### Traitement

Il est surtout préventif : protection contre le froid. En cas d'hyperhidrose (sueurs abondantes) importante, la iontophorèse (trempage des mains dans un bain d'électrophorèse) peut être utile.

### Éducation

L'éducation vise à obtenir une réadaptation progressive au froid, elle encourage l'activité physique et l'arrêt du tabac. Il n'y a pas de contre-indication à la contraception hormonale.

## ACROKÉRATOSE PARANÉOPLASIQUE ou (☞) Syndrome de Bazex

## ACROMÉGALIE

### Définition et causes

Hypersécrétion d'hormone de croissance (GH), survenant chez l'adulte, due à un adénome hypophysaire qui a deux effets principaux : le syndrome tumoral et la dysmorphie acromégalique.

### Épidémiologie

Environ 2 000 patients en France. L'incidence annuelle est 150 à 200 nouveaux cas, mais il existe une sous-estimation probable.

### Signes et symptômes

Association :

1. d'un syndrome tumoral avec céphalées fronto-orbitaires, atteinte du champ visuel ;
2. d'une paralysie oculomotrice ;
3. d'une dysmorphie acromégalique associant épaississement des mains et des pieds avec des paresthésies ;
4. d'un syndrome du canal carpien ou de Raynaud (☞) ;
5. d'un prognathisme (mâchoires proéminentes) ;
6. d'une peau épaissie avec hyperhydrose ;

7. d'arthropathies ;
8. d'une cyphose ;
9. d'un diabète.

### Investigations

La GH et l'IGF 1 (*insulin growth factor*) plasmatiques sont élevés. La GH n'est pas freinée par le test au glucose. L'IRM permet de localiser la tumeur.

### Évolution, complications et pronostic

Le diagnostic ne se fait le plus souvent qu'au stade des complications qui sont : l'hypertension artérielle, l'insuffisance cardiaque, celles du diabète, l'hypertrophie linguale et pharyngée avec des troubles respiratoires.

### Traitement et prévention

Exérèse chirurgicale, complétée éventuellement par la radiothérapie. En cas de persistance de sécrétion de GH, un traitement médicamenteux par des inhibiteurs de la GH est indiqué : lanréotide (Somatuline®), octréotide (Sandostatine®).

On peut évoquer ce diagnostic chez des patients associant hypertension artérielle, diabète et troubles dysmorphiques pour instituer un traitement précoce.

## ACROPARESTHÉSIES NOCTURNES

Fourmillements des doigts d'une main ou des deux mains qui surviennent la nuit et réveillent la malade, en général une femme entre 40 et 60 ans, et qui s'intègrent dans le syndrome du canal carpien (☞).

## ACTINOMYCOSE

### Définition et causes

Maladie infectieuse chronique due à des bactéries de la famille des *Actinomyces*, souvent présentes comme saprophytes des gencives, des amygdales et des dents. Les facteurs favorisants sont les caries dentaires, la corticothérapie et les traumatismes locaux.

### Épidémiologie

C'est une affection rare avec une nette prédominance masculine.

### Signes et symptômes

La forme cervicofaciale, la plus fréquente, se déclare au décours d'une infection dentaire avec l'apparition d'une tuméfaction des parties molles du cou se fistulisant à la peau (écoulement de grains jaunâtres). La forme thoracique rappelle la tuberculose. La forme abdominale est le plus souvent secondaire à un geste chirurgical et peut simuler une tuberculose ou une carcinose péritonéale. La forme généralisée peut toucher tous les organes.

### Investigations

L'isolement du germe se fait à partir du pus ou d'une biopsie (culture anaérobie). L'examen anatomopathologique des lésions montre la présence de grains actinomycosiques.

### Évolution, complications et pronostic

Maladie lentement évolutive. Le pronostic est bon si le diagnostic et le traitement sont précoces ; il est sombre en cas d'atteinte du système nerveux central (50 % de séquelles et 25 % de décès).

### Traitement et prévention

Antibiothérapie (pénicilline G ou érythromycine ou clindamycine = Dalacine®) et chirurgie (drainage des abcès ou excision d'une fistule).

On recommande des soins précoces des caries dentaires.

## ADAMS-STOKES (SYNDROME D')

Perte de connaissance brutale (« syncope à l'emporte-pièce ») due à une pause de l'activité ventriculaire cardiaque dans le cadre d'un bloc atrioventriculaire du 3e degré ou complet (☞). Cette syncope peut entraîner une chute dont les conséquences sont parfois graves, notamment en cas de traumatisme crânien (hématome intracrânien).

## ADÉNOMES DE L'HYPOPHYSE

### Définition et causes

Tumeurs bénignes, sauf exception, de l'hypophyse. Les adénomes à prolactine ou prolactinomes (☞) sont les plus fréquents (33 % des cas), puis viennent les adénomes non fonctionnels (25 %) qui sont le plus souvent gonadotropes, puis les adénomes somatotropes (220 %) et, plus rares, les adénomes corticotropes.

### Épidémiologie

Les adénomes hypophysaires constituent 10 % des tumeurs cérébrales.

### Signes et symptômes

Les manifestations cliniques sont d'une part en rapport avec l'extension de la tumeur, d'autre part résultent de la sécrétion excessive d'une hormone, et sont particulières à chaque type d'adénome. Le syndrome tumoral comprend des céphalées et des troubles de la vision. Le prolactinome se manifeste le plus souvent par une absence de règles et un écoulement de lait au niveau des seins (syndrome aménorrhée-galactorrhée). L'adénome non sécrétant ou gonadotrope se manifeste le plus souvent uniquement par un syndrome tumoral. Le tableau clinique de l'adénome somatotrope est l'acromégalie (☞) et celui de l'adénome corticotrope, la maladie de Cushing (☞).

### Investigations

Le bilan hormonal et l'IRM avec injection de gadolinium permettent de faire le diagnostic. Le bilan ophtalmologique apprécie les conséquences de la compression tumorale sur les voies optiques.

### Évolution, complications et pronostic

Le pronostic est variable selon le type d'adénome. L'adénome à prolactine se traite facilement. Par contres, les autres adénomes échappent souvent au traitement. Pour l'ensemble des patients, le risque de récidives tardives impose un suivi régulier.

### Traitement

Le traitement chirurgical (voie transsphénoïdale) est le seul permettant une guérison définitive. Les médicaments utilisés pour freiner la sécrétion hormonale sont les agonistes dopaminergiques (bromocriptine = Parlodel®, lisuride = Dopergine®) dans les prolactinomes et les analogues de la somatostatine (octréotide = Sandostatine®, lanréotide = Somatuline®) dans les adénomes somatotropes.

## ADÉNOME DE LA PROSTATE

### Définition et causes

Hypertrophie bénigne occupant la zone centrale de la prostate qui est susceptible de créer une obstruction urinaire. Elle est la conséquence d'une perturbation hormonale due au vieillissement.

### Épidémiologie

Elle est exceptionnelle avant 30 ans et sa fréquence augmente de 20 à 90 % entre 40 et 80 ans.

### Signes et symptômes

Troubles mictionnels : dysurie (douleur ou gêne à la miction avec diminution de la force du jet, retard au démarrage et miction en plusieurs temps), pollakiurie (mictions fréquentes), impériosité des mictions.

### Investigations

Le toucher rectal retrouve une grosse prostate, de consistance irrégulière et élastique. L'échographie transrectale et de l'appareil urinaire permet le diagnostic et l'appréciation du retentissement sur les voies urinaires. En cas d'élévation anormale du PSA, il faudra rechercher un cancer.

### Évolution, complications et pronostic

Les complications sont fréquemment révélatrices : rétention vésicale aiguë ou chronique, infection, lithiase, diverticules de la vessie, retentissement sur le haut appareil urinaire.

### Traitement

Le traitement médical fait appel aux extraits de plantes (Pygeum africanum = Tadenan®, Serenoa repens = Permixon®), aux α-bloquants (par ex. Xatral®, Josir®) et aux anti-androgènes (par ex. Chibro-Proscar®). Le traitement chirurgical est soit endoscopique, soit à « ciel ouvert ». Au stade palliatif, on utilise la sonde à demeure ou un cathéter sus-pubien.

Le choix du traitement sera fonction de la tolérance et des effets secondaires (lorsque l'adénome est petit, la résection endoscopique préserve l'éjaculation dans 80 % des cas alors que, dans la chirurgie à « ciel ouvert », le risque d'éjaculation rétrograde est majeur).

## AGGLUTINES FROIDES (MALADIE DES)

Anémie hémolytique (☞) à auto-anticorps froids (qui réagissent à des températures < 37 °C et plus particulièrement en dessous de 30 °C). La forme aiguë est souvent associée à une infection alors qu'aucune cause n'est retrouvée dans la forme chronique. Les médicaments immunosuppresseurs sont souvent efficaces mais le traitement essentiel consiste à éviter l'exposition au froid.

## AGORAPHOBIE

ou (☞) Névrose phobique

## AGRANULOCYTOSE MÉDICAMENTEUSE

### Définition et causes

Chute brutale du nombre de polynucléaires neutrophiles circulant dans le sang au-dessous de 300/µL. Le mécanisme est en général immunologique, plus rarement toxique et dose-dépendant (aggravation progressive lors de la poursuite du traitement). Les médicaments le plus souvent en cause sont les antalgiques et les anti-inflammatoires, les antibiotiques et les antiviraux, les sulfamides hypoglycémiants, les anti-ulcéreux, les anti-convulsivants, les neuroleptiques, les anti-arythmiques... Tout nouveau médicament peut être incriminé jusqu'à preuve du contraire.

### Épidémiologie

Il s'agit de l'accident hématologique toxique le plus fréquent mais son incidence reste faible : 5 cas par million d'habitants et par an.

### Signes et symptômes

Le début est brutal, survenant 8 à 15 jours après le début du traitement ou immédiatement après sa réintroduction. Le tableau typique est celui d'un syndrome infectieux avec une fièvre élevée. Les localisations infectieuses les plus fréquentes sont bucco-pharyngés, digestives (candidose), pulmonaires et périnéales (cellulite).

### Investigations

L'hémogramme et le myélogramme (absence d'éléments granuleux ou blocage à un stade précoce de différenciation) permettent le diagnostic.

### Évolution, complications et pronostic

Les agranulocytoses médicamenteuses sont réversibles (en général en 15 jours) et leur pronostic est lié aux complications infectieuses. La mortalité globale est estimée à 7 %.

### Traitement et prévention

Tout médicament non indispensable doit être arrêté. Tout médicament supposé toxique et nécessaire doit être remplacé. La prise en charge associe des mesures de prévention de l'infection (isolement en chambre particulière, aliments cuits exclusifs, soins de bouche, antibioprophylaxie...), et le traitement précoce de toute infection.

L'utilisation préférentielle, lorsqu'un choix est possible, de médicaments ne présentant pas ce type de complications représente la prévention la plus efficace. Chez tout patient ayant présenté un accident, le médicament en cause est définitivement proscrit sous quelque forme que ce soit. Il doit être muni d'une liste de l'ensemble des spécialités interdites.

## ALBERS-SCHÖNBERG (MALADIE DE) ou Ostéopétrose ou Maladie des os de marbre

### Définition et causes

Maladie génétique entraînant une ostéosclérose généralisée (os durs et fragiles à l'architecture modifiée avec des cavités médullaires et spongieuses fortement rétrécies). La cause semble être une déficience de la capacité de résorption des ostéoclastes. Les formes graves et intermédiaires sont de transmission autosomique récessive alors que la forme bénigne est autosomique dominante.

### Épidémiologie

C'est une affection rare.

### Signes et symptômes

La forme grave apparaît dès les premiers mois de vie avec une insuffisance médullaire (anémie, neutropénie, thrombopénie) et des fractures spontanées. La forme intermédiaire se traduit par une petite taille, des fractures à répétition et une ostéomyélite maxillaire favorisée par des caries dentaires.
La forme bénigne peut être asymptomatique ou se manifester dans l'enfance ou l'adolescence par des fractures pour des traumatismes minimes et une atteinte de la vue par compression des nerfs optiques.

### Investigations

La numération-formule sanguine retrouve une anémie. Les radiographies explorent les squelettes.

### Évolution, complications et pronostic

Dans la forme grave, en l'absence de traitement, la mort survient au cours de la première décennie.

### Traitement

Il comporte un régime hypocalcique et le calcitriol (Rocaltrol®) à fortes doses (augmentation de la différenciation ostéoclastique), la greffe de moelle (efficacité variable) et l'interféron gamma en administration prolongée.

## ALBINISME

### Définition et causes

Achromie (diminution ou disparition complète de la pigmentation normale de la peau) congénitale de transmission autosomique récessive, due à un déficit en mélanine sans diminution du nombre de mélanocytes.

### Épidémiologie

C'est une maladie rare.

### Signes et symptômes

Association de cheveux blancs, d'une peau pâle avec des yeux roses.

### Évolution, complications et pronostic

Les principales complications sont les atteintes oculaires et les érythèmes solaires. Les cancers de la peau sont très fréquents.

### Prévention et éducation

Il faut éviter le soleil, porter des lunettes protectrices et appliquer des crèmes protectrices de type « écran total » sur les zones découvertes.

## ALGIE VASCULAIRE DE LA FACE

### Définition et causes

Type particulier de céphalées beaucoup moins fréquentes que la migraine dont la cause exacte est inconnue. La prise d'alcool peut être un facteur déclenchant.

### Épidémiologie

La prévalence est de 0,1 %, avec une nette prédominance masculine et un début entre 20 et 30 ans.

### Signes et symptômes

Les douleurs sont strictement unilatérales à prédominance orbitaire et temporale, extrêmement sévères et évoluant par crises quotidiennes qui durent de 15 min à 3 heures. Le plus souvent les crises évoluent par salves d'une durée de 2 à 8 semaines et se reproduisent une à deux fois par an. Il existe souvent un larmoiement, un écoulement nasal, une rougeur conjonctivale, un myosis (pupille rétrécie) et un ptôsis (chute de la paupière) du côté de la douleur.

### Évolution, complications et pronostic

Des crises très fréquentes peuvent être invalidantes.

### Traitement et prévention

La crise est traitée par le sumatriptan par voie nasale ou en injection sous-cutanée (Imigrane® ou Imiject®), associé à l'administration d'oxygène au masque à haute concentration. Les antalgiques, même les morphiniques sont en général sans effet.
La prévention des crises utilise le vérapamil (Isoptine®), le lithium, les bêtabloquants (Avlocardyl®) ou le Désernyl®. L'infiltration du ganglion sphéno-palatin est également proposée par certaines équipes en cas d'échec du traitement médicamenteux.

## ALGODYSTROPHIE

### Définition et causes

Ostéopathie réalisant un tableau pseudo-inflammatoire d'une région articulaire qui a subi généralement une agression (traumatismes locaux en particulier). Mais dans 30 % des cas aucune cause n'est retrouvée.

### Épidémiologie

Affection fréquente, mais souvent méconnue qui touche les deux sexes à tous les âges de la vie.

### Signes et symptômes

Présence d'une douleur, d'un œdème, d'une rougeur et d'une chaleur avec impotence fonctionnelle sévère; puis apparition progressive de troubles de la croissance des phanères, d'une hyperesthésie cutanée et d'une hyperhidrose (sueurs abondantes). Il n'y a ni fièvre, ni altération de l'état général. Les localisations les plus fréquentes sont par ordre décroissant : la main, le pied, le genou, l'épaule et la hanche.

### Investigations

La scintigraphie osseuse montre une hyperfixation précoce de la région atteinte alors que les radiographies standards ne présentent que des signes tardifs à type d'ostéoporose.

### Évolution, complications et pronostic

L'évolution est spontanément favorable dans 50 % des cas; parfois, elle est capricieuse avec des récidives et des séquelles du fait de l'enraidissement articulaire par fibrose (syndrome épaule main de Steinbrocker, griffe cubitale au niveau de la main, capsulite rétractile de l'épaule).

### Traitement

Il est inconstamment efficace et comporte la calcitonine, les β-bloquants, les blocs sympathiques régionaux, les vasodilatateurs. Les anxiolytiques voire les antidépresseurs sont indiqués dans les cas rebelles. La kinésithérapie, la balnéothérapie et les infiltrations locales peuvent être utiles.
Le traitement doit être le plus précoce possible pour éviter le passage à la chronicité et les séquelles.

## ALOPÉCIE

### Définition et causes

Il s'agit de la perte totale ou partielle des cheveux. On distingue :

1. Les alopécies localisées non cicatricielles (sans destruction des follicules pileux) : pelade (☞), teigne (☞), trichotillomanie (tic d'arrachage des cheveux).
2. Les alopécies localisées cicatricielles (avec destruction des follicules pileux) : trauma-

tisme, infection, teigne, lupus érythémateux, lichen plan, tumeur.
3. Les alopécies diffuses aiguës : infection récente, affection endocrinienne, médicaments, choc psychoaffectif.
4. Alopécie diffuse chronique : dite androgénique et affectant surtout les hommes.

### Investigations

L'examen microscopique des cheveux et la biopsie du cuir chevelu sont utilisés.

### Évolution, complications et pronostic

Dans les formes non cicatricielles, la repousse est possible alors que ce n'est en général pas le cas dans les formes cicatricielles.

### Traitement

Dans l'alopécie androgénique, on utilise le minoxidil en application locale ou les greffons de cuir chevelu. Dans l'alopécie cicatricielle, le traitement est l'éviction de la cause.

## ALPHA-1-ANTITRYPSINE (DÉFICIT EN)

### Définition et cause

Maladie génétique entraînant un déficit en alpha-1-antitrypsine, protéine synthétisée par le foie qui intervient lors des processus inflammatoires.

### Épidémiologie

Touche 1 personne sur 3 500.

### Signes et symptômes

Les lésions sont hépatiques (cirrhose, fibrose) et pulmonaires (emphysème, dilatation des bronches).

### Investigations

L'électrophorèse des protéines montre l'absence d'alpha-2-globuline dont l'alpha-1-antitrypsine représente 90 %. Le dosage d'alpha-1-antitrypsine confirme le résultat. La biopsie hépatique peut montrer des lésions caractéristiques.

### Évolution, complications et pronostic

Dans certains cas, l'évolution hépatique est sévère avec un décès dans l'enfance ou à l'adolescence. La cirrhose peut évoluer vers un cancer du foie et l'atteinte pulmonaire vers une insuffisance respiratoire sévère.

### Traitement

Dans le cas de lésions hépatiques sévères, le seul traitement efficace est la transplantation hépatique. Dans l'atteinte pulmonaire, les mesures visent à limiter l'évolution de la maladie : arrêt du tabac, prévention et traitement des infections pulmonaires…

## ALPORT (SYNDROME D')

### Définition et causes

Maladie génétique de transmission dominante liée à l'X dans 85 % des cas. De transmission autosomique dominante ou récessive dans les autres cas, elle est caractérisée par une atteinte rénale associée à une atteinte de l'audition.

### Épidémiologie

La prévalence est de 1/5 000.

### Signes et symptômes

L'atteinte rénale est progressive avec une hématurie, une protéinurie et un syndrome néphrotique évoluant vers une insuffisance rénale terminale. L'atteinte auditive n'est pas toujours présente. Elle peut se limiter à une surdité de perception, parfois discrète (prédominant sur les fréquences élevées) ou parfois sévère.

### Investigations

Elles comprennent un bilan biologique rénal et une audiométrie.

### Évolution, complications et pronostic

Dans certaines familles, l'insuffisance rénale terminale est atteinte dès l'enfance ou l'adolescence. Dans d'autres, seulement entre 30 et

60 ans. La maladie rénale est plus rapidement évolutive chez les hommes que chez les femmes.

### Prévention

Le conseil génétique est recommandé pour identifier le mode de transmission et pour un éventuel diagnostic prénatal.

## ALVÉOLITE ALLERGIQUE EXTRINSÈQUE ou (☞) Pneumopathie d'hypersensibilité

## ALVÉOLITE DENTAIRE

Également appelée ostéite alvéolaire, il s'agit d'une complication locale après extraction dentaire. L'**alvéolite sèche** est liée à une ischémie osseuse par réaction excessive à l'agent vasoconstricteur de l'anesthésique. Les douleurs sont violentes, la plaie est sèche et se comble en quinze jours en l'absence de surinfection. L'**alvéolite purulente** est une surinfection de l'alvéole. La douleur est retardée de quelques jours et la plaie est congestive. La cicatrisation nécessite plusieurs semaines. Le traitement consiste en un pansement analgésique que l'on renouvellera tous les deux ou trois jours.

## ALZHEIMER (MALADIE D')

### Définition et causes

Dégénérescence irréversible du système nerveux central à l'origine des 2/3 des démences. L'hypothèse d'une prédisposition génétique couplée à des facteurs favorisants est avancée. Il existe une forme familiale rare à transmission autosomique dominante débutant avant 60 ans. Les facteurs favorisants sont les traumatismes crâniens (boxeurs...), le diabète et l'hypertension artérielle.

### Épidémiologie

300 à 600 000 personnes sont atteintes en France avec un doublement des cas prévu en 2020. La maladie touche 2 à 6 % des sujets de 65 ans, 10 % des sujets de 80 ans et 20 % des plus de 85 ans.

### Signes et symptômes

Le début est progressif se traduisant par des troubles de la mémorisation des faits récents, une modification de la personnalité avec syndrome dépressif et une perte de l'autonomie (difficultés à réaliser les actes de la vie courante). Puis apparaissent des troubles importants de la mémoire, une désorientation dans le temps et dans l'espace, des troubles du langage, une difficulté à utiliser les appareils de la vie courante (apraxie), des troubles de la reconnaissance des lieux familiers, des objets des sons (troubles gnosiques) et une ignorance de son état par le malade (anosognosie).

### Investigations

Les tests neuropsychologiques (test de Grober et Buschke, *mini mental state :* MMS) apprécient le degré d'atteinte. Le scanner et l'IRM servent surtout à éliminer une autre affection (comme par exemple un hématome sous-dural chronique).

### Évolution, complications et pronostic

L'évolution, variable dans le temps, se fait vers une dépendance sévère. Le stade terminal associe dénutrition et état grabataire. Le traitement retarde la perte d'autonomie et le placement en institution.

### Traitement

Il consiste en une prise en charge multifactorielle : médicale, soutien psychologique du malade et de la famille, paramédicale (infirmière, orthophoniste, ergothérapeutes, kinésithérapeutes, services sociaux...). Les médicaments disponibles sont les anticholinestérasiques centraux : donépézil (Aricept®), rivastigmine (Exelon®), galanthamine (Réminyl®). Leurs effets sont inconstants et leurs effets secondaires sont nombreux.

### ✔ Soins, surveillance et éducation

La seule prévention est celle de l'aggravation : organiser une vie régulière ; éviter les déménagements et les hospitalisations ; entretenir les fonctions intellectuelles, le contact avec la réalité et les activités physiques ; prévenir la dénutrition ; aider la personne dans la réalisation des activités de la vie quotidienne, en particulier les soins d'hygiène.
Il est important de conseiller à l'entourage du patient d'aménager le domicile de manière à éviter les dangers (suppression du gaz, des objets tranchants).
Le patient sera aidé pour la prise des médicaments, l'entourage sera vigilant vis-à-vis de la reconnaissance des éventuels effets secondaires des médicaments.

## AMBLYOPIE

Acuité visuelle anormalement basse. Elle peut être d'origine congénitale (cataracte, toxoplasmose), acquise (dégénérescence maculaire), fonctionnelle (strabisme chez l'enfant) ou due à la malnutrition (carence vitaminique, en particulier chez les alcooliques).

## AMÉNORRHÉE

Absence de règles chez une femme en âge d'être réglée. Elle peut être primaire (absence de règles à l'âge de 16 ans) ou secondaires (absence de règles pendant plus de trois mois chez une femme qui a déjà eu des règles).
Les causes des aménorrhées primaires sont :

1. Une malformation vaginale et/ou utérine.
2. Une anomalie de la différenciation sexuelle : syndrome du testicule féminisant, syndrome de Turner.
3. Une atteinte hypothalamo-hypophysaire.
4. Un retard pubertaire.

Les causes des aménorrhées secondaires sont :

1. Des « épiphénomènes » : insuffisance rénale, cardiopathie, hépatopathie…
2. Des synéchies (accolements de la muqueuse) utérine.
3. Un trouble ovarien : insuffisance ovarienne, ovaires polykystiques, tumeur ovarienne virilisante.
4. Une hyperandrogénie : prise d'anabolisants, hyperplasie des surrénales, tumeurs virilisantes (corticosurrénalome).
5. Un trouble hypothalamo-hypophysaire : tumeurs, nécrose hypophysaire (syndrome de Sheehan), inertie post-pilule.
6. Une anorexie mentale.

## AMÉTROPIE

Nom donné à tous les troubles de la réfraction due à une mauvaise mise au point de l'image sur la rétine (dans l'œil normal emmétrope, un objet situé à l'infini donne une image nette sur la rétine). L'acuité visuelle est altérée mais est améliorable par des verres correcteurs. Les différentes formes sont l'hypermétropie, la myopie, l'astigmatisme et la presbytie.

## AMIBIASE

### Définition et causes

Parasitose due à un protozoaire (animal unicellulaire), *Entamœba histolytica*, touchant principalement le côlon. La transmission s'effectue essentiellement par l'eau et la nourriture.

### Épidémiologie

Selon l'OMS, 10 % de la population mondiale est infestée (zones tropicales). L'amibiase représente la 3e cause mondiale de mortalité par maladie parasitaire derrière, le paludisme et la bilharziose.

### Signes et symptômes

Elle est symptomatique dans 10 % des cas seulement avec un syndrome dysentérique (selles sanglantes, glaireuses, sans matières), des douleurs abdominales et un ténesme (faux besoins) rectal. Il n'y a pas de fièvre et l'état général est conservé. On retrouve une douleur à la palpation du cadre colique.

### Investigations

L'examen parasitologique des selles et la rectoscopie permettent le diagnostic.

### Évolution, complications et pronostic

L'évolution est bonne sous traitement. Les principales complications sont l'abcès amibien hépatique (☞), une appendicite, une péritonite, une colopathie post-amibienne, un amœbome (tumeur inflammatoire du cæcum ou du sigmoïde) ou une dissémination par voie sanguine (poumons, cerveau…).

### Traitement et prévention

Il repose sur les amœbicides de contact (tibriquinol et tilquinol = Intétrix®) et tissulaires (imidazolés : métronidazole = Flagyl®, tinidazole = Fasigyne®…).
La prévention collective associe une amélioration des conditions sanitaires et le traitement des porteurs asymptomatiques. La prévention individuelle associe lavage des mains après chaque selle et avant chaque repas, ingestion d'eau filtrée ou traitée et lavage des fruits et des crudités à l'eau propre.

## AMYLOSE

### Définition et causes

Accumulation de diverses protéines (fibrilles amyloïdes) dans un ou plusieurs tissus qui provoquent des anomalies fonctionnelles. On distingue 3 formes :

1. Amylose primitive (AL, *light chain*) parfois associée à une prolifération tumorale (myélome, maladie de Waldenström) ;
2. Amylose inflammatoire (AA, *serum amyloid A*) associée à des maladies infectieuses (tuberculose, suppurations bactériennes…) ou inflammatoires (polyarthrite rhumatoïde, maladie de Crohn…) ;
3. Amylose héréditaire.

### Épidémiologie

Au cours des inflammations chroniques, l'amylose survient 10 ans en moyenne après le début de l'affection causale et dans une proportion variable (mais en général inférieure à 10 %).

### Signes et symptômes

Les manifestations sont dépendantes de l'organe touché et sont souvent masquées par la maladie causale. L'amylose primitive atteint le cœur, les reins, le tube digestif et la peau. L'amylose inflammatoire touche de préférence la rate, le foie, les reins, les surrénales et les ganglions lymphatiques. La forme héréditaire est caractérisée par une neuropathie périphérique.

### Investigations

Le diagnostic est affirmé sur des biopsies (pannicule adipeux, muqueuse rectale, peu, rein, foie).

### Évolution, complications et pronostic

Dans la forme secondaire, le pronostic est lié au résultat du traitement de la maladie primitive. Toutes les formes d'amylose rénale sont de mauvais pronostic. L'amylose associée au myélome multiple a le plus mauvais pronostic (décès rapide en 1 à 2 ans). L'amylose cardiaque est la forme la plus fréquente de décès (trouble du rythme, insuffisance cardiaque).

### Traitement

Le seul traitement satisfaisant est préventif (traitement de la maladie causale). La transplantation rénale est possible dans certaines formes.

## AMYOTROPHIES MUSCULAIRES SPINALES

Groupe de maladies génétiques de transmission autosomique récessive, débutant dans l'enfance. Elles sont caractérisées par une atrophie des muscles squelettiques, conséquence d'une dégénérescence des neurones moteurs de la corne antérieure de la moelle et du tronc cérébral.

La forme aiguë est la maladie de Werdnig-Hoffmann (☞). La forme chronique est la maladie de Wohlfart-Kugelberg-Welander. La forme intermédiaire débute entre 6 et 12 mois avec un tableau d'hypotonie sévère ; le décès est précoce du fait des complications respiratoires.

# ANÉMIE

## Définition

Diminution du nombre de globules rouges, c'est-à-dire de la quantité d'hémoglobine. On parle d'anémie en dessous de 13 g/dL chez l'homme et de 11 g/dL chez la femme.

## Classification

On sépare les anémies en deux grands groupes :

- Anémies régénératives qui correspondent à un excès de perte par rapport aux capacités de production de la moelle osseuse (taux de réticulocytes > 120 000/mm$^3$) : anémies hémorragiques aiguës, anémies hémolytiques (destruction prématurée des globules rouges).
- Anémies arégénératives liées à un défaut de production par la moelle (taux de réticulocytes < 120 000/mm$^3$) : insuffisance médullaire (envahissement tumoral, aplasie), carences (fer, acide folique, vitamine $B_{12}$), défaut de synthèse de l'hémoglobine (thalassémie), insuffisance rénale, processus inflammatoires.

Par ailleurs, on prend en compte la taille des globules rouges :

- Globule de grande taille (> 95 $\mu^3$) : anémie macrocytaire.
- Globule de taille normale (80 à 95 $\mu^3$) : anémie normocytaire.
- Globule de petite taille (< 80 $\mu^3$) : anémie microcytaire.

Un autre élément est la concentration corpusculaire moyenne en hémoglobine (CCMH) :

- Anémie hypochrome (CCMH < 32 %) : anémies ferriprives, anémies sidéroblastiques.
- Anémie normochrome (32 % < CCMH < 36 %) : anémies hémorragiques, anémies aplasiques, anémies hémolytiques.
- Anémie hyperchrome (CCMH > 36 %) : anémie pernicieuse ou maladie de Biermer, anémies par carence folique ou en vitamine $B_{12}$.

## Signes cliniques

Indépendamment des signes en rapport avec la cause éventuelle de l'anémie, on constate :

- Une pâleur cutanéo-muqueuse dont la manifestation la plus typique est la décoloration des conjonctives.
- Un abattement avec une fatigabilité rapide.
- Des vertiges, des bourdonnements d'oreille.
- Une baisse tensionnelle et une tachycardie.

## Investigations

Le dosage rapide de l'hémoglobine avec des appareils de type Hémocue® est très utile ; il sera complété par un hémogramme. En fonction de l'étiologie suspectée peuvent être réalisés un bilan des réserves en fer (fer sérique, ferritine, capacité de saturation de la sidérophiline), une recherche de signes biologiques d'inflammation, une électrophorèse de l'hémoglobine ou encore un myélogramme. Un groupage complet est nécessaire.

## Évolution, complications et pronostic

Dans les cas les plus sévères, on constate des sueurs, un pouls filant, une dyspnée et une chute tensionnelle marquée pouvant aller jusqu'au collapsus et un état de choc.

## Traitement

Il est variable en fonction de la gravité et de la cause. En cas de retentissement sur l'état hémodynamique, l'utilisation de solutés de remplissage (par ex. Voluven®, Plasmion®) permet d'attendre la disponibilité des produits de transfusion. Le traitement de la cause – lorsqu'il est possible – est ensuite essentiel.

### ✔ Soins, surveillance et éducation

Selon l'étiologie et la physiopathologie de l'anémie, le traitement proposé au patient diffère : vitamines, fer, des transfusions de produits sanguins peuvent être nécessaires. La

transfusion nécessite l'hospitalisation ou une séance de soins ambulatoires. Lors d'une transfusion, la vérification de la conformité de chaque produit et les concordances d'identité et de groupe sanguin sont essentielles. Le contrôle ultime est réalisé au lit du patient (concentrés érythrocytaires). L'appréciation de la pression artérielle, du pouls, de la température, le questionnement du patient (sensation de malaise, douleurs lombaires) permet de rechercher un incident transfusionnel immédiat.
Quelle que soit l'anémie, la surveillance porte sur la numération formule sanguine régulière. L'éducation du patient porte sur la nécessité de la prise régulière des médicaments (vitamine ou fer selon le type d'anémie) ; le repérage des signes pouvant évoquer une anémie : fatigue, pâleur en particulier au niveau des muqueuses et des conjonctives, acouphènes, vertiges, accélération de la fréquence cardiaque et dans ce cas la consultation médicale.

## ANÉMIE DE BIERMER ou Anémie pernicieuse

Anémie mégaloblastique (☞) liée à une carence en vitamine $B_{12}$. Elle est due au déficit de facteur intrinsèque (nécessaire pour son absorption) au niveau gastrique dont la cause la plus fréquente est une gastrite atrophique chronique. Le développement de l'anémie est insidieux et progressif, avec fréquemment un amaigrissement important et des troubles neurologiques. Le test de Schilling, mesurant l'absorption de vitamine $B_{12}$ radioactive, confirme le diagnostic. Le traitement consiste en l'injection IM de vitamine $B_{12}$.

## ANÉMIE PAR CARENCE MARTIALE

### Définition et causes

Anémie microcytaire conséquence d'une carence en fer et témoin d'un déséquilibre entre des pertes excessives et des apports insuffisants. Les causes sont :

1. Un saignement chronique (hémorragies digestives et utérines).
2. Une carence alimentaire.
3. Une malabsorption (maladie cœliaque).
4. Des besoins augmentés et non supplémentés au cours de la grossesse et de l'allaitement.

### Épidémiologie

Elle est fréquente et peut être révélatrice d'une pathologie chronique.

### Signes et symptômes

Les symptômes sont pauvres car l'installation est progressive. On retrouve une pâleur cutanéo-muqueuse, une asthénie, une tachycardie d'effort, des vertiges, des acouphènes (bourdonnements, sifflements d'oreille) ou des troubles de la croissance des ongles (koïlonychie).

### Investigations

Il existe une diminution de l'hémoglobine, de la concentration corpusculaire moyenne en hémoglobine (hypochromie), du volume globulaire moyen (microcytose) et du taux de réticulocytes. Le fer sérique et la ferritinémie sont effondrés avec une augmentation de la capacité de fixation de la sidérophiline.

### Évolution, complications et pronostic

L'évolution est favorable en quelques semaines sous traitement.

### Traitement et prévention

Il consiste en l'apport de fer pendant 6 mois ou jusqu'à correction de la ferritine sérique.
Un apport préventif est recommandé chez la femme enceinte à partir du 4$^e$ mois, le nourrisson dès le 3$^e$ ou 4$^e$ mois (surtout en cas de prématurité ou de carence chez la mère). Attention, les sels de fer donnent une coloration noire des selles.

## ANÉMIE DE COOLEY

Il s'agit de la β-thalassémie majeure (☞) où des symptômes d'anémie grave se manifestent (faiblesse, vertiges, céphalées, bourdonnements d'oreille, taches devant les yeux, somnolence, irritabilité, tachycardie, pâleur).

## ANÉMIE HÉMOLYTIQUE

### Définition et causes

Anémie due à une réduction de la durée de vie des globules rouges du fait d'une augmentation et d'une accélération de leur destruction. Les causes peuvent être infectieuses, auto-immunes, toxiques (notamment médicaments), mécaniques (valve mécanique cardiaque) ou bien liées à un hypersplénisme (hyperfonctionnement de la rate) ou à une anomalie des globules rouges.

### Signes et symptômes

En plus des symptômes généraux d'anémie (faiblesse, pâleur, polypnée, tachycardie, vertiges...), il existe éventuellement un ictère et une splénomégalie (grosse rate).

### Investigations

Le nombre de réticulocytes est élevé. Il existe une hyperbilirubinémie non conjuguée et le taux d'haptoglobine est effondré. Le test de Coombs direct est essentiel pour l'orientation vers une cause auto-immune.

### Évolution, complications et pronostic

Les principaux risques sont l'anoxie et l'insuffisance rénale.

### Traitement

La transfusion est indiquée en cas de mauvaise tolérance mais son efficacité est médiocre en cas d'origine immunologique ou mécanique. Le traitement curatif dépend de l'étiologie. Tout médicament suspect doit être arrêté.

## ANÉMIE HÉMOLYTIQUE AUTO-IMMUNE

### Définition et causes

Anémie par destruction des globules rouges due à la production par le sujet d'anticorps dirigés contre ses propres hématies. Les causes les plus fréquentes sont les maladies de système, les lymphopathies malignes, des médicaments ou certaines maladies virales, mais dans près de la moitié des cas l'origine reste inconnue.

### Signes et symptômes

L'anémie peut être aiguë ou chronique avec parfois un ictère et une splénomégalie.

### Investigations

La positivité du test de Coombs direct affirme le diagnostic. Il sera complété par la recherche de la nature et de la spécificité de l'anticorps.

### Évolution, complications et pronostic

L'évolution dépend de la cause.

### Traitement

Il dépend de la cause mais la corticothérapie est en général efficace. Parfois, une splénectomie est nécessaire.

## ANÉMIE INFLAMMATOIRE

### Définition et causes

Anémie due à un freinage de la production des globules rouges lié à une baisse de la disponibilité en fer induit par un syndrome inflammatoire (maladies rhumatismale, immunologique, infections, cancers).

### Épidémiologie

C'est l'anémie la plus fréquente après celle par carence martiale.

### Signes et symptômes

L'installation est lente et provoque rarement de signes cliniques majeurs.

### Investigations

L'hémoglobine est en général entre 9 et 11 g/dL et le taux de réticulocytes est bas. Le fer sérique est bas ainsi que la capacité totale de fixation de la sidérophiline alors que la férritinémie est élevée.

### Traitement

Le seul traitement est celui de l'inflammation.

## ANÉMIE MÉGALOBLASTIQUE

### Définition et causes

Anémie due à une carence en vitamine $B_{12}$ (maladie de Biermer ou autres causes de malabsorption digestive…) et/ou en acide folique (sujets âgés et alcooliques) entraînant un défaut de production de globules rouges par la moelle osseuse.

### Épidémiologie

C'est une affection fréquente.

### Signes et symptômes

L'installation est progressive et l'anémie est en général bien tolérée. Une atrophie de la muqueuse de la langue (glossite de Hunter) est possible. Des signes neurologiques sont possibles en cas de carence en vitamine $B_{12}$.

### Investigations

Le volume globulaire moyen est supérieur à 100 $\mu^3$, en général le taux de réticulocytes est bas (anémie arégénérative). Les dosages de vitamine $B_{12}$ et de folates sanguins (et de folates dans les érythrocytes) permettent le diagnostic. En cas de malabsorption digestive de vitamine $B_{12}$, on aura recours au test de Schilling.

### Évolution, complications et pronostic

L'évolution est favorable sous traitement. Les risques sont la survenue d'une atteinte neurologique irréversible et de cancer gastrique à distance.

### Traitement et prévention

Il repose sur la correction de la carence per os ou par voie parentérale en cas de malabsorption ainsi que sur le traitement de la cause.
La prévention repose sur la supplémentation systématique chez les sujets à risque.

## ANÉVRISME DE L'AORTE ABDOMINALE

### Définition et causes

Élargissement d'un segment de l'aorte abdominale avec perte du parallélisme des bords qui expose à la rupture. Les principales causes sont l'athérosclérose et un certain nombre de maladies génétiques.

### Épidémiologie

La prévalence augmente régulièrement avec l'âge pour atteindre près de 10 % après 75 ans avec une très nette prédominance masculine.

### Signes et symptômes

Longtemps asymptomatique, la découverte s'effectue souvent lors d'un examen pour une autre pathologie. Il existe une masse abdominale épigastrique battante chez le sujet maigre. La fissuration se manifeste par des douleurs abdominales plus ou moins intenses.

### Investigations

L'échographie, le scanner et l'aortographie permettent de mesurer la taille et de localiser l'anévrisme (atteinte ou non des artères rénales).

### Évolution, complications et pronostic

Les complications peuvent être révélatrices. Il s'agit de la compression des organes voisins (veine cave inférieure, uretères, racines nerveuses, érosion de corps vertébral), de complications thrombo-emboliques (ischémie aiguë ou chronique des membres inférieurs, micro-embolies distales) et surtout de fissuration et de rupture entraînant une hémorragie cataclysmique avec 90 % de mortalité. Par contre, les malades arrivés vivant au bloc opératoire ont 50 % de survie. Chez les patients n'ayant pas d'autres pathologies graves et un anévrisme de plus de 5 cm, la chirurgie offre la meilleure chance de survie.

### Traitement

Il est soit chirurgical avec la mise en place d'une prothèse, soit endovasculaire depuis une artère périphérique.

### ✔ Soins et surveillance

Les soins en période post-opératoire reposent sur :

- une installation en rapport avec l'intervention ;
- la surveillance fréquente du patient : état de conscience, fréquence respiratoire, pression artérielle, pouls, température, diurèse ;
- l'administration des solutés de perfusion et le fonctionnement de la voie veineuse ;
- la quantité de sang ou de sérosités présente dans l'éventuel système de drainage et l'observation du pansement à la recherche d'une hémorragie ;
- l'évaluation de la douleur et l'administration des antalgiques prescrits ;
- la prévention des complications : escarres, phlébite, constipation, infection.

## ANÉVRISME ARTÉRIEL DES MEMBRES

### Définition et causes

Dilatation sur un trajet artériel due le plus souvent à l'artériosclérose ou, plus rarement, à une infection (mycose) ou à un traumatisme.

### Épidémiologie

Les artères poplitées sont le plus souvent touchées (anévrismes souvent bilatéraux et associés à un anévrisme de l'aorte abdominale). Les autres localisations sont les artères iliaques et fémorales ; l'artère sous-clavière est rarement atteinte.

### Signes et symptômes

Une tuméfaction battante et expansive – parfois soufflante à l'auscultation – siège sur le trajet artériel.

### Investigations

L'échographie, le scanner et l'angiographie numérisée déterminent le siège exact, la forme et la taille de l'anévrisme.

### Évolution, complications et pronostic

Les principales complications sont la thrombose avec envoi d'emboles en distal (ischémie de membre), la rupture, l'infection ou la compression de voisinage.

### Traitement

Il est chirurgical (résection et rétablissement de continuité par greffon).

## ANÉVRISME VENTRICULAIRE

### Définition et causes

Déformation de la paroi ventriculaire formant une poche plus ou moins saillante et étendue située au niveau de la cicatrice d'un infarctus et qui se développe en plusieurs semaines ou mois.

### Épidémiologie

C'est une complication non exceptionnelle des infarctus antérieurs importants.

### Signes et symptômes

Il existe un soulèvement systolique paradoxal à la palpation de l'aire cardiaque.

### Investigations

L'échographie complétée par l'angiocardiographie permettent le diagnostic et de visualiser d'éventuels thrombus. L'ECG montre une persistance d'un sus-décalage du segment ST au décours de l'infarctus.

### Évolution, complications et pronostic

Les complications peuvent être révélatrices : insuffisance cardiaque gauche, trouble du rythme ventriculaire, embolie artérielle systémique ou rupture (gravissime mais exceptionnelle).

### Traitement

Dans les formes bien tolérées, une simple surveillance avec une anticoagulation suffisent. Dans les formes mal tolérées, une résection chirurgicale est possible mais risquée.

## ANGÉITE ALLERGIQUE GRANULOMATEUSE ou (☞) Maladie de Churg et Strauss

## ANGINE ou Amygdalite

### Définition et causes

Inflammation aiguë des amygdales palatines d'origine bactérienne ou virale dont la gravité est due aux complications liées au streptocoque β-hémolytique (rhumatisme articulaire aigu).

### Épidémiologie

Elle est responsable de 8 à 9 millions de consultations par an.

### Signes et symptômes

Association d'une douleur pharyngée à type de striction (en latin *angere* signifie serrer), d'une fièvre de début brutal, d'une dysphagie (difficulté à avaler), d'une otalgie (douleur de l'oreille) et d'adénopathies locales.

### Investigations

L'examen de la gorge permet le diagnostic et de préciser la forme : érythémateuse (rouge) ou érythémato-pultacée (points blancs) due à un virus ou au streptocoque et de loin la plus fréquente ; pseudo-membraneuse (enduit grisâtre et adhérent) due à la mononucléose infectieuse ou exceptionnellement à la diphtérie ; ulcéro-nécrotique due à une mauvaise hygiène dentaire ou à une hémopathie ; ou vésiculeuse due à l'herpès ou à un virus coxsackie.

### Évolution, complications et pronostic

Les principales complications sont locales avec une abcédation (phlegmon peri-amydalien) ou générales avec l'hypertrophie des amygdales, une glomérulonéphrite ou un rhumatisme articulaire aigu (☞).

### Traitement et prévention

Il associe une antibiothérapie par la pénicilline G (Oracilline®) ou un macrolide (par ex. érythromycine) en cas d'allergie, des antalgiques et des antipyrétiques dans la forme classique érythémateuse ou érythémato-pultacée. L'amygdalectomie est indiquée en cas d'hypertrophie symptomatique.
Le traitement par la pénicilline a permis d'éradiquer le rhumatisme articulaire aigu dans les pays développés.

## ANGINE DE POITRINE ou Angor

### Définition et causes

Douleur thoracique traduisant une ischémie (défaut d'apport en oxygène) myocardique due essentiellement à une obstruction partielle ou totale d'une ou plusieurs artères coronaires. La principale cause est l'athérosclérose (☞), mais les valvulopathies et les myocardiopathies peuvent également être en cause.

### Épidémiologie

L'angine de poitrine est l'expression clinique d'une coronaropathie qui peut entraîner un infarctus du myocarde, première cause de mortalité chez l'homme entre 35 et 60 ans.

### Signes et symptôme

Le tableau typique est celui de la crise angineuse avec une douleur médiothoracique, rétrosternale, constrictive (qui serre), irradiant dans l'épaule et le bras gauche ainsi que dans la mâchoire. Elle est souvent déclenchée par l'effort (angor d'effort) et cède au repos ou après l'absorption d'un dérivé nitré, mais elle peut survenir au repos (angor de repos).

### Investigations

L'électrocardiogramme montre en général un sous-décalage du segment ST. Les épreuves d'effort et la coronarographie complètent le bilan diagnostic.

### Évolution, complications et pronostic

Le principal risque est l'infarctus du myocarde avec la mort subite.

### Traitement et prévention

Lors de la crise, on utilise les dérivés nitrés en sublingual (par ex. Natispray®). Le traitement de fond repose sur les bêtabloquants, les dérivés nitrés et les inhibiteurs calciques, seuls ou en association, ainsi que sur l'aspirine à dose anti-agrégante. Les lésions coronaires peuvent bénéficier d'une dilatation lors de l'angiographie ou d'un pontage.
La correction des facteurs de risque est essentielle : arrêt du tabac, réduction d'une surcharge pondérale, équilibration d'un diabète, contrôle d'une hypertension artérielle et d'une dyslipidémie...

### ✔ Soins, surveillance et éducation

En unité de soins intensifs, les soins consistent à laisser le patient au repos en lui évitant tout effort.
Le pouls, la pression artérielle, la fréquence respiratoire sont appréciées régulièrement.
À distance de l'épisode aigu, expliquer au patient les modalités de prise des médicaments ainsi que les modifications à apporter à son mode de vie en fonction des facteurs de risque : amaigrissement, règles diététiques, diminution de la consommation de sel et d'alcool, arrêt du tabac.

## ANGIOCHOLITE

### Définition et causes

Infection des voies biliaires intra- et extra-hépatiques, due la plus souvent à un calcul enclavé dans le cholédoque. Plus rarement, l'obstacle biliaire peut être une tumeur du pancréas ou de la voie biliaire principale, une compression ganglionnaire ou une parasitose (hydatidose, distomatose).

### Épidémiologie

Complication relativement fréquente de la lithiase biliaire qui touche près de 15 % de la population. Elle s'observe surtout après 70 ans chez des personnes avec des antécédents biliaires.

### Signes et symptômes

Les trois signes principaux sont :
1. La douleur à type de colique hépatique.
2. La fièvre élevée (> 39 °C), accompagnée de frissons.
3. L'ictère, souvent discret (limité au conjonctive).

### Investigations

Les examens biologiques montrent une hyperleucocytose, une augmentation de la bilirubine, des phosphatases alcalines et des transaminases. Les hémocultures permettent d'identifier le germe. L'échographie abdominale recherche une dilatation de la voie biliaire principale en amont d'une lithiase.

### Évolution, complications et pronostic

Un traitement précoce permet en général une évolution favorable. La principale complication est une septicémie avec un choc pouvant entraîner le décès du patient.

### Traitement et prévention

Le traitement initial est médical : antibiothérapie (Augmentin® associé à un aminoside) et réanimation hydro-électrolytique. Il est complété dans les 48 heures par un traitement chi-

rurgical permettant de lever l'obstacle ou de dériver la bile (cholangiographie rétrograde avec sphinctérotomie, cholécystectomie).
Le traitement précoce des lithiases biliaires permet de diminuer la fréquence de cette complication.

## ANGIOKÉRATOSE DIFFUSE ou Maladie de Fabry

### Définition et causes

Maladie héréditaire liée à l'X, du à un déficit enzymatique ($\alpha$-alphagalactosidase) touchant le métabolisme des lipides. Elle entraîne l'accumulation d'un glycolipide dans de nombreux tissus.

### Épidémiologie

L'incidence est de 1/40 000.

### Signes et symptômes

La maladie se manifeste dans l'enfance par l'association :

1. De petites dilatations vasculaires (angiomes) recouvertes d'une épaisse couche cornée (kératose), disposées en caleçon qui apparaissent chez l'homme à l'adolescence.
2. D'opacités cornéennes.
3. D'épisodes fébriles avec des douleurs des membres à type de brûlures.

### Investigations

On constate l'absence de l'$\alpha$-galactosidase A.

### Évolution, complications et pronostic

En l'absence de traitement de substitution, les malades meurent en général autour de la cinquantaine du fait d'une insuffisance rénale, de complications cardiaques ou cérébrales, d'une HTA ou d'une autre maladie vasculaire.

### Traitement et prévention

Depuis peu, un traitement substitutif apportant l'enzyme manquante est disponible sous la forme d'agalsidase alpha (Réplagal®) et d'agalsidase bêta (Fabrazyme®). Il devrait permettre de transformer le pronostic de la maladie.
Le diagnostic prénatal est possible par dosage de l'activité de la galactosidase dans les amniocytes ou les villosités choriales.

## ANGIOMES

Proliférations ou malformations des petits vaisseaux sanguins ou lymphatiques localisées au niveau de la peau, des tissus sous-cutanés, ou plus rarement du système nerveux central.

- L'**angiome plan** est une lésion plane, rose, rouge ou violacée (tache lie de vin) existant dès la naissance. Un traitement par laser pulsé est indiqué à l'âge adulte.
- L'**hémangiome** (angiome immature ou fraise) est une lésion rouge brillant, en relief, se développant peu de temps après la naissance et tendant à grossir lentement dans les premiers mois. La régression est spontanée dans 75 à 95 % des cas en 5 à 7 ans.
- L'**angiome caverneux** est une lésion surélevée rouge ou violacée, constituée de grands lacs vasculaires. La régression est rare; il existe une possibilité d'ulcération ou d'hémorragie. Le traitement est basé sur les corticoïdes. Parfois, une excision chirurgicale est nécessaire.
- L'**angiome stellaire** (angiome télangiectasique) est une lésion rouge brillant, faiblement pulsatile, comportant une artériole centrale avec de très fines branches qui s'écartent comme les pattes d'une araignée. Il s'efface à la pression. Les causes sont la cirrhose hépatique, la grossesse ou les contraceptifs oraux. La disparition est spontanée en 6 à 9 mois après l'accouchement ou après l'arrêt de la contraception. Sinon, on peut utiliser l'électrocoagulation ou le laser.
- Les **lymphangiomes** sont des lésions en relief constituées de vaisseaux lymphatiques dilatés, kystiques, en général jaunâtres, parfois rougeâtres en raison de petits vaisseaux sanguins entremêlés. Le traitement consiste en l'excision profonde.

- **L'angiome encéphalo-trigéminé** est le syndrome de Sturge-Weber.
- Les **angiomes cutanés, muqueux et viscéraux** sont présents dans la maladie de Rendu-Weber-Osler (☞).

## ANGIO-ŒDÈME ou (☞) Œdème de Quincke

## ANGIOSTRONGYLOSE

### Définition et causes

Cette parasitose faisant partie du groupe des larva migrans viscérales est due à *Angiostrongylus cantonensis* dont la contamination s'effectue par l'ingestion de mollusques, crabes, crevettes d'eau douce crus ou insuffisamment cuits ou par des végétaux souillés par de petits mollusques. L'incubation est de 10 jours.

### Épidémiologie

Elle est présente en Asie du Sud-Est et dans le Pacifique.

### Signes et symptômes

Il existe un syndrome méningé avec des troubles de la sensibilité (paresthésies, brûlures) et parfois des atteintes des nerfs crâniens.

### Investigations

La ponction lombaire retrouve de nombreux éosinophiles et une hyperprotéinorachie. Il existe une hyperéosinophilie sanguine.

### Évolution, complications et pronostic

Elle est en général spontanément résolutive avec une guérison complète.

### Traitement et prévention

Il est symptomatique dans les formes simples; les corticoïdes sont utilisés dans les formes sévères. La prévention consiste à effectuer une cuisson suffisante des mollusques et à éviter la consommation des végétaux souillés.

## ANGOISSE (NÉVROSE D')

### Définition et causes

Trouble psychologique caractérisé par une anxiété chronique, sans raison apparente, souvent ponctuée d'attaques de panique ou d'angoisse. Les facteurs prédisposants sont le stress émotionnel ou affectif.

### Épidémiologie

C'est une affection fréquente qui concerne globalement 3 à 5 % de la population. Elle touche principalement l'adulte jeune, avec une nette prédominance féminine.

### Signes et symptômes

La première forme est l'attaque de panique : crise d'anxiété paroxystique, d'apparition brutale (quelques minutes), associée à des manifestations somatiques (palpitations, oppression thoracique, nausées, douleurs abdominales, tremblements, hyperventilation, sueurs...). Il existe par ailleurs une sensation de malaise interne, d'anéantissement, de catastrophe imminente, accompagnée de peur (de mourir, de devenir fou...). Le deuxième tableau est celui du trouble anxieux généralisé dans lequel les signes sont identiques, mais moins intenses et de plus longue durée.

### Évolution, complications et pronostic

L'attaque de panique dure de quelques minutes à 1 ou 2 h. La répétition des attaques aboutit à une forme chronique, le trouble panique, chez un tiers des patients. Dans ce cas, l'association à une dépression est très fréquente avec un risque suicidaire réel. L'anxiété généralisée a une forte tendance à la chronicisation.

### Traitement

Le traitement du trouble panique fait appel aux antidépresseurs. Dans l'anxiété chronique, les benzodiazépines et, parfois, les antidépresseurs sont utilisés. La psychothérapie est utile dans les deux formes.

## ANGOR ou (☞) Angine de poitrine

## ANGUILLULOSE ou Strongyloïdose

### Définition et causes

Parasitose due à un ver, *Strongyloïdes stercoralis*, qui pénètre dans l'organisme en traversant la peau, après contact avec de l'eau souillée par les matières fécales. Il atteint les poumons, remonte les voies respiratoires et est dégluti. Dans l'intestin, la femelle pond des œufs qui éclosent sur place et peuvent se transformer en larves infestantes, ce qui explique la persistance de la maladie pendant plusieurs dizaines d'années.

### Épidémiologie

L'anguillulose est présente dans toutes les zones tropicales et le bassin méditerranéen. L'homme est le principal réservoir.

### Signes et symptômes

Elle peut rester longtemps asymptomatique. La pénétration cutanée se limite à une simple réaction érythémateuse et prurigineuse disparaissant en 1 à 2 jours. Le passage pulmonaire se manifeste par une toux sèche ou une crise asthmatiforme. La phase intestinale se traduit par des douleurs, une diarrhée, une altération de l'état général associés à une urticaire avec un sillon prurigineux avançant de 10 cm/h, appelé larva currens.

### Investigations

L'examen parasitologique des selles retrouve des larves. L'hyperéosinophilie sanguine est marquée.

### Évolution, complications et pronostic

L'évolution est bonne sous traitement. En cas d'immunodépression ou de traitement par corticoïdes, une anguillulose diffuse maligne avec atteintes viscérales multiples peut se développer. Elle est de mauvais pronostic.

### Traitement et prévention

Il est basé sur les antihelminthiques : thiabendazole (Mintézol®), albendazole (Zentel®), ivermectine (Mectizan®).
L'interdiction de marcher pieds nus dans les zones humides évite le passage du ver à travers la peau.

## ANISAKIASE ou « Maladie du ver de hareng »

### Définition et causes

Parasitose digestive, appartenant au groupe des Larva migrans viscérales. Elle est due à une larve de la famille des *Anisakiadae* dont la contamination s'effectue par l'ingestion de poissons (harengs, anchois, morue…) contaminés crus ou insuffisamment cuits.

### Épidémiologie

Les poissons sont infestés au Japon, dans la Manche et la mer du Nord et sur les côtes américaines.

### Signes et symptômes

Plusieurs heures à 2 jours après l'ingestion, apparition d'épigastralgies intenses, d'une diarrhée, de nausées et de vomissements.

### Investigations

La fibroscopie et le transit avec produit de contraste permettent le diagnostic.

### Évolution, complications et pronostic

La forme chronique correspond à la pénétration de la larve dans la paroi intestinale avec la formation d'un granulome pouvant entraîner un tableau d'occlusion ou d'appendicite.

### Traitement et prévention

Au stade initial, la fibroscopie permet l'extraction de la larve. Dans la forme chronique, la chirurgie est nécessaire pour extraire le granulome.

La prévention consiste en la congélation des poissons pendant 24 h à – 20 °C ou leur cuisson à plus de 60 °C.

## ANKYLOSE TEMPORO-MANDIBULAIRE

Diminution ou impossibilité d'ouvrir la bouche du fait d'une lésion fixée au niveau de l'articulation temporo-mandibulaire. Elle est souvent post-traumatique et peut entraîner chez l'enfant un trouble de la croissance aboutissant à un « profil d'oiseau ».

## ANKYLOSTOMIASE

### Définition et causes

Parasitose due à des vers hématophages, *Ankylostoma duodenale* ou *Necator americanus,* dont les larves traversent la peau, atteignent les poumons, remontent les voies respiratoires et sont dégluties. Une semaine après avoir traversé la peau, elles atteignent les intestins où elles se fixent sur la muqueuse de l'intestin grêle et sucent le sang.

### Épidémiologie

Environ 25 % de la population mondiale est atteinte (*Ankylostoma duodenale* dans les zones subtropicales et tempérées ; *Necator americanus* dans les zones tropicales). La « gourme des mineurs » correspond à la forme pouvant toucher les travailleurs du sous-sol.

### Signes et symptômes

Maladie souvent asymptomatique. La migration larvaire dure 2 mois et les signes se modifient en fonction de la progression des larves. La pénétration cutanée se limite à un érythème disparaissant en quelques heures. La traversée pulmonaire est rarement symptomatique. La phase digestive se manifeste par des épigastralgies, une sensation de faim douloureuse, des diarrhées et un pyrosis (brûlures rétrosternales).

### Investigations

Il existe une anémie hypochrome microcytaire par perte digestive de fer et une hyperéosinophilie. L'examen parasitologique des selles permet le diagnostic.

### Évolution, complications et pronostic

Le retentissement peut être important chez les enfants avec un retard de croissance. Les complications sont une pleurésie, une péricardite ou une ascite avec une anasarque.

### Traitement et prévention

Il associe la lutte contre l'anémie (transfusions éventuelles) et la destruction du parasite par des antihelminthiques : pamoate de pyrantel (Combantrin®), flubendazole (Fluvermal®), albendazole (Zentel®). Il est nécessaire ensuite de corriger l'anémie ferriprive par l'apport de fer.
L'interdiction de marcher pieds nus dans les zones humides évite le passage du ver à travers la peau.

## ANOREXIE MENTALE

### Définition et causes

Restriction alimentaire volontaire sous-tendue par une peur de grossir alors que le poids est déjà anormalement bas. La cause est inconnue.

### Épidémiologie

Ce trouble survient principalement chez les adolescentes, plutôt originaires de milieux socio-économiques favorisés. La prévalence est de 0,5 à 1 % des femmes entre 16 et 25 ans. 1 cas sur 10 est de sexe masculin.

### Signes et symptômes

Les trois signes principaux sont :

1. L'anorexie, qui est une conduite volontaire de restriction alimentaire avec une lutte active contre la faim (vomissements provoqués parfois après des accès de boulimie, abus de laxatifs…).
2. Un amaigrissement pouvant aller jusqu'à 50 % du poids normal pour l'âge.
3. Une aménorrhée, c'est-à-dire une absence de règles chez une fille pubère. Il persiste

souvent une hyperactivité motrice et intellectuelle.

### Investigations

Le bilan sanguin a pour but d'apprécier le retentissement biologique et endocrinien de l'état de dénutrition et d'éliminer une éventuelle cause organique.

### Évolution, complications et pronostic

Les principales complications sont la cachexie (phase terminale de l'amaigrissement avec épuisement de l'organisme) et les troubles hydroélectrolytiques (en particulier l'hypokaliémie). La mortalité est d'environ de 5 % à 5 ans mais peut monter à 15 % à 15 ou 20 ans dans certaines études. Les tentatives de suicide concernent 15 à 20 % des patientes. Dans un tiers des cas, l'évolution est bonne avec reprise d'une vie normale; dans un tiers des cas, la guérison est incomplète avec des difficultés psychologiques et des conduites alimentaires atypiques; enfin, dans le dernier tiers, une aggravation se produit avec une chronicisation des troubles.

### Traitement

L'hospitalisation est nécessaire (parfois en urgence en cas de danger immédiat pour la vie de la patiente) avec une séparation momentanée de la famille. Une prise en charge psychothérapeutique avec une thérapie familiale est ensuite indispensable.

### ✔ Soins et surveillance

La renutrition peut être spontanée, mais nécessite parfois une alimentation entérale assistée par sonde nasogastrique. Cette alimentation est administrée le plus souvent en continu au départ avec le maintien d'un repas mis à disposition, puis uniquement la nuit en ambulatoire permettant ainsi à la patiente de mener des activités dans la journée.

À l'hôpital, le poids est apprécié régulièrement jusqu'à atteindre un poids de sécurité compatible avec la poursuite des soins en ambulatoire.

## ANOSMIE

Perte de l'odorat complète ou partielle, uni- ou bilatérale. Il existe trois formes aux étiologies différentes.

La forme aiguë conséquence d'un traumatisme crânien (atteinte de l'étage antérieur avec lésion des voies nerveuses olfactives), d'une infection du nez et des sinus ou d'une intervention neurochirurgicale.

La forme progressive dans le cadre d'une infection chronique (rhinite, sinusite), de polypes naso-sinusiens ou d'une tumeur de l'étage antérieur de la base du crâne.

La forme congénitale qui correspond au syndrome de Kallman-de Morsier.

## ANTHRAX

Agglomérat de furoncles réalisant un placard inflammatoire en relief, douloureux, fébrile, souvent localisé à la nuque. Le traitement consiste en des soins locaux et une antibiothérapie par voie générale.

## ANTITHROMBINE III (DÉFICIT EN)

### Définition et causes

Déficit génétique en antithrombine III qui est un inhibiteur de certains facteurs de la coagulation, ce qui entraîne un risque accru de thrombose. La transmission est autosomique dominante.

### Épidémiologie

Ce déficit touche 1 personne sur 2 000 à 5 000.

### Signes et symptômes

Thromboses préférentielles des veines des membres inférieurs et mésentériques.

### Investigations

Elles comprennent un dosage immunologique et de l'activité de l'antithrombine III.

### Évolution, complications et pronostic

L'embolie pulmonaire est la complication majeure des thromboses périphériques.

### Traitement et prévention

En cas de thrombose, le traitement comprend l'héparine avec un relais par les antivitamines K qui seront poursuivis à vie. En cas de résistance à l'héparine, il est possible d'utiliser de l'antithrombine III humaine purifiée. Lorsque le déficit reste asymptomatique, un traitement préventif avant tout geste médical ou chirurgical augmentant le risque de thrombose est essentiel. Une étude familiale est utile car la moitié de la fratrie peut être touchée.

## ANTICORPS ANTIPHOSPHOLIPIDES (SYNDROME DES)

Association de thromboses (veineuses ou artérielles) ou de pertes fœtales à la présence d'anticorps antiphospholipides (auto-anticorps). Ce syndrome peut être primaire ou présent dans le cadre d'un lupus (☞, prévalence de 30 %). Les signes évocateurs sont les phlébites et les embolies pulmonaires récidivantes, les thromboses artérielles du sujet jeune et les pertes fœtales répétées. Il existe fréquemment une diminution du nombre de plaquettes (thrombocytopénie). Le traitement utilise les antivitamines K ou l'aspirine au cours de la grossesse.

## ANURIE

Absence totale d'émission d'urine. Les causes les plus fréquentes sont une obstruction des voies urinaires (calcul, tumeur…) ou une insuffisance rénale aiguë (☞).

## APHTOSE

### Définition et causes

Les aphtes sont de petites ulcérations le plus souvent muqueuses, buccales ou génitales, douloureuses et souvent récidivantes. La cause est inconnue. Certains aliments (noix, fraises, gruyère…) favorisent les poussées. Lorsqu'elle précède les règles, on parle d'aphtose cataméniale.

### Épidémiologie

C'est une affection fréquente.

### Signes et symptômes

Les ulcérations ont une forme arrondie de 2 à 10 mm de diamètre, à des bords nets avec un fond jaunâtre et sont entourées d'un halo rouge. Elles sont très douloureuses pendant 3 à 4 jours. L'aphtose bipolaire (buccale et génitale) ou multipolaire s'observe dans la maladie de Behçet (☞).

### Investigations

Le diagnostic est clinique.

### Évolution, complications et pronostic

La poussée guérit spontanément en 10 à 15 jours mais les récidives sont fréquentes.

### Traitement

On utilise des applications locales d'antalgiques (aspirine), d'anesthésiques (lidocaïne), d'antiseptiques, voire d'antibiotiques (tétracycline) ou de corticoïdes dans les formes sévères.

## APLASIE MÉDULLAIRE

### Définition et causes

Atteinte de la moelle entraînant une chute de la production des globules rouges, des globules blancs et des plaquettes (pancytopénie). Les causes les plus fréquentes sont toxiques (anticancéreux, autres médicaments, irradiation), génétiques (☞ Maladie de Fanconi) ou infectieuses (hépatite virale). Mais dans certains cas aucune cause n'est retrouvée.

### Épidémiologie

C'est une situation fréquente du fait de la large diffusion des chimiothérapies anticancéreuses.

### Signes et symptômes

Le début de l'aplasie est souvent insidieux. Les signes les plus fréquents sont une asthénie, une pâleur, des pétéchies (petits points rouges sur la peau), des ecchymoses, des hémorragies gingivales, nasales ou digestives. Il est moins habituel qu'une infection soit révélatrice.

### Investigations

L'hémogramme, éventuellement complété par une ponction et une biopsie médullaire, permet de faire le diagnostic.

### Évolution, complications et pronostic

Le pronostic dépend de la cause, de la gravité de l'atteinte, de sa réversibilité et des effets du traitement. La mortalité reste importante, principalement du fait des complications infectieuses.

### Traitement et prévention

La prévention et le traitement très précoce des infections sont essentiels. Le déficit des différents éléments figurés du sang est corrigé par des transfusions (globules rouges, plaquettes), l'administration de facteurs de croissance des granulocytes (Granocyte®, Leucomax®, Neupogen®) et d'androgènes (Halotestin®, Nilevar®). Les moyens pour diminuer l'apparition et/ou la sévérité des aplasies sont l'amélioration des protocoles de chimiothérapie, l'utilisation des facteurs de croissance et la limitation de l'emploi de médicaments potentiellement toxiques.

### ✔ Soins, surveillance et éducation

Lors d'une transfusion de produits sanguins, la vérification de la conformité de chaque produit et les concordances d'identité et de groupe sanguin sont essentielles. Le contrôle ultime est réalisé au lit du patient (concentrés érythrocytaires). L'appréciation de la pression artérielle, du pouls, de la température, le questionnement du patient (sensation de malaise, douleurs lombaires) permettent de rechercher un incident transfusionnel immédiat.

Des conseils sont donnés au patient pour prévenir les saignements : observation de la muqueuse buccale à la recherche de lésions ou bulles hémorragiques, port de vêtements souples et ceintures peu serrées pour éviter l'apparition de purpura, utilisation d'une brosse à dent souple.

## APNÉES DU SOMMEIL (SYNDROME D')

### Définition et causes

Survenue d'au moins 10 apnées ou hypopnées (diminution du flux respiratoire) de plus de 10 secondes par heure de sommeil. La cause principale est une obstruction des voies aériennes supérieures conséquence de l'hypotonie musculaire au cours du sommeil ; plus rarement il s'agit d'un trouble de la commande centrale de la respiration.

### Épidémiologie

Le profil type est un homme (ou une femme après la ménopause), obèse, ente 40 et 65 ans, consommateur d'alcool. Selon certaines études, jusqu'à 4 % des hommes seraient atteints.

### Signes et symptômes

Association 1. d'un ronflement nocturne fort, irrégulier, avec pauses suivies de reprise inspiratoire bruyante, 2. d'une somnolence diurne, 3. de troubles de l'attention et de la mémoire, 4. d'une irritabilité, et 5. de céphalées matinales.

### Investigations

L'oxymétrie nocturne montre des épisodes de désaturation de l'hémoglobine en oxygène. La polygraphie nocturne du sommeil (associant électro-encéphalogramme, électromyogramme, électro-oculogramme, flux et effort respiratoire ainsi qu'un enregistrement électrocardiographique et une oxymétrie) permet le diagnostic.

### Évolution, complications et pronostic

Les complications sont une hypertension artérielle, une polyglobulie, une hypertension artérielle pulmonaire et des accidents du travail ou de la voie publique liés à la somnolence.

### Traitement et prévention

Il consiste en la suppression des facteurs de risque (obésité, alcool, benzodiazépines) et la correction d'anomalies ORL et du massif facial. L'uvulo-palato-pharyngoplastie (reconstruction chirurgicale du carrefour pharyngé) est efficace dans les cas peu sévères. La ventilation nocturne avec un masque nasal offrant une pression positive continue est en fait le traitement préférentiel. Il ne faut jamais se résigner aux ronflements nocturnes et évoquer ce diagnostic du fait de la gravité de ses complications.

## APPENDICITE AIGUË

### Définition et causes

Inflammation aiguë de l'appendice qui peut être favorisée par une stase ou l'obstruction par un coprolithe (amas durci de matière fécales).

### Épidémiologie

300 000 appendicectomies par an en France. L'appendicite aiguë est la cause de 25 % des syndromes douloureux abdominaux aigus vus aux urgences. Elle est sous-estimée chez l'adulte et le vieillard, souvent opérés au stade de la complication et est par contre surestimée chez l'enfant et l'adolescent.

### Signes et symptômes

La forme typique associe : 1. douleur spontanée et d'installation brutale dans la fosse iliaque droite (renforcée par la palpation avec 1 fois sur 2 une réaction de défense), 2. fièvre modérée, 3. vomissements, 4. diarrhée.

Les formes trompeuses sont :

- rétrocoecale : simule une colique néphrétique,
- sous-hépatique : signes localisés au niveau de l'hypochondre droit,
- mésocœliaque : iléus paralytique (occlusion intestinale) réactionnel fébrile,
- pelvienne : douleur bas située, signes urinaires fréquents et vive douleur au toucher rectal,
- herniaire : simule un étranglement herniaire.

### Investigations

Il existe une hyperleucocytose sanguine. La radiographie d'abdomen sans préparation et l'échographie permettent d'éliminer d'autres affections.

### Évolution, complications et pronostic

La principale complication est la perforation avec péritonite aiguë généralisée ou plastron appendiculaire (en cas de cloisonnement). Il existe une possibilité d'évolution vers le choc septique en cas de retard au traitement.

### Traitement

Le traitement de l'appendicite diagnostiquée est exclusivement chirurgical (dans ce cadre, la mortalité est très faible, de l'ordre de 4 pour 1 000).

## ARBOVIROSES

Ensemble de maladies infectieuses dues aux arbovirus, virus transmis par des arthropodes ou insectes piqueurs (**ar**thropod-**bo**rne virus). Elles entraînent soit des syndromes fébriles algiques (fièvre à tiques du Colorado, dengue…), soit des encéphalites (encéphalites se Saint-Louis, encéphalite japonaise…), soit des syndromes hémorragiques (fièvre jaune, fièvres hémorragiques…).

## ARNOLD-CHIARI (MALFORMATION D')

Anomalie de formation du tronc cérébral caractérisé par une élongation des amygdales cérébelleuses qui font hernie à travers le trou occipital, un allongement du bulbe et un épaississement de la moelle cervicale haute. Elle peut être isolée ou associée à une syringomyélie (☞). Les principaux signes sont une hypertension intracrânienne (☞) due à une hydrocéphalie. L'IRM est l'examen de choix et le traitement est neurochirurgical avec une ouverture du trou occipital.

# ARRÊT CARDIORESPIRATOIRE (ACR)

## Définition et causes

Interruption brutale de la circulation et de la ventilation. Les principales causes sont cardiaques (troubles du rythme et de la conduction dans le cadre d'une maladie coronaire, d'une valvulopathie ou d'une cardiomyopathie), respiratoires (asthme aigu grave, corps étranger) ou accidentelles (traumatismes, intoxications, noyades…).

## Signes et symptômes

Le diagnostic est établi sur :

1. l'absence de pouls carotidien décelable,
2. une absence de ventilation spontanée efficace,
3. une perte de connaissance brutale,
4. une mydriase (dilatation des pupilles).

## Investigations

Le tracé scopique montre une fibrillation ventriculaire ou une asystolie (tracé plat).

## Évolution, complications et pronostic

En l'absence de réanimation cardiopulmonaire de base dans les 4 premières minutes et de réanimation médicalisée dans les 10 premières minutes, le taux de survie est très faible. Le pronostic global est très mauvais avec seulement 2 à 3 % de survie à 6 mois.

## Traitement

La prise en charge secouriste comprend :

1. la reconnaissance rapide de l'ACR,
2. l'alerte immédiate (15 ou 18),
3. les gestes élémentaires de survie (A : liberté des voies aériennes, B : ventilation, C : massage cardiaque externe).

La réanimation spécialisée nécessite l'utilisation d'un scope-défibrillateur avec défibrillation immédiate en cas de fibrillation ventriculaire, une intubation, la mise en place d'une voie veineuse avec du sérum physiologique et l'injection d'adrénaline (éventuellement complétée de celle de lidocaïne = Xylocard® et de bicarbonate de sodium).

## ✔ Soins, prévention et éducation

Les soins consistent à assurer la liberté des voies aériennes supérieures ; à ventiler le patient avec la technique de ventilation artificielle sans matériel (le bouche-à-bouche, le bouche-à-nez, le bouche à bouche et nez) ou la technique de ventilation manuelle instrumentale avec un ballon et un masque ; à réaliser un massage cardiaque externe associé à la ventilation ; à utiliser un défibrillateur semi-automatique si nécessaire.
L'éducation de la population aux gestes qui sauvent (Attestation de Formation aux Premiers Secours) et la diffusion de défibrillateurs semi-automatiques pouvant être mis en œuvre par des secouristes devraient améliorer le taux de survie des patients.

# ARTÉRIOPATHIE OBLITÉRANTE DES MEMBRES INFÉRIEURS

## Définition et causes

Obstruction des artères des membres inférieurs due à des lésions d'athérosclérose (☞) qui provoquent un épaississement de leur paroi, des thromboses locales, une sténose puis une occlusion. Le facteur favorisant le plus important est le tabac.

## Épidémiologie

Cette affection concerne 600 000 personnes en France et est responsable de 6 000 amputations par an.

### Signes et symptômes

Le signe le plus significatif est la claudication intermittente : crampe (le plus souvent au mollet) douloureuse survenant à la marche, obligeant à l'arrêt et réapparaissant pour un périmètre de marche fixe (plus le périmètre est réduit, plus l'atteinte est sévère). Des douleurs en position couchée sont possibles et sont soulagées par la position jambes pendantes. Les pouls au niveau du pied sont diminués ou absents.

### Investigations

L'échographie couplée au Doppler artériel permet le diagnostic. L'artériographie fait partie du bilan préopératoire.

### Évolution, complications et pronostic

Les principales complications sont les troubles cutanés dus à une mauvaise vascularisation (ulcère de jambe, nécrose des orteils, poussée d'ischémie aiguë de jambe...). En l'absence de contrôle des facteurs de risque, notamment la suppression du tabac, l'évolution est inexorable avec des amputations répétitives de plus en plus hautes.

### Traitement et prévention

Le traitement médical comprend l'arrêt du tabac, la correction des autres facteurs de risque de l'athérosclérose, les antiagrégants plaquettaires (aspirine), les vasodilatateurs (Torental®, Praxilène®) ainsi que la marche quotidienne.
Le traitement chirurgical utilise la désobstruction (angioplastie par ballonnet), le pontage artériel ou l'amputation lorsque l'ischémie est irréversible.
La suppression du tabac est impérative dès les premiers signes.

## ARTÉRIOSCLÉROSE

Terme général pour désigner l'épaississement et la perte d'élasticité de la paroi artérielle. La forme la plus importante est l'athérosclérose (☞) qui touche les artères de moyen et de gros calibre.

## ARTÉRITE GIGANTOCELLULAIRE ou (☞) Maladie de Horton

## ARTÉRITE DE TAKAYASHU

### Définition et causes

Maladie vasculaire inflammatoire, de cause inconnue, qui atteint principalement les parois de l'aorte et de ses branches.

### Épidémiologie

C'est une maladie rare qui touche surtout la femme jeune.

### Signes et symptômes

Dans la moitié des cas, la maladie débute par des signes généraux peu spécifiques (phase systémique) : altération de l'état général, fièvre, douleurs articulaires et musculaires. À la phase vasculaire, quelques années plus tard, les signes sont les conséquences de sténoses, d'occlusions ou de dilatations des artères concernées : abolition ou diminution du pouls au membre supérieur, angor ou infarctus du myocarde, accident ischémique transitoire... L'insuffisance aortique et l'hypertension artérielle sont fréquentes.

### Investigations

La biologie montre un syndrome inflammatoire. Le diagnostic est assuré par le bilan angiographique qui montre des rétrécissements et parfois des anévrismes au niveau des artères concernées.

### Évolution, complications et pronostic

La survie globale est de l'ordre de 90 % à 10 ans. Les causes de décès sont le plus souvent l'insuffisance cardiaque, parfois les accidents vasculaires cérébraux ou les hémoptysies massives. La grossesse est possible et n'aggrave pas la maladie. Elle ne fait courir un risque à la mère qu'en cas d'hypertension artérielle mal contrôlée et elle expose au risque d'hypotrophie fœtale en cas d'atteinte des artères hypogastriques.

### Traitement

Les corticoïdes représentent le traitement de fond. La chirurgie joue un rôle majeur dans les phases tardives de la maladie (greffe, pontage, résection des anévrismes...).

## ARTÉRITE TEMPORALE ou (☞) Maladie de Horton

## ARTHRITE

### Définition et causes

Lésion articulaire inflammatoire, débutant au niveau de la synoviale puis s'étendant à l'ensemble de l'articulation. Les causes sont :

- Infectieuses : arthrite infectieuse (☞).
- Réactionnelles : à la suite d'infections extra-articulaires, principalement génitales ou digestives, sans que le germe soit retrouvé dans l'articulation. On suppose que l'inflammation est liée au dépôt sur la synoviale de complexes anticorps-antigène. Le meilleur exemple est le syndrome de Fiessinger-Leroy-Reiter (☞).
- Rhumatismales : polyarthrite rhumatoïde, spondylarthrite ankylosante...
- Métaboliques : goutte, chondrocalcinose...

### Signes et symptômes

Les signes communs à toutes les arthrites sont :

1. une douleur (maximale pendant la nuit),
2. une impotence,
3. une rougeur, une chaleur et une tuméfaction.

### Investigations

Les radiographies montrent des signes variables selon la cause et la durée d'évolution (nécessité de clichés bilatéraux comparatifs). Les examens sanguins objectivent un syndrome inflammatoire. La ponction (lorsqu'elle est possible) permet d'éliminer une arthrite infectieuse. Le bilan sanguin retrouve les signes d'un syndrome inflammatoire : vitesse de sédimentation et protéine C réactive (CRP) élevées. Selon l'étiologie suspectée, des hémocultures, des sérologies virales et bactériennes ainsi que des examens immunologiques seront prescrits.

### Évolution, complications et pronostic

Le pronostic dépend de la cause mais le principal risque est la destruction articulaire.

### Traitement

Les antalgiques et les anti-inflammatoires sont la base du traitement, complétés par des plâtres de posture et une kinésithérapie en période non algique. En cas d'arthrite septique, l'antibiothérapie est une urgence.

## ARTHRITE CHRONIQUE JUVÉNILE

### Définition et causes

Rhumatisme débutant avant l'âge de 16 ans que l'on divise en 3 groupes :

1. forme systémique ou maladie de Still (☞),
2. forme polyarticulaire (proche de la polyarthrite rhumatoïde),
3. forme pauci-articulaire (touchant au plus 4 articulations).

### Épidémiologie

Ce rhumatisme est beaucoup plus rare que la polyarthrite rhumatoïde. Il est deux fois plus fréquent chez les filles. L'âge moyen de début se situe aux alentours de 6 ans avec deux pics de fréquence (3-4 ans et 9-14 ans). La répartition entre les trois formes est à peu près équivalente.

### Signes et symptômes

Les symptômes articulaires communs intéressent les genoux, les poignets, les doigts, les coudes, les pieds, les hanches... Il existe une douleur et une limitation de la mobilité ainsi qu'un gonflement et une chaleur locale au niveau des articulations superficielles. Dans la maladie de Still (☞), les signes systémiques précèdent souvent l'atteinte articulaire.

### Investigations

Les radiographies montrent une hypertransparence des extrémités puis un pincement articulaire. Le facteur rhumatoïde est en général négatif.

## Évolution, complications et pronostic

La principale complication est l'apparition de troubles de la croissance. Une atteinte oculaire (uvéite) est possible dans la forme pauci-articulaire. Une atteinte rénale (amylose) complique la maladie de Still.

## Traitement

Les anti-inflammatoires (aspirine) sont la base du traitement. Les corticoïdes ne sont utilisés que dans les formes systémiques graves du fait du risque de retard de croissance. La kinésithérapie et le soutien psychologique complètent le traitement.

# ARTHRITE INFECTIEUSE

## Définition et causes

Colonisation articulaire par un germe infectieux (bactérie, virus, mycobactérie ou champignon). L'origine est le plus souvent un foyer infectieux à distance (arthrites hématogènes ou métastatiques), mais une inoculation directe (acte chirurgical, injection, traumatisme) est également possible.

## Épidémiologie

Ce sont des maladies de plus en plus rares depuis la large diffusion des antibiotiques. Tous les âges de la vie sont concernés. Les patients atteints d'un rhumatisme inflammatoire sont particulièrement exposés. Le germe aujourd'hui le plus fréquemment en cause est le staphylocoque.

## Signes et symptômes

Il existe une fièvre, une altération de l'état général et des adénopathies satellites. L'articulation est douloureuse, raide, chaude et tuméfiée avec des signes d'épanchement. Il s'agit par ordre de fréquence décroissante du genou, de l'épaule, du poignet, de la hanche, des phalanges et du coude. Chez le nourrisson le tableau est moins typique : fièvre, irritabilité, absence de mobilité spontanée du membre, douleur à la palpation et à la mobilisation passive de l'articulation.

## Investigations

La ponction articulaire permet d'identifier le germe. La vitesse de sédimentation et la protéine C réactive (CRP) sont très augmentées et il existe une hyperleucocytose. Des hémocultures et un ECBU complètent le bilan.

## Évolution, complications et pronostic

En cas de retard de traitement, le risque est la destruction de l'articulation. Chez l'enfant, la principale complication est un retentissement sur la croissance.

## Traitement

Le traitement antibiotique par voie veineuse est une urgence médicale, initialement empirique en fonction du germe suspecté puis rapidement adapté en fonction du germe identifié et de l'antibiogramme. Il est complété par le drainage (ponction à l'aiguille ou chirurgical) et la mise au repos de l'articulation.

# ARTHROSE

## Définition et causes

Maladie dégénérative articulaire chronique due à la destruction lente du cartilage avec des anomalies osseuses sous-jacentes. Les principaux facteurs de risque sont l'âge, les traumatismes, le surmenage d'une articulation ou l'obésité (pour le genou).

### Épidémiologie

C'est une affection très fréquente dont l'incidence augmente avec l'âge. L'arthrose du genou est la première cause d'incapacité fonctionnelle.

### Signes et symptômes

Il s'agit d'une douleur mécanique (peu importante le matin qui augmente dans la journée et est maximale le soir) qui entraîne une impotence fonctionnelle (limitation des mouvements). Un épanchement synovial est possible.

### Investigations

La radiographie retrouve :
1. un pincement articulaire ;
2. des ostéophytes (excroissances osseuses) ;
3. une ostéosclérose (condensation sous le cartilage).

### Évolution, complications et pronostic

L'évolution est plus ou moins rapide mais inéluctable vers une impotence croissante. Dans certaines formes, il existe une destruction rapide de l'articulation.

### Traitement

Il comprend des moyens palliatifs pour ralentir l'évolution et soulager le patient (antalgiques, anti-inflammatoires non stéroïdiens, infiltrations intra-articulaires, kinésithérapie…). La chirurgie est indiquée dans certaines localisations (hanche en particulier).

### Prévention et éducation

La perte de poids est essentielle dans les atteintes des membres inférieurs. D'une manière générale, il est recommandé d'éviter les activités qui entraînent des sollicitations répétitives et contraignantes sur les articulations.
Des aides techniques peuvent faciliter les déplacements et les gestes de la vie quotidienne.

## ARTHROSE CERVICALE ou Cervicarthrose

### Définition et causes

Atteinte dégénérative du rachis cervical avec atteinte des disques et formation d'ostéophytes (excroissances) osseuses entraînant un rétrécissement du canal cervical ou d'un ou plusieurs trous de conjugaison.

### Épidémiologie

Elle est banale à partir de la quarantaine et sa fréquence augmente avec l'âge.

### Signes et symptômes

Elle est le plus souvent silencieuse ou se manifeste par douleurs de la nuque et un enraidissement du cou avec une irradiation vers les épaules.

### Investigations

Les radiographies du cou permettent le diagnostic.

### Évolution, complications et pronostic

L'évolution se fait par poussées durant de quelques jours à quelques semaines. La principale complication est la radiculalgie cervicobrachiale par compression d'une racine nerveuse.

### Traitement

Le traitement de la crise douloureuse comprend des antalgiques, des anti-inflammatoires, des myorelaxants, le port d'un collier et la physiothérapie (infrarouges...). Dans les cas rebelles, la chirurgie de décompression de la racine irritée est indiquée.

## ARTHROSE DU COUDE

Affection rare qui touche les hommes ayant travaillé avec un marteau-piqueur ou des engins assimilés. La gêne est modérée, des corps intra-articulaires peuvent causer des blocages. Elle peut se compliquer d'une paralysie cubitale qui nécessite une libération chirurgicale.

## ARTHROSE DES DOIGTS

On en distingue trois types.

- **Arthrose interphalangienne distale ou nodosités d'Heberden :** Elles sont très fréquentes chez les femmes après la ménopause et sont souvent héréditaires. Elles sont souvent multiples avec une atteinte progressive symétrique des deux mains et l'ostéophytose (excroissances osseuses) se manifestent par des nodosités postérieures (nodosités d'Heberden). Le plus souvent elles ne présentent aucune gêne. Lors de la constitution des nodosités, l'aspirine et l'immobilisation transitoire sont efficaces.
- **Arthrose interphalangienne proximale ou nodosités de Bouchard :** Elles sont plus rares que les précédentes et se manifestent par un gonflement des articulations concernées (nodosités de Bouchard) et une limitation de la mobilité. Le traitement comprend les antalgiques, les anti-inflammatoires non stéroïdiens et parfois des injections intra-articulaires de corticoïdes.
- **Arthrose trapézo-métacarpienne ou rhizarthrose du pouce :** Elle est très fréquente chez les femmes après la ménopause. Elle se traduit par des douleurs au bord externe du poignet lors des mouvements du pouce. Le traitement comprend les antalgiques, les injections locales de corticoïdes et l'immobilisation.

## ARTHROSE DE L'ÉPAULE

Affection rare qui entraîne une raideur de l'articulation et qui succède le plus souvent à un traumatisme (fracture, luxation, rupture de la coiffe des rotateurs). La radiographie montre un amincissement de l'interligne articulaire et une ostéophytose (excroissances osseuses). Le traitement associe antalgiques, anti-inflammatoires, injection intra-articulaire de dérivés de la cortisone et la kinésithérapie. La principale complication est l'arthropathie destructrice rapide de l'épaule qui peut nécessiter la mise en place d'une prothèse.

## ARTHROSE DU GENOU ou Gonarthrose

### Définition et causes

Affection dégénérative de l'articulation du genou souvent secondaire à un genu varum (genou dévié vers l'intérieur de l'axe hanche – cheville) ou un genu valgum (genou dévié vers l'extérieur) ou à une malposition de la rotule.

### Épidémiologie

Elle atteint surtout les femmes, souvent obèses après 40 ans.

### Signes et symptômes

Il existe une douleur à la marche (particulièrement à la montée et à la descente des escaliers) avec une difficulté à l'agenouillement et à l'accroupissement.

### Investigations

Les radiographies de genou montrent l'atteinte articulaire.

### Évolution, complications et pronostic

Les épanchements articulaires sont fréquents. En cas d'atteinte fémoro-tibiale, la capacité de marche peut être fortement réduite.

### Traitement

Le traitement comprend le ménagement du genou, les antalgiques, les anti-inflammatoires non stéroïdiens et les infiltrations de corticoïdes. En cas d'impotence sévère, on aura recours à la chirurgie (correction de la statique ou prothèse de genou).

### Prévention et éducation

La réduction du surpoids est essentielle.

## ARTHROSE LOMBAIRE

### Définition et causes

Affection dégénérative des articulations du rachis lombaire (surtout la charnière L5-S1). Certaines professions (chauffeurs routiers...) sont particulièrement exposées ainsi que les obèses et certains sportifs.

### Épidémiologie

C'est la plus fréquente des arthroses et presque personne n'y échappe, même si tout le monde n'en souffre pas.

### Signes et symptômes

Les douleurs sont lombaires ou lombo-fessières, d'allure mécanique (augmentant progressivement dans la journée). Des crises aiguës sont assez fréquentes (lumbago, lombo-sciatique).

### Investigations

Les radiographies permettent le diagnostic (pincement de l'articulation, excroissances osseuses = becs de perroquet).

### Évolution, complications et pronostic

L'évolution est plus ou moins rapide mais inéluctable vers une aggravation progressive.

### Traitement

Il comprend les antalgiques, l'amaigrissement et la kinésithérapie. La suppression de la cause favorisante (reclassement professionnel) est souvent difficile.

### Éducation

Une éducation de type « École du dos » est utile.

## ARTHROSE DU GROS ORTEIL

Atteinte fréquente, bilatérale, de l'articulation métatarso-phalangienne du gros orteil qui résulte souvent de microtraumatismes répétés en particulier dans le cas d'un hallux valgus (☞). Elle se manifeste par une raideur douloureuse qui gêne la marche et des poussées inflammatoires sont possibles. Une semelle orthopédique soulage les malades. Au stade tardif la chirurgie est indiquée (arthrodèse ou fixation de l'articulation).

## ARTHROSE DU POIGNET

Affection rare qui succède souvent à un traumatisme ancien du poignet (fracture, entorse, luxation radio-carpienne, fracture du scaphoïde...). Si le port d'un bracelet de contention ne suffit pas, une intervention chirurgicale peut être proposée (arthrodèse = fixation du poignet).

## ARTHROSE TIBIO-TARSIENNE

Elle est très rare et ne survient qu'après un traumatisme de la jambe ou du pied. Si elle entraîne une impotence de marche sérieuse résistant au traitement médical, elle nécessite une arthrodèse (fixation chirurgicale).

## ARYTHMIE COMPLÈTE PAR FIBRILLATION ATRIALE (☞) Fibrillation atriale

## ASBESTOSE

### Définition et causes

Fibrose pulmonaire diffuse (pneumoconiose) due à l'inhalation de poussière d'amiante se déclarant après une période de latence de 20 à 30 ans.

### Épidémiologie

Le nombre de cas est en constante augmentation (l'interdiction d'utilisation de l'amiante n'est intervenue en France qu'au début des années 90). Elle peut se déclarer même après une exposition modérée.

### Signes et symptômes

Il existe une dyspnée d'effort progressivement croissante, fréquemment associée à une symptomatologie de bronchite chronique.

### Investigations

La radiographie et le scanner pulmonaire montrent des opacités réticulaires et des plaques pleurales. Les épreuves fonctionnelles respiratoires montrent un syndrome restrictif et les gaz du sang une hypoxémie. Le lavage broncho-alvéolaire retrouve des corps asbestosiques de couleur jaunâtre.

### Évolution, complications et pronostic

La principale complication est une tumeur, le mésothéliome malin (☞) de pronostic très défavorable. L'évolution est inexorable vers l'insuffisance respiratoire chronique.

### Traitement

Il est uniquement symptomatique.

### Prévention et éducation

C'est une maladie professionnelle indemnisable donnant droit à réparation médico-légale. Une protection est obligatoire en cas d'exposition.

## ASCARIDIASE

### Définition et causes

Parasitose due à un ver, *Ascaris lumbricoïdes*. La contamination se produit par absorption d'eau souillée. Puis les larves éclosent dans l'intestin, envahissent la muqueuse et migrent vers les poumons, remontent l'arbre bronchique et basculent par déglutition dans l'intestin grêle où elles se développent en vers adultes qui mesurent environ 20 cm de long. La durée du cycle est de 60 jours ; la durée de vie du ver, de 1 à 2 ans.

### Épidémiologie

La prévalence est faible dans les pays tempérés. Par contre, on estime le nombre de cas annuels à près de 1 milliard dans les zones tropicales.

### Signes et symptômes

L'infestation modérée est asymptomatique. Le stade larvaire correspond au syndrome de Löffler (☞) qui associe dyspnée, toux, fébricule avec parfois prurit, ces signes disparaissant spontanément en 15-20 jours. Le stade adulte du ver entraîne douleurs abdominales, ballonnement, diarrhées et vomissements.

### Investigations

L'examen parasitologique des selles retrouve des œufs et on peut observer l'expulsion d'un ver avec les selles ou après un effort de vomissement. Il existe une hyperéosinophilie.

### Évolution, complications et pronostic

Les complications sont digestives à type d'occlusion, de volvulus (torsion d'une anse intestinale), de perforation, d'angiocholite (☞), de pancréatite ou d'appendicite. En cas d'infestation massive, une malnutrition peut s'installer.

### Traitement

Il utilise des antihelminthiques : pamoate de pyrantel (Combantrin®), flubendazole (Fluvermal®), albendazole (Zentel®).

### Prévention et éducation

La prévention implique des mesures d'assainissement éliminant la contamination par des matières fécales de l'eau utilisée pour la boisson et la cuisine.

## ASCITE

### Définition et causes

Présence de liquide dans la cavité péritonéale. Les principales causes sont hépatique (cirrhose), péritonéale (envahissement cancéreux), cardiaque (insuffisance cardiaque droite) ou pancréatique (pancréatite).

### Signes et symptômes

L'ascite n'est détectable cliniquement que lorsque son volume atteint 1 l. Elle entraîne une matité des flancs à la percussion, puis une distension abdominale avec un déplissement de l'ombilic lorsqu'elle devient très abondante.

### Investigations

L'échographie est l'examen de choix pour détecter y compris une ascite de faible volume. La ponction permet d'examiner l'aspect et de déterminer la composition du liquide.

### Évolution, complications et pronostic

Les principales complications sont l'apparition ou le développement de hernies, la rupture de l'ombilic, un syndrome hépato-rénal (☞) et, surtout, l'infection du liquide avec une péritonite. Le pronostic est mauvais, notamment en cas de cirrhose et de cancers où l'apparition de l'ascite est le signe d'un développement de la maladie.

### Traitement

Il comprend un régime désodé et des diurétiques distaux (spironolactone = Aldactone®), éventuellement associés à des diurétiques de l'anse (furosémide = Lasilix®). Des ponctions évacuatrices sont parfois nécessaires.

### ✓ Soins, prévention et éducation

La ponction évacuatrice de l'ascite nécessite des mesures d'asepsie rigoureuse. La surveillance porte sur l'état général du patient : appréciation de la pression artérielle, du pouls; le débit d'évacuation, le volume évacué, la couleur du liquide, le poids après ponction, la diurèse.
Une éducation diététique est indispensable pour modifier le régime alimentaire (régime sans sel). L'utilisation d'un carnet de surveillance permet au patient de noter son poids une fois par semaine.

## ASPERGILLOSE

### Définitions et causes

Maladie infectieuse due à des champignons de la famille des *Aspergillus* qui se développent dans les matières organiques en décomposition et dont le mode de contamination habituel est respiratoire (système de ventilation, plantes en pots, travaux de construction…).

### Épidémiologie

La forme invasive se développe dans 90 % des cas chez des patients immunodéprimés.

### Signes et symptômes

L'aspergillome pulmonaire est le développement dans une cavité pulmonaire d'une masse mycélienne (filaments des champignons) qui se manifeste par des hémoptysies (crachats sanglants) isolées. L'aspergillose bronchopulmonaire allergique se manifeste par des accès brutaux de toux avec une expectoration de crachats comprenant des amas brunâtres. L'aspergillose invasive associe une pneumopathie extensive résistante aux antibiotiques, et une dissémination avec atteinte cérébrale, oculaire, sinusienne, osseuse, endocardique.

### Investigations

La radiographie et le scanner pulmonaire montrent une image « en grelot » pour l'aspergillome, sinon des infiltrats diffus. L'isolement d'*Aspergillus* se fait dans les crachats. Le sérodiagnostic est utile, en particulier dans les formes allergiques.

### Évolution, complications et pronostic

Dans les formes simples, l'évolution est souvent traînante avec des hémoptysies répétées. La mortalité est importante dans la forme invasive.

### Traitement

Il repose sur l'amphotéricine B (Fungizone®, Ambisome®, Abelcet®) ou l'itraconazole (Sporanox®). La chirurgie en éventuelle association avec un traitement médicamenteux est indiquée en cas d'aspergillome.

> **✔ Soins, prévention et éducation**
>
> Chez les patients immunodéprimés, des mesures prophylactiques sont nécessaires (isolement protecteur, éviction des plantes vertes, précautions rigoureuses d'hygiène, limitation des déplacements du patient…). L'intérêt et les modalités de mise en œuvre de l'isolement sont expliqués au patient et à son entourage.

## ASTHME

### Définition et causes

Maladie inflammatoire chronique des bronches entraînant une obstruction des voies aériennes par un bronchospasme paroxystique, associé à un œdème et une hypersécrétion de mucus, en cas de crise. La cause est une hyper-réactivité bronchique, en particulier sur un terrain allergique. L'infection représente un facteur déclenchant fréquent.

### Épidémiologie

C'est une affection fréquente en augmentation régulière qui est plus fréquente dans les villes et les zones humides et qui touche 5 % de la population générale (10 % des enfants et 3 % des adultes).

### Signes et symptômes

La crise débute brutalement avec une dyspnée expiratoire sifflante avec des râles sibilants à l'auscultation.
Les signes de gravité sont :

- une crise d'intensité inhabituelle et évoluant rapidement ou reprenant après une réponse transitoire au traitement ;
- la position assise avec une impossibilité de parler ;
- une agitation ;
- ues sueurs, une cyanose ;
- une fréquence respiration > 35/min et un pouls > 130/min ;
- un débit expiratoire de pointe < 150 L/min ;
- une saturation en oxygène en air ambiant < 90 %.

### Investigations

En cas de crise, le débit expiratoire de pointe (DEP) ou peak-flow est effondré. L'urgence est de traiter la crise et les examens seront réalisés dans un deuxième temps : gaz du sang, numération-formule sanguine et radiographie pulmonaire en présence de signes d'infection, électrocardiogramme en cas d'antécédents cardiaques ou systématiquement chez les personnes de plus de 50 ans.
En dehors des crises, l'exploration fonctionnelle respiratoire montre un trouble respiratoire obstructif. Le bilan pourra être complété pour rechercher une éventuelle allergie ou des foyers infectieux dentaires ou ORL.

### Évolution, complications et pronostic

La chronicité est la règle avec une évolution vers une insuffisance respiratoire. Les crises peuvent être entrecoupées de périodes d'accalmie ou se transformer en asthme à dyspnée continue. La principale complication est l'état de mal asthmatique qui reste responsable de près de 2 000 morts par an en France.

### Traitement

Le traitement de fond associe les bronchodilatateurs et les corticoïdes par voie inhalée ou per os, et parfois les anti-allergiques.

En cas de crise, le traitement débute par un ou plusieurs aérosol de $\beta_2$-mimétique (salbutamol = Ventoline® ou terbutaline = Bricanyl®), associé à du bromure d'ipratropium (Atrovent®). En cas d'échec, le salbutamol sera administré par voie intraveineuse avec l'adjonction de corticoïdes. Dans les formes les plus sévères, le recours à la ventilation assistée s'avère nécessaire.

### Prévention et éducation

La prévention repose sur l'éviction des allergènes (acariens, poussière...) et des irritants (fumée de cigarette...). L'éducation du patient est essentielle, en particulier pour :

- évaluer son asthme : percevoir les symptômes, mesurer correctement le débit expiratoire de pointe, appeler le médecin en cas de détérioration de son état respiratoire ;
- suivre correctement le traitement de fond, adapter le traitement en fonction du plan de traitement écrit et défini avec le médecin et savoir agir en cas de crise ;
- reconnaître les facteurs déclenchants et agir sur son environnement pour éviter l'exposition au tabac et arrêter de fumer ;
- pratiquer de l'exercice physique régulièrement.

## ASTIGMATISME

### Définition et cause

Anomalie de la réfraction où l'image d'un objet est différente selon les différents axes de l'œil. La cause principale est une anomalie de la sphéricité de la cornée primitive ou acquise (post-chirurgicale).

### Épidémiologie

Un astigmatisme modéré touche 15 % de la population mais seulement 2 % est atteint d'une forme plus sévère. L'association à une hypermétropie est fréquente.

### Signes et symptômes

La gêne porte sur la vision de près et de loin (confusion de certaines lettres, fatigue visuelle). Les lignes droites verticales et horizontales sont vues avec une inégale netteté.

### Investigations

Le kératomètre (projection de mires sur la face antérieure de la cornée) permet de quantifier l'astigmatisme.

### Traitement et prévention

Le port de lunettes ou de lentilles, ou en cas d'échec la chirurgie (kératotomie = incisions cornéennes) donnent de bons résultats.
La prévention repose sur l'amélioration de la chirurgie du segment antérieur de l'œil autrefois grande pourvoyeuse d'astigmatismes.

## ASTROCYTOME

### Définition et causes

Tumeur cérébrale développée à partir des astrocytes. On distingue l'astrocytome de bas grade et l'astrocytome malin (ou glioblastome).

### Épidémiologie

L'astrocytome est la tumeur cérébrale la plus fréquente aussi bien chez l'adulte que chez l'enfant.

### Signes et symptômes

Le mode de révélation de la tumeur peut être 1. une crise convulsive, 2. des signes d'hypertension intracrânienne (céphalées, vomissements, atteinte visuelle) ou 3. des signes neurologiques focaux (paralysies).

### Investigations

Le scanner et l'IRM permettent une orientation mais seule la biopsie permet d'affirmer le diagnostic.

### Évolution, complications et pronostic

Malgré le traitement, le pronostic est très mauvais dans la forme maligne avec une médiane de survie de un an. Pour les astrocytomes de bas grade, la survie à 5 ans ne dépasse pas 30 %.

### Traitement

Selon les cas, on associe la chirurgie, la radiothérapie et la chimiothérapie. Le traitement symptomatique utilise les corticoïdes (contre l'œdème) et les antiépileptiques.

## ATHÉROSCLÉROSE

### Définition et causes

Maladie des artères de gros et de moyen calibre due à une altération de la paroi interne des vaisseaux avec des dépôts de graisses (athérome) qui entraîne une diminution de calibre et une obstruction. Les facteurs favorisants sont le tabac, les hyperlipidémies, l'hypertension artérielle et le diabète.

### Épidémiologie

Elle est à l'origine des affections cardio-vasculaires qui représentent la principale cause de mortalité en France, soit 1/3 des décès annuels.

### Signes et symptômes

Les manifestations cliniques n'apparaissent qu'après des années d'évolution : coronaropathie (angor, infarctus du myocarde), accidents vasculaires cérébraux, artériopathie des membres inférieurs.

### Prévention et éducation

La stratégie de prévention repose sur les facteurs de risque modifiables : arrêt du tabac, traitement de l'hypercholestérolémie, de l'hypertension artérielle et du diabète. En prévention secondaire (pour éviter une récidive), l'aspirine est efficace.

## ATRÉSIE ANALE

Imperforation anale qui est évidente à la naissance si l'anus n'est pas ouvert mais il existe parfois un cul-de-sac rectal situé au-dessus du plancher périnéal. Si l'enfant est alimenté, des signes d'occlusion se manifestent. Des fistules avec l'urètre chez le garçon et avec le vagin chez la fille peuvent exister. Le traitement est chirurgical soit d'emblée, soit vers un an avec colostomie en attente.

## ATRÉSIE DES CHOANES

Fermeture totale ou partielle de l'orifice postérieur des fosses nasales qui entraîne une détresse respiratoire néonatale majorée par la prise des biberons. La mise en place d'une canule oropharyngée améliore immédiatement l'état de l'enfant. L'alimentation se fera par gavage en attente du traitement chirurgical.

## ATRÉSIE DE L'ŒSOPHAGE

### Définition et causes

Malformation congénitale caractérisée par une interruption de la continuité de l'œsophage, associée le plus souvent à une fistule œsotrachéale (communication entre l'œsophage et la trachée).

### Épidémiologie

C'est la malformation obstructive la plus fréquente du tube digestif qui doit être diagnostiqué dès la naissance.

### Signes et symptômes

Avant la naissance, on peut retrouver un hydramnios excès de liquide amniotique). À la naissance, il est impossible de passer une sonde dans l'estomac (elle bute à 10 cm environ et il n'y a pas de bruit hydroaérique au niveau de l'estomac à l'injection d'air avec une seringue).

### Investigations

La radiographie avec une sonde radio-opaque permet le diagnostic.

### Évolution, complications et pronostic

En cas d'absence de diagnostic à la naissance, des complications respiratoires apparaissent rapidement et une inondation trachéale survient lors du premier biberon.

### Traitement

Il est chirurgical et précoce.

### Prévention

La perméabilité de l'œsophage doit être systématiquement vérifiée en salle de naissance.

## ATRÉSIE TRICUSPIDIENNE

### Définition et causes

Cardiopathie congénitale cyanogène liée à l'imperforation de l'orifice auriculo-ventriculaire droit associée à une communication interatriale (CIA) indispensable à la survie ainsi qu'à une communication interventriculaire (CIV).

### Épidémiologie

C'est une malformation rare.

### Signes et symptômes

Il existe une cyanose et des malaises anoxiques dès la naissance. À l'auscultation, on retrouve un souffle systolique au bord gauche su sternum.

### Investigations

L'échographie, le doppler pulsé et le cathétérisme cardiaque permettent le diagnostic.

### Évolution, complications et pronostic

L'évolution spontanée est grave avec une fermeture progressive de la CIA et de la CIV.

### Traitement

Il est chirurgical, palliatif dès le plus jeune âge en cas de mauvaise tolérance. La correction physiologique n'est possible qu'à partir d'un poids de 10 à 15 kg.

## ATRÉSIE DES VOIES BILIAIRES

### Définition et causes

Anomalie congénitale caractérisée par une absence ou un rétrécissement avec dilatation des voies biliaires, de cause inconnue.

### Épidémiologie

Elle touche 1 nouveau-né sur 10 000.

### Signes et symptômes

Il existe un ictère dès la naissance (ou qui apparaît dans la première semaine) avec des selles décolorées et une hépatomégalie qui augmente progressivement.

### Investigations

L'échographie complétée éventuellement par une biopsie hépatique permet le diagnostic.

### Évolution, complications et pronostic

Malgré le traitement le pronostic reste sévère.

### Traitement

Il est chirurgical avant l'âge de 2 mois par dérivation ou intervention de Kasai (porto-entérostomie). La transplantation hépatique peut être proposée d'emblée ou en cas d'échec de la chirurgie initiale.

### Prévention

Une atrésie des voies biliaires doit être évoquée devant tout ictère néonatal.

## ATROPHIE OPTIQUE

Dégénérescence des fibres du nerf optique entraînant un déficit visuel qui peut aller jusqu'à la cécité complète. Elle peut être primitive dans le cadre de maladies familiales (☞ Maladie de Leber) ou secondaire (hypertension intracrânienne prolongée, glaucome, traumatisme, compression par un tumeur cérébrale...). Dans certains cas, le traitement de la cause peut entraîner une amélioration spectaculaire de la vision.

## AUTISME

### Définition et causes

Psychose infantile précoce qui se manifeste en général avant 4 ans.

### Épidémiologie

L'incidence est de 2 à 5/10 000 naissance avec une légère prédominance masculine.

### Signes et symptômes

Association d'un retrait (l'enfant se comporte comme s'il était seul et ne pouvait pas voir son environnement), de troubles du langage (l'enfant parle de lui à la 3e personne et ne communique pas), de gestes stéréotypés et répétitifs.

### Investigations

Elles ne servent qu'à éliminer un déficit sensoriel ou une cause organique.

### Évolution, complications et pronostic

Le pronostic est en général très défavorable avec absence d'activité relationnelle et un développement cognitif très incomplet. Il dépend cependant de la précocité du diagnostic et de la mise en route du traitement.

### Traitement

Il repose sur le maternage, l'abord corporel et l'aménagement du cadre de vie, complétés par une action éducative. Une prise en charge globale incluant les parents est nécessaire.

### Prévention et éducation

Les associations de familles de malades peuvent apporter une aide importante.

## AVORTEMENT SPONTANÉ ou Fausse-couche

### Définitions et causes

Perte du fœtus avant la 20e semaine de grossesse (poids du fœtus d'environ 500 g). Les principales causes sont les anomalies chromosomiques, les infections, une malformation ou une anomalie utérine.

### Épidémiologie

Il existe un avortement spontané dans 10 à 15 % des grossesses. Environ 85 % des cas surviennent au cours du premier trimestre.

### Signes et symptômes

La menace de fausse-couche se traduit par des saignements, des douleurs utérines à type de crampes. L'expulsion peut être complète ou incomplète.

### Investigations

L'échographie est l'examen essentiel pour visualiser le contenu utérin. Le dosage des β-HCG peut donner des indications sur l'évolution de la grossesse.

### Évolution et complications

Les principales complications sont la rétention d'un fœtus mort avec un risque de troubles de la coagulation (coagulation intravasculaire disséminée) et un avortement septique avec un risque de choc septique. Si la mère est Rhésus négatif, il existe un risque d'iso-immunisation qui peut être prévenue par l'injection de sérum anti-D.

### Traitement et prévention

En cas de menace, le repos et des antispasmodiques sont prescrits. Lorsque le fœtus est mort ou lorsque l'évacuation est incomplète, une aspiration ou un curetage ont nécessaires.

En cas d'avortements à répétitions, des études génétiques et chromosomiques ainsi qu'un bilan infectieux (cervicite, endométrite…) seront pratiquées pour retrouver une cause éventuelle.

# B

## BABÉSIOSE

### Définitions et causes

Parasitose due à des protozoaires (animaux unicellulaires), parasites des hématies, les *Babesia*, qui sont transmis par les piqûres de tiques. La durée d'incubation est de 1 à 4 semaines.

### Épidémiologie

Affection rare qui s'observe en milieu rural pendant l'été.

### Signes et symptômes

Les manifestations existent essentiellement chez les splénectomisés : fièvre à 40 °C, frissons, céphalées, myalgies, vomissements, diarrhée puis hémoglobinurie et ictère, signes d'une hémolyse intravasculaire entraînent une insuffisance rénale, un œdème pulmonaire puis un coma progressif et irréversible.

### Investigations

Il existe une hémolyse. Le frottis sanguin révèle la présence de parasites.

### Évolution, complications et pronostic

Le décès est très fréquent.

### Traitement

Il utilise la clindamycine (Dalacine®) associée à la quinine, l'exsanguinotransfusion et l'hémodialyse.

### Prévention et éducation

Il faut prévenir les splénectomisés des dangers des piqûres de tiques : porter des pantalons longs et rechercher les tiques systématiquement au niveau des membres inférieurs après toute promenade en forêt ou dans les hautes herbes ; les extraire immédiatement avec une pince à griffes, pour diminuer le passage des parasites et exciser si nécessaire le tissu nécrosé.

## BALANOPOSTHITE – BALANITE

### Définition et causes

La balanite est une inflammation du gland circoncis. La balanoposthite est une inflammation du gland et du prépuce, souvent associée à un prépuce serré. Le diabète sucré est un facteur favorisant. Le plus souvent aucune cause n'est retrouvée ; les autres causes sont représentées par les infections génitales ainsi que certaines affections dermatologiques.

### Signes et symptômes

Association de douleurs, d'une irritation et d'un écoulement sous-prépucial (souvent 2 à 3 jours après un rapport sexuel) ainsi que d'un œdème du gland et du prépuce qui sont érodés par des ulcérations superficielles.

### Investigations

Leur objectif est d'éliminer les maladies sexuellement transmissibles les plus fréquentes que peut évoquer ce tableau clinique.

### Évolution, complications et pronostic

La principale complication est le phimosis (étroitesse du prépuce empêchant de découvrir le gland).

### Traitement

Il associe traitement de la cause, soins locaux, antibiotiques en cas de surinfection et la circoncision en cas de phimosis persistant.

## BARLOW (SYNDROME DE) ou (☞) Prolapsus valvulaire mitral

## BAROTRAUMATISME

Lésion due à une brusque variation de la pression ambiante dans des organes contenant de l'air (oreille, sinus, poumon, tube digestif, dent cariée...). Ces accidents surviennent surtout lors de la plongée sous-marine ou lors d'explosions. L'atteinte de l'oreille est la plus fréquente (☞ Otite barotraumatique) mais c'est l'atteinte pulmonaire qui est la plus grave (☞ Surpression pulmonaire).

## BAROTRAUMATISME DENTAIRE

Il s'agit d'un barotraumatisme (☞) due à la dilatation d'une bulle de gaz piégée dans une dent lors de la remontée en plongée. La cause principale est la carie. Les signes sont une douleur dentaire violente et dans les cas extrêmes une explosion de la dent. La prévention implique la consultation préalable du dentiste pour vérifier le bon état dentaire et traiter les dents abîmées.

## BAROTRAUMATISME DES SINUS

### Définition et causes

Accident de plongée (☞ Barotraumatisme) qui survient lorsqu'il existe une obstruction des méats assurant la ventilation des sinus du fait d'une inflammation locale (sinusite ou autre infection ORL).

### Épidémiologie

Relativement fréquent.

### Signes et symptômes

Une douleur violente frontale ou sous-orbitaire survient lors de la descente dans les 10 premiers mètres. Elle est accompagnée d'un saignement de nez (épistaxis), de céphalées, de vertiges et de nausées.

### Investigations

La radiographie des sinus recherche un épanchement sinusien.

### Évolution, complications et pronostic

La remontée immédiate est impérative car l'intensité de la douleur peut mettre en jeu la vie du plongeur. La guérison est simple sous traitement.

### Traitement et prévention

Il associe des antalgiques, des anti-inflammatoires, des vasoconstricteurs et des antibiotiques en cas de surinfection. Une ponction du sinus est parfois nécessaire.

### Prévention et éducation

La prévention implique l'interdiction de la plongée en cas d'infection ORL.

## BARTTER (SYNDROME DE)

### Définition et causes

Trouble complexe de l'excrétion rénale des électrolytes caractérisée par une hypokaliémie (accompagnée d'une alcalose métabolique) due à une fuite urinaire excessive de potassium dont le mécanisme précis est inconnu. Fait partie de la famille des tubulopathies chroniques.

### Épidémiologie

Maladie sporadique ou familiale de transmission autosomique récessive, se manifestant en général dès l'enfance.

### Signes et symptômes

Signes d'hypokaliémie : fatigabilité musculaire, polydipsie (absorption de grandes quantités de boisson) et polyurie (mictions très fréquentes), accès de paralysie.

### Investigations

Il existe une hypokaliémie (parfois hypomagnésémie associée) avec fuite urinaire de potassium, une rénine et une aldostérone plasmatiques élevées ainsi qu'une production excessive de prostaglandines.

### Évolution, complications et pronostic

Chez l'enfant, il existe un retard de croissance et un retard mental.

### Traitement et prévention

Il repose sur des suppléments de potassium, les diurétiques antagonistes de l'aldostérone (spironolactone) et les antiprostaglandines (indométacine = Indocid® ou aspirine).
Un dépistage précoce est recommandé dans les formes familiales.

## BARTHOLINITE

### Définition et causes

Infection des glandes de Bartholin situées au niveau des lèvres du vagin. De nombreux germes peuvent être en cause (gonocoque, staphylocoque, colibacille...).

### Épidémiologie

Affection très courante.

### Signes et symptômes

Il existe de la fièvre et une tuméfaction unilatérale au niveau de la moitié postérieure de la grande lèvre. Toute la vulve est rouge, tendue, très douloureuse.

### Évolution, complications et pronostic

La principale complication est la surinfection. Un passage à la chronicité est possible.

### Traitement

Il consiste en l'exérèse de la glande au stade collecté.

### ✔ Soins et éducation

Une hygiène intime soigneuse avec un savon hypoallergénique est conseillée matin et soir. Un savon antiseptique ne sera utilisé que sur prescription médicale. Dès l'apparition des symptômes, il est important de consulter un médecin.

## BASEDOW (MALADIE DE)

Forme d'hyperthyroïdie (☞) dont un des signes caractéristiques est l'exophtalmie (saillie des globes oculaires hors de l'orbite). Il s'agit d'une maladie auto-immune due à la production d'anticorps dirigés contre les récepteurs de la TSH.

## BEC-DE-LIÈVRE (☞) Fente palatine

## BECKER (MYOTONIE DE)

Maladie musculaire héréditaire, de transmission autosomique récessive, du groupe des myopathies myotoniques caractérisées par un relâchement anormalement lent après contraction volontaire d'un muscle. La cause est une anomalie d'une protéine de la membrane musculaire qui perturbe les échanges ioniques responsables de la contraction. La maladie se manifeste habituellement dans la petite enfance. Le début de la maladie est très précoce et sa particularité est une hypertrophie musculaire diffuse très marquée. Il existe souvent une faiblesse musculaire en début d'exercice mais l'évolution ne se fait pas vers un déficit musculaire. Le froid est un facteur aggravant. Le sulfate de quinine peut diminuer la raideur musculaire et les crampes.

## BEHÇET (MALADIE DE)

### Définition et causes

Maladie inflammatoire chronique systémique dont la cause est inconnue, mais qui est considérée comme une maladie auto-immune car la lésion principale est une vascularite (inflammation des vaisseaux).

### Épidémiologie

La prévalence est de 1/500 000 en Europe mais de 1/10 000 au Japon. Elle touche préférentiellement les adultes jeunes et elle est en général plus sévère chez les hommes.

### Signes et symptômes

Association d'ulcérations buccales (aphtes), d'ulcérations génitales, de lésions oculaires (iritis, uvéite : inflammation de l'iris, du corps ciliaire et de la choroïde) et de lésions cutanées (papules, pustules, vésicules).

### Investigations

Le diagnostic est clinique.

### Évolution, complications et pronostic

Les principales complications sont des thromboses veineuses et artérielles, des atteintes articulaires (arthrites inflammatoires), cardiaques (myocardite, valvulopathies, péricardite) et neurologiques. La maladie est généralement bénigne avec des rechutes et des rémissions. Le pronostic est conditionné par les atteintes oculaires (risques de cécité), neurologiques et vasculaires.

### Traitement

Le traitement de fond repose sur la colchicine associée à des mesures symptomatiques. En cas d'atteintes sévères, les corticoïdes par voie générale, voire les immunosuppresseurs ou la thalidomide sont indiqués.

## BÉJEL ou Syphilis endémique

Infection non vénérienne de la peau, présente en Afrique, au Moyen-Orient et en Asie centrale, dû à un tréponème, *Treponema carateum*, très proche de celui de la syphilis. La transmission se fait par contact direct et cette infection touche surtout l'enfant. Elle débute par une plaque muqueuse buccale suivie de lésions cutanées papuleuses et érosives sur le tronc et les membres. Des lésions tardives du nez et du palais sont possibles. La pénicilline est très efficace.

## BENCKISER (HÉMORRAGIE DE)

(☞) Hémorragie de Benckiser

## BERGER (MALADIE DE) ou Néphropathie à IgA

### Définition et causes

Glomérulonéphrite primitive (atteinte des glomérules rénaux) caractérisée par des dépôts d'IgA au niveau du mésangium (tissu autour du peloton vasculaire du glomérule), de cause inconnue.

### Épidémiologie

C'est la glomérulonéphrite primitive la plus fréquente. Elle touche les enfants et les adultes jeunes avec une prédominance masculine.

### Signes et symptômes

Il existe des hématuries macroscopiques récidivantes, en général contemporaines d'une rhinopharyngite. Entre ces épisodes, on constate une protéinurie associée à une hématurie microscopique. Une hypertension artérielle est possible.

### Investigations

La protéinurie est supérieure à 1 g/j. La biopsie rénale permet le diagnostic.

### Évolution, complications et pronostic

L'évolution est en général favorable avec même une rémission clinique complète chez 10 % des enfants et 5 % des adultes. Dans 50 % des cas, l'évolution se fait vers l'insuffisance rénale chronique.

### Traitement

Dans les formes à évolution rapide, on utilise les corticoïdes et les immunosuppresseurs, mais l'efficacité est inconstante. Au stade d'insuffisance rénale terminale, la greffe de rein est indiquée mais avec une récidive dans 1/3 des cas.

## BÉRIBÉRI

### Définition et causes

Carence en thiamine ou vitamine $B_1$ qui participe au métabolisme des hydrates de carbone. Il peut s'agir d'un défaut d'apport, d'une augmentation des besoins (hyperthyroïdie, grossesse…), d'une diminution de l'absorption (diarrhées au long cours) ou d'un défaut d'utilisation (troubles hépatiques graves).

### Épidémiologie

Il se rencontre dans les pays en voie de développement en cas de malnutrition et chez les alcooliques dans les pays développés.

### Signes et symptômes

Dans la forme neurologique, il existe soit des troubles de la sensibilité aux membres inférieurs, soit une encéphalopathie sévère (☞ Encéphalopathie de Gayet-Wernicke). L'atteinte cardiaque se traduit par une insuffisance cardiaque sévère.

### Investigations

On utilise le dosage de l'activité de la transcétolase avant et après adjonction de pyrophosphate de thiamine.

### Évolution, complications et pronostic

Le traitement permet une régression rapide des signes mais il peut subsister des séquelles neurologiques.

### Traitement et prévention

Il repose sur l'administration de vitamine $B_1$ et de magnésium (une polyvitaminothérapie est conseillée car les déficits sont souvent associés).

La supplémentation en vitamines chez les alcooliques chroniques est recommandée.

## BESNIER-BŒCK-SCHAUMANN (MALADIE DE) ou (☞) Sarcoïdose

## BÉZOARDS

### Définition et causes

Agglomérations compactes, partiellement digérées, de résidus alimentaires (phytobézoards pour les matières végétales), de concrétion de médicaments, ou plus rarement de cheveux (trichobézoards) stagnant dans l'estomac. Les causes sont les troubles à l'évacuation gastrique (gastrectomie partielle, gastroparésie diabétique) et les malades psychiatriques en ce qui concerne les trichobézoards.

### Épidémiologie

Rare.

### Signes et symptômes

Ils peuvent longtemps rester asymptomatiques et bien tolérés. Les signes les plus fréquents sont une satiété précoce, des ballonnements après les repas, des douleurs ou des vomissements.

### Investigations

L'endoscopie (avec une biopsie), le transit baryté voir l'échographie et le scanner permettent le diagnostic.

### Évolution, complications et pronostic

Des occlusions sont possibles.

### Traitement

Dans un premier temps, on utilise des boissons abondantes, des enzymes cellulo- ou protéolytiques et des accélérateurs du transit. En cas d'échec, la fragmentation endoscopique ou une intervention chirurgicale sont nécessaires.

### Prévention et éducation

En prévention, une mastication soigneuse nécessitant un bon état dentaire et un régime pauvre en fibres et des boissons abondantes sont recommandés.

## BILHARZIOSE ou Schistosomiase

### Définition et causes

Parasitose viscérale due à des vers plats du genre *Schistosoma*, qui pénètrent par voie transcutanée (baignade en eau douce) puis migrent vers le foie.

Quatre espèces sont responsables de formes intestinales : *S. mansoni* (Afrique, Amérique centrale et du Sud), *S. intercalatum* (Afrique centrale), *S. japonicum* (Extrême-Orient) et *S. mekongi* (Asie du Sud-Est) et une espèce d'une forme urinaire : *S. hæmatobium* (Afrique noire et Moyen-Orient).

### Épidémiologie

Elle touche plusieurs centaines de millions de personnes dans le monde tropical.

### Signes et symptômes

La pénétration cutanée passe le plus souvent inaperçue avec un prurit passager et un érythème. Les formes intestinales associent fièvre, douleurs abdominales, diarrhées parfois sanglantes, altération de l'état général avec d'autres localisations viscérales possibles. Les formes urinaires se caractérisent par une hématurie terminale.

### Investigations

La recherche d'œufs se fera dans les selles et par biopsie rectale ou dans les urines suivant la forme. Les examens radiologiques et la cystoscopie retrouvent des calcifications de la paroi vésicale.

### Évolution, complications et pronostic

Les complications des formes digestives sont une hypertension portale, une fibrose hépatique, une ascite et des varices œsophagiennes. Les formes urinaires entraînent des calcifications vésicales (« vessie de porcelaine »), des lésions des voies excrétrices avec une éventuelle dilatation des cavités rénales ou un envahissement des organes génitaux.

### Traitement

Il repose sur le praziquantel (Biltricide®) en prise unique et la chirurgie en cas de complications (dérivation portocave, plastie urologique).

### Prévention et éducation

L'éducation des populations doit montrer les dangers des baignades en rivière et de la consommation d'eau infectée.

## BLAST

### Définition et causes

Il s'agit d'un traumatisme par effet de souffle qui se rencontre chez les victimes d'explosions.

### Épidémiologie

Toutes les victimes d'accident avec explosion, notamment dans des lieux clos, doivent être considérées comme potentiellement atteintes, même si initialement elles ne présentent aucune lésion évidente.

### Signes et symptômes

Les lésions peuvent être auditives (rupture du tympan, surdité), pulmonaires (lésions alvéolaires avec hémorragies et contusions pulmonaires), abdominales (lésions du foie, de la rate, de l'estomac, arrachements de pédicules vasculaires…).

### Investigations

L'examen des tympans de toute victime d'explosion permet de détecter les sujets atteints.

### Évolution, complications et pronostic

L'atteinte pulmonaire peut entraîner rapidement une détresse respiratoire et les lésions abdominales un état de choc.

### Traitement

Tous les patients suspects de blast doivent être surveillés et hospitalisés car les signes, notamment pulmonaires, peuvent être retardés.

## BLÉPHARITE

Inflammation du bord libre de la paupière, associée ou non à une conjonctivite, de cause infectieuse ou favorisée par des troubles de la vision non corrigés ou par des affections cutanées. Il existe un œdème, une rougeur locale, une sensation de corps étranger et de brûlures, avec parfois des croûtes adhérentes et une chute des cils. Le traitement repose sur la suppression du facteur déclenchant, une hygiène des paupières et parfois une pommade ou un collyre antibiotique. C'est une affection parfois tenace et récidivante, il faut donc prévenir le patient que le traitement peut être long et décevant s'il n'est pas bien suivi.

## BLOC ATRIOVENTRICULAIRE (BAV)

### Définition et causes

Ralentissement ou interruption de la transmission de l'influx cardiaque entre l'oreillette et le ventricule. Les causes principales sont une dégénérescence liée à l'âge, une coronaropathie (infarctus du myocarde), une valvulopathie (rétrécissement aortique...), une infection (endocardite, rhumatisme articulaire aigu...), une intoxication (digitalique...). Certaines formes sont congénitales. On distingue selon l'importance du trouble, le BAV de premier, de deuxième ou de troisième degré.

### Épidémiologie

Fréquent en particulier chez le sujet âgé.

### Signes et symptômes

Les BAV de premier et deuxième degré ne donnent en général aucun trouble. Dans le bloc de troisième degré ou complet, il existe des syncopes brutales – « à l'emporte-pièce » – qui sont dues à une suspension momentanée de l'activité ventriculaire : on parle de syndrome d'Adams-Stokes. Le pouls est lent.

### Investigations

L'électrocardiogramme permet le diagnostic.

*BAV du 1er degré :* allongement de l'espace PR au-delà de 0,12 s.

*BAV du 2e degré :*

1. Type Luciani-Wenckebach avec un allongement progressif de l'espace PR puis apparition d'une onde P sans complexe QRS.
2. Type Möbitz 2 : ondes P sans complexes QRS apparaissant de manière inopinée (ou parfois à intervalles réguliers : 2/1, 3/1, 4/1).

*BAV du 3e degré :* absence d'onde P, QRS élargis à un rythme inférieur à 60 (rythme d'échappement ventriculaire).

### Évolution, complications et pronostic

En général, le malade reprend conscience en position allongée après une syncope et, au repos, le rythme ventriculaire lent est relativement bien supporté. Une mort subite est toujours possible par pause ventriculaire ou fibrillation ventriculaire (☞).

### Traitement

Seuls les BAV symptomatiques nécessitent un traitement. En phase aiguë, l'accélération de la fréquence ventriculaire est obtenue soit par perfusion d'isoprénaline (Isuprel®) ou par un entraînement électrosystolique par voie externe (pace maker par grosses électrodes thoraciques). Le traitement définitif réside dans la mise en place d'un stimulateur cardiaque.

## BLOCS DE BRANCHE

### Définition et causes

Trouble de la conduction électrique cardiaque entraînant un retard (bloc incomplet) ou une interruption (bloc complet) sur une des branches du faisceau de His intéressant, soit le ventricule droit (bloc de branche droite), soit le ventricule gauche (bloc de branche gauche). Les causes sont une dégénérescence liée à l'âge ou une cardiopathie (coronaropathie, hypertension, valvulopathies…).

### Épidémiologie

Très fréquent.

### Signes et symptômes

Le diagnostic est uniquement électrocardiographique (ECG).

### Investigations

Le bloc est dit incomplet si la durée des complexes QRS est inférieure à 0,12 s, et complet lorsqu'elle est supérieure. L'aspect des complexes est typique.
***Bloc de branche droit :*** aspect rSR' (onde en forme de « M ») dans les dérivations précordiales droites.
***Bloc de branche gauche :*** onde R exclusive avec un sommet émoussé dans les dérivations précordiales gauches.

### Évolution, complications et pronostic

La plupart du temps, les blocs de branche restent stables et ne donnent lieu à aucune complication. En cas d'aggravation du trouble de la conduction, des syncopes peuvent survenir (bloc atrioventriculaire ☞).

### Traitement et prévention

Il n'y a pas de traitement. En cas de complications avec des syncopes, la pose d'un stimulateur cardiaque (pace maker) est indiquée.
La présence d'un bloc de branche contre-indique l'utilisation de médicaments qui dépriment la conduction cardiaque.

## BLOC SINO-ATRIAL

### Définition et causes

Ralentissement de la conduction entre le nœud sinusal et les oreillettes. Les principales causes sont l'effet d'un médicament (digitalique, anti-arythmiques), une hyperexcitabilité vagale, une dégénérescence chez le sujet âgé ou une cardiopathie (infarctus…).

### Épidémiologie

Moins fréquent que les autres troubles de la conduction (blocs de branches, blocs atrioventriculaires).

### Signes et symptômes

Le bloc sino-atrial est le plus souvent bien toléré, ne donnant lieu qu'à quelques irrégularités du rythme cardiaque, passagères ou chroniques. Dans ce cas, des sensations de vertige, des malaises sont possibles.

### Investigations

L'électrocardiogramme fait le diagnostic. Le bloc est habituellement intermittent et on observe ponctuellement un espace PP égal au double de l'intervalle habituel. Si le bloc se prolonge, il n'existe pas d'onde P avec des complexes QRS fins et réguliers (rythme d'échappement jonctionnel).

### Évolution, complications et pronostic

Certaines formes sévères peuvent entraîner des syncopes avec chute brutale.

### Traitement

La première mesure est l'arrêt des médicaments potentiellement en cause. L'atropine permet d'accélérer transitoirement le cœur. Dans les autres cas, l'abstention est la règle en cas de bonne tolérance, sinon la mise en place d'un stimulateur (pace maker) s'impose.

## BORRÉLIOSE (☞) Maladie de Lyme

## BOTRYOMYCOME

Pseudo-tumeur vasculaire cutanée se présentant sous la forme d'un nodule brillant, brun ou bleu noir, séparé de la peau saine par un sillon d'étranglement qui se développe souvent sur une blessure récente. L'involution est parfois spontanée ; sinon, une excision ou une électrocoagulation sera nécessaire.

## BOTULISME

### Définition et causes

Intoxication due à une toxine alimentaire se fixant sur le système nerveux. Elle est sécrétée par *Clostridium botulinum* dont les spores sont très résistantes à la chaleur. Les aliments responsables sont les conserves artisanales, la charcuterie, les conserves de poissons… Les spores de *C. botulinum* sont très résistantes et ne sont tuées que par une exposition à une chaleur humide de 120 °C pendant 30 min. Par contre, la toxine est détruite par une cuisson à 80 °C pendant 30 min. L'incubation varie de quelques heures à quelques jours.

### Épidémiologie

C'est une maladie peu fréquente qui se manifeste sous la forme de foyers sporadiques.

### Signes et symptômes

Les troubles digestifs initiaux (douleurs abdominales, vomissements) sont rapidement suivis de troubles neurologiques, débutant par des troubles oculaires (mydriase, paralysie de l'accommodation avec gène à la vision de près). Puis apparaissent une sécheresse de la bouche et une difficulté pour manger (dysphagie) et une éventuelle extension des paralysies aux membres inférieurs.

### Investigations

Le diagnostic est confirmé par la mise en évidence de la toxine dans l'aliment incriminé.

### Évolution, complications et pronostic

Les complications majeures sont l'atteinte respiratoire due à la paralysie du diaphragme et les troubles de la déglutition. Leur prise en charge en unité de soins intensifs a diminué la mortalité actuelle à moins de 10 %.

### Traitement

La prise en charge soit se faire dans une unité de soins intensifs pour permettre la mise sous ventilation assistée et une alimentation parentérale dès l'apparition des troubles respiratoires et de la déglutition. L'utilisation de l'antitoxine est controversée.

### ✔ Soins, prévention et éducation

Lors de l'hospitalisation, les soins consistent à suspendre l'alimentation orale face à des troubles de la déglutition et à assurer un apport calorique par voie intraveineuse. La sécheresse de la bouche, inconfortable pour le patient, nécessite de fréquents soins de bouche. Une ventilation assistée peut s'avérer nécessaire. Il est important de mettre en œuvre des mesures de prévention des escarres et de prévenir les autres troubles liés à l'immobilisation : constipation, phlébite.

L'observation fréquente du patient est essentielle pour suivre l'évolution des signes neurologiques et identifier rapidement une détresse respiratoire.

La prévention nécessite : la stérilisation et la conservation au froid des conserves familiales ou artisanales (en particulier les conserves de fruits, de légumes, la charcuterie à base de viande de porc), leur cuisson prolongée avant consommation, l'élimination de tout aliment suspect (boîtes de conserves bombées, jambon avec une odeur anormale…).

## BOUCHON DE CÉRUMEN

### Définition et causes

Obstruction du conduit auditif externe par un bouchon de cérumen qui est composé de sécrétions et de produits de desquamation cutanée.

L'utilisation de coton-tiges est un facteur favorisant.

### Épidémiologie

Très fréquent, en particulier chez les enfants.

### Signes et symptômes

Les principaux signes sont une sensation d'oreille pleine, des démangeaisons, une diminution de l'audition, parfois des bourdonnements d'oreille ou des vertiges.

### Investigations

L'otoscopie visualise le bouchon.

### Traitement

L'extraction à l'aide de micro-instruments est la méthode de choix. Le lavage et les produits dissolvants (par ex. Cérulyse®, Céruménol®) peuvent être utilisés mais ils sont contre-indiqués en cas de doute sur une éventuelle perforation du tympan en arrière du bouchon.

### Prévention et éducation

La prévention des récidives repose au quotidien sur l'essuyage de l'excès de cérumen sans utilisation de coton-tige qui favorise la formation d'un bouchon.
Les produits dissolvants s'utilisent avec l'avis d'un médecin.

## BOUFFÉE DÉLIRANTE ou Psychose délirante aiguë

### Définition et causes

Apparition brutale et soudaine d'un délire riche avec des altérations des perceptions (hallucinations), des intuitions subites et des distorsions du jugement.

### Épidémiologie

C'est une affection fréquente de l'adulte jeune entre 20 et 30 ans.

### Signes et symptômes

Les thèmes délirants sont multiples avec des variations rapides (mystique, érotomaniaques, persécution, grandeur) et parfois une dépersonnalisation. Les hallucinations sont nombreuses (auditives, visuelles, tactiles). L'angoisse est fréquente avec des troubles du comportement et parfois une désorientation temporo-spatiale et des troubles du sommeil.

### Investigations

Elles ne sont utiles que pour éliminer une cause organique (intoxications : alcool, haschich, amphétamines, LSD… ; affection cérébrale…).

### Évolution, complications et pronostic

Le début est brutal et l'évolution est en général résolutive rapidement sous traitement. Il peut s'agir d'un épisode unique, voire des épisodes récidivants dans le cadre de troubles de l'humeur ou ce peut être le premier épisode d'une affection chronique, en particulier la schizophrénie (☞).

### Traitement

Il associe une hospitalisation, parfois sous contrainte (HDT : hospitalisation à la demande d'un tiers) et l'utilisation des neuroleptiques, initialement par voie injectable, comme par exemple la chlorpromazine (Largactil®), l'halopéridol (Haldol®) ou la loxapine (Loxapac®).
Le suivi basé sur une bonne relation médecin/malade est essentiel après la phase aiguë pour éviter une récidive.

### Prévention

Le risque suicidaire doit être repéré : expression d'idées et d'intentions suicidaires, troubles de l'image de soi, signes d'impulsivité, agressivité, instabilité comportementale.

## BOUILLAUD (MALADIE DE) ou (☞) Rhumatisme articulaire aigu

## BOULIMIE

### Définition et causes

Épisodes de frénésie alimentaire (« grande bouffe ») avec un sentiment de perte de contrôle sur le comportement alimentaire. La cause est inconnue.

### Épidémiologie

Le début des symptômes se situe entre 16 et 21 ans, chez des jeunes femmes de niveau socio-économique moyen ou élevé. La prévalence est estimée selon les critères retenus entre 3 et 12 % de la population des femmes âgées de 16 à 25 ans. Dans 10 à 20 % des cas, il s'agit d'un homme.

### Signes et symptômes

L'accès surgit brutalement dans une situation de désœuvrement ou de stress avec l'engloutissement très rapide d'une énorme quantité de nourriture. La peur de grossir entraîne des comportements compensatoires : vomissements provoqués, périodes de jeûne, médicaments (anorexigènes, laxatifs, diurétiques)...

### Évolution, complications et pronostic

Les principales complications sont des lésions digestives (dilatation aiguë de l'estomac avec risque de rupture) et les troubles hydroélectrolytiques. L'évolution est imprévisible : la disparition peut être spontanée, l'épisode boulimique peut survenir dans le cadre d'une anorexie mentale (☞) ou elle peut être grave avec des tentatives de suicide.

### Traitement

L'hospitalisation est rarement nécessaire. La prise en charge utilise les thérapies cognitivo-comportementales (analyse des éléments qui déclenche les accès et conviction de la patiente de sa capacité à en changer le cours), les thérapies de groupes, des méthodes centrées sur l'entourage familial. Parfois un traitement médicamenteux antidépresseur est utile.

### Éducation

La psychothérapie vise à faire prendre conscience au patient qu'il mange trop et cherche à apaiser son anxiété. En complément, le patient est encouragé à suivre un régime riche en protéines et en vitamines, avec progressivement une éducation diététique visant à acquérir des habitudes alimentaires correctes.

## BOUTON D'ORIENT ou Leishmaniose cutanée

### Définition et causes

Parasitose due à un protozoaire (animal unicellulaire), *Leishmania tropica*, transmise par des insectes (phlébotomes), qui envahit le sang et le système réticulo-endothélial. L'incubation est de plusieurs mois.

### Épidémiologie

Elle est présente sur le pourtour méditerranéen, en Asie et en Afrique.

### Signes et symptômes

Papule rouge qui s'étend, s'infiltre, s'ulcère et se recouvre d'une croûte, localisée en général d'abord sur la face et que l'on appelle le bouton d'Orient. La lésion est unique ou multiple, localisée sur les zones de peau découverte. La régression est spontanée en plusieurs mois en laissant une cicatrice indélébile.

### Investigations

Le prélèvement local par grattage permet de mettre en évidence des leishmanies. L'IDR à la leishmanine est positive.

### Évolution, complications et pronostic

Il existe un risque de surinfection et la possibilité de formes extensives.

### Traitement

Il utilise la N-méthyl-glucamine (Glucantime®) et le stibogluconate de sodium (Pentostam®) ainsi que les antibiotiques en cas de surinfection.

### Prévention et éducation

Les mesures de prévention comprennent les répulsifs antimoustiques et les moustiquaires imprégnées.

# BOUVERET (MALADIE DE)

## Définition et causes

Maladie caractérisée par des accès de tachycardies dues à une anomalie de fonctionnement du nœud atrioventriculaire (on parle de tachycardie jonctionnelle ou supraventriculaire).

## Épidémiologie

Survient fréquemment chez les adultes jeunes, particulièrement du sexe féminin.

## Signes et symptômes

Les crises sont à début et à fin brusque. Elles se manifestent par des palpitations avec une sensation de malaise.

## Investigations

L'électrocardiogramme montre une tachycardie régulière à complexes fins, entre 160 et 200 battements/minute.

## Évolution, complications et pronostic

L'arrêt de la tachycardie est souvent spontané. La tachycardie est généralement bien supportée chez des personnes jeunes, mais les récidives sont fréquentes.

## Traitement et prévention

La réduction de la tachycardie peut être obtenue par des manœuvres vagales (massage des sinus carotidiens, compression des globes oculaires, expiration forcée à glotte fermée) ou par l'injection intraveineuse d'adénosine (Striadyne® ou Krénosin®) ou d'un antiarythmique (diltiazem = Tildiem®). Les récidives lorsqu'elles sont gênantes peuvent être prévenues par un bêta-bloquant ou un inhibiteur calcique.

### ✔ Soins et éducation

Un moyen simple pour faire cesser la tachycardie doit être appris au patient lorsque l'accès est prolongé ou mal toléré : parmi les manœuvres vagales, tester avec le patient celle qui est la plus facile à mettre en œuvre. L'efficacité se vérifie par la disparition des palpitations.

# BOWEN (MALADIE DE)

## Définition et causes

Cancer cutané ou muqueux superficiel (intra-épidermique) d'évolution très lente.

## Épidémiologie

Apparition entre 30 et 60 ans chez l'homme et chez la femme.

## Signes et symptômes

Sur la peau apparaît une petite plaque (unique ou multiple) lentement extensive, avec un bord net, saillante, rouge et croûteuse. Sur les muqueuses, la plaque est rouge brillant, à contours nets et arrondis, rebelle aux différents traitements, siégeant sur le gland ou sur la vulve.

## Investigations

La biopsie cutanée permet le diagnostic.

## Évolution, complications et pronostic

Non traitée, l'évolution se fait vers un carcinome spinocellulaire (☞).

## Traitement

Il associe la chirurgie, l'électrocoagulation et le 5 fluoro-uracile local.

## Prévention et éducation

Ne négliger aucune lésion cutanée qui peut toujours évoluer vers un cancer invasif : il est conseillé de consulter rapidement un médecin.

# BRONCHECTASIE ou Dilatation des bronches

## Définition et causes

Dilatation anormale et permanente des bronches localisée ou diffuse. Elle peut être congénitale (mucoviscidose, syndrome de dyskinésie ciliaire…) ou acquise (séquelle d'infection, asthme ancien, obstacle bronchique par inhalation de corps étranger ou une tumeur…).

### Épidémiologie

Peut débuter à tout âge (dès les premiers mois de vie jusqu'à l'âge adulte).

### Signes et symptômes

La toux chronique et les expectorations purulentes sont les manifestations les plus typiques. Des hémoptysies (crachats sanglants) sont fréquentes.

### Investigations

Les examens les plus fiables pour affirmer le diagnostic sont le scanner et la bronchographie (opacification des bronches par un produit de contraste).

### Évolution, complications et pronostic

L'évolution dépend de l'étendue des lésions et de la fréquence des épisodes de surinfection. La principale complication est l'évolution vers une insuffisance respiratoire chronique. Le pronostic dépend de l'étendue des lésions.

### Traitement et prévention

Le traitement médical inclut l'apprentissage du drainage bronchique par la toux, la kinésithérapie, l'utilisation de fluidifiants bronchiques et le traitement antibiotique précoce des infections.
Le traitement chirurgical se discute dans les formes localisées. Une embolisation artérielle bronchique est indiquée en cas d'hémoptysie massive ou récidivante.
Le traitement antibiotique et la kinésithérapie systématiques chez les enfants atteints d'infections pulmonaires est le meilleur moyen de prévenir les bronchectasies acquises.

### ✓ Soins, surveillance et éducation

Le drainage bronchique est essentiel, il est pluriquotidien et est réalisé par des manœuvres expiratoires lentes à glotte ouverte, répétées et qui s'achèvent par un effort de toux aboutissant à une expectoration. L'apprentissage de cette manœuvre est réalisé avec l'aide du kinésithérapeute, puis de manière autonome par le patient. L'efficacité du drainage bronchique doit être vérifiée régulièrement.
Des broncho-aspirations sont utilisées chez les patients fatigués ou ventilés.
Il convient d'aider le patient fumeur à arrêter la consommation de tabac afin d'éviter l'aggravation de l'inflammation de la muqueuse bronchique.
Cette maladie peut avoir des répercussions socio-professionnelles en raison de la nécessité du drainage bronchique et des expectorations souvent purulentes.

## BRONCHIOLITE

### Définition et causes

Infection aiguë d'origine virale (virus syncytial respiratoire ou VRS dans 70-80 % des cas) touchant le nourrisson de moins de 2 ans, responsable d'une obstruction des bronchioles.

### Épidémiologie

Les épidémies hivernales posent de graves problèmes de surcharge hospitalière.

### Signes et symptômes

Elle débute par une rhinopharyngite. 2 à 3 jours plus tard apparaissent des signes respiratoires qui s'aggravent progressivement avec une toux sèche, quinteuse, une polypnée superficielle, un wheezing (sifflement expiratoire audible à distance) et des signes de lutte (battement des ailes du nez, tirage, geignement). Des râles sibilants et/ou crépitants sont présents à l'auscultation.

### Investigations

La radiographie pulmonaire montre une distension prédominant aux bases.

### Évolution, complications et pronostic

En général, l'évolution est favorable en 6 à 8 jours. La surinfection est possible. Les groupes à risque

de formes graves sont les prématurés de moins de 3 mois et les enfants atteints d'une pathologie cardiorespiratoire associée ou d'un déficit immunitaire. Des signes d'épuisement respiratoire, présents dans moins de 5 % des cas, imposent une hospitalisation.
La bronchiolite est un facteur favorisant de l'apparition d'un asthme en cas de terrain atopique (allergie à des allergènes banals).

### Traitement

La forme simple peut bénéficier d'un traitement à domicile où la kinésithérapie respiratoire joue un rôle essentiel. Il comprend par ailleurs une désobstruction rhinopharyngée par aspiration, une alimentation fractionnée et des apports hydriques suffisants (fluidification des sécrétions bronchiques) ainsi que des bronchodilatateurs (terbutaline = Bricanyl® ou salbutamol = Ventoline®), des antipyrétiques (paracétamol) en cas de fièvre et des antibiotiques (amoxicilline-acide clavulanique = par ex. Augmentin®) en cas de surinfection.
La forme sévère nécessite une hospitalisation et un traitement associant oxygénation, kinésithérapie et alimentation par gavage ou perfusion. Dans quelques rares cas, la ventilation assistée sera nécessaire.

### ✔ Soins, surveillance et éducation

Les soins consistent à éviter l'encombrement par des manœuvres de désencombrement réalisées par le kinésithérapeute, à lutter contre la fatigue et l'épuisement, et à assurer un apport alimentaire suffisant en fractionnant les repas qui doivent être pris après les séances de kinésithérapie (éviter les vomissements). En cas d'hypoxie, de l'oxygène, de préférence au masque facial chez le petit enfant, peut être administré.
La surveillance porte sur la mesure de la fréquence respiratoire, l'amplitude respiratoire, la présence d'une polypnée, de râles bronchiques, l'apparition d'une cyanose, d'une agitation, de troubles de la conscience, d'une gêne à l'alimentation, la quantité et la couleur des expectorations, le dispositif d'administration de l'oxygène s'il y a lieu.
Des précautions sont indispensables pour éviter la contamination des autres enfants en particulier en cas d'hospitalisation ou de séances de kinésithérapie : se laver les mains, désinfecter la table d'examen, ne pas réaliser d'autres actes de kinésithérapie dans la même pièce.
Une information précise de la famille sur les modalités du traitement à domicile et sur les signes de gravité est indispensable.

## BRONCHITE AIGUË

### Définition et causes

Inflammation aiguë des bronches et des bronchioles avec un œdème et une augmentation des sécrétions bronchiques. Elle se développe à la suite d'une infection virale avec une surinfection bactérienne secondaire.

### Épidémiologie

C'est une infection très fréquente, bénigne chez le sujet sain mais qui peut avoir des conséquences sérieuses en cas d'altération préexistante des poumons (bronchopneumopathies chroniques, dilatation des bronches, mucoviscidose…).

### Signes et symptômes

Le principal signe est une toux, initialement sèche, puis productive mucopurulente, avec un encombrement rhinopharyngé et des douleurs rétrosternales majorées par les efforts de toux. La fièvre est modérée. L'auscultation retrouve des râles de type rhonchus. En cas de pathologie pulmonaire sous-jacente, s'y ajoute l'apparition ou l'aggravation d'une dyspnée.

### Investigations

En l'absence de facteurs de risque de gravité, aucun examen n'est recommandé. Dans les autres cas, la radiographie pulmonaire et éventuellement l'examen microbiologique des crachats sont utiles.

### Évolution, complications et pronostic

L'évolution est en général simple en 8 à 10 jours chez l'adulte sain. La principale complication est la pneumopathie. Chez les sujets fragiles, le pronostic peut être sévère avec une détresse respiratoire, nécessitant la mise sous ventilation assistée.

### Traitement

Chez l'adulte sain, les antipyrétiques et les antitussifs, associés au repos sont suffisants.
Chez le bronchiteux chronique, une antibiothérapie (en général, amoxicilline-acide clavulanique = par ex. Augmentin®) est nécessaire de première intention ainsi qu'une hospitalisation en cas de signes de gravité. La kinésithérapie peut être nécessaire en cas d'hypersécrétion bronchique.

### Prévention et éducation

La lutte contre le tabac y compris passif (facteur favorisant de l'évolution vers la forme chronique) est essentielle. Chez les sujets à risque, les vaccins antigrippal et antipneumococcique sont conseillés.

## BRONCHITE CHRONIQUE OBSTRUCTIVE

### Définition et causes

La définition de la bronchite chronique est l'apparition d'une toux productive pendant 3 mois consécutifs depuis au moins deux années consécutives. La forme obstructive concerne les patients qui présentent une altération définitive des voies aériennes avec un retentissement sur la fonction pulmonaire. La cause principale est le tabac. Elle est souvent associée à un emphysème (☞).

### Épidémiologie

On estime que 2,5 millions (dont 500 000 femmes) sont atteints de bronchite chronique en France. Cette affection est responsable de 30 000 décès par an. Le nombre de nouveaux cas est en augmentation.

### Signes et symptômes

Au stade de bronchite chronique obstructive, apparaît une dyspnée survenant à l'effort puis au repos. Elle est accentuée lors des épisodes de surinfections pulmonaires où elle est accompagnée de crachats purulents et éventuellement d'une cyanose. L'auscultation retrouve des râles diffus et un freinage expiratoire.

### Investigations

La radiographie pulmonaire montre des signes de distension (côtes horizontales, diaphragme aplati). Les épreuves fonctionnelles respiratoires retrouve l'atteinte obstructive. Les gaz du sang indiquent dans les formes graves une hypoxie et une hypercapnie.

### Évolution, complications et pronostic

L'évolution naturelle se fait vers l'insuffisance respiratoire chronique avec la nécessité d'une oxygénothérapie en continu. Les autres complications sont les infections respiratoires entraînant une insuffisance respiratoire aiguë et une hypertension artérielle pulmonaire (☞).

### Traitement

La prise en charge au long cours utilise les bronchodilatateurs, les fluidifiants bronchiques, les antibiotiques lors des surinfections, la kinésithérapie respiratoire et dans les formes évoluées l'oxygénothérapie.
Les complications aiguës peuvent nécessiter une hospitalisation en soins intensifs et la mise sous ventilation assistée. Les nouvelles techniques de ventilation non invasive (ventilation au masque en pression positive) constituent un progrès récent important permettant parfois d'éviter l'intubation et ses éventuelles complications.

### ✔ Soins, surveillance et éducation

L'arrêt du tabac est impératif au stade de la bronchite chronique qui alors est réversible. Un plan personnalisé d'arrêt de la consomma-

tion de tabac est négocié avec le patient. Les vaccins antigrippal et antipneumococcique sont indiqués lorsque la maladie est installée.
Un réentraînement à l'effort peut être utile pour éviter la dégradation de la fonction pulmonaire : augmentation progressive de la tolérance à l'exercice, le plus souvent la marche.
Il est important d'inciter le patient à signaler au médecin l'apparition d'une fièvre, d'une toux et d'expectorations purulentes.
Dans le cas d'une oxygénothérapie en continu, apprendre au patient et son entourage à maîtriser le dispositif et à gérer les bouteilles d'oxygène.
La toux, la fatigue peuvent entraîner un amaigrissement : proposer au patient de fractionner ses repas et de prendre si nécessaire des compléments diététiques.

## BRONCHOPNEUMOPATHIE CHRONIQUE OBSTRUCTIVE (BPCO)

Cette appellation regroupe l'association d'une bronchite chronique obstructive (☞) et d'un emphysème pulmonaire (☞).

## BRUCELLOSE ou Fièvre de Malte

### Définition et causes

Maladie infectieuse commune à l'homme et à de nombreux animaux. Elle est due à des bactéries du genre *Brucella* qui se transmettent par contact direct avec les sécrétions d'animaux infectés et en consommant du lait (ou des produits dérivés, notamment les fromages) de vache, de chèvre ou de brebis. La période d'incubation moyenne est de 2 semaines.

### Épidémiologie

Présente sur le pourtour du bassin méditerranéen, elle est devenue rare en France. C'est une maladie professionnelle touchant les éleveurs et les vétérinaires.

### Signes et symptômes

Le début brutal (forme septicémique) est habituel avec une fièvre ondulante, des sueurs, des céphalées, des douleurs musculaires et articulaires.

### Investigations

La numération-formule sanguine retrouve une leucopénie avec une neutropénie. Les hémocultures initiales permettent de retrouver le germe. Le sérodiagnostic de Wright apporte une preuve retardée (positif à partir du 15e jour) et reste positif pendant plusieurs mois.

### Évolution, complications et pronostic

L'évolution est en général bonne sous traitement en quelques semaines. Des localisations viscérales sont possibles : ostéo-articulaires, neuroméningées, hépatiques, cardiaques… Il existe des rechutes dans 5 à 10 % des cas dans les 6 mois qui suivent le traitement.

### Traitement et prévention

Il associe le repos et une antibiothérapie associant les tétracyclines et la rifampicine pendant 6 semaines (3 mois dans les formes viscérales).
La prévention générale nécessite d'éradiquer le réservoir animal (vaccinations, abattage…). La prévention individuelle utilise la stérilisation ou la pasteurisation du lait ainsi que des mesures de protection destinées à éviter la contamination au contact des animaux.

## BRÛLURES

### Définition et causes

Destruction plus ou moins importante de la peau par des flammes (chez l'adulte) ou par des liquides chauds (chez les enfants) ce qui entraîne une perte de liquides importante. Les accidents domestiques et de loisirs sont les principales causes.

## Épidémiologie

Il existe 200 000 brûlés/an en France dont 10 000 graves avec environ 1 000 morts.

## Signes et symptômes

Le ***premier degré*** (atteinte de l'épiderme superficiel) entraîne rougeur et douleur.
Le ***deuxième degré*** (atteinte de l'épiderme et du derme superficiel) entraîne des phlyctènes ou bulles avec des tissus sous-jacents rouges et très douloureux dans la forme superficielle, rosés et moins sensibles dans la forme profonde.
Le ***troisième degré*** a un aspect cartonné avec une perte totale de la sensibilité.

## Investigations

L'évaluation de la surface de la brûlure est essentielle (la paume de la main représente environ 1 % de la surface corporelle ou règle des 9 de Wallace).

## Évolution, complications et pronostic

Le pronostic est principalement lié à la surface et à l'âge, ainsi que dans une moindre mesure à la profondeur. Les principales complications sont l'état de choc (dû aux pertes liquidiennes), les troubles respiratoires (brûlures ORL, inhalation de fumées), liées à certaines localisations (visage, mains et périnée) et à distance, les infections.

## Traitement

La réanimation initiale repose comporte des apports hydroélectrolytiques initiaux importants, le traitement de la douleur, des incisions de décharge pour éviter les compressions vasculo-nerveuses dues à l'œdème des tissus et une réanimation respiratoire en cas d'atteinte des voies aériennes. Les greffes de peau sont largement utilisées.

## ✔ Soins, surveillance et éducation

Les soins consistent à soulager la douleur, à couvrir les dépenses énergétiques de la personne brûlée, d'autant plus importantes que les brûlures sont profondes et étendues, à prévenir la surinfection au niveau des plaies et à obtenir une cicatrisation sans séquelles.
Les brûlures nécessitent un isolement cutané (lavage des mains, port de surblouse et de gants à usage unique, matériel à usage individuel dans la chambre, transport du patient limité, mesures de prévention pour les visiteurs), ainsi qu'un isolement protecteur (mêmes précautions avec en plus linge stérile en unités de brûlés) afin de protéger le patient de tous les micro-organismes jusqu'à la guérison des lésions.

- Pour une brûlure du 1^er^ degré : refroidissement précoce à l'eau froide (calme la douleur, limite la profondeur, atténue l'inflammation), application d'un tulle gras.
- Pour une brûlure du 2^e^ degré superficiel : excision des phlyctènes au niveau des zones pilleuses (évite une infection), les phlyctènes de la pulpe des doigts seront laissées intactes.
- Pour une brûlure du 2^e^ degré profond ou du 3^e^ degré : application d'un tulle gras associé à des compresses absorbantes pour évacuer les exsudats et éventuelles sécrétions. En fonction de l'état hémodynamique du patient, des solutés de perfusion seront administrés par voie intraveineuse, le relais pouvant être pris par une alimentation par sonde nasogastrique jusqu'à la cicatrisation. Une alimentation par voie orale est conservée en fonction de l'état du patient.

Le retrait des pansements est facilité par l'utilisation d'un liquide versé sur le pansement ou en plongeant le membre ou le corps dans un bain (eau, sérum physiologique). Le pansement sera changé tous les deux jours.
La prévention des brûlures est celle des accidents domestiques : projection d'eau ou d'huile chaude, contact avec une plaque de cuisson, fer à repasser sont fréquents en particulier chez l'enfant. La localisation au niveau du visage et la présence d'une cicatrice définitive entraîne souvent des répercussions psychologiques, la localisation au niveau des mains des répercussions fonctionnelles.

## BRÛLURES OCULAIRES CHIMIQUES

### Définition et causes

Brûlures par projection d'acides ou de bases (soude, potasse, ammoniaque). Les gaz lacrymogènes donnent également des lésions cornéennes graves.

### Épidémiologie

Elles sont fréquentes et graves, en particulier chez les enfants par les produits domestiques et en milieu industriel.

### Signes et symptômes

L'œil est rouge, douloureux avec parfois un aspect terne de la cornée. Les paupières et le visage présentent également des signes de brûlure.

### Investigations

Un examen ophtalmologique spécialisé en urgence est nécessaire. Il peut nécessiter l'emploi d'un collyre anesthésique (par ex. Novésine®) qui ne doit être utilisé que dans ce but et de manière ponctuelle (une utilisation répétée ralenti la cicatrisation de la cornée).

### Évolution, complications et pronostic

Le pronostic est sombre, surtout avec les bases du fait de la diffusion en profondeur, avec d'importantes séquelles au niveau de la cornée, de la conjonctive, des paupières et du cristallin.

### Traitement

Il consiste en un lavage immédiat prolongé, l'ablation des fragments solides, le lavage des voies lacrymales, et des collyres mydriatique (atropine) et antibiotique avec un pansement occlusif. Dans les cas graves, une ponction de la chambre antérieure peut être indiquée.

### ✔ Soins, surveillance et éducation

La prévention est celle des accidents domestiques et le port de protections (lunettes) lors de la manipulation de produits dangereux (soude, ammoniaque, acides).

## BRUXISME

Serrement et grincement chronique des dents (le plus fréquemment au cours du sommeil) qui érodent et finissent par diminuer la hauteur des couronnes dentaires, voire les déchausser. Le traitement consiste en la lutte consciente contre cette mauvaise habitude, l'aide par des sédatifs et des tranquillisants, voire la réalisation d'un appareil de protection (protège-dents) par le dentiste.

## BUDD-CHIARI (SYNDROME DE)

### Définition et causes

Obstruction des gros troncs veineux sus-hépatiques avec parfois obstruction de la veine cave inférieure. Elle est due à une thrombose dans le cadre d'une pathologie favorisante ou d'une compression par un processus expansif hépatique (tumeur, abcès…).

### Épidémiologie

Rare.

### Signes et symptômes

Il est asymptomatique dans 25 % des cas. La forme aiguë associe douleurs, distension abdominale, subictère, ascite et gros foie douloureux. La forme chronique, plus fréquente, se manifeste par une ascite et de vagues douleurs abdominales. En cas de thrombose de la veine cave, on constate un œdème des membres inférieurs avec une circulation veineuse collatérale abdominale (veines tortueuses visibles sur l'abdomen).

### Investigations

Elles comprennent l'échographie, le doppler, le scanner, l'IRM et la biopsie du foie.

### Évolution, complications et pronostic

Dans la forme aiguë, l'évolution est souvent fatale dans un tableau de collapsus, d'insuffisance rénale et hépatique. La forme chronique peut être bien tolérée sous traitement, mais une aggravation progressive avec insuffisance hépatique est également possible.

### Traitement et prévention

La thrombolyse a un résultat inconstant dans la forme aiguë. Le traitement de la forme chronique associe régime désodé et diurétiques. En cas d'échec, une anastomose portocave, voire une transplantation hépatique peuvent être tentées. Une prévention thromboembolique est le plus souvent nécessaire.

## BUERGER (MALADIE DE) ou Thromboangéite oblitérante

### Définition et causes

Maladie vasculaire occlusive inflammatoire, non athéromateuse, touchant essentiellement les vaisseaux distaux des membres. De cause inconnue, le tabagisme constitue cependant un facteur de risque majeur.

### Épidémiologie

Elle touche principalement les hommes fumeurs entre 20 et 40 ans. La part des femmes est de 5 % mais augmente régulièrement.

### Signes et symptômes

L'atteinte des artères se manifeste par une ischémie distale : au niveau des membres inférieurs avec abolition des pouls du pied, froideur, douleur et troubles cutanés ; au niveau des membres supérieurs avec phénomène de Raynaud (☞), abolition du pouls radial ou cubital, nécroses sous-unguéales très douloureuses. L'atteinte des veines entraîne des phlébites superficielles de courts segments des mollets ou des avant-bras.

### Investigations

Elles comprennent l'écho-doppler artériel, l'oxymétrie de pouls, l'artériographie et la biopsie vasculaire.

### Évolution, complications et pronostic

Une amputation est nécessaire à terme chez un tiers des patients. Les rechutes sont constantes en cas de persistance du tabagisme.

### Traitement

Il repose sur l'iloprost (Ilomédine®) et la chirurgie plastique d'excision-greffe.

### ✔ Soins, surveillance et éducation

L'arrêt du tabagisme est impératif pour faire disparaître les manifestations ischémiques. Un soutien psychologique est souvent nécessaire pour parvenir à l'arrêt du tabac.
Il faut éviter les traumatismes, les agressions chimiques, les mycoses, l'exposition au froid des extrémités. Les médicaments vasoconstricteurs sont interdits.

## BURSITE

### Définition et causes

Inflammation aiguë ou chronique d'une bourse séreuse (cavité fermée contenant du liquide synovial située dans les zones de frottements à proximité des articulations). Dans la plupart des cas, la cause reste obscure. Les facteurs favorisants sont les traumatismes, le surmenage chronique, une maladie rhumatismale inflammatoire ou une infection.

### Épidémiologie

Fréquent.

### Signes et symptômes

La bursite aiguë est caractérisée par des douleurs, une sensibilité localisée et une limitation de la mobilité. Un épanchement et un œdème peuvent également être présents.

### Investigations

Les radiographies recherchent des calcifications ou d'autres anomalies au niveau de l'articulation concernée.

### Évolution, complications et pronostic

La forme chronique peut succéder à des épisodes aigus ou à des traumatismes répétés. La douleur peut aboutir à une atrophie musculaire et à une limitation des mouvements.

### Traitement et prévention

En l'absence d'infection, le traitement comprend le repos, l'immobilisation, des antalgiques, des anti-inflammatoires non stéroïdiens, des injections de corticoïdes locaux. Une infection nécessite une antibiothérapie adaptée et un drainage ou une excision.
Il est conseillé au patient d'éviter tout surmenage et sollicitation trop importante des articulations.

## BYWATERS (SYNDROME DE) ou (☞) Crush syndrome

# C

## CACCHI ET RICCI (MALADIE DE)

### Définition et causes

Dilatations de la partie terminale des tubes collecteurs rénaux (ectasies tubulaires précalicielles) qui peuvent contenir des calculs. La plupart des cas sont sporadiques mais une hérédité autosomique dominante a été décrite.

### Épidémiologie

La fréquence semble élevée avec des lésions présentes sur 1/200 des urographies intraveineuses (UIV) prises au hasard.

### Signes et symptômes

Association de calculs, d'infections urinaires et d'une hématurie. Une néphrocalcinose papillaire (☞) due à l'accumulation de calculs dans les dilatations est habituelle. L'insuffisance rénale est rare sauf si la lithiase rénale et/ou l'infection sont sévères.

### Investigations

L'UIV montre des images des dilatations avec présence de calcifications. Il faut réduire au minimum les explorations urologiques pour limiter le risque infectieux.

### Évolution, complications et pronostic

C'est une affection bénigne. Les coliques néphrétiques sont relativement fréquentes. L'évolution vers l'insuffisance rénale est rare.

### Traitement

Aucun traitement chez les patients asymptomatiques, exception faite de la prévention de la déshydratation pour réduire le risque de la formation lithiasique.

## CALVÉ (MALADIE DE) ou Vertebra plana

Trouble de la croissance osseuse (ostéochondrose) du corps vertébral s'observant chez le jeune enfant et laissant comme séquelle un aplatissement en galette de la vertèbre.

## CANAL ARTÉRIEL (PERSISTANCE DU)

### Définition et causes

Défaut de fermeture de la communication fœtale entre l'artère pulmonaire et l'aorte.

### Épidémiologie

Elle représente 15 % des cardiopathies congénitales qui touchent 7/1 000 enfants. Elle est particulièrement fréquente chez les prématurés de petit poids.

### Signes et symptômes

Il peut être bien toléré et découvert fortuitement à un âge avancé. Dans la forme mal tolérée, les signes apparaissent dans les premiers mois de vie avec une hypotrophie, une polypnée se majorant lors des tétées, des sueurs et des infections pulmonaires majorant les signes cardiaques. L'auscultation retrouve un souffle continu sous-claviculaire gauche.

### Investigations

L'échographie confirme le diagnostic.

### Évolution, complications et pronostic

L'évolution se fait vers une hypertension artérielle pulmonaire et la principale complication est l'endocardite bactérienne.

### Traitement

Chez le prématuré, les inhibiteurs de la synthèse des prostaglandines, comme l'indométacine (Indocid®) permet la fermeture. En cas d'échec, on aura recours à la chirurgie classique ou au cathétérisme interventionnel.

### Prévention et éducation

Une prévention de la maladie oslérienne (endocardite bactérienne) par un traitement antibiotique est nécessaire avant tout geste invasif comme des soins dentaires ou une intervention urologique, digestive ou ORL Les patients sont porteurs d'une carte qui précise les modalités de prévention (antibiotique dans l'heure précédant le soin).

Par ailleurs, une hygiène dentaire rigoureuse est indispensable à la prévention des infections cardiaques. En cas de fièvre ou d'infection quelle qu'en soit la cause, le patient doit prendre un avis médical avant toute prise d'antibiotiques.

## CANAL CARPIEN (SYNDROME DU)

### Définition et causes

Compression du nerf médian dans le canal carpien qui est un défilé ostéofibreux inextensible situé à la face antérieure du poignet. Le plus souvent aucune cause n'est retrouvée ; il est parfois secondaire à des affections rhumatismales, des traumatismes ou à des affections métaboliques et endocriniennes (hypothyroïdie, diabète, grossesse...).

### Épidémiologie

C'est une affection très fréquente qui touche préférentiellement la femme autour de la ménopause. Elle est reconnue comme maladie professionnelle en cas de microtraumatismes répétés.

### Signes et symptômes

Troubles de la sensibilité dans le territoire du nerf médian (trois premiers doigts), le plus souvent nocturnes et insomniants. Plusieurs tests de provocation sont utilisés : test de Tinel, test de Phalen, signe du garrot.

### Investigations

L'infiltration de corticoïdes constitue un test diagnostic. L'électromyogramme est parfois utile.

### Évolution, complications et pronostic

Les résultats sont bons après traitement.

### Traitement et prévention

Le traitement médical comporte un maximum de 3 infiltrations de corticoïdes. Les antalgiques (par ex. paracétamol) et les anti-inflammatoires non stéroïdiens ainsi que l'immobilisation, en particulier la nuit par une attelle légère sont également utiles.

Le traitement chirurgical consiste en la section du ligament annulaire du carpe et la neurolyse du nerf médian.

Dans les formes secondaires, le traitement ou l'éviction de la cause (reclassement professionnel) sont essentiels.

## CANAL LOMBAIRE ÉTROIT

Étroitesse souvent congénitale du canal lombaire qui peut entraîner un syndrome de la queue de cheval (☞). Le plus souvent d'installation progressive chez un patient de plus de 60 ans, elle peut être aggravée par des remaniements arthrosiques ou une maladie osseuse (maladie de Paget, acromégalie...).

## CANCERS

Les soins aux personnes atteintes de cancer sont fonction du type de cancer, du protocole de traitement ainsi que du retentissement de la maladie et des traitements sur la vie quotidienne. Les soins reposent selon le cas sur :

- une surveillance et des soins post-opératoires spécifiques de l'intervention en cas d'exérèse chirurgicale de la tumeur ou en cas de traitement palliatif;
- des soins liés à des appareillages ou dispositifs temporaires ou permanents : colostomie, trachéotomie; alimentation par sonde nasogastrique ou gastrostomie;
- des modalités spécifiques d'administration de produits antimitotiques et la surveillance clinique du patient en fonction de la chimiothérapie prescrite;
- une surveillance clinique et de l'état cutané en cas de radiothérapie;
- selon le type de cancer, la mise en œuvre de mesures symptomatiques pour calmer la douleur, faire face à la dyspnée, à la constipation, à l'amaigrissement et à la fatigue;
- l'éducation du patient à la réalisation d'auto-soins : trachéotomie, stomie digestive ou urinaire, alimentation entérale, etc.;
- un soutien psychologique et un accompagnement du patient et de son entourage tout au long de la maladie;
- des soins continus pouvant aller jusqu'à des soins palliatifs.

## CANCERS BRONCHOPULMONAIRES PRIMITIFS

### Définition et causes

Développement de cellules malignes au niveau des bronches avec un éventuel envahissement pulmonaire. Classification OMS (1981) : épithéliomas épidermoïdes (60 %), épithéliomas bronchiques à petites cellules (20 %), adénocarcinomes (15 %) et indifférenciés à grandes cellules (5 %).

Le tabac est responsable de 90 % des décès. Les toxiques professionnels (amiante...) sont également impliqués.

### Épidémiologie

30 000 nouveaux cas/an en France et plus de 25 000 décès, ce qui représente la première cause de mortalité par cancer. Il touche 9 hommes pour 1 femme, avec un âge médian de survenue de 60 ans.

### Signes et symptômes

Le cancer peut être longtemps asymptomatique et découvert lors d'une radiographie systématique. Les signes en rapport avec la tumeur bronchique sont une toux, des expectorations, une dyspnée et des hémoptysies (crachats sanglants). L'extension locorégionale se manifeste par des signes de compression, notamment un syndrome cave supérieur, un épanchement pleural, ou une adénopathie sus-claviculaire. Parfois la découverte ne se fait qu'au stade des métastases (foie, os, cerveau).

### Investigations

La radio pulmonaire montre une opacité polycyclique hilaire ou un nodule solitaire. La broncho-fibroscopie avec lavage et brossage permet un examen cytologique et des biopsies.

### Évolution, complications et pronostic

Dans les formes non à petites cellules, l'évolution est dépendante de l'exérèse chirurgicale qui n'est possible que dans moins de 25 % des cas.

Dans les formes à petites cellules limitées à l'hémithorax, la médiane de survie est d'un peu plus d'un an avec moins de 10 % de survivants à 3 ans ; en cas de dissémination, la médiane est de moins d'un an avec virtuellement aucun survivant à 3 ans.

### Traitement et prévention

Il repose sur la chirurgie (lorsqu'elle est possible), la radiothérapie et la chimiothérapie.
La prévention consiste essentiellement en la diminution des facteurs de risque, en premier lieu le tabac. L'éducation sanitaire joue ici un rôle majeur.

## CANCER DE LA CAVITÉ BUCCALE

### Définition et causes

Tumeur maligne de la muqueuse buccale, incluant la langue (☞ Cancer de la langue). Les facteurs de risque principaux sont le tabac et l'alcool.

### Épidémiologie

Touche principalement l'homme adulte. Ces tumeurs sont diagnostiquées dans 7 % des cas à un stade avancé du fait de la négligence des patients.

### Signes et symptômes

Les lésions ulcéreuses avec un bord irrégulier et induré sont les plus fréquentes. Il s'agit parfois de formes végétantes (bourgeonnantes), ulcéro-végétantes, fissuraires ou infiltrantes.

### Investigations

La biopsie affirme le diagnostic.

### Évolution, complications et pronostic

Du fait du diagnostic tardif, la mortalité est très élevée et les survivants souffrent de lourdes séquelles.

### Traitement et prévention

Les bases du traitement sont la chirurgie (électrocoagulation, exérèse) et la radiothérapie (curiethérapie, irradiation externe). La place de la chimiothérapie est discutée.
La lutte contre le tabagisme et contre l'alcoolisme est la base de la prévention des cancers de la bouche.

### ✔ Soins et éducation

L'éducation porte essentiellement sur la nécessité de maintenir un apport nutritif suffisant et sur la surveillance de la courbe de poids. Une alimentation entérale par sonde de gastrostomie est souvent nécessaire.

## CANCER DU CAVUM OU DU NASOPHARYNX

### Définition et causes

Tumeur maligne, de type carcinome malpighienne le plus souvent ou plus rarement lymphome, caractérisée par un lien étroit avec le virus d'Epstein-Barr (EBV).

### Épidémiologie

L'incidence est très élevée en Asie du Sud-Est (20 à 30/100 000), intermédiaire en Afrique du Nord (5 à 9/100 000) et faible en Europe (0,1 à 0,5/100 000), avec une prédominance masculine.

### Signes et symptômes

Il existe une obstruction nasale unilatérale avec un écoulement purulent et des épistaxis, une otite et des ganglions cervicaux.

### Investigations

L'examen au miroir (rhinoscopie postérieure), le scanner et l'IRM permettent le diagnostic, associés à une sérologie EBV.

### Évolution, complications et pronostic

La principale complication est l'atteinte des nerfs crâniens (diplopie, névralgie faciale, trismus…). Le traitement est source de séquelles importantes et la survie globale est de 30 % à

5 ans. Les métastases pulmonaires, hépatiques et osseuses sont fréquentes. Le risque de récidive locale est élevé.

### Traitement

Il associe radiothérapie et chimiothérapie.

## CANCER DU COL DE L'UTÉRUS

### Définition et causes

Tumeur maligne développée dans 8 à 9 cas sur 10 aux dépens de l'épithélium du col (carcinome épidermoïde) et dans les autres cas aux dépens des glandes (adénocarcinome infiltrant). Les facteurs de risque sont le comportement sexuel (âge précoce du premier rapport, grossesses multiples, nombre élevé de partenaires), le tabac, des facteurs génétiques et l'immunodépression. Ils favorisent l'action d'agents infectieux (papillomavirus, virus herpétique) responsables de la transformation maligne.

### Épidémiologie

Ce cancer touche près de 3 500 femmes par an en France et il est responsable d'environ 1 000 décès par an. Il s'agit de la 3e cause de mortalité par cancer après celui du sein et du côlon-rectum. L'âge moyen de découverte est de 55 ans.

### Signes et symptômes

Le mode de révélation le plus fréquent sont des saignements (métrorragies) provoquées par les rapports sexuels. Parfois, il s'agit de pertes (leucorrhées) striées de sang.

### Investigations

L'examen gynécologique au spéculum et la colposcopie, complétés par des biopsies permettent le diagnostic.

### Évolution, complications et pronostic

Le taux de survie à 5 ans est lié au stade d'extension de la tumeur : près de 90 % en cas de limitation à l'utérus, 10 à 20 % en cas d'extension à la vessie et/ou au rectum. L'envahissement ganglionnaire est fréquent mais les métastases à distance sont rares.

### Traitement et prévention

Le traitement utilise en général la curiethérapie suivie de la chirurgie. En cas d'envahissement ganglionnaire, une radiothérapie pelvienne complétée éventuellement par une chimiothérapie est utilisée.

Le dépistage est aujourd'hui bien codifié avec la réalisation systématique de frottis cervico-vaginaux qui permettent de détecter les stades précancéreux (états dysplasiques), notamment chez la femme jeune et de les traiter (cryothérapie, laser, conisation du col).

## CANCER DU CÔLON

### Définition et causes

Tumeur maligne du côlon de type adénocarcinome (tumeur développée aux dépens de l'épithélium glandulaire) dans 95 % des cas. Les principaux facteurs de risque sont les polypes coliques et les antécédents familiaux de cancer du même type. Les graisses animales ont un rôle favorisant alors que les fibres végétales sont au contraire protectrices.

### Épidémiologie

25 000 nouveaux cas/an et 15 000 décès/an en France (15 % de l'ensemble des cancers). L'incidence augmente à partir de 40-45 ans avec un maximum vers 75 ans sans prédominance de sexe.

### Signes et symptômes

Il reste longtemps latent. Les signes révélateurs sont des troubles du transit, des hémorragies intestinales peu abondantes mais répétées, des douleurs abdominales (évolution par crise d'aggravation progressive et cédant par une débâcle de selles ou de gaz), une masse abdominale palpable et une altération de l'état général.

### Investigations

Le lavement baryté et la coloscopie avec biopsies permettent le diagnostic. Les marqueurs tumoraux (ACE : antigène carcino-embryonnaire, CA 19.9) sont utilisés en surveillance postopératoire.

### Évolution, complications et pronostic

Les occlusions, les abcès et les perforations sont les principales complications. Les métastases hépatiques sont les plus fréquentes ; le poumon, le cerveau ou l'os sont plus rarement atteints.
La survie moyenne à 5 ans est de 50 %, mais de 0 % en cas de métastases.

### Traitement et prévention

Il utilise la chirurgie avec une colectomie large avec si possible un rétablissement de la continuité. Cependant, une colostomie est parfois nécessaire. Une chimiothérapie est associée dans certains cas.
La prévention individuelle consiste en l'éradication des polypes. La prévention collective est basée sur la recherche de sang dans les selles par bandelettes réactives (Hémoccult®).

### ✔ Soins et éducation

Si une colostomie est pratiquée, les soins consistent à choisir un appareillage adapté à la stomie, à changer les poches et assurer les soins d'hygiène cutanés.
L'éducation vise à rendre le patient autonome pour la pose et le change de la poche, à faire face aux éventuels problèmes cutanés autour de la stomie, à adapter son régime alimentaire en fonction de la texture des selles et pour éviter l'émission de gaz malodorant.
Le recours à des associations peut aider les personnes ayant une stomie : soutien, réconfort, conseils pratiques.

## CANCERS CUTANÉS ÉPITHÉLIAUX

### Définition et causes

Tumeurs malignes se développant à partir de l'épiderme. On distingue :

- les **carcinomes basocellulaires :** distribués dans les zones découvertes, leur malignité est purement locale ;
- les **carcinomes spinocellulaires :** survenue sur des lésions précancéreuses, leur malignité est importante (dissémination lymphatique).

Les principaux facteurs de risque sont l'exposition solaire et la peau blanche de type nordique.

### Épidémiologie

Les carcinomes basocellulaires ont une incidence de 500/100 000, en constante augmentation dans les pays occidentaux avec un pic de fréquence à 70 ans et une légère prédominance masculine. Les carcinomes spinocellulaires ont une incidence de 100/100 000 avec un pic de fréquence après 60 ans et une nette prédominance masculine.

### Signes et symptômes

Le carcinome basocellulaire se présente comme une succession de perles (petites papules translucides de 1 à 5 mm de diamètre) formant une couronne autour d'une ulcération, localisée sur le visage ou le cou dans 90 % des cas.
Le carcinome spinocellulaire se développe sur une lésion précancéreuse (kératose sénile ou actinique) avec l'apparition d'une lésion croûteuse mal limitée sur une base érythémateuse évoluant vers une tumeur ulcérovégétante.

### Investigations

Une biopsie cutanée avec examen histologique est réalisée au moindre doute.

### Évolution, complications et pronostic

L'évolution du carcinome basocellulaire est très lente, sans métastases mais il peut être très mutilant avec une destruction des tissus sous-jacents. Sous traitement, l'évolution est favorable.
Le carcinome spinocellulaire présente une extension locale mutilante et des métastases à distance (dans ce cas, le pronostic est très mauvais).

### Traitement

Il repose sur l'excision chirurgicale avec éventuelle réparation plastique et la radiothérapie pour les tumeurs difficiles à opérer. En cas de carcinome spinocellulaire métastatique, on associe curage ganglionnaire, radiothérapie et chimiothérapie.

### Prévention et éducation

La prévention implique la limitation de l'exposition solaire et l'utilisation d'écrans solaires chez les sujets à peau blanche de type nordique ainsi que le traitement des lésions précancéreuses. La surveillance de récidives possibles est indispensable car le risque dû à l'exposition solaire est un facteur cumulatif.

## CANCER DU CORPS DE L'UTÉRUS OU DE L'ENDOMÈTRE

### Définition et causes

Tumeur maligne développée à partir de la muqueuse du corps utérin de type adénocarcinome (formé à partir de l'épithélium glandulaire) dans plus de 80 % des cas, se développant chez les femmes ménopausées. Les facteurs de risque sont les antécédents familiaux de cancer du même type, l'exposition aux œstrogènes (puberté précoce et/ou ménopause tardive, nulliparité, diabète, traitement substitutif de la ménopause sans progestatif) et les lésions précancéreuses (hyperplasie de l'endomètre avec atypies cellulaires).

### Épidémiologie

C'est le cancer gynécologique le plus fréquent qui touche plus de 5 000 femmes par an et est responsable de près de 2 000 décès par an en France. Il est très rare avant 40 ans, avec un pic de prévalence à 60 ans.

### Signes et symptômes

Association de métrorragies (hémorragie utérine en dehors des règles) spontanées, indolores, de faible abondance et de leucorrhées (sécrétions mucopurulentes) fétides. Le toucher vaginal montre un utérus mou, globuleux, sensible.

### Investigations

Le frottis cervico-vaginal et endo-utérin, la biopsie de l'endomètre, l'hystéroscopie, l'hystérosalpingographie et l'échographie sont utilisés pour le diagnostic. Le curetage biopsique permet de classer le cancer.

### Évolution, complications et pronostic

Les métastases touchent les ganglions pelviens, le vagin et plus rarement le foie, les poumons et le cerveau. Le pronostic dépend du stade d'extension avec 80 % de survie à 5 ans si la tumeur est limitée à l'endomètre et moins de 10 % en cas métastases.

### Traitement et prévention

Il consiste en une chirurgie : hystérectomie simple ou « totale » (ablation du corps, du col utérin et des ovaires). Selon le stade, on pourra utiliser la radiothérapie, la curiethérapie, la chimiothérapie et l'hormonothérapie (tamoxifène) seules ou en association.

Aucun examen de dépistage n'est fiable. Il est indispensable d'explorer tous les saignements gynécologiques dans la période de la ménopause ou après celle-ci. La surveillance des récidives est indispensable après traitement.

## CANCER DE L'ESTOMAC

### Définition et causes

Tumeur maligne de l'estomac, à type d'adénocarcinome (formation à partir de l'épithélium glandulaire) dans 95 % des cas, ou plus rarement à type de lymphome. Les facteurs carcinogènes sont l'infection à *Helicobacter pylori*, l'alcool, le tabac et diverses affections de la muqueuse gastrique. Les fruits et légumes ont un rôle protecteur.

### Épidémiologie

Cancer fréquent mais avec une diminution de moitié de l'incidence en 40 ans. Il est au 5e rang des cancers en France avec 7 000 nouveaux cas par an et 4 000 décès. Il est rare avant 50 ans, avec une prédominance masculine.

### Signes et symptômes

Il est le plus souvent asymptomatique avec un diagnostic tardif. Les principaux signes sont une altération de l'état général, des douleurs épigastriques, une digestion difficile avec une anorexie, une dysphagie. Les hémorragies digestives sont possibles. Parfois la découverte ne se fait qu'au stade des métastases hépatiques avec ascite.

### Investigations

La fibroscopie gastrique avec des biopsies permet le diagnostic.

### Évolution, complications et pronostic

En cas de cancers superficiels, la survie à 5 ans est supérieure à 90 % ; par contre, en cas d'atteinte ganglionnaire distale ou d'un organe voisin, la survie est exceptionnelle.

### Traitement et prévention

Il consiste en la chirurgie avec gastrectomie partielle ou totale selon le type de tumeur et curage ganglionnaire. La chimiothérapie et la radiothérapie sont indiquées en cas de lymphomes ou de métastases.
Des essais de prévention primaire sont en cours (éradication d'*Helicobacter pylori*, vitamine C, β-carotène). La surveillance de l'antigène carcino-embryonnaire (ACE) est indiquée en post-intervention.

### ✔ Soins et éducation

L'éducation porte essentiellement sur la nécessité de maintenir un apport nutritif suffisant et sur la surveillance de la courbe de poids : fractionnement des repas et choix des aliments les mieux tolérés.

## CANCER DU FOIE

On distingue les cancers primitifs dont les principales formes sont l'hépatocarcinome (☞) et le cholangiocarcinome (☞), et les cancers secondaires, bien plus fréquents, métastatiques.

## CANCER DU FOIE SECONDAIRE

### Définition et causes

Métastases hépatiques d'une tumeur primitive dont le siège le plus fréquent est le poumon, le sein, le côlon, le pancréas ou l'estomac (mais toutes les localisations sont possibles). Dans 5 à 10 % des cas, la tumeur primitive est difficile à retrouver.

### Épidémiologie

Sa fréquence est près de 20 fois supérieure à celle du cancer primitif. Des métastases hépatiques sont retrouvées à l'autopsie chez 30 à 50 % des patients qui décèdent de cancer.

### Signes et symptômes

Les principaux signes sont des douleurs de l'hypochondre droit, un amaigrissement et une hépatomégalie irrégulière (gros foie dur, bosselé). Un ictère est possible.

### Investigations

L'échographie et le scanner, éventuellement complétés par une biopsie permettent le diagnostic. Le bilan hépatique montre une élévation des phosphatases alcalines et des γ-glutamyl transférases.

### Évolution, complications et pronostic

Le traitement est décevant et le pronostic est en général mauvais à court terme.

### Traitement

Le traitement est souvent palliatif. L'exérèse d'une métastase unique volumineuse est possible. La chimiothérapie et l'embolisation artérielle permettent parfois de soulager certains patients.

## CANCER DE L'INTESTIN GRÊLE

Tumeurs malignes rares dont les types les plus fréquents sont les adénocarcinomes, les lymphomes et les tumeurs carcinoïdes (☞). La symptomatologie est peu typique : douleurs abdominales, coliques, nausées, vomissements... Les principales complications sont l'occlusion, l'hémorragie et la perforation. Le transit baryté est l'examen diagnostic de choix. Le traitement est avant tout chirurgical, éventuellement associé à la chimiothérapie et à la radiothérapie.

## CANCER DE LA LANGUE

### Définition et causes

Tumeur maligne de la langue. On distingue les cancers de la portion mobile et ceux de la base de la langue. Les facteurs favorisants sont une consommation élevée d'alcool et de tabac, ainsi qu'une mauvaise hygiène bucco-dentaire.

### Épidémiologie

Il représente près de 3 % des cancers masculins. Près de 70 % des cas touchent l'homme avant 65 ans.

### Signes et symptômes

Les signes sont pauvres (gêne à l'alimentation, douleur de l'oreille, saignements locaux, ganglions cervicaux) et négligés par le patient, ce qui entraîne une découverte tardive du cancer. L'examen buccal retrouve une lésion végétante (verrucosités surélevées), ulcérée (perte de substance sur une base indurée) ou infiltrante (induration profonde).

### Investigations

La biopsie confirme le diagnostic.

### Évolution, complications et pronostic

L'extension locale et les métastases ganglionnaires sont très fréquentes. Les décès sont fréquents par pneumopathie d'inhalation ou hémorragie cataclysmique. Le taux de survie à 5 ans ne dépasse pas 40 %. Le retentissement fonctionnel (glossectomie = ablation de la langue) du traitement est important.

### Traitement

Le traitement associe la chimiothérapie, la curiethérapie, la radiothérapie transcutanée et la chirurgie. Les mesures hygiénodiététiques (abandon des intoxications, remise en état de la cavité buccale) sont un complément indispensable.

### ✔ Prévention, soins et éducation

Comme pour l'ensemble des cancers bucco-pharyngés, les mesures d'éducation pour la santé contre l'alcoolisme et le tabagisme représentent les bases de la prévention.
Une alimentation entérale par un abord digestif (sonde nasogastrique ou gastrostomie) est souvent nécessaire. L'éducation du patient et de son entourage porte sur la vérification de la bonne mise en place de la sonde avant l'administration des produits d'alimentation, l'installation en position assise, l'administration des produits (apprentissage de l'utilisation d'une pompe avec régulateur de débit), le rinçage de la sonde, la vérification de la fixation de la sonde, la surveillance de la courbe de poids.

## CANCER DU LARYNX

### Définition et causes

Tumeur maligne touchant les différents étages du larynx (glottique = cordes vocales, sus- et sous-glottique). Il s'agit dans la plupart des cas d'un carcinome épidermoïde (tumeur développée à partir de l'épithélium muqueux). Le tabac et l'alcool sont les principaux facteurs de risque.

### Épidémiologie

Environ 5 000 cas surviennent chaque année en France. Dans plus de 90 % des cas, il s'agit d'hommes entre 50 et 70 ans. Les cancers du larynx représentent un tiers des cancers des voies aérodigestives supérieures.

### Signes et symptômes

Le signe majeur est la dysphonie (modification de la voix). Une dysphagie (gêne pour avaler), une dyspnée (gêne respiratoire) et des ganglions cervicaux peuvent également être présents.

### Investigations

La laryngoscopie indirecte au miroir puis directe sous anesthésie générale, avec biopsies permet d'affirmer le diagnostic. Le scanner permet d'apprécier l'extension de la tumeur.

### Évolution, complications et pronostic

Le taux de survie globale à 5 ans est de 50 %. Le traitement chirurgical peut être très mutilant avec persistance d'une trachéotomie et la nécessité d'une rééducation de la voix.

### Traitement

Deux méthodes thérapeutiques sont fondamentales : la chirurgie et la radiothérapie, utilisées seules ou en association. La place de la chimiothérapie est discutée.

### ✔ Soins, prévention et éducation

La lutte contre le tabagisme et contre l'alcoolisme est la base de la prévention des cancers du larynx.
En fonction du type de laryngectomie totale ou partielle, le patient respire, soit par les voies naturelles, soit au moyen d'une trachéotomie. La rééducation vocale est nécessaire, ainsi que celle de la déglutition. L'éducation consiste à apprendre au patient et à son entourage à réaliser les soins de trachéotomie pour une plus grande autonomie : soins cutanés, nettoyage de la chambre interne de la canule, changement de canule, aspirations trachéales, si nécessaire.

## CANCER DE L'ŒSOPHAGE

### Définition et causes

Tumeur maligne, le plus souvent de type carcinome épidermoïde, plus rarement adénocarcinome. Les principaux facteurs de risques sont l'alcool, le tabac, le méga-œsophage, un cancer ORL associé, les antécédents de brûlures caustiques.

### Épidémiologie

Environ 4 000 nouveaux cas par an en France et presque autant de décès. Il touche presque exclusivement l'homme (13 hommes pour une femme). L'âge moyen de découverte est de 60 ans.

### Signes et symptômes

Le principal symptôme est la dysphagie (difficulté pour avaler) d'aggravation progressive, accompagnée d'un amaigrissement.

### Investigations

La fibroscopie permet de visualiser la tumeur (souvent bourgeonnante avec une sténose) et d'effectuer des biopsies. Le scanner évalue l'extension régionale et les possibilités de résection de la tumeur.

### Évolution, complications et pronostic

La principale complication locale est la fistule œsotrachéale cause d'infections pulmonaires. Les métastases les plus fréquentes sont pulmonaires et hépatiques. Le taux de survie à 5 ans ne dépasse 20 %.

### Traitement

Seul le traitement chirurgical, éventuellement complété par la chimiothérapie et la radiothérapie peut entraîner une guérison. Les mesures palliatives utilisent les dilatations, le laser et la mise en place de prothèse œsophagiennes.

### ✔ Prévention, soins et éducation

Les mesures essentielles de prévention sont la lutte contre le tabac et l'alcoolisme, complétées par la fibroscopie systématique des sujets à risque.
En cas d'impossibilité d'alimentation par voie orale, une alimentation entérale par un abord digestif (sonde nasogastrique ou gastrostomie) est nécessaire. L'éducation du patient et de son entourage porte sur la vérification de la

bonne mise en place de la sonde avant l'administration des produits d'alimentation, l'installation en position assise, l'administration des produits (apprentissage de l'utilisation d'une pompe avec régulateur de débit), le rinçage de la sonde, la vérification de la fixation de la sonde, la surveillance de la courbe de poids.

## CANCER DE L'OROPHARYNX

### Définition et causes

Tumeur maligne, le plus souvent de type carcinome épidermoïde et plus rarement lymphome, qui se développe au niveau des amygdales ou du voile du palais le plus fréquemment et de la base de la langue. L'association alcool et tabac représente le principal facteur de risque.

### Épidémiologie

L'incidence est de 60/100 000 habitants avec plus de 90 % d'hommes (entre 55 et 60 ans). Ils représentent 30 % des cancers des voies aérodigestives supérieures.

### Signes et symptômes

Le cancer de l'amygdale et du voile du palais se révèle par des douleurs à la déglutition et une otalgie unilatérale avec des adénopathies cervicales. Dans le cancer de la base de la langue, il existe des douleurs et une limitation pour tirer la langue, des saignements et des ganglions cervicaux.

### Investigations

L'examen spécialisé ORL avec un bilan endoscopique des voies aérodigestives supérieures permet le diagnostic. Le scanner (et l'IRM) précise l'extension.

### Évolution, complications et pronostic

Le traitement est délabrant et le pronostic est mauvais avec une survie de 15 à 25 % à 5 ans selon la localisation. Les métastases sont pulmonaires le plus souvent, osseuses et hépatiques.

### Traitement et prévention

Il associe chirurgie (souvent très délabrante), radiothérapie et chimiothérapie.
La prévention est celle des facteurs de risque. La surveillance régulière est nécessaire pour déceler une récidive ou l'apparition de métastases.

## CANCER DE L'OVAIRE

### Définition et causes

Tumeur maligne de l'ovaire le plus souvent d'origine épithéliale. Dans 5 % des cas, il existe une prédisposition héréditaire.

### Épidémiologie

Sa fréquence est en augmentation depuis 30 ans avec 5 000 cas par an en France et 3 000 décès (3e cause de mortalité par cancer chez la femme derrière les cancers du sein et du côlon). L'âge de survenue est en général entre 50 et 70 ans.

### Signes et symptômes

La découverte est souvent tardive car les signes sont peu spécifiques : douleurs abdomino-pelviennes, augmentation de volume de l'abdomen, hémorragies génitales. Au stade de complications (torsion, hémorragie intratumorale ou intrapéritonéale), il peut s'agir d'un tableau d'urgence chirurgicale abdominale, de compression des voies urinaires, de troubles circulatoires des membres inférieurs ou d'infection.

### Investigations

L'échographie couplée au dosage du CA 125 permet le diagnostic.

### Évolution, complications et pronostic

La survie globale à 5 ans est de 30 %.

### Traitement et prévention

Il repose sur la chirurgie et la chimiothérapie, éventuellement complétées par l'hormonothérapie et l'immunothérapie par voie intrapéritonéale.

Dans les formes familiales, un conseil génétique, un dépistage et une ovariectomie chez les femmes de plus de 35 ans ne désirant plus d'enfants sont proposés. La surveillance des récidives se fait par le dosage du CA 125.

## CANCER DE LA PAROTIDE

(☞) Tumeurs de la parotide

## CANCER DU PANCRÉAS

### Définition et causes

90 % des cancers pancréatiques sont des tumeurs développées à partir des canaux d'évacuation du pancréas (adénocarcinomes canalaires) dont la cause est inconnue. Le tabac et la pancréatite chronique sont les principaux facteurs de risque.

### Épidémiologie

Ce cancer touche environ 5 000 personnes par an en France et est responsable d'un nombre équivalent de décès (3 % de l'ensemble des cancers). L'âge de survenue se situe entre 55 à 70 ans avec une légère prédominance masculine.

### Signes et symptômes

Association d'une douleur épigastrique irradiant dans le dos, d'un ictère, de troubles digestifs, d'une altération de l'état général avec un amaigrissement et une anorexie, de thromboses veineuses périphériques ou portales (entraînant une splénomégalie et des hémorragies digestives) et de troubles psychiques (anxiété, dépression, prémonition d'une affection sévère).

### Investigations

Le scanner, l'échographie, l'écho-endoscopie et la cholangiopancréatographie rétrograde endoscopique (CPRE) permettent le diagnostic. Le bilan hépatique est perturbé. Le marqueur CA 19.9 est élevé.

### Évolution, complications et pronostic

La survie globale à 5 ans est inférieure à 1 %. Le pronostic est particulièrement sombre en cas de métastases viscérales avec une médiane de survie à 3 mois.

### Traitement

Il consiste en une chirurgie radicale (DPC : duodéno-pancréatectomie céphalique ou pancréatectomie caudale avec splénectomie) ou palliative (dérivation biliaire…). La radiothérapie, un bloc cœliaque (réalisé sous tomodensitométrie) ou un anticancéreux (gemcitabine = Gemzar®) peuvent être utilisés à visée antalgique.

> **✔ Soins**
>
> Le recours précoce aux soins palliatifs est indispensable : prise en compte de la souffrance du patient (douleur physique, altération de son image corporelle, conséquences psychologiques et morales de la maladie), accompagnement (écoute, réconfort, respect), prise en charge des symptômes : douleur, fatigue, immobilité, escarres, troubles du sommeil, inappétence, etc.

## CANCER DE LA PROSTATE

### Définition et causes

Tumeur maligne de type adénocarcinome (formation à partir de l'épithélium glandulaire) développée à partir de la partie caudale de la prostate.

### Épidémiologie

Il s'agit du cancer le plus fréquent chez l'homme (devant le cancer du poumon) : 40 000 nouveaux cas/an et 10 000 décès/an. L'âge moyen de survenue est de 73 ans et il atteint un homme sur deux après 80 ans (chiffre tiré d'examens réalisés lors d'autopsies car le cancer est souvent d'évolution très lente et ne donne aucun signe du vivant de la personne).

### Signes et symptômes

L'examen systématique montre un nodule dur d'un lobe au toucher rectal. Les symptômes urinaires associent pollakiurie (mictions fréquentes), dysurie (difficulté à uriner), urétrorragies, douleurs mictionnelles. Les symptômes généraux sont en rapport avec des métastases (douleurs osseuses, altération de l'état général, anémie).

### Investigations

Le PSA sérique est élevé (son dosage sert aussi à contrôler l'efficacité du traitement). L'échographie endorectale permet une biopsie à l'aiguille.

### Évolution, complications et pronostic

Les formes lentes sont peu symptomatiques avec une espérance de vie non modifiée et un décès lié à une autre cause. Les formes évolutives dont la moyenne de survie est de 24 mois après le diagnostic, associent jeune âge, tumeur indifférenciée, présence de métastases et cancer ayant dépassé la capsule.

### Traitement et prévention

Le traitement chirurgical peut consister en une résection endoscopique, une prostatectomie radicale ou une dérivation urinaire.

La radiothérapie peut être utilisée à visée curative sur la glande et les ganglions, ainsi que sur des métastases osseuses.

Le traitement hormonal, utilisé en cas de cancer localement avancé ou métastatique parfois en association avec la castration chirurgicale (orchidectomie bilatérale), a pour objectif de supprimer la sécrétion d'androgènes. Il utilise soit les agonistes de la LH-RH (par ex. tripotéline = Décapeptyl® ou goséréline = Zoladex®...), soit les antiandrogènes stéroïdiens (par ex. acétate de cyprotérone = Androcur® ou nilutamide = Anandron®)...

La prévention consiste en l'examen régulier de la prostate chez tous les hommes de plus de 50 ans.

## CANCER DU RECTUM

### Définition et causes

Tumeur maligne du rectum dont la majorité est constituée d'adénocarcinomes (formation à partir de l'épithélium glandulaire). Les principaux facteurs de risque sont les polypes coliques, la rectocolite hémorragique et les antécédents familiaux de cancer du même type. Les graisses animales ont un rôle favorisant alors que les fibres végétales sont au contraire protectrices.

### Épidémiologie

Difficile à individualiser par rapport aux cancers du côlon. 30 % des cancers colorectaux siègent au niveau du rectum, soit une incidence de 22/100 000 habitants. Le maximum de fréquence se situe entre 50 et 70 ans avec une légère prédominance masculine.

### Signes et symptômes

Il existe des rectorragies minimes de sang rouge ou noir associées à des épreintes douloureuses (sensations répétées de faux besoins avec émission d'un peu de mucus). Le toucher rectal qui atteint 90 % des tumeurs, montre une lésion indurée, ulcérée et saignant au contact.

### Investigations

La rectoscopie visualise la tumeur et permet des biopsies. Le bilan d'extension locale associe échographie endorectale, scanner, IRM, urographie intraveineuse et lymphoscintigraphie pelvienne.

### Évolution, complications et pronostic

Les complications consistent en des fistules recto-vaginales ou rectovésicales, des occlusions, des perforations avec péritonite. La survie moyenne à 5 ans est de 40 à 50 % (90-100 % si la tumeur est limitée à la muqueuse; 0-5 % en cas de métastases à distance).

### Traitement et prévention

Il associe la chirurgie et la radiothérapie. La chimiothérapie est indiquée en cas de métastases hépatiques.

Une surveillance est indiquée en cas de facteurs de risque avec une résection systématique de toute lésion bénigne de type polype. La présence de sang dans les selles implique une consultation systématique. L'antigène carcino-embryonnaire

(ACE) permet une surveillance postopératoire car il existe 10 à 15 % de récidives.

La surveillance doit s'effectuer pendant 10 ans au moins car des récidives tardives sont possibles.

## CANCER DU REIN

### Définition et causes

Tumeur maligne du rein. Dans 90 % des cas, il s'agit d'un adénocarcinome (développée aux dépens de l'épithélium glandulaire), appelé également hypernéphrome ou tumeur de Grawitz. La cause est inconnue.

### Épidémiologie

Représente 3 % des cancers de l'adulte. Il est deux fois plus fréquent chez l'homme que chez la femme et survient généralement entre 50 et 70 ans.

### Signes et symptômes

Les signes révélateurs sont l'hématurie (sang dans les urines) et la douleur lombaire. Il existe également une altération de l'état général et une fièvre. Mais dans 40 % des cas, il s'agit d'une découverte fortuite lors d'un examen échographique.

### Investigations

Les examens utilisés sont l'échographie, le scanner, l'IRM et l'urographie intraveineuse.

### Évolution, complications et pronostic

La survie à 5 ans tous stades confondus est de 50 % (près de 90 % lorsque la tumeur est limitée au rein mais survie moyenne de 1 an en cas de métastases à distance). Les principales métastases sont pulmonaires, osseuses, hépatiques et cérébrales. Une atteinte concomitante ou à distance du rein controlatéral est possible.

### Traitement

C'est la néphrectomie élargie (ablation du rein, de la graisse périrénale et des ganglions régionaux). En cas de métastases, la chimiothérapie est utilisée mais est peu efficace.

## CANCER DU SEIN

### Définition et causes

Tumeur maligne du sein dont la majorité est constituée d'adénocarcinomes (formation à partir de l'épithélium glandulaire). C'est un cancer le plus souvent hormonodépendant. Les facteurs de risque principaux sont familiaux (risque élevé si cancer à un jeune âge chez une parente) et hormonaux (puberté précoce, cycles anovulatoires, nullipare, première grossesse tardive, absence d'allaitement, ménopause tardive).

### Épidémiologie

C'est le cancer féminin le plus fréquent (25 % du total) avec 40 000 nouveaux cas/an en France et 12 000 décès/an. Une femme sur dix développera un cancer du sein au cours de sa vie. L'âge moyen de diagnostic est de 55 ans.

### Signes et symptômes

L'inspection montre une fossette, une tuméfaction, une anomalie de surface (ride, peau d'orange), un nodule ou une ulcération, une anomalie du mamelon (rétraction, surélévation, érosion). À la palpation, on trouve le plus souvent une tumeur unique, unilatérale, indolore, adhérente. On recherchera un écoulement mammaire et des adénopathies sous-axillaires.

### Investigations

La mammographie, l'échographie, la ponction à l'aiguille permettent le diagnostic. La biopsie avec examen anatomopathologique est indiquée en cas de doute. Le dosage des marqueurs tumoraux (CA 15-3 et ACE) évalue l'efficacité du traitement et permet le dépistage des rechutes.

### Évolution, complications et pronostic

Les métastases touchent principalement et par ordre décroissant les ganglions, les os, les poumons, le foie. La survie globale (tous stades confondus) est de 65 % à 5 ans et 50 % à 10 ans.

### Traitement

Selon la taille de la tumeur, l'existence de ganglions axillaires ou de métastases, le traitement comprendra une simple tumorectomie ou une mammectomie associée à un curage axillaire, une radiothérapie, une chimiothérapie et une hormonothérapie (tamoxifène = par ex. Nolvadex®).

### Prévention et éducation

Le dépistage de masse consiste en une mammographie tous les deux ans entre 50 et 65 ans. Un dépistage individuel plus précoce est nécessaire en cas de facteurs de risque (autopalpation des seins, mammographie plus précoce). La surveillance d'une récidive est indispensable.
En cas de mastectomie, la mobilité du bras peut être gênée et un lymphœdème peut apparaître. L'éducation porte sur des conseils relatifs à la vie quotidienne afin de prévenir les complications : éviter les prélèvements, la prise de la pression artérielle, les traumatismes au niveau du bras du côté de la mastectomie, porter des gants pour les travaux ménagers et le jardinage et éviter le port de lourdes charges. La vaccination antitétanique et les rappels sont recommandés, ainsi que le recours au médecin en cas d'apparition d'une douleur, chaleur, rougeur au niveau du bras.
Le recours à des associations peut aider les femmes ayant eu une ablation mammaire : écoute, réconfort, conseils pratiques.

## CANCER DES SINUS ET DE L'ETHMOÏDE

### Définition et causes

Tumeur maligne se développant au niveau du sinus maxillaire (épithélioma épidermoïde) et de l'ethmoïde (épithélioma glandulaire).

### Épidémiologie

L'homme est deux fois plus souvent atteint que la femme. Le cancer de l'ethmoïde est reconnu comme maladie professionnelle pour les travailleurs du bois.

### Signes et symptômes

Les signes les plus fréquents sont des douleurs de la face, un écoulement purulent ou sanglant récidivant, une obstruction nasale progressive, une déformation faciale.

### Investigations

Les examens radiologiques (radiographie simple et scanner) des sinus et la biopsie par voie nasale permettent le diagnostic.

### Évolution, complications et pronostic

L'extension locale est souvent importante, obligeant à des interventions délabrantes. Le pronostic est mauvais.

### Traitement

L'exérèse chirurgicale doit être large et nécessite souvent des gestes de reconstruction ultérieure. Elle est suivie d'une irradiation et parfois précédée d'une chimiothérapie.

### Prévention et éducation

Le port de masques filtrants pour les travailleurs du bois est la principale mesure de prévention.

## CANCER DU TESTICULE

### Définition et causes

Tumeur maligne du testicule dont la quasi-totalité est d'origine germinale (tissu d'origine embryonnaire). Près de la moitié sont des séminomes (☞) ; l'autre moitié est composée de carcinomes embryonnaires, de tératomes, de tumeurs germinales mixtes ou de choriocarcinomes.

### Épidémiologie

C'est le cancer le plus fréquent chez l'homme entre 20 et 35 ans avec une fréquence de 2 à 4/100 000. Le risque est multiplié par 35 en cas de cryptorchidie (☞).

### Signes et symptômes

Grosse bourse chronique avec une masse testiculaire à la palpation avec un épididyme et un cordon déférent normaux.

### Investigations

Elles comportent l'échographie testiculaire et le dosage des marqueurs ($\alpha$-foeto protéine, $\beta$-HCG, LDH) ainsi qu'un bilan d'extension.

### Évolution, complications et pronostic

Le pronostic est lié à la présence de métastases ganglionnaires sous- ou sus-diaphragmatiques et viscérales (poumons, os) et au type de tumeur (le séminome est de meilleur pronostic avec plus de 100 % de guérison et seulement 60 % pour le choriocarcinome).

### Traitement et prévention

Après orchidectomie (ablation du testicule) et curage ganglionnaire éventuel, le traitement repose sur la radiothérapie complétée dans certains cas par la chimiothérapie.
La prévention des rechutes est basée sur la clinique et la surveillance des marqueurs. Le prélèvement de sperme et sa conservation sont indiqués chez les patients jeunes.

## CANCER DE LA THYROÏDE

### Définition et causes

Tumeur maligne de la thyroïde dont les principaux facteurs de risque sont la carence en iode et les radiations ionisantes. La forme la plus fréquente est l'épithélioma différencié ; le cancer médullaire plus rare est héréditaire dans 30 % des cas.

### Épidémiologie

2 à 4 % de la population possèdent des nodules thyroïdiens dont 10 % sont des cancers. La femme est 2 à 3 fois plus souvent atteinte que l'homme. En présence d'un nodule, le risque de malignité est plus important chez l'enfant et l'adulte de plus de 60 ans.

### Signes et symptômes

Il existe une tuméfaction cervicale d'apparition récente et que l'on retrouve à la palpation, de consistance dure, irrégulière avec souvent des ganglions cervicaux.

### Investigations

Le diagnostic repose sur l'échographie et la cytoponction à l'aiguille, voire l'examen anatomopathologique en peropératoire. Le dosage de la calcitonine et de l'antigène carcinoembryonnaire (ACE) orientent vers un cancer médullaire.

### Évolution, complications et pronostic

Le pronostic est bon avec de 80 à 90 % de survie à 5 ans dans la plupart des formes sans métastases (dans ce cas chute à 50 %). Le carcinome anaplasique rare est de très mauvais pronostic. Les métastases sont pulmonaires et osseuses.

### Traitement et prévention

Le traitement est toujours chirurgical, associé selon les cas avec l'iode 131 et la radiothérapie.

La prévention des rechutes, qui peuvent être très tardives, comporte un traitement substitutif par L-thyroxine (efficacité mesurée par un taux bas de TSH) et une surveillance prolongée. Le dépistage génétique dans les formes familiales permet de traiter précocement les sujets à risque.

## CANCER DE LA VÉSICULE BILIAIRE

Cancer rare, se développant dans la plupart des cas sur une vésicule lithiasique qui touche surtout la femme âgée. Les principaux signes sont une douleur avec une masse palpable au niveau de l'hypochondre droit, associée à une perte de poids et à un ictère. Dans la plupart des cas, le diagnostic est tardif et peu de malades survivent au-delà de 1 an. Le traitement consiste en une exérèse chirurgicale large.

## CANCER DE LA VESSIE

### Définition et causes

Tumeur maligne de la vessie d'origine épithéliale. Elle est superficielle dans 80 % des cas et infiltrante dans 20 % des cas. Les facteurs cancérigènes prouvés sont le tabac et les dérivés de l'aniline (industries chimiques et métallurgiques).

### Épidémiologie

L'incidence annuelle est de 25 nouveaux cas pour 100 000 habitants. Il touche 4 hommes pour 1 femme et il est responsable de 4 % des décès annuel par cancer en France.

### Signes et symptômes

Les signes révélateurs sont une hématurie, des signes d'irritation vésicale (pollakiurie, impériosités, brûlures mictionnelles), des symptômes d'envahissement régional (douleur lombaire, compression vasculaire avec œdème de jambe, phlébite ou signes neurologiques) ou en rapport avec des métastases osseuses à distance.

### Investigations

L'endoscopie vésicale met en évidence la tumeur et sa résection endoscopique permet l'analyse anatomopathologique. Le scanner permet d'étudier l'extension locale.

### Évolution, complications et pronostic

Les tumeurs superficielles ont un bon pronostic et le seul risque est celui de la récidive; par contre les tumeurs infiltrantes ont une espérance de vie de 50 % à 5 ans. Les principales complications sont les obstructions du haut appareil urinaire.

### Traitement et prévention

La résection endoscopique est suffisante pour une tumeur superficielle.
En cas de tumeur infiltrante, la cystectomie éventuellement associée à la radiothérapie et à la chimiothérapie est le traitement de choix.

Une surveillance étroite en postopératoire est essentielle du fait du risque important de récidive, surtout en cas de tumeur superficielle.

### ✔ Soins et éducation

Un soutien psychologique et une formation du patient pour les soins locaux et l'utilisation d'appareillage est nécessaire en cas de dérivation : pose et change de la poche, faire face aux éventuels problèmes cutanés autour de la stomie, conseils vestimentaires.

## CANCER DE LA VOIE BILIAIRE PRINCIPALE

Cancer rare qui prédomine chez l'homme. Les principaux signes cliniques sont un ictère avec un prurit et un amaigrissement. Le pronostic est très mauvais avec peu de survies au-delà de 1 an. Le traitement chirurgical est difficile et on a souvent recours aux méthodes endoscopiques permettant une dérivation de la bile (sphinctérotomie et pose d'endoprothèse).

## CANDIDOSE BUCCALE

### Définition et causes

Infection de la cavité orale par une levure de la famille des *Candida*, le plus souvent *Candida albicans*, qui existe à l'état normal dans la bouche. Elle est favorisée par l'immunodépression (VIH, diabète, corticoïdes, chimiothérapie), un déséquilibre de la flore (antibiothérapie, sécheresse de la bouche…) et le très jeune âge.

### Épidémiologie

Très fréquent, notamment chez le nourrisson.

### Signes et symptômes

La forme typique est le muguet avec des dépôts blancs, crémeux, adhérants, à la face interne des joues, sur la langue et dans la gorge. Il existe également une forme érythémateuse avec une langue rouge, sèche, douloureuse (glossite).

### Investigations

Le diagnostic est essentiellement clinique, mais il peut être confirmé par la recherche du champignon sur un prélèvement local.

### Évolution, complications et pronostic

L'évolution est en général favorable sous traitement. Des récidives, des formes chroniques et des formes généralisées avec atteinte viscérale sont possibles, notamment chez les sujets immunodéprimés.

### Traitement

Le traitement utilise initialement les antifongiques par voie orale (solution buvable), puis par voie générale (comprimés) en cas d'échec.

## CANDIDOSE GÉNITALE

### Définition et causes

Infection génitale par une levure de la famille des *Candida*, le plus souvent *Candida albicans*. Elle est rarement transmise par voie sexuelle mais elle s'étend à partir de la peau normale ou de la flore intestinale. Les facteurs favorisants sont les antibiotiques, les contraceptifs œstroprogestatifs, la grossesse, les règles, le diabète sucré, les sous-vêtements serrés et les corticoïdes.

### Épidémiologie

75 % des femmes présenteront un ou plusieurs épisodes de candidose vulvovaginale, dont 25 % souffriront d'une forme récidivante.

### Signes et symptômes

Chez la femme, il s'agit d'un tableau de vaginite : vulve rouge, prurigineuse, avec des excoriations et des fissures associées à un écoulement et des parois vaginales couvertes d'un liquide blanc, caséeux.
Chez l'homme, elle peut être asymptomatique ou se présenter sous la forme d'irritation et de douleurs au niveau du gland avec des vésicules, des érosions et parfois des sécrétions blanches adhérentes.

### Investigations

L'examen mycologique direct et la culture permettent le diagnostic.

### Évolution, complications et pronostic

Il faut rechercher et traiter les facteurs favorisants pour éviter les récidives.

### Traitement

Le traitement est local par un antifongique azolé sous la forme d'ovules ou de capsules vaginales en prise unique ou pendant quelques jours (tioconazole = Gyno-Trosyd®, miconazole = Gyno-Daktarin®, butoconazole = Gynomyk®, fenticonazole = Lomexin®...). Chez l'homme, les mêmes produits peuvent être utilisés sous forme de crème ou de gel mais la durée du traitement est plus longue.
En cas de récidive ou d'échec, un traitement par voie orale pendant 6 mois (but : décontamination digestive) avec le fluconazole (Triflucan®) ou l'itraconazole (Sporanox®) a montré son efficacité.

### Prévention et éducation

Il faut éviter le port de sous-vêtements trop serrés et utiliser un savon alcalin pour la toilette intime.

## CAPSULITE RÉTRACTILE DE L'ÉPAULE

ou (☞) Épaule bloquée ou gelée

## CARDIOMYOPATHIE NON OBSTRUCTIVE

ou (☞) Myocardiopathie dilatée

## CARDIOMYOPATHIE OBSTRUCTIVE

ou (☞) Myocardiopathie hypertrophique

## CARDIOPATHIES CONGÉNITALES

Malformations cardiaques qui touchent 7/1 000 enfants (le risque est très augmenté si un des parents est lui-même atteint). Elles sont classées en 3 groupes :

- Cardiopathies non cyanogènes : communication interventriculaire, communication interatriale, canal atrioventriculaire, canal artériel.
- Cardiopathies avec obstacle : sténose valvulaire pulmonaire, sténose aortique, coarctation de l'aorte.
- Cardiopathies cyanogènes : tétralogie de Fallot, atrésie pulmonaire, atrésie tricuspidienne, malformation d'Ebstein, transposition des gros vaisseaux.

Le diagnostic échographique in utero est possible pour certaines d'entre elles avec d'importantes conséquences pratiques et éthiques.

## CARDIOTHYRÉOSE

Terme qui désigne les complications cardiaques de l'hyperthyroïdie (☞). Ce sont essentiellement des troubles du rythme cardiaque (fibrillation auriculaire notamment) et l'insuffisance cardiaque.

## CARIE DENTAIRE

### Définition et causes

Destruction progressive par des micro-organismes des structures dentaires qui finit par atteindre la pulpe. Le principal facteur favorisant est la consommation de sucres, notamment entre les repas.

### Épidémiologie

Elle est très fréquente et constitue un véritable problème de santé publique chez les jeunes enfants.

### Signes et symptômes

La carie est souvent méconnue jusqu'à un stade avancé. Les symptômes les plus précoces sont une sensibilité au chaud et au froid, ainsi qu'une sensation de gêne après l'absorption d'aliments sucrés. Une zone foncée ou une cavité peuvent être observées si la carie est suffisamment avancée.

### Investigations

Le ramollissement de l'émail ou de la dentite est objectivé par un instrument pointu. À la radiographie, la carie apparaît comme une zone transparente.

### Évolution, complications et pronostic

En l'absence de traitement, l'évolution se fait vers la destruction de la dent. La principale complication est l'infection.

### Traitement

Il associe l'élimination des tissus atteints et la reconstruction de la dent par des matériaux de restauration.

### Prévention et éducation

La prévention comporte principalement l'administration de fluor (comprimés, fluoration de l'eau de boisson, dentifrice au fluor), une alimentation équilibrée (contrôle de l'ingestion des sucres, bonne répartition des repas…), et des mesures d'éducation concernant l'hygiène buccale : brossage des dents au minimum matin et soir, après les repas ; scellement des sillons des molaires définitives chez l'enfant de 6-7 ans.

## CATARACTE

### Définition et causes

Opacification du cristallin responsable d'une baisse de la vision. La cataracte congénitale est héréditaire isolée, conséquence d'une embryopathie (rubéole, toxoplasmose…) ou associée à d'autres malformations. La cataracte acquise est liée au vieillissement, au diabète, à un traumatisme ou à un agent physique (électrocution, infrarouges, rayons X), associée à un glaucome, un iridocyclite ou à un traitement corticoïde prolongé.

### Épidémiologie

Plus de 95 % des plus de 65 ans présentent à un degré divers une opacification cristallinienne. Près de 300 000 interventions par an en France avec une augmentation régulière, du fait du vieillissement de la population.

### Signes et symptômes

Il existe une baisse de l'acuité visuelle (le sujet presbyte qui avait besoin de ses lunettes pour voir de près, voit mieux en les enlevant) et parfois une photophobie, une diplopie et la modification de la perception de certaines couleurs. Le cristallin est opalescent, blanc ou brunâtre.

### Investigations

L'examen à la lampe à fente après dilatation permet le diagnostic. L'échobiométrie ultrasonique avec kératométrie aide à déterminer le type d'implant.

### Évolution, complications et pronostic

L'évolution est inexorable vers la cécité. Le traitement chirurgical donne d'excellents résultats.

### Traitement et prévention

Il est chirurgical avec ablation du cristallin et pose d'un implant intraoculaire. Le traitement médical (collyre mydriatique) permet d'améliorer transitoirement la vision dans certains cas.
La prévention des facteurs de risque (corticothérapie au long cours, protection du cristallin lors de la radiothérapie) est utile.

## CELLULITE CERVICO-FACIALE

### Définition et causes

Infection du tissu cellulo-graisseux de la face et du cou à partir d'un foyer infectieux dentaire non traité. Elle peut être circonscrite en regard de la dent en cause, diffuse ou chronique.

### Épidémiologie

C'est une affection rare qui touche particulièrement les populations défavorisées.

### Signes et symptômes

La forme circonscrite se limite à une tuméfaction localisée recouverte d'une peau rouge et chaude accompagnée de douleurs continues, lancinantes à prédominance nocturne qui gênent la déglutition et la parole. La forme diffuse est grave avec une atteinte de l'état général et un œdème avec une crépitation sous-cutanée qui déborde largement la tuméfaction initiale. La forme chronique succède à une forme circonscrite mal traitée avec persistance d'un nodule qui va se fistuliser.

### Investigations

Les radiographies retrouvent la ou les dents en cause. Le scanner permet d'apprécier la diffusion.

### Évolution, complications et pronostic

En l'absence de traitement, la forme circonscrite va se fistuliser à la peau. La forme diffuse entraîne une forte mortalité par compression des voies aériennes et extension de l'infection au cerveau.

### Traitement et prévention

Il associe dans la forme circonscrite un traitement dentaire et une antibiothérapie par amoxiciline-acide clavulanique (Augmentin®) et métronidazole (Flagyl®).
La forme diffuse nécessite souvent une intubation précoce avec une antibiothérapie et des incisions de décharge complétée par de l'oxygénothérapie hyperbare en cas de crépitation gazeuse.
La prévention est basée sur le traitement précoce des foyers infectieux dentaires.

## CELLULITE ORBITAIRE

### Définition et causes

Infection du contenu orbitaire à partir d'une sinusite, en particulier ethmoïdale.

### Épidémiologie

Touche principalement l'enfant.

### Signes et symptômes

Il existe un œdème des paupières, une rougeur et un œdème conjonctival, une saillie du globe oculaire en dehors (exophtalmie) et le plus souvent de la fièvre. Les signes de gravité sont une fixité du globe oculaire (ophtalmoplégie), une mydriase aréactive et une abolition de la sensibilité cornéenne.

### Investigations

La radiographie permettra de mettre en évidence la sinusite. Les hémocultures recherchent le germe en cause.

### Évolution, complications et pronostic

Les principales complications sont une atteinte oculaire pouvant entraîner une cécité définitive et une extension de l'infection aux structures intracérébrales.

### Traitement

Une hospitalisation s'impose avec une antibiothérapie intraveineuse à large spectre qui sera adaptée en fonction des résultats des hémocultures. En présence de signe de gravité, la chirurgie s'impose (drainage du sinus et/ou de l'orbite).

## CERVICITE

Infection du col de l'utérus le plus souvent associée à une vaginite. Le germe le plus fréquemment en cause aujourd'hui est *Chlamydia trachomatis* (☞ Infection génitale à *Chlamydia trachomatis*) Dans la plupart des cas, les atteintes sont asymptomatiques bien qu'on puisse retrouver des leucorrhées (pertes non sanglantes), des signes urinaires, une dyspareunie (douleurs pendant les rapports) et des douleurs pelviennes. La principale complication est l'extension aux trompes (salpingite) qui représente aujourd'hui une cause majeure de stérilité.

## CHAGAS (MALADIE) ou Trypanosomiase américaine

### Définition et causes

Parasitose due à *Trypanosomia cruzi*, transmise par les excréments déposés par une punaise après son repas sanguin sur la peau et qui pénètrent par des lésions de grattage (la transmission peut également s'effectuer par transfusion). L'incubation est de 20 jours.

### Épidémiologie

Elle touche environ 15 à 20 millions de personnes dans les milieux pauvres d'Amérique latine.

### Signes et symptômes

Association d'un œdème palpébral et d'adénopathies régionales, puis apparition d'une fièvre à 40 °C pendant 15 jours avec myocardite, hépatosplénomégalie et polyadénopathie.

### Investigations

Elles comprennent la recherche du parasite dans le sang et le sérodiagnostic.

### Évolution, complications et pronostic

Habituellement, les signes initiaux régressent en quelques semaines. La forme chronique, apparaissant après plusieurs années d'évolution, due à un développement des parasites dans les muscles, associe des troubles cardiaques, neurologiques et digestifs (dans ce cas, le traitement est très décevant).

### Traitement

À la phase aiguë : nifurtimox (Lampit®) ou benznidazole (Radanil®) pendant 1 à 4 mois, mais nombreux effets secondaires entraînant souvent l'arrêt du traitement par les patients.
À la phase chronique : traitement symptomatique.

### Prévention et éducation

La prévention est reliée à l'amélioration de l'habitat avec élimination des punaises. La détection des donneurs de sang est importante.

## CHALAZION

Tuméfaction de la paupière due à une inflammation granulomateuse (formée de tissu conjonctif très vascularisé) des glandes de Meibomius (annexées aux cils). Le traitement repose sur l'application d'une pommade antibiotique ou sur une incision chirurgicale en l'absence de guérison.

## CHANCRE MOU

### Définition et causes

Maladie sexuellement transmissible, due à *Haemophilus ducreyi*, caractérisée par une ulcération génitale, parfois associée à une adénopathie suppurée. L'incubation est de 3 à 5 jours.

### Épidémiologie

Ubiquitaire, elle représente cependant la première cause d'ulcération génitale dans les pays en voie de développement. Elle représente un cofacteur de la transmission du VIH. Il existe de petites épidémies focales liées en général à la prostitution (possibilité de portage asymptomatique chez la femme).

### Signes et symptômes

Association de papules inflammatoires qui s'ulcèrent rapidement (ulcération superficielle, non indurée, douloureuse et entourée d'un liseré érythémateux) et d'une adénopathie inguinale douloureuse (50 % des cas) qui peut se fistuliser.

### Investigations

L'identification du germe se fait à partir de prélèvements des berges de l'ulcération ou du pus du bubon.

### Évolution, complications et pronostic

Les complications sont le phimosis, le rétrécissement et les fistules urétrales, et une destruction tissulaire extensive par auto-inoculation.

### Traitement

Antibiothérapie par érythromycine ou ceftriaxone (Rocéphine®). Les bubons seront ponctionnés.

### Prévention et éducation

L'examen des partenaires sexuels ainsi qu'un suivi des patients pendant 3 mois avec recherche de syphilis régulière sont nécessaires.

L'utilisation de préservatifs lors des rapports sexuels limite la propagation de la maladie.

## CHARBON

### Définition et causes

Infection bactérienne aiguë, causée par *Bacillus anthracis*, qui est fréquente chez les herbivores et est transmise à l'homme par la peau, par ingestion de viande contaminée ou par inhalation (maladie des trieurs de laine). Elle provoque une septicémie hémorragique chez les animaux non vaccinés. Les spores sont très résistants et persistent dans le sol ou les produits d'origine animale pendant des décennies.

### Épidémiologie

Rare dans les pays développés où le contrôle sanitaire est rigoureux. Le risque d'attentat bactériologique avec ce bacille est particulièrement redouté.

### Signes et symptômes

La **forme cutanée** se manifeste par une pustule maligne au niveau de la porte d'entrée, sur une zone de peau découverte qui se transforme en vésicule puis en escarre indolore, noire et sèche.

La **forme pulmonaire** débute comme une grippe, puis apparaît une détresse respiratoire avec un état de choc et un coma.

Des atteintes hémorragiques méningées et gastro-intestinales sont également possibles.

### Investigations

Le prélèvement de la sérosité d'une pustule et la culture permettent l'identification du germe.

### Évolution, complications et pronostic

Le décès est possible en cas d'atteinte viscérale.

### Traitement et prévention

Une antibiothérapie précoce par fluoroquinolones (par ex. ciprofloxacine = Ciflox®) ou doxycycline est indiquée.
Cette maladie est inscrite au tableau des maladies professionnelles. La prévention repose sur la vaccination des animaux et l'application d'une réglementation stricte en cas de survenue d'un cas animal. En cas de doute sur une contamination, notamment pulmonaire, une prophylaxie par ciprofloxacine (Ciflox®) est indiquée.

## CHARCOT (MALADIE DE) ou (☞) Sclérose latérale amyotrophique

## CHARCOT-MARIE-TOOTH (MALADIE DE) ou Amyotrophie péronière

### Définition et causes

Maladie héréditaire de transmission autosomique dominante, touchant le système nerveux périphérique (neuropathie périphérique démyélinisante).

### Épidémiologie

La prévalence est 20 à 50 cas/100 000 habitants avec un début avant l'âge adulte. Il existe une variabilité d'expression au sein de la même famille : 30 % des patients ne se savent pas atteints et présentent des signes très discrets.

### Signes et symptômes

Association de troubles de la marche chez un individu qui a toujours eu du mal à courir et à sauter dès l'enfance, d'une atrophie musculaire prédominant aux extrémités des membres inférieurs (aspect en jarretière ou en mollet de coq), et parfois supérieurs (aspect en manchette), ainsi que de pieds creux précoces et de doigts en marteau.

### Investigations

Elles comprennent les explorations électrophysiologiques et la biopsie nerveuse en cas de doute diagnostic.

### Évolution, complications et pronostic

L'évolution est lentement progressive avec parfois de longues périodes de rémission, sans modification de l'espérance de vie.

### Traitement

Il n'existe aucun traitement spécifique. Des prothèses ou des gestes chirurgicaux de stabilisation sont parfois nécessaires.

### ✔ Soins, surveillance et éducation

Les soins visent à faciliter les déplacements et mouvements par des aides techniques adaptées et à maintenir les capacités fonctionnelles, en particulier avec des séances de kinésithérapie. La prévention des complications de décubitus est essentielle chez les patients alités : escarres, phlébite, constipation, etc.
La surveillance porte sur l'état neurologique, l'état cutané et le retentissement fonctionnel : marche, mouvements, vision, parole et apparition de signes de dépression.
L'avenir professionnel doit prendre en compte l'évolution de la maladie. Le maintien d'une activité professionnelle régulière, même réduite en temps, aide le patient à s'insérer et à garder sa dignité.
Le recours à des associations permet au patient et à l'entourage d'obtenir information, soutien et aide. Le conseil génétique est recommandé.

## CHÉILITE

Dans la forme aiguë, il s'agit d'une lésion de la lèvre qui entraîne une gêne douloureuse, une brûlure puis un érythème (rougeur), un œdème débordant sur la peau alentour puis qui desquame. Elle peut d'être d'origine irritative, chimique, actinique (due au soleil) et/ou allergique : rouge à lèvres, tabac, tics de léchage chez l'enfant, mauvaise hygiène bucco-dentaire… Le traitement comprend la suppression de la cause et des corticoïdes locaux.

## CHÉLOÏDE

### Définition et causes

Il s'agit d'une cicatrice hypertrophique due à une accumulation anormale de collagène. Elle peut être secondaire à un traumatisme soit évident (plaie, chirurgie, brûlure), soit minime (folliculite, acné).

### Épidémiologie

La fréquence est plus importante chez les sujets noirs et dans certaines familles.

### Signes et symptômes

Les cicatrices constituent des masses en relief, dures, à surface lisse, rouge et tendue. Les régions les plus fréquemment touchées sont les oreilles, le menton, le sternum, les épaules.

### Évolution, complications et pronostic

La lésion se constitue en 1 mois, puis s'étend en 3 et 4 mois et est en général définitive. Des régressions spontanées sont possibles.

### Traitement

Les corticoïdes locaux (application directe ou infiltration) et les massages sont efficaces. Par contre l'exérèse est souvent suivie d'une récidive.

### Prévention

Les antécédents personnels ou familiaux nécessitent une information du patient en cas d'intervention chirurgicale sur les zones critiques, une minutie de l'intervention et une surveillance rapprochée en postopératoire. L'exposition au soleil d'une cicatrice inflammatoire est à éviter, ainsi que les bains en eau salée ou chargée en chlore, alors que la lésion est en pleine évolution.

## CHÉMODECTOME ou Tumeur du glomus jugulaire

### Définition et causes

Tumeur bénigne très vascularisée développée aux dépens du tissu paraganglionnaire et située en général au niveau de la bifurcation carotidienne ou au niveau des régions jugulaire et tympanique qui se jouxtent.

### Épidémiologie

C'est une affection rare.

### Signes et symptômes

Ils dépendent du développement et de l'origine de la tumeur : baisse de l'audition et bourdonnements pulsatiles, atteinte de différents nerfs crâniens, syndrome cérébelleux… On retrouve parfois un aspect bleuté derrière la membrane tympanique.

### Investigations

Le scanner et l'angio-IRM permettent de faire le diagnostic.

### Traitement

Il est très difficile et associe embolisation et chirurgie. En cas de contre-indication opératoire, la radiothérapie peut être utilisée.

## CHLOASMA ou Mélasma ou Masque de grossesse

## CHOC ANAPHYLACTIQUE

### Définition et causes

Trouble hémodynamique grave dû à une réaction allergique brutale et massive. Les principales causes sont des médicaments, des aliments, les venins et le latex.

### Épidémiologie

La fréquence des allergies fait que cette complication rare n'est pas exceptionnelle.

### Signes et symptômes

Association de signes cutanés (prurit, urticaire, rougeur, œdème voire œdème de Quincke), de signes respiratoires (œdème laryngé, bronchospasme) et de signes circulatoires (tachycardie, pouls filant, effondrement de la pression artérielle, troubles du rythme).

### Investigations

Aucun examen ne doit retarder le traitement.

### Évolution, complications et pronostic

La mise en œuvre d'un traitement rapide permet une régression des signes. En cas de retard ou d'évolution foudroyante, un décès peut survenir par défaillance circulatoire et/ou respiratoire.

### Traitement

Il comporte l'adrénaline par voie sous-cutanée, intramusculaire ou intraveineuse complétée par un remplissage, une oxygénothérapie, un aérosol de bronchodilatateur et des corticoïdes (mais l'effet est retardé). Une surveillance est nécessaire car il existe la possibilité d'effets rebonds dans les heures qui suivent.

### ✔ Soins, surveillance, prévention et éducation

Les soins consistent à allonger le patient, à mettre en place une voie veineuse périphérique, à administrer de l'oxygène et les médicaments, à mettre en place un oxymètre de pouls.

La surveillance porte sur la mesure de la pression artérielle, des pulsations, de la fréquence respiratoire, et sur l'observation de l'état de conscience.

L'éviction définitive de l'agent déclenchant sera complétée d'une enquête allergologique afin que le patient connaisse l'ensemble des produits interdits ou auxquels il ne doit pas s'exposer. Une trousse d'urgence pour le patient avec de l'adrénaline auto-injectable est utile (par ex. Anakit® ou Anahelp®).

## CHOC CARDIOGÉNIQUE

### Définition et causes

Insuffisance circulatoire aiguë avec une baisse brutale et importante du débit cardiaque qui entraîne une souffrance tissulaire des organes nobles (rein, foie, cerveau) par défaut d'apport d'alimentation, en particulier en oxygène. Les principales causes sont l'infarctus du myocarde, la décompensation d'une insuffisance cardiaque, une embolie pulmonaire, un trouble du rythme, une valvulopathie…

### Épidémiologie

C'est une affection fréquente du fait de la multiplicité des étiologies.

### Signes et symptômes

La peau est froide, moite, cyanosée avec des marbrures. Le patient est agité avec souvent des troubles de la conscience. La pression artérielle est < 80 mmHg avec des signes d'insuffisance cardiaque gauche (dyspnée, crépitants) et/ou droite (œdème des membres inférieurs, turgescence jugulaire avec reflux, hépatomégalie). La diurèse est très diminuée.

### Investigations

Elles visent à rechercher l'étiologie et à évaluer la gravité : électrocardiogramme, échographie et cathétérisme cardiaques…

### Évolution, complications et pronostic

Le pronostic est souvent réservé du fait de la gravité de la cause.

### Traitement

Il repose sur des mesures générales (oxygénothérapie, tonicardiaques, contrepulsion aortique…) et sur le traitement de la cause (thrombolyse ou angioplastie coronaire, thrombolyse ou embolectomie pulmonaire, choc électrique…).

### ✔ Soins et surveillance

Le patient est installé en position buste surélevé pour améliorer sa respiration. L'administration d'oxygène avec un masque à haute concentration doit être associée.
Une surveillance continue de l'électrocardiogramme (scope), de la pression artérielle et de la saturation en oxygène sera mise en place. Une voie d'abord veineux périphérique est posée rapidement et les médicaments prescrits sont administrés.
En unité de soins intensifs, un cathétérisme cardiaque droit sera souvent effectué. Un cathéter artériel radial permettra un monitorage précis de la pression artérielle et la diurèse sera surveillée. Une ventilation non invasive ou une intubation trachéale sera parfois nécessaire.

## CHOC HÉMORRAGIQUE

### Définition et causes

Diminution brutale de la perfusion des tissus due à une perte sanguine importante qui entraîne une souffrance cellulaire consécutive à un défaut d'apport en oxygène. En cas de traumatisme, l'hémorragie peut être extériorisée ou interne (rupture de la rate ou du foie, hémothorax…). En l'absence de traumatisme, l'hémorragie peut être intrapéritonéale (rupture de grossesse extra-utérine…), rétropéritonéale (rupture d'anévrisme de l'aorte abdominale…) ou digestive (ulcère gastroduodénal, rupture de varices œsophagiennes…).

### Signes et symptômes

Il existe une tachycardie, une hypotension artérielle, des signes de mauvaise perfusion tissulaire (marbrures cutanées, pâleur de la peau et des muqueuses), une polypnée, une oligurie (diminution de l'excrétion urinaire) et une agitation précédant des troubles de la conscience.

### Investigations

La baisse de l'hémoglobine et les troubles de la coagulation ne sont d'emblée observée que dans les hémorragies massives. Il existe une insuffisance rénale et une souffrance hépatique.

### Évolution, complications et pronostic

En l'absence d'un arrêt rapide de l'hémorragie le décès est inéluctable. Malgré le traitement, des défaillances d'organes secondaires (reins, foie…) à une hypoxie cellulaire peuvent survenir.

### Traitement

Le traitement symptomatique comprend un remplissage initialement par des macromolécules (Voluven®, Plasmion®) puis par des produits sanguins. L'oxygénothérapie est systématique, parfois une intubation et une mise sous ventilation assistée est nécessaire. La plupart du temps, l'arrêt de l'hémorragie nécessite un geste chirurgical. Dans certains cas, un traitement médical est possible comme dans les varices œsophagiennes (sclérose, embolisation…).
La surveillance porte sur la mesure de la pression artérielle, des pulsations, de la température, de la fréquence respiratoire, et sur l'observation des manifestations de l'état de conscience.

### ✔ Soins et surveillance

Les soins consistent à mettre en place une voie veineuse périphérique, à injecter les solutés de remplissage et éventuellement du sang, à administrer de l'oxygène, à mettre en place un oxymètre de pouls. Lors de la transfusion de produits sanguins, la vérification de la conformité de chaque produit et les concordances d'identité et de groupe sanguin sont essentielles. Le contrôle ultime est réalisé au lit du patient (concentrés érythrocytaires). L'appréciation de la pression artérielle, des pulsations, de la température, le questionnement du patient (sensation de malaise, douleurs lombaires) permet de rechercher un incident transfusionnel immédiat.

## CHOC SEPTIQUE

### Définition et causes

Complication d'une infection associant une hypotension persistante après un remplissage vasculaire et des signes cliniques et biologiques témoignant d'une dysfonction d'organes.

### Épidémiologie

Il représente 3 % des admissions en réanimation.

### Signes et symptômes

Association d'une hypo- ou d'une hyperthermie, d'une tachypnée (fréquence respiratoire > 20), d'une hypotension, d'une oligurie (très petite quantité d'urines) de marbrures cutanées et de troubles de la conscience.

### Investigations

Les anomalies biologiques associent un taux de lactates élevé, des anomalies de l'hémostase, une atteinte hépatique et une insuffisance rénale. Le cathétérisme droit par sonde de Swan-Ganz montre un débit cardiaque élevé, des pressions de remplissage et des résistances artérielles systémiques basses. Les hémocultures, l'ECBU et les prélèvements bactériologiques rechercheront le germe en cause.

### Évolution, complications et pronostic

La mortalité est de plus de 40 %.

### Traitement

Le traitement symptomatique associe drogues tonicardiaques et vaso-actives (dobutamine, dopamine, noradrénaline, adrénaline), et remplissage. Le traitement de la cause repose sur l'antibiothérapie probabiliste puis adaptée au germe, et sur le drainage d'un éventuel foyer septique.

### ✔ Soins et surveillance

Les soins consistent à mettre en place une voie veineuse périphérique, à administrer les médicaments.

La surveillance porte sur la mesure de la pression artérielle, des pulsations, de la température, de la fréquence respiratoire, et sur l'observation des manifestations de l'état de conscience.

## CHOLÉCYSTITE AIGUË

### Définition et causes

Inflammation aiguë de la vésicule biliaire due habituellement à une obstruction par un calcul au niveau du canal cystique. Très rarement, il peut exister une cholécystite acalculeuse chez des sujets fragilisés par un traumatisme, une intervention chirurgicale, une infection et une maladie grave.

### Épidémiologie

La cholécystite est une des complications fréquente de la lithiase biliaire qui touche près des 10 % des adultes avec un sex ratio de 3 femmes pour 1 homme.

### Signes et symptômes

Il existe une douleur avec une défense de l'hypochondre droit (contraction douloureuse réflexe en inspiration profonde et à la palpation de l'hypochondre droit = signe de Murphy), de la fièvre à 38°5 C et des nausées. Un subictère est également possible.

### Investigations

L'échographie met en évidence le calcul et une paroi vésiculaire épaissie avec un contenu épais et inhomogène (sludge). Le bilan biologique comprend numération-formule sanguine, bilan hépatique et amylasémie.

### Évolution, complications et pronostic

L'évolution sous antibiothérapie peut être favorable en une semaine. Les complications possibles sont la perforation avec péritonite (cloisonnée ou péritonite biliaire) ou une fistule cholécysto-digestive avec une occlusion due au calcul (iléus biliaire). Le pronostic est en général bon sauf dans les formes compliquées.

### Traitement et prévention

Le traitement médical associe antispasmodiques, antibiotiques et réhydratation. Le traitement chirurgical est la cholécystectomie (si possible par cœlioscopie) dont le temps sera fonction de la gravité du tableau et de l'état du patient.
La prévention comporte une cholécystectomie à froid en cas de calculs vésiculaires symptomatiques.

## CHOLÉRA

### Définition et causes

Maladie infectieuse aiguë due au développement dans l'intestin du vibrion cholérique dont la transmission s'effectue par ingestion d'eau ou d'aliments contaminés. L'incubation est de 6 à 48 h.

### Épidémiologie

Il sévit de manière endémique en Asie, en Afrique, au Moyen-Orient et en Amérique du Sud avec des épidémies saisonnières.

### Signes et symptômes

La symptomatologie est variable. Dans la forme grave le signe principal est une diarrhée aqueuse « eau de riz », sans douleurs abdominales, sans fièvre, sans saignements associés à des vomissements et qui peut atteindre plusieurs litres par jour et entraîner une déshydratation sévère.

### Investigations

L'examen direct des selles permet le diagnostic. L'ionogramme sanguin et le bilan rénal permettent d'évaluer la déshydratation.

### Évolution, complications et pronostic

La principale complication en cas de retard au traitement est le collapsus vasculaire pouvant entraîner un décès. L'évolution est bonne sous traitement avec une faible mortalité.

### Traitement et prévention

Il est basé sur la correction des désordres hydro-électrolytiques associée à une antibiothérapie par cyclines, triméthoprime-sufamétoxazole (par ex. Bactrim®) ou fluoroquinolones.
La vaccination a une efficacité limitée à 70 % et n'est efficace que pendant 3 à 5 mois, elle n'est donc pas recommandée sauf dans les pays qui l'exigent et la prévention repose sur les mesures d'hygiène. Le malade sera isolé ainsi que les sujets contacts (pendant 5 jours avec analyse de selles).

## CHOLESTÉATOME (☞) Otite chronique cholestéatomateuse

## CHONDROBLASTOME BÉNIN

Tumeur osseuse bénigne formée de cartilage ossifié. Elle est rare (3 % des tumeurs bénignes des os) et s'observe surtout entre 10 et 20 ans avec une prédominance masculine. Elle siège essentiellement au niveau des extrémités (épiphyses) fémorales ou humérales. Elle se manifeste par une douleur et une limitation de l'articulation voisine. La radiographie montre une zone transparente, parfois mouchetée d'opacités, avec des contours polycycliques. Le curetage chirurgical assure une guérison définitive.

## CHONDROCALCINOSE

### Définition et causes

Calcifications des cartilages articulaires par dépôt de sels de calcium. Dans la plupart des cas aucune cause n'est retrouvée. Parfois elle est secondaire à une hyperparathyroïdie, une goutte, une hémochromatose ou une maladie de Wilson; il existe aussi de rares formes familiales.

### Épidémiologie

Elles s'observent surtout après 60 ans et touche près de 20 % des plus de 80 ans.

### Signes et symptômes

Elle peut être latente ou se manifester par des arthrites aiguës dues à la libération de cristaux de calcium dans l'articulation avec douleur, chaleur, impotence et gonflement. Les articulations les plus touchées sont le genou, le poignet, la hanche, l'épaule et la cheville.

### Investigations

La ponction articulaire retrouve les cristaux de calcium. Les radiographies montrent une calcification des cartilages articulaires. Le bilan sanguin phosphocalcique est en général normal.

### Évolution, complications et pronostic

Le pronostic est en général bon mais une arthropathie chronique avec des destructions cartilagineuses est possible.

### Traitement et prévention

Les anti-inflammatoires non stéroïdiens et en particulier la colchicine sont très efficaces et représentent une preuve diagnostique. Des infiltrations intra-articulaires de corticoïdes peuvent également être utilisées.

Dans les formes secondaires, la prévention repose sur le traitement de la cause; dans les autres cas, la colchicine peut être utilisée en préventif.

## CHONDRODYSPLASIES

Maladies héréditaires de la croissance squelettique responsables d'un nanisme dysharmonieux dont plus de 150 types différents ont été décrits. Les formes sévères de ces affections sont responsables d'altérations des structures cartilagineuses et des yeux. La cause semble être des mutations d'un gène des protéines de la structure du cartilage. Le traitement est symptomatique et un suivi ophtalmologique régulier est nécessaire.

## CHONDROME

Tumeur osseuse bénigne constituée de cartilage qui siège dans la cavité médullaire. Elle s'observe surtout entre 10 et 30 ans et se développe souvent au niveau des phalanges des mains et des pieds. Elle peut être latente ou se manifester par un gonflement, une douleur ou une fracture. Un curetage chirurgical est indiqué en cas de gêne fonctionnelle.

## CHONDROSARCOME

### Définition et causes

Tumeur maligne du cartilage le plus souvent primitive ou associée parfois à un ostéochondrome (tumeur bénigne).

### Épidémiologie

Il représente 20 % des tumeurs malignes primitives des os et touche surtout l'adulte jeune de sexe masculin.

### Signes et symptômes

Il existe une douleur et une tumeur dure à la palpation, d'évolution lente, siégeant le plus souvent sur les os du tronc et à la partie supérieure de l'humérus ou du fémur.

### Investigations

La radiographie montre une destruction osseuse avec une expansion et un envahissement des parties molles.

### Évolution, complications et pronostic

Le pronostic dépend du stade histologique et de la qualité de l'exérèse chirurgicale qui est difficile dans les localisations du tronc, avec de fréquentes récidives. Des métastases pulmonaires sont possibles.

### Traitement

Il consiste en une exérèse chirurgicale la plus complète possible (ce qui peut parfois imposer l'amputation).

## CHORÉE DE HUNTINGTON

### Définition et causes

Maladie génétique de transmission autosomique dominante à expression neurologique due à une atrophie de certaines parties du cerveau et à un déficit en certains neurotransmetteurs.

### Épidémiologie

C'est une maladie rare, débutant entre 35-50 ans sans prédominance de sexe.

### Signes et symptômes

Association de mouvements anormaux au niveau des membres donnant une impression de danse (chorée : danse en grec) et de troubles psychiatriques et intellectuels (apathie, irritabilité, dépression, comportement asocial). Le début est souvent insidieux avec une aggravation progressive.

### Investigations

Le scanner et l'IRM permettent d'éliminer une autre cause.

### Évolution, complications et pronostic

L'évolution est inexorable vers une démence profonde avec marche impossible, déglutition difficile et décès en quelques années.

### Traitement

Il n'existe aucun traitement de fond. Les neuroleptiques sont employés pour calmer l'agitation et les mouvements anormaux mais les résultats sont inconstants.

## CHORÉE DE SYDENHAM ou Danse de Saint-Guy

### Définition et causes

Complication neurologique de l'infection streptococcique, de même nature que le rhumatisme articulaire aigu (RAA) auquel il est associé dans 10 % des cas.

### Épidémiologie

Elle est très rare aujourd'hui. Le délai entre l'infection et le début des signes est plus long que pour le RAA.

### Signes et symptômes

Mouvements rapides involontaires brefs, brusques, mal coordonnés, imprévisibles touchant tous les muscles (sauf ceux des yeux) et donnant une impression de contorsion, de danse (chorée : danse en grec). Il existe une majoration par l'émotion.

### Investigations

Le LCR est normal et l'électroencéphalogramme est peu spécifique.

### Évolution, complications et pronostic

Le début est insidieux. La durée est variable avec une sédation progressive en 6 à 8 mois.

### Traitement et prévention

Aucun des médicaments utilisés (barbituriques, benzodiazépines, aspirine ou corticoïdes) n'est complètement efficace.
Le traitement antibiotique systématique des infections streptococciques a quasiment fait disparaître cette complication.

## CHORIOCARCINOME

### Définition et causes

Tumeur invasive, habituellement très métastatique qui n'est composée que d'éléments trophoblastiques. Le choriocarcinome survient dans le cadre d'une grossesse compliquée par l'évolution d'une môle hydatiforme (☞), après un avortement, une grossesse extra-utérine ou une grossesse normale.

### Épidémiologie

Complique 1 môle sur 30, 1 avortement sur 6 000 et 1 grossesse normale sur 40 000.

### Signes et symptômes

Les circonstances de découverte peuvent être des métrorragies avec un gros utérus après une grossesse normale ou un avortement spontané ou la mise en évidence de métastases pulmonaires (toux, hémoptysies, dyspnée, douleurs...) ou vaginales.

### Investigations

La persistance de β-HCG élevées après l'évacuation d'une môle ou leur réascension après une grossesse normale ou un avortement spontané sont très fortement évocateurs.

### Évolution, complications et pronostic

Le choriocarcinome est très métastatique : appareil génital, poumons, reins, cerveau... Le traitement permet un taux de rémission de 80 %.

### Traitement

La chimiothérapie est la base du traitement. L'hystérectomie est parfois nécessaire en cas d'hémorragie ou chez les patientes de plus de 40 ans.

## CHORIORÉTINITE

Inflammation de la choroïde et de la rétine, également appelée choroïdite (☞) ou uvéite postérieure.

## CHOROÏDITE ou Uvéite postérieure

### Définition et causes

Inflammation de la choroïde qui forme l'uvée postérieure (tunique vasculaire postérieure de l'œil) qui atteint souvent la rétine (choriorétinite). Elle survient dans le cadre d'une maladie infectieuse inflammatoire (toxoplasmose, cytomégalovirus, tuberculose...) mais elle est souvent d'origine inconnue.

### Épidémiologie

La choriorétinite à cytomégalovirus est fréquente au cours du SIDA.

### Signes et symptômes

Il existe une baisse de l'acuité visuelle avec une perception de mouches volantes.

### Investigations

L'examen ophtalmoscopique permet le diagnostic.

### Évolution, complications et pronostic

Les séquelles oculaires peuvent être importantes même avec un traitement adapté.

### Traitement et prévention

Il associe la corticothérapie et le traitement de la cause éventuelle.
Toute baisse brutale de l'acuité visuelle nécessite un examen ophtalmologique en urgence.

## CHROMOMYCOSE

Maladie infectieuse définie par la présence de champignons colorés dans les tissus et caractérisée par des nodules cutanés verruqueux qui se transforment lentement en volumineuses végétations qui ont tendance à s'ulcérer. Elle est présente principalement sous les tropiques. Elle touche de préférence le pied et la jambe. Le traitement repose sur l'excision chirurgicale et la flucytosine (Ancotil®).

## CHURG ET STRAUSS (MALADIE DE)

### Définition et causes

Vascularite (inflammation vasculaire) systémique et pulmonaire, de cause inconnue, caractérisée par l'existence d'un asthme grave, d'une hyperéosinophilie sanguine et tissulaire, associés à des atteintes viscérales proches de celle de la périartérite noueuse (PAN). Le facteur déclenchant est une stimulation antigénique chez les grands allergiques (désensibilisation, sevrage de corticoïdes, vaccination).

### Épidémiologie

Maladie rare qui peut débuter à tous les âges, excepté chez l'enfant. L'âge moyen de début des symptômes se situe vers 40 ans avec une légère prédominance masculine.

### Signes et symptômes

Association d'un asthme, de neuropathies périphériques, d'une diarrhée et d'hémorragies digestives, d'une péricardite et d'une coronaropathie, d'arthralgies, d'un purpura et de nodules cutanés, d'une glomérulonéphrite et d'une pleurésie.

### Investigations

Il existe une hyperéosinophilie sanguine et une élévation des IgE sériques. La présence d'ANCA (anticorps anticytoplasme des polynucléaires neutrophiles) aide au diagnostic.

### Évolution, complications et pronostic

Sans traitement, le taux de survie à 5 ans est de 25 % ; sous traitement, ce taux dépasse 50 % avec la possibilité de rémissions complètes chez certains patients.

### Traitement

Il utilise les corticoïdes et les immunosuppresseurs.

## CHYLOTHORAX

### Définition et causes

Épanchement de liquide lymphatique dans la plèvre dû à une fuite de chyle émanant d'une lésion du canal thoracique (tumeur, plaie chirurgicale, traumatisme…).

### Signes et symptômes

Les signes sont ceux d'un épanchement pleural : douleur, dyspnée, matité à la percussion, abolition du murmure vésiculaire à l'auscultation.

### Investigations

La ponction pleurale ramène un liquide laiteux riche en lipides et en lymphocytes. Le scanner thoraco-abdominal, complété éventuellement par une lymphographie, recherche un obstacle sur le canal lymphatique.

### Évolution, complications et pronostic

En l'absence de traitement, l'épanchement se reproduit rapidement après la ponction. Il peut s'infecter et provoquer un épaississement de la plèvre.

### Traitement

Un drainage pleural permet souvent de tarir l'épanchement en quelques jours. En cas de persistance de la fuite, une symphyse pleurale chimique et une alimentation parentérale pour compenser la fuite des lipides sont nécessaires. En cas d'échec, une ligature chirurgicale du canal thoracique peut être indiquée.

## CHYLURIE

Présence de lymphe dans les urines due à la rupture de vaisseaux lymphatiques dans les voies urinaires. La cause la plus fréquente est la filariose (☞) ; plus rarement il peut s'agir d'une malformation lymphatique ou d'une obstruction du canal thoracique. Les urines sont lactescentes et des globules gras flottent à leur surface. Le taux de lipides urinaires est très élevé.

## CIGUATERA

### Définition et causes

Intoxication due à l'ingestion de la chair de poissons (plus de 400 espèces) des régions tropicales dans laquelle s'accumule une toxine produite par un micro-organisme flagellé, *Gambierdiscus toxicus.* La toxicité est d'autant plus élevée que le poisson est plus gros et plus vieux.

### Épidémiologie

Particulièrement fréquente dans le golfe du Mexique, mais également dans le Pacifique sud.

### Signes et symptômes

Quelques heures après l'ingestion apparaissent des troubles digestifs (nausées, vomissements, crampes abdominales, diarrhée), des troubles de la sensibilité (fourmillements des lèvres et des extrémités, confusion entre le chaud et le froid, sensation de brûlures), des douleurs musculaires et articulaires ainsi que des démangeaisons.

### Évolution, complications et pronostic

Des convulsions, une hypotension et une bradycardie sont possibles. La guérison survient au bout de trois semaines, laissant souvent des séquelles douloureuses.

### Traitement

Il est uniquement symptomatique.

### Prévention et éducation

Comme la saveur du poisson n'est pas altérée et qu'il n'existe aucune méthode de préparation susceptible de neutraliser la toxine, il est conseillé d'éviter la consommation de poisson dans les zones à risque.

## CINQUIÈME MALADIE ou (☞) Mégalérythème épidémique

## CIRRHOSE DU FOIE

### Définition et causes

Affection chronique et diffuse du foie caractérisée par une fibrose désorganisant l'architecture normale du foie et la formation de nodules de régénération. Les principales causes sont l'alcool (80 % chez l'homme et 70 % chez la femme), les hépatites virales C (20 %) et B (2-5 %), l'hémochromatose, une affection auto-immune (hépatite chronique auto-immune) ou une affection biliaire (cirrhose biliaire primitive).

### Épidémiologie

La cirrhose alcoolique entraîne près de 15 000 décès par an.

### Signes et symptômes

Le foie est de taille variable, dur, à bord inférieur tranchant. La splénomégalie et la circulation veineuse collatérale abdominale sont des signes d'hypertension portale. Des signes cutanés d'insuffisance hépatocellulaire peuvent être présents : angiomes stellaires (minuscule point rouge d'où irradient de fins vaisseaux visibles sous la peau), érythrose palmaire (paumes rouges) et élargissement de la lunule de l'ongle (ongles blancs).

### Investigations

Les phosphatases (ALAT et ASAST) ainsi que les $\gamma$-GT sont augmentés. Le taux d'albumine et le temps de prothrombine ainsi que de facteur V sont abaissés. L'échographie est suivie d'une biopsie hépatique qui permet de faire le diagnostic.

### Évolution, complications et pronostic

Une fois constituée la cirrhose est irréversible. Les principales complications sont les hémorragies digestives sur varices œsophagiennes, l'ascite et l'encéphalopathie hépatique (☞). Le risque de développement d'un cancer est de 30 à 40 %. Le pronostic est très variable mais la mortalité globale est de 50 % à 5 ans.

### Traitement

Le traitement est soit celui de la cause (arrêt de l'intoxication éthylique...), soit celui des complications. La transplantation hépatique (60 % des indications) est indiquée dans les formes évoluées et le taux de survie globale à 5 ans est de 70 %.

### Surveillance, prévention et éducation

La courbe de poids, la mesure du périmètre abdominal, de la diurèse et un bilan biologique régulier (ionogramme sanguin, bilan hépatique et rénale) sont les principaux éléments de surveillance chez un patient ayant une ascite. Des conseils de suivi d'un régime sans sel sont également donnés au patient.

En cas d'hémorragie digestive par rupture de varices œsophagiennes, un traitement médicamenteux (terlipressine = Glypressine® ou somatostatine) précède la fibroscopie diagnostique et thérapeutique. Dans certain cas la mise en place d'une sonde de Blakemore ou de Linton, associée à des lavages gastriques à l'eau froide, peut être nécessaire.

La surveillance consiste à mesurer la pression artérielle, les pulsations, la température, à surveiller la couleur des selles (à la recherche d'un méléna) et à observer les manifestations de l'état de conscience à la recherche de signes d'encéphalopathie.

En cas d'arrêt complet et définitif de l'intoxication sur une cirrhose alcoolique, le risque de survenue d'une complication est minime. La lutte contre l'alcoolisme et les facteurs de transmission des hépatites C et B sont les seules mesures de prévention efficaces.

## CLAUDE-BERNARD-HORNER (SYNDROME DE)

Association d'un ptôsis (chute de la paupière), d'un myosis et d'une énophtalmie (enfoncement de l'œil dans l'orbite) due à une paralysie du nerf sympathique par une compression tumorale au niveau de la base du cou.

## COAGULATION INTRAVASCULAIRE DISSÉMINÉE (CIVD)

### Définition et causes

Diffusion anormale du processus de coagulation sanguine qui doit normalement rester localisé. Elle est due à la libération dans la circulation de facteurs d'origine tissulaire lors d'un accident obstétrical, d'une septicémie, d'un état de choc, d'une intervention chirurgicale, d'un cancer. La conséquence est double : thrombose et hémorragie par manque de facteurs de coagulation qui ont tous été consommés.

### Épidémiologie

La CIVD représente une des principales complications de l'accouchement et peut entraîner le décès de la mère.

### Signes et symptômes

Les signes cliniques sont liés au syndrome hémorragique (hémorragie utérine intarissable, hématomes cutanés, hémorragie cérébrale…) et au phénomène de thrombose (notamment insuffisance rénale aiguë, le rein étant un des organes les plus fragiles).

### Investigations

Le bilan d'hémostase retrouve un temps de prothrombine allongé, un fibrinogène et des taux de facteurs II et V effondrés, une thrombopénie, des taux élevés de D-dimères et de produits de dégradation de la fibrine.

### Évolution, complications et pronostic

La mortalité est élevée.

### Traitement

La première mesure est le traitement de la cause (prise en charge obstétricale, traitement du choc…). L'héparine à petites doses peut être indiquée en complément, ainsi que la transfusion de plasma frais congelé et de plaquettes.

## COARCTATION DE L'AORTE

### Définition et causes

Malformation congénitale de l'aorte caractérisée par un rétrécissement de l'isthme (partie horizontale de la crosse) de l'aorte due à une anomalie des fibres musculaires issues du canal artériel.

### Épidémiologie

C'est une affection rare.

### Signes et symptômes

La forme néonatale grave se révèle par une insuffisance cardiaque grave avec le plus souvent une absence des pouls fémoraux. Chez le grand enfant, la découverte se fait devant une hypertension artérielle, un souffle dorsal ou une diminution des pouls fémoraux.

### Investigations

L'échographie et l'IRM permettent le diagnostic.

### Évolution, complications et pronostic

L'évolution spontanée de la forme néonatale est presque toujours mortelle dans les premiers mois de vie. Dans les autres cas, la principale complication en cas d'intervention tardive est l'hypertension artérielle. La chirurgie donne d'excellents résultats.

### Traitement

Dans la forme néonatale, la perfusion de prostaglandine E1 (Protine®), en rouvrant le canal artériel, soulage le cœur associée au traitement de l'insuffisance cardiaque permet de pratiquer une réparation chirurgicale dans de bonnes conditions. Les autres formes doivent être opérées entre 2 et 4 ans.

## COCCIDIOÏDOMYCOSE

### Définition et causes

Maladie infectieuse due à un champignon, *Coccidioïdes immitis*, dont les spores, présentes dans la poussière, sont inhalées et entraînent une atteinte pulmonaire. C'est une infection opportuniste du SIDA. L'incubation est de 3 semaines.

### Épidémiologie

C'est probablement la mycose la plus difficile à contrôler au cours de l'infection par le VIH.

### Signes et symptômes

La primo-infection pulmonaire est bénigne chez l'immunocompétent et symptomatique dans moins de 40 % des cas avec un syndrome grippal, une toux et des douleurs thoraciques. La forme disséminée est présente plutôt chez l'immunodéprimé avec une dyspnée, des hémoptysies ainsi que des atteintes méningée, ostéo-articulaire et de la peau.

### Investigations

Elles comprennent l'examen direct ou la culture sur les prélèvements (expectorations...), la recherche d'anticorps spécifiques et l'intradermoréaction spécifique.

### Évolution, complications et pronostic

Dans la primo-infection, aucun traitement n'est nécessaire et le pronostic est excellent. La forme disséminée entraîne une mortalité de près de 60 %.

### Traitement et prévention

Les médicaments antifongiques utilisés sont l'amphotéricine B (Fungizone®) ou le kétoconazole (Nizoral®).

Pour les immunodéprimés, il faut éviter les séjours dans les zones d'endémie et un traitement d'entretien à vie est nécessaire après une première infection.

## COCCYGODYNIE

### Définition et causes

Douleur du coccyx qui s'installe à la suite d'un traumatisme, souvent ancien, ou sans cause évidente.

### Épidémiologie

S'observe surtout chez la femme après 40 ans.

### Signes et symptômes

La douleur est maximale au coccyx; elle est réveillée par la pression et la mobilisation. Des irradiations vers les fesses et le périnée sont possibles.

### Investigations

Les radiographies sont le plus souvent normale.

### Évolution, complications et pronostic

L'évolution chronique peut entraîner un retentissement psychologique, voire une dépression.

### Traitement

Les antalgiques et les injections de corticoïdes locaux soulagent le plus souvent les patients.

## CŒUR PULMONAIRE CHRONIQUE

### Définition et causes

Hypertrophie et/ou dilatation du ventricule droit secondaire à un trouble pulmonaire, entraînant une hypertension artérielle pulmonaire et un déficit chronique en oxygène. La principale cause est la bronchopneumopathie chronique obstructive. Dans les autres cas, il s'agit d'autres atteintes pulmonaires (fibrose, déformation de la cage thoracique, obésité avec syndrome de Pickwick), d'atteintes vasculaires (embolies pulmonaires à répétition, hypertension artérielle pulmonaire primitive).

### Épidémiologie

Affection fréquente.

### Signes et symptômes

La dyspnée d'effort est le symptôme le plus fréquent. Une turgescence des jugulaires, une hépatomégalie douloureuse et des œdèmes des membres inférieurs sont présents chez les patients qui présentent des signes d'insuffisance cardiaque droite.

### Investigations

Le cathétérisme cardiaque droit permet de mesurer les pressions dans l'artère pulmonaire et les cavités cardiaques droites. Les gaz du sang retrouvent une hypoxie (la capnie est variable en fonction de la cause).

### Évolution, complications et pronostic

Le pronostic est grave avec une évolution vers une insuffisance cardiaque droite réfractaire au traitement et une défaillance respiratoire.

### Traitement

Le principal traitement est l'oxygénothérapie à faible débit. Les tonicardiaques et les diurétiques peuvent être utilisés mais avec prudence.

### Prévention

La prévention est celle de la bronchopathie chronique obstructive, c'est-à-dire essentiellement l'arrêt du tabac.

## COIFFE DES ROTATEURS (RUPTURE DE LA)

### Définition et causes

Rupture brusque de la coiffe des rotateurs, inséparable de la capsule articulaire et composée des tendons des muscles sub-scapulaire, supra-épineux, infra-épineux et petit rond. Elle peut se produire à la suite d'une chute, d'un effort d'abduction ou d'un simple mouvement du bras. Elle est favorisée par des altérations dégénératives liées à l'âge.

### Épidémiologie

Survient surtout après 40 ans.

### Signes et symptômes

Il existe une pseudo-paralysie douloureuse de l'épaule : le malade ne peut élever son bras à la verticale alors que la mobilité passive est normale.

### Investigations

L'arthroscanner et l'IRM permettent d'évaluer l'importance de la rupture.

### Traitement

Selon l'importance des lésions, une simple rééducation peut suffire, mais en cas d'échec ou de rupture complète, une intervention chirurgicale s'impose.

## COL VÉSICAL (MALADIE DU)

### Définition et causes

Anomalie du col gênant la vidange vésicale au cours de la miction. Elle est liée à une hypertrophie et/ou à une fibrose du sphincter, dont les causes les plus fréquentes sont une anomalie congénitale et des séquelles d'inflammation (prostatite, urétrite).

### Épidémiologie

Elle se rencontre surtout chez le nourrisson et le jeune enfant ainsi que chez l'homme adulte.

### Signes et symptômes

Les principaux signes sont une difficulté à la miction (dysurie), une rétention d'urine avec des mictions fréquentes (pollakiurie), voire une incontinence par regorgement.

### Investigations

Les examens utiles au diagnostic sont l'échographie, l'urographie, l'urétrocystographie rétrograde et les épreuves urodynamiques.

### Évolution, complications et pronostic

La principale complication en l'absence de traitement est le retentissement rénal (hydronéphrose bilatérale).

### Traitement

Le traitement est chirurgical (plastie ou résection).

## COLIQUE HÉPATIQUE

### Définition et causes

Crise douloureuse aiguë due à l'obstruction transitoire du canal cystique (entre la vésicule et le cholédoque) par un calcul biliaire. Il s'agit de la complication la moins grave de la lithiase vésiculaire. Les facteurs déclenchants sont un repas copieux, l'ingestion de graisses ou d'alcool, le stress et la période précédant les règles.

### Épidémiologie

La lithiase vésiculaire touche 15 % des sujets adultes, mais elle n'est symptomatique que dans 20 % des cas.

### Signes et symptômes

La douleur est paroxystique, violente, à type de broiement, à début brutal, plutôt nocturne, épigastrique ou au niveau de l'hypochondre droit, irradiant vers le dos, l'épaule ou l'omoplate droite. Elle inhibe la respiration et augmente progressivement pour atteindre un paroxysme en 15 à 60 min. Des signes digestifs (nausées, vomissements) l'accompagnent souvent.

### Investigations

La radiographie d'abdomen sans préparation peut montrer les calculs radio-opaques, mais l'examen qui permet d'assurer le diagnostic est l'échographie.

### Évolution, complications et pronostic

L'évolution se fait normalement vers la régression en quelques heures. Les principales complications sont celle de la lithiase vésiculaire : cholécystite et angiocholite, pancréatite aiguë.

### Traitement

Lors de la crise, les médicaments de choix sont les antispasmodiques (Spasfon®, Viscéralgine®) et les anti-inflammatoires (diclofénac = Voltarène®, kétoprofène = Profénid®). En cas de calculs vésiculaires, une cholécystectomie à froid est indiquée pour éviter les récidives et les complications.

### Prévention et éducation

Un certain nombre de facteurs favorisent la formation des calculs : obésité, cirrhose, contraception œstroprogestative, médicaments hypolipémiants (fibrates)...Le patient doit connaître les facteurs déclenchants pour éviter les récidives.

## COLIQUE NÉPHRÉTIQUE

### Définition et causes

Douleur lombaire paroxystique qui correspond à la mise en tension aiguë des cavités rénales en amont d'un obstacle. Dans 9 cas sur 10, il s'agit d'un calcul dans l'uretère. Les autres causes sont un caillot, une tumeur ou une compression externe de l'uretère. Les facteurs déclenchants fréquents des crises sont la chaleur, l'insuffisance de boissons et de longs voyages.

### Épidémiologie

Très fréquent.

### Signes et symptômes

La douleur est d'apparition brutale, intense, sourde, unilatérale, située dans la région lombaire et irradiant vers la fosse iliaque ou les organes génitaux externes. Aucune position ne soulage le malade. Des signes urinaires (hématurie) et digestifs (nausées, vomissements, arrêt du transit) sont souvent associés.

### Investigations

Un cliché permet de visualiser un calcul radio-opaque. L'échographie recherche une dilatation des voies urinaires en amont de l'obstacle. L'urographie intraveineuse sera en général réalisée à distance de la crise.

### Évolution, complications et pronostic

Les crises sont de durée de variable et se succèdent sur quelques jours. Les complications sont une infection des urines avec un possible choc septique ou une anurie (obstacle sur rein unique ou obstruction bilatérale).

### Traitement

Le traitement associe une restriction hydrique et le traitement de la douleur (kétoprofène = Profénid® par voie intraveineuse lente, Spasfon®, morphine ou dérivés morphiniques). En cas d'échec ou de complication, le drainage des urines par voie endoscopique ou percutanée est indiqué.

### Prévention et éducation

La prévention des récidives comprend la connaissance des facteurs déclenchants par le patient et le traitement des affections favorisant la formation de calculs urinaires (☞ Lithiase urinaire).

## COLITE ISCHÉMIQUE

### Définition et causes

Inflammation de la paroi colique due à la réduction ou la suppression du flux sanguin. Les principales causes sont une occlusion (athérome, embolie) ou une chute du débit (état de choc, vasoconstriction...).

### Épidémiologie

Elle se rencontre surtout chez le sujet âgé.

### Signes et symptômes

Les principales manifestations sont des douleurs abdominales et une diarrhée sanglante. L'auscultation retrouve un silence abdominal total.

### Investigations

La coloscopie permet le diagnostic. La radiographie d'abdomen sans préparation peut mettre en évidence de l'air (pneumopéritoine) en cas de perforation.

### Évolution, complications et pronostic

Dans la majorité des cas, l'évolution est rapidement favorable. L'évolution peut se faire vers une forme gangreneuse, caractérisée par une nécrose de la paroi colique avec le risque de perforation et de péritonite, dans laquelle la mortalité est très élevée. L'apparition secondaire d'une sténose (rétrécissement) colique est possible.

### Traitement

La forme simple bénéficie d'un traitement médical associant une alimentation parentérale et une antibiothérapie.
La forme gangreneuse nécessite la chirurgie avec une résection colique.

## COLITE PSEUDOMEMBRANEUSE

### Définition et causes

Inflammation colique caractérisée par la présence de fausses membranes recouvrant la muqueuse intestinale. Elle est consécutive à l'administration d'antibiotiques qui perturbent la flore intestinale et permettent la prolifération de germes pathogènes comme *Clostridium difficile*.

### Épidémiologie

Les patients hospitalisés et traités pour des infections graves sont particulièrement exposés. Les antibiotiques les plus fréquemment en cause sont les pénicillines à large spectre et les céphalosporines.

### Signes et symptômes

La diarrhée est le principal symptôme, accompagnée de douleurs abdominales et de fièvre. Les signes apparaissent en général dans les 10 premiers jours de l'antibiothérapie, mais le délai peut aller jusqu'à 6 à 8 semaines.

### Investigations

La coloscopie affirme le diagnostic. *C. difficile* peut être mis en évidence par une coproculture ou la mise en évidence de sa toxine.

### Évolution, complications et pronostic

Le plus souvent l'évolution sous traitement est favorable, mais les rechutes sont assez fréquentes. Les complications graves sont les colectasies (dilatations coliques) et les perforations.

### Traitement

La base du traitement est l'association de métronidazole (Flagyl®) et de vancomycine (Vancocine®) associée si possible à l'arrêt de l'antibiotique responsable. L'adjonction d'Ultralevure® est utile.

### ✔ Soins et prévention

Une utilisation raisonnable et parcimonieuse des antibiotiques permet de limiter la fréquence de survenue de ce type de complication. Les mesures de prévention des infections nosocomiales doivent être strictement respectées et les selles des malades éliminées dans un circuit particulier.

## COLLAPSUS CARDIOVASCULAIRE

Chute brutale de la pression artérielle systolique au-dessous de 80 mmHg. Lorsqu'il est prolongé, on parle d'état de choc (☞). Ce terme est en général réservé aux accidents de courte durée et qui régressent rapidement, comme par exemple dans les syncopes (☞) d'origine vagale.

## COLOPATHIE FONCTIONNELLE ou Syndrome du côlon irritable

### Définition et causes

Regroupe des combinaisons variables de troubles digestifs polymorphes d'origine motrice et/ou sécrétoire et pour lesquels aucune cause organique n'est retrouvée.

### Épidémiologie

C'est l'affection gastro-intestinale la plus fréquente. Elle touche plus souvent la femme à tout âge, avec deux pics de fréquence chez l'enfant et chez l'adulte jeune.

### Signes et symptômes

Association de douleurs abdominales de tous les types, de troubles du transit (constipation avec une fausse diarrhée qui correspond à une dilution de selles dures), d'un ballonnement et d'une distension abdominale. La palpation retrouve une douleur du cadre colique. La présentation est souvent neurotonique avec une absence d'altération de l'état général.

### Investigations

Elles sont inutiles, sauf en cas de doute pour éliminer une autre pathologie (examen parasitologique des selles, colonoscopie).

### Évolution, complications et pronostic

C'est une affection chronique pouvant avoir un retentissement psychologique important.

### Traitement

Il requiert une attitude compréhensive du médecin, des conseils diététiques et un traitement symptomatique de la constipation (son, huiles).

### Prévention et éducation

Il faut préserver la relation médecin-malade pour éviter la multiplication des investigations. Les laxatifs seront proscrits. Des conseils diététiques visant à éliminer les aliments irritants pour le côlon sont donnés au patient. Une psychothérapie peut être utile.

## COMA HÉPATIQUE ou (☞) Encéphalopathie hépatique

## COMA HYPEROSMOLAIRE

### Définition et causes

Syndrome caractérisé par un trouble de la conscience, une déshydratation et une hyperglycémie extrêmes sans acidocétose. Il s'agit d'une complication du diabète non insulinodépendant dans un contexte de conjonction de prise d'un médicament hyperglycémiant ou d'une infection et d'une prise de boissons insuffisante.

### Épidémiologie

Il est 10 fois moins fréquent que l'acidocétose et survient principalement chez le sujet âgé.

### Signes et symptômes

L'installation est lente (plusieurs jours à semaines). Le tableau associe une déshydratation, des troubles de la conscience, souvent une fièvre puis une oligo-anurie (volume d'urine très faible) et une hypotension.

### Investigations

L'hyperglycémie dépasse 6 g/l. Il existe une hypernatrémie qui entraîne une hyperosmolarité majeure.

### Évolution, complications et pronostic

L'évolution est mortelle dans près de la moitié des cas. La principale complication est l'œdème cérébral par correction trop rapide des désordres métaboliques.

### Traitement

Il consiste en une correction lente des troubles métaboliques : réhydratation avec des solutés hypotoniques (sérum salé à 4,5 %) et insulinothérapie.

### Prévention et éducation

Le patient âgé atteint d'un diabète non insulinodépendant et son entourage doivent être éduqués à identifier le risque de coma devant toute affection médicale, chirurgicale et/ou certains médicaments (corticoïdes et diurétiques). Il est conseillé au patient diabétique de boire en quantité suffisante.

## COMMUNICATION INTERATRIALE

### Définition et causes

Malformation congénitale caractérisée par la persistance anormale d'une communication entre les deux oreillettes.

### Épidémiologie

Elle représente 15 % des cardiopathies congénitales qui touchent 7/1 000 enfants. Elle est deux fois plus fréquente chez la fille.

### Signes et symptômes

Les signes sont pauvres avec un essoufflement et un souffle systolique au bord gauche du sternum.

### Investigations

L'échographie-doppler permet le diagnostic.

### Évolution, complications et pronostic

La tolérance est bonne chez l'enfant et l'adolescent. Chez l'adulte, sa persistance peut entraîner des troubles du rythme et de la conduction ainsi qu'une hypertension artérielle pulmonaire (☞).

### Traitement

Il consiste en la fermeture chirurgicale, en général vers 6 à 10 ans.

## COMMUNICATION INTERVENTRICULAIRE

### Définition et causes

Malformation congénitale caractérisée par une communication anormale, de taille variable à travers le septum, entre les deux ventricules.

### Épidémiologie

Elle représente 20 à 25 % des cardiopathies congénitales qui touchent 7/1 000 enfants.

### Signes et symptômes

La forme légère se limite à un souffle systolique au niveau du 4e espace intercostal gauche. En cas de communication importante, le nourrisson présente un tableau d'insuffisance cardiaque sévère avec polypnée, sueurs, anorexie et hypotrophie.

### Investigations

L'échographie permet le diagnostic.

### Évolution, complications et pronostic

Les communications de petite taille peuvent parfois se fermer spontanément alors que celles plus importantes entraînent une hypertension artérielle pulmonaire avec des signes d'insuffisance cardiaque. Les infections bronchopulmonaires sont fréquentes.

### Traitement

Il est chirurgical en cas de tolérance médiocre, sinon il repose sur le traitement de l'insuffisance cardiaque (digitaliques, diurétiques et vasodilatateurs artériels).

## COMPRESSION MÉDULLAIRE NON TRAUMATIQUE

### Définition et causes

Souffrance médullaire par compression mécanique directe du tissu nerveux ou par un mécanisme vasculaire (ischémie et œdème). Dans la majorité des cas il s'agit de compressions par des métastases osseuses, une hernie discale, une spondylodiscite (inflammation d'une vertèbre et des disques voisins) ou une affection rhumatismale (arthrose, polyarthrite rhumatoïde…). Plus rarement, il s'agit de compressions par une tumeur nerveuse (neurinome ou un méningiome).

### Épidémiologie

C'est une affection assez fréquente du fait de la diversité des étiologies.

### Signes et symptômes

La douleur radiculaire vive, tenace, impulsive à la toux avec une recrudescence nocturne et une topographie correspondant au nerf en cause est le signe inaugural dans la plupart des cas. La douleur rachidienne est à recrudescence nocturne, résistante progressivement aux antalgiques, avec contracture paravertébrale et est réveillée par les pressions des épineuses. Le syndrome de souffrance médullaire s'exprime par une fatigabilité non douloureuse à la marche avec ou sans lâchage des membres inférieurs et un déficit sensitivomoteur discret au début puis qui s'aggrave. Les troubles génitosphinctériens sont tardifs.

### Investigations

Les radiographies standards révèlent les métastases dans 75 % des cas. Le scanner (avec et sans injection) est classique mais l'IRM est l'examen de choix. L'artériographie en préopératoire est indiquée en cas de suspicion de tumeur hypervascularisée.

### Évolution, complications et pronostic

Il existe un risque d'aggravation neurologique brutale avec tableau dit de « section médullaire » (hypotonie, abolition des réflexes, déficit moteur et sensitif complet, rétention d'urine) et des lésions irréversibles. La décompression avant l'apparition des signes médullaires permet 90 % de récupération notable avec marche de nouveau possible dans 40 % des cas.

### Traitement

La levée de la décompression est une urgence. Selon les cas, on utilisera la chirurgie, la radiothérapie seule ou en complément et dans certains cas la chimiothérapie (tumeur sensible chez les enfants). Le traitement médical doit être institué rapidement (antalgiques, corticoïdes à fortes doses, diphosphonates en cas d'hypercalcémie, antibiotiques).

## COMPULSION

Besoin irrésistible d'accomplir des actions, des rites déterminés, pour échapper à la crainte angoissante de ce qui pourrait arriver en l'absence de leur réalisation. Les comportements de compulsion s'observent au cours des névrose obsessionnelles (☞) ou troubles obsessionnels compulsifs (TOC).

## CONDYLOMES ACUMINÉS

### Définition et causes

Lésions épithéliales bénignes de la région ano-génitale induite dus aux *Human papilloma virus* (HPV) de certains types. La transmission habituelle se fait par voie sexuelle.

### Épidémiologie

Maladie sexuellement transmissible parmi les plus fréquentes, en augmentation spectaculaire depuis 20 ans.

### Signes et symptômes

Petites tuméfactions molles, humides, roses ou rouges qui s'étendent rapidement et peuvent devenir pédiculées. Elles sont soit isolées, soit regroupées, donnant un aspect de chou-fleur.

### Investigations

Une biopsie sur les condylomes atypiques est indiquée pour éliminer un carcinome.

### Évolution, complications et pronostic

Il existe un risque augmenté de cancer du col utérin chez la femme et une possibilité de dissémination chez les femmes enceintes, les immunodéprimés ou en cas de macération de la peau.

### Traitement

Le traitement est soit mécanique (électrocautérisation, laser, cryothérapie ou excision chirurgicale), soit chimique (application locale de podophylline, d'acide trichloracétique). Cependant aucun ne donne entière satisfaction et les récidives sont fréquentes.

### Prévention

L'examen des partenaires et l'élimination d'une syphilis sont essentiels. Les rapports doivent être protégés.

## CONJONCTIVITE

### Définition et causes

Inflammation de la muqueuse conjonctivale qui tapisse la face interne des paupières. Les principales causes sont virales, bactériennes et allergiques.

### Épidémiologie

C'est une affection très fréquente.

### Signes et symptômes

L'œil est rouge, non douloureux, sans baisse de l'acuité visuelle, avec une sensation de gêne oculaire (picotements, sensation de sable) et des sécrétions claires ou purulentes agglutinant les cils.

### Investigations

Le germe sera recherché avant tout traitement. L'instillation de fluorescéine permettra de visualiser d'éventuelles ulcérations cornéennes à la lampe à fente.

### Évolution, complications et pronostic

L'évolution est bonne sous traitement mais des lésions cornéennes sont toujours possibles.

### Traitement

Il est adapté à la cause : antibiothérapie, antiviral, éviction de l'allergène.

### Prévention et éducation

Pour toutes les conjonctivites infectieuses, les mesures d'hygiène (lavage des mains) sont essentielles pour prévenir la contamination de l'entourage ou d'autres patients. Il faut notamment éviter le contact rapproché, en particulier entre les enfants (crèche).

## CONN (SYNDROME) ou Hyperaldostéronisme primaire

### Définition et causes

Hypersécrétion d'aldostérone par la cortico-surrénale dont la cause est dans 2/3 des cas un adénome unilatéral (adénome de Conn) et dans 1/3 des cas une hyperplasie bilatérale des surrénales.

### Épidémiologie

Il représente 0,1 à 1 % des causes d'hypertension artérielle, avec une prédominance féminine.

### Signes et symptômes

Association d'une hypertension artérielle et de signes d'hypokaliémie (crampes, paresthésies, pseudoparalysies, syndrome polyuro-polydipsique : soif excessive et urines très abondantes).

### Investigations

On retrouve une hypokaliémie avec kaliurèse élevée, une natrémie normale ou élevée et une alcalose métabolique fréquente. Le dosage de l'aldostérone et de la rénine plasmatique complète le bilan biologique. Le scanner et la phlébographie surrénale avec recherche d'une asymétrie de sécrétion de l'aldostérone permettent de localiser l'adénome.

### Évolution, complications et pronostic

L'évolution est bonne sous traitement.

### Traitement et prévention

L'adénome de Conn relève de la chirurgie après correction du déficit potassique (spironolactone). L'hyperplasie bénéficiera d'un traitement médical (spironolactone, inhibiteurs calciques ou β-bloquants).
Il faut rechercher cette cause curable en cas d'hypertension artérielle.

## CONNECTIVITE MIXTE ou (☞) Syndrome de Sharp

## CONSTIPATION

### Définition et causes

Évacuation difficile ou rare (moins de 3 selles par semaine) des matières fécales. Les principales causes sont un trouble primitif de la motricité colique, la prise de médicaments, de nombreuses affections intestinales ou non (tumeur, hémorroïdes, fissures, sigmoïdite, maladie de Crohn, maladie de Hirschsprung, maladies neurologiques, hypothyroïdie…). Les facteurs favorisants les plus courants sont l'alitement et un régime pauvre en fibres.

### Épidémiologie

C'est un trouble très fréquent avec une nette prédominance féminine.

### Signes et symptômes

Le nombre de selles peut être normal, par contre les exonérations sont difficiles, nécessitant des efforts excessifs. Les selles sont dures, le patient se plaint de ballonnement et d'une sensation d'évacuation incomplète. Dans certains cas, des selles sont retrouvées au toucher rectal, mais le patient ne sent pas le besoin d'exonérer (on parle de dyschésie).

### Investigations

Les examens complémentaires recherchent une cause organique. Le plus courant est la coloscopie.

### Évolution, complications et pronostic

Dans la forme primitive, la chronicité est la règle. Dans les autres cas, l'évolution est liée à celle de la cause. Une complication particulière est représentée par la maladie des laxatifs (☞).

### Traitement, prévention et éducation

Le traitement est difficile et doit être adapté au cas par cas. Il comprend :

- des règles hygiéno-diététiques : activité suffisante (marche, sport...), repas équilibrés, riches en fibres et réguliers, boissons abondantes, présentation régulière aux toilettes...;
- des produits diététiques et médicamenteux : produits à base de son, laxatifs de contact ou osmotiques, lavements;
- une anticipation des effets constipants de certains médicaments (opiacés par exemple).

La surveillance porte sur la fréquence et la consistance des selles ainsi que sur l'apparition d'un fécalome.

## CONSTIPATION DE L'ENFANT

### Définition et causes

Émission éventuellement difficile et douloureuse de selles tops rares et top dures. Les causes les plus fréquentes sont des erreurs diététiques (défaut d'apport hydrique, excès de sucre), des médicaments ou des toxiques, des lésions anales (fissures) ou un problème relationnel mère-enfant. Plus rarement, il s'agit de troubles métaboliques ou endocriniens (hypothyroïdie, mucoviscidose...), d'une maladie de Hirschsprung (☞)...

### Épidémiologie

Très fréquent. 1 enfant sur 10 sera vu au moins une fois pour ce motif.

### Signes et symptômes

Les signes les plus fréquents sont un ballonnement abdominal, parfois douloureux, avec un volume des selles normal. Des fausses diarrhées sont possibles. Le toucher rectal retrouve des selles, voire un fécalome (volumineux agglomérat de selles dures).

### Investigations

Elles sont inutiles dans la plupart des cas. La radiographie d'abdomen sans préparation retrouve un encombrement stercoral (résidus dans le tube digestif).

### Évolution, complications et pronostic

Les principales complications sont une encoprésie (émission involontaire de selles) et un prolapsus rectal (sortie de la muqueuse rectale par l'anus). Une occlusion est possible.

### Traitement

Il comporte une prise en charge diététique (bon équilibre alimentaire, apport suffisant de fibres...), des laxatifs (lubrifiants, produits ramollissant les selles, produits favorisant la motricité intestinale), des lavements évacuateurs. La rééducation du réflexe d'exonération et une prise en charge psychologique sont parfois nécessaires.

## CONVULSIONS DU NOURRISSON

### Définition et causes

Crise convulsive survenant avant l'âge de 2 ans due à des décharges électriques paroxystiques d'un groupe de neurone du cortex cérébral. Dans un contexte fébrile, il s'agit le plus souvent de convulsions isolées fébriles (75 % des cas) ou d'une méningite. Sans fièvre, les causes sont une anoxie aiguë (mort subite manquée), un traumatisme (hématome sous-dural), une anomalie métabolique (hypoglycémie, hypocalcémie, hyponatrémie...) ou une intoxication. Enfin il peut s'agir d'une véritable épilepsie du nourrisson.

### Épidémiologie

Les convulsions isolées fébriles touchent 2 à 5 % des enfants avec une légère prédominance masculine.

### Signes et symptômes

La recherche de la fièvre est essentielle. La crise peut être généralisée, partielle ou unilatérale.

### Investigations

Le bilan comprend : glycémie, calcémie et ionogramme sanguin. Une ponction lombaire est indiquée au moindre doute de méningite ainsi qu'un scanner en cas de signes neurologiques de localisation. La recherche de toxiques peut également être utile.

### Évolution, complications et pronostic

La principale complication est l'état de mal convulsif représenté par la succession de crises sans retour à un état de conscience normal et pouvant mettre en jeu le pronostic vital.

### Traitement

Le traitement de la crise utilise les benzodiazépines (diazépam = Valium®) par voie rectale puis, en cas d'échec, la fosphénytoïne (Prodilantin®) et le phénobarbital (Gardénal®). Il faudra ensuite traiter la cause éventuelle.

### Prévention et éducation

L'éducation des parents a pour but de leur apprendre à faire baisser la fièvre, à administrer éventuellement du Valium® en cas de fièvre élevée et à surveiller l'état de conscience au décours d'une crise convulsive.

## COQUELUCHE

### Définition et causes

Infection respiratoire de l'enfant du à un bacille, *Bordella pertussis*, très contagieuse, dont la transmission est interhumaine par voie aérienne auprès d'un malade qui tousse. L'incubation est de 1 semaine.

### Épidémiologie

Malgré la vaccination, une résurgence de la maladie est observée car les adultes anciennement vaccinés voient leur immunité décroître, s'infectent et contaminent les nourrissons.

### Signes et symptômes

La forme commune de l'enfant non vacciné comporte la phase catarrhale (5 à 10 jours) avec toux intense et crachats sanglants, suivie de la phase de quintes (3 à 4 semaines) caractéristique. La forme du nourrisson est sévère avec des vomissements associés à des quintes mal tolérées avec cyanose, apnée et bradycardie. Chez le grand enfant et l'adulte, il existe une toux prolongée, paroxystique.

### Investigations

La sérologie ou l'examen PCR permet le diagnostic. Il existe une hyperlymphocytose.

### Évolution, complications et pronostic

Chez le nourrisson, il existe un risque d'arrêt respiratoire. Les autres complications sont la surinfection, une déshydratation due à la répétition des quintes ou plus rarement une atteinte neurologique.

### Traitement

Tous les nourrissons de moins de 6 mois seront hospitalisés. L'antibiothérapie est basée sur les macrolides. Les antitussifs, fluidifiants et sédatifs sont inutiles ou dangereux.

### ✔ Soins, surveillance et prévention

Les soins consistent à administrer les antibiotiques et à prévenir la déshydratation en faisant boire l'enfant : en cas de difficulté d'hydratation par voie orale, celle-ci se fera par voie veineuse périphérique. La surveillance porte essentiellement sur l'appréciation de la

fonction respiratoire, la mesure de la température et l'observation des manifestations de l'état de conscience.
La prévention repose sur la vaccination dès l'âge de 2 mois, avec un rappel tardif vers 11-13 ans. Il faut traiter les enfants contacts dont la vaccination n'est pas complète. L'éviction est de 5 jours en cas de traitement et sinon de 21 jours. C'est une maladie à déclaration obligatoire.

## COR

### Définition et causes

Excroissance de l'épiderme (hyperkératose) conique douloureuse, observée principalement au niveau des articulations des orteils ou entre ceux-ci. Les cors sont provoqués par la pression ou la friction répétée.

### Épidémiologie

Très fréquent, en particulier chez les femmes. Le port de chaussures trop étroites est un facteur favorisant.

### Signes et symptômes

Les cors sont de la taille d'un pois. La douleur est soit spontanée, soit provoquée par la pression.

### Évolution, complications et pronostic

En l'absence de traitement, la marche peut être lourdement handicapée. Chez les patients présentant des troubles de la circulation, notamment les diabétiques, les plaies doivent être évitées du fait des risques d'infection et de la difficulté à cicatriser.

### Traitement

L'utilisation d'une pierre ponce et de produits kératolytiques (par ex. vaseline salicylée) sont efficaces. Le recours à un podologue est souvent utile.

### Prévention et éducation

La prévention nécessite l'utilisation de chaussures souples et larges, de coussinets, de protections en mousse…

## CORPS ÉTRANGERS OCULAIRES

### Définition et causes

Projection d'un corps étranger (verre, métal…) dans l'œil. Les causes les plus fréquentes sont les accidents de bricolage ou de travail.

### Épidémiologie

Très fréquent.

### Signes et symptômes

Il existe une douleur, un larmoiement, une sensation de « grains de sable » sous la paupière et une gêne à la lumière (photophobie).

### Investigations

L'examen ophtalmologique après anesthésie locale permet de repérer et d'extirper les corps étrangers superficiels. La radiographie des orbites permet de repérer et de préciser la position des corps étrangers intraoculaires.

### Évolution, complications et pronostic

Les séquelles peuvent être graves avec la perte de l'œil en l'absence de traitement rapide. Un fragment de fer qui n'est pas aussitôt retiré laisse un « anneau de rouille ».

### Traitement

Le retrait du corps étranger soit lors d'un examen ophtalmologique simple, soit, lorsqu'il est profond, par un geste chirurgical. Un traitement antibiotique local, voire général, ainsi qu'un pansement occlusif sont nécessaires.

### Prévention et éducation

La mesure de prévention essentielle est le port systématique de lunettes de protection lors des activités à risque. Par ailleurs, la rapidité de la consultation ophtalmologique permet de limiter les risques de séquelles oculaires.

## CORPS ÉTRANGERS DE L'OREILLE

Les corps étrangers de nature très variables, siégeant dans le conduit auditif externe, sont très fréquents chez les enfants. Ils entraînent des douleurs, une diminution de l'audition et parfois une rupture du tympan. Le plus souvent l'extraction se fait à l'aide d'un crochet, plus rarement à l'aide d'une irrigation. Dans certain cas, une anesthésie générale est nécessaire. Les insectes peuvent être très gênants lorsqu'ils sont vivants. Le remplissage du conduit avec de l'huile minérale permet de tuer l'insecte, soulage immédiatement le patient et permet son extraction à la pince.

## CORYZA AIGU ou Rhume

### Définition et causes

Infection virale aiguë caractérisée par une inflammation d'une partie ou de la totalité des voies respiratoires (nez, sinus, gorge, trachée et bronches). La contagiosité par contact rapproché (transmission par voie aérienne) est importante.

### Épidémiologie

Très fréquent avec des épidémies saisonnières.

### Signes et symptômes

Le début est brutal avec un écoulement nasal (clair et abondant), des éternuements, une gêne pharyngée et parfois une toux. Il n'y a en général pas de fièvre.

### Investigations

Le diagnostic est clinique.

### Évolution, complications et pronostic

La guérison est spontanée en quelques jours. La principale complication est la surinfection bactérienne qui se manifeste par des sécrétions purulentes.

### Traitement

Le repos et des décongestionnants nasaux sont en général suffisants. Une antibiothérapie est indiquée en cas de surinfection.

### Prévention

Dans certaines circonstances, le port de masque peut limiter la contagiosité par transmission aérienne (gouttelettes de salive en suspension dans l'air).

## CÔTE CERVICALE (SYNDROME DE) ou (☞) Syndrome du défilé thoracique

## COUP DE CHALEUR

### Définition et causes

Accident qui se produit lorsque la thermorégulation de l'organisme est incapable de dissiper la chaleur en quantité suffisante. Il se produit principalement lors des grandes vagues de chaleur chez les personnes âgées, les nourrissons, les éthyliques, les patients sous psychotropes ou chez les sportifs d'endurance (marathoniens).

### Épidémiologie

Chaque été, plusieurs dizaines de cas sont rapportés.

### Signes et symptômes

Les principaux signes sont une température > 41 °C, une prostration, une peau chaude et sèche (absence de transpiration), une accélération de la respiration et du pouls. Puis les troubles de la conscience s'aggravent et des convulsions sont possibles.

### Investigations

Les examens biologiques montrent en général une hémoconcentration (hématocrite élevée), une hypernatrémie et des anomalies des enzymes musculaires (CPK) et hépatiques (ASAT, ALAT). Des troubles de l'hémostase et de la fonction rénale sont possibles.

### Évolution, complications et pronostic

En l'absence de traitement rapide et énergique, la mort est inéluctable. Les principales complications sont une insuffisance cardiaque, une insuffisance rénale, une CIVD (coagulation intravasculaire disséminée) et des lésions neurologiques définitives.

### Traitement

La principale mesure est le refroidissement du malade : enveloppement froid, ventilateur, lavage gastrique… L'hydratation doit se faire avec prudence pour éviter les complications cardiaques.

### Prévention et éducation

Les mesures de prévention et d'éducation sont essentielles pour permettre une acclimatation lors des premiers jours d'une vague de chaleur : boissons suffisantes, ports de vêtements légers, utilisation de ventilateurs, bains frais fréquents, rester dans un environnement frais, éviter les activités physiques pénibles, ne pas laisser un enfant dans un véhicule exposé au soleil, éviter les sorties non nécessaires et voyager aux heures les moins chaudes…

## COXA PLANA ou Maladie de Legg-Perthes-Calvé

### Définition et causes

Trouble de la croissance du noyau d'ossification de l'épiphyse de la tête fémorale aboutissant à une nécrose aseptique survenant entre 5 et 10 ans. La cause est inconnue (on retrouve parfois un traumatisme).

### Épidémiologie

C'est le plus fréquent de ce type de troubles de croissance appelés ostéochondroses.

### Signes et symptômes

Il existe une douleur de l'articulation de la hanche avec des troubles de la marche. Les mouvements articulaires sont limités et les muscles de la cuisse peuvent s'atrophier.

### Investigations

Les radiographies révèlent au début un aplatissement et, plus tard, une fragmentation de la tête fémorale.

### Évolution, complications et pronostic

En l'absence de traitement, l'évolution est spontanément résolutive en 2 à 3 ans avec une déformation résiduelle de l'articulation de la hanche qui prédispose à l'arthrose. Le traitement permet de limiter les séquelles.

### Traitement

Il associe le repos prolongé au lit avec une immobilisation plâtrée et une interdiction de l'appui sur le membre malade.

La reprise de la marche doit être très lente et prudente.

## COXARTHROSE

### Définition et causes

Arthrose de la hanche qui est une dégénérescence chronique, non inflammatoire, de l'articulation de la hanche. Elle est primitive dans 35 % des cas. Les autres causes sont des anomalies congénitales ou acquises telle que la luxation congénitale, un traumatisme ou une ostéonécrose aseptique (☞)…

### Épidémiologie

Elle touche près de 10 % de la population après 70 ans (très rare avant 30 ans) et se bilatéralise dans 40 % des cas.

### Signes et symptômes

Douleur au niveau de l'aine, du trochanter ou de la fesse avec irradiation dans la cuisse et le genou, de type mécanique (aggravation à la marche, atténuation au repos).

### Investigations

Il existe une dissociation radio-clinique fréquente (le plus souvent gêne modérée et images très nettes sur les radiographies de face avec faux profil droit et gauche).

### Évolution, complications et pronostic

L'évolution est lente avec une aggravation progressive ou par poussées sur 5 à 10 ans (parfois évolution rapide sur 1 à 2 ans).

### Traitement

Le traitement médical (hygiène physique, amaigrissement, antalgiques et anti-inflammatoires) est palliatif et vise à retarder l'évolution en attendant la mise en place d'une prothèse totale de hanche qui donne 90 % de bons résultats pendant 10 à 15 ans.
La chirurgie précoce associant butée et ostéotomie varisante est indiquée chez le patient jeune avec une forme peu évoluée.

## CRAMPES DE CHALEUR

Douleurs brèves intermittentes, souvent très douloureuses qui font en général suite à un effort pénible. Elles touchent les travailleurs non acclimatés ou les athlètes, sans que la température extérieure soit forcément très élevée. Le traitement comporte le repos dans un environnement frais et l'absorption de liquides riches en sodium et en potassium.

## CRAMPE DE L'ÉCRIVAIN

Contracture douloureuse, involontaire de la main qui survient lors de l'exécution de gestes spécifiques comme tenir un stylo ou un crayon pour écrire. La cause est inconnue. La crampe de l'écrivain est rebelle à tous les traitements.

## CREST SYNDROME
(☞) Sclérodermie

## CREUTZFELDT-JAKOB (MALADIE DE)

### Définition et causes

Affection dégénérative du système nerveux central dû à un agent transmissible non encore identifié lié à l'accumulation d'une protéine appelée prion. On distingue quatre formes :

1. Les formes familiales (8 % des cas) liées à des mutations du gène de la protéine prion.
2. Les formes iatrogéniques dues à l'emploi d'extraits humains ou de matériels contaminés, notamment l'hormone de croissance (5 % des cas).
3. Les formes sporadiques (plus de 85 % des cas).
4. La nouvelle variante liée à l'encéphalopathie spongiforme bovine (« vache folle »), encore très rare.

### Épidémiologie

L'incidence annuelle jusqu'en 1996 était de 1 cas pour 1 million d'habitants, avec un âge de début entre 55 et 75 ans. La variante associée à l'encéphalopathie spongiforme bovine touche des sujets jeunes. En 2002, le nombre de cas cumulés depuis 1990 était de 6 en France et de 128 au Royaume-Uni, mais l'incertitude concernant la durée d'incubation (10, 20 ans ou plus) peut faire varier dans d'importantes proportions le nombre de cas futurs.

### Signes et symptômes

L'installation des signes est rapide. Il existe une détérioration mentale évoluant rapidement vers une démence et des signes neurologiques variés.

### Investigations

La présence de certains marqueurs dans le liquide céphalorachidien (protéines 14-3-3 et neuron speficic enolase = NSE) est un argument d'orientation fiable. L'électroencéphalogramme et le scanner complètent le bilan. Seul l'examen neuropathologique du cerveau (biopsie ou autopsie) permet un diagnostic de certitude.

### Évolution, complications et pronostic

L'évolution est très rapide avec un déclin vers un état grabataire et un décès dans un délai moyen de 5 mois.

### Traitement

Il n'existe aucun traitement. L'accompagnement se limite à une prise en charge des symptômes (douleur, raideur), de la dépendance et à la prévention des complications de *decubitus* (escarres, phlébite, constipation, etc.).

### Prévention

La prévention nécessite un contrôle des sources de matériel biologique potentiellement infectieux (produits d'origine humaine ou animale, instruments en contact avec ces produits). Aucun procédé de décontamination n'ayant fait la preuve de sa totale efficacité, la destruction de tous les instruments chirurgicaux contaminés est recommandée.

## CRI DU CHAT (SYNDROME DU)

Ensemble de malformations dû à la perte de la moitié de la longueur (délétion) du bras court du chromosome 5. Il est caractérisé par un cri aigu, miaulant, ressemblant au cri d'un chaton, apparaissant très tôt chez le nouveau-né et persistant quelques semaines avant de disparaître. Les enfants atteints présentent des anomalies crâniofaciales (petite tête, faciès lunaire, écartement excessif des yeux...), un retard mental, une petite taille et des malformations cardiaques. La survie jusqu'à l'âge adulte est fréquente.

## CRIGLER-NAJJAR (SYNDROME DE)

Maladie génétique rare due à un déficit en glucuroconjugaison de la bilirubine qui est complet dans le type I (transmission autosomique récessive) et partiel dans le type II (transmission autosomique dominante) et qui se traduit par un ictère néonatal avec une hyperbilirubinémie. Dans le type I, il existe un risque d'ictère nucléaire et de décès dans la première année de vie; le traitement consiste en l'exposition aux ultraviolets et aux exsanguino-transfusions. Le type II permet une survie à l'âge adulte sans troubles neurologiques; le phénobarbital inducteur de l'enzyme déficient diminue l'ictère.

## CROHN (MALADIE DE)

### Définition et causes

Maladie inflammatoire du tube digestif, affectant généralement l'iléon distal (dernière partie du grêle) et le côlon. La cause est inconnue. Les lésions sont des ulcérations de la muqueuse accompagnées de zones de rétrécissement cicatriciel.

### Épidémiologie

La prévalence en France est d'environ 20 à 40 pour 100 000. Des cas familiaux sont notés dans 5 à 10 % des cas. La maladie débute dans la plupart des cas avant 30 ans.

### Signes et symptômes

Les signes les plus fréquents sont une diarrhée chronique, des douleurs abdominales, une fièvre, une anorexie, une perte de poids et un empâtement de la fosse iliaque droite. Parfois le tableau peut simuler une appendicite ou une occlusion intestinale. Des manifestations articulaires, cutanées et oculaires sont possibles.

### Investigations

L'endoscopie (iléocoloscopie) avec des biopsies et le transit baryté de l'intestin grêle permettent de faire le diagnostic et de juger de l'extension de la maladie.

### Évolution, complications et pronostic

L'évolution se fait par poussées successives, en général imprévisibles. Les principales complications sont les fistules internes ou cutanées, les occlusions et les perforations avec péritonite.

### Traitement et prévention

Le traitement médical associe des mesures symptomatiques (antidiarrhéiques, antispasmodiques, suspension de l'alimentation orale et nutrition parentérale) et des anti-inflammatoires salicylés (mésalazine = Pentasa®, olsalazine = Dipentum®) ou les corticoïdes. La chirurgie est indiquée en cas de complications (résection aussi limitée que possible des zones les plus atteintes).
En cas de poussées rapprochées, une prévention par les anti-inflammatoires salicylés ou par l'azathioprine (Imurel®) est indiquée.

### ✔ Soins, surveillance et éducation

La fréquence et l'aspect des selles, la courbe de poids, l'apparition d'une fièvre, l'intensité de la douleur abdominale sont les principaux éléments de surveillance.
Le suivi des conseils diététiques est essentiel pour éviter un amaigrissement et une fonte musculaire en dehors des périodes de mise au repos du tube digestif, durant laquelle une alimentation par voie parentérale est nécessaire.

## CRUSH SYNDROME ou Syndrome de Bywaters

### Définition et causes

Ce syndrome est dû à la compression des masses musculaires lors d'un ensevelissement qui entraîne une nécrose ischémique et la libération de déchets toxiques lors de la levée de la compression. Les situations en cause sont les tremblements de terre, les explosions, les glissements de terrain, les accidents de la route ou du travail…

### Épidémiologie

Le risque augmente avec la durée de la compression. Au-delà de 4 h, les conséquences sont sévères.

### Signes et symptômes

Au niveau du membre comprimé, selon la gravité, les lésions comprennent des phlyctènes (bulles), un œdème, une anesthésie, une diminution ou une absence de pouls. Dans les formes graves, l'état général est très altéré avec un état de choc, des troubles de la conscience, une tachypnée (respiration accélérée) et une anurie (absence d'urine).

### Investigations

Les examens biologiques retrouvent une acidose métabolique, une hyperkaliémie et une élévation des enzymes musculaires (CPK).

### Évolution, complications et pronostic

L'état de choc peut entraîner la mort du patient. La principale complication dans les jours qui suivent est le développement d'une insuffisance rénale.

### Traitement

Il est variable en fonction de la situation. Avant le dégagement du blessé, un abord veineux est souhaitable pour pouvoir lutter contre l'état de choc. Dans certains cas, la pose d'un garrot peut être utile, en particulier en cas de compression intense et prolongée.

## CRYOGLOBULINÉMIES

Présence dans le sang d'une ou de plusieurs immunoglobulines qui précipitent par refroidissement et se dissolvent par réchauffement. Cette anomalie entraîne des lésions, voire des obstructions vasculaires. Les symptômes sont inconstants et la cryoglobulinémie peut se limiter à une anomalie biologique. Les signes les plus fréquents sont un purpura, un syndrome de Raynaud, une atteinte rénale (glomérulonéphrétique membranoproliférative) et neurologique (neuropathie sensitivomotrice). Les cryoglobulinémies sont presque toujours associées à des maladies spécifiques : maladie de Waldenström, myélome, maladies auto-immunes (lupus, polyarthrite rhumatoïde...) et des maladies infectieuses virales, bactériennes et parasitaires. Les plasmaphérèses sont utilisées dans les formes sévères. L'interféron alpha est efficace dans les formes liées à l'hépatite C.

## CRYPTOCOCCOSE

### Définition et causes

Maladie infectieuse due à un champignon, *Cryptococcus neoformans*, qui pénètre dans l'organisme par les poumons et a un tropisme neurologique.

### Épidémiologie

Elle se déclare le plus souvent chez des patients immunodéprimés (dans 80 à 90 %, il s'agit de patients infectés par le VIH à un stade avancé de la maladie).

### Signes et symptômes

La méningo-encéphalite se traduit par des céphalées, des nausées, des troubles de la conscience, une atteinte des nerfs crâniens (troubles visuels) et des crises convulsives. L'atteinte pulmonaire peut se traduire par un syndrome de détresse respiratoire aigu.

### Investigations

Elles comprennent la ponction lombaire avec examen du LCR à l'encre de Chine, la recherche d'antigènes solubles (sang, LCR, urines, liquide de lavage alvéolaire) et la culture à partir d'un prélèvement sanguin.

### Évolution, complications et pronostic

La mortalité est de 10 à 25 % en cas de méningo-encéphalite et de 50 % en cas de syndrome de détresse respiratoire aigu.

### Traitement

Il utilise l'amphotéricine B avec ou sans flucytosine (Ancotil®). Un traitement d'entretien à vie avec le fluconazole (Triflucan®) est nécessaire au cours du SIDA.

## CRYPTORCHIDIE

### Définition et causes

Absence de l'un ou des deux testicules dans les bourses du fait de leur non-descente lors du développement fœtal, ce qui entraîne une anomalie de leur développement.

### Épidémiologie

C'est une anomalie congénitale touchant 1 % des garçons à l'âge de 1 an et près d'un tiers des prématurés.

### Signes et symptômes

Dans 80 % des cas, les testicules sont palpables dans une poche inguinale superficielle, dans le canal inguinal ou au sommet du scrotum. Dans les autres cas, un bilan endocrinien est nécessaire pour vérifier le sexe de l'enfant.

### Investigations

Elles sont inutiles.

### Évolution, complications et pronostic

Le testicule doit être abaissé avant l'âge de 2 ans pour limiter le risque de stérilité et de cancérisation.

### Traitement

Il consiste en une chirurgie (orchidopexie : descente et fixation du testicule) entre 6 mois et 2 ans.

### Prévention

La bonne position des testicules doit être systématiquement vérifiée chez le nouveau-né.

## CUSHING (SYNDROME DE)

### Définition et causes

Hypersécrétion non freinable de cortisol par les surrénales (ce qui exclut la prise de corticoïdes). L'adénome hypophysaire ou **maladie de Cushing**, due à une hyperplasie bilatérale des surrénales, représente 75 % des cas. Plus rarement, il s'agit d'un adénome surrénalien bénin, d'un corticosurrénalome malin ou d'un syndrome paranéoplasique avec la sécrétion d'une substance analogue à l'ACTH.

### Épidémiologie

L'incidence est de 1 nouveau cas / 100 000 habitants/an avec une nette prédominance masculine.

### Signes et symptômes

L'hypercortisolisme se traduit par une répartition facio-tronculaire des graisses (bosse de bison), des troubles cutanés, une amyotrophie, une ostéoporose, une hypertension artérielle, des troubles psychiques. La virilisation se traduit par un hirsutisme, des modifications des organes et de la fonction sexuelle.

### Investigations

Les dosages hormonaux incluent le cortisol sanguin et urinaire, l'ACTH, les androgènes et des tests dynamiques (test de freinage par la dexaméthasone, test à la métopyrone, stimulation par la CRH). Le scanner et scintigraphie permettent l'exploration des surrénales ; l'IRM celle de l'hypophyse.

### Évolution, complications et pronostic

Dans la maladie de Cushing, l'aggravation est progressive avec des complications cardio-vasculaires qui représentent la principale cause de mortalité et morbidité. En cas de corticosurrénalome, la survie est de 15 à 30 % à 5 ans.

### Traitement

Selon l'origine, le traitement associe les anticortisoliques de synthèse (par ex. aminoglutéthimide = Orimétène®), la chirurgie et la radiothérapie surrénalienne ou hypophysaire.

## CUTIS LAXA

Maladie héréditaire, rare, due à un défaut enzymatique qui aboutit à la disparition du tissu élastique cutané. Elle est caractérisée par un relâchement de la peau qui forme des plis flasques. Le faciès est très disgracieux et le nez est crochu. Chez les malades gravement atteints, les principales complications sont pulmonaires avec un emphysème (☞) et un cœur pulmonaire chronique. Le seul traitement est la chirurgie plastique.

## CYLINDROMES

Tumeurs cutanées bénignes développées à partir des glandes sudorales. Il s'agit souvent d'une affection familiale de transmission dominante qui apparaît à la puberté. Il s'agit de masses bosselées et mamelonnées du cuir chevelu à large base d'implantation (tumeurs en turban). La surface des tumeurs est lisse, glabre (sans cheveux) avec des télangiectasies (petits vaisseaux sous-cutanés). Le traitement est chirurgical avec d'éventuelles greffes cutanées en cas de perte de substance importante.

## CYSTICERCOSE (☞) Tæniasis

## CYSTITE

### Définition et causes

Infection urinaire (☞) non compliquée de la femme. La cause la plus fréquente est la remontée de germes intestinaux ou vaginaux par l'urètre qui est très court chez la femme. Les facteurs favorisants sont une hygiène trop rigoureuse et agressive, une constipation et l'utilisation de diaphragmes ou de gelées spermicides, le diabète et les maladies neurologiques.

### Épidémiologie

La cystite non compliquée est une affection très fréquente qui touche une femme sur 4 ou 5.

### Signes et symptômes

Les deux signes majeurs sont une difficulté pour uriner (dysurie) accompagnée de brûlures et des mictions répétées (pollakiurie). La bandelette urinaire retrouve des germes et des leucocytes.

### Investigations

En cas de cystite non compliquée, aucun examen n'est nécessaire. L'examen cytobactériologique des urines est indiqué en cas d'échec du traitement et permet d'identifier le germe. Les autres examens (échographie, cystographie rétrograde, cystoscopie) ne sont indiqués qu'en cas de cystites récidivantes sans cause retrouvée.

### Évolution, complications et pronostic

Le principal risque est l'infection rénale (pyélonéphrite).

### Traitement

L'antibiothérapie utilise le plus souvent un traitement monodose (fluoroquinolones = Uniflox®, Monoflocet® ou fosfomycine = Monuril®, Uridoz®).

### Prévention et éducation

Le rappel des règles d'hygiène est essentiel pour éviter les récidives : boissons abondantes, 4 à 5 mictions par jour régulièrement espacées, lutte contre la constipation…

## CYTOMÉGALOVIRUS (INFECTIONS À)

### Définition et causes

Infection due à un virus du groupe herpès, le cytomégalovirus (CMV). Le virus est ubiquitaire (présent partout). La transmission se fait par contact étroit, par voie sexuelle, par voie placentaire, par transfusion et le virus peut se réveiller en cas d'immunodépression (SIDA, greffes).

### Épidémiologie

À 40 ans, entre 60 et 80 % de la population ont déjà faits une primo-infection. À peu près 1 % des nouveau-nés sont infectés à la naissance, mais seulement 10 % présenteront une forme sévère. L'infection à CMV est très fréquente chez les sidéens.

### Signes et symptômes

Chez le sujet immunocompétent, la primo-infection est le plus souvent asymptomatique ou se traduit par un tableau qui ressemble à la mononucléose infectieuse (☞). L'infection fœtale se correspond à la maladie des inclusions cytomégaliques (☞), caractérisée par une atteinte hépatique et neurologique sévère. Chez les patients greffés, l'atteinte la plus fréquente est une pneumopathie interstitielle; chez le sidéen, il s'agit d'une atteinte oculaire (choriorétinite), mais d'autres atteintes sont possibles (digestive, méningée).

### Investigations

Le diagnostic biologique est difficile, il nécessite l'isolement du virus à partir de prélèvements appropriés et la mise en évidence d'une élévation du titre des anticorps ou d'un titre élevé stable d'anticorps. Les lésions au fond d'œil sont très évocatrices de la choriorétinite.

### Évolution, complications et pronostic

L'infection fœtale est de très mauvais pronostic. Chez le patient immunodéprimé, l'évolution peut être mortelle. La choriorétinite est une cause importante de cécité.

### Traitement

Les deux médicaments antiviraux utilisés sont la ganciclovir (Cymévan®) et le foscarnet (Foscavir®). Ils sont utilisés en curatif et en préventif.

## CYTOMÉGALOVIRUS (INFECTION CONGÉNITALE À) ou (☞) Maladie des inclusions cytomégaliques

# D

## DACRYOCYSTITE

Inflammation aiguë ou chronique du sac lacrymal secondaire en général à l'obstruction du canal lacrymal qui se traduit par une tuméfaction rouge et douloureuse de l'angle interne de l'œil. Le traitement associe traitement local par lavage et antibiothérapie par voie générale. Parfois, un drainage par dilatation du canal ou un geste chirurgical (dérivation vers les fosses nasales ou ablation du sac) sont nécessaires.

## DANSE DE SAINT-GUY ou (☞) Chorée de Sydenham

## DARTRE

### Définition et causes

Lésion cutanée s'observant sur une peau sèche, réalisant des plaques squameuses qui siègent principalement sur le visage, mais également sur les bras. Les facteurs déclenchants sont des irritations locales (bains trop fréquents, savons trop détersifs, eau calcaire, assouplissants pour la lessive…) ou des foyers infectieux ORL ou dentaires.

### Épidémiologie

C'est une affection très fréquente, en particulier chez l'enfant (visage) et les femmes jeunes (bras). Un terrain atopique (allergique) familial est souvent retrouvé.

### Signes et symptômes

Les plaques sont ovalaires ou rondes, en général mal limitées, squameuses et légèrement prurigineuses (qui démangent).

### Évolution, complications et pronostic

Les plaques laissent souvent une dépigmentation particulièrement marquée après bronzage. Les récidives sont fréquentes.

### Traitement et prévention

Les corticoïdes locaux sont en général efficaces. Le relais doit être assuré par des crèmes hydratantes hypoallergéniques. La prévention des récidives nécessite l'utilisation de savons surgras et de crèmes hydratantes pour la peau ainsi que le traitement de tous les foyers infectieux ORL ou dentaires.

### ✔ Soins

La crème hydratante hypoallergénique est appliquée au minimum matin et soir sur une peau propre. Le patient doit être encouragé à poursuivre le traitement jusqu'à l'atténuation des plaques et des démangeaisons.
La protection de la peau est conseillée lors de l'exposition au froid afin d'éviter les récidives.

## DÉCOLLEMENT DE LA RÉTINE

### Définition et causes

Clivage entre l'épithélium pigmentaire et la rétine neurosensorielle, le plus souvent à partir d'une déchirure de la rétine liée à traction anormale du vitré qui subit à partir de la trentaine une liquéfaction physiologique. Le plus souvent aucune cause n'est retrouvée. Les principaux facteurs favorisants sont la myopie sévère, l'absence de cristallin, des tumeurs choroïdiennes et les traumatismes oculaires. Il existe parfois des antécédents familiaux.

### Épidémiologie

C'est une affection relativement fréquente.

### Signes et symptômes

Les signes avant-coureurs sont l'impression de voir des mouches volantes (myodésopsies), des étincelles, des éclairs (phosphènes). Au stade du décollement, il existe un voile noir, une amputation progressive du champ visuel et une baisse de la vision.

### Investigations

L'examen du fond d'œil à l'ophtalmoscope après dilatation permet le diagnostic.

### Évolution, complications et pronostic

Le pronostic est lié à la durée du soulèvement rétinien et le traitement doit donc être le plus rapide possible mais la récupération peut être médiocre avec un risque de cécité. La récidive est fréquente.

### Traitement et prévention

La prévention par laser au stade de déchirure est essentielle. Au stade de décollement, le traitement est chirurgical. Les sujets à risque doivent bénéficier d'un fond d'œil régulièrement.

### ✓ Soins, surveillance et éducation

L'éducation consiste en la reconnaissance des signes d'alarme – mouches volantes et éclairs lumineux – afin de pouvoir effectuer un traitement préventif.
Le port de lunettes noires est conseillé dans les semaines qui suivent le traitement chirurgical.

## DÉFICIT EN ALPHA-1-ANTITRYPSINE

### Définition et causes

L'alpha-1-antitrypsine est une protéine produite par le foie qui est un inhibiteur des enzymes protéolytiques actifs à la phase aiguë de l'inflammation. Le déficit est d'origine génétique. Seuls 20 % des personnes atteintes par ce déficit (génotype PiZZ homozygote) présenteront des signes cliniques.

### Épidémiologie

Le génotype PiZZ concerne 1 sur 1 500 à 2 000 naissances.

### Signes et symptômes

Il existe une atteinte :

1. Hépatique avec une cholestase (arrêt de l'écoulement de la bile avec reflux vers le sang) néonatale qui évolue dans un tiers des cas vers la cirrhose.
2. Pulmonaire avec un emphysème (infiltration gazeuse dans les tissus).

### Investigations

Le taux d'alpha-1-globulines dont l'alpha-1-antitrypsine représente 80 à 90 % est abaissé ainsi que le taux d'alpha-1-antitrypsine. La biopsie hépatique confirme le diagnostic. La radiographie pulmonaire objective l'emphysème.

### Évolution, complications et pronostic

Près de 50 % des patients ont une évolution rapide avec une cirrhose et meurent avant 20 ans.

### Traitement

Le traitement de l'atteinte pulmonaire inclut l'élimination de tout facteur favorisant l'obstruction pulmonaire (notamment le tabac) et la prévention des infections bronchopulmonaires. Dans les lésions hépatiques sévères, le seul traitement efficace est la transplantation du foie.

## DÉFICIT EN $G_6$-PD (GLUCOSE-6-PHOSPHATE DÉSHYDROGÉNASE)

### Définition et causes

Maladie génétique liée au chromosome X caractérisée par un déficit en un enzyme du globule rouge, la $G_6$-PD, qui entraîne une fragilité accrue de ce dernier et des crises hémolytiques aiguës déclenchées par des médicaments, de la fièvre, l'ingestion de fèves ou la décompensation d'un diabète.

### Épidémiologie

Elle est particulièrement fréquente dans certaines ethnies (près de 10 % des noirs américains). Elle se rencontre avec une moindre fréquence autour du bassin méditerranéen. L'expression est variable chez la femme hétérozygote.

### Signes et symptômes

L'hémolyse aiguë s'exprime par des douleurs abdominales et lombaires avec l'émission d'urines foncées.

### Investigations

La mise en évidence de corps de Heinz dans les hématies et le dosage enzymatique permettent le diagnostic.

### Évolution, complications et pronostic

L'hémolyse cesse quelques jours après l'arrêt du médicament ou le traitement de la cause déclenchante. Une forme chronique est possible avec une anémie hémolytique et une splénomégalie.

### Traitement et prévention

Des transfusions sont parfois nécessaires, voire une splénectomie dans les formes chroniques. Le patient doit connaître la liste des médicaments susceptibles de déclencher une crise et être porteur d'une carte indiquant sa maladie.

## DÉFILÉ THORACIQUE (SYNDROME DU) ou Syndrome de la côte cervicale

### Définition et causes

Ensemble de symptômes liés à la compression des paquets vasculo-nerveux du cou et de l'épaule au niveau du défilé thoracique (canaux ostéo-musculaires dans lesquels passent les nerfs et les vaisseaux se dirigeant vers le bras). Les causes sont des anomalies osseuses et musculaires, souvent post-traumatiques ou congénitales (côte cervicale).

### Épidémiolowgie

Il est plus fréquent chez la femme entre 35 et 55 ans.

### Signes et symptômes

Il existe au début des signes neurologiques mineurs qui ne peuvent parfois se révéler que lors de manœuvres de provocation (posture prolongées, abduction du bras...). Une sensibilité au froid et un phénomène de Raynaud (☞) sont possibles.

### Investigations

Les radiographies cervicales recherchent une anomalie osseuse et le doppler précise l'état des flux artériels et veineux.

### Évolution, complications et pronostic

La thrombose veineuse sous-clavière peut être révélatrice avec un risque d'embolie pulmonaire. L'évolution vers une paralysie et une atrophie des muscles de la main est possible.

### Traitement

Une kinésithérapie et un traitement symptomatiques sont en général suffisants. La chirurgie (résection de côte, libération des compressions) est nécessaire en cas de signes marqués.

### Éducation

Il convient d'aider le patient à identifier les situations ou mouvements déclenchants pour pouvoir les éviter. Les aides techniques peuvent être utiles pour la réalisation de certains gestes qui entraînent des signes neurologiques.

## DÉGÉNÉRESCENCE MACULAIRE LIÉE À L'ÂGE

### Définition et causes

Atteinte de la région centrale maculaire de la rétine après l'âge de 50 ans due à une accentuation et à une accélération des phénomènes de vieillissement normal.

### Épidémiologie

Il s'agit de la première cause de cécité non curable en France avec environ 3 000 nouveaux cas par an. On estime que près de 1 million de personnes de plus de 65 ans présente une baisse de l'acuité visuelle liée à cette atteinte.

### Signes et symptômes

Il existe une baisse de la vision avec l'impression de trou dans le champ visuel central ainsi qu'une déformation des images (métamorphopsies).

### Investigations

Le fond d'œil et l'angiographie à la fluorescéine permettent d'évaluer les lésions.

### Évolution, complications et pronostic

L'aggravation est progressive, le plus souvent bilatérale, avec quelques mois ou années de décalage. Les déficits visuels installés sont en général irréversibles.

### Traitement

Aucun traitement médical n'a fait la preuve de son efficacité. La photocoagulation au laser vise à limiter l'extension des lésions rétiniennes. Dans certains cas, un nouveau médicament, la Visudyne®, administré en perfusion juste avant l'utilisation d'un laser rouge semble apporter des résultats intéressants (technique appelée thérapie photodynamique).

### ✔ Soins, surveillance et éducation

Le port de lunettes, l'utilisation d'agrandisseurs électroniques et la prise en charge par un orthoptiste ont pour but de stimuler le patient et d'utiliser au mieux ses capacités visuelles résiduelles.

## DELIRIUM TREMENS

### Définition et causes

Syndrome lié à un sevrage alcoolique brutal qui peut être volontaire ou lié à une infection, une hospitalisation, un emprisonnement…

### Épidémiologie

5 à 6 % des alcooliques développent un delirium tremens.

### Signes et symptômes

Le stade initial (prédelirium) dure 24 et 48 heures et comporte une insomnie, des cauchemars, des sueurs abondantes et des troubles de l'humeur et de la vigilance. Des crises convulsives sont possibles. Au stade de delirium, il existe une obnubilation, une désorientation, un délire avec des hallucinations (zoopsies : petites bêtes effrayantes) source d'agitation, d'angoisse et d'insomnie et des tremblements. Les signes généraux sont sévères : sueurs, fièvre, tachycardie, hypertension artérielle, polypnée, déshydratation.

### Investigations

Le bilan biologique évalue le degré de déshydratation. L'alcoolémie est nulle.

### Évolution, complications et pronostic

L'évolution est en général favorable sous traitement en quelques jours. La mort est possible en cas de complications liées à une infection sévère (notamment pulmonaire) ou à un traumatisme crânien (hématome intracrânien).

### Traitement et prévention

Le patient doit être hospitalisé et placé dans une chambre isolée et bien éclairée. Le traitement associe une réhydratation massive par voie veineuse avec l'apport de vitamines du groupe B, une sédation (benzodiazépines, neuroleptiques) et éventuellement la clonidine (Catapressan®).
Un traitement préventif s'impose dans toutes les situations entraînant un sevrage chez un sujet alcoolo-dépendant. Il repose sur les mêmes principes que le traitement curatif (hydratation, vitamines, sédation).

### ✔ Soins, surveillance et éducation

Les soins consistent à administrer les solutés de perfusion et les médicaments. La surveillance de l'état de conscience et des troubles du comportement doit être régulière.
Le risque de chutes et de blessure doit être prévenu, le recours à la contention physique peut être nécessaire.
Un sevrage est proposé au patient après la phase aiguë à condition qu'il en accepte les modalités.
L'éducation porte sur le bon suivi du traitement médicamenteux et une hydratation afin d'éviter le syndrome de sevrage.

## DÉMENCES

Il faut plutôt parler de syndrome démentiel car il s'agit d'un tableau clinique présent dans de nombreuses maladies. Il est défini par une perturbation acquise et d'aggravation progressive des fonctions intellectuelles touchant différents secteurs des aptitudes mentales et provenant d'un dysfonctionnement cérébral. Ces déficits neuropsychologiques perturbent les relations avec autrui et limitent l'autonomie de la personne.
Les causes éventuellement curables sont : l'hématome sous-dural chronique (☞), l'hydrocéphalie à pression normale (☞), les tumeurs et abcès cérébraux (☞), l'hypothyroïdie (☞)et le syndrome de Korsakoff (☞).
Parmi les causes non curables, on retrouve : la maladie d'Alzheimer (☞), la maladie de Pick (☞), la maladie de Creutzfeldt-Jakob (☞), la maladie de Parkinson (☞), la chorée de Huntington (☞) et la démence par infarctus multiples due à l'artériosclérose.

### ✔ Soins, surveillance et éducation

Au-delà des spécificités liées à chacune des maladies citées, la prise en charge de ces patients répond à un certain nombre de procédures communes comme :

- L'observation de l'état de conscience, en particulier en cas de coma, avec l'utilisation de l'échelle de Glasgow (ouverture des yeux, réponse motrice, réponse verbale), la fonction sensorielle (perception visuelle, sensibilité douloureuse), la fonction mentale (orientation temporo-spatiale, mémorisation, langage, exécution d'ordres simples) et la fonction motrice (tonus musculaire, équilibre, capacité à marcher).
- Les capacités à accomplir les activités de la vie quotidienne (toilette, habillement, utilisation des toilettes, déplacement, continence, alimentation).
- La prévention de l'aggravation par l'entretien des fonctions intellectuelles et le maintien des activités physiques.
- La prévention du risque de chute et de blessure.

L'entourage sera sollicité dans l'organisation d'une vie régulière pour le patient et la participation à la stimulation des fonctions motrices et intellectuelles du patient.
Des aménagements de l'habitation sont à prévoir pour faciliter la mobilité et l'autonomie du patient tout en le protégeant.

## DENGUE

### Définition et causes

Maladie infectieuse de la famille des arboviroses (☞) transmise par les moustiques. L'incubation est d'environ une semaine.

### Épidémiologie

Elle sévit de manière endémique dans les régions tropicales et sub-tropicales avec la survenue d'épidémies régulières. Elle touche de plus en plus les voyageurs.

### Signes et symptômes

Elle se déclare brutalement par une fièvre, des céphalées, une prostration, des douleurs articulaires et musculaires sévères, des adénopathies et une éruption érythémateuse (rouge) apparaissant secondairement lors d'une remontée de la fièvre après une période d'apyrexie.

### Investigations

Le bilan biologique recherche des signes de gravité, notamment des troubles de la coagulation et une thrombopénie.

### Évolution, complications et pronostic

L'évolution est le plus souvent bénigne en une semaine environ. Les principales complications sont la dengue hémorragique qui entraîne des saignements cutanéomuqueux et digestifs et la forme avec état de choc avec une mortalité non négligeable.

### Traitement

Il est uniquement symptomatique. La prévention consiste à se protéger contre les moustiques (répulsifs, vêtements amples, moustiquaires imprégnées…).

## DÉPRESSION

### Définition et causes

Altération pathologique de l'humeur, orientée dans le sens de la tristesse. La classification est très discutée mais on distingue essentiellement :

1. La mélancolie dans le cadre d'une psychose maniacodépressive (☞).
2. Le trouble dépressif majeur avec un plusieurs épisodes dépressifs majeurs.
3. Les dépressions secondaires dans le cadre de pathologies diverses non psychiatriques.
4. Les dépressions réactionnelles à un événement douloureux.

### Épidémiologie

C'est la pathologie mentale la plus fréquente. Le risque « vie entière » (probabilité de développer une dépression au cours de son existence) est estimé à 10 % pour les hommes et à plus de 20 % pour les femmes.

### Signes et symptômes

Les principaux symptômes sont une altération de l'humeur (vision pessimiste du monde, désintérêt), une inhibition psychomotrice (« envie de rien »), des perturbations intellectuelles (défaut d'attention, difficulté à se concentrer et à rassembler ses idées) et des signes somatiques (troubles du sommeil, diminution de l'appétit, baisse de la libido). Une anxiété est souvent associée.

### Investigations

Le diagnostic est clinique.

### Évolution, complications et pronostic

Le risque principal est celui du suicide. L'épisode dépressif s'installe sur quelques jours à quelques semaines, il peut être unique, récidivant (plus de 50 % des cas) ou s'installer dans la chronicité.

### Traitement

Dans la majorité des cas, un traitement ambulatoire avec des médicaments antidépresseurs et une psychothérapie suffisent. L'épisode dépressif ne sera traité par antidépresseurs qu'en fonction des critères de durée et d'intensité des symptômes. Dans les cas plus sévères, une hospitalisation est nécessaire, éventuellement sous contrainte. La sismothérapie (électrochocs) sont efficaces dans certains cas. En cas d'épisodes récurrents, un traitement médicamenteux préventif est utile. L'arrêt d'un traitement devra toujours être progressif.

### ✔ Soins, surveillance et éducation

Il est essentiel d'écouter les plaintes et la souffrance du patient sans dénégation de la situation ou excès de sollicitation.
Le patient et son entourage seront entraînés à reconnaître les symptômes de dépression afin de consulter dès leur apparition.
Le risque suicidaire doit être repéré : expression d'idées et d'intentions suicidaires, troubles de l'image de soi, signes d'impulsivité, agressivité, instabilité comportementale, changements de comportements récents.
Il est important d'informer le patient des risques liés à l'automédication en raison des effets secondaires des médicaments antidépresseurs et du risque d'apparition d'un syndrome de sevrage en cas d'arrêt brutal des médicaments.

## DERMATITE ATOPIQUE

### Définition et causes

Affection inflammatoire cutanée chronique et/ou récidivante avec un facteur héréditaire très fréquent. La cause essentielle est une sensibilisation des sujets génétiquement prédisposés à un nombre croissant d'allergènes dans un environnement de plus en plus pollué.

### Épidémiologie

Augmentation de la prévalence depuis 30 ans : 15 % des enfants touchés (de la naissance jusqu'à 7 ans) avec une légère prédominance féminine.

### Signes et symptômes

1. Nourrisson : début vers 2 à 3 mois ; prédominance au visage en respectant le nez et le pourtour de la bouche, possibilité d'atteinte du tronc et des membres en respectant les plis ; eczéma érythémato-vésiculeux, souvent très suintant avec un grattage incessant.
2. Enfant et adulte : le plus souvent persistance d'une dermatite atopique du nourrisson, mais également formes à début tardif ; topographie souvent inversée avec atteinte des plis (coudes et genoux), de la tête et des mamelons ; étendue plus limitée et lichénification (peau grisâtre, épaissie) due au grattage.

### Investigations

Elles sont inutiles.

### Évolution, complications et pronostic

L'évolution chez le nourrisson se fait par poussées spontanées ou déclenchées par une poussée dentaire ou des troubles digestifs. Une disparition se produit dans 90 % des cas vers l'âge de 2 à 3 ans. Dans les formes à début tardif, le pronostic est plus réservé.
Une complication redoutable est représentée par la surinfection à *Herpes virus* qui donne le **syndrome de Kaposi-Juliusberg** associant des lésions d'eczéma qui deviennent pustuleuses et hémorragiques, de la fièvre et un syndrome toxique. Il nécessite un traitement antiviral en urgence.

### Traitement et prévention

Il est avant tout préventif. Il faut éviter les textiles irritants, l'exposition au tabac, le contact avec les animaux domestiques, l'humidité, la poussière ; ne pas surchauffer ; utiliser des housses anti-acariens. L'allaitement maternel prolongé, sans diversification alimentaire précoce est recommandé. Les vaccinations doivent se faire en dehors des poussées et il faut interdire tout contact avec un sujet herpétique symptomatique.
Lors d'une poussée, il associe la lutte contre l'infection (antiseptiques locaux, antibiotiques), la lutte contre l'inflammation (corticoïdes locaux) et la lutte contre la sécheresse cutanée.

### ✔ Soins, surveillance et éducation

La prévention de la dermatite repose sur une bonne connaissance par la mère ou le patient des allergènes responsables des poussées et de la manière d'éviter leur contact.
L'application des antiseptiques locaux et des corticoïdes s'effectue sur une peau propre en respectant les principes d'hygiène.

L'observation cutanée quotidienne permet de surveiller l'apparition d'une infection.

## DERMATITE HERPÉTIFORME ou Maladie de Dühring-Brocq

### Définition et causes

Éruption chronique bulleuse qui est caractérisée par la présence de dépôts dermiques immunoglobulines A. Des mécanismes auto-immuns sont sûrement à l'origine de la maladie mais la cause exacte reste inconnue. Une association à la maladie cœliaque (☞) est très fréquente.

### Épidémiologie

Cette affection peut survenir à tout âge mais touche principalement les sujets entre 15 et 60 ans.

### Signes et symptômes

Les lésions sont des placards surélevés, rouges, recouverts en périphérie de vésicules de petite taille, très prurigineux (« qui grattent »). La répartition de l'atteinte est très significative : symétrique, sur les faces d'extension des membres, les fesses, les épaules, le visage. Les lésions buccales ne sont pas rares.

### Investigations

La biopsie cutanée affirme le diagnostic.

### Évolution, complications et pronostic

L'évolution est chronique et impose un traitement au long cours. On peut voir apparaître une surinfection des lésions de grattage.

### Traitement

La base du traitement est la dapsone (Disulone®) qui fait régresser les lésions et soulage le prurit en quelques jours (mais ce médicament possède une toxicité hématologique qui nécessite une surveillance). Un traitement d'entretien est ensuite nécessaire. Chez certains sujets un régime sans gluten permet de diminuer, voire d'arrêter les médicaments.

## DERMATITE SÉBORRHÉIQUE

### Définition et causes

Atteinte cutanée inflammatoire avec desquamation du cuir chevelu, du visage et parfois d'autres régions. La cause est inconnue. Des facteurs génétiques et climatiques semblent modifier l'incidence et la gravité de l'affection (l'hiver correspond à une période d'aggravation).

### Épidémiologie

Elle touche fréquemment le nourrisson dans les trois premiers mois de vie et également l'adulte, surtout de sexe masculin.

### Signes et symptômes

Il existe des plaques rouge-jaunâtre, grasses, parfois prurigineuses, au niveau du cuir chevelu, du visage (lisière des cheveux, derrière les oreilles, sur les sourcils, racine et ailes du nez…) et sur le sternum. Chez les nourrissons, l'atteinte peut réaliser un véritable « casque séborrhéique ».

### Évolution, complications et pronostic

Les principales complications sont la surinfection et de manière exceptionnelle la généralisation (☞ Maladie de Leiner-Moussous). Un psoriasis peut survenir secondairement chez les enfants ayant des antécédents familiaux. Chez l'adulte, les poussées sont favorisées par l'anxiété, le stress alors qu'une amélioration est souvent constatée pendant les vacances.

### Traitement et prévention

Il comprend les shampooings contenant du sulfure de sélénium, du soufre ou du goudron et les corticoïdes locaux. Les antifongiques locaux sont parfois efficaces.
L'évitement des facteurs déclenchants et l'exposition solaire ont un effet bénéfique en diminuant la fréquence des poussées chez l'adulte.

## DERMATOMYOSITE

### Définition et causes

Maladie de système caractérisée par une atteinte inflammatoire et dégénérative des muscles et de la peau. La cause est inconnue.

### Épidémiologie

La maladie n'est pas rare (moins fréquente que le lupus mais plus fréquente que la périartérite noueuse). Le rapport femme-homme est de 2/1. Elle peut apparaître à tout âge, mais commence le plus souvent chez l'adulte entre 40 et 60 ans et chez l'enfant, entre 5 et 15 ans.

### Signes et symptômes

Il existe une faiblesse musculaire : le malade a du mal à lever les bras au-dessus de la tête, à monter les marches, à se lever de son siège, peut présenter des troubles de la déglutition... L'éruption cutanée est constituée de plaques rouge foncé, œdémateuses qui prédominent sur les parties découvertes. Des douleurs articulaires et un syndrome de Raynaud (☞) sont parfois associés.

### Investigations

La vitesse de sédimentation et les enzymes musculaires (CPK) sont élevés. De nombreux patients possèdent des anticorps dirigés conter le thymus.

### Évolution, complications et pronostic

Il existe une association avec une affection maligne dans 10 à 15 % des cas. En son absence, le pronostic est favorable avec un taux de survie à 5 ans variant de 65 à 90 %. Les principales complications sont les atteintes pulmonaires, cardiaques et hémorragiques.

### Traitement

La corticothérapie à forte dose est efficace dans la majorité des cas. Les immunoglobulines polyvalentes peuvent également être employées. En cas d'échec et dans les formes graves, des plasmaphérèses peuvent être tentées.

## DERMATOPHYTIES

Groupe d'infections cutanées dues à des champignons, les dermatophytes (*Microsporum*, *Trichophyton* et *Epidermophyton*...) qui ne colonisent que les tissus morts de la peau, des ongles et des cheveux. La transmission est soit interhumaine, soit animale. Les formes les plus fréquentes sont l'herpès circiné, le pied d'athlète, l'onychomycose, la teigne du cuir chevelu, l'eczéma marginé de Hébra et le sycosis de la barbe (☞).

## DERMITE DU SIÈGE ou (☞) Érythème fessier du nourrisson

## DERMOGRAPHISME

Forme particulière d'urticaire (☞) caractérisée par l'apparition d'une boursouflure sur une zone de frottement (en « écrivant » avec une pointe mousse sur la peau, il est possible de faire apparaître des lettres en relief). Il faut déconseiller la chaleur excessive, les massages et les frictions inutiles lors de la toilette. Les antihistaminiques et d'hydroxyzine (Atarax®) sont efficaces.

## DÉSHYDRATATION AIGUË DU NOURRISSON

### Définition et causes

Perte rapide d'eau et d'électrolytes ayant un retentissement sur l'état général du nourrisson. Les gastro-entérites où les pertes sont dues à la diarrhée sont en cause dans 9 cas sur 10. Dans les autres cas, il s'agit d'une fièvre élevée, d'un coup de chaleur ou, plus rarement d'une atteinte rénale.

### Épidémiologie

C'est une des principales urgences chez le nourrisson. Une meilleure prise en charge des diarrhées aiguës a fait diminuer la gravité des cas ces dernières années.

### Signes et symptômes

La diarrhée et/ou les vomissements dominent le plus souvent le tableau. Les signes essentiels de la déshydratation sont la perte de poids (grave si elle est supérieure à 10 % du poids initial), un pli cutané (la peau reste plissée lorsqu'on la pince), des yeux creux, une fontanelle déprimée, une soif importante, une sécheresse des muqueuses, une apathie et éventuellement une fièvre.

### Investigations

La pesée est indispensable pour évaluer et surveiller le poids. Le bilan biologique est nécessaire dans les cas graves (ionogramme sanguin et urinaire, gaz du sang, glycémie et calcémie).

### Évolution, complications et pronostic

L'évolution est en général simple lorsque le traitement est institué précocement. Les signes de gravité sont des troubles de la conscience, des convulsions et un collapsus (chute de la pression artérielle, extrémités froides, tachycardie) qui peuvent parfois entraîner un décès ou laisser des séquelles, notamment neurologiques, en particulier chez l'enfant de moins d'un mois.

### Traitement

Il est basé sur la réhydratation, orale (solutés de type OMS) dans les cas simples, par voie intraveineuse dans les formes plus graves.

### ✔ Soins, surveillance et éducation

Les soins consistent à hydrater le nourrisson par voie orale et si nécessaire par voie parentérale. La surveillance porte sur la mesure du poids, l'état de conscience et les signes de réhydratation (suppression du pli cutané, absence de dépression de la fontanelle).

L'éducation des parents doit insister sur la nécessité d'une consultation précoce en cas de troubles digestifs avec une intolérance alimentaire.

## DIABÈTE INSIPIDE

### Définition et causes

Fuite excessive de liquide par les urines due à une insuffisance de production ou à une résistance rénale à l'action de l'hormone antidiurétique (ADH). Les causes sont soit centrales par atteinte de l'hypophyse qui produit l'ADH (tumeur, traumatisme, chirurgie...), soit rénales (affections chroniques : polykystose, pyélonéphrite... ou congénitales) et on parle alors de diabète insipide néphrogénique.

### Épidémiologie

Affection peu fréquente.

### Signes et symptômes

Le début est en général brutal avec une polyuro-polydipsie (urines abondantes avec une tentative de compensation par une augmentation des boissons). Le volume des urines peut atteindre plus de 10 litres/jour.

### Investigations

Les urines sont diluées (densité < 1,005 et osmolalité < 290 mosml/kg). Le test de restriction hydrique permet le diagnostic en montrant une absence de concentration urinaire. La réponse ou l'absence de réponse à l'injection de vasopressine en fin de test différencie le diabète insipide central du diabète insipide néphrogénique.

### Évolution, complications et pronostic

La principale complication est la déshydratation pouvant entraîner des troubles de la conscience en cas de non compensation des pertes par les apports.

### Traitement

En cas de cause hypophysaire, la desmopressine (Minirin®) est le traitement de choix. Dans les formes partielles, le clofibrate (Lipavlon®) ou la carbamazépine (Tégrétol®) stimulent la sécrétion d'ADH. Dans le diabète insipide néphrogénique, on utilise les diurétiques, une restriction sodée et les inhibiteurs de synthèse des prostaglandines (indométacine = Indocid®).

### ✔ Soins et surveillance

Les soins consistent à éviter la déshydratation en compensant les pertes, soit par voie orale soit par voie intraveineuse. La surveillance porte sur la mesure de la diurèse et l'appréciation des signes de déshydratation (manifestations de l'état de conscience, pli cutané, sécheresse de la bouche).

## DIABÈTE SUCRÉ INSULINODÉPENDANT OU DE TYPE I

### Définition et causes

Hyperglycémie chronique avec risque d'acidocétose apparaissant chez des sujets jeunes. Il s'agit d'une maladie auto-immune, de cause inconnue, entraînant la destruction progressive des cellules des îlots de Langerhans productrices d'insuline. Le risque de développer la maladie est augmenté en cas d'antécédents familiaux.

### Épidémiologie

Touche 150 000 personnes en France.

### Signes et symptômes

Les principaux signes de découverte sont :

1. Une augmentation du volume des urines (polyurie) de 3 à 4 l/jour, liée à la fuite de sucre.
2. Une augmentation des boissons (polydipsie), liée à la perte d'eau.
3. Un amaigrissement et parfois une augmentation de l'absorption de nourriture (polyphagie). L'acidocétose (☞), complication aiguë, peut également être révélatrice.

### Investigations

L'hyperglycémie est constante et dépasse souvent 2 g/l. Elle est souvent associée à une hypertriglycéridémie ou à une hypercholestérolémie. La mesure de l'hémoglobine glycosylée permet d'apprécier l'équilibre du diabète dans les mois qui précèdent.

### Évolution, complications et pronostic

Les complications à long terme sont des lésions oculaires (rétinopathie diabétique), une atteinte rénale évoluant vers une insuffisance rénale, une atteinte nerveuse (neuropathie diabétique), des atteintes vasculaires (coronaropathie, artériopathie des membres inférieurs, pied diabétique). Le diabétique est par ailleurs plus sensible aux infections. Le pronostic est directement lié à l'équilibre glycémique et à la durée du diabète. La première cause de mortalité est liée aux complications aiguës, puis viennent l'infarctus du myocarde et les accidents vasculaires cérébraux.

### Traitement

Le traitement associe des mesures diététiques, l'exercice physique et l'insuline.

### ✔ Soins, surveillance et éducation

Les soins consistent à la phase initiale de la prise en charge à mesurer la glycémie dans le sang, à adapter la dose d'insuline et à l'injecter par voie sous-cutanée selon les objectifs de gestion du diabète.

La surveillance porte sur la glycémie, l'apparition d'hypoglycémies, la mesure du poids, l'apparition de lésions cutanées et de troubles de la vision.

L'éducation de la personne diabétique est essentielle pour prévenir les complications aiguës et chroniques : auto-injection de l'insuline, autosurveillance glycémique, adaptation des doses en fonction de l'activité physique, des épisodes de maladies ou d'infection, des voyages en tenant compte du plan de traitement établi par le médecin, règles diététiques, surveillance de l'état cutané au niveau des pieds, tenue d'un carnet de surveillance et de prise de décision.

Le patient sera entraîné à reconnaître les signes annonciateurs d'hypoglycémie et à y faire face. Conseiller à la personne diabétique de se mettre en relation avec une association (aide, information et soutien).

## DIABÈTE SUCRÉ NON INSULINODÉPENDANT OU DE TYPE II

### Définition et causes

Anomalie du métabolisme des glucides caractérisée par une glycémie à jeun supérieure à 7,8 mmol/l (1,4 g/L) à deux reprises. Elle est due à une résistance à l'insuline qui est retrouvée à un taux normal voire augmenté dans le sang. La cause n'est pas complètement élucidée mais il existe de nombreuses familles où le diabète semble être dû à une mutation génétique entraînant un déficit enzymatique à l'origine de la maladie.

### Épidémiologie

La prévalence est estimée en France à environ 2 % de la population et elle augmente régulièrement avec l'âge. Il représente 60 à 70 % de l'ensemble des diabètes.

### Signes et symptômes

La découverte se fait lors d'une recherche chez des personnes obèses.

### Investigations

Le dosage répété de la glycémie à jeun, éventuellement complété par une épreuve d'hyperglycémie provoquée par voie orale permet le diagnostic.

### Évolution, complications et pronostic

Les complications principales sont la coronaropathie, la rétinopathie diabétique (☞), la neuropathie diabétique (☞), le pied diabétique (☞), le pied diabétique (☞) et la néphropathie diabétique évoluant vers l'insuffisance rénale (15 % des dialysés chroniques).

### Traitement

Les premières mesures sont la perte de poids, l'exercice physique complétées lorsqu'elles s'avèrent insuffisantes par les antidiabétiques oraux : sulfamides (Daonil®, Diamicron®...), biguanides (Glucophage®, Glucinan®, Stagid®...) et inhibiteurs des alpha-glucosidases (Glucor®).

### ✔ Soins, surveillance et éducation

La surveillance porte sur la mesure de la glycémie et du poids (une fois par semaine).
La prévention des complications passe par un traitement précoce et adapté, mais également par une éducation systématique essentiellement sur les règles diététiques, l'activité physique, les soins d'hygiène des pieds et la surveillance de l'état cutané.

## DIARRHÉE AIGUË DE L'ADULTE

### Définition et causes

Évacuation de selles trop abondantes, trop liquides et/ou trop fréquentes ayant débuté moins de 3 semaines auparavant. Les causes sont principalement infectieuse et parfois médicamenteuse, toxique ou révélatrice d'une maladie inflammatoire de l'intestin.

### Épidémiologie

C'est un problème majeur de santé publique avec 5 à 10 millions de morts par an dans le tiers-monde et un risque particulier dans nos pays pour les personnes fragilisées ou âgées.

### Signes et symptômes

On distingue la diarrhée hydro-électrolytique (eau) et le syndrome dysentérique (glaires et sang).

### Investigations

Elles comportent la coproculture, l'examen parasitologique des selles et l'endoscopie digestive, orientées selon la cause suspectée, mais la plupart du temps elles sont inutiles.

### Évolution, complications et pronostic

La plupart des diarrhées hydro-électrolytiques va guérir spontanément en moins de 3 jours. Les formes graves entraînent une déshydratation (voire une anémie en cas d'hémorragie) avec un possible état de choc.

### Traitement

Il comporte le respect des règles hygiéno-diététiques, des apports hydriques et des antidiarrhéiques (ralentisseurs du transit, antisécrétoires, adsorbants). Les antibiotiques ne sont indiqués que dans des cas très précis.

### ✔ Soins, surveillance et éducation

Les soins visent à hydrater le patient et à lui faire consommer du riz, de la pâte, gelée ou compote de coing, des aliments sans ou avec peu de résidus.
La surveillance porte sur la mesure du poids, la fréquence et l'aspect des selles, l'état de conscience et les signes de réhydratation.
La prévention est assurée par des règles d'hygiène strictes (conservation des aliments, respect des modes de cuisson), en particulier lors des voyages (eau en bouteille ou traitement de l'eau de boisson).

## DIARRHÉE AIGUË DU NOURRISSON

### Définition et causes

Modification brutale du nombre et du caractère des selles qui deviennent plus fréquentes, molles ou liquides. Les principales causes sont des infections, le plus souvent virales.

### Épidémiologie

C'est une des pathologies les plus fréquentes du nourrisson.

### Signes et symptômes

Le début est brutal avec de la fièvre, des vomissements, des douleurs abdominales et une diarrhée le plus souvent liquide.

### Investigations

La coproculture n'est utile que pour identifier certains germes particuliers. Le bilan biologique est indiqué en cas de signes de gravité avec une déshydratation.

### Évolution, complications et pronostic

L'évolution est bénigne dans la plupart des cas. La principale complication est la déshydratation qui se mesure par la perte de poids. Au-delà de 5 %, les premiers signes apparaissent et au-dessus de 10 %, ils sont très marqués : persistance du pli cutané, cernes autour des yeux, dépression de la fontanelle, sécheresse des muqueuses, diminution du volume des urines, troubles de la conscience, accélération de la respiration (polypnée). En l'absence de traitement, un décès peut survenir.

### Traitement

Il est avant tout symptomatique avec l'utilisation de soluté de réhydratation soit par voie orales (sels de l'OMS, Adiaril®, GES 45®...), soit par voie intraveineuse dans les cas les plus sévères. Une réalimentation précoce est conseillée. Un traitement antibiotique n'est nécessaire qu'en cas de germe bactérien identifié.

### ✔ Soins et surveillance

Les soins consistent à hydrater le nourrisson et à lui faire consommer en fonction de son âge, du riz ou de l'eau de riz, de la pâte, gelée ou compote de coing, des aliments sans ou avec peu de résidus. Une crème protectrice est appliquée systématiquement au niveau du siège car les selles fréquentes peuvent irriter la peau.
La surveillance porte sur la mesure quotidienne du poids, la fréquence et l'aspect des selles, l'état de conscience et les signes de déshydratation (pli cutané, apathie, dépression de la fontanelle).

## DILATATION DES BRONCHES ou (☞) Bronchectasie

## DIPHTÉRIE

### Définition et causes

Maladie infection contagieuse due à *Corynebacterium diphteriae* caractérisée par une atteinte liée aux bacilles (fausses membranes) et générale liée à la toxine qu'ils produisent. La transmission s'effectue par voie respiratoire et cutanée.

### Épidémiologie

Devenue exceptionnelle dans les pays développés, des épidémies liées à des désorganisations socio-économiques sont apparues récemment en Algérie et en Russie. Elle touche plus souvent l'enfant que l'adulte.

### Signes et symptômes

Le croup ou diphtérie laryngée associe une parole difficile (dysphonie) et une voie éteinte avec une toux rauque et des fausses membranes laryngées qui gênent de plus en plus la respiration.

### Investigations

Le prélèvement laryngé permet l'identification du germe par culture.

### Évolution, complications et pronostic

En l'absence de traitement, les membranes entraînent la mort par asphyxie. La forme maligne réalise un tableau toxi-infectieux avec des atteintes neurologiques (paralysies du voile du palais, oculaire, des membres et respiratoires) et cardiaques (myocardite avec défaillance cardiaque) qui entraîne une mortalité importante.

### Traitement et prévention

Il associe l'isolement, la sérothérapie et l'antibiothérapie (pénicilline ou macrolide).

La vaccination est la seule prévention efficace. Il faudra rechercher les porteurs de germes dans l'entourage et instituer un traitement préventif par macrolide.

### ✔ Soins et surveillance

Les soins portent sur la mise en place d'un isolement septique et de son respect, l'administration des antibiotiques. La surveillance du patient est essentielle : température, fréquence respiratoire, coloration des téguments, caractéristiques de la toux, maux de gorge, et en particulier le repérage des signes de détresse respiratoire.

## DISSECTION DE L'AORTE

### Définition et causes

Déchirure du feuillet interne de la paroi de l'aorte (intima) par laquelle pénètre le sang qui va créer un faux canal dans l'épaisseur de la paroi du vaisseau. La cause la plus fréquente est l'hypertension artérielle. Plus rarement, on retrouve une atteinte congénitale du tissu conjonctif (maladie de Marfan…), une malformation (coarctation, canal artériel…), l'artériosclérose, un traumatisme. La classification anatomique la plus connue est celle de De Bakey (type 1 = atteinte de la totalité de l'aorte atteinte, type 2 = uniquement l'aorte ascendante, type 3 = uniquement l'aorte descendante).

### Épidémiologie

Affection très rare avec une incidence de 5 à 10 cas pour 1 000 000 de personnes.

### Signes et symptômes

Le principal signe est une douleur thoracique brutale, intense, ressentie comme un « déchirement » qui peut migrer le long du trajet de l'aorte, puis qui s'atténue. Une absence ou une asymétrie des pouls radiaux ou fémoraux est évocatrice. Il existe parfois des signes similaires à ceux d'une occlusion artérielle : ischémie d'un membre, troubles de la vision fugaces, déficit moteur…

### Investigations

La radiographie thoracique peut montrer une dilatation de l'aorte. L'échographie transœsophagienne (ETO) ou le scanner avec injection de produit de contraste permettent aujourd'hui de faire le diagnostic. L'aortographie n'est obligatoire que si un traitement chirurgical est envisagé.

### Évolution, complications et pronostic

En l'absence de traitement, la mortalité est de près de 50 % dans les premières 48 heures, essentiellement par rupture de l'aorte. La survie des patients traités est de 60 % à 5 ans et de 40 % à 10 ans.

### Traitement

La base du traitement est le contrôle strict de la pression artérielle en utilisant des médicaments antihypertenseurs par voie veineuse. Le traitement chirurgical est obligatoire dans les cas intéressant l'aorte initiale, dans les autres cas il sera discuté en fonction des risques de rupture. Un traitement antihypertenseur au long cours est indispensable.

### Éducation

L'éducation du patient porte essentiellement sur les changements du mode de vie qui ont un effet sur l'hypertension : amaigrissement, diminution de la consommation d'alcool, activité physique régulière, diminution des apports de sel, arrêt du tabac.

L'apprentissage de l'automesure tensionnelle contribue au suivi des mesures de prévention par le patient.

## DISSECTION DE L'ARTÈRE CAROTIDE INTERNE

### Définition et causes

Clivage de la paroi de l'artère par une hémorragie qui peut être d'origine traumatique ou apparaître de façon apparemment spontanée, chez un patient ayant une artériopathie sous-jacente.

### Épidémiologie

Affecte surtout l'adulte jeune ou d'âge moyen sans prédominance de sexe.

### Signes et symptômes

Les signes locaux sont des céphalées ou des douleurs cervicales, accompagnées éventuellement d'un signe de Claude Bernard-Horner (chute de la paupière = ptôsis, myosis, globe oculaire renfoncé dans l'orbite = énophtalmie). Ils peuvent être suivis immédiatement ou à distance par des signes d'ischémie dans le territoire cérébral irrigué par la carotide interne (paralysies et troubles de la vision, parfois fugaces).

### Investigations

Les examens permettant le diagnostic sont l'écho-doppler, l'angiographie cérébrale, l'IRM et l'angioscanner.

### Évolution, complications et pronostic

Le pronostic dépend de la présence d'un accident cérébral ischémique constitué. La mortalité à la phase aiguë atteint 25 % et des séquelles sont présentes chez près de la moitié des survivants.

### Traitement

Le traitement anticoagulant est souvent utilisé bien que son efficacité n'ait pas été formellement démontrée. Le traitement chirurgical est limité au traitement à distance d'un anévrisme séquellaire.

### ✔ Soins et surveillance

Chez les sujets qui ont eu une dissection, il est conseillé d'éviter la pratique d'activités physiques impliquant des mouvements forcés ou brusques du cou. La grossesse est déconseillée.

## DISTOMATOSES

### Définition et causes

Parasitoses dues à des vers plats : les douves. La seule distomatose importante en France est la

**grande douve du foie** (*Fasciola hepatica*) qui se transmet dans les zones d'élevages, d'ovins en particulier par l'intermédiaire de végétaux contaminés (cresson sauvage...).

### Épidémiologie

Elle est présente dans les régions marécageuses et d'étangs. Il existe un rôle favorisant des pluies (ruissellement entraînant les œufs vers les zones de pique-nique).

### Signes et symptômes

La phase d'invasion, d'une durée 2 à 3 mois associe asthénie, fièvre irrégulière, douleurs de l'hypochondre droit, prurit, myalgies, arthralgies et hépatomégalie modérée. La phase d'état apparaissant 3 à 6 mois après le contage, se traduit par une angiocholite aiguë (☞).

### Investigations

Lors de la phase d'invasion, il existe une hyperleucocytose avec une hyperéosinophilie majeure et le sérodiagnostic est positif. À la phase d'état, l'échographie hépatique retrouve de multiples petits abcès et des œufs sont présents dans les selles et dans la bile.

### Évolution, complications et pronostic

Des complications infectieuses et hépatiques graves se produisent en cas d'évolution jusqu'à la phase d'état.

### Traitement

Il repose sur un produit vétérinaire : le triclabendazole (Fascinex®).

## DIVERTICULE DE MECKEL

### Définition et causes

Petit sac mesurant environ 5 cm de long avec un gros orifice siégeant sur le dernier mètre de l'iléon. Il correspond à une persistance du canal vitellin.

### Épidémiologie

Il est présent chez 2 % de la population. La découverte est souvent fortuite lors d'une appendicite ou d'autres complications, en règle générale avant 2 ans ou chez l'adulte jeune.

### Signes et symptômes

Les manifestations peuvent consister en une hémorragie digestive, une occlusion, un abcès ou une péritonite.

### Investigations

Le transit du grêle est souvent négatif. La scintigraphie au technétium et l'artériographie peuvent être utiles pour repérer la source de l'hémorragie.

### Évolution, complications et pronostic

Le pronostic dépend de la complication révélatrice.

### Traitement

Ablation chirurgicale. Il faut rechercher un diverticule de Meckel chaque fois qu'un appendice normal est retrouvé lors d'une intervention pour appendicite car il peut être la cause de la symptomatologie.

## DIVERTICULES DE LA VESSIE

Excroissances en forme de sac développées à travers la paroi de la vessie à partir de la muqueuse. L'origine peut être congénitale ou bien la conséquence d'une vessie de lutte sur un obstacle. Ils prédisposent aux infections urinaires et à la formation de lithiases. Ils peuvent être associés à un reflux. Le diagnostic est établi par la cystographie et la cystoscopie. Le traitement est celui de la cause et l'ablation chirurgicale avec reconstruction de la paroi vésicale dans le cas de gros diverticules.

## DIVERTICULE DE ZENKER ou Diverticule pharyngo-œsophagien

### Définition et causes

Poche développée au dépend de la paroi œsophagienne due à une hyperpression à la déglutition du fait d'un dysfonctionnement cricopharyngien (ou d'une anomalie anatomique ou motrice plus basse).

### Épidémiologie

C'est le diverticule œsophagien le plus fréquent.

### Signes et symptômes

Initialement sensation de corps étranger pharyngé puis dysphagie (difficulté à avaler), régurgitations alimentaires, hypersalivation et fétidité de l'haleine.

### Investigations

Le transit baryté montre une poche qui refoule l'œsophage en avant. La fibroscopie est contre-indiquée du fait des risques de rupture.

### Évolution, complications et pronostic

Il peut exister un retentissement sur l'état général avec un amaigrissement.

### Traitement

La chirurgie est indiquée en cas de dysphagie.

> **✓ Soins et surveillance**
>
> Les soins ont pour but de permettre un apport nutritionnel et une hydratation adaptés aux besoins du patient. Une texture pâteuse ou gélifiée des aliments, la prise du repas en position assise permettent d'éviter le risque de fausse-route. Les repas fractionnés en petites quantités évitent les régurgitations.
> Des soins de bouche fréquents et l'utilisation d'un spray aromatisé assurent un confort au patient.

## DIVERTICULOSE COLIQUE

### Définition et causes

Hernies de la muqueuse saillant hors de la paroi et communiquant avec la lumière colique par un collet plus ou moins étroit. Elle est soit congénitale, soit acquise, souvent dans un contexte de constipation favorisant l'augmentation de la pression intracolique.

### Épidémiologie

C'est l'affection colique la plus fréquente avec une incidence qui augmente avec l'âge (50 % après 60 ans) sans prédominance de sexe.

### Signes et symptômes

Elle est souvent asymptomatique et se révèle soit par une :

1. Diverticulite (complication inflammatoire et infectieuse) : douleur de la fosse iliaque gauche avec une défense localisée, fièvre; au stade d'abcès péridiverticulaire, les signes sont plus importants avec une masse du flanc gauche et une contracture.
2. Hémorragie digestive (érosion d'un vaisseau de la paroi colique) : rectorragie ou méléna s'arrêtant spontanément dans 70 % des cas.

### Investigations

Elles comprennent le lavement baryté, la coloscopie, l'échographie et le scanner en cas d'abcès.

### Évaluation, complications et pronostic

La perforation entraîne une péritonite. La fistulisation dans le vagin et surtout la vessie se traduisent par une pneumaturie (gaz dans l'urine) et une fécalurie (matières fécales dans l'urine). Une sténose colique à l'origine d'une occlusion est également possible.

### Traitement

En cas de complications infectieuses, on associera antibiothérapie (quinolones ou céphalosporines et métronidazole), mise au repos du tube digestif et antispasmodiques. La chirurgie est indiquée en cas de péritonite, sténose, fistule ou d'hémorragie récidivante.

> **✓ Soins, surveillance et éducation**
>
> Les conseils diététiques sont utiles : fibres (son) et régulateurs de la motricité colique;

éviter les fruits à pépins, les anticoagulants et les corticoïdes.
La surveillance des selles permet au patient de reconnaître des signes d'hémorragie digestive (selles noires ou sang rouge).

## DOWN (SYNDROME DE) ou (☞) Trisomie 21

## DRACUNCULOSE ou Filaire de Médine

### Définition et causes

Parasitose due à un ver rond de la famille des filaires, *Dracunculus medinensis* ou « ver de Guinée », qui se transmet par l'eau de boisson.

### Épidémiologie

Elle est présente en Afrique, au Moyen-Orient, en Inde et au Pakistan avec une très forte réduction de l'incidence depuis 10 ans et un espoir d'éradication.

### Signes et symptômes

L'apparition du ver à la peau se traduit par une phlyctène (bulle) qui crève avec émission d'un liquide blanchâtre et apparition de l'extrémité de la filaire au fond de l'ulcération (le reste du corps est palpable sous forme d'un cordon dur, sous la peau). La localisation préférentielle est l'extrémité inférieure du mollet. Possibilité de signes allergiques généralisés.

### Investigations

On retrouve des microfilaires dans la sérosité de la phlyctène.

### Évolution, complications et pronostic

La mort fréquente des filaires sur place entraîne des calcifications sous-cutanées de découverte fortuite. L'ulcère peut se surinfecter.

### Traitement et prévention

Il n'existe pas de traitement médicamenteux. On utilise la méthode du bâtonnet : une fois la filaire apparue à la peau, on l'enroule sur une allumette en ne tirant que 2 à 3 cm/jour pour éviter de casser le ver, ce qui entraînerait de graves complications de surinfection.
Lors des séjours dans les pays à risque, il faut filtrer ou faire bouillir l'eau de boisson.

## DRÉPANOCYTOSE

### Définition et causes

Maladie héréditaire de transmission autosomique récessive caractérisée par une anomalie de l'hémoglobine (appelée hémoglobine S) entraînant la déformation des globules rouges en « faucille ». Seuls les sujets homozygotes, dits SS, sont malades.

### Épidémiologie

Cette maladie touche les populations noires d'Afrique équatoriale et tropicale et celles qui en sont issues (Antilles, États-Unis). 0,3 % des noirs aux États-Unis sont atteints et environ 10 % de la population est hétérozygote (porteuse du gène).

### Signes et symptômes

Il existe des crises avec des douleurs osseuses et abdominales qui sont d'intensité variable mais qui peuvent être très sévères. Elles sont appelées crises vaso-occlusives et sont dues à une occlusion des petits vaisseaux par les hématies déformées.

### Investigations

Le signe majeur est une anémie hémolytique (destruction des globules rouges). L'électrophorèse de l'hémoglobine permet le diagnostic en montrant l'hémoglobine S.

### Évolution, complications et pronostic

Les complications aiguës sont dominées par les infections, notamment chez l'enfant, responsables d'une part importante de la mortalité, l'aggravation brutale de l'anémie et les thromboses graves (accidents vasculaires cérébraux, syndrome douloureux thoracique aigu, infarctus splénique...). Les complications chroniques sont les ulcères cutanés, la rétinopathie et les nécroses osseuses. L'espérance de vie est aujourd'hui supérieure à 40 ans.

### Traitement

Le traitement est uniquement symptomatique lors des crises avec une hydratation et des antalgiques, notamment des morphiniques. Les transfusions sont indiquées en cas d'anémies sévères et de signes cardiopulmonaires. L'hydroxyurée (Hydréa®) permet parfois de diminuer la survenue des crises.

### Prévention

Elle repose aujourd'hui sur le dépistage réalisé systématiquement à la naissance pour les populations ciblées. Il s'effectue par le prélèvement au niveau du talon, lors du 3e ou 4e jour de vie, de quelques gouttes de sang qui sont déposées sur un carton et servent également pour le dépistage de la phénylcétonurie, de l'hypothyroïdie congénitale et de l'hyperplasie congénitale des surrénales.

### ✔ Soins, surveillance et éducation

L'éducation du patient et de sa famille est essentielle pour prévenir les complications ou les traiter rapidement : reconnaissance des signes de crise et d'infection, en particulier une fièvre chez l'enfant. Les vaccinations antipneumococcique, antiméningococcique, anti-*Haemophilus B* sont conseillées.

## DRESSLER (SYNDROME DE)

### Définition et causes

Réaction péricardique et pleurale qui survient 2 à 6 semaines après un infarctus du myocarde. La cause semble être une réaction auto-immune secondaire aux lésions myocardiques.

### Épidémiologie

Rare. Ne survient que dans 1 à 3 % des infarctus du myocarde.

### Signes et symptômes

Il existe une douleur intense, exagérée par l'inspiration, la toux et les changements de position, accompagnée d'une fièvre. L'auscultation retrouve un frottement péricardique. Dans les 2/3 des cas, on retrouve également un épanchement pleural associé.

### Investigations

La biologie retrouve une vitesse de sédimentation très augmentée et une hyperleucocytose. L'ECG montre des troubles de la repolarisation diffus sans élévation des enzymes cardiaques. L'échographie recherche un éventuel épanchement péricardique et le radiographie de poumon un épanchement pleural.

### Évolution, complications et pronostic

Le pronostic est bénin, l'évolution se faisant toujours vers la guérison mais l'évolution peut être émaillée de récidives.

### Traitement

Il utilise essentiellement les anti-inflammatoires (aspirine, corticoïdes). Les anticoagulants, lorsqu'ils sont utilisés, doivent être arrêtés car le risque d'hémorragie intrapéricardique (hémopéricarde) avec compression cardiaque (tamponnade) est grand.

## DUCHENNE DE BOULOGNE (MYOPATHIE DE) ou Dystrophie musculaire de Duchenne

### Définition et causes

Maladie génétique, de transmission récessive liée au chromosome X, caractérisée par une atteinte musculaire liée à l'absence de production d'une protéine, la dystrophine.

### Épidémiologie

L'incidence est d'environ 1/4 000 garçons, ce qui en fait une des maladies liée au sexe les plus fréquentes.

### Signes et symptômes

Les premiers signes apparaissent chez l'enfant lors de l'apprentissage de la marche. La démarche est dandinante, sur la pointe des pieds, les chutes sont fréquentes, le passage en position debout et la montée des escaliers sont difficiles. Les muscles initialement touchés sont ceux des hanches puis ceux des épaules.

### Investigations

Les enzymes musculaires (CPK) sont très élevées et l'électromyogramme montre des signes typiques. Le diagnostic moléculaire pour rechercher le gène atteint n'est positif que dans 65 % des cas.

### Évolution, complications et pronostic

La progression est régulière et la plupart des patients sont contraints de se déplacer en chaise roulante vers l'âge de 10-12 ans. Des rétractions en flexion et une scoliose surviennent au stade terminal et la plupart des patients meurent avant 20 ans (troubles respiratoires, fausses-routes...).

### Traitement et prévention

La prise en charge est uniquement symptomatique. La corticothérapie avant l'âge de trois semble ralentir l'évolution. La kinésithérapie et la chirurgie correctrice de certaines déformations dans les formes lentement progressives sont utiles.
Le conseil génétique est recommandé. Le diagnostic prénatal est possible dans certains cas.

### ✔ Soins et surveillance

Une prise en charge kinésithérapique précoce permet de limiter les rétractions et les déformations de la colonne vertébrale. Il est conseillé aux parents d'équiper le domicile afin de permettre une autonomie dans les déplacements de l'enfant et d'éviter les chutes accidentelles.

## DÜHRING-BROCQ (MALADIE DE) ou (☞) Dermatite herpétiforme

## DUPUYTREN (MALADIE DE)

### Définition et causes

Épaississement et rétraction de l'aponévrose palmaire moyenne qui entraîne des déformations des doigts. La cause est inconnue, mais dans certaines familles elle se transmet comme un caractère autosomique dominant. Les facteurs favorisants sont les microtraumatismes professionnels répétés, l'alcoolisme, le diabète et l'épilepsie.

### Épidémiologie

Elle touche surtout les hommes entre 30 et 60 ans.

### Signes et symptômes

Une seule main ou les deux mains peuvent être touchées. Apparition d'un nodule dur au creux de la main avec une rétraction progressive du ou des doigts touchés (en général les deux derniers, le pouce est toujours respecté).

### Investigations

Le diagnostic est uniquement clinique.

### Évolution, complications et pronostic

L'évolution avec une flexion progressive des doigts est inéluctable. Le traitement donne des résultats aléatoires.

### Traitement et prévention

Il est chirurgical par section des cordes fibreuses de l'aponévrose.

En cas de cause professionnelle, un reclassement est nécessaire pour éviter la persistance des microtraumatismes.

### ✔ Soins et surveillance

La collaboration avec un ergothérapeute permet de proposer au patient des équipements facilitant l'usage des doigts et des mains pour réaliser plus facilement les activités de la vie quotidienne.

## DURILLON

### Définition et causes

Zone circonscrite et superficielle d'hypertrophie cutanée (hyperkératose) à l'endroit d'un traumatisme répété. Les durillons sont provoqués par la pression ou la friction et se développent le plus souvent en regard d'un relief osseux. Les mains et les pieds sont plus particulièrement touchés.

### Épidémiologie

Très fréquent. Chez les femmes, le port de chaussures trop étroites, fréquemment associé à des malformations (hallux valgus), sont souvent en cause. Chez les hommes, il s'agit plus souvent de traumatismes professionnels.

### Signes et symptômes

Le durillon se présente sous la forme d'une excroissance ferme sur laquelle les empreintes cutanées sont conservées. La pression peut être douloureuse.

### Évolution, complications et pronostic

En l'absence de traitement, le retentissement sur la marche peut être important. Chez les personnes dont la circulation est déficiente, notamment les diabétiques, les plaies doivent être évitées du fait des risques d'infection et de la difficulté à cicatriser.

### Traitement

L'utilisation d'une pierre ponce ou de produits kératolytiques (acide salicylique) est efficace. La prise en charge par un podologue est souvent nécessaire.

### ✔ Soins et surveillance

Le port de chaussures larges et souples permet de prévenir l'apparition des durillons et leur récidive. L'utilisation de coussinets et de protection de mousse diminue la douleur lors de la marche.

Il est conseillé à la personne d'observer quotidiennement l'état cutané au niveau des pieds, pour rechercher une plaie au niveau du durillon et la traiter rapidement afin d'éviter une infection.

## DYSIDROSE ou Dyshidrose

### Définition et causes

Forme particulière d'eczéma récidivant affectant les pieds et les mains. La cause est souvent inconnue. Parfois, on retrouve une atopie (prédisposition allergique), un allergène de contact (métaux) ou une infection (mycose, streptocoque).

### Épidémiologie

Affection fréquente qui touche environ 4 % des enfants de moins de 10 ans et l'adulte de 20 à 40 ans avec une fréquence égale dans les deux sexes.

### Signes et symptômes

Elle est localisée sur les faces latérales des doigts, le dos des dernières phalanges, les paumes des mains et les plantes des pieds. Les signes associent un prurit violent avec sensation de cuisson douloureuse, des vésicules translucides indurées et un érythème (rougeur) sur les espaces de peau respectée.

### Investigations

Les tests cutanés et les prélèvements mycologiques et bactériens recherchent une cause éventuelle. Les IgE sont élevées en cas d'atopie.

### Évolution, complications et pronostic

Au bout d'un mois, apparition d'une phase desquamative qui peut durer des semaines, voire plus longtemps. Il existe un risque de surinfection et les récidives sont fréquentes.

### Traitement

Il comporte l'exclusion du facteur de contact, l'ouverture, l'excision des bulles et la désinfection, les corticoïdes locaux et parfois la PUVA-thérapie ou l'UVB-thérapie.

## DYSLEXIE

### Définition et causes

Difficulté anormale d'apprentissage de la lecture malgré une intelligence normale. La cause est inconnue.

### Épidémiologie

Ce trouble semble fréquent bien qu'aucun chiffrage ne soit disponible.

### Signes et symptômes

Les principaux signes sont une incompréhension du système d'écriture alphabétique, une difficulté à différencier les sons (confusion entre f, s, ch), une difficulté de différentiation visuelle (confusion entre b et d, p et q), une difficulté à distinguer l'ordre de succession des lettres ou syllabes (bla, bal, lab). La lecture est difficile, hachée, hésitante.

### Investigations

Différents tests (lecture, techniques de décodage, langage, auditifs…) sont disponibles pour essayer de mieux identifier les mécanismes en cause.

### Évolution, complications et pronostic

Le pronostic est directement lié à la précocité du traitement. Cependant un certain nombre d'individus ne sauront jamais parfaitement lire et écrire.

### Traitement

Le traitement consiste en une prise en charge orthophonique dès le cours préparatoire.

> **✔ Soins et surveillance**
>
> Un dépistage est possible dès l'école maternelle (enfants présentant des difficultés motrices, d'organisation dans l'espace, des troubles de la parole).

## DYSMÉNORRHÉE

### Définition et causes

Douleurs cycliques associées aux règles. Les dysménorrhées primaires, apparaissant à l'adolescence et s'atténuant ou disparaissant avec l'âge et la première grossesse, n'ont pas de cause bien claire. Les dysménorrhées secondaires sont le plus souvent liées à une endométriose (☞), c'est-à-dire la présence de muqueuse utérine hors de son emplacement habituel.

### Épidémiologie

Très fréquente : touche 1 femme sur 3, plus particulièrement les adolescentes et les jeunes femmes.

### Signes et symptômes

Il s'agit de douleurs pelviennes, à type de coliques spasmodiques ou lancinantes et continues. Elles peuvent précéder les règles de 12 à 24 heures, survenir le 1er jour puis s'atténuer ensuite ou apparaître plus tardivement. Les signes d'accompagnement les plus fréquents sont des lombalgies, des nausées et vomissements, des céphalées, une asthénie, une nervosité et des vertiges.

### Investigations

L'examen et les investigations gynécologiques (échographie, cœlioscopie) recherchent une cause organique éventuelle.

### Évolution, complications et pronostic

Dans la forme primaire, après quelques mois, le traitement peut être interrompu et l'amélioration persiste de façon définitive. En cas de forme secondaire, l'évolution dépend de la possibilité de traitement efficace de la cause et la chronicité est fréquente.

### Traitement

Le traitement de la forme primaire utilise les antalgiques, les antispasmodiques, les anti-inflammatoires, les myorelaxants, les sédatifs, les hormones (progestatifs ou œstroprogestatifs). Dans la forme secondaire, le traitement est celui de la cause. Une prise en charge psychologique, en particulier chez la femme jeune, est très utile.

## DYSPAREUNIE

### Définition et causes

Ensemble des sensations douloureuses provoquées par les rapports sexuels. Les principales causes organiques sont vulvovaginales (infection, cicatrice d'épisiotomie, sécheresse et atrophie vaginale de la ménopause...), cervicales (lésions du col), pelviennes (endométriose, malposition utérine...). Les causes psychologiques sont fréquentes.

### Épidémiologie

Fréquent.

### Signes et symptômes

La plainte principale est une douleur pendant ou après le rapport sexuel. Parfois une contraction involontaire des muscles du vagin (☞ Vaginisme) empêche la pénétration.

### Investigations

L'examen gynécologique permet de retrouver la cause dans la plupart des cas.

### Évolution, complications et pronostic

La principale complication est le retentissement sur la vie sexuelle avec d'éventuelles répercussions psychologiques.

### Traitement

C'est celui de la cause. Le traitement hormonal substitutif et l'utilisation de lubrifiants sont utiles lors de la ménopause.

## DYSPEPSIE

### Définition et causes

Digestion difficile quelle qu'en soit la cause. Désigne aujourd'hui les troubles fonctionnels sans lésion organique décelable, souvent dans un contexte psychologique favorisant.

### Épidémiologie

C'est une affection très fréquente, souvent associée à une colopathie fonctionnelle.

### Signes et symptômes

Il existe une sensation de pesanteur épigastrique ou de météorisme après les repas.

### Investigations

Elles comprennent une endoscopie digestive quasi-systématique éventuellement complétée par des examens orientés qui ne visent qu'à éliminer une cause organique.

### Évolution, complications et pronostic

Il peut exister un retentissement physique, nutritionnel et socioprofessionnel.

### Traitement

Les médicaments accélérant la vidange gastrique peuvent être utiles : métoclopramide (Primpéran®), dompéridone (Motilium®), cisapride (Prépulsid®). Une prise en charge psychologique est parfois nécessaire.

## DYSPHAGIE

### Définition et causes

Sensation de difficulté à avaler du fait d'un trouble de la progression des aliments de l'œsophage à l'estomac. La principale cause est le cancer de l'œsophage, viennent ensuite l'œsophagite, diverses anomalies œsophagiennes (méga-œsophage, diverticules…) ou la compression par une tumeur médiastinale.

### Épidémiologie

Fréquent.

### Signes et symptômes

Une dysphagie apparue depuis quelques semaines ou mois, s'aggravant progressivement et associée à une altération de l'état général, doit faire évoquer un cancer.

### Investigations

La fibroscopie est l'examen de référence, elle peut être complétée par un transit oeso-gastro-duodénal.

### Évolution, complications et pronostic

Les principales complications, indépendamment de la cause, sont la dénutrition et les infections pulmonaires par régurgitations.

### Traitement

Le traitement est celui de la cause. Une alimentation hachée ou semi-liquide peut apporter une aide transitoire.

### ✔ Soins et surveillance

Les soins ont pour but de permettre un apport nutritionnel et une hydratation adaptés aux besoins du patient. Les modalités de nutrition dépendent du mécanisme de la dysphagie (obstruction ou trouble de la déglutition). Une texture pâteuse ou gélifiée des aliments et la prise du repas en position assise permettent d'éviter le risque de fausse-route. Une alimentation entérale par sonde nasogastrique ou par gastrostomie peut s'avérer nécessaire pour restaurer l'état nutritionnel du patient.

La sécheresse de la bouche sera soulagée par des soins de bouche fréquents.

L'établissement d'une courbe pondérale permet la surveillance régulière de la prise de poids.

## DYSPLASIE BRONCHOPULMONAIRE

### Définition et causes

Insuffisance respiratoire chronique due à une anomalie du développement pulmonaire survenant chez les prématurés ventilés, en particulier avec de fortes concentrations d'oxygène et de fortes pressions d'insufflation.

### Épidémiologie

Elle est observée chez 50 % des prématurés de moins de 28 semaines d'âge gestationnel, mais chez moins de 2 % de ceux de plus de 34 semaines.

### Signes et symptômes

L'enfant présente des troubles de la mécanique respiratoire et des échanges gazeux qui ne permettent pas un sevrage de l'assistance ventilatoire.

### Investigations

La radiographie pulmonaire montre des anomalies très variées et peu spécifiques.

### Évolution, complications et pronostic

L'évolution est en général favorable en 3 à 6 mois, sans séquelles à l'âge adulte, hormis de discrètes anomalies aux épreuves fonctionnelles respiratoires. Cependant, de nombreuses complications, notamment infectieuses, entraînent la mort dans 20 à 30 % des cas.

### Traitement

Le traitement consiste à maintenir la ventilation artificielle (éventuellement à l'aide d'une trachéotomie) et l'oxygénothérapie pendant plusieurs mois, en attendant que le poumon se régénère.

### ✔ Soins, surveillance et éducation

La vérification du bon fonctionnement des appareils de ventilation artificielle, et la surveillance régulière des paramètres sont essentielles à une bonne oxygénation du patient.
En cas de ventilation par trachéotomie, des soins bi-quotidiens de la canule et de l'orifice sont effectués. Les aspirations trachéales sont régulières et réalisées dans des conditions d'hygiène rigoureuses.
L'apprentissage de la technique de l'aspiration trachéale par le patient ou son entourage est mis en œuvre lors du retour à domicile (prescription médicale et formation indispensable pour l'entourage).

## DYSPLASIE COXOFÉMORALE

Forme mineure de luxation congénitale de la hanche (☞).

## DYSTONIE

Anomalie permanente de la posture et interruption de la poursuite des mouvements secondaires à des modifications du tonus musculaire. La cause est inconnue. On distingue une forme généralisée et des formes focales. La forme généralisée, souvent héréditaire, débute habituellement dans l'enfance et est caractérisée par des mouvements qui aboutissent à des attitudes permanentes souvent bizarres. Les formes focales comprennent notamment le torticolis spasmodique (☞), la crampe de l'écrivain (☞) et le syndrome de Meige (association d'un clignement, de grimaces et d'un grincement involontaires).

## DYSTROPHIES MUSCULAIRES

Ensemble de maladies héréditaires du groupe des myopathies (☞) caractérisées par une atteinte musculaire aboutissant à un handicap plus ou moins variable. Les principales sont les suivantes :

- Dystrophie facio-scapulo-humérale ou (☞) Landouzy-Déjerine (maladie de).
- Dystrophie musculaire de Duchenne ou (☞) Myopathie de Duchenne de Boulogne.
- **Dystrophies musculaires des ceintures ou Myopathies des ceintures.**
  Groupe de myopathies héréditaires caractérisées par une atteinte prédominant au niveau des muscles des ceintures scapulaires et pelviennes (épaules et bassin). Elles débutent en général entre 10 et 40 ans et les vitesses de progression sont variables. Les principales complications sont cardiaques (insuffisance cardiaque, troubles du rythme) et respiratoires en cas d'atteinte du diaphragme. On distingue la myopathie d'Erb et la myopathie de Leyden-Moebius.

## DYSURIE

Difficulté pour uriner. La dysurie peut être initiale, avec retard à l'apparition du jet; terminale, avec des gouttes retardataires; totale. Le jet mictionnel est faible, ce qui peut être objectivé par la débitmétrie. Les causes les plus fréquentes sont une maladie du col vésical, un obstacle prostatique, une sténose de l'urètre ou un prolapsus génital chez la femme.

# E

## EBOLA (FIÈVRE D')
## ou (☞) Fièvre d'Ebola

## EBSTEIN (MALADIE OU MALFORMATION D')

Malformation caractérisée par un déplacement vers le bas dans le ventricule droit de la valvule tricuspide. Les signes cliniques sont variables en fonction de la gravité de l'atteinte et peuvent aller jusqu'à une défaillance cardiaque. Les troubles du rythme cardiaque sont une complication fréquente. En cas de mauvaise tolérance, une intervention chirurgicale de reconstruction de la valvule est indiquée.

## ÉCHINOCOCCOSE ALVÉOLAIRE

### Définition et causes

Parasitose due au développement chez l'homme du tænia du renard, *Echinoccus multilocularis.* L'homme se contamine en mangeant des baies souillées par des excréments ou en touchant des renards.

### Épidémiologie

Quelques dizaines de cas annuels en France (Alpes, Jura).

### Signes et symptômes

L'incubation est très longue et les symptômes ne sont pas très évocateurs : douleurs abdominales, ictère, hépatomégalie dure et irrégulière. Plus rarement, il existe une atteinte des poumons, des reins ou du cerveau.

### Investigations

Le bilan hépatique confirme l'obstacle biliaire. Le sérodiagnostic (mais réactions croisées avec l'hydatidose), l'échographie, le scanner, l'IRM et la biopsie hépatique permettent le diagnostic.

### Évolution, complications et pronostic

Des métastases pulmonaires existent dans 20 % des cas. Alors qu'il y a quelques années, le diagnostic souvent tardif débouchait sur une évolution rapidement défavorable, aujourd'hui l'association de la chirurgie ciblée et du traitement médical a permis d'améliorer considérablement le pronostic.

### Traitement

Il consiste en une hépatectomie partielle. En cas d'atteinte diffuse, la transplantation hépatique est le seul recours. Dans les deux cas, un traitement médical par albendazole (Eskazole®) est recommandé.

### Prévention et éducation

Il faut éviter de consommer les baies sauvages crues en zone d'endémie et se laver les mains après avoir manipulé des renards (pour les chasseurs).

## ÉCHINOCOCCOSE KYSTIQUE
## ou (☞) Kyste hydatique

## ÉCLAMPSIE

### Définition et causes

Survenue de crises convulsives au cours du troisième trimestre de la grossesse. Il s'agit d'une complication neurologique de l'hypertension artérielle (encéphalopathie hypertensive). Elle peut compliquer une toxémie (☞), mais son apparition est parfois très soudaine.

### Épidémiologie

Rare : 1 pour 1 000 grossesses. L'éclampsie peut survenir à partir de la 20e semaine, pendant l'accouchement ou dans les heures qui le suivent. Le pic de fréquence se situe au cours du dernier mois de grossesse.

### Signes et symptômes

Les crises convulsives peuvent être précédées de céphalées et de troubles visuels. La pression artérielle est élevée. La protéinurie et les œdèmes peuvent manquer.

### Investigations

Le bilan biologique recherche des anomalies des fonctions rénale et hépatique ainsi que de troubles de l'hémostase. Le scanner est indiqué à la recherche de lésions cérébrales mais ne doit en aucun cas retarder le traitement.

### Évolution, complications et pronostic

Seul l'accouchement, lorsqu'il n'a pas encore été réalisé, permet une évolution favorable. La vie du fœtus et de la mère sont en jeu. Les principales complications sont une hémorragie cérébrale, un HELLP syndrome (☞), une insuffisance rénale aiguë, une coagulation intravasculaire disséminée, un œdème du poumon, un hématome rétroplacentaire.

### Traitement

Le traitement immédiat associe une hydratation par perfusion de sérum physiologique, l'administration de sulfate de magnésium ou de benzodiazépine (par ex. diazépam = Valium®) et d'antihypertenseurs par voie intraveineuse (par ex. nicardipine = Loxen®). L'accouchement est réalisé lorsque l'état de la malade est stabilisé. L'injection de corticoïdes (bêtaméthasone = Célestène®) permet d'accélérer la maturation pulmonaire chez l'enfant qui va naître prématuré et d'éviter une maladie des membranes hyalines (☞).

### Prévention

Un suivi régulier durant la grossesse est indispensable pour dépister rapidement toute hypertension artérielle.

## ECTOPIE TESTICULAIRE ou (☞) Cryptorchidie

## ECTROPION

### Définition et causes

Éversion (retournement vers l'extérieur) de la paupière inférieure le plus souvent qui se rencontre chez la personne âgée (par relâchement des tissus), en cas de paralysie faciale ou après une plaie ou une brûlure (cicatriciel).

### Épidémiologie

C'est une affection relativement fréquente.

### Signes et symptômes

L'œil est irrité et rouge avec un larmoiement du fait d'une protection inadéquate du globe oculaire.

### Évolution, complications et pronostic

L'ulcère de la cornée et l'œdème de la conjonctive sont les principales complications.

### Traitement

Un traitement chirurgical est nécessaire pour éviter des lésions cornéennes définitives.

## ECZÉMAS

On regroupe sous cette appellation un ensemble de lésions cutanées caractérisée par des placards rouge vif, légèrement surélevé, prurigineux (qui démangent), sur lesquels apparaissent de petites vésicules en grappe qui crèvent vite, laissant suinter un liquide clair. Puis apparaissent des croûtes avant la phase de réparation des lésions.

## ECZÉMA ATOPIQUE ou (☞) Dermatite atopique

## ECZÉMA DE CONTACT

### Définition et causes

Dermatose vésiculeuse et prurigineuse, résultant de la pénétration d'un allergène chez un sujet préalablement sensibilisé. Les allergènes responsables sont le nickel (bijoux), les cosmétiques, les parfums, les médicaments topiques ou d'origine professionnelle (industrie chimique, coiffure, professions médicales, industrie métallurgique et métiers du bâtiment).

### Épidémiologie

2 à 6 % de la population générale est atteinte.

### Signes et symptômes

Apparition de l'eczéma 24 à 48 h après le contact avec l'allergène, évoluant en 4 phases :

1. Phase érythémateuse : très brève avec prurit et œdème.
2. Phase vésiculeuse : vésicules de petites tailles, très fragiles, contenant une sérosité claire.
3. Phase de suintement : rupture des vésicules (spontanée ou grattage) avec apparition d'un petit pertuis par lequel s'écoule un liquide clair (puits de Devergie).
4. Phase de régression : le liquide sèche, apparition de croûtes jaunâtre avec desquamation de l'épiderme lésé.

Des lésions à des stades différents coexistent.

### Investigations

Les tests épicutanés reproduisent l'eczéma en miniature.

### Évolution, complications et pronostic

La surinfection est fréquente. Tout nouveau contact provoque une poussée.

### Traitement

Il associe éviction de l'allergène et traitement symptomatique (antiseptiques pour prévenir une surinfection et corticoïdes locaux).

### Prévention et éducation

Éviter les bains trop fréquents et l'utilisation de savons détergents.
L'éviction de l'allergène est indispensable pour éviter un passage à la chronicité. C'est une maladie professionnelle imposant un reclassement professionnel.

## ECZÉMA MARGINÉ DE HÉBRA

### Définition et causes

Infection cutanée due à un champignon (dermatophytes ou levures).

### Épidémiologie

Il touche plus fréquemment l'homme.

### Signes et symptômes

Il s'agit d'une lésion annulaire qui s'étend à partir du pli inguinal avec une bordure nette, vésiculeuse et un aspect de guérison centrale. Il peut exister des lésions de grattage et une lichénification (peau sèche et épaissie).

### Investigations

L'examen direct et la culture d'un prélèvement retrouvent le champignon.

### Évolution, complications et pronostic

Les complications sont la macération, la surinfection et les récidives.

### Traitement

Il associe l'application locale d'antifongiques et sur la griséofulvine [par ex. Griséfuline® ou Fulcine® ou le kétoconazole (Nizoral®)] par voie générale en cas d'échec.

### Prévention et éducation

Éviter les bains trop fréquents et l'utilisation de savons détergents.
L'élimination des facteurs de risque favorisants est recommandée (obésité, port de vêtements trop serrés.).

## ECZÉMA NUMMULAIRE

### Définition et causes

Dermatose chronique caractérisée par des plaques arrondies qui ont une forme de pièce de monnaie (nummulaire). La cause est inconnue.

### Épidémiologie

Il survient chez l'adulte d'âge moyen, particulièrement pendant l'hiver, et est associé à une sécheresse de la peau.

### Signes et symptômes

Les lésions initiales sont des plaques prurigineuses surélevées avec des vésicules confluentes qui finissent par suinter puis forment des croûtes. Elles sont largement disséminées (fesse et membres principalement mais également tronc).

### Évolution, complications et pronostic

Des poussées et des rémissions peuvent se succéder. Des surinfections sont possibles.

### Traitement

Aucun traitement n'est systématiquement efficace. Selon les cas, on utilise des traitements locaux à base de goudron ou de corticoïdes.

### Éducation

Éviter les bains trop fréquents et l'utilisation de savons détergents.

## EDWARDS (SYNDROME D') ou Trisomie 18

### Définition et causes

Présence d'un chromosome 18 surnuméraire dont l'incidence augmente avec l'âge.

### Épidémiologie

L'incidence est de 1/8 000 naissances avec une prépondérance de filles (3/1).

### Signes et symptômes

Le poids de naissance est bas et il existe de nombreux troubles morphologiques : forme particulière du crâne avec un occiput proéminent et un petit menton, des anomalies des mains et des pieds. Des malformations du cœur, des reins et d'autres organes sont fréquentes.

### Investigations

Le caryotype permet le diagnostic.

### Évolution, complications et pronostic

30 % des enfants décèdent dans le premier mois du fait des malformations d'organes. Les survivants ont un grave retard mental.

### Traitement et prévention

Il se limite au traitement éventuel de certaines malformations curables. Le conseil génétique est utile (le risque de récurrence est de 1 %).

## EHLERS-DANLOS (SYNDROME D')

### Définition et causes

Syndrome regroupant des maladies génétiques qui ont en commun une hyperélasticité cutanée, une hyperlaxité ligamentaire et une fragilité osseuse en rapport avec des altérations du collagène. Plus de dix types distincts ont été individualisés du fait de leurs caractéristiques cliniques ou d'anomalies biochimiques particulières.

### Épidémiologie

L'incidence est de 1/5 000 naissances.

### Signes et symptômes

L'atteinte cutanée associe une hyperélasticité (syndrome de « l'homme caoutchouc ») et une fragilité cutanée avec de nombreuses écorchures et cicatrices. Les atteintes ligamentaires et articulaires se traduisent par une laxité articulaire avec possibilité de dorsiflexion du cinquième doigt à plus de 90° sur la main et de luxation irréductible des hanches ou d'autres articulations. D'autres atteintes sont possibles : fragilité des vaisseaux (anévrismes, fistules artérioveineuses…), atteinte du globe oculaire avec des sclérotiques bleues, dilatations des différents segments du tube digestif.

### Investigations

Le diagnostic est essentiellement clinique.

### Évolution, complications et pronostic

La majorité des formes sont bénignes. Dans les formes sévères, le pronostic est surtout lié aux accidents entraînés par les malformations vasculaires.

### Traitement

Dans les formes sévères, le traitement chirurgical des déformations articulaires est utile. Une prise en charge globale incluant traitement physique et chirurgical des fractures et des déformations est indiquée chez les enfants. Il existe un risque de rupture utérine au cours de la grossesse dans certaines formes. Dans les formes avec atteinte vasculaire, un dépistage des anévrismes artériels est nécessaire.

## EHRLICHIOSE

### Définition et causes

Maladie infectieuse, due à *Ehrlichia,* (famille des rickettsioses), dont le tableau ressemble à celui de la fièvre boutonneuse méditerranéenne (☞).

### Épidémiologie

Affection rare. La forme à *Ehrlichia canis* est transmise par la tique brune des chiens.

### Signes et symptômes

Association d'une fièvre élevée, d'un malaise, de douleurs musculaires, de céphalées intenses. Dans les cas sévères, il existe une atteinte hématologique (leucopénie, thrombopénie), une atteinte hépatique, une insuffisance rénale et une coagulation intravasculaire disséminée.

### Investigations

On observe des inclusions leucocytaires sur le frottis sanguin. Il existe un sérodiagnostic.

### Évolution, complications et pronostic

La réponse au traitement est bonne mais un décès est possible en cas de formes sévères.

### Traitement

Les antibiotiques efficaces sont les tétracyclines ou le chloramphénicol.

### Prévention et éducation

La prévention consiste à se protéger contre les piqûres de tiques (port de vêtements protecteurs lors des promenades en forêts).

## EMBOLIE AMNIOTIQUE

Accident très rare qui survient principalement au cours d'un accouchement difficile, ayant nécessité des manœuvres obstétricales. Il est dû à la migration de liquide amniotique dans la circulation pulmonaire de la mère. Le tableau clinique associe un collapsus brutal, avec une cyanose, une détresse respiratoire et un arrêt cardiaque. Si la patiente survit, une coagulation intravasculaire disséminée (☞) est la complication la plus fréquente.

## EMBOLIE GAZEUSE

### Définition et causes

Ensemble des manifestations consécutives à la migration de bulles de gaz dans les vaisseaux. En dehors des accidents de décompression (☞), les principales causes sont une erreur de manipulation d'un cathéter veineux central, certains examens utilisant ou non l'insufflation de gaz (cœlioscopie, intervention sur la plèvre) et certains actes chirurgicaux (circulation extracorporelle, neurochirurgie, avortement…).

### Épidémiologie

Rare.

### Signes et symptômes

L'embolie gazeuse se traduit brutalement par des manifestations neurologiques (troubles de la conscience, convulsions, déficit moteur…) et cardiocirculatoires (collapsus, arrêt cardiaque brutal, douleur thoracique, troubles du rythme…).

### Investigations

Le diagnostic est fait essentiellement sur l'histoire de l'accident et la symptomatologie.

### Évolution, complications et pronostic

Un arrêt cardiaque initial entraîne souvent le décès. Les séquelles neurologiques sont fréquentes. Le pronostic est d'autant meilleur que le traitement est institué rapidement.

### Traitement

Le traitement associe des mesures symptomatiques de réanimation et l'oxygénothérapie hyperbare (caisson) dont l'efficacité est due à la réduction du volume des bulles d'air, ce qui facilite leur élimination.

### Prévention

Une prévention efficace comprend la surveillance très stricte des patients lors des examens et des gestes chirurgicaux à risque, ainsi que le respect de précautions particulières (patient en position déclive, aiguille montée sur une seringue remplie de sérum physiologique, système de verrouillage correct des perfusions…) lors de la mise en place et de la surveillance d'un cathéter veineux jugulaire ou sous-clavier.

## EMBOLIE GRAISSEUSE

Migration de matériel issu de la moelle osseuse observée au cours des fractures des os long (principalement le fémur). Les principaux signes sont une insuffisance respiratoire aiguë (œdème pulmonaire lésionnel) et des accidents neurologiques (hémiplégie, coma). Il s'agit d'un accident grave qui peut entraîner le décès du patient. Le traitement comprend essentiellement des mesures symptomatiques de réanimation.

## EMBOLIE PULMONAIRE

### Définition et causes

Migration soudaine d'un caillot de sang dans une artère pulmonaire entraînant un arrêt de la vascularisation du tissu en aval et donc un trouble des échanges gazeux. Dans l'immense majorité des cas, il s'agit d'un caillot en provenance des veines des membres inférieurs (« phlébite » ou thrombose veineuse profonde). Les principaux facteurs favorisant sont une immobilisation (postopératoire, post-partum, plâtre, long voyage…), la pilule, le tabac, les anomalies de la coagulation (déficit en antithrombine III…).

### Épidémiologie

Il s'agit d'une pathologie fréquente qui serait responsable de 10 000 décès par an en France.

### Signes et symptômes

Les signes les plus fréquents sont une douleur thoracique à type de point de côté, une dyspnée avec une polypnée et une angoisse. L'existence d'une phlébite au membre inférieur est un argument d'orientation. Le tableau peut être d'emblée grave avec un collapsus et une détresse ventilatoire.

### Investigations

Les gaz du sang montrent une hypoxie et une hypocapnie. Le dosage des D-dimères lorsqu'il est négatif permet d'éliminer le diagnostic. La scintigraphie pulmonaire, l'angiographie pulmonaire, l'angioscanner ou l'échographie transœsophagienne sont utilisés pour affirmer le diagnostic.

### Évolution, complications et pronostic

Traitée précocement, l'évolution de l'embolie pulmonaire est généralement favorable. Les complications sont la récidive, l'état de choc et l'arrêt cardiaque. Les séquelles peuvent être un cœur pulmonaire chronique (☞).

### Traitement et prévention

Le traitement classique associe oxygénothérapie et anticoagulation (héparine). La thrombolyse et l'embolectomie chirurgicale sont utilisées dans les formes graves. Un relais rapide par les antivitamines K sera instauré pour une durée d'un minimum de 6 mois (objectif : INR entre 2 et 3). Dans certains cas, la pose d'un filtre cave est indiquée pour prévenir les récidives.

La prévention utilise les héparines de bas poids moléculaire (Fraxiparine®, Lovenox®…) de manière systématique dans toutes les situations à risque, en particulier chez les patients alités).

### ✓ Soins et surveillance

Le patient est installé en position semi-assise en évitant les mouvements brusques et les mobilisations des membres inférieurs. Les soins consistent à mettre en place une voie veineuse périphérique, à prélever les examens biologiques et à administrer de l'oxygène au moyen d'un masque facial, à injecter de l'héparine le plus souvent en continu à l'aide d'une seringue électrique.

La surveillance est celle des constantes : pression artérielle, pouls, fréquence respiratoire et l'apparition de troubles de la conscience.

## EMPHYSÈME PULMONAIRE

### Définition et causes

Destruction des espaces aériens en aval des bronchioles terminales avec destruction des parois alvéolaires ce qui entraîne la formation de « bulles » dans le tissu pulmonaire. La cause la plus fréquente est la bronchite chronique post-tabagique.

### Épidémiologie

Il est difficile de séparer bronchite chronique obstructive et emphysème qui touchent globalement 2,5 millions de personnes en France (dont 500 000 femmes) et sont responsables d'environ 30 000 décès par an.

### Signes et symptômes

Il existe une bronchite chronique avec une toux et des crachats. À un stade plus avancé, apparaît une dyspnée initialement à l'effort, puis présente même au repos.

### Investigations

La radiographie de poumon et le scanner montrent une distension pulmonaire et la présence de « bulles » dans le tissu pulmonaire. Les gaz du sang indiquent une hypoxie et une hypercapnie.

### Évolution, complications et pronostic

L'évolution se fait vers une insuffisance respiratoire chronique avec des poussées d'insuffisance respiratoire aiguë qui peuvent nécessiter l'hospitalisation en soins intensifs. Les principales complications sont les surinfections bronchiques, le pneumothorax (rupture d'une « bulle ») et le retentissement cardiaque avec une insuffisance cardiaque droite (☞).

### Traitement

Le traitement symptomatique est identique à celui de la bronchite chronique obstructive : bronchodilatateurs, corticoïdes, les antibiotiques lors des surinfections, la kinésithérapie respiratoire et dans les formes évoluées, l'oxygénothérapie à domicile. Les complications aiguës peuvent nécessiter une hospitalisation en soins intensifs et la mise sous ventilation assistée. Dans certains, la résection chirurgicale de « bulles » peut être utile.

### Prévention et éducation

L'arrêt du tabac est impératif au stade de bronchite chronique qui est réversible. La vaccination antigrippale et antipneumococcique est recommandée.

Les possibilités de choix d'un dispositif d'administration de l'oxygène à domicile doivent être envisagées avec le patient en fonction de ses capacités de déambulation et de l'aménagement des locaux. Il est important d'apprendre au patient et à son entourage à utiliser la source d'oxygène, à maîtriser les modalités d'administration (sonde nasale ou lunettes, ou masque facial) et à s'approvisionner régulièrement.

## ENCÉPHALITE JAPONAISE

Infection virale, du groupe des arboviroses (☞). Elle s'observe en Asie orientale et est transmise par le moustique. Son tableau clinique est proche de celui de l'encéphalite de Saint-Louis. Elle se distingue par l'importance des troubles psychiques et des contractures musculaires ainsi que par la gravité et la fréquence des séquelles psychiques et motrices (syndrome parkinsonien). Il existe un vaccin efficace qui est recommandé en cas de séjour dans les pays à risque.

## ENCÉPHALITE À TIQUES

### Définition et causes

Infection, à expression principalement neurologique, due à un virus de la famille des arbovirus (☞ Arboviroses) transmise à l'homme par une morsure de tique. Il existe deux sous-types de virus : l'un présent en Europe Centrale et de l'Est (y compris l'Est de la France), l'autre en Sibérie et en Extrême-Orient, plus virulent. L'incubation est de 2 à 4 jours.

### Épidémiologie

Le risque d'infection est présent dans l'ensemble des forêts et des zones à hautes herbes des régions infestées. La période maximale de transmission est d'avril à novembre.

### Signes et symptômes

La première phase comprend une fièvre isolée pendant 2 à 7 jours qui disparaît ensuite. La deuxième phase associe une fièvre, des céphalées, une obnubilation, des nausées, des vomissements, des douleurs musculaires, un syndrome méningé avec des paralysies diverses.

### Investigations

Le liquide céphalo-rachidien montre des anomalies mineures. Le diagnostic est confirmé par une sérologie spécifique (laboratoire spécialisé).

### Évolution, complications et pronostic

Les principales complications sont des séquelles neurologiques. La mortalité est faible dans la forme européenne (moins de 1 %), mais peut atteindre plus de 20 % dans la forme d'Extrême-Orient.

### Traitement

Le traitement est uniquement symptomatique.

### Prévention

Une prévention par immunoglobulines spécifiques est possible dans les 4 premiers jours suivants la morsure. La vaccination (Ticovac®) est recommandée en cas de séjour dans les forêts ou les campagnes des zones à risque. Les autres mesures préconisées sont le port de vêtements recouvrants, l'application de répulsifs sur les parties découvertes et l'inspection cutanée au retour de chaque promenade pour enlever immédiatement la tique.

## ENCÉPHALITE VIRALE

Terme utilisé pour désigner l'inflammation du cerveau, sans suppuration (abcès), liée à une infection virale. Elle peut être isolée, mais est souvent associée à une atteinte des méninges. On parle dans ce cas de méningo-encéphalite (☞ Méningite virale).

## ENCÉPHALOPATHIE HÉPATIQUE

### Définition et causes

Il s'agit des manifestations neuropsychiques de l'insuffisance hépatique grave dont le mécanisme n'est pas encore établi. Les principales causes sont des affections hépatiques chroniques (cirrhose, anastomose porto-cave...) ou aiguës (hépatite virale, toxique...).

### Épidémiologie

C'est une complication relativement fréquente de l'insuffisance hépatique déclenchée par un facteur intercurrent (hémorragie digestive, infection d'ascite, médicament sédatif...).

### Signes et symptômes

Il existe :

1. des troubles psychiques (apathie, troubles du comportement, confusion, désorientation, coma ;
2. des troubles neurologiques (astérixis ou flapping tremor = mouvements de flexion et d'extension des poignets lorsque le patient a les bras tendus, hypertonie, crises convulsives...) ;
3. une hyperventilation et un foetor hepaticus (odeur douceâtre et acétonique de l'haleine).

### Investigations

Il existe souvent une élévation de l'ammoniémie artérielle. L'électroencéphalogramme montre un ralentissement de l'activité mais qui n'est pas spécifique.

### Évolution, complications et pronostic

Les complications sont celles d'un coma. Les risques d'hypoglycémie et d'hémorragie digestive sont importants. Le pronostic est sévère avec une mortalité de 50 % dans les cirrhoses et de 80 % au cours des hépatites aiguës virales ou toxiques.

### Traitement

Il comporte une prise en charge en réanimation avec un traitement spécifique complexe et la suppression éventuelle du facteur déclenchant.

## ENCÉPHALOPATHIES SPONGIFORMES SUBAIGUËS TRANSMISSIBLES

Ensemble de maladies dont la plus connue est la maladie de Creutzfeldt-Jakob (☞), touchant le système nerveux central. Elles sont dues un agent transmissible non encore identifié, lié à l'accumulation d'une protéine appelée prion. Elles sont caractérisées par une démence évoluant très rapidement sur un décès. Elles représentent un problème majeur de santé publique qui a été mis en valeur par l'affaire de la « vache folle » ou encéphalopathie spongiforme bovine. Les incertitudes concernant les modes de transmission exacte et la durée d'incubation imposent une vigilance particulière qui justifient la mise en place de mesures de protection sanitaire très strictes.

Les « agents transmissibles non conventionnels (ATNC) » sont encore mal connus et nécessitent une vigilance particulière. Les méthodes préconisées d'élimination des ATNC n'offrent actuellement aucune sécurité totale.

Les procédés d'élimination des ATNC au niveau du matériel médico-chirurgical entré en contact avec les tissus nerveux, mais aussi au cours des traitements de racines dentaires comportent plusieurs étapes :

- le nettoyage : trempage à part dans un bain pendant 15 minutes dès la fin de l'utilisation du matériel (détergent de type alcalin), puis nettoyage mécanique ou manuel. L'utilisation de tout produit contenant un aldéhyde est proscrit (action protectrice vis-à-vis des ATNC) ;
- l'inactivation des ATNC : trois procédés sont retenus par l'OMS : l'autoclave « pour charge poreuse » (entre 134 °C et 138 °C pendant 18 minutes) ; la soude (pendant 1 heure à 20 °C, mais elle abîme les instruments) ; l'hypochlorite de sodium (à 2 % de chlore libre pendant une heure à 20 °C). Un procédé d'inactivation chimique sera associé systématiquement à un procédé d'inactivation physique chez les patients particulièrement à risque (atteints ou suspects).

Les instruments utilisés chez les patients atteints de la maladie de Creutzfeldt-Jakob doivent être détruits (par incinération).

Les prélèvements biologiques sont effectués avec du matériel à usage unique comme c'est l'usage pour éviter une transmission chez les professionnels de santé. En ce qui concerne les soins d'hygiène et les soins infirmiers, les précautions dites universelles s'appliquent sans autre précaution particulière.

## ENCOPRÉSIE

### Définition et causes

Incontinence fécale en l'absence de maladie ou d'anomalie organique chez un enfant de 3 ans. L'origine est psychologique (opposition avec la mère) avec une résistance à l'apprentissage de la propreté.

### Épidémiologie

Elle est peu fréquente. L'âge de début est généralement autour de 6 ans.

### Signes et symptômes

L'incontinence est presque toujours diurne. On peut retrouver un fécalome (conglomérat de selles) dû à la rétention volontaire des selles. Les facteurs déclenchants sont des traumatismes affectifs, des modifications des conditions de vie… Il existe des troubles de l'affectivité chez des enfants normalement intelligents. L'attitude punitive des parents aggrave les troubles.

### Investigations

Elles n'ont pour but que d'éliminer une cause organique (fissure anale, troubles neurologiques…).

### Évolution

Elle est imprévisible. La plupart des formes rebelles semblent guérir entre 10 et 15 ans.

### Traitement

Une prise en charge psychothérapeutique avec les parents est nécessaire. Un éventuel fécalome sera évacué.

## ENDOCARDITE BACTÉRIENNE

### Définition et causes

Greffe bactérienne sur l'endocarde valvulaire (plus rarement sur l'endocarde pariétal) qui peut survenir sur un cœur sain ou sur une cardiopathie préexistante et qui provoque des lésions végétantes et destructrices. Les cardiopathies valvulaires et congénitales comportent un risque élevé d'endocardite bactérienne. La porte d'entrée de l'infection (qui n'est retrouvée que dans les deux tiers des cas) est le plus souvent dentaire, digestive, cutanée, urinaire ou ORL.

### Épidémiologie

1 000 à 1 500 cas/an en France. Elle est deux fois plus fréquente chez les hommes, principalement après 50 ans avec un pic vers 70-75 ans.

### Signes et symptômes

Association d'une fièvre inexpliquée et d'un souffle cardiaque.

### Investigations

Les hémocultures recherchent le germe. L'échographie cardiaque recherche des végétations, une cardiopathie ; elle évalue les fuites valvulaires et la fonction cardiaque. Il faut tenter d'identifier la porte d'entrée de l'infection pour effectuer d'éventuels prélèvements bactériologiques.

### Évolution, complications et pronostic

Les complications sont l'insuffisance ventriculaire gauche (due aux lésions valvulaires) et les accidents vasculaires cérébraux (ischémiques par emboles septiques). La mortalité est importante, particulièrement en cas de survenue de l'endocardite sur une prothèse valvulaire.

### Traitement et prévention

Il associe une antibiothérapie IV d'abord probabiliste puis adaptée au germe isolé et un traitement de l'infection initiale. Le remplacement valvulaire est systématique en cas d'endocardite sur prothèse valvulaire.

### Prévention et éducation

Une antibioprophylaxie systématique est indispensable en cas de geste à risque (soins dentaires, sauf traitement des caries superficielles ou préparation prothétique, intervention chi-

rurgicale digestive, urinaire, ORL...). Les patients sont porteurs d'une carte qui précise les modalités de prévention (antibiotique dans l'heure précédant le soin). Les antibiotiques en général utilisés sont l'amoxicilline, éventuellement associée à la gentamicine dans le cadre de protocole très précis.
Par ailleurs, une hygiène dentaire rigoureuse est indispensable à la prévention des infections cardiaques. En cas de fièvre ou d'infection quelle qu'en soit la cause, le patient doit prendre un avis médical avant toute prise d'antibiotiques.

## ENDOMÉTRIOSE

### Définition et causes

Présence de tissu endométrial (provenant de la muqueuse utérine) en dehors de la cavité utérine. Les sites les plus fréquents sont les ovaires, le ligament large postérieur et le cul-de-sac de Douglas. La cause probable est le reflux de cellules endométriales par les trompes au cours des règles.

### Épidémiologie

10 à 15 % des femmes de 25 à 44 ans qui ont des règles sont touchées. La fréquence est estimée entre 25 et 50 % chez les femmes stériles.

### Signes et symptômes

Les signes dépendent de la localisation. Les plus fréquents sont :

1. des douleurs (dysménorrhée = règles douloureuses, dyspareunie = douleur pendant les rapports sexuels, douleurs chroniques cycliques) ;
2. une stérilité ;
3. une rétroversion utérine (fond de l'utérus projeté en arrière et col remonté vers le pubis) ;
4. une masse dont le volume et le caractère douloureux évoluent en fonction du cycle.

### Investigations

L'échographie est l'examen de première intention mais le diagnostic est assuré par la visualisation et/ou la biopsie des lésions par cœlioscopie pelvienne. Un dosage de CA 125 élevé est un argument en faveur d'une atteinte sévère et peut être utile dans la surveillance de l'efficacité du traitement.

### Évolution, complications et pronostic

Le but du traitement est plus de réduire les symptômes que d'éradiquer la maladie. Les résultats sur l'hypofertilité sont contrastés.

### Traitement

Le traitement chirurgical comporte l'exérèse des lésions par cœlioscopie. Le traitement médical utilise les progestatifs et les analogues de la Gn-RH (Supréfact®, Zoladex®) ou moins souvent le danazol (Danatrol®).

### Prévention et éducation

La patiente doit comprendre que l'endométriose n'est pas une maladie en elle-même, mais une gêne par ses manifestations et que les risques d'une cœlioscopie diagnostique ne sont pas nuls.

## ENGELURES ou Érythème pernio

### Définition et causes

Lésions érythrocyaniques des extrémités (acrosyndrome vasculaire), survenant lors d'une exposition au froid humide modéré, dont la cause est inconnue. Les facteurs déclenchants sont des chaussures trop serrées, le travail et le sport par temps froid, une intervention chirurgicale ou des médicaments (vasoconstricteurs, β-bloquants, dérivés de l'ergot de seigle).

### Épidémiologie

Il existe une très nette prédominance féminine avec un âge moyen de survenue autour de 30 ans chez la femme et de 40 ans chez l'homme. Des antécédents familiaux sont présents dans plus de 50 % des cas.

### Signes et symptômes

Lésions érythrocyaniques (couleur rouge sombre, bleutée) des pulpes ou de la face externe des orteils (80 % des cas) ou des doigts (20 % des cas), avec prurit et grattage au réchauffement.

### Investigations

Elles comprennent la capillaroscopie, un doppler pulpaire et un écho-doppler artériel.

### Évolution, complications et pronostic

En général, 2 poussées/an (mais parfois jusqu'à 15) avec une durée moyenne des crises de 15 jours à 3 semaines, suivies d'une régression spontanée. Les principales complications sont les ulcères et les nécroses.

### Traitement

Essentiellement, inhibiteurs calciques (nifédipine = par ex. Adalate®). Dans les formes ulcérées ou nécrotiques, on utilisera les inhibiteurs calciques en IV, l'hémodilution, les antibiotiques et les soins locaux.

### ✔ Soins, surveillance, prévention et éducation

Le réchauffement précoce des mains ou des pieds par trempage (avec agitation de l'eau avec les mains ou les pieds) dans un bain à 38 °C est préconisé. En cas d'œdème, surélever les membres. L'excision chirurgicale des phlyctènes et des nécroses superficielles peut être nécessaire au bout de quelques jours.

La surveillance porte essentiellement sur l'intensité de la douleur et l'effet des antalgiques, sur l'identification d'une infection et l'apparition de rétractions.

La prévention consiste à se protéger contre le froid (chaussettes, gants…) et contre les traumatismes (chaussures larges…).

## ENTÉROCOLITES INFECTIEUSES

Terme englobant l'ensemble des infections de l'intestin grêle et du côlon. Elles peuvent être primitives, dues à une contamination alimentaire et favorisées par une hygiène précaire : salmonelloses, shigelloses, toxi-infection alimentaire, choléra… La forme secondaire classique est la colite pseudomembraneuse (☞). Le maître symptôme est la diarrhée. La recherche du germe en cause utilise la coproculture, les hémocultures, les sérodiagnostics. Le traitement consiste en une réhydratation et une antibiothérapie adaptée au germe en cause.

## ENTÉROCOLITE ULCÉRONÉCROSANTE DU NOUVEAU-NÉ

### Définition et causes

Nécrose intestinale touchant principalement l'iléon terminal (plus rarement le côlon et l'intestin grêle proximal) due à une ischémie de la paroi digestive.

### Épidémiologie

Touche principalement le nouveau-né prématuré ou malade.

### Signes et symptômes

Les principales manifestations sont un ballonnement abdominal, des selles sanglantes, une subocclusion avec des résidus gastriques bilieux (verdâtres).

### Investigations

La radiographie d'abdomen sans préparation montre une distension gazeuse intestinale avec parfois une pneumatose pariétale (bulles d'air dans la paroi intestinale).

### Évolution, complications et pronostic

Les principales complications sont la septicémie avec une perforation digestive et une péritonite. La mortalité est élevée.

### Traitement et prévention

Le traitement initial est médical : arrêt de l'alimentation, nutrition parentérale, aspiration digestive, antibiotiques. En cas de perforation, le traitement chirurgical s'impose.

Il semblerait que le report de l'alimentation orale chez les enfants à risque et son remplacement par une nutrition parentérale pendant quelques semaines diminue le risque de développement d'une entérocolite ulcéronécrosante.

## ENTROPION

### Définition et causes

Bascule en dedans du bord libre de la paupière soit d'origine congénitale; soit d'origine acquise, liée à l'âge ou à des lésions cicatricielles (traumatismes, brûlures...) ; soit spastique dans le cadre d'une inflammation locale ou en post-chirurgie oculaire.

### Épidémiologie

C'est un problème assez fréquent.

### Signes et symptômes

Il existe un frottement des cils sur la cornée avec des signes d'irritation (rougeur, larmoiements).

### Investigations

Elles ne sont utiles que pour rechercher des lésions de la cornée.

### Évolution, complications et pronostic

Le principal risque est celui d'ulcérations de la cornée.

### Traitement

Il est chirurgical et doit être précoce pour éviter des séquelles cornéennes.

## ÉNURÉSIE

### Définition et causes

Miction active, complète, involontaire et inconsciente sans lésion de l'appareil urinaire, survenant le plus souvent au cours du sommeil, chez un enfant de plus de 5 ans. L'énurésie est primaire lorsque l'enfant n'a jamais été propre et il s'agit souvent d'une immaturité plus ou moins prolongée de l'automatisme vésical. On parle de forme secondaire lorsqu'elle survient chez un enfant propre depuis au moins un an et dans ce cas un traumatisme psychoaffectif est souvent retrouvé.

### Épidémiologie

Maladie fréquente qui touche près de 10 % de la population avec une prépondérance masculine (2 garçons pour 1 fille).

### Investigations

Le diagnostic est clinique et les investigations n'ont pour but que d'éliminer une cause organique (fistule urogénitale, affection neurologique...).

### Évolution, complications et pronostic

Le plus souvent la guérison est obtenue en quelques mois.

### Traitement

Les méthodes de conditionnement ou d'alarme avec des appareils de type « Pipi-Stop » sont efficaces bien qu'ils soient parfois mal acceptés par les familles. Le traitement médicamenteux utilise les antidépresseurs et la desmopressine (Minirin®). Une psychothérapie est utile dans les formes secondaires.

### Éducation

L'éducation comprend l'apprentissage de la miction (uriner à heures fixes et interruptions répétées du jet), réveil nocturne vers 23 heures, suppression des couches, contrôle des boissons le soir. L'enfant doit être impliqué dans la prise en charge : tenue d'un calendrier mictionnel, évaluation des progrès (nuit sèche ou nuit mouillée).

## ÉPAULE BLOQUÉE OU GELÉE

### Définition et causes

Enraidissement de l'épaule qui progresse insidieusement, accompagnée de douleurs modérées, survenant le plus souvent sans cause apparente.

### Épidémiologie

Affection fréquente après 40 ans, surtout chez la femme.

### Signes et symptômes

Les mouvements actifs et passifs sont très limités. Le patient peut simplement élever le bras à l'horizontale mais est incapable d'aller plus loin. Il est très gêné pour s'habiller et pour d'autres gestes de la vie courante.

### Investigations

Les radiographies sont en général normales.

### Évolution, complications et pronostic

En l'absence de traitement, le blocage persiste des mois mais il finit par céder peu à peu avec récupération d'une mobilité normale en 6 à 24 mois. Le traitement permet de raccourcir ce délai.

### Traitement

Il repose sur l'injection intra-articulaire de corticoïdes et l'auto-rééducation de l'épaule. L'adjonction d'antalgiques et d'anti-inflammatoires non stéroïdiens est utile.

## ÉPAULE DOULOUREUSE SIMPLE

### Définition et causes

Douleur liée à une tendinite de certains muscles de l'épaule (sus-épineux, deltoïde, long biceps).

### Épidémiologie

Extrêmement fréquente, surtout après 40 ans.

### Signes et symptômes

La douleur est le plus souvent discrète ou modérée, siégeant au niveau du moignon de l'épaule. Elle survient lors de certains mouvements du bras, notamment ceux de la toilette et de l'habillement.

### Investigations

Les radiographies et la biologie ne montrent aucune anomalie.

### Évolution, complications et pronostic

L'évolution spontanée ou sous traitement est en général favorable en quelques semaines ou mois. Rarement, l'évolution est chronique et se prolonge 6 mois à 1 an, voire plus. La cause est alors une calcification tendineuse ou un conflit au niveau de la capsule articulaire qui est étroitement liée aux différents tendons de muscles rotateurs.

### Traitement

Le traitement utilise des antalgiques, des anti-inflammatoires non stéroïdiens et des injections locales de corticoïdes qui ne doivent pas être renouvelées trop souvent pour éviter une lésion tendineuse. La forme chronique relève essentiellement de la rééducation.

## ÉPAULE DOULOUREUSE AIGUË

Affection liée le plus souvent à une réaction inflammatoire due à la migration d'une calcification contenue dans la bourse séreuse acromio-deltoïdienne. La douleur débute brutalement, est très violente et empêche le malade de dormir. Il se présente bras collé au corps, coude fléchi, avant-bras soutenu par la main du côté sain. Les corticoïdes ou les anti-inflammatoires par voie générale permettent une guérison en une à deux semaines.

## ÉPICONDYLITE ou Tennis elbow

### Définition et causes

Lésion inflammatoire des muscles de la loge externe de l'avant-bras (extenseurs des doigts et du poignet) et de leurs insertions tendineuses au niveau de la face externe du coude sur l'épicondyle latéral. Elle est favorisée par des microtraumatismes professionnels ou sportifs (tennis en particulier).

### Épidémiologie

Elle est relativement fréquente, en particulier chez l'homme jeune.

### Signes et symptômes

Douleur épicondylienne (partie externe du coude) déclenchée ou exacerbée par les mouvements de préhension ou de torsion, sans limitation de la mobilité.

### Investigations

Les radiographies du coude sont en général normales ou retrouvent une ossification locale.

### Évolution, complications et pronostic

Le traitement soulage rapidement. Même en l'absence de traitement, elle guérit souvent spontanément en quelques mois.

### Traitement et éducation

Il associe l'infiltration locale de corticoïdes et l'évitement des mouvements déclenchants.

## ÉPIDERMOLYSES BULLEUSES HÉRÉDITAIRES

Groupe de maladies génétiques rares, caractérisées par un défaut de cohésion au niveau de la jonction entre le derme et l'épiderme, ce qui entraîne la formation de bulles. On distingue plusieurs types :

1. **Épidermolyses intraépidermiques :** les plus fréquentes, ne laissent pas de cicatrices.
   - *Forme généralisée de Köbner :* transmission autosomique dominante ou récessive, survient peu après la naissance, bulles sur tout le corps ainsi qu'au niveau des muqueuses, guérit spontanément sans laisser de trace.
   - *Forme localisée de Weber-Cockayne :* transmission autosomique dominante, débute à l'âge de la marche et ne touche que les paumes et les plantes.
   - *Épidermolyse bulleuse herpétiforme de Dowling-Meara :* transmission autosomique récessive; bulles présentes dès la naissance, disposées en arabesques, très douloureuses.
2. **Épidermolyses jonctionnelles :**
   - *Forme létale d'Herlitz :* transmission autosomique récessive, bulles présentes dès la naissance sur la peau et les muqueuses, aucune tendance à la guérison, décès dans la première année de vie, diagnostic anténatal (biopsie fœtale) souhaitable pour éventuelle interruption de grossesse.
   - *Forme non létale de Hintner-Wolff :* même tableau clinique que précédemment, mais l'enfant survit en présentant un retard staturopondéral et des granulomes laryngés.
3. **Épidermolyses dystrophiques :** les lésions bulleuses laisseront des cicatrices.
   - *Type Hallopeau-Siemens :* transmission récessive, bulles hémorragiques sur la peau et les muqueuses dès la naissance, décès rapide.
   - *Type Cockayne-Touraine :* transmission autosomique dominante, lésions cutanéomuqueuses présentes dès la naissance et laissant des cicatrices, tendance à l'amélioration spontanée au cours de la deuxième décennie.
   - *Type albopapuloïde de Pasini-Pierini :* transmission autosomique dominante, petites papules blanches sur le tronc et les épaules causées par la cicatrisation anormale des lésions bulleuses.

## ÉPIDIDYMITE ET ORCHI-ÉPIDIDYMITE

### Définition et causes

Inflammation de l'épididyme (épididymite), avec inflammation concomitante du testicule (orchi-épididymite) de cause infectieuse (maladie sexuellement transmissible, infection urinaire, prostatique ou générale).

### Épidémiologie

C'est une affection fréquente à tout âge.

### Signes et symptômes

Association d'une douleur scrotale (au niveau d'une bourse) aiguë, d'une fièvre modérée et parfois d'un écoulement urétral. La palpation retrouve un épididyme et un testicule (en cas d'orchi-épididymite) augmentés de volume et douloureux.

### Investigations

La recherche du germe repose sur l'ECBU, les hémocultures et le prélèvement urétral.

### Évolution, complications et pronostic

L'évolution est bonne sous traitement. Les complications sont la nécrose testiculaire, l'abcès et le passage à la chronicité, avec une répercussion sur la fertilité.

### Traitement

Il associe repos strict, antalgiques, antipyrétiques et une antibiothérapie par une cycline ou une fluoroquinolone qui sera adaptée à l'antibiogramme. La chirurgie est indiquée en cas de complications.

### Prévention et éducation

En cas de maladie sexuellement transmissible, le traitement des partenaires est impératif. Il est nécessaire d'identifier et de traiter les causes d'infections urinaires et prostatiques.

## ÉPIGLOTTITE

### Définition et causes

Infection de l'épiglotte et des tissus avoisinants avec une inflammation et un œdème qui entraînent une obstruction respiratoire. Le germe en cause est l'*Haemophilus influenzae.*

### Épidémiologie

Rare. Touche principalement l'enfant entre 2 et 5 ans, mais peut se voir à tout âge. L'incidence de l'épiglottite devrait diminuer avec la diffusion de la vaccination contre l'*Haemophilus influenzae.*

### Signes et symptômes

Le début est brutal avec une fièvre élevée et une dyspnée s'aggravant rapidement, accompagnée d'une dysphagie (gêne pour avaler). L'enfant est assis, tête penchée en avant, bouche ouverte avec un écoulement de salive qu'il n'arrive plus à avaler.

### Investigations

Le diagnostic est clinique. L'examen oropharyngé et la mise en position allongée de l'enfant sont interdits car ils peuvent entraîner un arrêt respiratoire mortel.

### Évolution, complications et pronostic

Le risque principal est l'asphyxie avec arrêt cardiaque brutal.

### Traitement

L'administration de corticoïdes et d'antibiotiques (céfotaxime = Claforan®) par voie intramusculaire ou intraveineuse est une urgence. L'enfant doit être transféré en position assise dans un service de réanimation où il sera la plupart du temps intubé (ou trachéotomisé en cas d'échec).

> **✔ Soins et surveillance**
>
> L'enfant est installé en position assise. Une perfusion par voie périphérique est mise en place pour administrer des médicaments et hydrater l'enfant. Ce dernier ne doit pas rester seul.
>
> La surveillance porte sur la mesure de la fréquence respiratoire, de la pression artérielle, du pouls et sur l'appréciation de la coloration des téguments, de la douleur à la déglutition.

## ÉPILEPSIE

### Définition et causes

Affection chronique caractérisée par la répétition de crises convulsives résultant de décharges électriques paroxystiques d'un groupe de neurones du cortex cérébral. Dans 20-40 % des cas, il s'agit d'une épilepsie essentielle sans cause retrouvée. Dans les autres cas, il s'agit d'une épilepsie symptôme d'une affection (alcoolisme, tumeur, accident vasculaire cérébral, malformation vasculaire, intoxication, séquelle d'un traumatisme…).

### Épidémiologie

L'incidence est de 20 à 70/100 000 par an avec une prédominance aux deux âges extrêmes de la vie. 50 % des épilepsies débutent avant 10 ans.

### Signes et symptômes

Les différents types de crises généralisées :

1. *Absence :* suspension de conscience brève inférieure à 20 secondes.
2. *Crise myoclonique :* secousses musculaires brèves, bilatérales et symétriques avec conscience en général conservée.
3. *Crise tonico-clonique* (la plus fréquente) : phase tonique de 10 à 20 secondes avec contraction de l'ensemble du corps et perte de connaissance puis phase clonique de 30 secondes avec relâchement intermittent de la contraction avec des secousses qui s'arrêtent progressivement; enfin, phase post-critique de durée variable avec reprise progressive de la conscience.

Les différents types de crises partielles :

1. *Crise motrice de type Bravais-Jackon :* secousses cloniques unilatérales d'extension progressive débutant au niveau des doigts, gagnant le membre supérieur, puis la face et le membre inférieur.
2. *Crise sensitive, sensorielle :* troubles visuels, auditifs, olfactifs, gustatifs ou vertigineux.

### Investigations

Elles comprennent la recherche d'anomalies biologiques (ionogramme, glycémie, calcémie, enzymes hépatiques…) ou de toxiques, le dosage des antiépileptiques, un électroencéphalogramme, le scanner et l'IRM.

### Évolution, complications et pronostic

La complication principale est l'état de mal convulsif, succession de crises sans retour à un état de conscience normal peuvent mettre en jeu du pronostic vital.

### Traitement

Les benzodiazépines seront utilisées en urgence (par ex. diazépam = Valium® ou clonazépam = Rivotril®). Le traitement de fond fera appel à un des nombreux antiépileptiques disponibles, en général en monothérapie mais parfois l'association de deux produits est nécessaire. Par ailleurs, l'inefficacité du traitement ou une intolérance peut nécessiter de tester un autre médicament.

### Prévention et éducation

L'éducation du patient portera sur la reconnaissance des signes avant-coureurs de la crise, sur la nécessité de l'observance du traitement et sur les risques dans la vie quotidienne. La connaissance des facteurs déclenchants (arrêt brutal du traitement, consommation d'alcool, surmenage ou insomnie, télévision, écran informatique…) est également essentielle. Il faut aborder avec le patient la question de la pratique de certains sports et de la conduite automobile.
La surveillance du traitement peut nécessiter le dosage sanguin de l'antiépileptique utilisé pour pouvoir adapter la dose prescrite.

## ÉPIPHYSITE VERTÉBRALE ou (☞) Maladie de Scheuermann

## ÉPISCLÉRITE

Inflammation habituellement localisée et récidivante de l'épisclère (tissu entourant la sclérotique qui est l'enveloppe externe de l'œil). Elle se traduit par une rougeur de l'œil, une gêne modérée et un larmoiement. Il existe une petite zone sensible, rouge ou violacée, juste sous la conjonctive. L'origine est allergique dans la plupart des cas. La régression est spontanée, un traitement par des collyres anti-inflammatoires permet de raccourcir l'évolution.

## ÉPISTAXIS

### Définition et causes

Hémorragie provenant des fosses nasales, des sinus ou du cavum qui s'extériorise par les narines (épistaxis antérieure) et/ou par le rhinopharynx (épistaxis postérieure). L'épistaxis essentielle est due à une rupture de capillaires de la tache vasculaire. L'épistaxis peut être secondaire à une hypertension artérielle, un trouble de l'hémostase, un traumatisme, une tumeur ou un corps étranger.

### Épidémiologie

Affection très fréquente.

### Signes et symptômes

Saignement de nez dans la forme antérieure. Crachats ou vomissements sanglants (épistaxis déglutie) dans la forme postérieure qui peuvent parfois orienter faussement vers une hémorragie digestive.

### Investigations

Le bilan biologique comprend numération-formule sanguine, plaquettes, hémostase et groupe sanguin éventuellement. Après 48 h de tamponnement, une rhinoscopie à la recherche d'une affection locale est nécessaire.

### Évolution, complications et pronostic

L'affection est le plus souvent bénigne mais le saignement peut être cataclysmique et entraîner un collapsus et un décès.

### Traitement

La compression digitale ou un coton imbibé d'eau oxygénée est suffisant dans les formes peu abondantes. Dans les autres cas, on aura recours à un tamponnement antérieur bilatéral (mèches ou ballonnet gonflable), puis, en cas d'échec, à un tamponnement postérieur. Dans les formes grave, l'artériographie avec embolisation ou ligature chirurgicale est indiquée. Une couverture antibiotique est indispensable pendant 48 h en cas de tamponnement.

### ✔ Soins et surveillance

La mise en place d'un coton imbibé et la compression de la narine peuvent être effectuées par l'infirmière ; la mise en place d'un méchage antérieur ou postérieur ou d'une sonde à ballonnet est réalisée par un médecin. La surveillance consiste à vérifier l'efficacité de la compression ou du tamponnement – arrêt du saignement, absence d'écoulement postérieur – et le retentissement sur l'état hémodynamique en cas de saignement abondant.

## ÉPUISEMENT DE CHALEUR

Accident qui a pour origine un déficit hydrique avec un manque de réaction du système cardiovasculaire face à des températures extérieures élevées. Il est fréquent chez les personnes âgées qui ne boivent pas assez ou sont traitées par des diurétiques. Les principaux signes sont : asthénie, fatigue, soif, vertiges, peau moite et froide, pouls faible et filant, hypotension orthostatique avec perte de connaissance. L'évolution est en général rapidement favorable sous traitement : repos allongé dans un endroit frais, réhydratation orale ou intraveineuse avec des liquides suffisamment salés.

## ÉRECTION (TROUBLES DE L')

### Définition et causes

Incapacité d'obtenir ou de maintenir une érection suffisante pour permettre la réalisation d'un acte sexuel considéré comme satisfaisant par le patient. Il s'agit d'une incapacité à remplir correctement de sang les corps caverneux. Les causes sont multiples, organiques et psychogènes, souvent intriquées : diabète sucré, hypertension artérielle, artérite, neuropathies périphériques, lésions médullaires, nombreuses maladies chroniques (insuffisance rénale...), dépression, troubles psychiques réactionnels, prostatectomie, médicaments, tabac.

### Épidémiologie

La prévalence globale (troubles permanents et épisodiques) est estimée à 5 % à 40 ans et autour de 15 à 25 % à partir de 65 ans.

### Traitement

Jusqu'à une période récente, le traitement était complexe et utilisait la psychothérapie, l'injection intracaverneuse de substances vasoactives et parfois des prothèses. L'apparition du sildénafil (Viagra®) représente une avancée puisqu'il permet dans près de 90 % des cas d'obtenir une érection satisfaisante, quelque soit l'origine du trouble. Le respect des contre-indications (risque cardiovasculaire important, utilisation de dérivés nitrés) est essentiel pour éviter des accidents. D'autres molécules de la même classe sont en cours de commercialisation.

## ÉRYSIPÈLE

### Définition et causes

Infection cutanée due le plus souvent à un streptocoque qui touche le plus souvent les membres inférieurs et plus rarement le visage.

### Épidémiologie

C'est une affection fréquente dont les facteurs favorisants sont l'œdème des membres inférieurs, l'alcoolisme, le diabète et une mauvaise hygiène.

### Signes et symptômes

Le début est brutal avec une fièvre élevée et un placard rouge, chaud, œdémateux, d'évolution centrifuge, bien limité (« grosse jambe rouge aiguë fébrile »). Au niveau du visage, l'œdème est souvent important.

### Investigations

La recherche du germe repose sur les hémocultures et des prélèvements au niveau de la porte d'entrée (intertrigo des orteils, plaie, ulcère veineux ou excoriation du nez, du visage ou des oreilles).

### Évolution, complications et traitement

L'évolution est simple sous traitement. Les complications sont les thromboses veineuses et une infection profonde (abcès, fasciite nécrosante). Les récidives sont fréquentes.

### Traitement

Il associe une antibiothérapie par pénicilline G en IV (puis relais per os par Oracilline®), le traitement de l'infection initiale en cause, la prévention thrombo-embolique et la vérification de la vaccination antitétanique.

### ✔ Soins, surveillance, éducation et prévention

La plaie à l'origine de l'infection est nettoyée et un pansement est appliqué en fonction de l'état local. La surveillance porte sur la mesure de la température et l'aspect local au niveau de la plaie et de la jambe.
La prévention consiste à prendre en charge les insuffisances veino-lymphatiques (surélévation des membres, contention élastique), à conseiller au patient le port de bas de contention ainsi qu'une hygiène soigneuse (douche quotidienne) et un examen des pieds à la recherche de toute plaie.

## ÉRYTHÈME FESSIER DU NOURRISSON

### Définition et causes

Atteinte cutanée irritative touchant le siège. Elle est induite par des facteurs mécaniques (occlusion et macération sous la couche), des facteurs irritants (selles acides, certains antiseptiques...) et des facteurs infectieux (colonisation secondaire par de nombreux organismes).

### Épidémiologie

C'est un problème particulièrement fréquent au cours de la première année de vie.

### Signes et symptômes

Il s'agit d'une rougeur (érythème) soit des convexités intéressant toutes les zones de frottement avec les couches, soit péri-orificielle (centré par un orifice et extension aux plis), soit en culotte. Secondairement peuvent apparaître des vésicules, des érosions et une desquamation.

### Évolution, complications et pronostic

La principale complication est la surinfection (candidose). La guérison peut nécessiter plusieurs semaines.

### Traitement

Le traitement est simple : antisepsie douce (savon type Septivon® puis rinçage et application d'un antiseptique comme par exemple de l'éosine à 2 %) puis application de cicatrisants (Mitosyl®, Ektogan®). Il faut laisser au maximum les fesses à l'air, changer souvent les couches et utiliser des protections très absorbantes pour éviter la macération.

> **✔ Soins et prévention**
>
> Il est conseillé de changer régulièrement les couches, de laver le siège à l'eau lors des changes, de sécher la peau en tamponnant et d'appliquer une crème protectrice en cas d'apparition d'une rougeur et en prévention lorsque l'enfant a consommé des aliments qui donnent des selles irritantes (certains fruits). Le remplacement temporaire des couches à usage unique par des changes lavables en coton est recommandé.

## ÉRYTHÈME NOUEUX

### Définition et causes

Atteinte inflammatoire de la peau et du tissu sous-cutané (dermo-hypodermite), caractérisée par des nodosités rouges et sensibles. Les causes les plus fréquentes sont la sarcoïdose (☞), une infection streptococcique ORL, une yersiniose (☞), mais un grand nombre d'affections peuvent être en cause. Dans près de 20 %, l'origine reste inconnue.

### Épidémiologie

Il survient le plus souvent chez la femme entre 20 et 40 ans.

### Signes et symptômes

Les nodosités ou nouures sont des indurations de un à quelques centimètres de diamètre, dures, chaudes, mobiles, douloureuses à la palpation. Elles apparaissent brutalement sur la face antérieure des jambes, parfois sur les cuisses et les avant-bras. L'éruption est parfois précédée ou associée à des signes généraux de type grippal.

### Investigations

L'aspect clinique permet le plus souvent le diagnostic. En cas de doute une biopsie est possible.

### Évolution, complications et pronostic

L'éruption disparaît en trois à quatre semaines sans cicatrice. Des récidives sont possibles dans les 2 à 3 mois qui suivent.

### Traitement

Le seul traitement est le repos au lit, éventuellement associé à des anti-inflammatoires non stéroïdiens dans les formes douloureuses.

## ÉRYTHÈME PERNIO ou (☞) Engelures

## ÉRYTHÈME POLYMORPHE

### Définition et causes

Éruption cutanée inflammatoire faite de lésions cutanées ou muqueuses, bulleuses, œdémateuses ou érythémateuses. Les médicaments et les infections (herpès, pneumopathie à *Mycoplasma pneumoniae*...) sont les causes les plus fréquentes mais dans 50 % des cas aucune origine n'est retrouvée.

### Signes et symptômes

Dans la forme classique érythémato-papuleuse, il existe des papules rouges de petite taille qui réalisent une image en cocarde avec un centre livide et un anneau périphérique lisse, rouge, saillant. Les lésions sont symétriques sur les membres (mains, pieds, coudes, genoux).

### Investigations

Le diagnostic est avant tout clinique, mais la biopsie cutanée avec un examen histologique peut parfois être utile.

### Évolution, complications et pronostic

L'évolution classique est faite de poussées successives, spontanément régressives en quelques semaines. Des formes récidivantes chroniques sont possibles. Les formes bulleuses sont plus graves (ectodermose pluri-orificielle de l'adulte et syndrome de Stevens-Johnson chez l'enfant) peuvent être mortelles (atteinte respiratoire).

### Traitement

Il est avant tout symptomatique (soins locaux). Lorsqu'une cause est identifiée, elle doit être traitée (infection) ou éliminée (médicament). Dans la forme récidivante où l'herpès est en cause, l'utilisation de l'aciclovir (Zovirax®) est possible. Les corticoïdes peuvent être utiles dans les formes sévères (en cas d'emploi précoce) et chroniques.

## ÉRYTHRASMA

### Définition et causes

Infection cutanée superficielle due à une bactérie, *Corynebacterium minutissimum*. La contagion est faible.

### Épidémiologie

Il se rencontre le plus souvent chez l'adulte.

### Signes et symptômes

Il s'agit de plaques roses irrégulières, non prurigineuses, qui deviennent brunes avec une fine desquamation, situées au niveau de la face supéro-interne des cuisses ou entre les orteils.

### Investigations

Une fluorescence rouge corail, caractéristique des lésions, en lumière de Wood permet de faire le diagnostic.

### Évolution, complications et pronostic

L'évolution est chronique, sans tendance spontanée à la guérison, avec une extension des plaques (aisselles, tronc, périnée), notamment chez les obèses et les diabétiques.

### Traitement

Le traitement local par un antifongique ou de l'érythromycine est associé à une antibiothérapie par voie générale (érythromycine ou tétracycline).

### Éducation

Des mesures d'hygiène sont indispensables : séchage des plis, port de vêtements amples...

## ÉRYTHRODERMIE

### Définition et causes

Il s'agit d'une dermatose caractérisée par des lésions cutanées érythémato-squameuses généralisées. Le plus souvent, elle est secondaire à un eczéma ou à un psoriasis. Les autres causes sont médicamenteuses (antibiotiques, anti-inflammatoires), infectieuses (streptocoque) ou hématologiques (lymphome cutané). Chez le nouveau-né ou le nourrisson, il s'agit d'une érythrodermie ichtyosiforme (☞) ou d'une maladie de Leiner-Moussous (☞).

### Signes et symptômes

L'ensemble de la peau est rouge, inflammatoire et une fièvre élevée est souvent présente initialement. Les squames sont soit très fines, soit abondantes Parfois, la peau est suintante et prurigineuse (démangeaisons).

### Investigations

Le diagnostic est clinique. La biopsie cutanée peut être utile dans les cas douteux.

### Évolution, complications et pronostic

Quelle que soit la cause, le pronostic peut être grave car les patients sont fragiles à cause des pertes caloriques, protéiques et hydro-électrolytiques et du retentissement hémodynamique de la vasodilatation cutanée diffuse. La surinfection est fréquente et peut entraîner une septicémie.

### Traitement

Il associe le traitement de la cause et des mesures symptomatiques (compensations des pertes hydro-électrolytiques, lutte contre l'infection, antihistaminiques sédatifs comme par ex. la prométhazine = Phénergan® ou la dexchlorphéniramine = Polaramine®…).

## ÉRYTHRODERMIE DESQUAMATIVE DU NOURRISSON ou (☞) Maladie de Leiner-Moussous

## ESCARRES

### Définition et causes

Ulcération profonde, indolore et d'évolution chronique siégeant sur une zone de pression cutanée au contact d'un relief osseux. Le principal facteur de risque est l'alitement prolongé.

### Épidémiologie

Ils représentent un problème majeur de santé publique, dont l'incidence est directement liée à l'absence de mesures efficaces de prévention.

### Signes et symptômes

Les différents niveaux de gravité croissante sont l'érythème (rougeur), la phlyctène (bulle) avec une désépidermisation (perte de la couche cutanée superficielle), la plaque de nécrose, l'ulcération et enfin les escarres multiples à tous les stades. La topographie dépend de la position du patient, les zones les plus touchées sont la région sacro-fessière, les talons, le trochanter, l'occiput…

### Investigations

Elles se limitent aux prélèvements bactériens en cas de surinfection (> $10^5$ germes/mL ou gramme de tissu sur les prélèvements : liquide de ponction, de biopsie et/ou d'hémoculture). L'infection ne doit pas être confondue avec la colonisation bactérienne quasi constante dans les plaies chroniques.

### Évolution, complications et pronostic

L'infection qui peut s'étendre jusqu'à l'os est la principale complication avec un retard à la cicatrisation. Il existe un risque de transformation carcinomateuse d'une ulcération chronique résiduelle.

### Traitement

Le choix du pansement s'appuie sur l'aspect de la plaie, sa couleur. La cicatrisation s'effectue en quatre étapes : nettoyage de la plaie avec du sérum physiologique (antiseptiques non efficaces), détersion mécanique ou aidée par un pansement (alginates ou hydrogel), bourgeonnement (pansement gras, hydrocolloïde, hydrocellulaire) et enfin épidermisation à partir des berges (hydrocolloïde, hydrocellulaire, pansements gras). Les pansements sont changés tous les 2 à 3 jours, et quotidiennement en cas d'infection avérée. Le traitement de la douleur est indispensable (permanente ou liée à la mobilisation et aux soins d'escarres). Le recours à la chirurgie est parfois nécessaire.

### Prévention et éducation

La prévention est indispensable en cas d'immobilisation prolongée : changement fréquent de position, supports d'aide à la prévention des escarres (matelas, surmatelas, coussins), utilisation d'accessoires de positionnement, mobilisation active et passive, observation régulière des points d'appui, maintien de l'hygiène de la peau, équilibre nutritionnel. L'éducation consiste à apprendre au patient à effectuer des changements de position au niveau des zones de pression et des autosoulèvements, à repérer les signes précoces d'apparition d'escarre, à surveiller l'état cutané au niveau des zones de pression.

## ÉTATS LIMITES

Les états limites ou « border-line » sont des atteintes psychiatriques qui se définissent par l'exclusion : ni normalité, ni névrose, ni psychose. Il s'agit d'un trouble du développement de la personnalité. Le tableau clinique est caractérisé par des relations affectives associant instabilité et besoin de dépendance, malgré une agressivité et une impulsivité parfois importantes. L'adaptation sociale (hyperadaptation de surface) est souvent très bonne avec un besoin constant d'être apprécié et admiré. La dépression, avec un risque suicidaire, est la principale complication. Le traitement est difficile (psychothérapie, neuroleptiques).

## ETHMOÏDITE AIGUË DE L'ENFANT

### Définition et causes

Infection de la muqueuse qui recouvre l'os ethmoïde, complication grave des rhino-pharyngites aiguës de l'enfant.

### Épidémiologie

Elle survient chez l'enfant de 2 à 3 ans du fait du développement tardif des autres sinus (le sinus ethmoïde est le seul présent dès la naissance).

### Signes et symptômes

Rhino-pharyngite avec fièvre élevée chez un enfant fatigué accompagné d'un œdème inflammatoire, douloureux, en général asymétrique, des paupières et d'un écoulement nasal purulent unilatéral. Un œdème conjonctival (chémosis) est présent le stade.

### Investigations

Le scanner est systématique en cas d'atteinte oculaire. Un prélèvement local peut permettre de retrouver le germe.

### Évolution, complications et pronostic

L'évolution est favorable sous antibiothérapie. Des complications infectieuses ophtalmologiques (cellulite orbitaire, abcès comprimant le globe) et neurologiques (thrombophlébite du sinus caverneux avec crises convulsives et possibilité de coma).

### Traitement et prévention

Il consiste en une antibiothérapie précoce par voie veineuse avec une association céphalosporine 3$^{e}$ génération, fosfomycine et aminoside. Un drainage chirurgical est indiqué en cas d'abcès. Les rhino-pharyngites traînantes nécessitent la mise en place d'une antibiothérapie précoce en cas de complication infectieuse.

## ÉVENTRATION

### Définition et causes

Zone de faiblesse de la paroi abdominale (sans interruption, à la différence des hernies) qui forme une tuméfaction contenant un viscère. Les causes les plus fréquentes sont la chirurgie abdominale, les grossesses multiples, l'obésité, la vieillesse et une faiblesse congénitale.

### Épidémiologie

Fréquent.

### Signes et symptômes

Il existe une tuméfaction abdominale, indolore et expansive à la toux.

### Investigations

Le diagnostic est essentiellement clinique, éventuellement complété par une échographie.

### Évolution, complications et pronostic

Les principaux risques sont l'étranglement d'un viscère et l'occlusion. Le pronostic dépend de l'importance de l'éventration. Les récidives sont fréquentes après traitement chez les obèses et les personnes âgées.

### Traitement

Le port d'une ceinture de contention n'est que palliatif. Le meilleur traitement est chirurgical (pose de plaques notamment).

### Prévention

Les mesures de prévention comportent le renforcement de la paroi abdominale après les accouchements et les gestes chirurgicaux avec laparotomie.

## EWING (SARCOME D')

### Définition et causes

Tumeur osseuse maligne à petites cellules rondes. La cause est inconnue mais on retrouve une anomalie génétique spécifique (translocation 11-22).

### Épidémiologie

Il est assez rare et s'observe surtout entre 10 et 25 ans, le plus souvent chez le garçon.

### Signes et symptômes

Il existe une douleur et une tuméfaction, le plus souvent au niveau des membres mais tous les os peuvent être touchés.

### Investigations

Le diagnostic repose sur la biopsie. La radiographie complétée par le scanner et l'IRM mesureront l'extension de la tumeur.

### Évolution, complications et pronostic

La tumeur a une tendance extensive et les métastases, notamment pulmonaires sont précoces. Le taux de survie à 5 ans est de plus de 50 %.

### Traitement

Il associe chirurgie, chimiothérapie et radiothérapie.

## EXANTHÈME SUBIT ou (☞) Roséole infantile

## EXOPHTALMIE

Saillie exagérée du globe oculaire en avant du cadre osseux orbitaire. Elle traduit la présence d'un processus occupant l'espace à l'intérieur de l'orbite et refoulant le globe oculaire. Elle est confirmée par l'exophtalmomètre ou appareil de Hertel. Les principales causes sont les maladies thyroïdiennes (maladie de Basedow), les tumeurs de l'orbite, la cellulite orbitaire (fréquente chez l'enfant) et les fistules artérioveineuses. L'examen complémentaire de référence est le scanner, éventuellement complété par l'IRM et l'échographie.

## EXTRASYSTOLES AURICULAIRES

### Définition et causes

Contractions anormales des oreillettes, naissant à partir d'un foyer d'excitation ectopique (de localisation anormale). Elles peuvent survenir sur un cœur sain ou bien être associées à une cardiopathie valvulaire ou ischémique principalement. Les facteurs favorisants sont un état neurotonique, l'émotion, la prise de boissons excitantes.

### Épidémiologie

Très fréquentes.

### Signes et symptômes

Le seul signe clinique est parfois la sensation d'une irrégularité intermittente des battements cardiaques.

### Investigations

Sur l'électrocardiogramme, l'extrasystole se manifeste par une onde P prématurée et de morphologie anormale (les complexes QRS restent tous identiques). Un enregistrement de type Holter sur 24 heures permet d'apprécier leur fréquence.

### Évolution, complications et pronostic

Dans la plupart des cas, elles sont anodines. Sur un cœur malade, elles peuvent annoncer la survenue d'une fibrillation auriculaire.

### Traitement

Dans la plupart des cas, aucun traitement n'est nécessaire. Lorsqu'elles sont gênantes, un traitement par anxiolytiques ou β-bloquants peut être proposé.

## EXTRASYSTOLES JONCTIONNELLES

Contraction cardiaque prématurée par rapport au rythme sinusal normal. L'excitation naît du tronc du faisceau de His, ce qui entraîne la formation d'un complexe QRS normal mais sans onde P ou avec une onde P anormale précédant ou suivant le complexe QRS. Elles ne présentent pas d'autres particularités par rapport aux extrasystoles ventriculaires.

## EXTRASYSTOLES VENTRICULAIRES

### Définition et causes

Contractions anormales des ventricules, naissant à partir d'un foyer d'excitation ectopique (de localisation anormale). Elles peuvent survenir sur un cœur sain, être associées à une cardiopathie valvulaire ou ischémique, à un trouble électrolytique (hypokaliémie notamment) ou à une intoxication médicamenteuse. Les facteurs favorisants sont un état neurotonique, l'émotion, la prise de boissons excitantes.

### Épidémiologie

Très fréquentes.

### Signes et symptômes

Le seul signe clinique est parfois la sensation d'une irrégularité intermittente des battements cardiaques (palpitations).

### Investigations

Sur l'électrocardiogramme l'extrasystole se manifeste par un complexe QRS déformé, non précédé par une onde P et survenant précocement. Elle peut être suivie d'un repos compensateur (apparition de l'onde P suivant retardée). Un enregistrement de type Holter sur 24 heures permet d'apprécier leur morphologie et leur fréquence.

### Évolution, complications et pronostic

Un certain nombre de critères sont de mauvais pronostic (risque de transformation en tachycardie ou fibrillation ventriculaire) : survenue en salves, morphologie variable, précocité avec survenue sur l'onde T précédente, phase aiguë de l'infarctus du myocarde, dyskaliémie, intoxication médicamenteuse.

### Traitement

Dans les formes bénignes, l'abstention thérapeutique est la règle. En cas d'extrasystoles potentiellement dangereuses, un traitement antiarythmique est nécessaire (lidocaïne = Xylocard® en urgence, amiodarone ou β-bloquant en traitement au long cours).

# F

## FABRY (MALADIE DE) ou (☞) Angiokératose diffuse

## FALLOT (☞) Tétralogie de Fallot

## FANCONI (MALADIE DE)

Maladie héréditaire, de transmission autosomique récessive, caractérisée par une aplasie médullaire (☞) associée à diverses malformations osseuses, rénales et cutanées. Elle se manifeste en général dans l'enfance. La mortalité est élevée devant l'inefficacité des traitements contre le manque de globules blancs et de plaquettes.

## FASCIITE NÉCROSANTE

### Définition et causes

Infection bactérienne grave d'évolution nécrosante, touchant primitivement le fascia (ou aponévrose) pour atteindre de manière extensive les tissus sous-cutanés. Le streptocoque A est le plus souvent en cause, associé à d'autres germes (staphylocoque doré, aérobies, anaérobies). Les causes sont une plaie ou une infection contiguë.

### Épidémiologie

C'est une complication rare de l'érysipèle. Le diabète est un facteur prédisposant.

### Signes et symptômes

La zone infectée est douloureuse, tuméfiée, de coloration violacée avec des bulles hémorragiques. Des signes généraux sont associés avec une fièvre, une altération de l'état général et des signes toxiques (tachycardie, troubles de la conscience).

### Investigations

Les germes en cause seront recherchés par hémocultures et ponction locale de pus.

### Évolution, complications et pronostic

En l'absence de traitement, l'évolution se fait vers une gangrène (crépitation à la palpation) et un état de choc sévère.

### Traitement

Il comprend l'excision chirurgicale large des tissus nécrosés, une antibiothérapie par voie veineuse et une réanimation en milieu spécialisé. Parfois l'amputation est nécessaire.

### Prévention et éducation

La prévention repose sur une prise en charge précoce, une hygiène rigoureuse en particulier au niveau des pieds et une surveillance des plaies infectées chez les patients à risque.

## FAUSSE-COUCHE ou (☞) Avortement spontané

## FAUSSE-ROUTE

### Définition et causes

Passage d'aliments dans la trachée au lieu de l'œsophage lors de la déglutition. C'est un accident relativement fréquent chez les jeunes enfants (cacahuètes, petites pièces de jeux…), chez les personnes âgées (nourriture insuffisamment mâchée) et chez les patients présentant des troubles neurologiques retentissant sur la motricité du carrefour aérodigestif.

### Signes et symptômes

La fausse-route se manifeste par un accès de cyanose brutale auquel succède soit d'une asphyxie aiguë avec perte de connaissance et arrêt cardiorespiratoire, soit d'un effort de toux plus ou moins prolongé, suivi d'une amélioration de la respiration. On parle dans ce cas de syndrome de pénétration. Si l'objet est de petite taille et est passé dans une bronche, le patient peut être asymptomatique, par contre s'il reste enclavé au niveau de la trachée, il persiste une gêne respiratoire d'intensité variable.

### Investigations

Elles ne se conçoivent que sur un patient ne présentant pas d'altération majeure de sa fonction respiratoire. La radiographie de thorax peut montrer le corps étranger s'il est radio-opaque ou une altération de la ventilation broncho-pulmonaire. La fibroscopie est à la fois diagnostique et thérapeutique (extraction du corps étranger).

### Évolution, complications et pronostic

Dans la forme asphyxique, la mort est rapide en l'absence de geste secouriste immédiat. Lorsque le corps étranger est enclavé et que la respiration est correcte, il faut s'abstenir de toute manipulation intempestive et laisser le patient dans la position de son choix (ne surtout pas l'allonger) pour éviter un blocage complet de la voie respiratoire.

### Traitement

La mesure secouriste immédiate est la manœuvre de Heimlich qui a pour but d'expulser l'objet obstructif en créant une surpression thoracique par compression brutale de l'abdomen. Dans un deuxième temps, la fibroscopie permet de localiser l'objet et de l'extraire.

### Prévention et éducation

Les mesures de prévention comprennent le respect de la législation sur les jouets destinés aux jeunes enfants, l'éducation de parents concernant le danger de certains aliments (cacahuètes), une adaptation de la nourriture pour les personnes âgées à l'état dentaire souvent précaire : texture pâteuse ou gélifiée des aliments. La prise des repas en position assise, la surveillance du patient durant le repas, les petites bouchées et le fait de laisser le temps nécessaire à la prise du repas permet d'éviter les fausses-routes.

## FÉCALOME

### Définition et causes

Agglomérat de selles dures, siégeant en général du niveau du rectum et qui l'obstrue. Il s'observe :

1. dans la constipation du sujet âgé, paralysé ou grabataire (constipation atone) ;
2. au cours de troubles de la défécation dus à une anomalie de coordination des muscles du plancher pelvien et des sphincters anaux (dyschésie) ;
3. comme complication liée à certains médicaments.

### Épidémiologie

Relativement fréquent.

### Signes et symptômes

Il peut s'agir soit d'une constipation, soit d'un tableau de fausse diarrhée avec écoulement de matières liquides. Le toucher rectal retrouve une masse dure.

### Investigations

La radiographie d'abdomen sans préparation peut aider au diagnostic en cas de masse haut située.

### Évolution, complications et pronostic

La principale complication est l'occlusion avec souvent un ballonnement important par dilatation colique.

### Traitement

L'évacuation par fragmentation au doigt, complétée par des lavements, est le premier geste thérapeutique. Dans certains cas une anesthésie générale est nécessaire.

### Prévention

Le traitement de la constipation est la seule mesure de prévention efficace (☞ Constipation).

## FENTE PALATINE

### Définition et causes

Malformation congénitale de la face, caractérisée par un défaut de fusion des bourgeons de la face lors du développement de l'embryon. Elle peut être isolée ou intégrée dans un syndrome polymalformatif.

### Épidémiologie

Touche 1 nouveau-né sur 700 à 800.

### Signes et symptômes

La fente peut varier en importance, allant d'une atteinte isolée du palais mou à la fente complète des palais mou et osseux, du maxillaire, et de la lèvre. Le bec-de-lièvre est une fente qui touche la lèvre et le maxillaire.

### Investigations

Le diagnostic anténatal (à partir de 16-18 semaines) par échographie est possible.

### Évolution, complications et pronostic

Dans les formes simples, il existe un simple préjudice esthétique. Les fentes complexes entraînent des troubles de la succion et de la déglutition (fausses-routes). Après traitement, le pronostic fonctionnel et esthétique est excellent.

### Traitement et prévention

Initialement, on utilise des tétines spéciales et des prothèses pour occlure le palais en attendant la réparation chirurgicale qui se fait entre 3 et 6 mois. Ultérieurement, une prise en charge orthodontique et orthophonique peut être nécessaire.

## FIBRILLATION ATRIALE

### Définition et causes

Trouble du rythme cardiaque, appelé autrefois fibrillation auriculaire. Il est caractérisé par une excitation anarchique des oreillettes entraînant des contractions musculaires rapides, irrégulières et inefficaces. La fibrillation atriale accompagne souvent une cardiopathie (valvulopathies mitrales, myocardiopathies, cardiopathies ischémiques hypertensives) mais elle peut être également isolée ou s'installer dans le cadre d'une hyperthyroïdie.

### Épidémiologie

C'est le trouble du rythme le plus fréquent après les extrasystoles.

### Signes et symptômes

Elle peut être asymptomatique lorsqu'elle est lente (au moins au repos). Les signes sont d'autant plus marqués que le trouble est récent, l'arythmie plus rapide et la cardiopathie sous-jacente plus évoluée : palpitations, malaise, oppression, dyspnée, angoisse.

### Investigations

L'électrocardiogramme permet le diagnostic : absence d'ondes P remplacées par des trémulations irrégulières avec un rythme ventriculaire irrégulier.

### Évolution, complications et pronostic

Les principales complications sont des accidents thromboemboliques par migration de caillot à partir de l'oreille gauche (accident vasculaire cérébral) et l'insuffisance cardiaque.

### Traitement et prévention

Les axes thérapeutiques sont une anticoagulation, le ralentissement du rythme cardiaque en cas de mauvaise tolérance (digitaliques) et la

restauration d'un rythme sinusal soit par voie médicamenteuse (amiodarone = Cordarone®), soit un choc électrique externe en cas d'échec. Le traitement de la cause éventuelle est également nécessaire.
Les médicaments anti-arythmiques sont utilisés au long cours pour prévenir les récidives.

### Éducation

L'éducation porte sur l'interprétation des tests biologiques de coagulation et sur les signes d'alerte comme un saignement au niveau des gencives, une épistaxis.

## FIBRILLATION VENTRICULAIRE

### Définition et causes

État d'excitation anarchique des ventricules se traduisant par des contractions non coordonnées et inefficaces qui sont incapables d'éjecter le sang dans la circulation. Cette situation survient au cours de l'infarctus du myocarde, comme complication d'autres troubles du rythme, au cours d'intoxications médicamenteuses et lors de troubles hydro-électrolytiques.

### Épidémiologie

La fibrillation ventriculaire est la principale cause de mort subite.

### Signes et symptômes

Le tableau est celui d'un arrêt cardiaque brutal.

### Investigations

La fibrillation se caractérise initialement sur le scope par de grandes ondes rapides et amples (fibrillation à grandes mailles) dont la taille diminue progressivement (fibrillation à petites mailles) avec le temps.

### Évolution, complications et pronostic

En l'absence de traitement, la fibrillation se transforme en asystolie (disparition totale des contractions cardiaques) avec la mort du patient. Le succès de la réanimation dépend de sa rapidité de sa mise en œuvre.

### Traitement

Le traitement est la réalisation la plus rapide possible d'un choc électrique externe, renouvelé éventuellement avec des énergies croissantes. En cas d'échec, une réanimation est débutée comme dans un arrêt cardiorespiratoire (massage cardiaque, respiration artificielle...).

## FIBROME NASOPHARYNGIEN

### Définition et causes

Tumeur bénigne fortement vascularisée située au niveau du nez ou du pharynx.

### Épidémiologie

Touche presque exclusivement les garçons entre 12 et 20 ans.

### Signes et symptômes

Les deux signes principaux sont une obstruction nasale unilatérale et surtout des hémorragies nasales (épistaxis) récidivantes, parfois très abondantes.

### Investigations

La fibroscopie nasale permet de visualiser le fibrome.

### Évolution, complications et pronostic

L'hémorragie peut être cataclysmique.

### Traitement

L'exérèse chirurgicale est précédée d'une embolisation pour limiter le saignement.

## FIBROME UTÉRIN

### Définition et causes

Tumeur bénigne développée à partir du muscle utérin, unique ou multiple, qui peut être située dans l'épaisseur de l'utérus ou faire saillie sous la paroi externe (sous-séreux) ou sous la paroi interne (sous-muqueux), voire y être rattaché par un pied (pédiculé).

### Épidémiologie

Après 35 ans, environ 20 % des femmes seraient atteintes. Ils deviennent symptomatiques surtout après 40 ans.

### Signes et symptômes

Lorsqu'ils sont symptomatiques, les principaux signes sont les hémorragies (ménorragie : règles abondantes ou métrorragie : saignement entre les règles), les douleurs pelviennes, une augmentation de volume de l'abdomen ou des leucorrhées (écoulement muqueux ou muco-purulent par la vulve). Le toucher vaginal et le toucher rectal permettent d'apprécier la taille et la consistance du ou des fibromes.

### Investigations

L'échographie pelvienne, l'hystérographie et l'hystéroscopie permettent le diagnostic.

### Évolution, complications et pronostic

Les principales complications sont les hémorragies graves, les compressions urinaires, la nécrose (par arrêt de vascularisation) et la torsion du fibrome ainsi que les complications de la grossesse et la stérilité. Le traitement est réservé aux fibromes symptomatiques. La régression est fréquente après la ménopause.

### Traitement

En cas de découverte fortuite et en l'absence de signes cliniques, une simple surveillance est suffisante.

Dans les autres cas, le traitement médical a pour but de réduire les signes fonctionnels et d'éviter les complications. Il utilise les progestatifs et, en pré-opératoire, les analogues de la GnRH (par ex. Décapeptyl®).

Le traitement chirurgical est indiqué en cas d'hémorragies persistantes malgré le traitement médical, de fibrome volumineux ou de complication. Il est conservateur de préférence, par hystéroscopie ou par cœlioscopie, ou radical (hystérectomie, en particulier après la ménopause).

## FIBROMYALGIE

### Définition et causes

Affection caractérisée par des douleurs musculaires et articulaires diffuses, plus ou moins généralisées, retrouvées à la palpation sans autres signes objectifs. La cause reste obscure.

### Épidémiologie

Elle touche le plus souvent des femmes jeunes, souvent surmenées.

### Signes et symptômes

Les douleurs se retrouvent souvent au niveau de l'occiput, du rachis cervical bas, des muscles trapèzes et supra-épineux, du deuxième cartilage costal… Elles sont associées à une fatigue, des troubles du sommeil, des céphalées, une colopathie fonctionnelle…

### Investigations

Elles ne visent qu'à éliminer une autre pathologie.

### Évolution, complications et pronostic

En l'absence de prise en charge, l'évolution peut être chronique avec vagabondage médical et cascades d'examens complémentaires.

### Traitement

La reconnaissance du diagnostic évite des examens inutiles. Le traitement médical utilise les antalgiques, les myorelaxants, les antidépresseurs, les massages, la relaxation et une prise en charge psychothérapique.

Par ailleurs, une réduction de l'activité professionnelle ainsi que la pratique régulière d'un sport peuvent être bénéfiques.

## FIBROPLASIE RÉTROLENTALE ou Rétinopathie du prématuré

### Définition et causes

Affection oculaire bilatérale des enfants prématurés de petit poids de naissance due à une immaturité de la vascularisation rétinienne et qui est aggravée par l'administration de doses excessives d'oxygène.

### Épidémiologie

Elle touche près de 80 % des enfants de poids de naissance < 1 000 g.

### Signes et symptômes

Le fond d'œil, dès la 4e semaine, répété régulièrement permet de mesurer les lésions et de surveiller l'évolution.

### Évolution, complications et pronostic

Le risque est le décollement de la rétine avec une perte définitive de la vision.

### Traitement et prévention

La cryothérapie diminue les lésions rétiniennes. En cas de décollement, un geste chirurgical sur la rétine est nécessaire.
La prévention de la prématurité doit permettre de réduire la fréquence de cette complication. Une surveillance régulière de l'enfant est nécessaire pour éviter un décollement rétinien ultérieur.

## FIBROSARCOME OSSEUX

Tumeur osseuse maligne. Elle est rare (représente 6 % des tumeurs osseuses malignes) et s'observe plus souvent chez l'adulte que chez l'enfant. Elle est souvent située au niveau du genou (partie inférieure du fémur, partie supérieure du tibia). Son image radiologique est une image transparente, mal limitée, avec souvent un envahissement des parties molles. Le traitement associe chimiothérapie et exérèse chirurgicale (parfois amputation).

## FIBROSE PULMONAIRE

### Définition et causes

Affection pulmonaire caractérisée par une hypertrophie et une fibrose du tissu interstitiel du poumon qui diminue l'élasticité pulmonaire et réduit la surface d'échange air-sang. Dans 30 à 40 % des cas, aucune cause n'est retrouvée et l'on parle de fibrose pulmonaire idiopathique. Elle peut également être secondaire à différentes maladies pulmonaires (silicose, asbestose, pneumopathie d'hypersensibilité, sarcoïdose, histiocytose X) ou à une collagénose (sclérodermie, lupus, polyarthrite rhumatoïde…).

### Épidémiologie

La forme idiopathique survient en général vers 50 ans.

### Signes et symptômes

Les principaux signes sont une dyspnée d'effort, puis de repos, associée à une cyanose et un hippocratisme digital (déformation des doigts avec des ongles bombés que l'on retrouve dans les affections pulmonaires chroniques). L'auscultation retrouve des râles crépitants aux bases.

### Investigations

La radiographie pulmonaire montre des opacités réticulonodulaires prédominant aux bases. Les gaz du sang montrent une hypoxie avec une capnie normale. Les épreuves fonctionnelles respiratoires révèlent un syndrome restrictif avec une diminution de la capacité pulmonaire totale. Seule la biopsie pulmonaire permet d'affirmer le diagnostic.

### Évolution, complications et pronostic

Dans la forme idiopathique, l'évolution se fait progressivement vers une insuffisance respiratoire chronique avec une insuffisance cardiaque droite. Les principales complications sont les infections et la survenue d'un pneumothorax.

### Traitement

Dans la forme idiopathique, le traitement comporte une corticothérapie ou en cas d'échec le cyclophosphamide (Endoxan®) associé à l'oxygénothérapie et à une antibiothérapie précoce en cas d'infection. Dans certain cas, une transplantation pulmonaire peut être envisagée.

# FIBROSE RÉTROPÉRITONÉALE

## Définition et causes

Remplacement du tissu adipeux rétropéritonéal par une plaque de fibrose qui comprime les organes situés à ce niveau (uretères, veine cave, racines nerveuses). Le plus souvent aucune cause n'est retrouvée; les autres causes sont une toxicité médicamenteuse (méthysergide = Désernil®, antimigraineux), la radiothérapie, un cancer, un traumatisme ou une inflammation d'origine digestive.

## Épidémiologie

Affection rare mais non exceptionnelle. La forme idiopathique survient en général entre 40 et 60 ans avec une nette prédominance masculine.

## Signes et symptômes

Les symptômes sont en rapport avec les signes de compression. L'atteinte des uretères se traduit par des douleurs peu spécifiques et parfois une anurie (absence d'urine). En ce qui concerne la veine cave, il s'agit d'œdèmes ou de phlébites des membres inférieurs. Une hydrocèle vaginale (collection liquidienne autour du testicule) est fréquente.

## Investigations

L'échographie, le scanner, l'IRM et l'urographie intraveineuse permettent de visualiser la plaque et/ou de visualiser le retentissement urinaire.

## Évolution, complications et pronostic

La principale complication est le retentissement rénal de la compression des uretères (hydronéphrose, insuffisance rénale).

## Traitement

Il utilise les corticoïdes et la chirurgie urologie.

## Prévention et éducation

La seule mesure de prévention efficace est le respect de la limitation à 6 mois en continu de la prescription du méthysergide.

# FIESSINGER-LEROY-REITER (SYNDROME DE)

## Définition et causes

Également appelé syndrome conjonctivo-urétro-synovial, il fait partie des arthrites réactionnelles. Dans la plupart des cas, il est lié à l'antigène HLA B-27. Dans certains cas aucune cause n'est retrouvée; dans d'autres, il succède à une infection (digestive ou maladie sexuellement transmissible).

## Épidémiologie

Il survient presque exclusivement chez l'homme jeune.

## Signes et symptômes

Association :

1. d'arthrites avec de gros gonflements et des douleurs vives touchant les grosses articulations;
2. d'une conjonctivite;
3. d'une urétrite.

## Investigations

Le diagnostic est clinique. Le bilan biologique retrouve des signes d'inflammation non spécifiques (VS augmentée). La recherche de l'antigène HLA B-27 est utile.

## Évolution, complications et pronostic

L'évolution se fait vers la guérison sans séquelles en quelques mois. Une spondylarthrite ankylosante peut être associée chez les patients HLA B-27. Des récidives sont possibles.

## Traitement et prévention

Il est basé sur les anti-inflammatoires non stéroïdiens et parfois les corticoïdes.

Le traitement précoce des maladies sexuellement transmissibles peut diminuer le risque de récidive.

# FIÈVRE

Quelle que soit l'origine de la fièvre, la surveillance du patient porte sur la mesure de la température avec établissement d'une courbe thermique afin d'apprécier son évolution, la présence de pics, les signes associés (intensité des céphalées et de la douleur, sueurs, état de conscience) et le retentissement sur l'état général (inappétence, déshydratation, asthénie, perte de poids). À ces éléments s'ajoute une surveillance spécifique en fonction de la maladie.
Les soins consistent à administrer les médicaments prescrits, à mettre en œuvre des mesures symptomatiques pour faire baisser la fièvre et assurer un confort au patient (bains frais, change de la literie et du linge), à maintenir une hydratation correcte et à conserver une alimentation par voie orale.
La prévention des risques de contamination (maladies infectieuses) s'obtient par un lavage soigneux des mains avant et après tout contact avec le patient. Le port de gants est systématique, ainsi que celui de surblouse lors de tout contact ou manipulation ou transport de liquides biologiques. Le port de masque, de lunettes est nécessaire en cas de risque de projection ou de transmission par voie aérienne. L'usage individuel du thermomètre est recommandé ainsi que l'isolement du patient dans le cas d'une maladie contagieuse.

## FIÈVRE BOUTONNEUSE MÉDITERRANÉENNE

### Définition et causes

Maladie infectieuse de la famille des rickettsioses transmise par la tique brune du chien et due à *Rickettsia coronii.* L'incubation est de 7 jours.

### Épidémiologie

Seule maladie de cette famille présente en France sous le mode endémique avec des poussées épidémiques estivales. L'incidence annuelle est de 50 cas/100 000 habitants.

### Signes et symptômes

La phase d'invasion comprend une fièvre élevée, des céphalées violentes, des algies diffuses et une « tâche noire » indolore (escarre d'inoculation) sur le site de la morsure. Après 3 à 5 jours apparaît la phase d'état avec une fièvre, une asthénie, un amaigrissement et une éruption maculo-papuleuse (taches rouges surélevées) qui se généralise.

### Investigations

Il existe un sérodiagnostic.

### Évolution, complications et pronostic

L'évolution est bonne sous traitement. Une méningo-encéphalite et des séquelles sensorielles (audition et vision) sont possibles. Une forme maligne avec atteinte polyviscérale et une mortalité de 50 % peut se voir chez les sujets débilités.

### Traitement

L'antibiotique efficace est la doxycycline.

### Prévention

En zone et période d'endémie, un dépistage permettant un détachement rapide des tiques et une désinfection du point de morsure sont recommandés.

## FIÈVRE D'EBOLA

### Définition et causes

Fièvre associée à un syndrome hémorragique due à un virus de la famille des *Filovirus.* On ignore son mode de transmission précis (le singe pourrait constituer le réservoir). Elle est très contagieuse par le biais du sang, des urines et des selles du malade. L'incubation est de moins de 2 semaines.

### Épidémiologie

Des épidémies régulières se produisent en République Démocratique du Congo et au Soudan depuis 1976.

### Signes et symptômes

Le début est brutal avec fièvre, douleurs abdominales, diarrhée et vomissements. Puis apparaissent une éruption cutanée et des hémorragies viscérales (digestives en particulier) à partir du $6^{e}$-$8^{e}$ jour.

### Investigations

Les prélèvements sanguins et urinaires pour la recherche du virus doivent être manipulés avec des précautions très strictes.

### Évolution, complications et pronostic

La mortalité est importante. Chez les survivants, la convalescence est marquée par une anesthésie très intense et prolongée.

### Traitement

Il associe traitement symptomatique et injection de sérum de convalescents.

### Prévention et éducation

Les recommandations préconisées sont : pas de transfert et isolement respiratoire et sanguin strict des patients, protection du personnel soignant (masque, lunettes, surblouses, gants), incinérations des excréta (urines et selles) durant toute la durée de la maladie.

## FIÈVRE FAMILIALE MÉDITERRANÉENNE ou (☞) Maladie périodique

## FIÈVRES HÉMORRAGIQUES

Infections virales très contagieuse associant une fièvre et un syndrome hémorragique et dont certaines, fièvre de Lassa (☞), fièvre de Marburg et fièvre d'Ebola (☞), engagent le pronostic vital. D'autres sont plus bénignes comme la fièvre hémorragique avec syndrome rénal.

## FIÈVRE JAUNE

### Définition et causes

Maladie infectieuse aiguë due à un flavivirus dont la transmission s'effectue par les moustiques. L'incubation est de 3 à 6 jours.

### Épidémiologie

Elle sévit à l'état endémique dans les zones intertropicales en Afrique et en Amérique avec des épidémies régulières.

### Signes et symptômes

La sévérité est extrêmement variable. La forme grave se déclare brutalement avec une fièvre à 40 °C, des céphalées, des vomissements, puis apparaît un ictère, des saignements (épistaxis, hémorragie digestives et utérines…), une oligurie (très peu d'urines) avec une protéinurie.

### Investigations

Le virus peut être isolé dans le sang dans les 3 premiers jours, ensuite la sérologie permet de faire de diagnostic. La protéinurie est très importante.

### Évolution, complications et pronostic

Dans la forme maligne, un coma s'installe et le décès survient en 2 à 3 jours. Le taux global de mortalité est de 5 à 10 %.

### Traitement et prévention

Il est symptomatique avec maintien des fonctions vitales. Il faut isoler le malade et les sujets contacts.

La vaccination est efficace et valable pendant 10 ans ; elle est par ailleurs obligatoire pour se rendre dans un certain nombre de pays et doit être effectuée dans des centres agréés. En cas d'épidémie, la vaccination de masse est indiquée.

## FIÈVRE DE LASSA

### Définition et causes

Fièvre associée à un syndrome hémorragique, elle est due à un virus de la famille des *Arenavirus* qui se transmet par les urines et les excréments de souris domestiques. Elle est très contagieuse et se transmet par le sang, les urines et les selles du malade. L'incubation est de 3 à 15 jours.

### Épidémiologie

La première épidémie est survenue au Nigéria en 1969. Elle est présente dans plusieurs pays d'Afrique de l'Ouest.

### Signes et symptômes

Le début est marqué par une fièvre, des douleurs musculaires, des troubles digestifs et une pharyngite. Puis apparaît une altération de l'état général avec fièvre en plateau, des pétéchies (petits points rouges) cutanées et muqueuses, des hémorragies digestives, une détresse respiratoire et un coma. Des formes inapparentes ou bénignes sont possibles.

### Investigations

Les prélèvements sanguins et urinaires pour la recherche du virus seront manipulés avec des précautions très strictes. Il existe un sérodiagnostic (deux prélèvements à 8-10 jours d'intervalle).

### Évolution, complications et pronostic

En l'absence de traitement, le décès survient dans 50 % des cas. Il existe 5 % de séquelles à type de surdité.

### Traitement

Il est symptomatique. L'injection de sérum de convalescents et l'utilisation d'un antiviral (ribavirine = Rébétol®) peuvent être utiles.

### Prévention et éducation

Les recommandations préconisées sont : pas de transfert et isolement strict des malades, protection du personnel soignant (masque, lunettes, vêtements, gants) et incinérations des excréta (urines et selles).

## FIÈVRE DE MALTE ou (☞) Brucellose

## FIÈVRE Q

### Définition et causes

Maladie infectieuse de la famille des rickettsioses (☞) due à *Coxsiella burnetti*, latente chez les animaux domestiques (ovins, bovins, caprins). Elle se transmet à l'homme par inhalation de poussières infectées, mais également par du lait cru contaminé. L'incubation est de 20 à 30 jours.

### Épidémiologie

Elle touche les professionnels en contact étroit avec les animaux domestiques et leurs produits. Plusieurs dizaines de cas/an en France avec une probable forte sous-estimation.

### Signes et symptômes

Début brutal avec fièvre élevée, céphalées, douleurs musculaires, sueurs puis apparition d'une hépatite (forme clinique la plus fréquente en France) éventuellement associée à une pneumonie.

### Investigations

Il existe un sérodiagnostic spécifique. La radio pulmonaire montre des opacités disséminées « en verre dépoli ». La biopsie hépatique révèle des granulomes diffus.

### Évolution, complications et pronostic

L'évolution est en général bénigne. En cas de valvulopathie préexistante, une endocardite est possible avec une mortalité de 25 à 40 %.

### Traitement

Antibiothérapie par tétracyclines (ou rifampicine ou fluoroquinolones).

### Prévention et éducation

La prévention associe la pasteurisation du lait et la lutte contre la poussière dans les industries concernées. L'isolement des patients est nécessaire ainsi que la destruction par la chaleur des expectorations et des urines.

## FIÈVRE TYPHOÏDE

### Définition et causes

Maladie infectieuse généralisée due à plusieurs types de salmonelles, *Salmonella typhi* ou *Salmonella paratyphi* A, B et C. La contamination se fait le plus souvent par de mains sales et l'eau souillée par les selles (malades ou porteurs sains). La période d'incubation est de 1 à 2 semaines.

### Épidémiologie

En France, environ 200 cas sont déclarés dont les 2/3 concernent des voyageurs. Des épidémies à partir de porteurs sains (cuisiniers) sont possibles.

### Signes et symptômes

Le début est insidieux avec une fièvre qui s'élève progressivement par palier, des céphalées, une anorexie et des douleurs abdominales. Paradoxalement le pouls n'est pas accéléré (pouls dissocié). Au bout d'une semaine, en l'absence de traitement, la fièvre est en plateau à 40 °C, le sujet est prostré (tuphos), avec parfois un délire. Des tâches rosées peuvent apparaître sur le thorax et l'abdomen.

### Investigations

Les hémocultures et la coproculture permettent de retrouver le germe. Le sérodiagnostic de Widal-Félix est positif après le 8e jour. La numération-formule sanguine montre une leucopénie.

### Évolution, complications et pronostic

Les principales complications sont digestives (hémorragie, perforation), cardiaques (myocardite, collapsus), méningées ou biliaires (cholécystite). L'antibiothérapie précoce a abaissé la mortalité à moins de 1 %.

### Traitement

Les antibiotiques utilisés sont les fluoroquinolones (ofloxacine = Oflocet®, ciprofloxacine = Ciflox®) ou les céphalosporines de 3e génération (ceftriaxone = Rocéphine®).

### Prévention et éducation

L'isolement entérique du patient et la désinfection du linge et des excréments (avec désinfection des sanitaires après chaque utilisation) est indispensable jusqu'à l'obtention de deux coprocultures négatives. La vaccination protège contre *S. typhi* mais pas contre *S. paratyphi*. Dans les pays à hygiène précaire, il ne faut boire que de l'eau en bouteille et éviter les fruits et les légumes non pelés. C'est une maladie à déclaration obligatoire avec une éviction de 20 jours après guérison clinique (abrégée si deux coprocultures négatives à 8 jours d'intervalles).

## FIÈVRE DES TRANCHÉES

### Définition et causes

Maladie infectieuse de la famille des rickettsioses (☞) due à *Rochalimaea quintana*. Elle est transmise les poux du corps dont les déjections contaminent les lésions de grattage de la peau. L'incubation est de 14 à 30 jours.

### Épidémiologie

Elle survient lors de bouleversements socio-économiques et en période de guerre. Il existe des cas isolés en France chez des personnes sans domicile fixe.

### Signes et symptômes

Le début est brutal avec un syndrome fébrile polyalgique (douleurs intenses au niveau du dos et des jambes) et un érythème maculaire évoluant par poussées.

### Investigations

On utilise la technique du xénodiagnostic (excrétion de *R quintana* par les poux une semaine après ingestion du sang du patient).

### Évolution, complications et pronostic

La guérison est spontanée en 1 à 2 mois mais la maladie peut être longue et débilitante.

### Traitement

Il se limite aux antalgiques et aux antipyrétiques.

### Prévention

Seule l'élimination des poux est efficace.

## FILAIRE DE MÉDINE ou (☞) Dracunculose

## FILARIOSES LYMPHATIQUES

### Définition et causes

Parasitoses tropicales dues à des vers ronds appelés filaires (*Wucheria bancrofti* et *Brugia malayi*) transmises par les moustiques. Elles vont se fixer dans les ganglions et les vaisseaux lymphatiques.

### Épidémiologie

*W. bancrofti* est présente en Asie, Afrique, Amérique du Sud et Caraïbes et affecte environ 80 millions de personnes.
*Brugia Malayi* sévit en Chine, Inde, Indonésie, Corée, Japon, Malaisie et Philippines.

### Signes et symptômes

La forme aiguë associe une lymphangite (inflammation des vaisseaux lymphatiques) des membres inférieurs débutant à la racine et durant 4 à 5 jours, une orchite (inflammation du testicule) et une lymphangite scrotale. Des troubles pulmonaires (« poumon éosinophilique tropical ») avec dyspnée, toux, crachats mucopurulents ou hémoptoïques sont possibles.

### Investigations

Recherche dans le sang d'une hyperéosinophilie et d'anticorps antifilariens. Les microfilaires sont retrouvées sur des prélèvements sanguins nocturnes.

### Évolution, complications et pronostic

L'évolution peut se faire au bout de plusieurs années vers la forme chronique avec une orchi-épididymite chronique, une chylurie (présence de lymphe dans les urines leur donnant un aspect lactescent), un œdème des membres inférieurs et des organes génitaux (éléphantiasis).

### Traitement

Il associe l'ivermectine (Mectizan®), le repos, des pansements humides et des anti-inflammatoires. Au stade d'éléphantiasis, la chirurgie est indiquée.

### Prévention

La prévention collective consiste en la lutte contre les moustiques. La prévention individuelle associe moustiquaire et l'usage d'insecticides.

## FISSURE ANALE

### Définition et causes

Ulcération longitudinale ou en forme de raquette située au niveau d'un des plis de l'anus (le plus souvent postérieur). Les facteurs favorisants sont une constipation ou des selles dures.

### Épidémiologie

C'est une affection fréquente.

### Signes et symptômes

Le signe majeur est une douleur très vive succédant à la défécation et très souvent associée à un saignement (rectorragie). Le déplissement de l'anus (après une éventuelle anesthésie pour lever la contracture du sphincter) permet la visualisation de la lésion.

### Investigations

Le diagnostic est clinique.

### Évolution, complications et pronostic

La chronicité est fréquente. En cas de fissure atypique, il faut éliminer un cancer, une syphilis, une tuberculose ou une maladie de Crohn.

### Traitement

Le traitement est conservateur pour les fissures jeunes (antalgiques, myorelaxants, lutte contre la constipation) ; la chirurgie est indiquée dans les lésions anciennes.

> **✔ Soins et éducation**
>
> Une toilette bi-quotidienne est recommandée en utilisant un savon doux. Le périnée doit être séché par tamponnement.
> L'éducation porte sur des conseils diététiques pour améliorer la constipation.

## FISTULE ANALE

### Définition et causes

Communication anormale entre le canal anorectal et la peau, résultant le plus souvent de l'ouverture (spontanée ou chirurgicale) d'un abcès anorectal.

### Épidémiologie

C'est un problème relativement fréquent.

### Signes et symptômes

Après un épisode en faveur d'un abcès (tuméfaction, douleur, rougeur), apparaît un écoulement purulent, indolore tâchant le linge. L'inspection recherche l'orifice externe.

### Investigations

La recherche de l'orifice interne utilise l'anuscopie, le sondage au stylet voire l'injection de colorant.

### Évolution, complications et pronostic

Le traitement sera prudent pour éviter la section complète du sphincter qui entraînerait une incontinence.

### Traitement

Seul le traitement chirurgical est efficace.

## FISTULE ARTÉRIOVEINEUSE

### Définition et causes

Communication anormale entre une artère et une veine, court-circuitant le lit capillaire.

Elle peut être d'origine congénitale par défaut de différentiation embryologique du plexus capillaire :

1. Fistules directes qui intéressent surtout les vaisseaux vertébraux, pulmonaires et intercostaux.
2. Malformations artérioveineuses qui sont souvent sous-cutanées mais peuvent toucher tous les organes.

Lorsqu'elle est d'origine traumatique, elle est due à une plaie atteignant simultanément une artère et une veine.

### Épidémiologie

Relativement fréquente.

### Signes et symptômes

Les signes sont variables selon la localisation. Aux membres, on retrouve des douleurs, un frémissement à la palpation, une dilatation veineuse avec un œdème, un ulcère... Dans les formes viscérales, des hémorragies cérébrales, digestives, pulmonaires, urinaires peuvent s'observer.

### Investigations

Dans les fistules superficielles, l'écho-doppler est utile. Le scanner et l'IRM précisent l'étendue de la lésion. L'artériographie permet de visualiser les différents trajets des vaisseaux.

### Évolution, complications et pronostic

La principale complication est la rupture avec une hémorragie extériorisée ou interne qui peut entraîner le décès du patient. Dans les fistules de gros calibre, une insuffisance cardiaque peut se développer. Les malformations artérioveineuses peuvent évoluer sous l'influence d'un traumatisme, de la puberté, d'une grossesse ou d'un traitement hormonal (pilule).

### Traitement

Le traitement est chirurgical dans les fistules traumatiques. Dans les fistules congénitales, une intervention n'est pas systématique : les méthodes utilisées sont l'embolisation, la chirurgie ou l'association des deux.

## FLUTTER ATRIAL

### Définition et causes

Ancienne dénomination du flutter auriculaire qui correspond à une accélération régulière du rythme des oreillettes (250 à 350/min) qui n'entraînent les ventricules qu'1 fois sur 2, 3 ou 4. Les principales causes sont une valvulopathie mitrale, une cardiopathie ischémique ou hypertensive ou une hyperthyroïdie.

### Épidémiologie

Le flutter est beaucoup moins fréquent que la fibrillation atriale (☞).

### Signes et symptômes

Les symptômes sont limités à une sensation de palpitations.

### Investigations

L'électrocardiogramme permet le diagnostic : ondes P sont remplacées par des ondulations en dents de scie à 300/min et complexes ventriculaires le plus souvent réguliers, tous les 2, 3 ou 4 battements auriculaires.

### Évolution, complications et pronostic

L'évolution peut se faire sur le mode paroxystique avec des accès durant de quelques minutes à quelques jours, mais le plus souvent le trouble s'installe pour une longue période. La principale complication est une poussée d'insuffisance cardiaque, en particulier lorsque le cœur est déjà en mauvais état.

### Traitement

Le traitement utilise soit les médicaments anti-arythmiques associés à une anticoagulation, soit le choc électrique externe.

Les médicaments anti-arythmiques sont utilisés au long cours pour prévenir les récidives.

## FOLLICULITE

Inflammation et infection bactérienne des follicules pileux dues le plus souvent au staphylocoque doré. Les principales folliculites sont le furoncle, l'anthrax, le sycosis de la barbe, l'orgelet et les pustules récidivantes du cuir chevelu.

## FURONCLE

### Définition et causes

Nodule inflammatoire douloureux autour d'un follicule pileux, dû à une infection par le staphylocoque doré. Les facteurs favorisants sont la macération (plis, fortes chaleurs), les traumatismes locaux (vêtements serrés, rasage), les défauts d'hygiène, la corticothérapie locale, le diabète et l'obésité.

### Épidémiologie

C'est une des affections cutanées les plus fréquentes.

### Signes et symptômes

Il se présente comme un nodule rouge et douloureux, surmonté d'une pustule et centré par un poil. En quelques jours, il devient fluctuant et se rompt en laissant s'éliminer le bourbillon (produit de la nécrose du follicule pileux). Les localisations les plus fréquentes sont le visage, les fesses, le cou et la poitrine.

### Évolution, complications et pronostic

La guérison survient en 15 jours en laissant une petite cicatrice. Les principales complications sont l'anthrax (placard inflammatoire formé de plusieurs furoncles), la staphylococcie maligne de la face (☞) et la furonculose (récidives incessantes).

### Traitement

Il repose sur l'antisepsie locale et des soins d'hygiène pour que la lésion mûrisse et s'évacue spontanément. Parfois une excision est nécessaire.

### Prévention et éducation

Il ne faut jamais manipuler un furoncle, surtout s'il est localisé au visage. La prévention associe l'éviction des facteurs de risque et les mesures d'hygiène quotidienne.

## FURONCULOSE

Complication des furoncles qui deviennent récidivants et gênants. Elle touche souvent les sujets jeunes et bien portants, et est favorisée par une hygiène insuffisante avec un portage chronique du staphylocoque doré. Des antibiotiques locaux permettent de traiter les gîtes (narines, cicatrices de furoncles, anus) chez le patient et dans son entourage. Une antibiothérapie orale est souvent associée.

# G

## GALACTORRHÉE

### Définition et causes

Écoulement de lait par le mamelon en dehors de la production physiologique en rapport avec une grossesse. La galactorrhée peut également exister chez l'homme. Les principales causes sont les tumeurs hypophysaires, notamment le prolactinome (☞) et des médicaments (psychotropes, antihypertenseurs).

### Épidémiologie

Fréquent.

### Signes et symptômes

Chez la femme la galactorrhée est souvent associée à une absence de règles (aménorrhée). Des signes en faveur d'une tumeur (céphalées, troubles visuels) peuvent être présents.

### Investigations

Le bilan comprend un dosage de la prolactine et un scanner ou une IRM à la recherche d'une tumeur.

### Évolution, complications et pronostic

L'évolution dépend de la cause. Le traitement est le plus souvent efficace.

### Traitement

Selon la cause, les moyens utilisés sont la suppression d'un médicament, la chirurgie et la bromocriptine (Parlodel®), médicament qui freine la sécrétion de prolactine.

## GALE

### Définition et causes

Parasitose cutanée due à un acarien (*Sarcoptes scabiei hominis*). La transmission est exclusivement interhumaine (et dans la majorité des cas directe) avec une évolution épidémique mais nécessitant des contacts intimes prolongés.

### Épidémiologie

L'incidence est faible dans la population générale avec quelques foyers dans les zones urbaines défavorisées. Des épidémies surviennent dans les collectivités hospitalières et de personnes âgées, plus rarement dans les collectivités d'enfants.

### Signes et symptômes

Le prurit est plutôt nocturne, épargnant le visage. Les lésions cutanées siègent de manière privilégiée dans les espaces interdigitaux. Le signe spécifique est le sillon scabieux, lésion filiforme, sinueuse, de quelques mm située sur les faces latérales des doigts et à la face antérieure des poignets qui correspond au trajet de l'acarien femelle.

### Investigations

Le diagnostic est essentiellement clinique.

### Évolution, complications et pronostic

La régression du prurit est rapide et la guérison des lésions cutanées survient en une semaine.

Chez les sujets immunodéprimés, une forme extensive et très contagieuse est possible (gale norvégienne).

### Traitement

Classiquement il associe un traitement local (Sprégal®, Ascabiol®, Scabécid®) appliqué simultanément à tous les sujets contacts et une désinfection vestimentaire et de la literie. Le respect des règles du traitement est essentiel pour éviter une récidive. Récemment, l'introduction de l'ivermectine (Stromectol®) par voie orale en prise unique, dont l'efficacité semble similaire, constitue une avancée importante du fait de la facilité de son mode d'emploi, notamment en cas de situations d'épidémie.

### ✔ Soins, surveillance et éducation

Le patient est isolé du fait de la contagiosité de la gale. Le traitement local s'applique au pinceau sur la totalité du corps en insistant sur les plis et les mains, après avoir fait prendre un bain au patient et séché soigneusement la peau. Changer la literie et le linge après chaque traitement local.

La surveillance porte sur les effets indésirables liés à l'utilisation de la lotion scabicide : sensation de cuisson après l'application, et sur l'état cutané (éventuelle surinfection des lésions de grattage, prurit).

L'entourage sera traité même en l'absence de symptômes.

## GANGRÈNE GAZEUSE

### Définition et causes

Infection à germes anaérobies, le plus souvent du genre *Clostridium*, entraînant une nécrose musculaire avec production de gaz le plus souvent d'origine traumatique et parfois post-chirurgicale. Le délai d'apparition est court, entre 12 et 24 h.

### Épidémiologie

L'incidence reste faible mais la traumatologie routière reste une cause importante.

### Signes et symptômes

Le premier signe est une douleur locale, puis apparaît un œdème avec une suppuration fétide et une crépitation à la palpation.

### Investigations

Le prélèvement bactérien recherche le germe en cause.

### Évolution, complications et pronostic

Sans traitement, l'évolution se fait vers une extension locale et une septicémie conduisant au décès du patient. Malgré le traitement la mortalité reste importante.

### Traitement

Il associe une antibiothérapie (pénicille G et métronidazole = Flagyl®), le débridement chirurgical et l'oxygénothérapie hyperbare.

### Prévention et éducation

Une antibiothérapie prophylactique précoce est recommandée dans les plaies souillées et lors de gestes chirurgicaux septiques.

## GASTRINOME ou (☞) Syndrome de Zollinger-Ellison

## GASTRITE AIGUË HÉMORRAGIQUE

### Définition et causes

Inflammation et érosion de la muqueuse gastrique, entraînant son saignement. Les principales causes sont le stress, notamment chez les malades hospitalisés en état grave, et les médicaments (aspirine, anti-inflammatoires non stéroïdiens).

### Épidémiologie

Affection très fréquente. Elle concerne 80 à 90 % des malades hospitalisés en soins intensifs et elle est la principale complication liée à la prise d'anti-inflammatoires qui sont parmi les médicaments les plus consommés.

### Signes et symptômes

La gastrite peut rester longtemps asymptomatique. Les signes évocateurs sont des brûlures épigastriques après les repas ou provoquées par l'alcool ou des plats épicés.

### Investigations

La fibroscopie permet de faire le diagnostic en visualisant la muqueuse gastrique.

### Évolution, complications et pronostic

La principale complication est l'hémorragie digestive qui peut mettre en jeu la vie du patient.

### Traitement

Les moyens thérapeutiques utilisés sont la suppression du médicament éventuellement en cause, les antiacides (Maalox®, Ulcar®), les antisécrétoires (inhibiteurs de la pompe à protons, antihistaminiques $H_2$) et éventuellement la sclérose d'un vaisseau lors de la fibroscopie.

### Prévention

Le traitement est avant tout préventif : indications prudentes des anti-inflammatoires non stéroïdiens et de l'aspirine, recours à l'alimentation entérale précoce chez les patients en soins intensifs (augmentation du pH gastrique), antiacides et antisécrétoires.

## GASTRITE CHRONIQUE ATROPHIQUE

### Définition et causes

Atteinte de la muqueuse gastrique, diffuse ou localisée, caractérisée par une atrophie des glandes, des lésions dégénératives de l'épithélium superficiel et d'une fibrose sous-jacente. Les causes précises restent encore obscures, bien qu'*Helicobacter pylori* semble jouer un rôle important. Elle est très souvent associée à des ulcères ou à des polypes gastriques.

### Épidémiologie

La fréquence semble élevée après 50 ans et augmente avec l'âge.

### Signes et symptômes

Elle est le plus souvent asymptomatique.

### Investigations

La seule fibroscopie ne peut assurer le diagnostic, elle doit être accompagnée de biopsies.

### Évolution, complications et pronostic

La gastrite chronique atrophique représente un véritable état précancéreux. Des hémorragies digestives sont possibles.

### Traitement

En l'absence de signes cliniques, aucun traitement n'est nécessaire. Une surveillance régulière s'impose pour détecter précocement l'évolution vers un cancer.

### Éducation

Le patient est aidé par des conseils diététiques à supprimer les aliments irritants ou mal tolérés. Un arrêt de l'alcool et du tabac sera négocié avec le patient.

## GASTRO-ENTÉRITE

Terme général utilisé pour désigner une inflammation de la muqueuse gastrique et intestinale. Le tableau clinique est celui de la diarrhée aiguë (☞).

## GAYET-WERNICKE (ENCÉPHALOPATHIE DE)

### Définition et causes

Affection neurologique liée à une carence en vitamine B1. Elle survient le plus souvent chez des alcooliques chroniques dénutris mais toutes les situations de carence alimentaire peuvent être en cause.

### Épidémiologie

Rare.

### Signes et symptômes

Il existe une confusion mentale, des troubles de la marche et de l'équilibre (syndrome cérébelleux), une raideur oppositionnelle (hypertonie) et des troubles de la motricité oculaire.

### Investigations

La biologie retrouve des signes de dénutrition, notamment une hypoprotidémie. L'IRM peut montrer des images évocatrices.

### Évolution, complications et pronostic

La guérison est possible si le traitement est précoce. Une évolution vers un syndrome de Korsakoff (☞) séquellaire est possible en cas de retard au traitement. La mort survient dans 10 % des cas.

### Traitement

L'administration de vitamine B1 par voie intramusculaire ou en perfusion est une urgence.

### Prévention

Au-delà du sevrage alcoolique définitif, la prévention consiste en l'apport systématique et continu de vitamines de groupe B aux alcooliques chroniques.

## GÉLINEAU (SYNDROME DE) ou (☞) Narcolepsie

## GELURES

### Définition et causes

Lésions tissulaires provoquées par une exposition à des températures proches ou inférieures à 0 °C.

### Épidémiologie

Les sports de montagne sont les principaux pourvoyeurs.

### Signes et symptômes

Les gelures siègent surtout aux extrémités (doigts, orteils, nez, oreilles). Initialement, les régions atteintes deviennent progressivement engourdies et insensibles. Lors du réchauffement apparaissent une douleur, une rougeur avec un œdème et des bulles remplies de sérosités sanglantes.

### Évolution, complications et pronostic

Dans les formes graves, l'évolution se fait vers la nécrose et la gangrène qui nécessitent l'amputation.

### Traitement

Dans les formes superficielles, le traitement consiste en un réchauffement rapide (bain à 38-40 °C), des antalgiques et des vasodilatateurs. En cas de gelure profonde, le traitement est plus complexe et nécessite souvent l'excision des tissus nécrosés (après plusieurs semaines d'évolution).

### Prévention et éducation

Les mesures de prévention comportent la protection du visage et des extrémités contre le vent et l'humidité, l'absorption de boissons et d'aliments en quantités suffisantes pour soutenir la production de chaleur par l'organisme, le réchauffement immédiat des parties engourdies par le froid. Le réchauffement précoce des mains ou des pieds par trempage (avec agitation de l'eau avec les mains ou les pieds) dans un bain à 38 °C est préconisé. En cas d'œdème, surélever les membres. L'excision chirurgicale des phlyctènes et des nécroses superficielles peut être nécessaire au bout de quelques jours.

La surveillance porte essentiellement sur l'intensité de la douleur et l'effet des antalgiques, l'identification d'une infection et l'apparition de rétractions.

## GIARDIASE ou Lambliase

### Définition et causes

Maladie parasitaire digestive due à *Giardia lamblia* dont la transmission est interhumaine du fait d'une hygiène fécale défectueuse ou par de l'eau contaminée.

### Épidémiologie

7 à 10 % des individus seraient infectés, particulièrement les enfants et notamment dans les crèches.

### Signes et symptômes

Elle est souvent asymptomatique sinon on observe une diarrhée, des douleurs abdominales de type et de localisation variables et une flatulence.

### Investigations

L'examen parasitologique des selles permet le diagnostic.

### Traitement

Il utilise les imidazolés : tinidazole (Fasigyne®), secnidazole (Secnol®) ou métronidazole (Flagyl®).

### Prévention et éducation

La prévention inclut le dépistage et le traitement des porteurs asymptomatiques, ainsi que sur les règles d'hygiène. La cuisson suffisante des aliments, l'ébullition ou la filtration de l'eau susceptible d'être contaminée suffisent.

## GILBERT (MALADIE DE)

### Définition et causes

Maladie génétique de transmission autosomique dominante, caractérisée par une hyperbilirubinémie non conjuguée modérée et isolée dont la cause est un déficit partiel de la glucuroconjugaison (transformation de la bilirubine dans le foie qui lui permet d'être excrétée dans la bile).

### Épidémiologie

Elle représente la forme la plus fréquente d'hyperbilirubinémie chronique bénigne touchant 2 à 4 % de la population.

### Signes et symptômes

Ils se limitent à un ictère isolé.

### Investigations

La bilirubine est élevée mais inférieure à 100 µmol/l (uniquement forme non conjuguée).

### Évolution, complications et pronostic

Le seul préjudice est esthétique.

### Traitement

Aucun. Un léger bronzage est conseillé pour masquer l'ictère en cas de gêne esthétique.

## GILLES DE LA TOURETTE (MALADIE DE)

### Définition et causes

Tics moteurs et vocaux multiples, d'intensité fluctuante et de cause inconnue (mais fréquence des cas familiaux et probable transmission autosomique dominante).

### Épidémiologie

40 000 patients en France avec une nette prédominance masculine.

### Signes et symptômes

Elle débute en général vers 10 ans et se manifeste initialement par des tics moteurs multiples touchant la partie supérieure du corps. En quelques mois ou années, les tics deviennent complexes, avec extension de leur territoire et augmentation de la fréquence. On note en particulier l'installation de tics vocaux, en particulier de coprolalie (interjections ordurières impulsives).

### Évolution, complications et pronostic

La maladie persiste tout au long de la vie avec une évolution inexorable émaillée de fluctuations. Il n'y a pas de déficit intellectuel mais des perturbations de la vie sociale sont fréquentes. L'efficacité initiale du traitement médicamenteux est de 80 %.

### Traitement

Il est basé sur les neuroleptiques (par ex. halopéridol = Haldol®), la clonidine (Catapressan®) et le clonazépam (Rivotril®).

### Prévention et éducation

Le premier objectif de la prévention secondaire est de minimiser les répercussions sociales (Malraux et Mozart sont des exemples d'hommes célèbres atteints) ; le traitement médicamenteux est réservé aux tics invalidants.

## GINGIVITE

Inflammation de la gencive. Il s'agit d'une forme localisée de stomatite (☞).

## GLAUCOME AIGU

### Définition et causes

Affection caractérisée par une augmentation de la pression oculaire entraînant une souffrance des fibres optiques. Il est dû à un blocage de l'écoulement de l'humeur aqueuse par fermeture de l'angle iridocornéen lors de toute circonstance entraînant une mydriase : obscurité, choc psychologique, anesthésie générale, nombreux médicaments.

### Épidémiologie

4 000 crises par an en France avec une prédominance féminine et un âge de survenue entre 55 et 70 ans.

### Signes et symptômes

L'œil est rouge et douloureux avec une baisse de l'acuité visuelle et un malaise général. La pupille est dilatée, aréflexique et l'œil est très dur. On observe une dilatation des vaisseaux conjonctivaux péricornéens (cercle périkératique) avec un aspect laiteux de la cornée.

### Investigations

La mesure de la pression intra-oculaire et de l'angle iridocornéen permet le diagnostic.

### Évolution, complications et pronostic

En l'absence d'un traitement rapide, l'évolution est caractérisée par une perte fonctionnelle du globe oculaire.

### Traitement

En urgence : diazoxide (Diamox®) et mannitol avec un collyre myotique (pilocarpine).
Après la crise : iridectomie chirurgicale ou au laser.

### Prévention et éducation

Après une première crise, le traitement préventif est indispensable pour éviter une récidive. Le patient est entraîné à reconnaître les signes d'alerte. Une vigilance particulière est recommandée lors de l'administration de médicaments, car tous les produits susceptibles de dilater la pupille sont contre-indiqués : antidépresseurs tricycliques, antihistaminiques de type $H_1$, certains antitussifs, neuroleptiques de type phénothiazines, tous les collyres mydriatiques…

## GLIOMES

Tumeurs cérébrales dérivées des cellules gliales (astrocytes et oligodendrocytes). Elles se divisent en astrocytomes (☞), les plus fréquents, et en oligodendrogliomes (☞).

## GLAUCOME CHRONIQUE

Affection caractérisée par une augmentation de la pression oculaire, entraînant une souffrance des fibres optiques et dû à un ralentissement à l'écoulement de l'humeur aqueuse. Sa gravité vient de son insidiosité. En l'absence de traitement, l'évolution se fait vers une atrophie optique qui conduit à la cécité. Le traitement initial est médical par des collyres baissant la pression intra-oculaire (β-bloquants en particulier) associés éventuellement au diazoxide (Diamox®) ; en cas d'échec, la chirurgie ou le laser seront utilisés pour permettre une meilleure évacuation de l'humeur aqueuse.

# GLOMÉRULONÉPHRITES

Terme désignant globalement les maladies rénales caractérisées par une atteinte inflammatoire des glomérules où s'effectue la filtration glomérulaire, première étape de la formation de l'urine. On distingue des formes aiguës et chroniques qui ont comme point commun le risque d'évolution plus ou moins rapide vers une insuffisance rénale.

## GLOMÉRULONÉPHRITE AIGUË POST-INFECTIEUSE

### Définition et causes

Atteinte rénale caractérisée par des lésions inflammatoires diffuses des glomérules. La forme typique est due au streptocoque β-hémolytique (plus rarement d'autres bactéries ou virus peuvent être en cause). Il s'agit d'une réaction immunitaire avec dépôts de complexes antigène-anticorps sur les parois des capillaires glomérulaires.

### Épidémiologie

La forme post-streptococcique qui touchait principalement l'enfant est devenue rare aujourd'hui du fait de la diffusion des antibiotiques.

### Signes et symptômes

Les principaux signes sont une hématurie macroscopique (urines rouges), des œdèmes, une oligurie (diminution du volume des urines) et une hypertension artérielle. Une asthénie et des douleurs abdominales peuvent être associées.

### Investigations

Le bilan biologique retrouve une protéinurie importante (> 3 g/24 h) et des signes d'insuffisance rénale. L'effondrement de certaines fractions du complément et la présence de complexes immuns circulants permettent d'affirmer le diagnostic.

### Évolution, complications et pronostic

L'évolution se fait vers la guérison dans la quasi totalité des cas chez l'enfant. Chez l'adulte, le pronostic est moins favorable avec l'apparition progressive d'une insuffisance rénale, accompagnée d'une hypertension.

### Traitement

Il associe le repos, une restriction hydrique et sodée, un contrôle de la tension artérielle et le traitement des foyers infectieux.

### Surveillance

Les éléments à surveiller sont la diurèse, la courbe de poids, la pression artérielle, l'apparition d'une fièvre, l'évolution régulière du bilan biologique urinaire et sanguin.

## GLOMÉRULONÉPHRITES CHRONIQUES PRIMITIVES

On regroupe sous ce terme un certain nombre d'atteintes rénales caractérisées par des lésions glomérulaires primitives évoluant plus ou moins rapidement vers une insuffisance rénale chronique. Il s'agit de la néphrose lipoïdique, de la hyalinose segmentaire focale, de la maladie de Berger, des néphropathies à IgA (purpura rhumatoïde…), des glomérulonéphrites extramembraneuses et des glomérulonéphrites membranoprolifératives.

## GLOMÉRULONÉPHRITES CHRONIQUES SECONDAIRES

On regroupe sous ce terme un certain nombre d'atteintes rénales caractérisées par des lésions glomérulaires secondaires à une autre affection, évoluant plus ou moins rapidement vers une insuffisance rénale chronique. Les pathologies généralement en cause sont le diabète (☞ Néphropathie diabétique), l'amylose et le lupus érythémateux disséminé.

## GLOMÉRULONÉPHRITE EXTRAMEMBRANEUSE

### Définition et causes

Atteinte rénale caractérisée par la présence de dépôts diffus granuleux constitués d'immunoglobuline G et d'une fraction du complément (C3). Le mécanisme est immunologique mais la cause reste obscure. Elle est primitive dans la grande majorité des cas, mais elle peut être secondaire (infection, lupus, toxique…).

### Épidémiologie

Elle peut toucher l'adulte et l'enfant. Après 60 ans, elle représente la principale cause du syndrome néphrotique (☞).

### Signes et symptômes

Les signes se limitent à des œdèmes d'apparition progressive. Une hématurie microscopique est souvent retrouvée.

### Investigations

Le bilan biologique retrouve les anomalies typiques du syndrome néphrotique : protéinurie, hypoalbuminémie et hyperlipidémie. La biopsie rénale confirme le diagnostic.

### Évolution, complications et pronostic

La principale complication est une thrombose des veines rénales avec un risque d'embolie pulmonaire. L'évolution est favorable, seuls 20 % des malades développent une insuffisance rénale progressive.

### Traitement

Une prévention des thromboses est utile dans tous les cas. Les traitements utilisés dans les formes sévères sont les corticoïdes et les immunosuppresseurs.

## GLOMÉRULONÉPHRITE MEMBRANOPROLIFÉRATIVE

### Définition et causes

Affection rénale caractérisée par la prolifération de cellules mésangiales, associée à des dépôts (immunoglobulines, facteurs du complément) au niveau des anses capillaires des glomérules. Le mécanisme est immunologique mais la cause reste obscure. Elle peut être primitive ou secondaire (infection, lupus, cryoglobulinémie…).

### Épidémiologie

Elle se rencontre chez l'adulte jeune et l'enfant, avec une légère prédominance féminine.

### Signes et symptômes

Les signes se limitent à des œdèmes d'apparition progressive. Une hématurie microscopique est souvent retrouvée.

### Investigations

Le bilan biologique retrouve une protéinurie, éventuellement associée à une hypoalbuminémie et une hyperlipidémie (syndrome néphrotique). La biopsie rénale confirme le diagnostic.

### Évolution, complications et pronostic

L'évolution est globalement défavorable avec 50 % de malades en insuffisance rénale chronique au bout de 10 ans.

### Traitement

Les corticoïdes peuvent parfois ralentir l'évolution.

## GLOMÉRULONÉPHRITE RAPIDEMENT PROGRESSIVE (OU À CROISSANTS) IDIOPATHIQUE

### Définition et causes

Atteinte rénale caractérisée par une nécrose capillaire touchant les glomérules entraînant la prolifération de cellules épithéliales pariétales (croissants). Le mécanisme en cause est immunitaire.

### Épidémiologie

Elle intéresse tous les âges, avec une prédominance masculine.

### Signes et symptômes

La plupart du temps, l'installation est insidieuse avec une asthénie, des douleurs abdominales, des nausées et des vomissements. Il existe un volume des urines réduit (oligurie) et des œdèmes sont présents dans la moitié des cas.

### Investigations

Le bilan biologique retrouve une protéinurie, une hématurie et une insuffisance rénale. La biopsie rénale montre la présence d'anticorps anticytoplasme des neutrophiles (ANCA).

### Évolution, complications et pronostic

L'évolution se fait dans la majorité des cas vers une insuffisance rénale nécessitant une dialyse.

### Traitement

Les moyens utilisés sont les corticoïdes à hautes doses en « bolus », des agents cytotoxiques (cyclophosphamide = Endoxan®, chlorambucil = chloraminophène) et les échanges plasmatiques mais les résultats sont très inconstants.

## GLOSSITE

### Définition et causes

Inflammation aiguë ou chronique de la langue. Les causes peuvent être :

1. locales : infection, traumatisme, facteurs irritants (tabac, aliments chauds, épices...) ou allergiques (dentifrice, produit désinfectant...) ;
2. générales : déficits vitaminiques, anémie par carence en fer ou en vitamine B12 (**glossite de Hunter**), maladies générales de la peau.

On distingue deux formes de cause inconnue :

- La **glossite exfoliatrice marginée** (langue géographique) dont la présentation se modifie d'un jour à l'autre et d'évolution chronique, souvent à l'origine de phénomènes d'angoisse et de dépression.
- La **glossite losangique médiane** caractérisée par une plaque rouge allongée.

### Épidémiologie

Affection fréquente.

### Signes et symptômes

Les manifestations cliniques sont variables selon la cause : rougeur, ulcère, disparition ou hypertrophie des papilles, coloration brune ou noire, douleurs, sensations de brûlure...

### Investigations

Elles visent à rechercher la cause, notamment en cas d'affection générale associée. Les ulcérations qui ne répondent pas au traitement après une semaine doivent être biopsiées.

### Évolution, complications et pronostic

Si la cause peut être identifiée et corrigée, la réponse au traitement est en général rapide. Les douleurs peuvent gêner l'alimentation. Les évolutions chroniques bénignes sont fréquentes. Certaines formes graves avec augmentation de volume de la langue présentent un risque d'obstruction des voies aériennes et d'asphyxie.

### Traitement

Les facteurs irritants ou allergisants seront éliminés, les infections locales traitées et les carences corrigées. Les douleurs peuvent être calmées par des bains de bouche et l'application d'anesthésiques locaux. Une bonne hygiène dentaire est recommandée.

### ✔ Soins, surveillance et éducation

Les soins consistent à nettoyer la bouche à l'aide de bâtonnets humides ou avec un doigt ganté avec des compresses pour des gencives qui saignent. Les prothèses dentaires sont nettoyées après chaque repas et déposées la nuit.

L'inconfort qui est réel, peut être amélioré par des bains de bouche répétés.
Une alimentation de texture semi-liquide peut permettre au patient de maintenir un apport alimentaire suffisant.
La surveillance consiste à évaluer régulièrement l'état de la bouche.
Il est essentiel d'impliquer l'entourage du patient dans la réalisation régulière des soins de bouche, si le patient ne peut les pratiquer seul, et dans la préparation des aliments.

## GLYCOGÉNOSES

Groupe d'affections héréditaires, la plupart de transmission autosomique récessive, dues à l'absence d'au moins une des nombreuses enzymes impliquées dans la synthèse et la dégradation du glycogène, et caractérisées par le dépôt de glycogène dans les tissus. On distingue les glycogénoses à prédominance hépatique, se manifestant souvent par des hypoglycémies, et celles à prédominance musculaire, se manifestant souvent par des douleurs musculaires, une myoglobinurie et une élévation des enzymes musculaires sanguins après un effort. L'incidence de l'ensemble de ces maladies est de 1/40 000.

## GOITRE SIMPLE

### Définition et causes

Augmentation diffuse de volume de la thyroïde par augmentation du nombre de cellules thyroïdiennes qui est le plus souvent due à une carence en iode, à un facteur familial ou à certains médicaments.

### Épidémiologie

Il est plus fréquent chez le sujet âgé avec une très nette prédominance féminine. Certaines périodes sont prédisposantes : puberté, grossesse, ménopause.

### Signes et symptômes

Il est le plus souvent asymptomatique et de découverte fortuite.

### Investigations

Le bilan hormonal est le plus souvent normal. L'échographie évalue la taille et recherche des nodules qui pourront éventuellement être ponctionnés. Le scanner est indiqué en cas de goitre plongeant.

### Évolution, complications et pronostic

Il tend à grossir et à devenir hétérogène avec apparition de nodules. Il peut devenir compressif (troubles respiratoires, digestifs ou de la parole) ou entraîner une hyperthyroïdie (goitre multinodulaire toxique).

### Traitement

Lorsqu'il est stable et de petit volume, aucun traitement n'est nécessaire, sinon l'hormonothérapie thyroïdienne est indiquée. La chirurgie est utilisée en cas de compression.

### Prévention et éducation

L'utilisation de sel iodé a fait disparaître le goitre endémique par carence en iode en France (Alpes et Massif Central) mais il reste présent dans de nombreuses régions du monde.
Des pratiques d'auto-surveillance sont enseignées au patient : volume du goitre et gêne esthétique ou fonctionnelle.

## GONARTHROSE ou (☞) Arthrose du genou

## GONOCOCCIE ou Urétrite gonococcique

### Définition et causes

Maladie sexuellement transmissible due à *Neisseria gonorrhoeae*. L'incubation est courte (48 h).

### Épidémiologie

L'incidence a diminué dans les pays développés avec 500 cas/100 000 habitants par an, mais reste dix fois plus élevée en Afrique.

### Signes et symptômes

Chez l'homme, il existe des signes urinaires (dysurie, pollakiurie) avec un écoulement urétral purulent. Chez la femme, elle est fréquemment asymptomatique. Chez l'homosexuel, on peut voir des infections anorectales ou pharyngées.

### Investigations

L'examen direct et la culture d'un prélèvement apportent le diagnostic.

### Évolution, complications et pronostic

Les complications sont chez l'homme : l'orchi-épididymite et la prostatite ; chez la femme : la salpingite avec le risque de stérilité et la périhépatite. Une forme septicémique est possible.

### Traitement

Le traitement antibiotique en prise unique, par ceftriaxone (Rocéphine®) par exemple, est très efficace. Un traitement antichlamydien (cyclines, par ex. doxycycline) doit être adjoint du fait de la fréquence de l'association.

### Prévention et éducation

La prévention consiste en l'utilisation de préservatif, la recherche et le traitement systématique des partenaires. Il ne faut pas oublier de rechercher une autre maladie sexuellement transmissible (syphilis, VIH, herpès). La contamination chez le nouveau-né (conjonctivite) est prévenue par l'instillation systématique de nitrate d'argent dans les deux yeux immédiatement après l'accouchement.

## GOODPASTURE (SYNDROME DE)

### Définition et causes

Maladie due à un mécanisme d'hypersensibilité de cause inconnue, se manifestant par une pneumopathie hémorragique associée à une glomérulonéphrite évolutive.

### Épidémiologie

C'est une maladie rare qui touche en général l'homme jeune.

### Signes et symptômes

Association d'une grave hémoptysie (crachats sanglants) et d'une insuffisance rénale rapidement évolutive avec une hématurie et une protéinurie fréquentes.

### Investigations

La radiographie thoracique montre des opacités évolutives asymétriques. La biopsie rénale retrouve des dépôts typiques sur la membrane basale glomérulaire contre laquelle il existe des anticorps dans le sang.

### Évolution, complications et pronostic

L'évolution se fait vers l'insuffisance rénale et la maladie peut être rapidement mortelle.

### Traitement

Il associe la corticothérapie à forte dose, l'immunosuppression par le cyclophosphamide (Endoxan®) et les plasmaphérèses répétées pour éliminer les anticorps anti-membrane basale. À la phase terminale, l'hémodialyse et la transplantation rénale sont indiquées.

## GOUGEROT-SJÖGREN (SYNDROME DE)

### Définition et causes

Maladie auto-immune chronique appartenant au groupe des collagénoses, lentement progressive, d'étiologie inconnue. Elle est caractérisée par une infiltration lymphocytaire des glandes exocrines ayant pour conséquence une diminution ou un tarissement des sécrétions lacrymales, nasales et salivaires. S'il est isolé on parle de **syndrome sec**, mais dans 70 % des cas il est secondaire à une maladie de système (polyarthrite rhumatoïde, sclérodermie ou lupus érythémateux disséminé).

## Épidémiologie

C'est un syndrome fréquent du fait de son association à de nombreuses maladies de système. Il se manifeste entre 30 et 45 ans avec une très nette prédominance féminine.

## Signes et symptômes

L'atteinte oculaire se manifeste par une kératite (inflammation de la cornée) sèche avec photophobie (gène à la lumière), rougeur et érosion cornéenne et une absence de larmes. L'atteinte buccale ou xérostomie entraîne une sécheresse avec hypo- ou asialorrhée (diminution ou absence de salive) et une soif intense. D'autres glandes excrétrices peuvent être atteintes (nasopharyngiennes, pancréatiques, vaginales, voire sudorales).

## Investigations

Elles comprennent la mesure de la sécrétion lacrymale (test de Schirmer) et de la sécrétion de salive.

## Évolution, complications et pronostic

Les principaux risques sont l'ulcération et l'infection de l'organe atteint.

## Traitement

Il associe un traitement symptomatique par des stimulants (Sulfarlem S25®) ou des substituts des sécrétions (Artisial®) à un traitement de fond de la maladie de système.
Les médicaments diminuant la sécrétion salivaire (décongestionnants et antihistaminiques) sont interdits et une hygiène buccale soigneuse associée à des examens dentaires répétés sont préconisés. Les prises liquidiennes doivent êtres répétées au cours de la journée.

## ✔ Soins et éducation

Des mesures symptomatiques sont proposées au patient pour lutter contre la sécheresse de la bouche, source réelle d'inconfort pour le patient : soins de bouche réguliers, nettoyage des dents et/ou des prothèses dentaires après chaque repas, dépose des prothèses la nuit. L'humidité de la bouche peut être maintenue en proposant des boissons fraîches, des cubes d'ananas à sucer ou mastiquer, de l'eau minérale en brumisation.
La surveillance consiste à évaluer régulièrement l'état de la bouche et à rechercher d'éventuelles lésions.
Il est essentiel d'impliquer l'entourage du patient dans la réalisation régulière des soins de bouche si le patient ne peut les pratiquer seul.

# GOUTTE

## Définition et causes

Dépôts d'urate de sodium dans les tissus entraînant des manifestations articulaires périphériques, cutanées et rénales dont la cause est une hyperuricémie (élévation de l'acide urique sanguine) primitive ou secondaire (déficits enzymatiques, insuffisance rénale chronique, hémopathies malignes, médicaments).

## Épidémiologie

La forme primitive est la plus fréquente et touche principalement l'homme pléthorique à partir de la cinquantaine. La forme secondaire est plutôt présente chez la femme après la ménopause.

## Signes et symptômes

L'accès goutteux aigu se présente sous la forme d'une douleur brutale la nuit à la base du gros orteil, très intense, permanente, augmentée par le moindre contact et toute tentative de mobilisation, accompagnée de signes inflammatoires locaux. Les articulations les plus atteintes sont, dans l'ordre : métatarsophalangienne, genou, pied, cheville, main et coude.

### Investigations

La ponction articulaire montre la présence de cristaux d'urate de sodium. Il existe une hyperuricémie et un syndrome inflammatoire.

### Évolution, complications et pronostic

Les accès sont récidivants. En l'absence de traitement ou dans le cas d'un traitement mal conduit apparaît un tophus (dépôts cutanés d'acide urique au niveau des articulations, sur le tendon d'Achille, les oreilles). La principale complication est rénale avec des lithiases urinaires et une néphropathie goutteuse (dépôts d'urate dans le rein).

### Traitement

La colchicine est très efficace dans les accès aigus et constitue un test diagnostic. Le traitement de fond utilise des médicaments hypo-uricémiant (diminuant le taux d'acide urique sanguin, par ex. allopurinol = Zyloric®). En cas de lithiase rénale, l'alcalinisation des urines avec de l'eau de Vichy est indiquée.

### Prévention et éducation

La prévention des accès est obtenue par des mesures hygiéno-diététiques avec la suppression des aliments très riches en purines (abats, viandes grasses, gibiers, sardines, anchois, crustacés, champignons, légumes secs), un régime hypocalorique en cas de surcharge pondérale et une diminution, voire une suppression de l'alcool, un apport de boissons en quantité suffisante (1 à 2 litres d'eau par jour) en complément du traitement médicamenteux.

## GRANULOMATOSE DE WEGENER

### Définition et causes

Angéite (inflammation vasculaire) nécrosante aiguë des artérioles et des veinules de petit calibre associée à un granulome vasculaire (tumeur conjonctive très vascularisée) touchant préférentiellement le poumon et les voies aériennes, le rein, la rate et plus rarement le cœur.

### Épidémiologie

C'est une maladie rare qui s'observe à tous les âges, mais habituellement entre 40 et 50 ans avec une légère prédominance masculine.

### Signes et symptômes

Les atteintes les plus fréquentes sont ORL (rhinite avec ulcérations nasales, sinusite), pulmonaire (toux, hémoptysies, dyspnée) et rénale (glomérulonéphrite modérée avec protéinurie, hématurie). Il existe plus rarement des atteintes cutanéo-muqueuse et oculaire.

### Investigations

Le diagnostic est assuré par la biopsie d'un organe atteint et la présence d'ANCA (anticorps anti-cytoplasme des polynucléaires neutrophiles).

### Évolution, complications et pronostic

Le pronostic est lié à la présence d'une insuffisance rénale initiale. Deux tiers des patients sont survivants à 10 ans.

### Traitement

Corticoïdes associés au cyclophosphamide (Endoxan®).

## GRANULOME ANNULAIRE

### Définition et causes

Affection cutanée bénigne, de cause inconnue, caractérisée par l'existence de lésions inflammatoires, formées de tissu conjonctif très vascularisé et infiltrées par de nombreuses cellules (leucocytes, histiocytes, plasmocytes…). La cause est inconnue.

### Épidémiologie

Fréquent chez l'enfant et l'adulte jeune. Son incidence est plus élevée chez les diabétiques.

### Signes et symptômes

La lésion typique est une papule ou un nodule, rosé, prenant la forme d'un anneau dont le centre est formé d'une peau normale ou légèrement déprimée. Elle peut être unique ou multiple (en particulier chez les diabétiques). Les localisations préférentielles sont les mains, les coudes et les genoux.

### Investigations

Une biopsie peut confirmer le diagnostic en cas de doute.

### Évolution, complications et pronostic

La régression spontanée est habituelle.

### Traitement

Des corticoïdes ou la cryothérapie peuvent accélérer la disparition des lésions.

## GRANULOME APICAL ou Desmodontite apicale chronique

Réaction inflammatoire composée de tissu conjonctif qui se forme à la pointe d'une racine dentaire dont la pulpe est nécrosée. La découverte est le plus souvent fortuite sur une radiographie. Tout au plus, il existe une couronne dentaire grisâtre, une légère mobilité ou une vague douleur à la percussion de la dent. Le traitement est conservateur (extirpation de la pulpe gangrenée, désinfection et obturation complète, parfois curetage apical avec résection). En l'absence de traitement, l'évolution peut se faire vers un kyste apical (☞).

## GRIFFES DU CHAT (MALADIE DES) ou Lymphoréticulose bénigne d'inoculation

### Définition et causes

Lymphadénite régionale (inflammation des ganglions lymphatiques) faisant suite à une griffure ou à une morsure par un chat. Elle est due à des bactéries de type *Rochalimaea henselae* ou *Afipia felice.*

### Épidémiologie

C'est une des principales causes d'adénopathie chronique bénigne de l'enfant ou de l'adulte jeune. 80 % des cas s'observent avant l'âge de 21 ans.

### Signes et symptômes

3 à 10 jours après la griffure apparaît une papule érythémateuse (surélévation rouge) ou une pustule. 1 à 2 semaines plus tard, on retrouve une à plusieurs adénopathies dans le territoire de drainage lymphatique correspondant avec de la fièvre.

### Investigations

Il existe un sérodiagnostic. Un examen histologique des ganglions atteints est possible mais n'est pas indispensable.

### Évolution, complications et pronostic

L'évolution spontanée se fait vers la guérison en plusieurs mois, avec une possibilité de fistulisation. Exceptionnellement, des complications viscérales apparaissent.

### Traitement

Il associe des antalgiques, des antipyrétiques, un traitement antibiotique (macrolides) et la ponction à l'aiguille des ganglions fluctuants et douloureux.

### Éducation

La prévention des récidives repose sur une information des adultes et des parents : lavage de la peau griffée par un chat à l'eau et au savon, application d'un antiseptique et surveillance de l'état local, recours au médecin en cas d'apparition d'une papule érythémateuse ou d'une pustule et/ou d'une fièvre.

## GRIPPE

### Définition et causes

Maladie infectieuse aiguë très contagieuse due à un virus de la famille des myxovirus d'une grande variabilité antigénique dont la transmission s'effectue par voie respiratoire. L'incubation est de 1 à 4 jours.

### Épidémiologie

Épidémies annuelles avec un coût individuel et socio-économique élevé ainsi qu'une mortalité non négligeable en particulier chez les sujets âgés. Pandémies (propagation à presque tous les habitants d'une région et parfois à l'humanité toute entière) tous les 15-20 ans dont la plus célèbre est la « grippe espagnole » et qui peuvent entraîner des mortalités élevées.

### Signes et symptômes

Début très brutal avec une fièvre élevée, une asthénie et des douleurs variées (céphalées, courbatures).

### Investigations

La recherche du virus n'est utile pour le diagnostic que dans les formes graves. La numération formule sanguine retrouve une neutropénie.

### Évolution, complications et pronostic

L'évolution est rapidement résolutive en 2 à 4 jours mais l'asthénie est plus prolongée. Les formes graves ou malignes se traduisent par une insuffisance respiratoire aiguë. La principale complication est la surinfection.

### Traitement

Il comporte le repos, l'isolement, des antalgiques et des antipyrétiques.

### Prévention et éducation

La prévention est essentiellement basée sur la vaccination, notamment de la population âgée et des soignants qui s'occupent de personnes âgées. Les antiviraux, amantadine (Mantadix®) à titre préventif, zanamivir (Relenza®) en curatif et oseltamivir (Tamiflu®) dans les deux indications, peuvent parfois être utilisés.

## GROSSESSE EXTRA-UTÉRINE

### Définition et causes

Nidation d'un œuf en dehors de la cavité utérine (dans 95 % des cas au niveau de la trompe) qui peut entraîner une hémorragie interne mortelle. Les principaux facteurs de risque sont les antécédents de salpingite (inflammation des trompes) et de chirurgie pelvienne (intervention sur les trompes…) ainsi que l'induction de l'ovulation.

### Épidémiologie

Environ 14 000 cas/an en France.

### Signes et symptômes

On retrouve, chez une femme en âge de procréer, un retard de règles, des métrorragies (saignement en dehors des règles) et des douleurs pelviennes. La grossesse peut être connue mais il n'y a pas eu d'échographie prouvant la grossesse. Le toucher vaginal perçoit une masse latéro-utérine ou un simple cul-de-sac douloureux avec un utérus normal ou ramolli et sensible à la mobilisation.

### Investigations

Les β-HCG sont élevées. L'échographie montre l'absence de grossesse intra-utérine et la présence d'une masse annexielle anormale.

### Évolution, complications et pronostic

Le risque majeur est la rupture de l'œuf entraînant une hémorragie interne, laquelle nécessite une intervention chirurgicale immédiate. Les conséquences peuvent être la stérilité et la récidive.

### Traitement

En urgence, il est toujours chirurgical, éventuellement par cœlioscopie, en préservant au maximum la perméabilité de la trompe pour permettre des grossesses futures. Dans certains cas, un traitement médical par méthotrexate est possible. Une prise en charge psychologique doit compléter le traitement.

### Prévention

Du fait de sa gravité potentielle, il faut y penser systématiquement en cas de saignements associés à un retard de règles. La patiente devra être informée du risque de récidive future.

## GUILLAIN-BARRÉ (SYNDROME DE) ou Polyradiculonévrite aiguë inflammatoire

### Définition et causes

Maladie inflammatoire et démyélinisante caractérisée par une atteinte des racines et des troncs nerveux dont la cause est inconnue.

### Épidémiologie

L'incidence annuelle est de 1 à 2/100 000 sans prédominance d'âge, ni de sexe.

### Signes et symptômes

Paralysie ascendante d'installation rapide, touchant d'abord les membres inférieurs, puis les membres supérieurs avec une aréflexie et une installation en moins de 4 semaines. Elle peut être accompagnée ou précédée de troubles sensitifs. Une atteinte des paires crâniennes est fréquente (paralysie faciale, troubles de la phonation et de la déglutition).

### Investigations

La ponction lombaire retrouve une dissociation albumino-cytologique (hyperprotéinorachie sans augmentation des éléments). L'électromyogramme montre un ralentissement des vitesses de conduction nerveuse.

### Évolution, complications et pronostic

L'évolution se fait spontanément vers la régression en quelques semaines mais des séquelles existent chez 15 à 25 % des patients. La paralysie des muscles respiratoires et les troubles de la déglutition sont les principales complications. La mortalité est de 5 %, liée en particulier aux complications de la réanimation.

### Traitement

Il est symptomatique avec notamment une ventilation assistée et une alimentation par sonde nasale. Les plasmaphérèses sont également utilisées.

### ✔ Soins et surveillance

Les soins visent à prévenir les complications liées à la paralysie et à l'immobilisation : installation confortable, support d'aide à la prévention des escarres, mise en œuvre des mesures de prévention des escarres (☞ Escarre), prévention des attitudes vicieuses au niveau des membres, administration de l'alimentation par sonde nasogastrique. Dans certains cas, des aspirations trachéo-bronchiques sont nécessaires ainsi que des soins de trachéotomie.

Le dépistage des signes d'évolution de la maladie est essentiel : évolution des paresthésies et de la motricité, appréciation de la fréquence respiratoire, de l'amplitude respiratoire, de l'encombrement trachéo-bronchique, apparition de troubles de la déglutition.

L'accompagnement du patient et de l'entourage est important, une anxiété est souvent présente.

## GYNÉCOMASTIE

### Définition et causes

Augmentation du volume du tissu mammaire chez l'homme. Elle est normale chez le nouveau-né, pendant la puberté (transitoire) et chez le vieillard. Les principales causes de la gynécomastie pathologique sont les médicaments (œstrogènes, androgènes, cimétidine, spironolactone…), les tumeurs (testicule, surrénale), une insuffisance testiculaire, une cirrhose ou une hyperthyroïdie.

## Épidémiologie

Très fréquente.

## Signes et symptômes

La glande mammaire est palpable (supérieure à 2 cm). Les signes de gravité sont le caractère évolutif et une sensation de tension douloureuse.

## Investigations

Le bilan comprend une mammographie et un bilan hormonal en l'absence d'une cause médicamenteuse évidente.

## Évolution, complications et pronostic

La régression est souvent spontanée ou survient après suppression de la cause. Les gynécomasties anciennes où la fibrose domine ne rétrocèdent pas. Il existe un risque de transformation cancéreuse qui impose une surveillance régulière.

## Traitement

Le premier traitement est la suppression de la cause. La chirurgie est utilisée en cas de gynécomastie fixée et d'une demande à visée esthétique de la part du patient.

# H

## HALLUX VALGUS

### Définition et causes

Déformation de l'avant-pied caractérisée par une déviation en dehors du gros orteil qui entraîne la saillie interne de l'articulation métatarso-phalangienne. Les principaux facteurs favorisants sont des anomalies osseuses congénitales, un terrain héréditaire, le port de chaussures à talons hauts.

### Épidémiologie

Affection très fréquente touchant principalement la femme.

### Signes et symptômes

Il existe des douleurs au niveau de la saillie (exostose) interne qui se complique d'un « oignon » (« hygroma »), parfois ulcéré.

### Investigations

Le bilan radiologique (cliché dorsoplantaire de face en charge, incidence de Guntz, profil interne en charge, cliché cerclé de Meary) confirme le diagnostic et évalue les déformations.

### Évolution, complications et pronostic

L'évolution se fait en général vers une aggravation très handicapante pour le port des chaussures et la marche.

### Traitement

Le traitement est essentiellement chirurgical.

### Prévention

Le port de chaussures larges avec des talons de 2 à 3 cm et les soins de pédicurie sont recommandés pour ralentir l'évolution et maintenir un bon état cutané du pied.

## HAMARTOME SÉBACÉ

Tumeur cutanée bénigne, souvent congénitale, siégeant au cuir chevelu ou à la face. Pendant l'enfance, il s'agit d'une plaque alopécique (sans cheveux) ovalaire ou rosée, légèrement surélevée, de 2 à 5 cm de long dans le grand axe. À partir de la puberté, la surface devient souvent mamelonnée, verruqueuse. À l'âge adulte, l'excision chirurgicale peut être indiquée en cas de modification de l'aspect, du fait du risque de transformation maligne.

## HAMARTOME VERRUQUEUX

Tumeur cutanée bénigne réalisant une hyperplasie épidermique qui apparaît dans l'enfance. Les lésions unilatérales forment des plaques ou des bandes verruqueuses grises, souvent situées sur les membres. D'évolution indéfinie, elle récidive après une ablation chirurgicale mais ne dégénère pas.

## HAND-SCHÜLLER-CHRISTIAN (SYNDROME DE)

Forme particulière de l'histiocytose X (☞ maladie caractérisée par une prolifération des cellules de Langerhans) d'origine inconnue qui commence le plus souvent dans la petite enfance mais peut également apparaître chez les adultes. Les atteintes osseuses et pulmonaires prédominent mais d'autres organes peuvent être atteints. Il peut également exister un diabète insipide (incapacité à concentrer les urines) et une exophtalmie (globe oculaire saillant hors de l'orbite). Les lésions osseuses peuvent être traitées chirurgicalement, les autres lésions nécessitent une corticothérapie ou des anticancéreux cytostatiques en cas d'échec.

## HARTNUP (MALADIE DE)

### Définition et causes

Maladie génétique de transmission autosomique récessive, due à une anomalie de l'absorption et de l'excrétion du tryptophane et d'autres acides aminés.

### Épidémiologie

Elle touche 1/24 000 naissances.

### Signes et symptômes

Association d'éruptions cutanées de type pellagre (☞) au niveau des zones découvertes, d'une ataxie cérébelleuse (démarche ébrieuse), d'un retard mental, de troubles du caractères et d'une petite taille.

### Investigations

On retrouve un taux très élevé d'acides aminés dans les urines.

### Évolution, complications et pronostic

Les rechutes sont provoquées par de la fièvre, l'exposition au soleil, le stress et les sulfamides. Le traitement prévient les poussées et le pronostic à long terme est bon.

### Traitement

Il consiste en un régime riche en protéines et une supplémentation en nicotinamide (vitamine PP = Nicobion®).

## HELLP SYNDROME

Complication grave de l'éclampsie (☞) qui associe une hémolyse (Hemolysis), une élévation des enzymes hépatiques (Elevated Liver enzymes) et une thrombopénie (Low Platelets). Elle impose un accouchement immédiat. Le pronostic vital de la mère et du fœtus est engagé.

## HÉMATOME EXTRADURAL

### Définition et causes

Collection sanguine située entre la dure-mère et l'os qui comprime le cerveau sous-jacent. Il s'agit d'une complication d'un traumatisme crânien, en général peu sévère. Le saignement est le plus souvent artériel (en particulier, branches de l'artère méningée moyenne).

### Épidémiologie

L'hématome extradural apparaît dans 1 à 3 % des traumatismes crâniens, principalement chez l'enfant et l'adulte jusqu'à l'âge moyen de la vie.

### Signes et symptômes

Il existe souvent une brève perte de connaissance initiale, suivie d'une période de quelques heures sans signes particuliers, appelée intervalle libre. Puis apparaissent une obnubilation, des céphalées, enfin un coma rapidement progressif. Parallèlement se développe un déficit moteur unilatéral, avec souvent une mydriase du côté opposé.

### Investigations

Le scanner, pratiqué en urgence, montre une image dense, collée contre l'os, en forme de lentille (biconcave) qui refoule le cerveau.

### Évolution, complications et pronostic

En l'absence de traitement, le coma s'aggrave avec l'apparition de signes de décérébration (réactions en extension inadaptées aux stimuli) et la mort survient rapidement. Si le traitement est précoce, le pronostic est bon, le plus souvent sans séquelles.

### Traitement

Le traitement est neurochirurgical (évacuation de l'hématome).

### ✔ Soins et surveillance

La surveillance systématique des traumatisés crâniens, notamment en cas de perte de connaissance initiale, avec la réalisation d'un scanner au moindre doute, permet un diagnostic précoce. L'observation fréquente des manifestations de l'état de conscience est essentielle pour surveiller l'évolution : réponse aux demandes verbales (ouverture des yeux, réponse motrice) ; réactions à la douleur ; orientation dans le temps et l'espace ; perception visuelle. Les soins visent à éviter le développement des escarres par des mesures de prévention appropriées (changements de position, matériel de prévention, observation de l'état cutané) et à protéger le patient d'éventuelles chutes (barrières de lit, lit en position basse).

## HÉMATOME RÉTROPLACENTAIRE

### Définition et causes

Séparation prématurée d'un placenta normalement implanté dans l'utérus survenant au cours du dernier trimestre de la grossesse. Près de la moitié des hématomes rétroplacentaires surviennent chez des patientes qui présentent une hypertension artérielle ou une toxémie gravidique (☞). Un traumatisme peut également être en cause. Les principaux facteurs de risque sont l'âge, la multiparité, le tabagisme, la consommation de cocaïne.

### Épidémiologie

Il complique 0,25 % des grossesses.

### Signes et symptômes

Il existe une douleur abdominale brutale au niveau de l'utérus accompagnée de saignements noirâtres. À la palpation, l'utérus est tonique, douloureux et augmenté de volume.

### Investigations

Le diagnostic est clinique dans les formes typiques. L'échographie affirme le diagnostic.

### Évolution, complications et pronostic

La principale complication est la mort fœtale (mortalité périnatale de 30 à 50 %). Le pronostic maternel est conditionné par le choc hypovolémique et les troubles de la coagulation sanguine (☞ CIVD).

### Traitement

Si les hémorragies sont peu abondantes, si les bruits du cœur fœtaux sont normaux et si le terme est éloigné, le repos au lit est conseillé. Si les hémorragies se poursuivent ou s'aggravent, l'accouchement est indiqué, en général par césarienne.

## HÉMATOME SOUS-DURAL AIGU

### Définition et causes

Collection de sang sous la dure-mère qui comprime le cerveau sous-jacent. La principale cause est un traumatisme, souvent peu sévère (chez le nourrisson notamment), parfois plus violent (accident de la voie publique) et il peut être alors accompagné d'autres lésions intracérébrales.

### Épidémiologie

L'hématome sous-dural se rencontre principalement chez les enfants (enfants battus notamment), les polytraumatisés et les personnes âgées.

### Signes et symptômes

Dans la plupart des cas, les signes se développent rapidement dans les minutes qui suivent l'accident. Les principaux symptômes sont une obnubilation, un coma, parfois une hémiplégie, des convulsions et une asymétrie des pupilles.

### Investigations

Le scanner permet le diagnostic. Il montre une image dense, collée contre l'os, en forme de croissant qui refoule le cerveau sous-jacent.

### Évolution, complications et pronostic

L'évolution est variable. Elle peut se faire vers une aggravation rapide et la mort, en particulier dans les traumatismes graves où il existe souvent un œdème cérébral important associé. Dans d'autres cas, un passage à la forme chronique (☞) est possible.

### Traitement

Les petits hématomes asymptomatiques nécessitent une simple surveillance. Dans les autres cas, une évacuation est le plus souvent nécessaire (ponction chez le nourrisson, trépanation ensuite). Elle ne se fera pas nécessairement en urgence, elle dépend de l'état du patient et des éventuelles lésions associées (cérébrales ou autres).

### ✔ Soins et surveillance

L'observation fréquente des manifestations de l'état de conscience est essentielle pour surveiller l'évolution : réponse aux demandes verbales (ouverture des yeux, réponse motrice) ; réactions à la douleur ; orientation dans le temps et l'espace ; perception visuelle.
Les soins visent à éviter le développement des escarres par des mesures de prévention appropriées (changements de position, matériel de prévention, observation de l'état cutané) et à protéger le patient d'éventuelles chutes (lit en position basse, barrières de lit).

## HÉMATOME SOUS-DURAL CHRONIQUE

### Définition et causes

Collection sanguine d'origine veineuse qui se constitue lentement entre la dure-mère et l'arachnoïde. Un traumatisme préalable est souvent en cause, mais il peut être ancien et/ou complètement banal (se cogner la tête contre une porte) et avoir été oublié. Des facteurs prédisposants sont souvent présents : âge avancé, éthylisme chronique, traitement anticoagulant, déshydratation sévère chez le nourrisson.

### Épidémiologie

Fréquent chez la personne âgée où la symptomatologie est souvent négligée et mise sur le compte d'une démence débutante ou s'aggravant.

### Signes et symptômes

Les signes sont souvent peu typiques et trompeurs : céphalées fluctuantes, altération progressive des fonctions supérieures et/ou de la conscience (somnolence, troubles de l'attention...)...

### Investigations

Le scanner permet le diagnostic. Il montre une image dense, collée contre l'os, en forme de croissant (parfois l'hématome est bilatéral avec la même image de l'autre côté du crâne).

### Évolution, complications et pronostic

Une aggravation brutale avec un passage à une forme aiguë (☞) est toujours possible et peut entraîner la mort en l'absence de traitement. Une intervention chirurgicale, même chez des patients très âgés, permet souvent une guérison sans séquelles.

### Traitement

Une évacuation chirurgicale est le plus souvent effectuée après une correction des éventuels troubles de l'hémostase.

### Prévention

La réalisation d'un scanner au moindre doute chez les personnes âgées présentant des troubles neurologiques atypiques d'apparition récente permet de détecter de manière précoce les hématomes sous-duraux chroniques.

## HÉMOCHROMATOSE PRIMITIVE

### Définition et causes

Maladie génétique, de transmission autosomique récessive, caractérisée par une surcharge chronique en fer qui se fixe dans les différents tissus.

### Épidémiologie

L'incidence est d'environ 5/1 000 personnes.

### Signes et symptômes

Les signes apparaissent en général dans la deuxième partie de la vie. Les signes classiques sont une atteinte hépatique (cirrhose), une atteinte cutanée (hyperpigmentation brun-gris), des signes endocriniens (diabète, ménopause précoce chez la femme, impuissance chez l'homme) et une atteinte articulaire (arthralgies diffuses au niveau de la main).

### Investigations

Le fer sérique, la ferritine et le coefficient de saturation de la sidérophiline sont augmentés. La biopsie hépatique est indispensable pour confirmer et quantifier la surcharge en fer.

### Évolution, complications et pronostic

Les deux principales complications sont le cancer du foie et l'atteinte cardiaque (insuffisance cardiaque, troubles du rythme) qui sont à l'origine d'une mortalité non négligeable. La mise en route d'un traitement précoce normalise l'espérance de vie du malade.

### Traitement

Le traitement utilise principalement les saignées. Dans certains cas, un chélateur du fer (fixation du fer et élimination biliaire ou urinaire), la desféroxamine (Desféral®) peut être utilisé. L'abstinence alcoolique est recommandée mais un régime pauvre en fer, nécessairement déséquilibré, n'est pas souhaitable.
Une enquête familiale est nécessaire pour dépister les sujets atteints afin d'instaurer un suivi et un traitement précoce.

## HÉMOCHROMATOSE SECONDAIRE

Surcharge en fer de l'organisme due principalement à une hépatopathie alcoolique et à des maladies nécessitant des transfusions répétées (thalassémie, drépanocytose…).

## HÉMOPHILIE

### Définition et causes

Maladie hémorragique héréditaire, de transmission récessive liée au chromosome X, due à un déficit en facteur VIII (hémophilie A, 80 % des cas) ou en facteur IX (hémophilie B, 20 % des cas).

### Épidémiologie

Seuls les hommes sont touchés : 1/5 000 naissances pour l'hémophilie A et 1/30 000 naissances pour l'hémophilie B.

### Signes et symptômes

Il existe des hémorragies dès le plus jeune âge pour des traumatismes minimes : hématomes, hémarthroses (épanchements articulaires sanglants)…

### Investigations

Le diagnostic repose sur le dosage des facteurs VIII et IX (lorsque le taux est < 1 % la maladie est grave).

### Évolution, complications et pronostic

Le risque permanent d'hémorragies graves conditionne le pronostic. De très nombreux hémophiles ont été contaminés par le VIH et les virus des hépatites B et C. L'apparition chez certains malades d'un anticorps inhibiteurs du facteur VIII ou IX qui vont compliquer le traitement.

### Traitement

Il repose sur l'administration de facteur VIII ou IX par voie veineuse. Dans l'hémophilie A, la desmopressine (Minirin®) peut être également utilisée pour prévenir et traiter des hémorragies.

### Prévention et éducation

Tout hémophile doit être porteur d'une carte indiquant la conduite à tenir en cas d'accident (avec les coordonnées du centre référent). L'éducation des patients hémophiles à l'évitement des traumatismes, à l'autotraitement (précocité du traitement, mise en place d'une perfusion de facteurs VIII ou IX) et à l'autoprévention (entretien de la force musculaire, pratique du sport en milieu associatif, prise de risque mesurée) est indispensable.

## HÉMOPTYSIE

### Définition et causes

Rejet par la bouche de sang provenant des voies aériennes sous-glottiques. Les causes sont soit pulmonaires (cancer bronchique primitif, tuberculose pulmonaire, dilatation des bronches, infections bronchiques, pneumopathies infectieuses), soit cardio-vasculaires (embolie pulmonaire, rétrécissement mitral, malformations vasculaires pulmonaires), soit traumatiques au niveau du thorax.

### Épidémiologie

C'est une affection assez fréquente.

### Signes et symptômes

Ce sont des crachats sanglants qui doivent être distingués d'une hématémèse (vomissement de sang) ou d'un saignement des voies aériennes supérieures.

### Investigations

Elles comprennent radiographie de thorax, fibroscopie bronchique, scanner, scintigraphie et angiographie pulmonaire.

### Évolution, complications et pronostic

En cas de grande abondance, il existe un risque d'inondation alvéolaire et de détresse respiratoire plus ou moins associées à un collapsus cardio-vasculaire.

### Traitement

Il associe traitement symptomatique, en particulier avec les vasoconstricteurs (lysopressine = Diapid®, terlipressine = Glypressine®) et traitement de la cause.

### Surveillance

Les éléments de surveillance sont les suivants : pression artérielle, pouls, importance de l'hémoptysie (quantité des expectorations, couleur), signes de détresse respiratoire (cyanose, sueurs, accélération du pouls).

## HÉMORRAGIE DE BENCKISER

### Définition et causes

C'est une hémorragie fœtale par dilacération d'un ou plusieurs vaisseaux ombilicaux insérés sur les membranes. Elle survient lors de la rupture de la poche des eaux.

### Épidémiologie

Elle complique 1 grossesse sur 3 000 à 5 000.

### Signes et symptômes

Elle se manifeste par un saignement indolore lors de la rupture des membranes, sans modification de l'état maternel mais avec une souffrance fœtale immédiate.

### Évolution, complications et pronostic

Le risque fœtal est majeur avec une mortalité de 50 à 100 %.

### Traitement

La seule solution est l'extraction la plus rapide possible du fœtus par césarienne.

## HÉMORRAGIE DE LA DÉLIVRANCE OU DU POST-PARTUM

### Définition et causes

Pertes sanguines anormalement importantes prenant leur origine au niveau de la zone d'insertion du placenta et survenant dans les 24 h qui suivent l'accouchement. Les causes sont une rétention placentaire, une inertie utérine ou des troubles de la coagulation.

### Épidémiologie

Elle reste une complication grave de l'accouchement responsable d'une part non négligeable de la mortalité maternelle.

### Signes et symptômes

Que le placenta soit sorti ou non, il existe une hémorragie extériorisée indolore ou un utérus mou et flasque dont la pression fait sortir un flot de sang. Le pouls accéléré, la pression artérielle pincée et des malaises sont les signes du retentissement hémodynamique.

### Investigations

Elles sont inutiles.

### Évolution, complications et pronostic

En l'absence de traitement, le décès est certain. En cas de troubles de coagulation, la mortalité reste élevée malgré le traitement.

### Traitement

Initialement une délivrance artificielle ou une révision utérine associée aux ocytociques (par ex. oxytocine = Syntocinon®) assurent une bonne rétraction utérine. En cas d'échec, le traitement chirurgical s'impose (ligatures des artères hypogastriques, hystérectomie, embolisation des artères utérines).

### Prévention

La prévention consiste à effectuer une révision utérine en cas de placenta incomplet et une délivrance artificielle dans certaines situations à risque.

### Surveillance

La pression artérielle et le pouls sont appréciés en continu durant le travail et jusqu'à la sortie de la salle de naissance grâce à un appareil de monitorage. La surveillance de ces paramètres doit se poursuivre, ainsi que l'appréciation de la quantité des pertes sanguines (nombre de serviettes hygiéniques souillées), pendant les 24 heures après l'accouchement.

## HÉMORRAGIE DIGESTIVE BASSE

### Définition et causes

Émission de sang rouge par l'anus dont les principales causes sont les pathologies anales ou coliques qui peuvent léser les vaisseaux de la muqueuse. Une hémorragie digestive haute très abondante peut donner également du sang rouge par l'anus, mais il existe alors en général un retentissement hémodynamique (tachycardie et chute de la pression artérielle) et la sonde gastrique ramène du sang rouge.

### Épidémiologie

L'incidence des hémorragies digestives est de 1/1 000 habitants. Elles représentent une des principales urgences digestives.

### Signes et symptômes

Les principaux signes sont liés au retentissement hémodynamique et à l'existence d'une éventuelle irritation péritonéale (douleurs, abdomen sensible ou tendu).

### Investigations

La recherche de la cause utilise l'anuscopie, la coloscopie, l'artériographie en période hémorragique ou la scintigraphie aux hématies marquées (en cas de faibles saignements).

### Évolution, complications et pronostic

En cas d'hémorragie abondante, un choc hypovolémique est possible.

### Traitement

Il comprend la compensation de l'hypovolémie et de l'anémie ainsi que le traitement de la cause par une électrocoagulation au cours de l'endoscopie, une embolisation au cours de l'artériographie ou la chirurgie.

### Prévention

La prévention consiste en le dépistage et le traitement des facteurs de risque, en particulier les polypes colorectaux.

## HÉMORRAGIE DIGESTIVE HAUTE

### Définition et causes

Hémorragie dont le siège est œsophagien, gastrique ou duodénal. Les causes principales sont l'ulcère duodénal ou gastrique, les varices œsophagiennes et les tumeurs.

### Épidémiologie

L'incidence des hémorragies digestives est de 1/1 000 habitants. Elles représentent une des principales urgences digestives.

### Signes et symptômes

L'hémorragie est extériorisée dans 80 % des cas et se traduit par une hématémèse (vomissement de sang) le plus souvent, ou un méléna (émission de sang noir) ou encore une rectorragie (émission de sang rouge). Dans les autres cas, les signes d'anémie aiguë prédominent (pâleur, tachycardie, chute tensionnelle, malaise ou état de choc).

### Investigations

La fibroscopie après lavage gastrique permet de retrouver la cause de l'hémorragie. Elle est éventuellement complétée par une artériographie en cas d'échec et de persistance de l'hémorragie.

### Évolution, complications et pronostic

L'hémorragie cataclysmique avec choc hypovolémique (☞) est le principal risque. Le pronostic est lié au terrain ; il est mauvais en cas de cirrhose évoluée.

### Traitement et prévention

Il associe compensation de l'hypovolémie et de l'anémie ainsi qu'un traitement de la cause par endoscopie, par vasoconstricteur (terlipressine = Glypressine® ou somatostatine) ou sonde d'hémostase en cas de varices œsophagiennes, par chirurgie ou par embolisation artérielle.
L'administration de β-bloquants (par ex. propranolol = Avlocardyl®) au long cours peut prévenir la rupture des varices œsophagiennes.
Les règles de prescriptions des médicaments gastrotoxiques, notamment les anti-inflammatoires non stéroïdiens, doivent être respectées.

### ✔ Soins et surveillance

Dans le cas d'une hémostase par sonde, des lavages gastriques à l'eau froide sont réalisés régulièrement. Pour le confort du patient des soins de bouche fréquents sont effectués. Si la sonde d'hémostase comprend un ballonnet œsophagien, ce dernier est dégonflé trois fois par jour puis regonflé (évite les nécroses au niveau de l'œsophage). Des transfusions de sang sont souvent nécessaires : vérification de la conformité de chaque produit et des concordances d'identité et de groupe sanguin, contrôle ultime au lit du patient.
Les principaux éléments de surveillance sont les suivants : la pression artérielle, le pouls, l'aspect du liquide de lavage gastrique, la bonne mise en place de la sonde (mesure de la longueur extériorisée de la sonde), l'orifice de la narine à la recherche de signes d'escarres, la couleur des selles (recherche d'un méléna).

## HÉMORRAGIE MÉNINGÉE NON TRAUMATIQUE

### Définition et causes

Saignement dans les espaces sous-arachnoïdiens dû dans 80 % des cas à la rupture d'un anévrisme intracrânien. L'hypertension artérielle est un facteur favorisant.

### Épidémiologie

3 000 cas/an en France (6 à 8 % des accidents vasculaires cérébraux). Elle est rare avant 15 ans et l'incidence augmente avec l'âge.

### Signes et symptômes

Le début est brutal avec une céphalée intense, continue, inhabituelle avec des vomissements, une obnubilation et une agitation apparus parfois à la suite d'un effort. Ensuite s'installe un syndrome méningé sub-fébrile (cf. Méningite) accompagnée d'une tachycardie et d'une élévation de la pression artérielle.

### Investigations

Le scanner détecte la présence de sang et son importance. S'il est négatif et en l'absence de contre-indication, la ponction lombaire montre un liquide uniformément rosé ou rouge. L'artériographie permet la détection de l'anévrisme.

### Évolution, complications et pronostic

La récidive du saignement est fréquente dans les mois suivants. La mortalité est de 30 % à la phase initiale et il existe des séquelles dans 1/3 des cas.

### Traitement

Le traitement médical associe contrôle de la pression artérielle et prévention du vasospasme par un inhibiteur calcique (nimodipine = Nimotop®). Le traitement de l'anévrisme (ligature ou embolisation) se fait soit par chirurgie classique, soit par voie vasculaire.

## HÉMORROÏDES

### Définition et causes

Dilatation à type de varices des veineux du plexus hémorroïdal (veines de l'anus et du rectum). Les principaux facteurs favorisants sont les troubles du transit.

### Épidémiologie

Très fréquent.

### Signes et symptômes

La plupart du temps elles sont asymptomatiques. Les signes habituels sont des saignements, habituellement après la défécation qui tâchent les papiers hygiéniques, des masses molles palpables au niveau de l'anus (protrusion ou procidence) et des douleurs.

### Investigations

Un examen proctologique avec rectoscopie est nécessaire pour éliminer une autre pathologie (cancer, rectocolite hémorragique…).

### Évolution, complications et pronostic

La principale complication est la thrombose hémorroïdaire aiguë avec des douleurs violentes et des paquets hémorroïdaires durs et augmentés de volume.

### Traitement et prévention

La thrombose hémorroïdaire est traitée par des antalgiques et des anti-inflammatoires ou par une incision chirurgicale. Le traitement de fond utilise : la régulation du transit, des suppositoires ou des pommades améliorant la circulation veineuse, des injections sclérosantes, le laser, la ligature élastique et la chirurgie en cas de procidence majeure ou d'accidents aigus à répétition.

### Éducation

Des conseils d'hygiène et de prévention sont donnés au patient : toilette périnéale et de l'anus avec un savon hypoallergénique, rinçage à l'eau claire, séchage par tamponnement ou avec de l'air tiède (sèche-cheveux), application d'une pommade prescrite, utilisation de papier toilette blanc (le papier coloré entraîne des irritations), conseils diététiques visant à éviter la constipation.

## HÉMOSIDÉROSE PULMONAIRE IDIOPATHIQUE

Maladie rare de cause inconnue, caractérisée par des épisodes d'hémorragies pulmonaires dont la cause est inconnue. Elle atteint le plus souvent les jeunes enfants mais peut se voir chez l'adulte. La biopsie pulmonaire montre des dépôts caractéristiques. La gravité et l'évolution sont variables. En cas d'évolution chronique, une fibrose avec une insuffisance respiratoire ainsi qu'une anémie chronique se développe. La mort peut survenir par hémoptysie massive.

## HÉPATITE ALCOOLIQUE AIGUË

### Définition et causes

Souffrance hépatique compliquant une intoxication alcoolique aiguë, souvent massive. Elle survient sur un fond de stéatose (accumulation de graisses dans les cellules hépatiques), voire sur une cirrhose déjà présente.

### Épidémiologie

Sa fréquence est directement liée à celle de l'alcoolisme.

### Signes et symptômes

Elle peut être asymptomatique et découverte lors d'une hospitalisation pour une autre complication de l'alcoolisme. Dans la forme typique, on retrouve une fièvre, une hépatomégalie (gros foie) douloureux et un ictère.

### Investigations

Les examens biologiques montrent une élévation des transaminases et des γ-GT. En fonction du degré d'insuffisance hépatique, le taux de prothrombine, de facteur V et d'albumine sont plus ou moins diminués. La biopsie hépatique fait le diagnostic (stéatose, infiltrat inflammatoire et présence de corps de Mallory).

### Évolution, complications et pronostic

Les principales complications sont des troubles de la conscience (☞ Encéphalopathie hépatique), une hémorragie digestive, voire une pancréatite. Dans la forme sévère avec une encéphalopathie, la mortalité à court terme atteint 50 %. À long terme, le pronostic dépend de l'arrêt de l'intoxication éthylique.

### Traitement

Il comprend l'arrêt de l'alcool, le repos et la rééquilibration hydroélectrolytique. Tout médicament hépatotoxique doit être arrêté. Dans certains cas, les corticoïdes ont un intérêt.

### Prévention et éducation

La lutte contre l'alcoolisme est la base de la prévention. Le sevrage de l'intoxication permet d'éviter les récidives et une régression de l'atteinte hépatique si le stade de cirrhose n'est pas encore atteint.

## HÉPATITE VIRALE A

### Définition et causes

Infection du foie par le virus de l'hépatite A (VHA), transmis par voie orofécale (eaux et aliments contaminés par des matières fécales, coquillages, crudités). L'incubation est de 15 à 45 jours.

### Épidémiologie

15 000 cas/an en France. Elle survient en général dans l'enfance ou chez l'adulte jeune. De petites épidémies existent dans les collectivités (crèche, écoles…) et la transmission est de plus en plus fréquente au cours des voyages.

### Signes et symptômes

L'infection aiguë passe la plupart du temps inaperçue chez l'enfant et est symptomatique dans plus des deux tiers des cas chez l'adulte. L'évolution se fait en trois phases :

1. **phase pré-ictérique** durant 1 semaine avec un syndrome pseudo-grippal ;
2. **phase ictérique** durant 2 semaines avec une asthénie intense ;
3. **phase de convalescence** durant 2 à 6 semaines, voire plus, avec la disparition progressive des signes, mais une asthénie prolongée est possible.

### Investigations

Elles comprennent un bilan hépatique et le sérodiagnostic.

### Évolution, complications et pronostic

La guérison spontanée est constante sauf dans la forme fulminante (1/10 000 cas). Il n'y a pas de forme chronique.

### Traitement

Il se limite au repos. La transplantation hépatique est indiquée dans les formes fulminantes.

### Prévention et éducation

La prévention comporte les mesures d'hygiène indispensables afin d'éviter la contamination de l'entourage : lavage des mains fréquent en particulier après être allé à la selle, précautions avec les crudités et les coquillages et vaccination (pour les voyageurs et certaines professions à risque).

## HÉPATITE VIRALE B

### Définition et causes

Infection par le virus de l'hépatite B (VHB), transmis par voie sanguine, sexuelle et salivaire dont la gravité est due à la forme chronique avec le risque de transformation en cirrhose et de cancérisation. L'incubation est de 30 à 180 jours.

### Épidémiologie

300 millions de porteurs chroniques dans le monde. En France, la prévalence est de 1 % de la population avec 200 à 300 000 porteurs chroniques du virus.

### Signes et symptômes

Seules 10 à 25 % des formes aiguës sont symptomatiques avec un tableau identique à celui de l'hépatite A. La forme chronique se manifeste soit comme une prolongation d'une forme aiguë, soit est découverte devant une asthénie, un sub-ictère, un amaigrissement ou des signes extra-digestifs (périartérite noueuse, atteinte articulaire…).

### Investigations

Elles comprennent un bilan hépatique et le sérodiagnostic. La biopsie et la recherche d'ADN viral sont indiquées dans la forme chronique.

### Évolution, complications et pronostic

Une forme fulminante se déclare dans 1/1 000 cas. La guérison survient dans 90 % des cas mais dans 10 % des cas il y a passage à la forme chronique. L'évolution de la forme chronique active fait toute la gravité de la maladie avec transformation en cirrhose et cancérisation : au total, 20 à 30 ans plus tard, 10 000 infections entraîneront 45 carcinomes hépatiques.

### Traitement

Dans l'hépatite chronique active, l'interféron alpha et la vidarabine (Vira-MP®) donnent 30 à 40 % de résultats positifs avec un faible taux de rechute. En cas d'hépatite fulminante et d'hépatite chronique au stade terminal, la transplantation est indiquée avec une survie à 3 ans de plus de 60 %.

### Prévention et éducation

La sécurité transfusionnelle, la vaccination, la prévention de la contamination périnatale, l'usage des préservatifs et l'abandon du partage de seringue sont les principales mesures préventives utiles.

Les précautions dites universelles ou standard s'appliquent pour les soignants afin de prévenir les accidents d'exposition au sang (AES) : ne pas recapuchonner les aiguilles, ne pas désadapter les aiguilles à la main, déposer les objets piquants et tranchants souillés dans un conteneur immédiatement après leur utilisation, se laver les mains avant et immédiatement après chaque soin, porter des gants, une surblouse, un masque et des lunettes en cas de risque de projection de sang ou de liquides biologiques.

## HÉPATITE VIRALE C

### Définition et causes

Infection par le virus de l'hépatite C (VHC), transmise par voie sanguine (transfusions, hémophiles, toxicomanes, hémodialysés, transmission sexuelle ou maternofœtale possibles mais rares) dont la gravité est due à la forme chronique, avec le risque de transformation en cirrhose et de cancérisation. L'incubation est de 30 à 100 jours.

### Épidémiologie

500 000 à 1 million de personnes infectés en France (dont plus de 50 % de porteurs chroniques).

### Signes et symptômes

Seules 5 à 10 % des formes aiguës sont symptomatiques avec un tableau identique à celui de l'hépatite A. La forme chronique est également souvent asymptomatique ou se présente sous la forme d'un ictère, d'une hépatomégalie, d'angiomes stellaires ou de signes d'hypertension portale.

### Investigations

Elles comprennent un bilan hépatique, le sérodiagnostic et une biopsie hépatique.

### Évolution, complications et pronostic

10 000 sujets infectés donneront plus de 5 000 formes chroniques puis 1 000 cirrhoses dans un délai de 20 ans et enfin 200 carcinomes dans un délai de 10 ans d'évolution de cirrhose.

### Traitement

L'association interféron alpha et ribavirine (Rébétol®) représente un progrès majeur avec un taux de rémission initial supérieur à 50 % mais des essais sont encore nécessaires pour confirmer la persistance de ces résultats à moyen-long terme.

### Prévention et éducation

La prévention repose sur la sécurité transfusionnelle. Le dépistage de tous les patients transfusés avant mars 1990 est également nécessaire.
Les précautions dites universelles ou standard s'appliquent pour les soignants (☞ Hépatite B).

## HÉPATITE VIRALE D

Infection par le virus de l'hépatite D (VHD), transmise par voie sanguine ou sexuelle, nécessitant la présence du VHB pour se développer. L'incubation est de 45 à 180 jours. Il s'agit d'une co-infection avec le VHB ou d'une surinfection d'un porteur chronique du VHB. Elle affecte presque exclusivement les toxicomanes. Il existe une hépatite fulminante dans 10 % des cas. Le passage à la chronicité est de 80 % lors d'une surinfection, avec une évolution rapide vers la cirrhose.

## HÉPATITE VIRALE E

Le virus a été découvert en 1990. La transmission est orofécale. Elle est présente en Afrique et en Asie (épidémies). C'est une hépatite aiguë bénigne, sans forme chronique. Par contre, la mortalité peut atteindre 20 % chez la femme enceinte. Il n'existe ni sérodiagnostic, ni traitement, ni vaccination. La prévention repose sur les mesures d'hygiène.

## HÉPATOCARCINOME

### Définition et causes

Tumeur maligne primitive du foie développée à partir des hépatocytes. Dans 9 cas sur 10, elle se développe sur une cirrhose (post-hépatitique, alcoolique). Une autre cause relativement fréquente est l'hémochromatose.

### Épidémiologie

L'incidence annuelle est d'environ 20 à 30 cas par million d'habitants (près de 20 fois inférieure aux métastases hépatiques). Il est beaucoup plus fréquent en Afrique noire et en Asie. Ce cancer affecte principalement des hommes entre 40 et 50 ans.

### Signes et symptômes

Lorsque la tumeur est de petite taille, les symptômes sont absents. Les signes les plus fréquents sont des douleurs de l'hypochondre droit, un amaigrissement et parfois une décompensation de la cirrhose avec un ictère et une ascite.

### Investigations

L'échographie et le scanner complétés par la biopsie assurent le diagnostic. L'élévation de l'$\alpha$-foetoprotéine au dessus de 400 µg/L est très significative.

### Évolution, complications et pronostic

Le pronostic est mauvais et les traitements décevants, avec de multiples récidives. Seule la transplantation en cas de tumeur unique de petite taille donne de très bons résultats mais malheureusement la découverte ne se fait que rarement à ce stade et le nombre de greffons est limité.

### Traitement

Les quatre méthodes utilisées sont la résection chirurgicale, l'alcoolisation par injection d'éthanol à l'intérieur de la tumeur, l'embolisation par injection d'anticancéreux dans le territoire artériel de la tumeur et la transplantation hépatique.

### Prévention et éducation

La prévention de l'hépatocarcinome est celle de la cirrhose : limitation de la consommation d'alcool, vaccination contre l'hépatite B, contrôle des produits sanguins…

## HERMAPHRODISME

Affection très rare définie par la coexistence de tubes séminifères et d'ovocytes, soit dans la même gonade (ovotestis), soit avec deux gonades distinctes (testicule d'un côté et ovaire de l'autre). Les organes génitaux externes sont ambigus et tous les intermédiaires possibles existent entre les morphotypes masculin et féminin. Le caryotype est XX dans 9 cas sur 10. Le sexe d'élevage choisi est le plus souvent féminin et un traitement hormonal complété par la chirurgie est mis en œuvre.

## HERNIE CRURALE OU FÉMORALE

### Définition et causes

Passage d'un diverticule du péritoine, pouvant contenir des viscères, au travers de l'orifice crural au niveau de l'aine. Il s'agit d'une hernie de faiblesse au niveau de l'anneau crural qui apparaît souvent à la suite d'efforts de toux ou du port d'une charge lourde.

### Épidémiologie

La hernie crurale est beaucoup plus rare que la hernie inguinale et se rencontre dans 75 % des cas chez la femme.

### Signes et symptômes

Il existe une tuméfaction à la racine de la cuisse en dedans des battements de l'artère fémorale, qui est indolore et le plus souvent réductible. Elle est par ailleurs impulsive et expansible à la toux. Parfois son volume est peu important et elle peut passer inaperçue, en particulier chez les patients obèses.

### Investigations

Le diagnostic est clinique.

### Évolution, complications et pronostic

La principale complication est l'étranglement qui se manifeste par une douleur vive et une irréductibilité de la hernie. Il nécessite un geste chirurgical immédiat. Lorsque l'intestin est intéressé, il existe une occlusion par strangulation qui va rapidement évoluer vers une nécrose et une perforation.

### Traitement

Il est chirurgical et systématique du fait du risque d'étranglement.

### Prévention et éducation

La prévention des récidives implique l'interdiction du port de charges lourdes. L'éducation du patient porte sur l'apprentissage des mesures d'allégement des activités de la vie quotidienne : port d'un sac, soulèvement d'objets…

## HERNIE DIAPHRAGMATIQUE CONGÉNITALE

### Définition et causes

Malformation congénitale caractérisée par une absence de fermeture du diaphragme, le plus souvent à gauche, avec ascension dans le thorax d'une partie du tube digestif.

### Épidémiologie

C'est une affection non exceptionnelle dont le diagnostic échographique anténatal est possible.

### Signes et symptômes

Il existe une détresse respiratoire dès la naissance, avec un silence auscultatoire dans un hémithorax, un déplacement des bruits du cœur et un abdomen plat. Parfois les signes s'installent quelques jours plus tard, lorsque les viscères ne passent que progressivement dans le thorax.

### Investigations

La radiographie de thorax permet le diagnostic.

### Évolution, complications et pronostic

La détresse respiratoire impose la mise sous ventilation assistée en salle d'accouchement. Le pronostic est sévère avec une mortalité élevée.

### Traitement

Il est chirurgical et précoce. En cas de diagnostic anténatal, l'accouchement se fera à proximité d'un service de chirurgie adapté.

## HERNIE DIAPHRAGMATIQUE TRAUMATIQUE

### Définition et causes

Lésion du muscle diaphragmatique permettant le passage de viscère abdominaux dans la cage thoracique. Les ruptures surviennent dans le cadre d'un polytraumatisme et les plaies sont liées à des lésions thoraco-abdominales pénétrantes (arme blanche…). La hernie de la coupole gauche est la plus fréquente (80 %).

### Signes et symptômes

Il faut y penser devant tout polytraumatisé thoraco-abdominal présentant des signes abdominaux (douleurs, vomissements) et respiratoires (dyspnée, cyanose, hoquet). L'auscultation peut révéler des bruits hydro-aériques dans l'hémithorax gauche.

### Investigations

La radiographie de thorax peut montrer la présence de tout ou partie de l'estomac dans l'hémithorax gauche (avec l'aide d'une sonde radio-opaque).

### Évolution, complications et pronostic

Cette lésion peut aggraver l'état respiratoire et hémodynamique d'un patient dont l'état de base est déjà précaire. Parfois la lésion n'est découverte qu'à distance car certaines hernies diaphragmatiques sont bien tolérées.

### Traitement

Le traitement est chirurgical.

## HERNIE DISCALE

### Définition et causes

Détérioration du disque intervertébral entraînant une saillie du noyau central (nucleus pulposus) par rupture de l'anneau fibreux assurant la stabilité du disque. L'origine est une dégénérescence liée à l'âge et facilitée par les traumatismes (chute, effort de soulèvement, port de lourdes charges…). Dans la plupart des cas, l'atteinte se situe au niveau du rachis lombaire bas (L5, S1), plus rarement elle concerne le rachis cervical. La principale conséquence est une compression d'une racine nerveuse à la sortie du canal rachidien.

### Épidémiologie

Très fréquent. Globalement le « mal de dos » est une des principales causes d'arrêt de travail.

### Signes et symptômes

Le principal signe est une douleur dans le territoire du nerf irrité (☞ Sciatique, Lumbago aigu).

### Investigations

Les radiographies du rachis montrent en général un pincement du disque. Le scanner et l'IRM permettent de visualiser le disque.

### Évolution, complications et pronostic

La principale complication est une souffrance du nerf qui entraîne des signes de déficit neurologique (moteur ou sensitif) et qui nécessite un traitement rapide.

### Traitement

Le repos au lit, les antalgiques et les anti-inflammatoires sont en général suffisants pour soulager le patient au cours de la crise. En cas d'échec ou de complication, une nucléolyse (dissolution du noyau par injection d'un produit chimique) ou une intervention chirurgicale de décompression.

### Prévention et éducation

L'éducation du patient, avec pour objectif de limiter les contraintes sur le rachis (« École du dos »), est très importante pour prévenir la récidive de crises aiguës. L'apprentissage porte sur les mesures d'allégement du rachis dans les situations de la vie quotidienne (bien se coucher et se lever, activités ménagères comme passer l'aspirateur, porter un sac, soulever et porter un enfant, exercices quotidiens d'entraînement), au travail ou à l'école (améliorer le poste de travail éventuellement en collaboration avec le médecin du travail, soulever et porter, exercices de détente) et dans les activités de loisirs (jardiner, faire de la bicyclette, faire de la gymnastique, courir...).

## HERNIE HIATALE

### Définition et causes

Passage intermittent ou permanent d'une partie de l'estomac à travers l'orifice œsophagien du diaphragme. La cause exacte est inconnue mais elle est favorisée par l'obésité et les déformations du thorax et du rachis.

### Épidémiologie

Elle toucherait près du quart de la population de plus de 60 ans.

### Signes et symptômes

Elle est souvent asymptomatique. Le signe le plus fréquent est le pyrosis (brûlure partant de l'épigastre et remontant l'œsophage jusqu'à la gorge avec un renvoi de liquide acide et brûlant).

### Investigations

La fibroscopie permet de reconnaître la hernie et d'évaluer l'état de la muqueuse œsophagienne (le transit baryté est de moins en moins employé). La pHmétrie œsophagienne permet de quantifier le reflux.

### Évolution, complications et pronostic

La première complication est l'œsophagite par reflux de liquide gastrique acide avec le risque d'ulcère et d'hémorragie digestive. Un étranglement de la hernie est également possible et se traduit par des douleurs, une intolérance gastrique et/ou des signes respiratoires.

### Traitement

Le traitement médical utilise les antisecrétoires (anti-$H_2$ ou inhibiteurs de la pompe à protons), les stimulants de la motricité œsophagienne (cisapride = Prépulsid®) et les protecteurs de la muqueuse œsophagienne (Gaviscon®). Le traitement chirurgical est indiqué en cas d'œsophagite récidivante et dans les formes avec un risque d'étranglement.

### Prévention et éducation

La prévention de l'œsophagite comprend des règles hygiénodiététiques (amaigrissement en cas d'obésité, évitement des postures déclenchantes, des vêtements comprimant l'abdomen, suppression des aliments irritants, repas léger le soir, buste surélevé pendant la nuit...).

## HERNIE INGUINALE

### Définition et causes

Passage d'un diverticule du péritoine, pouvant contenir des viscères, au travers de l'orifice inguinal au niveau de l'aine. La cause est une faiblesse de la paroi abdominale congénitale ou acquise. Chez l'homme, la forme la plus fréquente suit le cordon spermatique et se développe vers les bourses. Chez la femme, la hernie accompagne le ligament rond et se développe vers la grande lèvre.

### Épidémiologie

La forme congénitale se rencontre chez le nourrisson, l'enfant, l'adolescent ou l'adulte jeune chez lequel elles se révèlent souvent à l'occasion d'un effort sportif. La forme acquise touche surtout l'homme après la cinquantaine.

### Signes et symptômes

Il existe une tuméfaction de l'aine, indolore, augmentant de volume à la toux ou à une pression ferme de l'abdomen. Il est possible de la réintégrer dans l'abdomen avec le doigt.

### Investigations

Le diagnostic est clinique.

### Évolution, complications et pronostic

La principale complication est l'étranglement qui se manifeste par une douleur vive et une irréductibilité de la hernie. Il nécessite un geste chirurgical immédiat. Lorsque l'intestin est intéressé, il existe une occlusion par strangulation qui va rapidement évoluer vers une nécrose et une perforation.

### Traitement

Il est chirurgical et ne se discute que chez le nourrisson (possible guérison spontanée avant l'âge de deux ans) et chez le vieillard en mauvais état général.

### Prévention et éducation

La prévention des récidives, en particulier chez le sujet âgé, implique l'interdiction du port de charges lourdes. L'éducation du patient porte sur l'apprentissage des mesures d'allégement des activités de la vie quotidienne : port d'un sac, soulèvement d'objets...

## HERNIE OMBILICALE

### Définition et causes

Passage d'un diverticule du péritoine, pouvant contenir des viscères, au travers de l'orifice ombilical. Chez l'enfant, il s'agit de la persistance de l'orifice ombilical laissé par les vaisseaux ombilicaux. Chez l'adulte, la hernie est acquise par distension de l'anneau ombilical (grossesses multiples, cirrhose avec ascite...).

### Épidémiologie

Il s'agit d'une anomalie très fréquente chez le nourrisson.

### Signes et symptômes

Pour les petites hernies, on retrouve une petite masse ronde, souvent réductible et impulsive à la toux. Les grosses hernies sont en général irréductibles du fait des adhérences et recouvertes d'une peau fine, parfois distendue.

### Investigations

Le diagnostic est clinique.

### Évolution, complications et pronostic

La complication majeure est l'étranglement qui se manifeste par des douleurs et des signes d'occlusion. Il nécessite un geste chirurgical immédiat pour éviter une nécrose des anses intestinales et une péritonite.

### Traitement

Il est chirurgical (suture simple de l'orifice, prothèse de renforcement).

## HERPANGINE

### Définition et causes

Infection due au virus *Coxsackie A*.

### Épidémiologie

Elle touche surtout les jeunes enfants.

### Signes et symptômes

Il existe une pharyngite fébrile, érythémateuse et diffuse, sur laquelle quelques vésicules respectant les amygdales et la langue s'ulcèrent rapidement et sont source de douleurs et de difficultés à avaler.

### Investigations

Le virus peut être isolé à partir des lésions et on constate une ascension du titre des anticorps.

### Évolution, complications et pronostic

L'évolution est en général favorable en une semaine.

### Traitement

Il est symptomatique.

## HERPÈS CIRCINÉ

### Définition et causes

Infection cutanée du groupe des dermatophyties due à un champignon, *Trichophyton*, de transmission interhumaine, animale ou tellurique (par la terre).

### Épidémiologie

C'est une affection fréquente.

### Signes et symptômes

Il s'agit de lésions rose-rouge annulaires, papulo-squameuses avec des bordures surélevées qui s'étendent par la périphérie tout en s'éclaircissant au centre qui sont très prurigineuses et qui sont localisées sur la peau glabre (sans poils).

### Investigations

L'examen direct et la mise en culture d'un prélèvement de la zone atteinte identifie le champignon.

### Évolution, complications et pronostic

Le traitement est efficace mais les récidives sont fréquentes.

### Traitement

Il comporte les antifongiques locaux (imidazolés) et la griséofulvine (Griséfuline®) ou le kétoconazole (Nizoral®) par voie générale en cas d'échec.
Pour éviter les récidives, il est nécessaire de traiter tous les foyers chez le même patient (pieds en particulier) ainsi que tous les membres humains et les animaux de l'entourage.

## HERPÈS GÉNITAL

### Définition et causes

Infection par le virus *Herpes simplex*, le plus souvent de type 2 (HSV2) qui touche la partie inférieure du corps et notamment les organes génitaux. La contamination se fait par contact avec une personne infectée, soit par voie néonatale, soit par voie sexuelle (maladie sexuellement transmissible). La contagiosité est importante pendant et autour des périodes de poussée.

### Épidémiologie

L'infection néonatale touche 1 sur 10 000 grossesses. On estime que 30 % de la population est infectée et la prévalence continue d'augmenter. Bien que la majorité des sujets restent asymptomatiques, tous ont un risque de récurrence, symptomatique ou non, facteur de transmission de l'infection. La contamination survient à l'adolescence ou à l'âge adulte.

### Signes et symptômes

La primo-infection se manifeste par un œdème inflammatoire des lèvres, parsemé de petites vésicules qui s'érodent et se transforment en ulcérations confluentes, jaunâtres ayant l'aspect d'aphtes. Ces lésions entraînent des douleurs spontanées intenses à type de brûlures. Chez le nouveau-né, l'infection est oculaire (kératoconjonctivite).

### Investigations

Dans la majorité des cas le diagnostic est clinique. En cas de doute, un prélèvement au niveau des lésions permet soit une détection directe, soit une mise en culture.

### Évolution, complications et pronostic

Une fois le virus présent dans l'organisme, il y restera à vie et la maladie va évoluer par poussées (environ 3 ou 4 par an) qui sont en général moins symptomatiques que la primo-infection. Les principaux facteurs favorisants les poussées sont : la fièvre, le stress, une exposition au soleil, les règles, la fatigue, la prise d'alcool… Les principales complications sont oculaires (cécité possible), neurologiques (encéphalite pouvant entraîner la mort) et cutanées (☞ Érythème polymorphe). Le traitement peut raccourcir la durée des poussées et les espacer.

### Traitement

Les antiviraux utilisés lors de la primo-infection et des récurrences sont le valaciclovir (Zélitrex®) ou l'aciclovir (Zovirax®).

### Prévention et éducation

Exclusion des rapports pendant les poussées et port du préservatif le reste du temps. Les contacts orogénitaux sont contaminants.

## HERPÈS LABIAL

### Définition et causes

Infection par le virus *Herpes simplex*, le plus souvent de type 1 (HSV1) qui touche en général la partie supérieure du corps, notamment les lèvres. La contamination se fait par contact direct avec la lésion ou avec des sécrétions (salive, mucus nasal). La contagiosité est importante pendant et autour des périodes de poussée.

### Épidémiologie

On estime que dans certaines régions, la prévalence atteint 80 % de la population. Bien que la majorité des sujets restent asymptomatiques, tous ont un risque de récurrence, symptomatique ou non, facteur de transmission de l'infection. La contamination survient habituellement entre 6 mois et 4 ans.

### Signes et symptômes

Chez l'enfant, la primo-infection est en général totalement asymptomatique. La poussée se manifeste par le classique « bouton de fièvre », situé en général sur la lèvre. Il s'agit d'un bouquet de vésicules reposant sur une base érythémateuse (rouge) qui s'érodent puis se recouvrent de croûtes.

### Investigations

Dans la majorité des cas, le diagnostic est clinique. En cas de doute, un prélèvement au niveau des lésions permet soit une détection directe, soit une mise en culture.

### Évolution, complications et pronostic

Une fois le virus présent dans l'organisme, il y restera à vie et la maladie va évoluer par poussées (environ 3 ou 4 par an) qui sont en général moins symptomatiques que la primo-infection. Les principaux facteurs favorisants les poussées sont : la fièvre, le stress, une exposition au soleil, les règles, la fatigue, la prise d'alcool… Les principales complications sont oculaires (cécité possible), neurologiques (encéphalite pouvant entraîner la mort) et cutanées (☞ Érythème polymorphe). L'évolution se fait vers la cicatrisation en 8 à 10 jours.

### Traitement

Il n'y a pas vraiment de traitement. L'aciclovir (Zovirax®) en pommade diminuerait la durée de poussées.

### Prévention et éducation

Le baiser lors d'une poussée doit être évité, notamment des adultes vers les enfants. Les contacts orogénitaux sont contaminants.

## HERPÈS ZOSTER ou (☞) Zona

## HIDROSADÉNITE ou Maladie de Verneuil

### Définition et causes

Maladie inflammatoire, suppurative et chronique, affectant les zones corporelles riches en glandes sudoripares apocrines. Les localisations habituelles sont les régions axillaires, périnéales, inguinales et les fesses. La cause est mal connue, mais l'hypothèse avancée est celle d'une anomalie de la production sudorale avec une macération locale.

### Épidémiologie

C'est une maladie de l'adulte sans prédominance de sexe.

### Signes et symptômes

Il existe au début un prurit et une hyperhidrose (exagération de la sécrétion de sueur) puis apparaissent des nodules sous-cutanés, isolés ou regroupés, douloureux, saillants sous une peau rouge et qui s'affaissent et s'ulcèrent à la peau en émettant du pus.

### Évolution, complications et pronostic

L'évolution se fait par poussées sur plusieurs années avec des périodes de rémission. Il existe un risque de développement d'un carcinome spinocellulaire.

### Traitement

Les formes mineures bénéficieront d'antiseptiques locaux associés à une antibiothérapie prolongée par les cyclines, ou éventuellement de l'isotrétinoïne. Dans les formes graves, l'évidement chirurgical et la greffe cutanée sont indiqués.

## HIPPOCRATISME DIGITAL

Élargissement des phalanges distales des doigts avec bombement et épaississement des ongles. Le mécanisme de formation est inconnu. Il se rencontre principalement dans le cadre d'affections pulmonaires (bronchite chronique, dilatation des bronches, abcès, cancer…). Plus rarement, il s'agit de cardiopathies congénitales ou de maladies intestinales chroniques (Crohn, rectocolite hémorragique). La régression est possible lorsque la cause est curable.

## HIRSCHSPRUNG (MALADIE DE) ou Mégacôlon congénital

### Définition et causes

Maladie congénitale due à l'absence des plexus nerveux végétatifs de Meissner et d'Auerbach dans la paroi de l'intestin terminal. Elle se traduit par une hypertonie permanente du muscle lisse intestinal réalisant un obstacle fonctionnel à la progression du bol alimentaire qui entraîne une dilatation.

### Épidémiologie

Elle touche 0,9/10 000 naissances avec une prédominance masculine. Le risque est multiplié par 50 chez les apparentés.

### Signes et symptômes

Le diagnostic est plus ou moins précoce. À la naissance, il existe un retard à l'élimination du méconium, un syndrome occlusif avec des vomissements bilieux et un ballonnement abdominal. Les manifestations plus tardives sont un syndrome sub-occlusif et une constipation avec abus de laxatifs.

### Investigations

Elles comprennent un abdomen sans préparation, la manométrie rectale et un lavement opaque.

### Évolution, complications et pronostic

L'évolution est grave en l'absence de traitement. Les complications sont l'occlusion, la péritonite par perforation et l'entérocolite ulcéronécrosante par ischémie. Le pronostic est lié à la longueur du segment atteint et au rétablissement de la continence anale après traitement.

### Traitement

Il consiste en la mise en place d'une sonde rectale, des lavements évacuateurs puis la chirurgie.

### Prévention et éducation

En période néonatale, certaines mesures pratiquées à domicile sont utiles pour retarder la chirurgie : surveillance de la fréquence des selles, suppositoires, lavements évacuateurs.
La croissance (poids et taille) est surveillée afin de dépister un retentissement sur l'état général.

## HIRSUTISME

### Définition et causes

Pilosité abondante chez la femme dans des zones habituellement sans poils. Plusieurs mécanismes sont possibles :

1. Augmentation de la sensibilité des récepteurs pileux aux androgènes (forme idiopathique, souvent familiale).
2. Hypersécrétion d'androgènes par la surrénale (hyperplasie ou tumeur) ou les ovaires (syndrome de Stein-Leventhal ou tumeur).
3. Iatrogénie (corticoïdes, androgènes…).

### Épidémiologie

La forme idiopathique est de loin la plus fréquente.

### Signes et symptômes

Des poils sont présents sur le visage, les mamelons, la poitrine, la ligne blanche abdominale avec une pilosité pubienne en losange, la face interne des cuisses. Des signes d'hyperandrogénie sont présents en cas de cause surrénalienne ou ovarienne : voix rauque, acné, golfes frontotemporaux, hypertrophie clitoridienne, règles irrégulières.

### Investigations

Les examens biologiques et l'imagerie recherchent une éventuelle cause surrénalienne ou ovarienne.

### Évolution, complications et pronostic

Le pronostic est variable selon la cause. Dans les formes idiopathiques, le traitement est très efficace.

### Traitement

Dans les formes idiopathiques, on utilise les antiandrogènes (Androcur®) associés aux œstrogènes. L'épilation est un complément utile. Dans les autres formes, le traitement est celui de la cause.

## HISTIOCYTOSE X

### Définition et causes

Groupe de maladies, de cause inconnue, caractérisées par une prolifération des histiocytes ou cellules de Langerhans qui peut être localisée dans certains tissus (os, poumon, peau) ou être généralisée.

### Épidémiologie

C'est une affection rare. Les formes disséminées se voient surtout chez le jeune enfant, et les formes localisées chez l'adulte.

### Signes et symptômes

Les atteintes osseuses sont destructrices (« trous » à l'emporte pièce). L'atteinte pulmonaire se manifeste souvent par une bronchiolite diffuse. Au niveau cutané, il s'agit d'une éruption papuleuse avec des ulcérations (les muqueuses peuvent être touchées).

### Investigations

La biopsie des tissus atteints montre des lésions spécifiques (granulome à cellules de Langerhans).

### Évolution, complications et pronostic

L'évolution et la gravité de la maladie dépendent de la diffusion de l'atteinte et des organes touchés. Les formes disséminées de l'enfant sont mortelles en l'absence de traitement.

### Traitement

Il est basé sur les corticoïdes et les anticancéreux cytostatiques en cas d'échec. Les lésions osseuses nécessitent une prise en charge chirurgicale.

## HISTOPLASMOSE

### Définition et causes

Maladie infectieuse due à un champignon, *Histoplasma capsulatum*. Elle est caractérisée principalement par une atteinte pulmonaire. C'est une infection opportuniste du SIDA.

### Épidémiologie

Elle est endémique sur le continent américain (peut se rencontrer en Afrique et en Asie du Sud-Est) et d'importation en France métropolitaine.

### Signes et symptômes

La primo-infection pulmonaire est asymptomatique dans 90 % des cas ou se limite à un syndrome grippal non spécifique. La forme disséminée se traduit par de la fièvre, une altération de l'état général, une pneumopathie et des atteintes viscérales variées (méningo-encéphalite, hépatite, insuffisance surrénalienne). Dans la forme pulmonaire chronique, il existe une aggravation de la dyspnée, des hémoptysies et des infiltrats pulmonaires bilatéraux évoluant vers la cavitation.

### Investigations

Elles comprennent l'examen direct ou culture sur les crachats ou le sang, la sérologie et la radiographie pulmonaire.

### Évolution, complications et pronostic

La primo-infection est bénigne. La forme disséminée évolutive entraîne 90 % de mortalité. La forme chronique évolue vers une insuffisance respiratoire chronique.

### Traitement

Il est basé sur l'amphotéricine B (Fungizone®, Abelcet® ou Ambisome®) ou les imidazolés (par ex. kétoconazole = Nizoral®).

### Prévention

Pour les immunodéprimés, il faut éviter les séjours dans les zones d'endémie et instaurer un traitement d'entretien pour éviter les récidives.

## HODGKIN (MALADIE DE)

### Définition et causes

Cancer du système lymphatique (lymphome) caractérisé par une poly-adénopathies avec la prolifération de cellules de Reed-Sternberg dans des ganglions remaniés.

### Épidémiologie

La fréquence annuelle est d'environ 3 cas pour 100 000 habitants avec une légère prédominance masculine. Elle existe à tout âge mais avec un pic entre 20 et 30 ans.

### Signes et symptômes

Le plus souvent, la découverte se fait sur la présence de ganglion cervical ou sus-claviculaire. D'autres fois, des adénopathies médiastinales sont découvertes sur un cliché thoracique ou devant une toux, une dyspnée ou des douleurs thoraciques. Parfois, il existe des signes généraux : fièvre, amaigrissement et sueurs nocturnes.

### Investigations

La biopsie ganglionnaire permet le diagnostic (présence de cellules de Sternberg, caractéristiques de la maladie). Le bilan d'extension comprend un scanner thoracique et abdominal, l'échographie de la rate et du foie, et éventuellement une biopsie médullaire et hépatique.

### Évolution, complications et pronostic

La classification de Ann Arbor qui utilise le stade d'extension aux différentes aires ganglionnaires (une ou plusieurs aires, d'un seul ou des deux côtés du diaphragme, existence d'une atteinte viscérale et de signes généraux) permet d'adapter le traitement et a une valeur pronostique. Le traitement permet une rémission complète prolongée dans presque 90 % des cas dans les formes localisées, mais de seulement 50 % dans les formes étendues. Des rechutes sont possibles. Les principales complications (cardiaque, pulmonaire, infectieuse) sont à long terme et liées aux séquelles des traitements. Le risque de leucémie est fortement augmenté.

### Traitement

Il associe radiothérapie et chimiothérapie selon des protocoles standardisés.
La surveillance des récidives et des complications liées aux traitements est essentielle.

### ✔ Soins et surveillance

La mise en chambre seule, voire en isolement protecteur, est nécessaire pour éviter les complications infectieuses. Les mesures suivantes doivent être respectées par les soignants : lavage des mains systématique avant toute entrée dans la chambre et avant tout acte de soin, port d'une surblouse, d'un masque. Les transports du patient en dehors de la chambre seront limités, ainsi que les visites des proches.
La surveillance du patient est pluriquotidienne en particulier la mesure de la température, l'apparition d'une toux.

## HOQUET

### Définition et causes

Contraction spasmodique et involontaire du diaphragme qui provoque un mouvement inspiratoire, brusquement interrompu par une fermeture brusque de la glotte. L'origine est une irritation du nerf phrénique dont la cause la plus fréquente est une ingestion de liquide ou d'aliment rapide ou excessive. Il peut être lié à une pathologie thoracique (péricardite, pleurésie, tumeur de l'œsophage ou du médiastin…), abdominale (péritonite, pancréatite…) ou neurologique (tumeurs).

### Épidémiologie

Le hoquet banal est très fréquent.

### Signes, symptômes et investigations

La fermeture de la glotte produit un bruit sec caractéristique. Le diagnostic est clinique.

### Évolution, complications et pronostic

La répétition des contractions peut être de durée variable. Elles cèdent en général rapidement. Certaines formes qui se prolongent peuvent être très invalidantes.

### Traitement

Les petits moyens pour arrêter le hoquet sont : boire un verre d'eau froide rapidement, avaler du sucre ne poudre, presser les globes oculaires, massage du sinus carotidien… Les antinauséeux (métopimazine = Vogalène®, métoclopramide = Primpéran®) ou les neuroleptiques (chlorpromazine = Largactil®) peuvent être utiles dans les formes sévères.

## HORTON (MALADIE DE) ou Artérite temporale ou Artérite gigantocellulaire

### Définition et causes

Maladie inflammatoire chronique des gros vaisseaux, en particulier les artères du crâne (artère temporale). Un processus auto-immun est suspecté. La pseudopolyarthrite rhizomélique (☞) est associée dans près de la moitié des cas.

### Épidémiologie

C'est une maladie fréquente dont l'incidence augmente à partir de 60 ans, avec un pic entre 70 et 80 ans et une légère prédominance féminine.

### Signes et symptômes

Le tableau typique associe :
1. une céphalée sévère (notamment temporale),
2. une douleur à la palpation de l'artère temporale,
3. une atteinte oculaire (baisse brutale de l'acuité visuelle).

Dans certains cas, il n'existe qu'un simple fébricule avec une altération de l'état général.

### Investigations

La vitesse de sédimentation est très élevée (> 100 à la 1re heure). Le diagnostic est affirmé par la biopsie de l'artère temporale (« artérite à cellules géantes »).

### Évolution, complications et pronostic

La cécité est la principale complication. Des accidents vasculaires cérébraux ou une atteinte aortique sont possibles. Le pronostic sous traitement est excellent et une rémission complète peut être obtenue chez la plupart des patients.

### Traitement

La corticothérapie à forte dose doit être instituée aussitôt le diagnostic suspecté afin d'éviter une cécité définitive. Le traitement sera poursuivi à doses dégressives pendant au moins un an.

### Éducation

Le patient et son entourage doivent être attentifs à la survenue d'un trouble de la vision et dans ce cas à recourir rapidement à un médecin.

## HYDARTHROSE INTERMITTENTE

### Définition et causes

Maladie caractérisée par la survenue périodique d'un épanchement liquidien intra-articulaire. La cause est inconnue.

### Épidémiologie

Très rare. Elle s'observe surtout chez la femme et commence le plus souvent entre 10 et 30 ans.

### Signes et symptômes

L'épanchement, généralement unilatéral, atteint essentiellement le genou. Il est abondant et peu douloureux.

### Investigations

Le liquide articulaire est clair et contient peu de cellules.

### Évolution, complications et pronostic

La régression s'effectue spontanément en quelques jours puis la récidive survient au bout d'un intervalle variable, en moyenne une dizaine de jours, mais toujours identique pour le même sujet. L'évolution peut s'étaler sur de nombreuses années. Des rémissions de plus en plus longues, voire une guérison définitive, l'interrompent souvent. Des lésions articulaires de type arthrose sont possibles.

### Traitement

Le traitement médicamenteux est décevant. Une synoviorthèse (destruction de la synoviale, le plus souvent par injection d'un produit chimique) se discute chez les patients très handicapés.

## HYDATIDOSE ou Kystes hydatiques ou Échinococcose kystique

### Définition et causes

Parasitose due à un petit ver, le tænia du chien ou *Echinococcus granulosus.* Les œufs sont présents dans les excréments du chien et l'homme se contamine par les végétaux souillés ou par contact direct avec le pelage de l'animal.

### Épidémiologie

La maladie se retrouve particulièrement dans les pays d'élevage ovin (le mouton est l'hôte intermédiaire, se contamine par l'herbe souillée et les chiens se réinfestent en mangeant les viscères des moutons).

### Signes et symptômes

Les kystes pulmonaires donnent des symptômes précoces et marqués. Les kystes hydatiques hépatiques ne donnent des signes qu'après une latence de 5 à 20 ans.

### Investigations

L'échographie, la radiographie de thorax, le scanner ou l'IRM visualisent les kystes. L'hyperéosinophilie est constante et il existe un sérodiagnostic.

### Évolution, complications et pronostic

La principale complication est la rupture et l'infection des kystes. Le traitement chirurgical permet de guérir 1/3 des patients; les autres ont une amélioration des symptômes sans preuve objective d'élimination des kystes.

### Traitement

Le traitement consiste en une ablation chirurgicale des kystes, complété avant et après l'intervention par l'administration d'albendazole (Eskazole®). Depuis quelques années, certaines équipes pratiques la technique PAIR (ponction, aspiration, injection et réaspiration) qui peut apporter des résultats intéressants permettant d'éviter la chirurgie.

### Prévention

La prévention est basée sur le traitement des chiens domestiques et l'interruption du cycle mouton-chien (brûler et enterrer profondément les animaux morts d'hydatidose).

## HYDROCÈLE VAGINALE

### Définition et causes

Épanchement de liquide dans la vaginale autour du testicule. La cause peut être congénitale (communication avec la cavité abdominale par un prolongement de la vaginale), une production excessive de liquide (inflammation, infection) ou une résorption insuffisante (occlusion lymphatique ou veineuse dans le cordon spermatique).

### Épidémiologie

Fréquent.

### Signes et symptômes

Le scrotum est augmenté de volume. Le testicule est palpable et libre.

### Investigation

La masse de liquide se laisse traverser par une source de lumière appliquée en arrière du scrotum (transillumination).

### Évolution, complications et pronostic

L'hydrocèle congénitale peut se résoudre spontanément par la fermeture de la communication après la naissance. La régression est spontanée dans les formes inflammatoires.

### Traitement

La ponction permet initialement de mieux apprécier l'état du testicule mais n'est que temporaire. La chirurgie est le traitement de la forme persistante.

## HYDROCÉPHALIE À PRESSION NORMALE

### Définition et causes

Dilatation du système ventriculaire cérébral avec une pression normale du liquide céphalorachidien (LCR). Elle est due à un trouble de la résorption du LCR qui se constitue progressivement sans qu'il n'existe d'obstacle à son écoulement. La plupart du temps aucune cause précise n'est retrouvée, dans d'autre cas, elle est secondaire à une hémorragie méningée, une méningite ou un traumatisme crânien.

### Épidémiologie

Touche le plus souvent des sujets âgés de plus de 60 ans.

### Signes et symptômes

Il existe une démence de type frontal (désintérêt, indifférence affective, ralentissement psychomoteur…), des troubles de l'équilibre et de la marche (début de marche hésitant puis devient possible), des troubles sphinctériens (mictions incontrôlables).

### Investigations

Le scanner, l'IRM et éventuellement le transit isotopique de LCR permettent le diagnostic. La soustraction de LCR par ponction lombaire (avec mesure de la pression qui est normale) permet une amélioration transitoire.

### Évolution, complications et pronostic

L'évolution est variable et le traitement n'améliore pas toujours le patient.

### Traitement

Lorsque la soustraction de LCR provoque une amélioration, la mise en place d'une valve de dérivation est indiquée. Ce dispositif expose à de nombreuses complications, notamment infectieuses, qui nécessitent une surveillance rigoureuse.

> **✔ Soins et surveillance**
>
> Après l'intervention, seront particulièrement surveillés l'apparition de troubles du comportement, ainsi que des signes d'infection (fièvre, altération de l'état général). Les soins visent à éviter les complications de décubitus (apparition d'escarres) et à prévenir les chutes.

## HYDROCÉPHALIE DU NOURRISSON

### Définition et causes

Accumulation de liquide céphalo-rachidien (LCR) dans des ventricules élargis. La cause est soit une obstruction à l'écoulement du LCR par une tumeur ou une malformation, soit un défaut de résorption du liquide secondaire à une hémorragie méningée (prématuré) ou une infection (méningite, toxoplasmose).

### Épidémiologie

C'est la cause la plus fréquente d'augmentation anormale de la taille de la tête chez le nouveau-né.

### Signes et symptômes

Le principal signe est une augmentation rapide du périmètre crânien avec une fontanelle tendue, un front bombant et une disjonction des sutures. Des convulsions sont possibles.

### Investigations

L'échographie peut faire le diagnostic en anténatal. L'échographie et le scanner confirment le diagnostic après la naissance.

### Évolution, complications et pronostic

Le pronostic est variable en fonction de la cause et de l'existence de l'hydrocéphalie en anténatal.

### Traitement

Le traitement consiste en la mise en place d'une dérivation du LCR. Une surveillance attentive pour dépister l'apparition de complications (infection, obstruction de la valve) est indispensable.

> **✔ Soins et surveillance**
>
> Après l'intervention, sera particulièrement surveillée l'apparition de troubles du comportement, ainsi que de signes d'infection (fièvre, altération de l'état général). Les soins visent à éviter les complications de décubitus (apparition d'escarres).

## HYDRONÉPHROSE

### Définition et causes

Dilatation du bassinet et des calices rénaux en amont d'un obstacle. L'hydronéphrose primaire est due à une malformation, le plus souvent au niveau de l'insertion de l'uretère dans le bassinet (anomalie de la jonction pyélocalicielle). L'hydronéphrose secondaire est due à un obstacle en aval du bassinet (calcul, tumeur…) ou à un reflux vésico-urétéral.

### Signes et symptômes

Elle peut être complètement asymptomatique. Les signes les plus fréquents sont les douleurs lombaires sourdes ou bien à type de coliques.

### Investigations

L'échographie et l'urographie intraveineuse avec des clichés tardifs permettent le diagnostic.

### Évolution, complications et pronostic

Les infections urinaires sont fréquentes. La principale complication est la destruction progressive du rein.

### Traitement

La base du traitement est la levée de l'obstacle. En attendant, une dérivation chirurgicale des urines est nécessaire en cas d'altération de la fonction rénale ou d'infection. Si le rein ne fonctionne plus, une néphrectomie (ablation du rein) sera réalisée.

## HYPERCALCÉMIE

### Définition et causes

Calcémie totale > 2,55 mmol/l. Mais attention aux fausses hypercalcémies en cas d'hyperprotidémie qui augmente la calcémie totale (augmentation du calcium lié aux protéines) mais pas le calcium ionisé qui est biologiquement actif. Les principales causes sont les maladies parathyroïdiennes et les cancers.

### Signes et symptômes

Association de manifestations digestives (constipation, anorexie, vomissements) de manifestations neurologiques (fatigabilité, hypotonie musculaire et hyporéflexie tendineuse, état dépressif, léthargie, confusion, coma), de manifestations cardiaques (troubles du rythme ventriculaire) et de manifestations rénales (soif, polyuro-polydipsie : soif excessive et urines abondantes, néphrocalcinose, lithiase).

### Investigations

Elles comprennent : calcémie, protidémie et gaz du sang (car l'acidose augmente le calcium ionisé). L'ECG montre un raccourcissement du QT et une hyperexcitabilité ventriculaire. La recherche de la cause nécessite des examens ciblés.

### Évolution, complications et pronostic

Les troubles du rythme ventriculaire peuvent engager le pronostic vital. Les formes d'origine parathyroïdiennes sont plutôt d'évolution chronique et révélées par des lithiases rénales. Les formes d'origine cancéreuse sont plutôt aiguës, d'évolution rapide et révélées par des signes cliniques d'hypercalcémie.

### Traitement

Il associe les diurétiques de l'anse (furosémide = Lasilix®) et les diphosphonates (pamidronate de sodium = Arédia®, acide clodronique = Clastoban®), complétés par le traitement étiologique.

### Prévention et éducation

Enseigner au patient à limiter ses apports alimentaires de calcium (fromages, laitages...) est essentiel. Les diurétiques thiazidiques (ciclétanine = Tenstaten®, hydrochlorothiazide = Esidrex®, indapamide = Fludex®, xipamide = Lumitens®) sont interdits.

## HYPERCALCIURIE

### Définition et causes

Excrétion urinaire quotidienne de calcium > 7,5 mmol (300 mg) chez l'homme et de 6,25 mol (250 mg) chez la femme ou > 0,1 mmol/kg (4 mg/kg) sans distinction de sexe ni d'âge. Dans la grande majorité des cas aucune cause n'est retrouvée.

### Épidémiologie

C'est une affection très fréquente.

### Signes et symptômes

On retrouve une lithiase rénale calcique, une néphrocalcinose et/ou une déminéralisation osseuse exposant au risque de fracture.

### Investigations

Elles comprennent une calciurie des 24 h couplée à la créatininurie, une mesure de l'excrétion urinaire de calcium après absorption d'une quantité connue de calcium.

### Évolution, complications et pronostic

Seules les complications qui révèlent le plus souvent la maladie justifient un traitement.

### Traitement et éducation

Il repose sur des mesures diététiques (limiter les apports de calcium : fromages, laitages...) et l'administration d'un diurétique thiazidique qui augmente la réabsorption rénale du calcium.

## HYPERLIPIDÉMIES

### Définitions et causes

Augmentation des graisses dans le sang liées à des anomalies des protéines sur lesquelles elles sont fixées. Elles peuvent être d'origine génétique (forme familiale) et ou secondaires à une autre pathologie (diabète…), à des facteurs nutritionnels, à des médicaments (œstrogènes…).

On distingue cinq types et deux sous-types d'hyperlipidémies en fonction du type de lipoprotéines augmentés. On considère que les LDL (low density lipoproteins) favorisent le développement de l'athérome alors que les HDL (*high density lipoproteins*) protègent les artères.

### Épidémiologie

Elles représentent le premier facteur de risque des maladies cardio-vasculaires qui restent la première cause de mortalité en France.

### Signes et symptômes

Les signes observés sont liés à des dépôts de graisses dans certains tissus : arc cornéen, xanthélasma (dépôt jaunâtre sur les paupières) et xanthomes tendineux ou cutanés (petites tumeurs de tissu conjonctif riche en graisse).

### Investigations

Le bilan biologique permet de classer l'hyperlipidémie : cholestérol total, triglycérides, LDL-cholestérol, HDL-cholestrérol.

### Évolution, complications et pronostic

L'athérome (dépôts lipidiques dans la paroi des artères ayant pour conséquence une athérosclérose ☞) source de complications cardio-vasculaires et, plus rarement, la pancréatite sont les deux principales complications.

### Traitement

Il consiste à traiter la cause dans les formes secondaires ainsi que des mesures diététiques et un traitement médicamenteux (résines échangeuses d'ions, les statines et les dérivés des fibrates).

### Prévention et éducation

Les formes familiales doivent être diagnostiquées et traitées précocement pour limiter les complications. Le suivi du régime nécessite une prise en charge multiprofessionnelle (médicale, diététique, psychologique…) : supprimer la consommation de graisses animales, privilégier les graisses végétales (huile d'olive), consommer des poissons gras et augmenter les apports de fruits et de légumes frais.

## HYPERLORDOSE LOMBAIRE

Exagération de la cambrure naturelle du rachis au niveau lombaire. Elle s'observe le plus fréquemment chez les femmes après la ménopause (syndrome trophostatique de la post-ménopause). La principale manifestation sont des douleurs diffuses. Le traitement est axé sur le repos sur un plan dur, les antalgiques et la kinésithérapie.

## HYPERMÉTROPIE

### Définition et causes

Un œil est hypermétrope lorsque l'image d'un objet situé à l'infini se forme en arrière de la rétine. La cause la plus fréquente est un petit œil dont l'axe antéro-postérieur est plus court que la normale.

### Épidémiologie

C'est une affection fréquente mais moins que la myopie. Selon son degré, elle se manifeste en général très jeune ou parfois après 40 ans.

### Signes et symptômes

Le sujet ne voit nettement à aucune distance et il est gêné dans la vision de près qui nécessite un effort d'accommodation supplémentaire.

### Investigations

La skiascopie (détermination de la réfraction totale) permet le diagnostic.

### Évolution, complications et pronostic

Elle peut entraîner un strabisme dû aux efforts d'accommodation.

### Traitement

La correction par lunettes ou lentilles est efficace. Le traitement chirurgical est exceptionnel. La correction est d'autant plus nécessaire que l'hypermétropie est importante et que le sujet avance en âge.

## HYPEROSTOSE VERTÉBRALE ANKYLOSANTE

### Définition et causes

Atteinte du rachis caractérisée par des excroissances osseuses (ostéophytes) très importantes, constituant une sorte de gaine autour des vertèbres. La cause est inconnue.

### Épidémiologie

Affection assez fréquente. Elle touche surtout l'homme après 50 ans (trois hommes pour une femme), souvent obèse et atteint d'un diabète non insulino-dépendant.

### Signes et symptômes

L'atteinte est souvent asymptomatique. Le rachis est raide et il existe parfois des douleurs intermittentes et modérées.

### Investigations

Les radiographies du rachis permettent le diagnostic.

### Évolution, complications et pronostic

D'autres localisations sont souvent associées : hanche, crêtes iliaques, coudes, calcanéum, genoux… L'évolution se fait vers l'arthrose (☞).

### Traitement

Le traitement comprend en cas de besoin des anti-inflammatoires, des décontracturants et la kinésithérapie.

### Prévention et éducation

L'éducation du patient consiste à l'apprentissage d'exercices pour limiter les contraintes sur son rachis (« École du dos »). L'apprentissage porte sur les mesures d'allégement du rachis dans les situations de la vie quotidienne (bien se coucher et se lever, activités ménagères comme passer l'aspirateur, porter un sac).

## HYPERPARATHYROÏDIE PRIMITIVE

### Définition et causes

Conséquence d'une production inappropriée et excessive d'hormone parathyroïdienne (PTH = hormone intervenant dans l'équilibre phosphocalcique), par une ou plusieurs glandes parathyroïdes. La principale cause est l'adénome parathyroïdien unique d'une glande parathyroïde.

### Épidémiologie

La prévalence est de 100 cas/100 000 habitants, ce qui en fait la 3$^{e}$ endocrinopathie après le diabète et l'hyperthyroïdie. Elle peut s'observer à tout âge mais prédomine entre 40 et 65 ans, et touche 2 fois plus de femmes que d'hommes.

### Signes et symptômes

Elle est asymptomatique dans 80 % des cas. Sinon elle se révèle par des signes d'hypercalcémie et en particulier une lithiase rénale.

### Investigations

La biologie indique une hypercalcémie, une hypophosphorémie, une augmentation de la PTH. Les radiographies du crâne et des os longs révèlent des lésions ostéolytiques à type de géode (cavités) ou d'ostéoporose diffuse. La tumeur sera localisée par la scintigraphie ou lors d'une cervicotomie exploratrice.

### Évolution, complications et pronostic

L'évolution est chronique avec des poussées accompagnées d'une hypercalcémie nécessitant un traitement en urgence. Les complications sont une pancréatite, une insuffisance rénale, des fractures et des ulcères gastriques multiples. Le pronostic est bon à long terme après un traitement chirurgical.

### Traitement

Il est chirurgical avec exérèse de l'adénome.
Dans les formes asymptomatiques, une simple surveillance est suffisante Il faut par contre éviter l'immobilisation prolongée qui peut aggraver une hypercalcémie.

## HYPERPARATHYROÏDIE SECONDAIRE

Conséquence d'une production inappropriée et excessive d'hormone parathyroïdienne (PTH), hormone intervenant dans l'équilibre phosphocalcique, par une ou plusieurs glandes parathyroïdes sous l'influence d'une autre affection provoquant un trouble du métabolisme du calcium.

## HYPERPLASIE CONGÉNITALE DES SURRÉNALES

### Définition et causes

Maladie génétique de transmission autosomique récessive, caractérisée par une insuffisance surrénale et des anomalies de la différentiation sexuelle due à un déficit enzymatique touchant, à un niveau variable, une des étapes de la biosynthèse du cortisol. La forme classique est sévère avec un début d'expression in utero; la forme lente est moins sévère et d'expression plus tardive.

### Épidémiologie

La forme classique survient dans 1/15 000 naissances avec une incidence très grande dans les populations à fort taux de consanguinité (Réunion). La fréquence de la forme lente est difficile à évaluer mais semble élevée (1/1 000 dans certaines ethnies). Les femmes sont plus fréquemment touchées.

### Signes et symptômes

La forme classique présente un pseudo-hermaphrodisme féminin (masculinisation des filles) avec malformation génitale. Chez le nourrisson, elle peut se révéler par un « syndrome de perte de sel » avec hyponatrémie, hyperkaliémie, hypoglycémie, hypotension et choc. Dans la forme lente, les organes génitaux externes sont normaux à la naissance, mais il existe une pseudo-puberté précoce dans les deux sexes et des signes d'hyperandrogénie (acné, hirsutisme, irrégularités menstruelles, stérilité) après la puberté chez la fille.

### Investigations

Elles comprennent le dosage de la 17-hydroxyprogestérone avec un test à l'ACTH (Synacthène®) dans la forme lente. Les androgènes plasmatiques (testostérone, androstènedione, DHA) sont élevés. L'échographie montre deux grosses surrénales.

### Évolution, complications et pronostic

L'absence de traitement du « syndrome de perte de sel » entraîne un décès rapide. Dans les formes traitées, la fonction de reproduction normale.

### Traitement

Il associe la substitution hormonale (hydrocortisone et minéralocorticoïdes comme la fluoro-9-$\alpha$-hydrocortisone = Fludrocortisone® ou désoxycortone = Syncortyl®) et la réparation chirurgicale des malformations sexuelles.

### Prévention

La prévention implique un diagnostic et un traitement anténatal ou un dépistage néonatal.

## HYPERPROLACTINÉMIE

### Définition et causes

Augmentation de la production de prolactine qui a pour rôle de provoquer et de maintenir la lactation chez la femme enceinte. Les deux principales causes sont les tumeurs (adénomes hypophysaires = prolactinomes) et les médicaments (neuroleptiques, « pilules »...).

### Épidémiologie

Relativement fréquent.

### Signes et symptômes

Chez la femme, il existe un arrêt des règles et un écoulement laiteux par les mamelons (syndrome aménorrhée-galactorrhée). Chez l'homme, il s'agit d'une impuissance et du développement des seins (gynécomastie). Des signes en rapport avec une éventuelle tumeur sont possibles : céphalées, troubles visuels.

### Investigations

Le taux de prolactine sanguine est élevé. Le scanner et l'IRM recherche une tumeur.

### Évolution, complications et pronostic

Le traitement médical permet une récupération de la fertilité dans près de 90 % des cas. Le principal risque est celui d'une poussée tumorale au cours de la grossesse en cas de prolactinome déjà volumineux.

### Traitement

L'arrêt d'un éventuel médicament en cause est la première mesure. Le traitement médical utilise la bromocriptine (Parlodel®). La chirurgie est utilisée en cas de signes cliniques, notamment visuels, liés à la tumeur.

## HYPERSPLÉNISME

### Définition et causes

Syndrome associant une splénomégalie (grosse rate) et une cytopénie (diminution des éléments d'une ou plusieurs lignées sanguines). Les principales causes sont la cirrhose du foie, la thrombose des veines porte ou splénique, les syndromes lympho- et myéloprolifératifs, les maladies de surcharge (ex. maladie de Gaucher) et les maladies de système (ex. lupus).

### Signes et symptômes

En plus de la splénomégalie palpable, les cytopénies peuvent provoquer des symptômes : infections en cas de leucopénie, purpura ou hémorragie muqueuse en cas de thrombopénie ou symptômes d'anémie.

### Investigations

La séquence des examens comprend : un hémogramme, un myélogramme, une scintigraphie et un scanner de la rate.

### Évolution, complications et pronostic

Le pronostic est lié à celui de la maladie causale. Les sujets sans rate sont plus sensibles aux infections.

### Traitement

Dans la majorité des cas, il faut traiter la maladie causale. Les indications de la splénectomie et de la radiothérapie aux formes graves avec un retentissement de la cytopénie.

### Prévention

La vaccination antipneumococcique est indiquée chez les splénectomisés.

## HYPERTENSION ARTÉRIELLE

### Définition et causes

Au-delà de 140/90 mmHg, la pression artérielle est considérée comme anormale. Dans 95 % des cas, aucune cause n'est retrouvée et on parle d'hypertension artérielle essentielle. Les autres causes sont surrénales (phéochromocytome, syndrome de Conn, syndrome de Cushing), rénales (atteinte des artères rénales, néphropathies) ou toxiques (œstroprogestatifs, réglisse, anti-inflammatoires non stéroïdiens...).

### Épidémiologie

On estime à 7 millions le nombre d'hypertendus en France. L'hypertension multiplie par deux le risque de mortalité cardiovasculaire (accident vasculaire cérébral, infarctus).

### Signes et symptômes

Dans la grande majorité des cas, l'hypertension est asymptomatique. Les signes évocateurs sont des vertiges, des céphalées, des acouphènes (sifflements d'oreille), des mouches volantes devant les yeux.

### Investigations

La mesure doit se faire sur un sujet allongé depuis 15 minutes. Elle s'effectue aux deux bras, en position couchée et debout. Pour affirmer le caractère permanent de l'hypertension, il faut retrouver des chiffres élevés à plusieurs reprises.

### Évolution, complications et pronostic

Les principales complications sont l'insuffisance coronaire, les accidents vasculaires cérébraux, la cardiomyopathie hypertrophique, les lacunes cérébrales (micro-infarctus cérébraux) et l'atteinte rénale (néphro-angiosclérose).

### Traitement

Le changement du mode de vie est la première mesure : amaigrissement, diminution de la consommation d'alcool, activité physique régulière, diminution des apports de sel, arrêt du tabac. En cas de réponse inadaptée, le traitement médicamenteux est instaurée d'abord avec un seul médicament, puis deux voire trois en association (diurétiques, β-bloquants, inhibiteurs de l'enzyme de conversion, inhibiteurs calciques, α-bloquants, inhibiteurs de l'angiotensine II). Dans les formes secondaires, le traitement de la cause est essentiel.

### Prévention et éducation

Le traitement de l'hypertension artérielle diminue fortement (de plus d'un tiers) le risque d'accident vasculaire cérébral et, plus modestement (10 à 15 %), celui de l'insuffisance coronaire. L'éducation du patient à l'automesure tensionnelle contribue au succès du traitement ainsi que les modifications apportées au style de vie.

## HYPERTENSION ARTÉRIELLE PULMONAIRE PRIMITIVE

### Définition et causes

Maladie caractérisée par une atteinte occlusive des artères pulmonaires de moyen et de petit calibre. La cause est inconnue.

### Épidémiologie

Très rare. L'âge de survenue le plus fréquent se situe entre 30 et 40 ans avec une prédominance féminine. Certains anorexigènes ont été incriminés.

### Signes et symptômes

Le principal signe est une dyspnée d'effort progressive. Des douleurs thoraciques et des syncopes sont possibles.

### Investigations

L'échographie cardiaque retrouve une hypertrophie et une dilatation du cœur droit et évalue la pression artérielle pulmonaire. Les gaz du sang montrent une hypoxie et une hypocapnie.

### Évolution, complications et pronostic

L'évolution se fait vers le décès par insuffisance cardiaque droite ou mort subite dans les 2 à 5 ans après le diagnostic.

### Traitement

Les médicaments utilisés sont les vasodilatateurs, mais cet emploi nécessite des explorations hémodynamiques avec un test d'efficacité car ils peuvent également aggraver la maladie. Les anticoagulants sont recommandés. En cas d'échec, le seul recours reste la transplantation pulmonaire ou cœur-poumon (aucune récidive n'a été rapportée).

## HYPERTENSION INTRACRÂNIENNE

### Définition et causes

Augmentation de la pression intracrânienne (normale 10 mmHg) entraînant une compression des structures nerveuses qui peut entraîner la mort. Les principales causes sont une tumeur, un abcès, un accident vasculaire cérébral (hémorragie, infarctus, phlébite) ou un traumatisme. La forme dite « bénigne » dont les causes exactes sont discutées est particulière.

### Épidémiologie

Sa fréquence est directement liée à celle de ses causes.

### Signes et symptômes

Les trois signes principaux sont :

1. les céphalées à type de serrement ou de tension et insensibles aux antalgiques ;
2. les vomissements en jet qui surviennent au maximum des accès de céphalées et qui les soulagent ;
3. l'obnubilation avec un ralentissement et une somnolence.

### Investigations

Le fond d'œil retrouve un œdème papillaire. Le scanner et l'IRM permettent de faire le diagnostic et de retrouver la cause. La ponction lombaire est contre-indiquée car elle risque d'aggraver l'état clinique (engagement).

### Évolution, complications et pronostic

La principale complication est l'engagement qui est une hernie d'une partie de l'encéphale, sous l'effet de la pression, à travers les orifices de la boîte crânienne (faux du cerveau, tente du cervelet, trou occipital…). Il se traduit cliniquement par des troubles de la conscience évoluant vers le coma, des crises convulsives et une évolution vers l'arrêt cardiorespiratoire. Dans la forme « bénigne », il n'y a pas d'engagement et le pronostic est uniquement visuel avec un risque d'atrophie optique et de cécité.

### Traitement

Le traitement symptomatique utilise les corticoïdes, les solutés osmotiques en perfusion (mannitol) et la dérivation du liquide céphalorachidien dans certains cas. Il est complété par le traitement de la cause.

## HYPERTENSION PORTALE

### Définition et causes

Augmentation de la pression sanguine dans la veine porte. Elle est due à un obstacle à l'écoulement sanguin au niveau du foie (cirrhose), au niveau de la veine porte (tumeur) ou au niveau des veines sus-hépatiques (par ex. ☞ Syndrome de Budd-Chiari).

### Épidémiologie

La cirrhose du foie, notamment d'origine éthylique, est la principale pourvoyeuse d'hypertension portale.

### Signes et symptômes

Les principaux signes sont une augmentation de volume de la rate (splénomégalie), l'apparition de veines au niveau de la paroi abdominale (circulation collatérale), une ascite et le développement de varices œsophagiennes (☞).

### Investigations

L'échographie, le scanner et l'IRM permettent de faire le diagnostic et de détecter la cause de l'hypertension portale.

### Évolution, complications et pronostic

La complication la plus grave est l'hémorragie par rupture de varices œsophagiennes. La splénomégalie peut entraîner une thrombopénie et une anémie par hyperfonctionnement (hypersplénisme).

### Traitement

Il s'agit essentiellement de prévenir les récidives des hémorragies digestives en utilisant les bêtabloquants, la sclérothérapie ou la ligature des varices, l'anastomose portocave et la mise en place de shunts par voie transjugulaire (TIPS : *transjugular intrahepatic portal systemic shunt*).

### Prévention

La prévention réside dans la lutte contre l'alcoolisme chronique.

## HYPERTHERMIE MALIGNE

### Définition et causes

Trouble caractérisé par une augmentation rapide de la température lors de l'utilisation d'anesthésiques volatiles (halothane principalement) ou de curares (succinylcholine = Célocurine®). Il s'agit le plus souvent d'une anomalie héréditaire de transmission autosomique dominante (anomalie d'un récepteur musculaire).

### Épidémiologie

La fréquence de l'hyperthermie maligne est de 1/40 000 (la forme héréditaire est comprise entre 1/50 000 et 1/100 000).

### Signes et symptômes

La fièvre est comprise entre 39 et 42 °C. Elle est accompagnée de contractures musculaires, d'une hypotension, d'une cyanose et de troubles du rythme cardiaque.

### Investigations

À distance de l'accident, des tests fonctionnels sur des fibres musculaires prélevées par biopsie permettront d'affirmer le diagnostic (mais leur réalisation est difficile).

### Évolution, complications et pronostic

En l'absence de traitement immédiat, l'évolution se fait vers la mort.

### Traitement

Il comporte l'arrêt immédiat de la chirurgie, l'arrêt des anesthésiques volatils, le refroidissement externe et l'injection de dantrolène (Dantrium®) par voie intraveineuse.

### Prévention

La détection des familles à risques est essentielle. La prévention consiste en l'interdiction des produits concernés et l'administration de dantrolène dans les jours précédant l'intervention.

## HYPERTHYROÏDIE

### Définition et causes

Hyperfonctionnement thyroïdien avec augmentation de la production des hormones thyroïdiennes dont la conséquence est la thyrotoxicose. Les causes sont la maladie de Basedow (☞), un nodule toxique, une induction par l'iode, une thyroïdite, une atteinte autoimmune familiale, une grossesse, une affection hypophysaire.

### Épidémiologie

Elle touche 1 à 2 % de la population avec une très nette prédominance féminine.

### Signes et symptômes

Tous les signes de thyrotoxicose sont en rapport avec une accélération du métabolisme : nervosité, tremblements, tachycardie, amaigrissement, soif, hypersudation, thermophobie, diarrhée, faiblesse musculaire. Il existe un goitre ou un nodule thyroïdien et une exophtalmie (saillie du globe oculaire hors de l'orbite) en cas de maladie de Basedow.

### Investigations

La $T_3$ (et $T_4$) sont augmentées avec une TSH effondrée. Elles comprennent en outre une échographie, une scintigraphie à l'iode, le dosage des anticorps antirécepteur de TSH (maladie de Basedow) et un électrocardiogramme.

### Évolution, complications et pronostic

Une régression spontanée est possible (thyroïdites, prise d'iode). L'évolution s'effectue par poussées (maladie de Basedow) ou par aggravation progressive. La principale complication est la crise aiguë thyrotoxique qui associe hyperthermie, déshydratation et défaillance cardiaque avec une évolution vers le coma et la mort en l'absence de traitement. Des complications ophtalmiques existent dans la maladie de Basedow.

### Traitement

Il est variable selon la cause et peut être, seul ou en association, médical (repos, β-bloquants et antithyroïdiens de synthèse), chirurgical (toujours après freinage thyroïdien) ou radio-isotopique (iode radioactif).

### Surveillance

Une surveillance hématologique (tous les 7 jours pendant 3 mois puis régulièrement) est nécessaire en cas d'utilisation d'antithyroïdiens de synthèse, ainsi qu'un bilan thyroïdien régulier (4 à 6 semaines après le début du traitement, puis tous les 3 mois).

## HYPOCONDRIE ou Névrose hypocondriaque

### Définition et causes

Trouble psychiatrique caractérisé par des préoccupations excessives sur la santé et la crainte anormale d'une maladie grave. Un facteur favorisant est une personnalité narcissique, caractérisée par un intérêt excessif pour soi-même et un besoin de dépendance.

### Épidémiologie

Fréquent. Le début se situe vers la trentaine chez l'homme et vers la quarantaine chez la femme.

### Signes et symptômes

Le patient se plaint de symptômes nombreux, le plus souvent au niveau de l'abdomen, du thorax, de la tête et du cou. Les symptômes sont décrits avec minutie mais ne correspondent à aucune pathologie identifiable. Il multiplie les demandes d'avis et de soins. Parfois toute son existence s'organise autour de sa maladie.

### Évolution, complications et pronostic

L'évolution est chronique et l'hypochondrie est souvent résistante à toute forme de traitement. L'association avec une dépression est un facteur de mauvais pronostic de la maladie dépressive.

### Traitement

Les seules mesures efficaces sont une relation compréhensive avec le médecin, associée à une coopération avec la famille afin d'aménager un environnement favorable évitant que le patient ne grossisse démesurément la signification de ses sensations.

## HYPOGLYCÉMIE

### Définition et causes

Baisse de la glycémie en dessous de 0,50 g/l (2,75 mmol/l). Les causes les plus fréquentes sont le diabète, l'alcool et les médicaments ainsi que les hypoglycémies post-prandiales fonctionnelles.

### Épidémiologie

C'est une affection très fréquente.

### Signes et symptômes

Tout signe ou symptôme neurologique et/ou psychiatrique brutal peut être dû à une hypoglycémie. Des palpitations, des céphalées, des sueurs, une pâleur sont fréquentes.

### Investigations

La glycémie capillaire donne une orientation mais elle devra être confirmée par un prélèvement sanguin.

### Évolution, complications et pronostic

La répétition fréquente ou la durée prolongée des hypoglycémies peut entraîner des séquelles neurologiques.

### Traitement

Il repose sur le resucrage per os ou en cas de troubles de la conscience sur l'injection de glucagon en IM et surtout de glucosé à 30 % en IV. Au réveil, un complément par des sucres lents (pain, pâtes) est indispensable.

### Prévention et éducation

La prévention passe par une éducation appropriée du patient diabétique qui sera entraîné à reconnaître les signes annonciateurs d'hypoglycémie et à y faire face.

## HYPOGONADISME

### Définition et causes

Déficit du fonctionnement des gonades, tant endocrine (hormone) qu'exocrine (reproduction). Les causes les plus fréquentes sont liées à une anomalie hypothalamo-hypophysaire (tumeur, problème nutritionnel chez la femme...), une anomalie testiculaire chez l'homme et ovarienne chez la femme ou des anomalies génétiques (syndrome de Turner, de Klinefelter, de Kallmann-Morsier...).

### Épidémiologie

La multiplicité des causes rend ce problème relativement fréquent.

### Signes et symptômes

Les motifs de découverte sont variables selon la cause : anomalie de la différenciation sexuelle chez le garçon, anomalie du développement pubertaire chez le garçon et la fille, apparition de troubles des règles chez la femme ou existence d'une infertilité, plus rarement des signes d'hypo-androgénie chez l'homme (diminution de la libido, diminution de la pilosité et de la taille des testicules...).

### Investigations

Les différents examens utiles sont un bilan hormonal, un scanner et une IRM de la selle turcique, un spermogramme, un caryotype.

### Évolution, complications et pronostic

Le pronostic est plutôt favorable dans les formes liées à une cause hypothalamo-hypophysaires : les différents traitements permettent en général un rétablissement de la fertilité.

### Traitement

S'il n'y a pas désir de procréation, le traitement est substitutif (testostérone chez l'homme, œstrogènes chez la femme). Le traitement de l'infertilité nécessite l'induction de la spermatogenèse et de l'ovulation. Les produits utilisés sont les gonadotrophines (Purégon®, Gonal-F®...) et, chez la femme dans certaines indications, la GnRH en injections pulsatiles à la pompe.

## HYPOPARATHYROÏDIE

### Définition et causes

Affection entraînant une insuffisance de sécrétion de parathormone (PTH) qui intervient dans le métabolisme du calcium, entraînant une hypocalcémie. La cause la plus fréquente est représentée par les séquelles de la chirurgie thyroïdienne. Elle peut également être d'origine congénitale ou s'intégrer dans la polyendocrinopathie de type I.

### Épidémiologie

Rare.

### Signes et symptômes

Les symptômes sont ceux de l'hypocalcémie avec un accès tétanique aigu : sensation de picotements au niveau des extrémités, des lèvres, une contracture des muscles de la main avec rapprochement des doigts en cône réalisant la classique « main d'accoucheur ». Chez le nourrisson un laryngospasme avec des troubles respiratoires ou des convulsions sont possibles.

### Investigations

Les dosages biologiques montrent une hypocalcémie, une hyperphosphorémie, une hypocalciurie et une parathormone abaissée ou normale. L'électrocardiogramme retrouve un allongement de l'espace QT et l'électromyogramme une hyperexcitabilité neuromusculaire.

### Évolution, complications et pronostic

Les complications à long terme sont oculaires (cataracte) et cutanés (peau sèche, ongles striés et cassants, cheveux fragiles).

### Traitement

Lors de l'accès aigu, l'injection intraveineuse de calcium (gluconate de calcium) s'impose. Le traitement au long cours comprend l'association de calcium et de vitamine D.

### Prévention

La prévention nécessite une chirurgie très précautionneuse de la thyroïde pour préserver les glandes parathyroïdes.

## HYPOPITUITARISME ou (☞) Insuffisance antéhypophysaire

## HYPOSPADIAS

Malformation de l'urètre très fréquente (touche 1 garçon sur 300) caractérisée par une malposition de l'ouverture du méat urinaire qui est situé plus en arrière sur le gland dans les formes mineures, voire à la face inférieure de la verge ou au niveau de la jonction pénis-scrotum. Une coudure de la verge est souvent associée. Le traitement est chirurgical et donne d'excellents résultats.

## HYPOTENSION ARTÉRIELLE ORTHOSTATIQUE

Chute de la pression artérielle lors du passage de la position couchée à la position debout. Elle peut s'accompagner d'un malaise, avec vertiges, troubles visuels et parfois perte de connaissance. Les principales causes sont l'effet secondaire d'un médicament, le vieillissement et la période postprandiale. De nombreuses affections neurologiques, endocriniennes... peuvent également être en cause. Le traitement est essentiellement celui de la cause. Il est par ailleurs conseillé aux patients de se lever par étapes.

## HYPOTHERMIE

### Définition et causes

Température inférieure à 35,5 °C. Les principales causes de survenue sont les intoxications, des conditions d'isolement et de pathologies associées chez le sujet âgé, l'anesthésie générale prolongée et certaines perturbations hormonales (hypothyroïdie...).

### Épidémiologie

C'est un problème rencontré fréquemment dans les services d'urgence.

### Signes et symptômes

La peau est froide et livide. Les frissons disparaissent en dessous de 34 °C et font place à une rigidité progressive. En dessous de 32 °C apparaissent des troubles de la conscience qui s'aggravent jusqu'à un coma calme avec une bradypnée (diminution des mouvements respiratoires), une bradycardie et une hypotension vers 28 °C.

### Investigations

L'électrocardiogramme montre un élargissement des complexes et parfois l'onde J d'Osborne (déflexion positive après le QRS) qui est caractéristique.

### Évolution, complications et pronostic

En l'absence de traitement, l'évolution se fait vers un arrêt cardiorespiratoire. Lors du réchauffement, le principal risque est la survenue de troubles du rythme ventriculaire de mauvais pronostic. Le choc électrique est rarement efficace en dessous de 32 °C.

### Traitement

La remontée se fait au rythme de 0,5 à 1 °C par heure par un réchauffement externe ou interne, actif ou passif. Le réchauffement actif interne utilise la ventilation avec des gaz réchauffés, le lavage d'estomac ou péritonéal et enfin la circulation extracorporelle.

### Prévention

La principale prévention concerne les actions en faveur des sans domicile fixe et une prise en charge médicosociale adaptée des personnes âgées.

## HYPOTHYROÏDIE

### Définition et causes

Insuffisance de sécrétion hormonale de la glande thyroïde entraînant un ralentissement de l'ensemble du métabolisme. Les principales causes sont l'atrophie liée à l'âge, les thyroïdites, la iatrogénie (amiodarone ou autres médicaments, iode 131, thyroïdectomie, radiothérapie), la carence en iode, une atteinte hypothalomo-hypophysaire et les formes congénitales.

### Épidémiologie

La forme frustre touche 3 % des hommes, 7,5 % des femmes et jusqu'à 10 % de la population âgée. Elle se rencontre préférentiellement chez la femme de plus de 40 ans avec une augmentation nette après 75 ans.

### Signes et symptômes

Association d'une bouffissure du visage, des mains et des pieds (**myxœdème**) entraînant une prise de poids; d'une raréfaction des cheveux et d'ongles cassants; d'un ralentissement psychique et moteur avec une asthénie physique, intellectuelle et sexuelle; de crampes; d'une dyspnée d'effort; d'une anorexie et d'une constipation; d'une frilosité et d'une hypothermie modérée.

### Investigations

Le diagnostic repose sur le dosage des hormones thyroïdiennes et de la TSH, éventuellement complété par un test à la TRH.

### Évolution, complications et pronostic

La complication la plus grave, mais rare, est le coma myxœdémateux avec un taux de mortalité de 50 %. Les autres complications sont cardiaques (insuffisance coronaire, péricardite, insuffisance cardiaque). Sous traitement, le pronostic est excellent.

### Traitement

Il est basé sur l'apport d'hormones de synthèse de substitution.

### Prévention, surveillance et éducation

Le traitement substitutif est à vie. Le patient doit être informé de l'intérêt d'une bonne observance ainsi que des signes de sous- ou de surdosage. La surveillance porte sur la courbe de poids, la mesure des pulsations et sur le bilan cardiaque.

## HYPOTHYROÏDIE DE L'ENFANT

### Définition et causes

Insuffisance totale ou partielle de la glande thyroïde. Les principales causes sont :

1. une absence totale de thyroïde;
2. le développement d'une thyroïde en position anormale (ectopique), en général au niveau de la base de la langue;
3. un trouble de la synthèse des hormones thyroïdiennes.

### Épidémiologie

C'est la plus fréquente des maladies endocriniennes congénitales touchant 1/3 000 à 4 000 enfants. Le dépistage systématique à la naissance depuis la fin des années 70 a fait disparaître les formes classiques de découverte tardive : retard psychomoteur avec nanisme (« crétinisme » hypothyroïdien).

### Signes et symptômes

Aujourd'hui, les signes de découverte sont une petite taille avec un retard de maturation osseuse, une obésité, un ralentissement des acquisitions, des difficultés scolaires.

### Investigations

Le dosage des hormones thyroïdiennes affirme le diagnostic (TSH élevée et $T_4$ basse). La recherche d'anticorps antithyroïdiens et la scintigraphie permettent de rechercher la cause.

### Évolution, complications et pronostic

Le traitement est généralement efficace. Dans les formes à dépistage tardif, le retard de croissance ne se comble pas totalement et des difficultés psychologiques peuvent persister.

### Traitement

Le traitement utilise l'apport des hormones manquantes (L-Thyroxine®).

### Prévention et surveillance

Le dépistage systématique se fait au 3e jour de vie par dosage de la TSH sur du sang séché (papier buvard envoyé dans des laboratoires spécialisés). Des faux négatifs (enfants déclarés normaux) restent possibles et imposent un dosage des hormones thyroïdiennes chez tout enfant présentant une petite taille.
La surveillance porte sur la courbe de poids et de taille, le développement psychomoteur, le comportement et les acquisitions scolaires.

## HYPOTROPHIE FŒTALE ou Retard de croissance intra-utérin

### Définition et causes

Il s'agit d'un poids de naissance inférieur à la normale attendue pour l'âge gestationnel. Les causes sont génétiques (anomalies chromosomiques, maladies métaboliques…), toxiques (alcool, drogues, médicaments…), infectieuses (toxoplasmose, rubéole…), placentaires, utérines ou socio-économiques. Dans 20 % des cas, la cause reste inconnue.

### Épidémiologie

Environ 5 % des enfants nés vivants ont un poids de naissance inférieur à 2 500 g. L'hypotrophie est plus fréquente en cas de prématurité.

### Évolution, complications et pronostic

Chez les enfants de moins de 1 000 g, la mortalité et les séquelles neurologiques restent importantes.

### Traitement

Le transfert anténatal des femmes à risque dans des centres adaptés (disposant d'une unité ou d'une réanimation néonatale) est indispensable. Une extraction fœtale précoce e principe sera discutée dans certains cas avant que ne survienne une souffrance fœtale aiguë.

### Prévention

L'éviction des causes évitables, notamment toxiques, ainsi qu'une surveillance accrue en présence de facteurs de risque sont les bases de la prévention.

## HYPOVENTILATION ALVÉOLAIRE PRIMITIVE ou (☞) Malédiction d'Ondine

## HYSTÉRIE ou Névrose hystérique

### Définition et causes

Névrose (trouble du fonctionnement du système nerveux sans altération anatomique, ni trouble de la personnalité dans lequel le patient est conscient des symptômes mais ne peut s'en débarrasser) caractérisée par un large éventail de troubles corporels et/ou psychiques qui permettent l'expression de conflits inconscients.

### Épidémiologie

Commence en général durant l'adolescence ou chez l'adulte jeune avec une nette prédominance féminine.

### Signes et symptômes

Les symptômes de conversion (reproduction de presque tous les signes de maladies organiques) sont associés à des signes sensitifs ou moteurs (incapacité à se tenir debout ou à marcher, paralysies et contractures qui ne respectent pas la systématisation anatomique, mouvements anormaux, anesthésies, douleurs, troubles visuels, auditifs ou de la phonation). On peut observer aussi des crises d'agitation de type « crise de nerfs » avec des évanouissements. Les troubles psychiques regroupent des troubles de la mémoire (oublis sélectifs, fabulation), une inhibition intellectuelle (incapacité à effectuer un effort intellectuel) et des troubles de la vigilance (états somnambuliques, fugues, troubles de l'identité, stupeur...).

## Évolution, complications et pronostic

L'évolution est conditionnée par le milieu. Lorsque le symptôme a perdu sa raison d'être ou que les bénéfices secondaires sont devenus négligeables, des stabilisations rapides sont possibles.

## Traitement

Les moyens utilisés sont l'isolement du milieu socio-familial, la narco-analyse, l'hypnose et les thérapies comportementales.

## ICHTYOSE VULGAIRE

### Définition et causes

Affection cutanée héréditaire, de transmission autosomique dominante, qui est caractérisée par un épaississement de la couche cornée qui donne un aspect « d'écailles ».

### Épidémiologie

Touche 1 personne sur 300.

### Signes et symptômes

La peau est normale à la naissance mais devient sèche et rugueuse, avec de fines squames qui se détachent, à l'âge de 1 à 2 ans. Les zones principalement atteintes sont le dos et la face d'extension des membres (les plis sont respectés). Les follicules pileux sont souvent soulignés par un cône (kératose pilaire).

### Investigations

Le diagnostic est clinique. En cas de doute une biopsie avec un examen histologique est utile.

### Évolution, complications et pronostic

L'évolution est chronique sur toute la vie mais le pronostic est essentiellement esthétique.

### Traitement

Dans les formes modérées, un simple lait hydratant est suffisant. Dans les formes plus importantes, des produits kératolytiques locaux (Kératosan®, vaseline salicylée, Aberel®...) sont indiqués.

### ✔ Soins, surveillance et éducation

Il est conseillé au patient d'éviter les bains en préférant la douche. Le prurit souvent présent est calmé par les applications de lait hydratant. La pénétration d'un lait hydratant est plus efficace lorsqu'il est appliqué sur une peau propre et encore humide.
La surveillance porte sur l'apparition de lésions de grattage qui peuvent s'infecter.

## ICHTYOSE LIÉE AU SEXE

Forme d'ichtyose (☞) liée au chromosome X qui touche environ 1 garçon sur 6 000. Elle débute chez le nouveau-né ou le nourrisson. Les squames sont noirâtres et touchent principalement le thorax. Un prurit (démangeaisons) est fréquent. Elle a tendance à s'aggraver avec l'âge. Le traitement est le même que pour l'ichtyose vulgaire.

## ICTÈRE NÉONATAL

### Définition et causes

Hyperbilirubinémie néonatale dont la principale forme est l'ictère simple dû à un défaut de maturation enzymatique. Les autres causes sont la prématurité, l'hémolyse par incompatibilité Rhésus ou ABO, une infection, un certain nombre de maladies génétiques avec un déficit enzymatique ou une anomalie des voies biliaires.

### Épidémiologie

L'ictère simple touche 30 à 50 % des nouveau-nés à terme normaux.

### Signes et symptômes

Apparition au 2e ou 3e jour de vie d'un ictère isolé, sans autre anomalie, d'intensité modérée. Tout ictère évoluant avant le premier jour de vie est pathologique et risque de s'aggraver. Tout ictère associé à une décoloration des selles complète et permanente depuis plus de 8 jours est, jusqu'à preuve du contraire, une atrésie des voies biliaires (☞) qui constitue une urgence chirurgicale.

### Investigations

Elles comprennent le dosage de la bilirubine totale et conjuguée, une numération-formule sanguine, un groupe sanguin et Rhésus, un test de Coombs direct et une albuminémie.

### Évolution, complications et pronostic

L'ictère simple doit disparaître au 4e ou 5e jour, sinon il faut rechercher une autre cause. La complication majeure est l'ictère nucléaire qui correspond à la fixation de la bilirubine sur les cellules cérébrales.

### Traitement

Il utilise essentiellement la photothérapie dont le rayonnement dégrade la bilirubine au niveau de la peau. L'exsanguino-transfusion est indiquée en cas de taux de bilirubine dangereux.

### ✔ Prévention, soins et surveillance

La prévention implique le repérage avant la naissance ou rapidement avant la naissance des incompatibilités sanguines fœtomaternelles et des infections maternofœtales.

Les modalités de mise en œuvre de la photothérapie seront expliquées aux parents ainsi que les précautions nécessaires : traitement en continu, exposition de l'enfant à l'action des rayons de lumière bleue en incubateur, changement de position de l'enfant dans l'incubateur pour que l'ensemble de la surface corporelle subisse les effets de la lumière, protection des yeux.

Les soins sont organisés de telle manière que les parents puissent prendre soin de l'enfant aux moments de sa sortie de l'incubateur durant la journée.

La surveillance porte sur la mesure de la température de l'enfant, son poids, le dépistage d'une déshydratation, la coloration des urines, la mesure de la bilirubine sanguine.

## ICTÈRE AU LAIT DE MÈRE

### Définition et causes

Ictère néonatal survenant chez les enfants nourris au sein et dû à la présence dans le lait de certaines mères d'une grande quantité de lipoprotéines lipases dont le métabolisme va inhiber la conjugaison de la bilirubine. Le risque est plus important en cas de montée laiteuse précoce.

### Épidémiologie

Il touche 1 à 3 % des enfants nourris au sein.

### Signes et symptômes

Ils se limitent à un ictère simple, modéré et isolé.

### Investigations

La bilirubine non conjuguée est < 340 µmol/l.

### Évolution, complications et pronostic

Il persiste plusieurs semaines en cas de poursuite de l'allaitement mais disparaît en quelques jours s'il est interrompu.

### Traitement

Le chauffage du lait maternel à 56 °C (destruction des lipoprotéines lipases) pendant quelque temps est efficace puis une reprise de l'allaitement normal est possible.

### Éducation

L'éducation de la mère consiste à lui expliquer la manière d'exprimer le lait maternel (utilisation d'un tire-lait manuel ou électrique) et à 'aider en cas de difficultés. Il est essentiel d'expliquer à la mère la nécessité de chauffer systématiquement le lait à 56 °C et l'importance de laisser refroidir le lait avant de le donner à l'enfant (risque de brûlure) selon l'une des modalités suivantes : à la tasse, à la seringue et éventuellement au biberon.

## ICTUS LARYNGÉ

Perte de connaissance survenant au cours d'un accès de toux violent et prolongé. La cause est une augmentation de la pression intrathoracique gênant le retour veineux, ce qui entraîne une chute du débit cardiaque et de la pression artérielle. L'ictus laryngé survient de préférence chez des patients obèses, atteints d'une bronchopathie chronique.

## ILÉUS BILIAIRE

### Définition et causes

Il s'agit d'un arrêt du transit dû au passage de calculs dans l'intestin par une fistule avec les voies biliaires (le plus souvent cholécysto-duodénale), consécutive à l'accolement de la vésicule inflammatoire sur le tube digestif.

### Épidémiologie

Cette complication de la lithiase biliaire touche souvent les personnes âgées.

### Signes et symptômes

Le tableau est celui d'une occlusion du grêle (☞) avec des vomissements et des coliques.

### Investigations

La radiographie d'abdomen sans préparation montre des niveaux hydro-aériques et une aérobilie (présence d'air dans la vésicule et dans la voie biliaire principale).

### Évolution, complications et pronostic

L'occlusion évolue par intermittence avec des périodes d'accalmie ou peut être permanente.

### Traitement et prévention

Le traitement de l'occlusion intestinale associe une réanimation et la chirurgie qui lève l'occlusion en évacuant le calcul. Elle est si possible complétée par une cholécystectomie et une suppression de la fistule.

La cholécystectomie à froid en cas de lithiase biliaire symptomatique permet de prévenir ce type de complication.

> **✔ Soins et surveillance**
>
> L'apparition d'une douleur abdominale, de vomissements, d'un météorisme, d'un arrêt des gaz et des matières, d'une fièvre, d'une déshydratation et d'un retentissement sur l'état général sont les principaux éléments de surveillance d'une occlusion intestinale évoluant par à-coups.
>
> La pose d'une perfusion de solutés est souvent nécessaire pour hydrater le patient.
>
> Les soins post-opératoires consistent en la réfection du pansement et la surveillance locale de la cicatrice (le plus souvent l'intervention est réalisée sous cœlioscopie, ce qui simplifie les suites opératoires et permet au patient un recouvrement plus rapide de son état de santé).
>
> Un régime alimentaire sans graisse est recommandé après l'intervention avec par la suite une réintroduction des matières grasses en fonction de la tolérance du patient.

## ILÉUS PARALYTIQUE

### Définition et causes

Arrêt temporaire du transit intestinal en réponse à une affection organique, inflammatoire ou métabolique. La cause la plus fréquente est une péritonite. Une ischémie mésentérique, une intervention chirurgicale abdominale, une affection rénale ou thoracique, un trouble métabolique (hypokaliémie) ou une intoxication peuvent être également en cause.

### Signes et symptômes

Il existe des douleurs, une distension abdominale, des vomissements et un arrêt des matières et des gaz. À l'auscultation, l'abdomen est silencieux.

### Investigations

La radiographie d'abdomen sans préparation montre une dilatation gazeuse des segments isolés de l'intestin grêle et du côlon.

### Évolution, complications et pronostic

L'évolution est en général rapidement favorable sous traitement et élimination de la cause déclenchante.

### Traitement

Il associe un traitement médical (antalgiques, antispasmodiques, rééquilibration hydro-électrolytique et aspiration digestive) et la correction de la cause. Certains patients peuvent être soulagés par une décompression colonoscopique.

### ✔ Soins et surveillance

La surveillance d'une sub-occlusion porte sur l'apparition d'une douleur abdominale, de vomissements, d'un météorisme, d'un arrêt des gaz et des matières. En post-opératoire cette surveillance est essentielle.

Les soins consistent à poser une perfusion, à administrer des solutés de perfusion et à prélever les examens biologiques prescrits. Les soins quotidiens après mise en place d'une sonde gastrique sont les suivants : vérification de la bonne position de la sonde et de sa fixation; soins de bouche fréquents; prévention de l'escarre de la narine en surveillant l'apparition d'une rougeur et en variant le point de pression entre la peau et la sonde; vérification du système de drainage et d'aspiration (réglage de la dépression, perméabilité de la sonde).

## IMMUNISATION SANGUINE FŒTO-MATERNELLE ou Maladie hémolytique néonatale

### Définition et causes

Il s'agit d'une incompatibilité entre le sang maternel et le sang fœtal due au passage à travers le placenta d'anticorps maternel qui vont détruire les globules rouges du fœtus. La forme la plus fréquente est liée au passage d'une petite quantité de sang, lors de l'accouchement, d'un fœtus Rhésus D positif vers la mère Rhésus D négatif, ce qui entraîne la formation par la mère d'anticorps anti-D qui poseront un problème lors de la grossesse suivante. Des incompatibilités pour d'autres facteurs sont possibles et sont liées à des transfusions antérieures chez la mère.

### Épidémiologie

Rare. La généralisation de la prévention depuis plus de 20 ans, ainsi que la diminution du nombre de transfusions a fait baisser le nombre de cas.

### Signes et symptômes

L'atteinte fœtale grave se traduit dans les formes sévères par une abondance anormale du liquide amniotique (hydramnios), une ascite, un gros foie et un épanchement péricardique chez le fœtus. À la naissance, la destruction des globules rouges (hémolyse) se traduit par un ictère.

### Investigations

La présence d'agglutinines irrégulières et leur identification chez la femme enceinte affirme le diagnostic. La surveillance de la grossesse utilise l'échographie, le dosage de la bilirubine dans le liquide amniotique prélevé par amniocentèse (indice de Liley) et l'étude du sang fœtal prélevé par ponction du cordon.

### Évolution, complications et pronostic

Le traitement a amélioré le pronostic avec une survie de la quasi totalité des enfants et une évolution à long terme strictement normale. Mais des formes graves aboutissement à des décès in utero répétés. L'ictère néonatal (☞) peut avoir une évolution défavorable.

### Traitement

Pendant la grossesse, une transfusion in utero peut être indiquée. À la naissance, le traitement de l'ictère utilise principalement la photothérapie (transformation de la bilirubine non conjuguée au niveau de la peau en composés non toxiques) et, dans certains cas graves, l'exsanguino-transfusion (remplacement de tout le sang du fœtus).

### Prévention et éducation

La législation prévoit une surveillance particulière de toutes les femmes enceintes et notamment les femmes Rhésus négatif. L'injection systématique de gammaglobulines anti-D est indispensable chez toutes les femmes Rhésus négatif après l'accouchement d'un enfant Rhésus positif, une interruption de grossesse et en cours de grossesse lors de tout événement pouvant entraîner un passage de sang de la mère vers le fœtus (traumatisme abdominal, amniocentèse, métrorragies, cerclage...).

## IMPATIENCE DES MEMBRES INFÉRIEURS ou (☞) Syndrome des jambes sans repos

## IMPÉTIGO

### Définition et causes

Infection de l'épiderme et du derme due à un streptocoque A β-hémolytique ou à un staphylocoque doré qui est contagieuse et dont la transmission se fait par contact direct ou auto-inoculation par grattage.

### Épidémiologie

C'est la plus fréquente des infections cutanées de l'enfant qui est favorisée par une hygiène défectueuse.

### Signes et symptômes

La lésion élémentaire est une vésico-bulle flasque sur une peau inflammatoire qui va se rompre et laisser place à une croûte jaunâtre. Plusieurs éléments d'âges différents coexistent, apparaissant de proche en proche. L'impétigo croûteux est péri-orificiel (autour de la bouche et du nez) chez l'enfant de moins de 10 ans. L'impétigo bulleux existe chez le nouveau-né et le nourrisson. L'impétiginisation est la surinfection d'une dermatose sous-jacente prurigineuse, en général chez l'adulte.

### Évolution, complications et pronostic

Les lésions régressent en quelques jours sous traitement, sans laisser de cicatrice. Les complications sont locales (abcès, pyodermite, lymphangite...) ou générales (septicémie). Une glomérulonéphrite due au streptocoque devra systématiquement être recherchée (protéinurie à la bandelette).

### Traitement

Il consiste en une antibiothérapie par voie générale avec la pristinamycine (Pyostacine®) (ou pénicilline M ou macrolide), associée à un traitement local avec un antiseptique et une pommade antibiotique.

### ✔ Prévention, soins et éducation

Les mesures d'hygiène comprennent l'éviction scolaire pendant quelques jours – le plus souvent jusqu'à guérison des lésions –, une hygiène rigoureuse avec lavage fréquent des mains et le coupage des ongles. La réalisation des soins des lésions sera expliquée au patient et aux parents pour un enfant : douche pour ramollir les croûtes, ôter les croûtes sans les arracher en utilisant des ciseaux pour les couper, appliquer une solution antiseptique, laisser à l'air.

## IMPUISSANCE (☞) Érection (troubles de)

# INCLUSIONS CYTOMÉGALIQUES (MALADIES DES)

## Définition et causes

Malformation fœtale due à une infection à cytomégalovirus (☞) de la mère pendant la grossesse. Le risque pour l'enfant est maximum en début de grossesse. Près de 60 % des femmes sont séronégatives en début de grossesse (mais variation en fonction des conditions socio-économiques, taux plus faible dans les milieux défavorisés) et risquent donc de contracter l'infection.

## Épidémiologie

C'est la plus fréquente des infections transmissibles in utero (1 500 enfants/an en France), mais seul 1 enfant sur 2 infecté présentera des manifestations pathologiques, soit à la naissance, soit dans les premiers mois de vie.

## Signes et symptômes

L'infection chez la mère est le plus souvent asymptomatique ou peut se traduire par un syndrome grippal ressemblant à une mononucléose (☞). L'atteinte in utero est suspectée sur un retard de croissance, une microcéphalie avec ou sans calcifications intracrâniennes. Dans 9 cas sur 10, l'enfant est asymptomatique à la naissance mais risque de développer une surdité à moyen terme. Dans les formes néonatales symptomatiques, les signes sont une hépatosplénomégalie, une anémie, un purpura thrombopénique, une pneumopathie interstitielle.

## Investigations

L'infection chez la mère peut être mise en évidence par l'élévation du taux d'anticorps à la sérologie. Le diagnostic fœtal utilise la recherche du virus sur le liquide amniotique et d'anticorps dans le sang fœtal prélevé sur le cordon.

## Évolution, complications et pronostic

La mortalité atteint 20 % des enfants ayant une atteinte sévère à la naissance. Chez les survivants, les séquelles sont constantes : retard psychomoteur, surdité, atteinte oculaire.

## Traitement

Le dépistage systématique par sérologie maternelle n'est pas la règle. En présence de signes échographiques et biologiques d'infection grave, une interruption thérapeutique de grossesse sera proposée.

# INCONTINENCE ANALE

## Définition et causes

Perte du contrôle volontaire de l'évacuation des selles. Les principales causes sont :

1. des maladies digestives (Crohn, rectocolite hémorragique) ;
2. une atteinte du sphincter (séquelles d'accouchement ou de chirurgie) ;
3. des troubles neurologiques (lésions de la moelle, atteinte des fonctions supérieures).

## Épidémiologie

Ces troubles sont fréquents mais insuffisamment exposés par les patients qui en souffrent et pris en compte par les médecins qui les soignent.

## Signes et symptômes

Il faut préciser si l'incontinence est totale ou limitée aux selles liquides et aux gaz. L'examen apprécie la tonicité du sphincter.

## Investigations

Le bilan comporte un examen manométrique et un électromyogramme du sphincter anal.

## Évolution, complications et pronostic

Le traitement peut apporter des résultats satisfaisants mais parfois il faut se résoudre à une dérivation chirurgicale (colostomie).

## Traitement et prévention

Il consiste à établir un programme de rééducation et de régularisation de la défécation (restriction des apports de résidus et de liquides, gymnastique périnéale, bio-feedback...). Le traitement chirurgical est difficile et s'adresse surtout aux incontinences d'origine traumatique. Le respect du sphincter lors de certains gestes médicaux et chirurgicaux ainsi que la prise en compte des risques au cours de l'accouchement sont essentiels en terme de prévention.

### ✓ Soins, surveillance et éducation

Les conseils diététiques visent à améliorer la constipation par une alimentation appropriée (aliments pauvres en fibres, diminution des apports liquidiens). Un programme de rééducation inclut des exercices de gymnastique périnéale avec un kinésithérapeute (contraction périnéale sans pression abdominale, puis avec pression abdominale par la respiration; utilisation d'une sonde intra-rectale). Des techniques de bio-feedback associent une phase passive de stimulation par courant (avec une sonde intra-rectale) puis une phase active de stimulation par courant, suivie de contractions périnéales actives.

L'implication du patient dans le programme de rééducation (exercices que le patient est incité à pratiquer à domicile entre les séances) et dans l'évaluation des progrès est essentielle pour un meilleur vécu de ce problème par le patient.

## INCONTINENCE URINAIRE

### Définition et causes

Perte involontaire d'urine. Elle est due chez la femme à une faiblesse des muscles du plancher pelvien et survient surtout à l'effort (des fistules urogénitales sont également possibles). Chez l'homme, il s'agit le plus souvent d'affections prostatiques ou neurologiques.

### Épidémiologie

On estime à 10 % le nombre de femme jeunes affectées. La prévalence augmente avec l'âge pour devenir une des principales infirmités des personnes âgées des deux sexes.

### Signes et symptômes

La fuite d'urine peut être constante en cas de fistule urogénitale, liée à un effort ou à la toux ou s'effectuer par regorgement (vessie distendue du fait d'un obstacle, prostatique le plus souvent, avec écoulement d'urine lorsque la pression devient supérieure à la résistance du sphincter). Il existe souvent une dysurie (difficulté pour uriner) et une pollakiurie (mictions très fréquentes).

### Investigations

Le diagnostic est essentiellement clinique. Un bilan urodynamique et des examens radiologiques avec produit de contraste (urographie, urétrocystographie) sont utiles dans certains cas.

### Évolution, complications et pronostic

Les principales complications sont le retentissement sur la vie sociale et les infections urinaires. Dans les 2/3 des cas, les patients peuvent être guéris ou améliorés par le traitement.

### Traitement

Selon les cas, le traitement comprend la chirurgie et/ou la rééducation périnéale.

### Prévention et éducation

Inciter les patients à parler de leurs troubles est essentiel car une prise en charge précoce améliore les résultats du traitement. Chez la femme, la rééducation périnéale joue un rôle essentiel. Le programme de rééducation inclut des exercices de gymnastique périnéale avec un kinésithérapeute (contraction périnéale sans pression abdominale, puis avec pression abdominale par la respiration; utilisation d'une sonde intra-vaginale). La patiente est incitée à pratiquer ces exercices à domicile entre les séances. Des techniques de bio-feedback associent une phase passive de stimulation par courant (avec une sonde intra-vaginale) puis une phase active de stimulation par courant, suivie de contractions périnéales actives.

La tenue d'un calendrier mictionnel permet d'associer le patient à l'évolution de l'incontinence et à la reconnaissance des effets des traitements.

## INFARCTUS MÉSENTÉRIQUE

### Définition et causes

Défaut aigu de vascularisation (ischémie) d'un segment de l'intestin grêle. Les lésions athéromateuses représentent la cause la plus fréquente. Les autres mécanismes sont des embolies d'origine cardiaque, une chute du débit sanguin (état de choc, médicaments vasoconstricteurs…) ou une occlusion veineuse (compression de voisinage, polyglobulie…).

### Épidémiologie

C'est une affection relativement fréquente chez le sujet âgé.

### Signes et symptômes

Le tableau clinique comprend une douleur abdominale brutale, intense, associée à une hypotension et une tachycardie. L'abdomen est complètement silencieux à l'auscultation. Puis apparaissent des signes d'occlusion : arrêt du transit, vomissements…

### Investigations

Les différents examens utilisés sont le scanner, l'écho-doppler et éventuellement l'angiographie.

### Évolution, complications et pronostic

L'évolution se fait rapidement vers la péritonite. La mortalité est élevée car le diagnostic est souvent tardif et l'affection survient souvent chez des personnes âgées fragiles.

### Traitement

Le traitement est chirurgical : résection de la zone intestinale infarcie.

### ✔ Soins, surveillance et prévention

Les soins et la surveillance postopératoire consistent à surveiller le patient : état hémodynamique, état de conscience, température, fréquence respiratoire, reprise de la diurèse et du transit (gaz) ; à évaluer la douleur ; à surveiller le pansement et les drainages à la recherche d'une hémorragie et à administrer les thérapeutiques prescrites.
Des mesures de prévention de la thrombose veineuse (bas anti-thrombose, traitement anticoagulant sur prescription) et du risque d'escarre (matériel d'aide à la prévention, changements de position si l'état du patient le permet) sont appliquées.

## INFARCTUS DU MYOCARDE

### Définition et causes

Nécrose ischémique du muscle cardiaque, d'étendue et de topographie variables, due à une occlusion d'une artère coronaire par un thrombus (plus rarement il peut s'agir d'un spasme, en général sur une artère athéromateuse (☞ Athérosclérose). Les antécédents et les facteurs de risque sont des éléments d'orientation essentiels : angine de poitrine, infarctus, pontage coronaire, tabagisme, hyperlipidémie, hypertension, diabète et obésité, sédentarité et stress, familiaux (infarctus et mort subite chez les parents).

### Épidémiologie

La France est un pays de faible incidence de la maladie coronarienne avec un taux d'infarctus et de décès coronaires aux alentours de 230 pour 100 000 hommes âgés de 35 à 64 ans. En raison de la protection hormonale, l'infarctus est beaucoup plus rare chez la femme avant 70 ans.

### Signes et symptômes

Les signes typiques comprennent une douleur thoracique rétrosternale, constrictive (« qui serre »), irradiant dans le bras gauche. Elle est en général angoissante et est apparue à l'effort. La douleur peut avoir des formes trompeuses : épigastrique, irradiant dans le dos, accompagnée de vomissements, pâleur, sueurs, éructations…

### Investigations

L'ECG montre des modifications du segment ST (sus-décalage). La biologie objective l'élévation des enzymes cardiaques (troponine, myoglobine, CPK-MB).

### Évolution, complications et pronostic

La précocité du diagnostic est essentielle car elle conditionne la mise en œuvre du traitement thrombolytique qui doit être débuté dans les 6 premières heures après le début de la douleur. La principale complication est la **mort subite** due à un trouble du rythme ventriculaire (fibrillation ventriculaire). Une insuffisance cardiaque gauche (œdème aigu du poumon), pouvant déboucher sur un choc cardiogénique, peut également survenir.

### Traitement et prévention

Deux choix sont possibles à la phase aiguë (les 6 premières heures) : thrombolyse (désobstruction médicamenteuse de la coronaire par dissolution du thrombus par streptokinase, rt-PA [Actilyse®] ou ténectéplase [Métalyse®]) ou angioplastie (désobstruction mécanique de la coronaire par montée d'un cathéter et dilatation de la zone obstruée par le gonflage d'un ballonnet). Après la phase aiguë, une réadaptation personnalisée à l'effort et un traitement médicamenteux – associant en général un anti-agrégant plaquettaire (aspirine), un bêtabloquant pour ralentir le cœur et diminuer son travail ainsi qu'un inhibiteur de l'enzyme de conversion en cas d'insuffisance cardiaque – visant à prévenir les récidives sera institué, complété selon les cas par une angioplastie ou un pontage coronaire. La prévention secondaire des facteurs de risque est essentielle.

### ✓ Soins, surveillance et éducation

La surveillance de la pression artérielle, du pouls, du tracé de l'électrocardiogramme au moyen d'un appareil de monitorage, ainsi que de la fréquence respiratoire et de la réapparition d'une douleur ou d'une anxiété est essentielle pour dépister les complications immédiates.

L'éducation en post-infarctus consiste en une adaptation de l'activité physique, une diminution des facteurs de stress, une alimentation pauvre en graisses animales, l'arrêt absolu du tabac, une reconnaissance des signes d'alerte pour éviter une récidive.

## INFARCTUS RÉNAL

### Définition et causes

Destruction plus ou moins étendue du tissu rénal due à une occlusion de l'artère rénale ou d'une de ses branches, ou à une thrombose d'une veine rénale. Les causes de l'occlusion artérielle sont soit une embolie (thrombus en provenance du cœur en cas de fibrillation auriculaire), soit une thrombose (compliquant une sténose athéromateuse). La thrombose de la veine rénale survient en cas de déshydratation aiguë chez le nourrisson et, chez l'adulte, dans le cadre d'une amylose (☞) ou d'une glomérulonéphrite extramembraneuse (☞).

### Épidémiologie

Rare.

### Signes et symptômes

Les principaux signes sont une hypertension artérielle, des douleurs lombaires, une hématurie.

### Investigations

Les examens utiles sont l'échographie, l'urographie intraveineuse et l'angiographie.

### Évolution, complications et pronostic

La principale complication est la crise hypertensive qui peut entraîner le décès du patient.

### Traitement

Le traitement initial a pour but de contrôler la pression artérielle. En cas d'échec une néphrectomie partielle ou totale peut s'imposer. Chez le nourrisson, un traitement thrombolytique est possible.

### Surveillance et éducation

L'éducation du patient à l'automesure tensionnelle contribue au traitement de l'hypertension artérielle. Sont également essentielles des modifications apportées au style de vie : augmentation de l'activité physique, diminution des apports caloriques.

## INFECTION GÉNITALE À CHLAMYDIA TRACHOMATIS

### Définition et causes

Maladie sexuellement transmissible (MST) due à *Chlamydia trachomatis*. Elle est fréquemment associée à d'autres MST. Le principal facteur de risque est la multiplicité des partenaires.

### Épidémiologie

C'est la plus fréquente des MST avec une incidence entre 2 000 et 4 000 cas pour 100 000 habitants par an. Elle touche principalement les jeunes de moins de 25 ans.

### Signes et symptômes

Dans la moitié des cas, l'infection est asymptomatique. Les signes les plus fréquents sont des brûlures mictionnelles, des pertes non sanglantes (leucorrhées), des douleurs pendant les rapports (dyspareunie) et des douleurs pelviennes.

### Investigations

La recherche du germe se fait sur un prélèvement endocervical et urétral chez la femme et sur un premier jet d'urine chez l'homme avec une analyse par la technique de PCR (polymerase chain reaction).

### Évolution, complications et pronostic

La principale complication chez la femme est la salpingite qui évolue souvent sur un mode chronique et qui est responsable de la moitié des stérilités actuellement en France. Une transmission néonatale est possible au cours de l'accouchement. Chez l'homme, le *Chlamydia* est responsable de 50 % des orchi-épididymites (☞) qui peuvent entraîner une stérilité.

### Traitement

L'antibiothérapie utilise soit le traitement « minute » avec l'azithromycine (Zithromax® monodose) ou les tétracyclines (par ex. doxycycline) pendant 10 jours. Le traitement simultané du partenaire est indispensable.

### Prévention et éducation

Le principal moyen de prévention est le préservatif et un dépistage systématique dans l'année qui suit un changement de partenaire.
Le patient sera encouragé à prendre les antibiotiques durant toute la durée prescrite du traitement et à ne pas interrompre le traitement dès le constat d'une amélioration des symptômes.

## INFECTION URINAIRE

### Définition et causes

Présence de plus de 100 000 germes par mL d'urine vésicale (mais les souillures sont fréquentes car le prélèvement se fait par miction spontanée). La principale cause est la contamination par voie ascendante avec des germes intestinaux. Chez la femme, la brièveté de l'urètre est le principal facteur en cause, par contre chez l'enfant et chez l'adulte, l'infection est le plus souvent secondaire à une anomalie de l'appareil urinaire (malformation, infection de la prostate). On distingue la cystite (☞) chez la femme, la prostatite (☞) chez l'homme et la pyélonéphrite (☞).

### Épidémiologie

Les infections urinaires représentent des millions de consultations annuelles. Elles prédominent largement chez la femme.

### Signes et symptômes

Les signes communs aux différentes formes sont une fièvre > 38 °C, des douleurs (vessie, prostate ou rein) et une altération de l'état général.

Les symptômes urinaires (brûlures, mictions fréquentes…) ne sont pas toujours présents.

### Investigations

L'identification du germe se fait sur l'examen cytobactériologique des urines (ECBU) et sur les hémocultures dans les formes graves. Le bilan biologique indique des signes d'inflammation (vitesse de sédimentation et protéine C réactive élevés). L'échographie, le scanner et la scintigraphie sont utilisées pour confirmer l'atteinte du tissu rénal et/ou prostatique. L'urographie intraveineuse permet de détecter des malformations.

### Évolution, complications et pronostic

Les deux grands risques sont la généralisation de l'infection (septicémie) et le retentissement sur la fonction rénale (destruction du rein).

### Traitement

Les schémas d'antibiothérapie sont variables en fonction de l'atteinte : traitement court ou en dose unique dans la cystite (par ex. ciprofloxacine = Uniflox® ou fosfomycine = Monuril®), antibiothérapie double par voie veineuse en cas de pyélonéphrite (☞) ou de prostatite (☞). La cause éventuelle chez l'enfant ou chez l'adulte sera également traitée.

Un ECBU de contrôle est fait 8 jours après l'arrêt du traitement.

### Surveillance et éducation

La surveillance porte essentiellement sur la courbe thermique et la disparition des éventuels symptômes urinaires. Le patient est encouragé à prendre le traitement antibiotique pendant la durée prescrite par le médecin afin d'éviter une récidive. Des mesures d'hygiène sont conseillées : toilette périnéale biquotidienne et changement quotidien des sous-vêtements. Le patient sera encouragé à boire au moins 1,5 litre d'eau par jour.

## INSOMNIE

### Définition et causes

Perturbation du déclenchement ou du maintien du sommeil, suivie de répercussions diurnes. On distingue l'insomnie transitoire dont la cause est facile à identifier (environnement, stress, décalage horaire, séjour en altitude…), l'insomnie chronique primaire sans cause retrouvée et l'insomnie secondaire (maladie psychiatrique, médicaments ou substances excitantes, douleurs chroniques, insuffisance cardiaque ou respiratoire…).

### Épidémiologie

On estime que 50 % de la population a souffert au moins une fois dans sa vie de troubles du sommeil.

### Signes et symptômes

Dans la forme primaire, l'insomnie est souvent le seul signe. Il existe soit des difficultés d'endormissement, soit un ou plusieurs réveils nocturnes après un endormissement normal. La journée, le patient présente une inquiétude permanente concernant son sommeil. Un cercle vicieux se crée, plus la nuit précédente a été mauvaise, plus la tension pour avoir une bonne nuit va être augmentée. Paradoxalement, il s'endort plus facilement dans son fauteuil en lisant ou en regardant la télévision.

### Investigations

Le seul examen éventuellement utile dans les formes chroniques est l'enregistrement polygraphique du sommeil.

### Évolution, complications et pronostic

La gravité de l'insomnie tient essentiellement aux conséquences physiques et psychologiques ressenties dans la journée : difficulté au réveil, troubles de la concentration et de l'humeur, atteinte des capacités physiques et intellectuelles, somnolence.

### Traitement

Dans les formes transitoires et secondaires, le traitement est celui de la cause. Dans les autres cas, les moyens utilisés sont la prise en charge psychologique et éducative (contact social, activité physique en première partie de journée, restriction du sommeil, relaxation…) et les médicaments (benzodiazépines essentiellement).

### Prévention et éducation

Dans les formes transitoires et secondaires, une bonne connaissance par le patient des facteurs déclenchants permet de mettre en œuvre des mesures préventives (lutte contre l'ennui et le manque d'activité diurne, conditions de confort et de sécurité, relaxation, puis prise de médicaments en cas d'inefficacité) pour éviter l'apparition de l'insomnie.
La prise de conscience par le patient des conséquences physiques et psychologiques de l'insomnie pour lui-même et pour l'entourage (asthénie, anorexie) contribue à une meilleure compréhension des moyens à mettre en œuvre.

## INSUFFISANCE ANTÉHYPOPHYSAIRE OU HYPOPITUITARISME

### Définition et causes

Tableau clinique dû au déficit d'une ou plusieurs hormones produites par l'hypophyse (GH, ACTH, prolactine, FSH, LH, TSH). Les causes sont variées : tumeurs, radiothérapie ou chirurgie, nécrose ischémique (syndrome de Sheehan ☞), inflammations (sarcoïdose, post-partum…), malformations congénitales.

### Épidémiologie

Peu fréquent.

### Signes et symptômes

Chez l'enfant, il existe un nanisme et un impubérisme (absence de puberté). Chez l'adulte, le tableau complet associe à des degrés variables : des troubles sexuels (impuissance chez l'homme, disparition des règles chez la femme), une atteinte cutanée (peau fine et sèche, disparition des poils), une hypothyroïdie (☞), une insuffisance surrénalienne (asthénie, troubles digestifs, hypoglycémie…).

### Investigations

Elles comprennent un bilan hormonal complexe et des examens pour rechercher la cause, principalement un scanner et une IRM de la région hypophysaire.

### Évolution, complications et pronostic

L'évolution dépend de la cause. La principale complication est la survenue d'un coma dû à une aggravation du déficit hormonal, notamment thyroïdien et surrénalien, déclenchée par le stress, une infection…

### Traitement

Le traitement de la cause est prioritaire. Le traitement symptomatique est basé sur la substitution hormonale : hydrocortisone, hormones thyroïdiennes, testostérone chez l'homme et œstrogènes associés à un progestatif chez la femme.

### Prévention et éducation

L'éducation du patient est primordiale. La personne ne doit jamais arrêter son traitement et il est nécessaire qu'elle adapte ses doses d'hydrocortisone en cas de stress, d'infection… En cas d'effort physique ou de chaleur importante, elle doit augmenter ses quantités de boissons et absorber des comprimés de sel.

## INSUFFISANCE AORTIQUE

### Définition et causes

Défaillance de la valvule aortique caractérisée par un reflux anormal de sang de l'aorte dans le ventricule gauche pendant la diastole. Dans près d'un cas sur deux, la cause est une dégénérescence liée à l'âge. Les autres causes comprennent l'endocardite infectieuse, le rhumatisme articulaire aigu, la dissection aortique, un traumatisme thoracique ou une anomalie congénitale.

### Épidémiologie

Elle représente un peu plus de 10 % des valvulopathies opérées en France. La forme dégénérative est en augmentation du fait du vieillissement de la population.

### Signes et symptômes

La forme aiguë, en cas d'endocardite ou de dissection, est mal supportée avec une insuffisance cardiaque gauche d'emblée.
La forme chronique est longtemps bien tolérée avec une dilatation progressive du ventricule gauche, un souffle diastolique maximum le long du bord gauche du sternum, un élargissement de la différentielle tensionnelle (baisse de la diastolique) et une hyperpulsatilité artérielle avec pouls amples, bondissants.

### Investigations

La radiographie thoracique montre une dilatation ventriculaire gauche. L'ECG présente des signes d'hypertrophie ventriculaire gauche. L'échographie-doppler permet la quantification de la fuite.

### Évolution, complications et pronostic

L'évolution dépend de l'importance de la fuite et de la rapidité de sa constitution. Les deux principales complications sont l'infection (endocardite) et l'insuffisance ventriculaire gauche.

### Traitement et prévention

Lorsque la fuite est peu importante et bien tolérée, le traitement médical suffit (diurétiques, digitaliques, vasodilatateurs). En cas de fuite importante, le remplacement valvulaire s'impose.
Les mesures de prophylaxie systématique de l'endocardite (☞) sont indispensables.

### Surveillance

La surveillance est celle du traitement diurétique et digitalique (☞).

## INSUFFISANCE CARDIAQUE GLOBALE

### Définition et causes

Incapacité du cœur à adapter son débit aux besoins de l'organisme. Les principales causes sont les atteintes ischémiques (infarctus), l'hypertension artérielle, les valvulopathies, les atteintes pulmonaires (bronchite chronique…) et certaines maladies endocriniennes (diabète…).

### Épidémiologie

C'est une des pathologies les plus fréquente dans les pays développés qui touche les sujets d'âge mur et les personnes âgées.

### Signes et symptômes

Association d'une dyspnée d'effort croissante, d'une distension de veines jugulaires, d'une hépatomégalie avec un reflux hépatojugulaire et d'œdèmes des membres inférieurs. L'auscultation pulmonaire retrouve des crépitants aux bases. La classification de la New-York Heart Association (NHYA) côte la sévérité de l'insuffisance cardiaque :

- *stade I :* dyspnée pour des efforts importants inhabituels, aucune gêne dans la vie courante ;
- *stade II :* dyspnée à la marche rapide ou à la montée des escaliers (plus de 2 étages) ;
- *stade III :* dyspnée à la marche normale ou pour des efforts minimes ;
- *stade IV :* dyspnée permanente de repos.

### Investigations

L'échographie cardiaque est l'examen clef qui permet d'évaluer l'état du cœur. La radiographie pulmonaire, l'électrocardiogramme, les examens isotopiques et hémodynamiques sont également utiles.

### Évolution, complications et pronostic

L'évolution est émaillée de poussées aiguës (☞ Œdème aigu du poumon) favorisées par un écart du régime sans sel, une poussée hypertensive, l'arrêt des médicaments, les troubles du rythme auriculaire, une embolie pulmonaire… La mortalité est élevée due soit à une décompensation résistante au traitement, soit à une mort subite le plus souvent par trouble du rythme.

### Traitement

Il repose sur les règles hygiéno-diététiques (régime sans sel, perte de poids) et un traitement médicamenteux (dérivés nitrés, diurétiques, inhibiteurs de l'enzyme de conversion, digitaliques). La transplantation cardiaque peut être indiquée en cas d'insuffisance cardiaque très évoluée chez un sujet jeune.

### Surveillance, prévention et éducation

La surveillance est celle du traitement diurétique et digitalique (☞).

La prévention est celles des pathologies cardiovasculaires ischémique et hypertensive. L'éducation concerne le respect des règles hygiéno-diététiques pour éviter les décompensations aiguës (régime sans sel, perte de poids), la pesée quotidienne (œdèmes par rétention hydrosodée), l'auto-évaluation du degré de dyspnée. L'arrêt de la consommation de tabac est indispensable.

## INSUFFISANCE MÉDULLAIRE

Terme regroupant un ensemble d'affections caractérisées par l'insuffisance de production des globules rouges, des globules blancs et/ou des plaquettes par la moelle osseuse. Il s'agit des aplasies médullaires (☞), des érythroblastopénies (anémie liée à l'insuffisance d'érythroblastes, précurseurs des globules rouges), des syndromes myélodysplasiques (☞) et de l'envahissement médullaire (leucémies, métastases cancéreuses, myélome...).

## INSUFFISANCE MITRALE

### Définition et causes

Dysfonctionnement de la valvule mitrale entraînant un reflux de sang du ventricule gauche vers l'oreillette gauche lors de la contraction cardiaque (systole). Les principales causes sont une dégénérescence liée à l'âge, une endocardite, un infarctus du myocarde, une maladie rhumatismale, une cardiomyopathie dilatée ou obstructive. Des formes congénitales sont possibles, souvent associées à d'autres malformations.

### Épidémiologie

Affection relativement fréquente.

### Signes et symptômes

Les signes les plus fréquents sont la fatigue et la dyspnée d'effort. Dans la forme aiguë, le tableau est celui d'une insuffisance ventriculaire gauche avec un œdème aigu du poumon (☞). L'auscultation retrouve un souffle systolique, maximum à l'apex et irradiant dans l'aisselle.

### Investigations

L'écho-doppler cardiaque permet de quantifier la fuite et d'en analyser le mécanisme.

### Évolution, complications et pronostic

Dans la forme aiguë, le pronostic vital peut être engagé en l'absence de traitement rapide. Dans la forme chronique, la bonne tolérance peut être prolongée puis apparaissent des signes d'insuffisance ventriculaire gauche, avec parfois une arythmie par fibrillation auriculaire.

### Traitement et prévention

En cas de forme aiguë ou chronique mal tolérée, une indication chirurgicale à court terme est posée. Dans la forme chronique bien tolérée, une surveillance clinique et échographique régulière suffisent.

La diffusion du traitement antibiotique des infections ORL a fortement fait chuter le nombre de cas d'atteinte valvulaire d'origine rhumatismale. En cas d'insuffisance mitrale connue, une prophylaxie antibiotique contre l'endocardite (☞) est nécessaire lors de tout geste à risque.

## INSUFFISANCE RÉNALE AIGUË (IRA)

### Définition et causes

Dégradation totale et brutale de la fonction rénale qui se traduit par l'absence (ou la très faible quantité) d'urine dans la vessie. Dans certains cas, la diurèse est conservée mais le débit de filtration glomérulaire s'est abaissé brutalement. Les trois principales formes sont : l'IRA fonctionnelle due à un défaut de perfusion du rein (collapsus par exemple) ; l'IRA par lésion rénale ; l'IRA par obstacle (lithiase par exemple). Par ailleurs, il ne faut pas oublier qu'un certain nombre de toxiques et notamment des médicaments (antibiotiques, anticancéreux, produits de contraste, anti-inflammatoires...) peuvent entraîner une IRA par lésion rénale.

### Épidémiologie

C'est une affection fréquente en postopératoire et en réanimation (état de choc, infection sévère, hémolyse aiguë, brûlures étendues...).

### Signes et symptômes

Il existe une anurie (< 100 mL/j) ou une oligurie (< 400 mL/j) associées à des signes de rétention hydrosodée (vomissements, asthénie, dyspnée, œdème aigu du poumon, troubles de la conscience, troubles du rythme cardiaque).

### Investigations

On retrouve une créatinine et une urée sanguine élevées, une hyperkaliémie, une acidose et une hyponatrémie. La radiographie d'abdomen sans préparation et l'échographie explorent la morphologie et taille des reins et recherchent la présence d'un obstacle sur la voie urinaire.

### Évolution, complications et pronostic

Il existe une menace immédiate du pronostic vital par défaillance ou troubles du rythme cardiaques. L'évolution est en général favorable en quelques jours ou semaines mais le risque de lésions définitives est réel avec passage à une insuffisance rénale chronique.

### Traitement

Il associe réanimation hydro-électrolytique (diminution de la kaliémie et correction de l'acidose) et hémofiltration en attendant la récupération éventuelle de la fonction rénale. L'obstacle éventuel doit être levé.

### ✔ Soins et surveillance

Les soins consistent à mettre en place une perfusion et à administrer des produits de remplissage en cas d'état de choc ou de déshydratation. L'administration d'oxygène au moyen d'un masque peut s'avérer nécessaire en cas d'OAP. L'hémofiltration si elle s'avère nécessaire consiste à préparer le générateur et le bain de dialyse, à monter le circuit, à brancher la dialyse sur une voie veineuse centrale, à contrôler les divers paramètres et à surveiller l'état hémodynamique du patient.
La surveillance de l'état du patient est essentielle au dépistage des signes de gravité (état de choc, OAP, troubles du rythme cardiaque) : état de conscience, fréquence respiratoire, coloration des téguments, diurèse, pression artérielle et pouls, kaliémie, créatinine et urée sanguine et urinaire.

## INSUFFISANCE RÉNALE FONCTIONNELLE

### Définition et causes

Forme d'insuffisance rénale aiguë due à une baisse de la perfusion du tissu rénal sans atteinte organique du rein. Les principales causes sont une hypotension artérielle (hémorragie, état de choc), des troubles hydro-électrolytiques (déshydratation par pertes cutanées, digestives ou rénales, occlusion intestinale, syndrome néphrotique...), une insuffisance cardiaque et certains médicaments (inhibiteurs de l'enzyme de conversion, anti-inflammatoires non stéroïdiens).

### Épidémiologie

C'est un problème fréquent, notamment chez les malades hospitalisés en réanimation.

### Signes et symptômes

Le seul signe rénal est une oligurie (diminution du volume des urines). Les autres symptômes sont en rapport avec la cause.

### Investigations

Différents indices biologiques sont en faveur d'une insuffisance rénale fonctionnelle : Na urinaire < 20 mmol/L, urée urinaire/urée sanguine > 8, créatinine urinaire/créatinine sanguine > 40 et Na urinaire/K urinaire < 1.

### Évolution, complications et pronostic

Lorsque le traitement est suffisamment rapide, la régression est totale et rapide. Dans le cas contraire, l'évolution se fait vers une néphropathie tubulo-interstitielle aiguë (☞) dont le pronostic est moins bon.

### Traitement et prévention

Le traitement consiste à assurer une bonne perfusion rénale en corrigeant les troubles hémodynamiques et hydro-électrolytiques.
La détection et le traitement précoce des différentes causes sont le seul moyen de prévention efficace.

### Surveillance

La mesure de la diurèse et l'établissement d'une courbe permettent de dépister une oligurie dont la cause doit être corrigée.

## INSUFFISANCE RÉNALE CHRONIQUE (IRC)

### Définition et causes

Aboutissement de toutes les néphropathies chroniques, et parfois aiguës. Elle est due à une destruction des néphrons entraînant une diminution progressive des capacités de filtration du rein qui ne joue plus sa fonction d'épuration sanguine et endocrinienne (vitamine D et érythropoïétine).

### Épidémiologie

Les patients en insuffisance rénale terminale sont estimés à 80 nouveaux cas/an/million d'habitants.

### Signes et symptômes

Il existe une hypertension artérielle, des signes d'anémie, des troubles de minéralisation osseuse (☞ Ostéomalacie), des signes neuromusculaires (crampes, paresthésies) et des troubles digestifs (nausées et anorexie).

### Investigations

Les signes biologiques permettent le diagnostic (urée et créatinine élevées, acidose métabolique, hypocalcémie par déficit en vitamine D). Le calcul de la clairance de la créatinine quantifie le degré de l'atteinte (< 10 mL/min : insuffisance rénale terminale).

### Évolution, complications et pronostic

L'évolution se fait à une vitesse variable vers le stade terminal qui nécessite la dialyse ou une transplantation.

### Traitement

Le traitement médical repose sur un maintien de l'équilibre hydro-électrolytique, de la pression artérielle, l'apport de calcium, de vitamine D et d'érythropoïétine de synthèse (Eprex® ou Néorecormon®). Au stade terminal, on aura recours à la dialyse péritonéale, l'hémodialyse ou la transplantation.

### Prévention, surveillance et éducation

Une survie de longue durée de qualité est possible avec les traitements de suppléance. L'autonomie repose sur une éducation permettant la dialyse à domicile ou dans des unités d'autodialyse. Les deux méthodes de dialyse sont : la dialyse péritonéale (injection au moyen d'un cathéter intra-péritonéal de liquide qui reste en contact avec la membrane péritonéale afin de permettre des échanges avec le sang) et la dialyse rénale (échange entre le sang et un dialysât au travers d'une membrane semi-perméable).
L'éducation nutritionnelle repose sur le suivi de règles diététiques nécessaires au maintien des apports vitaminique et protéique et la restriction hydrique qui permet d'éviter une prise de poids. Certains aliments sont déconseillés : chocolat, fruits et légumes secs, avocat, banane, frites, jus de fruits en bouteille. Le patient est encouragé à se peser quotidiennement et à tenir une courbe. Une augmentation du poids, l'ap-

parition d'œdèmes, une diminution de la diurèse nécessite un contact avec un médecin.
La posologie des médicaments à élimination rénale sera adaptée. La vaccination contre l'hépatite B est conseillée.

## INSUFFISANCE RESPIRATOIRE CHRONIQUE

### Définition et causes

Ensemble des affections à l'origine d'une perturbation chronique des gaz du sang. On distingue :

1. la **forme obstructive** dont les principales causes sont la bronchite chronique, l'emphysème, l'asthme à dyspnée continue et la dilatation des bronches ;
2. la **forme restrictive** due à une déformation du thorax (scoliose, obésité...), une atteinte pleurale (séquelles de pleurésie...), une atteinte du tissu pulmonaire (séquelles de chirurgie ou de tuberculose, fibrose...).

### Épidémiologie

La forme obstructive est la plus fréquente et est responsable de 20 000 décès par an en France.

### Signes et symptômes

Les signes communs à toutes les formes sont une dyspnée et une cyanose d'importance variable. Au cours de l'évolution apparaissent des signes d'insuffisance cardiaque droite : œdème des membres inférieurs, gros foie, distension des jugulaires.

### Investigations

Les gaz du sang montrent une hypoxie ($PaO_2$ < 60 mmHg) avec ou sans hypercapnie ($PaCO_2$ > 49 mmHg). Les anomalies à la radiographie thoracique dépendent de la cause. Le diagnostic est affirmé par les épreuves fonctionnelles respiratoires : dans le syndrome obstructif le rapport Volume expiratoire maximum seconde/Capacité vitale (VEMS/CV) est inférieur à 75 % ; dans le syndrome restrictif, la capacité pulmonaire totale (CPT) est inférieure de plus de 20 % aux valeurs théoriques.

### Évolution, complications et pronostic

L'évolution se fait le plus souvent vers une aggravation progressive avec une limitation de l'autonomie et une dépendance de l'oxygénothérapie. Les infections sont la principale complication et sont à l'origine de décompensations aiguës nécessitant le plus souvent une ventilation assistée et entraînant une mortalité élevée.

### Traitement

Le traitement comprend la suppression des facteurs d'aggravation (principalement le tabac), la lutte contre l'infection (traitement précoce des infections pulmonaires, suppression des foyers chroniques ORL ou dentaires), la kinésithérapie respiratoire, des médicaments (fluidifiants bronchiques, bronchodilatateurs...), l'oxygénothérapie (au minimum 15 h/jour) et la ventilation mécanique au long cours. Dans un nombre de cas limité, notamment chez les sujets jeunes, une transplantation pulmonaire peut être envisagée.

### Prévention et éducation

La mesure de prévention essentielle est la suppression la plus précoce possible de l'intoxication tabagique.
La prise en charge d'une oxygénothérapie de longue durée à domicile nécessite la participation du patient et de son entourage. La source d'oxygène et les modalités d'administration de l'oxygène sont choisies en fonction de la déambulation possible ou non du patient et de l'aménagement du domicile : oxygène gazeux présenté en cylindre métallique en poste fixe ou en déambulation (caddie, sacoche portée en bandoulière) ; concentrateurs d'oxygène fonctionnant avec de l'électricité avec alarme de concentration d'oxygène basse.
L'apprentissage porte sur la mise en place de la sonde à oxygène ou d'un masque ou de lunettes nasales, sur les modalités d'administration d'oxygène, le réglage du débit dans diverses situations : au repos la nuit, au cours d'activités

physiques ou de la vie quotidienne en fonction des conseils du médecin. Le patient sera entraîné à reconnaître les éventuelles pannes et à y remédier ou à faire appel à un service de maintenance.

## INSUFFISANCE SURRÉNALE

### Définition et causes

Déficit de sécrétion des hormones corticosurrénales (cortisol, aldostérone et androgènes) qui peut être primitif par lésion des deux surrénales ou secondaire par atteinte hypothalamo-hypophysaire. L'insuffisance surrénale primitive est la forme la plus fréquente et s'appelle la **maladie d'Addison.**

### Épidémiologie

La prévalence de la maladie d'Addison est de 50 cas pour 10 millions d'habitants.

### Signes et symptômes

La forme classique associe une mélanodermie (pigmentation acquise prédominant sur les zones découvertes, les plis de flexion, les cicatrices), une asthénie associée à une anorexie et une hypotension artérielle aggravée en position debout. La forme aiguë qui peut être révélatrice de la maladie est beaucoup plus sévère avec une hypotension, voire un collapsus.

### Investigations

Il existe une hyponatrémie, une hyperkaliémie, une acidose métabolique et une hypoglycémie Les examens spécifiques retrouvent une cortisolémie basse, une ACTH plasmatique élevée et comprennent le test au Synacthène® et le test à la métopirone. Le scanner des surrénales est indiqué en cas d'atteinte primitive; le scanner et/ou IRM hypophysaire, en cas de forme secondaire.

### Évolution, complications et pronostic

En cas de forme aiguë, le traitement doit être immédiat sinon le risque de décès est réel. Sous traitement, l'évolution est favorable.

### Traitement

Dans la forme lente un traitement de substitution à vie est nécessaire (hydrocortisone et 9α-fludrocortisone) associé à un éventuel traitement de la cause. La prise en charge de la forme aiguë est une urgence associant réhydratation par sérum salé, hydrocortisone et traitement spécifique du facteur déclenchant.

### Prévention et éducation

Le patient doit être éduqué à adapter son traitement en cas de grande chaleur, d'infection, de stress. Il doit porter une carte mentionnant sa pathologie ainsi qu'une ampoule d'hydrocortisone à administrer en IM en cas de vomissements.

## INSUFFISANCE TRICUSPIDE

### Définition et causes

Atteinte de la valvule tricuspide, entraînant un reflux de sang entre l'oreillette et le ventricule droit lors de la contraction du ventricule. La forme la plus fréquente, appelée fonctionnelle, est une insuffisance avec une dilatation du ventricule droit, conséquence d'une atteinte du cœur gauche (valvulopathies mitrales, myocardiopathies non obstructives...). Les causes dites organiques sont des atteintes liées à un rhumatisme articulaire (dans ce cas d'autres valvules sont presque toujours atteintes) ou plus rarement à une endocardite.

### Épidémiologie

Relativement rare par rapport aux autres valvulopathies.

### Signes et symptômes

Les principaux signes cliniques sont une distension des jugulaires qui peuvent être pulsatiles pendant la systole et un gros foie qui subit une expansion lors de la contraction du cœur. L'auscultation retrouve un souffle systolique maximum à la xiphoïde.

### Investigations

L'échographie cardiaque couplée au Doppler est l'examen le plus performant pour affirmer le diagnostic. L'électrocardiogramme peut retrouver une fibrillation auriculaire qui est assez fréquente.

### Évolution, complications et pronostic

En l'absence de traitement, l'évolution se fait vers une insuffisance cardiaque droite puis globale irréversible.

### Traitement et prévention

Dans les formes peu sévères, un traitement médical (régime sans sel, diurétiques, digitaliques, inhibiteurs de l'enzyme de conversion) suffit. Dans les autres cas, le traitement chirurgical s'impose (le plus souvent valvuloplastie). Dans la forme fonctionnelle, la prévention implique le traitement précoce des valvulopathies mitrales.

## INSUFFISANCE VENTRICULAIRE DROITE

### Définition et causes

Incapacité du ventricule droit à adapter son débit au retour du sang veineux périphérique. Les principales causes sont l'insuffisance respiratoire chronique, l'embolie pulmonaire, la péricardite, l'hypertension artérielle primitive, l'infarctus du ventricule droit et l'insuffisance ventriculaire gauche dans le cadre de l'insuffisance cardiaque globale.

### Épidémiologie

Isolée, elle est rare. Le plus souvent elle s'intègre dans un tableau d'insuffisance cardiaque globale.

### Signes et symptômes

Les principaux signes sont un reflux hépatojugulaire ou une turgescence jugulaire (dilatation des veines jugulaires spontanée ou lorsque l'on comprime le foie) avec un gros foie, douloureux, ainsi que des œdèmes blancs et mous au niveau des membres inférieurs. Il existe également une tachycardie et une diminution du volume des urines (oligurie).

### Investigations

L'échographie est l'examen diagnostic de choix (identification de la cause, mesure des pressions pulmonaires). L'électrocardiogramme montre des signes d'hypertrophie ventriculaire et auriculaire droite ainsi qu'un bloc de branche droit. La radiographie pulmonaire complète le bilan.

### Évolution, complications et pronostic

L'évolution est variable selon la cause. Elle est habituellement progressive, émaillée de poussées, plus ou moins rapprochées selon l'efficacité du traitement.

### Traitement

Le traitement symptomatique comprend le repos, un régime sans sel, les inhibiteurs de l'enzyme de conversion, les diurétiques et les digitaliques. Une cause éventuelle sera également traitée.

### Prévention et éducation

La prévention est celles des pathologies cardiovasculaires ischémiques et hypertensives. Le respect des règles hygiénodiététiques est indispensable pour éviter les décompensations aiguës : suivi d'un régime peu salé, pesée hebdomadaire (rétention hydrosodée). La prise de poids doit amener le patient à consulter rapidement un médecin.

## INSUFFISANCE VENTRICULAIRE GAUCHE

### Définition et causes

Incapacité du ventricule gauche à éjecter un volume de sang suffisant lors de la systole, due, le plus souvent, à un défaut de contraction et, plus rarement, à une hypertrophie du ventricule. Les principales causes sont l'hypertension, la maladie coronaire, les valvulopathies et les cardiomyopathies.

### Épidémiologie

C'est une des pathologies les plus fréquentes dans les pays développés chez les sujets d'âge mûr et les personnes âgées.

### Signes et symptômes

Les manifestations sont essentiellement respiratoires : dyspnée d'effort, dyspnée de décubitus, accès de dyspnée paroxystique nocturne pouvant aller jusqu'à l'œdème aigu du poumon (☞). L'auscultation pulmonaire retrouve une tachycardie et des râles crépitants d'intensité variable en fonction de la gravité du tableau. La classification de la New-York Heart Association (NHYA) côte la sévérité de l'insuffisance cardiaque :

- *stade I :* dyspnée pour des efforts importants inhabituels, aucune gêne dans la vie courante ;
- *stade II :* dyspnée à la marche rapide ou à la montée des escaliers (plus de 2 étages) ;
- *stade III :* dyspnée à la marche normale ou pour des efforts minimes ;
- *stade IV :* dyspnée permanente de repos.

### Investigations

L'échocardiographie permet une quantification de l'atteinte et renseigne sur son mécanisme. L'électrocardiogramme retrouve des signes d'hypertrophie ventriculaire gauche. La radiographie de poumon évalue les signes de surcharge pulmonaire (infiltration des bases). Les examens isotopiques et hémodynamiques sont également utiles.

### Évolution, complications et pronostic

L'évolution est émaillée de poussées aiguës (☞ Œdème aigu du poumon) favorisées par un écart du régime sans sel, une poussée hypertensive, l'arrêt des médicaments, les troubles du rythme auriculaire, une embolie pulmonaire… La mortalité est élevée, due, soit à une décompensation résistante au traitement, soit à une mort subite, le plus souvent par trouble du rythme.

### Traitement

Il repose sur les règles hygiénodiététiques (régime sans sel, perte de poids) et un traitement médicamenteux (dérivés nitrés, diurétiques, inhibiteurs de l'enzyme de conversion, digitaliques). La transplantation cardiaque peut être indiquée en cas d'insuffisance cardiaque très évoluée chez un sujet jeune.

### Prévention et éducation

La prévention est celles des pathologies cardiovasculaires ischémiques et hypertensives. Le respect des règles hygiénodiététiques est indispensable pour éviter les décompensations aiguës : suivi d'un régime peu salé, pesée quotidienne, surveillance de l'apparition d'œdèmes. La prise de poids, une difficulté à respirer en position allongée doivent amener le patient à consulter rapidement un médecin.

## INSUFFISANCE VERTÉBROBASILAIRE

Déficit circulatoire dans le territoire des artères vertébrales et du tronc basilaire, dû à des lésions athéromateuses. Les manifestations sont transitoires et récidivantes, parfois déclenchées par l'effort ou des changements de position : céphalées postérieures, perte d'équilibre, dérobement des jambes, troubles visuels, épisodes de somnolence ou d'amnésie… L'évolution peut se faire vers la chronicité. Un accident ischémique par thrombose est possible.

## INSULINOME

### Définition et causes

Tumeur des cellules β des îlots de Langerhans du pancréas produisant de l'insuline.

### Épidémiologie

La prévalence est de 0,8 par million, avec un âge privilégié d'apparition entre 50 et 70 ans.

### Signes et symptômes

La triade de Whipple associe malaise hypoglycémique, hypoglycémies à jeun répétées et réversibilité des troubles avec des apports sucrés. Les malaises à jeun ou à l'effort ont parfois une présentation d'allure neuropsychiatrique.

Des malaises hypoglycémiques répétés doivent déclencher un bilan à la recherche d'une tumeur de ce type.

### Investigations

Une épreuve de jeûne est indiquée. On retrouve une insulinémie à jeun élevée avec une glycémie basse; la pro-insuline et le peptide C sanguins sont élevés. L'échographie et le scanner essayent de localiser la tumeur.

### Évolution, complications et pronostic

Il existe un risque de séquelles neurologiques en cas d'hypoglycémies répétées.

### Traitement

Il consiste en l'exérèse chirurgicale de la tumeur. En cas d'échec ou de métastases, on utilisera la chimiothérapie.

## INTERRUPTION VOLONTAIRE DE GROSSESSE (IVG)

### Définition et causes

Interruption d'une grossesse autorisée par la loi de 1975, modifiée en 2001, avant la 12e semaine de grossesse (ou la 14e semaine d'aménorrhée), effectuée par un médecin dans un établissement agréé ou par un médecin de ville ayant passé convention avec un établissement agréé. Les mineures ne désirant pas informer leurs parents peuvent se faire assister d'une personne majeure de leur choix. Cette légalisation a permis de diminuer la mortalité et la morbidité, autrefois très importante, des avortements clandestins.

### Épidémiologie

Environ 200 000 IVG sont pratiquées en France chaque année, soit environ 25 pour 100 naissances.

### Procédure légale

Lors d'une première consultation médicale, la femme est informée de la possibilité de rencontrer une conseillère conjugale avant ou après l'IVG (cette procédure est obligatoire pour les mineures). L'IVG ne peut être pratiquée qu'après un délai légal d'au moins une semaine, sauf cas d'urgence.

### Méthodes

L'aspiration sous anesthésie générale reste la plus employée (une anesthésie locale est toutefois possible). Avant 7 semaines d'aménorrhée (dans certains cas, ce délai peut être porté à 9 SA), l'IVG médicamenteuse est possible avec la mifépristone (RU 486 ou Mifégyne®) sans hospitalisation systématique.

### Complications

Immédiates, ce sont les hémorragies, les perforations utérines et les accidents anesthésiques; retardées, ce sont les échecs, la rétention placentaire, les infections et la stérilité.

## INTERTRIGO DES ORTEILS ou (☞) Pied d'athlète

## INTOLÉRANCE AUX HYDRATES DE CARBONE ou Malabsorption des glucides

### Définition et causes

Incapacité à digérer les glucides par suite de l'absence d'un ou plusieurs enzymes. La plus fréquente est le déficit en lactase (les autres sont beaucoup plus rares).

### Épidémiologie

Il existe une diminution normale de l'activité lactasique à partir du sevrage chez toutes les populations (75 % des adultes), sauf chez les Blancs du Nord où elle persiste chez 60 à 90 % des individus du fait d'une mutation régulatrice de caractère dominant.

### Signes et symptômes

Chez l'enfant, on constate une diarrhée et l'absence de prise de poids. Chez l'adulte, la symptomatologie est mineure avec des flatulences, des nausées, une diarrhée lors de l'absorption de lactose.

### Investigations

Les selles acides sont acides. On a recours au test de tolérance au lactose et au test respiratoire à l'hydrogène.

### Évolution, complications et pronostic

Dans deux tiers des cas, le régime sans lactose donne de bons résultats. Dans les autres cas, on constate un syndrome de l'intestin irritable ou colopathie fonctionnelle.

### Traitement

Il associe un régime sans ou appauvri en lactose et une supplémentation calcique.

## INTOLÉRANCE AU FRUCTOSE

### Définition et causes

Maladie héréditaire, de transmission autosomique récessive, due au déficit d'un enzyme (fructose-1-phosphate aldolase) intervenant dans le métabolisme du fructose.

### Épidémiologie

Rare.

### Signes et symptômes

Les enfants deviennent symptomatiques lors de la diversification de l'alimentation (fructose dans les fruits, le miel ou certains légumes). Les signes habituels sont des vomissements, une anorexie, une apathie, des malaises, un retard staturo-pondéral et un gros foie.

### Investigations

Le diagnostic est assuré par le dosage enzymatique sur une biopsie hépatique. Le bilan sanguin peut montrer une hypoglycémie après les repas, une hypophosphatémie, une hyperlactacidémie, une hyperuricémie, des troubles de la coagulation et des fonctions hépatiques.

### Évolution, complications et pronostic

L'ingestion forcée de fructose peut entraîner une insuffisance hépatique sévère avec un syndrome hémorragique et un ictère. Une atteinte rénale est également possible.

### Traitement

L'éviction complète du fructose, du sorbitol et du saccharose entraîne une disparition des signes en quelques jours. Ce traitement doit être poursuivi à vie.

## INTOLÉRANCE AU LACTOSE

(☞) Intolérance aux hydrates de carbone

## INTOLÉRANCE AUX PROTÉINES DU LAIT DE VACHE

### Définition et causes

Accidents allergiques survenant lors de l'introduction du lait de vache dans l'alimentation. Le mécanisme n'est pas complètement élucidé : un facteur génétique est sûrement en cause. Des intolérances à d'autres protéines (soja, riz, blé, œuf, viande, poisson) sont souvent associées.

### Épidémiologie

Sa fréquence est d'environ 0,5 % des naissances.

### Signes et symptômes

Le tableau peut être aigu avec un état de choc. Dans la majorité des cas, il existe un simple accès de pâleur avec tachycardie, vomissements et diarrhée. Une forme subaiguë associant diarrhée et vomissements chroniques, associés à un syndrome de malabsorption avec chute du poids est également possible.

### Investigations

Les différents examens montrent des signes de malabsorption non spécifiques (hypoprotidémie, atrophie villositaire à la biopsie de l'intestin grêle). Le seul examen fiable est l'épreuve de réintroduction qui se fait en milieu hospitalier.

### Évolution, complications et pronostic

La suppression du lait de vache entraîne la guérison. Le caractère de l'intolérance est transitoire, avec une durée moyenne de 6 à 10 mois.

### Traitement et prévention

Outre la suppression du lait de vache, il est nécessaire d'éliminer les protéines fortement antigéniques (soja, riz, viande de bœuf, œuf, poisson) et de n'introduire le gluten (céréales) que vers l'âge de un an. Le lait de femme et les aliments de substitution seront utilisés initialement, puis l'alimentation sera progressivement diversifiée avec la réintroduction du lait de vache en dernier, très progressivement et sous contrôle médical.

En cas d'antécédents familiaux, la meilleure prévention est l'allaitement maternel pendant au moins 3 mois, avec un sevrage très progressif.

## INVAGINATION INTESTINALE AIGUË DU NOURRISSON

### Définition et causes

Pénétration d'un segment intestinal d'amont dans la lumière du segment intestinal d'aval (en doigt de gant), le plus souvent au niveau de l'iléon terminal qui s'engage dans la lumière du côlon ascendant et dont la conséquence est une occlusion. Dans 90 % des cas, aucune cause n'est retrouvée.

### Épidémiologie

Il s'agit d'un enfant de 3 mois à 3 ans dans 90 % des cas (dont 60 % avant 1 an), avec une très nette prédominance de garçons.

### Signes et symptômes

Association de douleurs abdominales, de vomissements et de rectorragies (émission de sang par l'anus). La palpation recherche le boudin d'invagination (masse constituée par les anses invaginées).

### Investigations

L'échographie montre l'image du boudin d'invagination.

### Évolution, complications et pronostic

En l'absence de traitement, s'installe un tableau d'occlusion grave avec déshydratation, nécrose intestinale et perforation avec péritonite. Le pronostic est lié à la précocité du diagnostic.

### Traitement

Le lavement baryté refoule le boudin et entraîne la désinvagination (90 % de succès). En cas de contre-indication ou d'échec, on aura recours à la chirurgie.

> **✔ Soins et surveillance**
>
> Il faut prévenir les parents du risque de récidive (10 à 15 % après lavement). Les parents seront informés des signes et symptômes auxquels ils doivent être attentifs : diminution de la fréquence des selles puis absence de selles, vomissements, douleurs abdominales et émission de sang par l'anus. La fréquence des selles et leur aspect doivent être consignés dans un carnet.

## IRITIS ET IRIDOCYCLITE

### Définition et causes

Inflammation de l'iris (iritis) ou de l'iris et du corps ciliaire (iridocyclite) qui forment l'uvée antérieure (uvéite antérieure). Elle survient soit dans le cadre d'une infection locale (dentaire ou ORL), soit dans le cadre d'une maladie systémique, surtout rhumatismale ; mais le plus souvent, aucune cause n'est retrouvée.

### Épidémiologie

C'est une affection assez fréquente.

### Signes et symptômes

L'œil est rouge et douloureux, avec un flou ou une baisse de l'activité visuelle, accompagnés d'une photophobie (sensation douloureuse à la lumière) et d'un myosis.

### Investigations

L'examen à la lampe à fente permet le diagnostic.

### Évolution, complications et pronostic

En l'absence de traitement et de récidive, des séquelles sont possibles (glaucome, cataracte…).

### Traitement et prévention

Il associe les anti-inflammatoires et la dilatation de la pupille (mydriatiques) ainsi que sur le traitement de la cause éventuelle.
Tout œil rouge douloureux nécessite un examen ophtalmologique.

## ISCHÉMIE AIGUË DES MEMBRES INFÉRIEURS

### Définition et causes

Occlusion brutale d'une artère d'un membre entraînant un arrêt de sa vascularisation. Les deux causes principales sont les embolies, le plus souvent d'origine cardiaque (troubles du rythme, cardiopathie ischémique, valvulopathies…), et les thromboses athéromateuses.

### Épidémiologie

C'est une affection assez fréquente, en particulier chez le sujet âgé.

### Signes et symptômes

Association d'une douleur brutale, d'une impotence fonctionnelle plus ou moins marquée, d'une pâleur du membre avec disparition des pouls en aval de l'occlusion.

### Investigations

Le doppler permet le diagnostic. L'artériographie est utilisée en cas de doute.

### Évolution, complications et pronostic

En l'absence de traitement, le pronostic vital peut être engagé ainsi que le pronostic fonctionnel du fait du risque d'amputation. Le pronostic dépend de la rapidité du traitement.

### Traitement et prévention

L'association d'héparine, d'antalgiques et éventuellement de vasodilatateurs est indiquée en attendant la revascularisation qui est la base du traitement (thrombolyse in situ, thrombo-aspiration et angioplastie, embolectomie chirurgicale, pontage).
La prévention associe l'élimination des facteurs de risque de l'athérosclérose et l'anticoagulation dans les cardiopathies emboligènes.

### ✔ Soins et surveillance

Les soins consistent en l'administration de l'héparine à la seringue électrique.
La surveillance porte sur la mesure à intervalle régulier de l'intensité de la douleur au niveau du membre inférieur. La douleur doit diminuer sous l'effet des antalgiques. Si la morphine est utilisée, la fréquence respiratoire doit être surveillée. L'apparition de troubles sensitifs et/ou moteurs signe une aggravation de l'ischémie.

## ISOSPOROSE

Complication infectieuse du SIDA due à un parasite digestif, *Isospora belli*. Elle se manifeste par une diarrhée chronique. Le diagnostic est confirmé par l'examen parasitologique des selles. Le traitement utilise l'association triméthoprime-sulfaméthoxazole (Bactrim®) qui doit être poursuivi à dose réduite en prévention, après la guérison.

## IVRESSE IDIOSYNCRASIQUE

Ivresse caractérisée par des modifications importantes du comportement (agressivité…) apparaissant dans les minutes qui suivent l'ingestion d'une quantité d'alcool insuffisante pour induire une intoxication chez la plupart des gens.

# IVRESSE PATHOLOGIQUE

## Définition et causes

Intoxication éthylique aiguë accompagnée de troubles d'allure psychiatrique.

## Épidémiologie

Elle est relativement rare et touche des sujets alcoolo-dépendants.

## Signes et symptômes

On distingue classiquement trois variétés :

- **L'ivresse excito-motrice** avec une agitation extrême, une agressivité et des troubles majeurs du comportement pouvant être à l'origine de délits, souvent graves.
- **L'ivresse hallucinatoire** avec des hallucinations auditives et visuelles contre lesquelles le sujet peut se défendre avec violence.
- **L'ivresse délirante** avec une autodénonciation délirante (risque de suicide), une mégalomanie, une jalousie et un sentiment de persécution (risque de geste agressif).

## Investigations

L'alcoolémie est élevée à la phase initiale.

## Évolution, complications et pronostic

L'évolution est longue (plusieurs jours) et se termine par un coma et une amnésie post-critiques. Il existe une tendance à la récidive sur le même mode. Les principales complications sont les actes auto- ou hétéro-agressifs.

## Traitement

L'hospitalisation est nécessaire, si besoin sous contrainte et en chambre d'isolement. La sédation utilise les benzodiazépines (clorazépate dipotassique = Tranxène®), les carbamates (méprobamate = Équanil®) ou les neuroleptiques (halopéridol = Haldol®, loxapine = Loxapac®...).

## Prévention

Le sevrage peut être facilité par une prise en charge par des équipes spécialisées (CCAA = Centre de Cure Ambulatoire en Alcoologie) et le soutien d'associations d'anciens alcooliques.

# J

## JAMBES SANS REPOS (SYNDROME DES)

Syndrome assez fréquent, qui touche surtout les femmes, caractérisé par une sensation désagréable indéfinissable, exaspérante au niveau des membres inférieurs qui crée un irrésistible besoin de bouger les jambes. Il peut apparaître en position assise mais il survient fréquemment au lit et peut être une cause d'insomnie. L'évolution se fait souvent par poussées entrecoupées de rémission et n'a aucune gravité. Le traitement fait appel aux vasodilatateurs et au port de bas ou de collant de contention.

## JONCTION PYÉLO-URÉTÉRALE (SYNDROME DE LA)

### Définition et causes

Malformation urinaire congénitale caractérisée par une anomalie de l'abouchement des cavités rénales dans l'uretère qui entraîne une mauvaise évacuation de l'urine.

### Épidémiologie

Ce syndrome représente 40 % des malformations de l'appareil urinaire. Il est bilatéral dans 15 % des cas.

### Signes et symptômes

Il peut être découvert à l'échographie dès la 30e semaine par une dilatation des cavités pyélocalicielles. Chez le nourrisson, il peut être révélé par une masse abdominale, une infection urinaire sévère. Chez l'adulte, la découverte est liée à une douleur lombaire à type de colique néphrétique ou intermittente, ou bien à une complication.

### Investigations

L'échographie montre une dilatation des cavités pyélocalicielles. L'urographie intraveineuse permet le diagnostic.

### Évolution, complications et pronostic

Les principales complications sont une infection (pyélonéphrite), un calcul qui peut entraîner des coliques néphrétiques ou une hématurie, une destruction du rein en amont en cas de retard au diagnostic et une insuffisance rénale en cas d'obstacle bilatéral.

### Traitement

Le traitement est chirurgical par résection de la zone pathologique. Une ablation du rein (néphrectomie) est nécessaire en cas de destruction rénale.

### Surveillance et éducation

Elle repose sur la mesure de la diurèse, l'aspect des urines (à la recherche d'une hématurie), un examen cytobactériologique des urines en cas d'apparition d'une fièvre inexpliquée. En cas de fièvre, il est conseillé au patient d'utiliser des bandelettes réactives qui permettent à domicile de détecter dans l'urine la présence de leucocytes et de nitrites (indices d'infection urinaire), puis de consulter un médecin.

# K

## KAHLER (MALADIE DE) ou (☞) Myélome multiple

## KALA-AZAR ou (☞) Leishmaniose viscérale

## KAPOSI (MALADIE DE)

### Définition et causes

Maladie caractérisée par des tumeurs vasculaires dont la cause semble être l'herpèsvirus humain de type 8.

### Épidémiologie

On distingue :
1. la forme classique, rare, non associée au sida, survenant chez les personnes âgées ;
2. la forme endémique présente en Afrique ;
3. la forme épidémique, touchant les sidéens, principalement les homosexuels ;
4. la forme après transplantation (immunosuppression iatrogénique).

### Signes et symptômes

Les lésions sont des plaques rouges, violacées. Elles sont associées à des nodules, parfois ulcérés, qui débutent au niveau des jambes dans la forme classique et sur la partie haute du corps en cas d'immunodépression. Il existe plus souvent des lésions infiltrantes agressives et une atteinte viscérale dans la forme africaine.

### Investigations

La biopsie permet le diagnostic.

### Évolution, complications et pronostic

Dans la forme classique l'évolution est lente sur plusieurs années. Dans le sida, elle est rarement la cause du décès. Certaines formes africaines sont très agressives et entraînent un décès rapide.

### Traitement

Les lésions superficielles, peu évolutives sont traitées localement (électrocoagulation, cryothérapie…). Dans le sida, le traitement antirétroviral contrôlant l'infection VIH permet des réponses complètes ou partielles de la maladie de Kaposi. En cas d'inefficacité, on aura recours à la chimiothérapie.
Le patient peut souffrir d'une altération de son image corporelle du fait de la présence des lésions en particulier au niveau du visage. Cette source de souffrance doit être identifiée, accompagnée (écoute, réconfort) et éventuellement une prise en charge thérapeutique peut être proposée au patient (soutien psychologique, médicaments, …).

## KAPOSI-JULIUSBERG (☞) Dermatite atopique

## KAWASAKI (MALADIE DE)

### Définition et causes

Maladie aiguë fébrile de l'enfant de moins de 5 ans appelée également syndrome lymphonodulaire cutanéo-muqueux. Elle est de cause inconnue.

### Épidémiologie

Elle est rare mais reste la première cause de cardiopathie acquise de l'enfant. Il existe une légère prédominance masculine avec un pic de fréquence vers 18 mois.

### Signes et symptômes

Elle débute par une fièvre résistante au traitement, puis apparaît une conjonctivite bilatérale associée à un exanthème (rougeur cutanée sur le tronc et évoluant par poussées), un érythème (rougeur disparaissant à la pression) palmoplantaire douloureux avec une desquamation fine vers le 10e jour, une stomatite avec langue framboisée et des adénopathies cervicales. Il existe une myocardite et une péricardite en général asymptomatiques dans les deux tiers des cas ainsi que des anévrismes coronariens multiples dans 15 % des cas.

### Investigations

Il existe un syndrome inflammatoire (augmentation de la vitesse de sédimentation et de la protéine C-réactive), une hyperleucocytose et une thrombocytose. L'examen essentiel est l'échographie cardiaque.

### Évolution, complications et pronostic

La guérison est habituelle en quelques semaines. Le traitement doit être débuté le plus rapidement possible pour limiter le risque d'atteinte cardiaque. Il existe cependant 1 à 2 % de mortalité liée aux complications cardiaques.

### Traitement et prévention

Il associe les immunoglobulines (prévention des atteintes coronariennes) et l'aspirine.
Une surveillance particulière est nécessaire car le risque coronarien à l'âge adulte est réel en cas d'anévrismes.

## KÉRATITE

### Définition et causes

Affection inflammatoire et/ou dégénérative de la cornée, s'accompagnant ou non d'ulcérations. Les causes sont infectieuses (virus et en particulier l'herpès, bactéries, champignons et amibes chez les porteurs de lentilles de contact), traumatiques (lumière trop vive, arc à souder...), la sécheresse oculaire (syndrome de Gougerot-Sjögren...), le zona ophtalmique ou des affections allergiques.

### Épidémiologie

C'est une affection fréquente du fait de la multiplicité de ses causes.

### Signes et symptômes

L'œil est rouge, douloureux, avec ou sans baisse de l'acuité visuelle. Il existe un larmoiement et parfois une photophobie (sensation douloureuse à la lumière).

### Investigations

L'instillation de fluorescéine permet de rechercher des ulcérations à la lampe à fente qui peuvent orienter vers une cause particulière (ulcérations en carte de géographie dans l'herpès). Des prélèvements locaux rechercheront l'agent infectieux.

### Évolution, complications et pronostic

Des lésions cornéennes graves et définitives sont possibles. Dans ce cas, une greffe de cornée peut être indiquée.

### Traitement

Dans tous les cas, on utilisera des collyres cicatrisants, des pansements occlusifs et des antalgiques par voie générale. L'antibiothérapie initiale à large spectre sera adaptée en fonction de l'antibiogramme. L'herpès nécessite un traitement antiviral, local sous forme de pommade dans les formes simples, et général dans les formes graves (aciclovir = Zovirax®).

### ✔ Soins, surveillance et éducation

Les corticoïdes sont formellement contre-indiqués en cas de cause virale. Un traitement précoce adapté à la cause est indispensable pour éviter les complications.

Avant l'administration du collyre, nettoyer toute trace de dépôt et d'écoulement avec du sérum physiologique autour de l'œil puis de la commissure interne de la paupière vers la commissure externe. Instiller le collyre dans le sac conjonctival puis appliquer un pansement occlusif.
L'apprentissage du patient ou de son entourage porte sur le respect des règles d'hygiène pour le nettoyage de l'œil et sur l'instillation du collyre, ainsi que sur ses modalités de conservation.

## KÉRATOCÔNE

Anomalie du développement (dystrophie) de la cornée, survenant entre 10 et 20 ans. Elle est caractérisée par une déformation en forme de cône et se manifeste par un trouble de la vision qui augmente progressivement. En l'absence de traitement, la cornée s'amincit et il existe un risque de perforation. Le traitement utilise initialement des lentilles de contact et à un stade plus avancé, la greffe de cornée.

## KÉRATOMALACIE ou Xérophtalmie

Sécheresse de la cornée qui devient floue et s'abrase progressivement. Il s'agit de la première cause de cécité chez le jeune enfant dans la plupart des pays en développement. Cette affection est due à une malnutrition avec une carence en vitamine A. Les ulcères cornéens avec des surinfections sont fréquents. Le traitement et la prévention utilisent l'administration de vitamine A.

## KÉRATOSE SÉBORRHÉIQUE

### Définition et causes

Lésions épithéliales superficielles pigmentées, volontiers multiples et siégeant le plus souvent sur le tronc et le visage. La cause est inconnue.

### Épidémiologie

Elle est très fréquente après 40 ans.

### Signes et symptômes

Papules de couleur brunâtre à la surface mamelonnée ou verruqueuse, parsemées d'orifices obstrués par des bouchons de kératine.

### Évolution, complications et pronostic

Elle est toujours bénigne et d'évolution indéfinie. Une irritation et des démangeaisons sont possibles.

### Traitement

Aucun traitement n'est nécessaire sauf en cas de préjudice esthétique, de prurit ou de doute sur un mélanome, auquel cas on utilise l'électrocoagulation ou la cryothérapie.

## KÉRATOSE SÉNILE

Il s'agit du même type de lésions que celles de la kératose solaire ou actinique (☞) qui apparaissent chez de nombreuses personnes au cours du vieillissement, notamment sous la forme de taches brunes bien visibles au niveau des mains.

## KÉRATOSE SOLAIRE OU ACTINIQUE

### Définition et causes

Lésion cutanée précancéreuse la plus fréquente dont la cause est l'exposition solaire (rayons UV).

### Épidémiologie

Très fréquente.

### Signes et symptômes

Les lésions se développent sur les zones exposées au soleil (front, cou, oreilles, dos des mains…). Elles débutent par des taches jaunes ou brunes, planes, recouvertes d'un enduit gris, rugueux, sec et très adhérent. Leur taille initiale est souvent inférieure à 1 cm mais elles peuvent ensuite confluer.

### Investigations

L'examen histologique n'est nécessaire qu'en cas de doute avec une lésion cancéreuse.

### Évolution, complications et pronostic

10 à 20 % des malades non traités développent un cancer (en cas de prise en charge précoce, le risque de métastases est faible).

### Traitement

La cryothérapie permet d'obtenir un taux de guérison de près de 100 %.

### Prévention et éducation

La photoprotection solaire est essentielle : vêtements à manches et jambes longues, chapeau, mise à l'ombre… et utilisation d'écrans solaires. Une surveillance annuelle des lésions est nécessaire pour dépister une éventuelle cancérisation.

## KLINEFELTER (SYNDROME DE)

### Définition et causes

Anomalie chromosomique avec un caryotype 47 XXY.

### Épidémiologie

Il touche 1 naissance pour 1 000 chez le garçon.

### Signes et symptômes

Les signes évocateurs sont une grande taille disproportionnée (membres inférieurs trop longs), de petits testicules avec une verge normale, une gynécomastie (hypertrophie des seins), des troubles comportementaux avec un retard mental.

### Investigations

Le caryotype permet le diagnostic.

### Évolution, complications et pronostic

Il existe une stérilité avec azoospermie (absence de spermatozoïdes par développement anormal des tubes séminifères).

### Traitement

Il consiste en l'administration d'androgènes (par ex. testostérone), mais la stérilité est définitive.

## KORSAKOFF (SYNDROME DE)

### Définition et causes

Affection neurologique chronique survenant chez les éthyliques chroniques qui apparaît après un ou plusieurs accès de delirium tremens (☞) ou un encéphalopathie de Gayet-Wernicke (☞). Une des causes est vraisemblablement la carence chronique en vitamine B1 induite par l'alcoolisme.

### Épidémiologie

Rare.

### Signes et symptômes

Les troubles de la mémoire récente (incapacité à mémoriser des faits récents) sont prédominants, alors que celle des faits plus anciens est mieux conservée. Il existe également une désorientation, une fabulation (invente une histoire sur son vécu récent) et des fausses reconnaissances.

### Investigations

Le diagnostic est essentiellement clinique. L'IRM peut montrer des lésions cérébrales évocatrices.

### Évolution, complications et pronostic

L'évolution est chronique. Un traitement par la vitamine B1 peut parfois apporter une amélioration partielle.

### Traitement et prévention

Initialement un traitement par vitamine B1 est institué. Une prise en charge psychiatrique est nécessaire avec parfois une hospitalisation en milieu spécialisé.
Au-delà du sevrage alcoolique définitif, la prévention secondaire à recours à l'apport systématique et continu de vitamines de groupe B aux alcooliques chroniques.

## KURU

Maladie neurologique progressive due à un prion (protéine anormale s'accumulant dans les neurones) qui n'est présente qu'en Nouvelle-Guinée. Endémique jusqu'en 1960, elle était vraisemblablement favorisée par les pratiques cannibales ; aujourd'hui, moins de 10 cas annuels sont rapportés. Le décès survient 3 à 12 mois après le début de la maladie.

## KWASHIORKOR

Malnutrition chronique avec un déficit protéique prédominant. Le tableau associe des œdèmes prédominant aux pieds et aux mains, un amaigrissement, des lésions cutanées, une hépatomégalie, une hypoalbuminémie et un retard de croissance. La rééquilibration sera très progressive pour éviter les complications qui entraînent une mortalité importante.

## KYSTE APICAL

Transformation kystique d'un granulome apical (☞) dentaire par nécrose et formation d'une membrane. Le kyste est quiescent et ne se manifeste qu'en cas de surinfection ou lorsqu'il entraîne une déformation. La radiographie permet le diagnostic. Le traitement comprend l'énucléation de la poche kystique avec ou sans conservation de la dent, en fonction de son état.

## KYSTE HYDATIQUE ou (☞) Hydatidose

## KYSTE SIMPLE DU FOIE ou Kyste biliaire

### Définition et causes

Tumeur bénigne du foie constituée d'une cavité unique contenant un liquide séreux. Le kyste ne communique pas avec les voies biliaires. Dans la moitié des cas, il est unique et dans l'autre moitié, il y a plusieurs kystes. La cause supposée est la présence de petites malformations congénitales des voies biliaires intrahépatiques.

### Épidémiologie

Il est fréquent avec une prévalence dans la population générale de 3 à 4 % et une légère prépondérance féminine.

### Signes et symptômes

Dans la majorité des cas, le kyste est asymptomatique. Les kystes volumineux peuvent entraîner des douleurs et être palpables.

### Investigations

L'échographie permet le diagnostic.

### Évolution, complications et pronostic

Les complications sont rares : hémorragie intrakystique, rupture intrapéritonéale, infection, compression des voies biliaires…

### Traitement

Un geste chirurgical ne s'impose qu'en cas de kyste volumineux et symptomatique.

## KYSTES OSSEUX

Tumeurs bénignes rares des os. Les différentes formes sont :

1. Le **kyste solitaire** qui s'observe dans la seconde enfance et touche surtout le fémur et l'humérus. Il se révèle souvent par une fracture spontanée.
2. Le **kyste anévrismal**, constitué de lacs sanguins, qui s'observe chez l'enfant et l'adolescent et se développe souvent à la suite d'un traumatisme.
3. Le **kyste synovial**, cavité intra-osseuse remplie d'une matière gélatineuse, qui se situe le plus souvent au niveau du poignet ou du genou et qui se manifeste en général vers 40 ans.

4. Le **kyste épidermoïde**, caractérisé par le développement intra-osseux d'îlot d'épithélium, qui siège au niveau de la voûte du crâne ou de la troisième phalange d'un doigt.

L'ensemble de ces tumeurs se guérit essentiellement par curetage chirurgical.

## KYSTE DE L'OVAIRE

### Définition et causes

Tumeur bénigne de l'ovaire, partiellement liquidienne. Il peut s'agir de kystes muqueux (multiples, les plus fréquents), séreux (contenant un liquide clair) ou dermoïdes (composés de résidus embryonnaires).

### Épidémiologie

Fréquent. Il se rencontre à tout âge mais est plus fréquent chez la femme jeune.

### Signes et symptômes

Les signes les plus fréquents sont des troubles des règles et des douleurs pelviennes. Parfois, il s'agit de la découverte d'une masse à l'examen gynécologique.

### Investigations

L'échographie permet le diagnostic.

### Évolution, complications et pronostic

L'évolution peut être émaillée d'accidents (torsion, hémorragie, rupture) qui peuvent entraîner un tableau d'abdomen chirurgical. La dégénérescence cancéreuse est la complication la plus redoutable.

### Traitement

Le traitement est chirurgical, le plus souvent par voie cœlioscopique. Chez la femme jeune, il sera conservateur (kystectomie), par contre, après la ménopause, il sera plus radical (ovariectomie).

## KYSTE SYNOVIAL

### Définition et causes

Tuméfaction péri-articulaire constituée d'une hernie de la membrane synoviale qui contient une substance gélatineuse dérivée du liquide synovial. La formation du kyste est due à une dégénérescence du tissu conjonctif juxta-articulaire dont l'origine est inconnue. Les localisations préférentielles sont le dos du poignet et le creux poplité au niveau du genou.

### Épidémiologie

Très fréquent. L'âge de prédilection est se situe entre 30 et 50 ans.

### Signes et symptômes

Il s'agit d'une tuméfaction sous-cutanée, arrondie, molle, élastique, parfois dure, qui fait saillie. En général, la gêne est légère mais des poussées inflammatoires douloureuses sont possibles.

### Évolution, complications et pronostic

Le kyste peu grossir et devenir douloureux et gênant. La résorption spontanée est rare. La principale complication est la rupture spontanée ou post-traumatique. Les récidives sont fréquentes après traitement.

### Traitement

Le seul traitement efficace est l'exérèse chirurgicale.

# L

## LABYRINTHITE

Inflammation du labyrinthe au niveau de l'oreille interne. Elle peut être d'origine virale ou bactérienne. La labyrinthite suppurée, souvent secondaire à une otite moyenne aiguë ou à une méningite purulente, est caractérisée par de violents vertiges, avec une surdité complète et parfois une paralysie faciale. Dans ce cas, le traitement associe chirurgie (drainage du labyrinthe) et antibiotiques. La surdité est définitive.

## LAMBLIASE ou (☞) Giardiase

## LANGUE NOIRE VILLEUSE

Inflammation de la langue (☞ Glossite) caractérisée par un allongement et une coloration noire de papilles. Les facteurs favorisants sont l'utilisation prolongée d'antiseptiques locaux, une antibiothérapie récente, une irritation chronique (tabac…). La suppression de la cause et l'application locale de trétinoïne (Aberel®), complétées par des brossages quotidiens du dos de la langue permettent en général la régression des signes.

## LA PEYRONIE (MALADIE DE)

Plaque de fibrose au niveau du corps caverneux du pénis qui se rencontre de manière non exceptionnelle chez l'homme adulte. Cette plaque entraîne souvent des douleurs et une courbure de la verge en érection qui peut parfois empêcher la pénétration vaginale. Le traitement utilise les corticoïdes locaux ou la chirurgie.

## LARVA MIGRANS CUTANÉE ou « Larbish »

### Définition et causes

Éruption cutanée due à des larves d'ankylostomes de chien et de chat (*Ancylostoma caninum* et *Ancylostoma brasiliense*) qui pénètrent par la peau à partir de la terre souillée (marche pieds nus sur les plages).

### Épidémiologie

La diffusion est large en zone tropicale, avec une recrudescence pendant la période des pluies.

### Signes et symptômes

L'infestation se manifeste par un prurit, un érythème et une éruption papulo-vésiculeuse (vésicules surélevées). Puis 2 à 4 jours plus tard, apparaît un sillon sinueux, très prurigineux, progressant de quelques centimètres par jour de façon irrégulière. Les lésions sont uniques ou multiples siégeant au point de contact avec le sol.

### Investigations

Elles sont inutiles.

### Évolution, complications et pronostic

L'évolution se fait vers la mort spontanée de la larve en 2 à 8 semaines. La principale complication est la surinfection des lésions de grattage.

### Traitement

Il repose sur le thiabendazole (Mintézol®) par voie générale ou locale et des antiprurigineux locaux (par ex. crotamiton = Eurax®).

### Prévention et éducation

Il faut éviter de marcher pieds nus, notamment sur les plages infestées.

## LARVA MIGRANS VISCÉRALE

Syndrome dû à des larves d'helminthes (vers) qui ne peuvent effectuer leur cycle complet chez l'homme (impasse parasitaire) et qui migrent dans les différents organes. Il en existe trois types : la **toxocarose** (☞), l'**angiostrongylose** (☞) et l'**anisakiase** (☞).

## LARYNGITE AIGUË DE L'ENFANT

### Définition et causes

Inflammation aiguë de la muqueuse laryngée due le plus souvent à une infection virale. On distingue :

1. la forme sous-glottique (en dessous des cordes vocales) ou laryngite œdémateuse, la plus fréquente ;
2. la forme sus-glottique ou épiglottite (☞) ;
3. la forme striduleuse (☞).

### Épidémiologie

La laryngite œdémateuse est très fréquente chez l'enfant de 1 à 6 ans et se manifeste le plus souvent dans le cadre d'épidémies hivernales.

### Signes et symptômes

Au décours d'une rhinopharyngite, apparaît souvent la nuit, une gêne respiratoire à l'inspiration avec un tirage (dépression de la paroi thoracique) et un cornage (sifflement à l'inspiration) que l'on appelle une dyspnée laryngée. Le cri et la toux sont rauques, l'expiration est libre.

### Investigations

Le diagnostic est clinique.

### Évolution, complications et pronostic

L'évolution vers une forme grave est toujours possible avec une détresse respiratoire nécessitant une intubation, voire une trachéotomie d'urgence.

### Traitement

Il associe les corticoïdes (per os ou par voie injectable) et l'humidification de l'air (initialement faire couler de l'eau chaude dans la salle de bain pour dégager de la vapeur, puis aérosols). En l'absence d'amélioration l'hospitalisation s'impose.

### Éducation

On apprendra aux parents à surveiller l'état respiratoire de l'enfant (régularité du rythme respiratoire, coloration rosée du visage et des ongles) et, en cas d'apparition de signes de gravité (respiration rapide et superficielle, cyanose, rythme respiratoire irrégulier, sueurs, agitation), à recourir en urgence à un avis médical.

## LARYNGITE CHRONIQUE

### Définition et causes

Inflammation chronique affectant le larynx et notamment les cordes vocales. Les facteurs favorisants sont le tabac, le climat (métiers au grand air…) ou le surmenage vocal (enseignants…).

### Épidémiologie

Très fréquente.

### Signes et symptômes

L'altération chronique de la voix (enrouement) est le signe capital. Elle peut être accompagnée de toux et de sensations de gêne au niveau de la gorge.

### Investigations

La laryngoscopie avec d'éventuelles biopsies pour éliminer des lésions cancéreuses permet le diagnostic.

### Évolution, complications et pronostic

Au-delà de la chronicité qui peut entraîner des répercussions socioprofessionnelles, la principale complication est l'évolution cancéreuse.

### Traitement

L'arrêt du tabac et le repos vocal sont les premières mesures. Dans certains cas, le laser et la microchirurgie sur les cordes vocales sont utiles.

## LARYNGITE STRIDULEUSE

Forme particulière de laryngite où l'œdème est localisé au niveau de la partie basse du pharynx. Le début est brutal, nocturne, associant quinte de toux suivies d'accès de suffocation et d'une grande dyspnée inspiratoire avec cornage (sifflement). Ces épisodes surviennent souvent dans le cadre d'une rhinopharyngite et sont généralement de courte durée. Le traitement repose sur l'humidification de l'atmosphère, les corticoïdes et la désinfection rhinopharyngée.

## LARYNGOCÈLE

Hernie de la muqueuse laryngée. Elle peut être congénitale, apparaissant chez le sujet jeune et favorisée par une toux chronique ou l'utilisation d'instruments à vent (trompette), ou acquise dans le cadre d'un cancer du larynx. Les signes de découverte sont une modification de la voix ou l'apparition d'une masse au niveau du cou. Le traitement est l'exérèse chirurgicale.

## LARYNGOMALACIE ou (☞) Stridor laryngé congénital

## LAXATIFS (MALADIES DES)

### Définition et causes

Affection digestive due à l'usage prolongé et intensif des laxatifs, survenant en général dans un contexte de phobie de la constipation ou, dans le but de maigrir.

### Épidémiologie

Maladie rare, survenant 9 fois sur 10 chez des femmes présentant des troubles graves de la personnalité.

### Signes et symptômes

Les principaux signes sont une diarrhée, des douleurs abdominales diffuses, une asthénie, des nausées et des vomissements. La patiente est généralement maigre et la prise de laxatifs est le plus souvent niée.

### Investigations

Le bilan biologique montre en général une hypokaliémie et une hypoprotidémie. La coloscopie retrouve parfois des anomalies évocatrices, comme une coloration sombre de la muqueuse (mélanose colique).

### Traitement

Au-delà des mesures symptomatiques concernant les troubles hydroélectrolytiques et digestifs, la base du traitement est une prise en charge psychologique.

## LEBER (MALADIE DE)

Maladie familiale touchant essentiellement les hommes. Elle est caractérisée par une atteinte du nerf optique qui se traduit par une perte rapide de la vision centrale, se bilatéralisant en quelques mois ou années et conduisant souvent à la cécité.

## LEGG-PERTHES-CALVÉ (MALADIE DE) ou (☞) Coxa plana

## LÉGIONELLOSE

### Définition et causes

Infection pulmonaire due à *Legionella pneumophila*, bactérie qui se développe dans les milieux humides, notamment les circuits de climatisation et les canalisations d'eau chaude. La contamination humaine se fait par voie aérienne (gouttelettes d'eau dans l'air inspiré).

### Épidémiologie

Les légionelloses représentent environ 5 % des pneumopathies hospitalisées. Environ 10 % semblent acquises à l'hôpital où des épidémies sont possibles.

### Signes et symptômes

Les principaux signes sont une fièvre avec des frissons, une toux sèche puis productive, une bradycardie, des troubles digestifs (nausées, diarrhée, vomissements) et des signes neurologiques (céphalées, confusion).

### Investigations

L'identification du germe se fait à partir de prélèvements bronchiques par des techniques immunologiques ou par culture. Un sérodiagnostic est également disponible. La radiographie pulmonaire montre des opacités alvéolaires mais n'a rien de spécifique.

### Évolution, complications et pronostic

Le taux de mortalité est de 15 % environ et est directement lié aux lésions pulmonaires.

### Traitement

L'antibiotique de choix est l'érythromycine. Les quinolones (par ex. ciprofloxacine = Ciflox®) et la clarithromycine (Naxy® ou Zéclar®) peuvent également être utilisées. La durée du traitement est d'environ 3 à 4 semaines.

### Prévention

En cas d'épidémie, les sources de contamination (pommes de douche, circuits d'air conditionné…) doivent être identifiées et stérilisés.

Un isolement respiratoire permet d'éviter la contamination par voie aérienne : port de masque pour le personnel soignant et lavage des mains ; crachoirs et mouchoirs à usage unique à éliminer dans la filière habituelle des déchets hospitaliers, transport limité du patient hors de sa chambre (si indispensable, port de masque).

## LEINER-MOUSSOUS (MALADIE DE)

### Définition et causes

Dermatose généralisée appelée également érythrodermie desquamative généralisée du nourrisson. L'origine est inconnue.

### Épidémiologie

C'est une affection rare qui touche l'enfant avant trois mois.

### Signes et symptômes

Il existe des plaques rouge foncé avec des squames grasses sur l'ensemble du corps.

### Investigations

Aucun examen complémentaire n'est nécessaire.

### Évolution, complications et pronostic

Les principales complications sont les troubles caloriques, les pertes protéiques et hydroélectrolytiques qui peuvent entraîner un retentissement hémodynamique. Les surinfections sont possibles et peuvent débouche sur une septicémie. Dans la plupart des cas l'évolution est favorable en quelques semaines.

### Traitement

Un savonnage et un shampooing quotidien sont nécessaires jusqu'à disparition des squames, ainsi que l'application d'antiseptiques locaux. Les corticoïdes locaux peuvent être utilisés pendant quelques jours.

## LEISHMANIOSE CUTANÉE ou (☞) Bouton d'Orient

## LEISHMANIOSE VISCÉRALE ou Kala-azar

### Définition et causes

Parasitose due à un protozoaire (animal unicellulaire), *Leishmania donovani*, transmis par des insectes (phlébotomes), qui envahit le sang et le système réticulo-endothélial. L'incubation est de 3 mois.

### Épidémiologie

Elle est présente en Inde, en Chine, en Asie centrale, en Afrique, dans le bassin méditerranéen, en Amérique du Sud. L'enfant et l'adulte immunodéprimé sont particulièrement vulnérables.

### Signes et symptômes

Association d'une fièvre oscillante avec altération de l'état général et pâleur, d'une hépatosplénomégalie et de micro-adénopathies généralisées.

### Investigations

Il existe une pancytopénie (diminution de toutes les lignées cellulaires sanguines) associée à un syndrome inflammatoire. Le myélogramme met en évidence le parasite. La sérologie assure le diagnostic.

### Évolution, complications et pronostic

En cas d'immunodépression, l'évolution est souvent fatale dans un tableau de diarrhées fébriles et de lésions cutanées (tâches de couleur foncée fourmillant de leishmanies, d'où le nom de « kala-azar » ou mort noire en sanscrit). Une guérison sans séquelles est obtenue avec un traitement précoce.

### Traitement

On utilise l'antimoniate de méglumine (Glucantime®), le stibogluconate de sodium (Pentostam®), la pentamidine (Pentacarinat®) ou l'amphotéricine B (Fungizone®) selon les cas.

### Prévention

La prévention consiste à utiliser les répulsifs anti-moustiques et les moustiquaires imprégnées.

## LENNOX-GASTAUT (SYNDROME DE)

Une des formes les plus sévères d'épilepsie de l'enfant, débutant en général entre 3 et 5 ans. De prédominance masculine, elle peut se développer chez des enfants normaux ou dans le cadre d'une affection ayant pu entraîner, en particulier, un syndrome de West (☞). Les états de mal sont fréquents, les traitements sont décevants et le pronostic est très mauvais.

## LENTIGO

Tache lenticulaire (en forme de lentille) arrondie, de quelques millimètres de diamètre, bien limitée, plane, lisse, de coloration brune ou noire uniforme. L'enfant est atteint sur les zones exposées au soleil (lentigo solaire juvénile) ; chez l'adulte, les taches peuvent être très nombreuses avec une tendance à la disparition chez le vieillard.

## LÈPRE ou Maladie de Hansen

### Définition et causes

Maladie infectieuse chronique, à transmission interhumaine directe par voie respiratoire ou cutanée, due à un bacille acido-alcoolo-résistant, *Mycobacterium leprae*, ayant un tropisme cutané et nerveux. L'incubation est de 3 à 20 ans.

### Épidémiologie

Elle reste endémique dans les pays en voie de développement de la zone tropicale avec environ 100 cas en 1997 dans les DOM-TOM.

### Signes et symptômes

On distingue trois formes :

1. la forme tuberculoïde, la plus fréquente, qui se caractérise par des taches cutanées hypochromiques (peu pigmentées) avec une perte de la sensibilité ;
2. la forme lépromateuse avec des papules fermes et brillantes, les lépromes ;
3. les formes borderline qui sont intermédiaires entre les deux formes précédentes.

### Investigations

La bacilloscopie retrouve le bacille sur des prélèvements de lésions dans la forme lépromateuse.

La biopsie cutanée permet le diagnostic dans la forme tuberculoïde.

### Évolution, complications et pronostic

L'évolution se fait en général sur un mode chronique avec la survenue de déficits sensitifs ou moteurs, se traduisant par des troubles trophiques, des paralysies et des déformations progressives des pieds et des mains. Des épisodes aigus sont également possibles.

### Traitement

Les protocoles OMS utilisent l'association DDS (Dapsone®), rifampicine et clofazimine (Lamprène®) pendant 6 à 24 mois.

### Prévention

La lèpre tuberculoïde est considérée comme non contagieuse. Pour les autres formes, la contagion est rapidement réduite par la chimiothérapie. L'éradication de la lèpre est un objectif possible car le seul réservoir connu est l'être humain.

## LEPTOSPIROSE

### Définition et causes

Groupe d'infections dues à des germes du genre *Leptospira* touchant l'animal et transmise accidentellement à l'homme. La contamination s'effectue soit par contact direct, soit par de l'eau ou un sol contaminé. La leptospirose ictéro-hémorragique est transmise par le rat (bains de rivières, travailleurs des égouts). L'incubation est de 4 à 10 jours.

### Épidémiologie

C'est une maladie relativement fréquente sur l'ensemble de la planète.

### Signes et symptômes

La forme ictéro-hémorragique réalise un ictère fébrile associé à un syndrome méningé et à une atteinte rénale. La phase initiale dure 5 jours puis une rechute survient vers le 15e jour.

### Investigations

L'atteinte rénale se traduit par une élévation de l'urée, une oligurie (diminution du volume des urines), une protéinurie et une hématurie microscopique. Le germe peut être retrouvé dans les hémocultures, dans le LCR et dans les urines. On utilise le sérodiagnostic de Martin et Petit.

### Évolution, complications et pronostic

Les principales complications sont une insuffisance rénale aiguë, un syndrome hémorragique et des atteintes cardiaques et neurologiques. Le pronostic est bon sous traitement.

### Traitement

Antibiothérapie par pénicilline ou tétracyclines.

### Prévention et éducation

La vaccination des populations à risque est recommandée. La prévention collective associe la dératisation, l'assainissement des foyers infectés et l'interdiction de la baignade dans les eaux contaminées. C'est une maladie professionnelle dont la déclaration aux autorités sanitaires est par ailleurs obligatoire.

# LEUCÉMIES

Terme qui désigne diverses affections caractérisées par la prolifération maligne de cellules dans les centres fabriquant les leucocytes (moelle osseuse, ganglions, thymus…).
On distingue principalement :

- Les formes aiguës : leucémie aiguë lymphoblastique, leucémie aiguë myéloblastique.
- Les formes chroniques : leucémie lymphoïde chronique, leucémie myéloïde chronique.

L'hémogramme et le myélogramme sont les examens diagnostics essentiels.
Le traitement est basé sur la chimiothérapie (éventuellement associée à la radiothérapie) et sur la greffe de moelle. Son principal effet secondaire est la survenue d'une période d'aplasie nécessitant des soins particuliers.

### ✔ Soins, surveillance et éducation

Au-delà des spécificités liées au traitement, les soins, la surveillance et l'éducation du patient atteint de leucémie reposent sur les principes généraux suivants en particulier pour la période d'aplasie :

- protection du patient de tous les micro-organismes par la mise en place d'un isolement protecteur : chambre individuelle avec sas d'entrée dont la porte est maintenue fermée (chambre ordinaire, chambre en surpression d'air filtré ou à flux laminaires) ; précautions rigoureuses d'hygiène (lavage des mains, surblouse, masque et gants à usage unique non stériles sauf en chambre à flux laminaires où le matériel est stérile) ; tensiomètre, stéthoscope, thermomètre individuels ; nettoyage et désinfection de la vaisselle et des objets entrant dans l'environnement immédiat du patient (stérilisation pour la chambre à flux laminaires) ; alimentation protégée ou stérile selon la clinique ; entretien de la chambre en début de programme journalier ;
- information sur les raisons, les modalités de mise en œuvre de l'isolement protecteur et sur sa durée prévisible ;
- soutien et accompagnement du patient et de son entourage : en raison de l'isolement physique et de la limitation des déplacements du patient et des visites, les soins relationnels ont une importance particulière en raison de l'impact de l'isolement sur le comportement du patient ;
- encouragement et aide pour réaliser les activités de la vie quotidienne (toilette, alimentation, déplacement dans la cham-bre, …) en fonction de l'état de fatigue du patient ;
- surveillance de la température et identification de tout signe évocateur d'une infection : hyperthermie, frissons, hypotension, tachycardie ; repérer tout signe d'anémie (pâleur, fatigue) et de thrombopénie (saignements cutanéomuqueux, pétéchies) ;
- surveillance des effets indésirables ou secondaires liés aux traitements (chimiothérapie, corticothérapie).

## LEUCÉMIE AIGUË LYMPHOBLASTIQUE (LAL)

### Définition et causes

Prolifération maligne de cellules, précurseurs des lymphocytes dans la moelle, qui envahissent le sang et les organes. La cause n'est pas connue mais un certain nombre de facteurs favorisants ont été retrouvés : les radiations, l'intoxication au benzène et certaines tares génétiques.

### Épidémiologie

La fréquence annuelle est de 1 à 3 cas pour 100 000 habitants. Elle représente 80 % des leucémies chez l'enfant et 20 % chez l'adulte.

C'est le plus fréquent des cancers chez l'enfant avec un pic d'incidence entre 3 et 4 ans. Chez l'adulte, il existe une prédominance masculine et la gravité augmente avec l'âge.

### Signes et symptômes

Il existe des signes d'insuffisance médullaire (pâleur, asthénie, infections, hémorragies) et des manifestations tumorales (atteinte des testicules, splénomégalie, adénopathies, douleurs osseuses, signes neuroméningés).

### Investigations

L'hémogramme montre une hyperlymphocytose avec présence de lymphoblastes, une anémie arégénérative, une thrombopénie et une neutropénie. Le myélogramme montre un envahissement massif par les lymphoblastes.

### Évolution, complications et pronostic

Une rémission complète est obtenue rapidement chez 95 % des enfants et 70 % vont guérir complètement sans séquelles. Chez l'adulte, la rémission complète n'est obtenue que dans 75 % des cas et la survie à long terme ne concerne que 25 à 40 % des patients. Les principales complications sont les rechutes et les atteintes du système nerveux central. Le décès est dû aux conséquences de l'insuffisance médullaire (infections, hémorragies).

### Traitement

Il associe la chimiothérapie, la corticothérapie et la radiothérapie au cours des différentes phases, l'induction qui permet d'obtenir une rémission, la consolidation, l'intensification, la prévention des localisations neuroméningées et l'entretien. La greffe de moelle peut être utilisée dans certains cas après l'induction.

### Prévention et éducation

La période d'aplasie médullaire nécessite une information et des précautions particulières pour se protéger contre les infections.

## LEUCÉMIE AIGUË MYÉLOBLASTIQUE (LAM)

### Définition et causes

Prolifération maligne de cellules myéloïdes jeunes dans la moelle qui envahissent le sang et les organes. La cause n'est pas connue mais un certain nombre de facteurs favorisant ont été retrouvés : des facteurs génétiques, les radiations, l'intoxication au benzène et des maladies préleucémiques (leucémie myéloïde chronique et d'autres syndromes myéloprolifératifs).

### Épidémiologie

La fréquence annuelle est de 2 nouveaux cas pour 10 000 habitants. Elle est rare chez l'enfant et sa fréquence croît avec l'âge (la moitié des cas est diagnostiquée après 50 ans).

### Signes et symptômes

Il existe des signes d'insuffisance médullaire (pâleur, asthénie, infections, hémorragies) et des manifestations tumorales (adénopathies, splénomégalie, hépatomégalie, lésions cutanées, hypertrophie des gencives et parfois atteinte osseuse).

### Investigations

L'hémogramme montre le plus souvent une hyperleucocytose faite essentiellement de cellules blastiques, une anémie arégénérative et une thrombopénie. Le myélogramme permet le diagnostic et un typage cytogénétique.

### Évolution, complications et pronostic

L'évolution spontanée est constamment mortelle avec une médiane de survie à 2 mois. Le taux de rémission complète varie de 50 à 90 % (les facteurs péjoratifs sont un âge > 60 ans, certaines anomalies cytogénétiques et l'existence d'une phase préleucémique). Le taux de malades vivants en rémission complète à 5 ans est de 30 à 45 %.

### Traitement

Il associe la chimiothérapie et la greffe de moelle, en particulier chez les patients jeunes.

### Prévention et éducation

La période d'aplasie médullaire nécessite une information et des précautions particulières pour se protéger contre les infections.

## LEUCÉMIE LYMPHOÏDE CHRONIQUE

### Définition et causes

Prolifération maligne de lymphocytes affectant les ganglions lymphatiques et les autres tissus lymphoïdes avec un envahissement progressif de la moelle et passage dans le sang. La cause est inconnue mais certains cas sont familiaux.

### Épidémiologie

C'est une maladie fréquente avec une incidence de 1 à 3 nouveaux cas pour 100 000 habitants par an avec une légère prédominance masculine. L'âge de début se situe entre 60 et 70 ans.

### Signes et symptômes

La maladie est le plus souvent latente avec une découverte fortuite. Les signes les plus fréquents sont des adénopathies au niveau du cou, des aisselles ou des aines ainsi qu'une splénomégalie (grosse rate).

### Investigations

Le signe fondamental est une hyperlymphocytose sanguine variable entre 5 000 et 300 000/mm$^3$. La ponction médullaire retrouve une infiltration par de petits lymphocytes.

### Évolution, complications et pronostic

Les infections, notamment pulmonaires, sont la cause la plus habituelle d'hospitalisation et de mortalité. Les facteurs de mauvais pronostic sont une diminution des plaquettes et des globules rouges, ainsi que la présence de ganglions palpables dans plus de trois aires. La médiane de survie varie selon le stade de plus de 10 ans à un peu plus de 3 ans. Le risque de survenue d'un deuxième cancer (notamment digestif) est important.

### Traitement

Dans les formes simples, une simple surveillance suffit. Dans les autres cas, on utilise la chimiothérapie, éventuellement complétée par une corticothérapie et une irradiation de la rate en cas de volumineuse splénomégalie. Toute infection bactérienne devra être rapidement traitée par antibiothérapie.

## LEUCÉMIE MYÉLOÏDE CHRONIQUE

### Définition et causes

Prolifération au niveau de la moelle (syndrome myéloprolifératif) d'une cellule souche pluripotente entraînant une surproduction de polynucléaires. La cause est inconnue mais les radiations ionisantes sont sûrement un facteur favorisant.

### Épidémiologie

Le nombre de nouveaux cas par an est d'environ 600 en France. L'incidence s'élève progressivement avec l'âge avec une très légère prédominance masculine.

### Signes et symptômes

La découverte peu être fortuite sur un examen sanguin. Les signes les plus fréquents sont une asthénie, un amaigrissement, une altération de l'état général et une splénomégalie (grosse rate).

### Investigations

La numération-formule sanguine retrouve une hyperleucocytose très importante (souvent supérieure à 50 000/mm$^3$ mais peut atteindre 1 000 000/mm$^3$). Le caryotype montre la présence du chromosome Philadelphie (translocation entre le chromosome 9 et le chromosome 22).

### Évolution, complications et pronostic

L'évolution se fait en trois phases : une phase chronique, une phase d'accélération et une phase de transformation en leucémie aiguë (90 % des malades en moins de 4 ans). Un score, l'indice de Sokal, permet d'évaluer la gravité. Lorsqu'il est faible la survie globale est de 5 ans et elle chute à moins de 3 ans lorsqu'il est élevé.

### Traitement

La chimiothérapie, palliative et non curative, et l'interféron alpha permettent d'obtenir des rémissions pendant des périodes assez longues. La greffe de moelle chez le sujet jeune en phase chronique permet d'obtenir une guérison chez près de 60 % des patients.

## LEUCÉMIE À TRICHOLEUCOCYTES

### Définition et causes

Maladie du sang, du groupe des leucémies lymphoïdes chroniques (☞), caractérisée par la prolifération de cellules atypiques provenant de lymphocytes de type B qui présentent au microscope un aspect « chevelu » (tricholeucocytes). La cause reste inconnue.

### Épidémiologie

Cette maladie représente environ 2 % des leucémies. Elle touche l'adulte aux alentours de la soixantaine avec une prédominance masculine.

### Signes et symptômes

Les principaux signes sont une asthénie et une pâleur accompagnées d'une grosse rate (splénomégalie). Dans 20 % des cas, la maladie est diagnostiquée à l'occasion d'une hémorragie.

### Investigations

Le bilan sanguin montre une chute du nombre de globules rouges, de plaquettes et de globules blancs (pancytopénie) et la présence de tricholeucocytes. Ces cellules envahissent la moelle osseuse qui présente également des lésions de fibrose.

### Évolution, complications et pronostic

Les principales complications sont les hémorragies et les infections. La maladie évolue lentement et la médiane de survie était estimée à 5 ans environ avant l'arrivée des nouveaux traitements qui semblent améliorer la durée et la qualité de vie des patients.

### Traitement

Le traitement classique reposait sur la splénectomie et un traitement symptomatique (transfusions répétées, antibiothérapie). Les nouveaux médicaments utilisés sont l'interféron alpha et des anticancéreux, analogues des purines (Nipent®, Leustatine®).

## LEUCOENCÉPHALITE MULTIFOCALE PROGRESSIVE

### Définition et causes

Affection neurologique centrale caractérisée par une démyélinisation (perte de la gaine de myéline autour des neurones). Elle est due à une réactivation d'un virus, le *papovavirus JC*, qui après une infection initiale banale reste latent au niveau des reins. Elle s'observe essentiellement chez les patients immunodéprimés.

### Épidémiologie

Très rare avant l'épidémie de sida. Survient chez 3 à 4 % des sidéens.

### Signes et symptômes

Les principaux signes sont un déficit visuel, des troubles moteurs (hémiplégie) et des troubles mentaux (démence, confusion…).

### Investigations

Le scanner et l'IRM mettent en évidence une atteinte diffuse de la substance blanche. Le diagnostic est affirmé par la biopsie cérébrale.

### Évolution, complications et pronostic

La durée moyenne de survie est de 9 mois chez les patients sidéens ; elle peut être plus longue (plusieurs années) chez les autres.

### Traitement

Les nombreux traitements essayés sont restés jusqu'à présent inefficaces.

## LEUCOPLASIE BUCCALE

Lésion précancéreuse de la cavité buccale qui se présente comme une tache blanche arrondie sur la lèvre inférieure, triangulaire au niveau de la commissure, épaisse sur la langue ou dans la cavité buccale. Elle touche le plus souvent un homme de plus de 50 ans, grand fumeur. 10 % des cancers de la cavité buccale évoluent sur une lésion de ce type. Le traitement inclut l'arrêt du tabac et l'application de vitamine A acide ou acide rétinoïque (Aberel®). En cas de doute sur le caractère malin, l'exérèse chirurgicale s'impose.

## LEUCORRHÉE

La leucorrhée est un écoulement non sanglant d'origine génitale chez la femme. Le plus souvent physiologique, elle est couramment appelée « pertes blanches ». Les leucorrhées pathologiques se rencontrent le plus souvent dans les vaginites (☞), les cervicites (inflammation du col le plus souvent associée à une vaginite), dans les endométrites (inflammation de l'utérus) et les salpingites aiguës (inflammation des trompes). Chez la fillette, il faudra rechercher un corps étranger.

## LEVÉE D'OBSTACLE (SYNDROME DE)

Augmentation du volume des urines (polyurie) se développant après la levée d'un obstacle siégeant sur les voies urinaires. Ce syndrome est dû à une altération transitoire de la fonction rénale. Le traitement consiste en la compensation des pertes en eau et en sel et en la correction des éventuels troubles hydro-électrolytiques.

## LICHEN PLAN BUCCAL

Il se présente sous la forme d'un réseau fait de points ou de papules blanches au niveau des joues et de taches plus larges au niveau de la langue. L'évolution se fait par poussées avec un érythème (rougeur) entre les mailles du filet et parfois des érosions. Sa gravité réside dans sa possible transformation cancéreuse (il s'observe chez plus de 5 % des personnes qui développent un cancer de la cavité buccale). Le traitement utilise la vitamine A acide ou acide rétinoïque (Aberel®) par voie locale ou les corticoïdes par voie générale dans les formes diffuses et mal supportées.

## LICHEN PLAN CUTANÉ

### Définition et causes

Dermatose cutanée chronique de cause inconnue. Des lésions similaires sont parfois dues à des médicaments, des produits industriels, un traumatisme ou à un désordre immunologique (réaction lors de greffes de moelle osseuse).

### Épidémiologie

Il touche principalement l'adulte des deux sexes.

### Signes et symptômes

Il existe une éruption inflammatoire, récidivante, prurigineuse (qui gratte), faite de petites papules violines, à contours polygonaux qui peuvent confluer en plaques rugueuses squameuses, souvent accompagnées de lésions buccales.

### Investigations

La biopsie confirme le diagnostic en cas de doute.

### Évolution, complications et pronostic

La régression est en général spontanée en 12 à 18 mois, laissant une tache pigmentée qui peut persister plusieurs années.

### Traitement

La corticothérapie locale ou générale (en cas de lésions disséminées) est efficace. La puvathérapie est utilisée dans les formes récidivantes.

## LICHEN SCLÉRO-ATROPHIQUE DE LA VULVE

### Définition et causes

Lésion cutanée caractérisée par des lésions atrophiques (amincissement du revêtement cutané) au niveau de la vulve.

### Épidémiologie

Survient à tout âge mais surtout après la ménopause.

### Signes et symptômes

Au niveau des lésions, la peau est pâle et mince comme du parchemin. Les petites lèvres sont atrophiques ou ont souvent disparu, et l'orifice vulvaire est étroit. Il existe un prurit (démangeaisons) et des lésions de grattage. Les lésions peuvent déborder sur le périnée et la face interne des cuisses.

### Investigations

La biopsie permet le diagnostic.

### Évolution, complications et pronostic

Le risque de cancérisation est évalué à 5 % environ.

### Traitement

Corticothérapie locale prolongée (6 à 12 mois). Une surveillance annuelle est indispensable pour dépister une rechute et/ou un cancer débutant.

## LICHÉNIFICATION

Ce terme désigne une hyperplasie (développement exagéré) épithéliale bénigne en tout point de la peau ou des muqueuses, liée à un grattage permanent. Elle se développe le plus souvent sur une maladie cutanée sous-jacente. La peau est épaissie avec une accentuation des rides. Elle est grisâtre, blanchâtre ou érythémateuse (rouge). Le traitement comprend les corticoïdes et les antihistaminiques sédatifs (prométhazine = Phénergan®, alimémazine = Théralène®, dexchlorphéniramine = Polaramine®), ainsi que le traitement de la maladie sous-jacente.

## LIPOME

Tumeur graisseuse bénigne fréquente. Il s'agit d'une masse sous-cutanée molle, arrondie, compressible, mobile, indolore, pouvant atteindre de grandes dimensions (jusqu'à 20 cm). Sa localisation est variable. Le traitement consiste en une ablation chirurgicale si la lésion est gênante.

## LIPOTHYMIE

Appellation imprécise désignant un malaise avec une perte de connaissance incomplète. Le début est progressif avec des sueurs, une angoisse, une pâleur, des bourdonnements d'oreille avec une chute non traumatique. Le pouls est lent et la pression artérielle basse. Les circonstances sont typiques : atmosphère chaude, ponction veineuse, douleur ou émotion, station debout prolongée, période post-prandiale. Elle est spontanément résolutive en quelques minutes.

## LISTÉRIOSE

### Définition et causes

Maladie infectieuse due à une bactérie, *Listéria monocytogenes*, commune à l'homme et à de nombreux animaux, qui est largement répandue dans l'environnement. La transmission se fait essentiellement par voie alimentaire (fromages, charcuterie...) et par voie fœtomaternelle pour la forme néonatale.

### Épidémiologie

Peu fréquente. Les sujets à risque sont essentiellement les femmes enceintes, les sujets âgés et immunodéprimés. Il s'agit d'une des principales infections néonatales. La déclaration est obligatoire depuis 1998.

### Signes et symptômes

Le tableau chez le nouveau-né associe un liquide amniotique teinté, une prématurité inexpliquée, une septicémie grave avec une méningite et un éventuel syndrome de détresse respiratoire. Chez l'adulte, il peut s'agir d'un syndrome grippal banal, d'un avortement chez une femme enceinte ou d'une méningite (☞).

### Investigations

La recherche du germe se fait dans le sang, le liquide céphalorachidien et le placenta. Il existe également un sérodiagnostic.

### Évolution, complications et pronostic

Chez le nouveau-né, la mortalité est élevée. Dans les formes méningées de l'adulte, il existe une guérison complète dans un tiers des cas, une guérison avec des séquelles neurologiques dans un deuxième tiers et le décès dans le dernier tiers.

### Traitement

L'antibiothérapie utilise l'amoxicilline à forte dose (12 g/j) associée à un aminoside (par ex. amikacine = Amiklin®).

### Prévention et éducation

Au-delà des mesures de surveillance sanitaire, il est conseillé aux sujets à risque, notamment les femmes enceintes, de ne pas consommer de fromages au lait cru ou de charcuterie artisanale. Par ailleurs, tout syndrome infectieux évoquant une listériose pendant la grossesse doit être traité par l'amoxicilline.

## LITHIASE BILIAIRE

### Définition et causes

Présence de calculs (à base de cholestérol dans 80 % des cas et pigmentaire dans 20 % des cas) dans la vésicule ou dans les voies biliaires. Ils sont dus à une sursaturation de la bile en cholestérol ou en bilirubine.

### Épidémiologie

On estime sa prévalence à 15 % des adultes, mais la plupart des sujets restent asymptomatiques.

### Signes et symptômes

La colique hépatique se traduit par une douleur violente à début brutal au niveau épigastrique ou de l'hypochondre droit, irradiant dans le dos ou vers l'épaule droite, atteignant un paroxysme en 15 à 60 mn puis régressant en 1 à 6 h. La palpation de l'hypochondre droit reproduit la douleur (signe de Murphy).

### Investigations

Les calculs calcifiés sont visibles à la radiographie de l'abdomen sans préparation mais l'échographie reste l'examen de choix pour faire le diagnostic. La cholangio-pancréatographie rétrograde endoscopique (CPRE) est utilisée si elle permet l'évacuation d'un calcul par section du muscle au niveau de l'abouchement de la voie biliaire dans l'intestin (sphinctérotomie). Le bilan biologique comprend un bilan hépatique et de l'hémostase.

### Évolution, complications et pronostic

Les principales complications sont dues à la migration des calculs et à l'obstruction des voies biliaires : cholécystite aiguë (☞), angiocholite (☞), pancréatite (☞).

### Traitement

La chirurgie reste le traitement de référence (cholécystectomie le plus souvent par voie endoscopique). Le traitement dissolvant médicamenteux (acide ursodésoxycholique = Délursan® ou Ursolvan®) peut être utilisé chez le sujet âgé plus ou moins associé à la lithotritie (destruction des calculs par des ondes de choc).

### Prévention et éducation

Les facteurs déclenchants des crises sont un repas copieux, riche en graisse, l'alcool et le stress.

En période post-opératoire, le suivi d'un régime sans graisses est recommandé pendant trois semaines, avec réintroduction progressive des graisses en fonction de la tolérance du patient.

## LITHIASE SALIVAIRE

### Définition et causes

Présence de calculs obstruant le canal excréteur d'une glande salivaire. La glande sous-maxillaire est cinq fois plus souvent touchée que la glande parotide alors que l'atteinte de la glande sublinguale est exceptionnelle. La cause est une précipitation de sels de calcium favorisée par la prolifération bactérienne et la stase salivaire (en cas de rétrécissement, de spasme ou d'inflammation du canal).

### Épidémiologie

Chez l'adulte, c'est la plus courante des affections salivaires. Chez l'enfant, elle se place en deuxième position derrière les oreillons.

### Signes et symptômes

La maladie se révèle soit par des accidents mécaniques avec une hernie salivaire (tuméfaction apparaissant lors d'un repas, spontanément résolutive avec sensation d'écoulement de salive) ou une colique salivaire (douleur intense et brutale disparaissant brutalement) ; soit par des accidents infectieux avec un abcès du plancher buccal ou un phlegmon (inflammation du tissu conjonctif) sous-mandibulaire.

### Investigations

La lithiase peut être perçue à la palpation du plancher buccal. Les radiographies avec des incidences particulières et la sialographie permettent de localiser et de visualiser l'obstruction.

### Évolution, complications et pronostic

La principale complication est la fistulisation à la peau des abcès.

### Traitement

Le traitement médical fait appel aux sialagogues (stimulants de la production de salive : teinture de Jaborandi, anétholtrithione = Sulfarlem S25®), aux antispasmodiques et à l'antibiothérapie en cas d'infection. En cas d'échec, on aura recours à la chirurgie ou éventuellement à la lithotritie (destruction de la lithiase par un faisceau d'ultrasons).

## LITHIASE URINAIRE

### Définition et causes

Calcul urinaire situé dans la plupart des cas au niveau du haut appareil urinaire (uretères, cavités rénales). Dans 80 % des cas, il est à base de calcium et dans 10 %, à base d'acide urique. Plus rarement, il s'agit d'une lithiase infectieuse, cystinique, xanthique ou médicamenteuse. La cause reste inconnue, même si l'augmentation, pour des raisons variées, de la concentration de certains constituants ainsi que la modification du pH urinaire sont des facteurs favorisants.

### Épidémiologie

100 à 200 000 personnes présentent chaque année une manifestation clinique en rapport avec une lithiase urinaire.

### Signes et symptômes

La lithiase peut être complètement asymptomatique. Le tableau clinique classique est celui de la colique néphrétique (☞) qui survient lors de la mobilisation d'un calcul qui obstrue la voie excrétrice. Dans d'autres cas, il s'agit d'une hématurie isolée ou associée à des douleurs.

### Investigations

La radiographie d'abdomen sans préparation permet de visualiser les calculs radio-opaques. L'échographie est l'examen diagnostic fondamental ; elle est complétée par l'urographie intraveineuse. Le bilan biologique recherche un retentissement sur la fonction rénale et est orienté vers la recherche d'une cause éventuelle (calcium, phosphore, acide urique, examen cytobactériologique des urines, pH urinaire…).

L'analyse des calculs évacués ou extraits permet d'en déterminer la composition.

### Évolution, complications et pronostic

Les principales complications sont l'infection et le retentissement sur la fonction rénale avec destruction du rein qui peut conduire dans les cas extrêmes (rein unique notamment) à une insuffisance rénale. L'évolution est émaillée de récidives fréquentes (nouvel épisode pour la moitié des patients dans les 4 ans qui suivent).

### Traitement et prévention

En dehors du traitement de la crise de colique néphrétique, les moyens d'évacuation des calculs sont la lithotritie extracorporelle (destruction du calcul par les ultrasons), l'urétéroscopie (montée d'une sonde pour extraire ou fragmenter le calcul), la néphrolithotomie percutanée (extraction du calcul par ponction des cavités rénales par voie lombaire) ou la chirurgie classique (indication rare, uniquement pour de gros calculs).
Les moyens de prévention dépendent du type de calcul : augmentation du volume des urines, alcalinisation (eau de Vichy), mesures diététiques, traitement d'une infection.

## LOASE

### Définition et causes

Parasitose due à un ver rond de la famille des filaires, *Loa-loa*. La transmission s'effectue par la piqûre d'un taon.

### Épidémiologie

Elle est présente en Afrique centrale, au Gabon, au Cameroun et au Congo.

### Signes et symptômes

Le signe caractéristique est l'**œdème de Calabar :** œdème allergique, fugace, disparaissant en 24 h, siégeant aux poignets, à la face et au thorax. Le passage des filaires sous la conjonctive déclenche un larmoiement, un prurit et une photophobie ; sous la peau, on constate un cordon érythémateux, prurigineux, évoluant de 1 cm/min.

### Investigations

Il existe une hyperéosinophilie à la numération-formule sanguine. Les microfilaires sont recherchées dans les prélèvements sanguins effectués en milieu de journée.

### Évolution, complications et pronostic

Après quelques années d'évolution, des localisations viscérales sont possibles (méningite, endocardite, néphropathie).

### Traitement

Il utilise l'ivermectine (Mectizan®).

### Prévention et éducation

La prévention implique le port de vêtements longs lors des promenades dans les forêts africaines.

## LOBSTEIN (MALADIE DE) ou Maladie des os de verre ou Ostéopsathyrose

Maladie héréditaire, à transmission autosomique dominante, caractérisée par une fragilité particulière des os liée à un trouble de la formation de la matrice protéique de l'os. Elle se manifeste dès la première enfance par la survenue de fractures des os qui se brisent au moindre choc, une déformation du crâne (par amincissement des os) et la coloration bleue des sclérotiques. Le trouble s'atténue ou disparaît à l'adolescence mais est souvent à l'origine d'un nanisme.

## LOCKED-IN SYNDROME

Lésion neurologique touchant la protubérance (partie du cerveau située entre le bulbe et le mésencéphale). Le patient présente une paralysie motrice généralisée, est conscient, mais ne peut communiquer, sauf parfois par l'intermédiaire de mouvements oculaires codés.

## LÖFFLER (SYNDROME DE)

Pneumopathie bénigne associée à une hyperéosinophilie sanguine. La cause est souvent parasitaire, liée à la migration du parasite dans les tissus. Les signes cliniques sont peu importants (toux, crachats, dyspnée asthmatiforme...). La radiographie pulmonaire montre un infiltrat qui régresse en une à quatre semaines.

## LOMBOSCIATIQUE ou (☞) Sciatique

## LUCITE ESTIVALE BÉNIGNE

### Définition et causes

Réaction cutanée à l'exposition solaire (« allergie solaire des vacances ») dont la cause est inconnue.

### Épidémiologie

Touche près de 10 % de la population adulte avec une prédilection pour les femmes jeunes (90 % des cas). Elle survient 2 à 3 jours après une exposition solaire intense ou une séance en cabine de bronzage.

### Signes et symptômes

Il existe une éruption aiguë très prurigineuse, atteignant principalement le décolleté, les épaules et les membres, avec de petites papules rouges et parfois des vésicules.

### Investigations

Le diagnostic est uniquement clinique.

### Évolution, complications et pronostic

Les signes régressent en général en 5 à 15 jours. La lucite récidive chaque année, en général en s'aggravant (apparition plus précoce, pour des expositions modérées avec une extension de la surface corporelle).

### Traitement et prévention

Le traitement curatif comprend la mise à l'ombre, la protection vestimentaire et les laits hydratants. Le traitement préventif utilise les caroténoïdes (Phénoro®, Photoderm® comprimés), l'acide para-aminobenzoïque (Pabasun®), l'hydroxychloroquine (Plaquénil®) et le nicotinamide (Nicobion®). La PUVAthérapie est réservée aux formes résistantes.

Les produits solaires de « protection extrême » à large spectre seront systématiquement appliqués en cas d'expositions solaires.

## LUMBAGO

### Définition et causes

Douleur lombaire d'apparition brutale, déclenchée le plus souvent par un banal effort de soulèvement dont la cause est le plus souvent inconnue.

### Épidémiologie

C'est une des pathologies les plus fréquentes. Chez les personnes âgées, il s'agit souvent d'un tassement vertébral lié à l'ostéoporose.

### Signes et symptômes

La douleur est intense, exacerbée par le moindre effort, impulsive à la toux, calmée par l'immobilité totale. La colonne lombaire est raide avec le plus souvent une déviation latérale (attitude antalgique).

### Investigations

Elles sont inutiles dans les formes simples.

### Évolution, complications et pronostic

La régression est spontanée en quelques jours mais une évolution chronique est possible (fond douloureux permanent ou récidives par accès).

### Traitement

Il comprend le repos, les antalgiques et les myorelaxants (par ex. tétrazépam = Myolastan®).

### Prévention et éducation

En cas de forme chronique, l'éducation du type « École du dos » est utile : bonne attitude pour se lever du lit, soutien du dos lors de l'habillage, bonne attitude pour lacer ses chaussures, passer l'aspirateur, se pencher, soulever et porter des charges.

## LUPUS ÉRYTHÉMATEUX DISSÉMINÉ ou Maladie lupique

### Définition et causes

Affection inflammatoire auto-immune touchant le tissu conjonctif (collagénose) dont la cause est inconnue, sauf pour les lupus induits par certains médicaments (10 % des cas).

### Épidémiologie

L'incidence de la maladie varie selon les pays de 0,2 à 10 nouveaux cas par an pour 100 000 habitants. Le lupus touche 9 femmes pour un homme, avec un âge de début entre 20 et 30 ans.

### Signes et symptômes

Maladie polymorphe, elle débute habituellement par des atteintes articulaires (polyarthrite) et/ou cutanées (érythème facial caractéristique en « aile de papillon »). Les localisations viscérales graves sont rénales (atteinte glomérulaire), neurologiques centrales (crises convulsives, troubles psychiatriques) et cardio-vasculaires [péricardite, syndrome de Raynaud (☞)...].

### Investigations

Le test de dépistage est la recherche d'anticorps antinucléaires. La biopsie rénale évalue l'évolution de la maladie. Une atteinte hématologique est possible (anémie, leucopénie, thrombopénie).

### Évolution, complications et pronostic

L'évolution se fait par poussées entrecoupées de rémissions de durée et de qualité variables. Les formes cutanées ou articulaires sont bénignes. La survie globale à 10 ans est de près de 90 %, mais certaines atteintes viscérales (en particulier rénales) altèrent le pronostic. Les infections représentent les principales complications.

### Traitement

Le traitement est empirique et utilise selon les formes les anti-inflammatoires non stéroïdiens, les antimalariques (hydroxychloroquine = Plaquénil® ou chloroquine = Nivaquine®) ainsi que les corticoïdes et les immunosuppresseurs en cas d'atteintes viscérales.

### Prévention et éducation

En cas de photosensibilité (troubles cutanés induits pas le soleil), une protection solaire est indispensable. Une liste de produits et de médicaments photosensibilisants sera remise au patient.

## LUXATION CONGÉNITALE DE HANCHE

### Définition et causes

Instabilité de la hanche qui permet à la tête fémorale de sortir partiellement ou en totalité du cotyle. Une prédisposition génétique est probable. Les autres facteurs favorisants sont un accouchement par le siège et une mauvaise posture in utero.

### Épidémiologie

La fréquence est estimée à près de 1/100 naissances. Il existe une prédominance féminine, familiale et régionale (Bretagne, Auvergne).

### Signes et symptômes

L'examen recherche en période néonatale une limitation de l'abduction (écartement de la cuisse du bassin) recherchée sur les cuisses fléchies à 90°, un signe du ressaut à la manœuvre d'Ortolani (écartement puis rapprochement de la cuisse à la recherche d'un ressaut) ou un signe du piston à la manœuvre de Barlow (une main saisit le bassin et l'autre empaume la partie moyenne de la cuisse, puis en tournant alternativement le poignet dans un sens puis dans l'autre, on essaye de faire sortir et de faire rentrer la tête fémorale dans le cotyle).

### Investigations

Dans les premiers mois, l'échographie est l'examen de choix. À partir de 3-4 mois, la radiographie du bassin est indiquée en cas de doute.

### Évolution, complications et pronostic

L'évolution peut se faire spontanément vers la guérison en l'absence de traitement, cependant le principal risque est un développement anormal de l'articulation pouvant déboucher sur une coxarthrose (☞) précoce. Le traitement est efficace mais présente le risque d'une nécrose de la tête fémorale qui peut nécessiter plusieurs interventions chirurgicales au cours de la croissance.

### Traitement et prévention

Les moyens utilisés visent à réduire et à stabiliser la luxation. Il s'agit du langeage en abduction ou du harnais de Pavlik, maintenus jusqu'à la guérison clinique et radiologique (3 à 6 mois).
La prévention consiste en un dépistage systématique de cette affection lors de tout examen du nouveau-né de la naissance jusqu'à 6 mois.

## LYELL (SYNDROME DE)

### Définition et causes

Atteinte cutanée qui peut être mortelle, caractérisée par un décollement de la peau en larges lambeaux. La cause la plus fréquente est médicamenteuse (forme grave de la toxidermie médicamenteuse ☞), mais dans un certain nombre de cas l'origine n'est pas retrouvée. Les médicaments le plus souvent retrouvés sont les anti-inflammatoires non stéroïdiens, la pénicilline, les sulfamides, les barbituriques, la phénytoïne (Di-Hydan®) et l'allopurinol (Zyloric®). Le délai entre l'apparition des signes et la prise médicamenteuse est de 7 à 21 jours.

### Épidémiologie

Affection rare. La femme est deux fois plus touchée que l'homme et aucune tranche d'âge n'est épargnée.

### Signes et symptômes

Le début est caractérisé par une fièvre avec une éruption douloureuse qui se transforme en 2 à 3 jours en bulles, avec des zones de décollement épidermique qui donnent au patient l'aspect d'un brûlé. Toute la peau peut être atteinte sauf le cuir chevelu. Les muqueuses sont également atteintes (ulcérations).

### Investigations

Le diagnostic est clinique. L'histologie cutanée peut aider dans les cas douteux.

### Évolution, complications et pronostic

Les complications sont les même que pour une brûlure étendue : pertes hydroélectrolytiques, infection… La mortalité est de 25 à 30 % (septicémie, troubles respiratoires…).

### Traitement

Les médicaments suspects doivent être immédiatement arrêtés. L'hospitalisation doit se faire en soins intensifs et le traitement est le même que celui d'un grand brûlé.

## LYME (MALADIE DE)

### Définition et causes

Maladie infectieuse due à un spirochète, *Borrelia burgdorferi*, transmise à l'homme par une tique. L'incubation est de 7 jours (en général la piqûre est indolore et passe inaperçue).

### Épidémiologie

Environ 1 000 cas par an en France, concentrés sur la période de mai à octobre. Les forestiers et les chasseurs sont particulièrement exposés.

### Signes et symptômes

L'évolution se fait en trois stades :

1. *Stade primaire :* éruption cutanée localisée qui s'étend par ses bords (érythème chronique migrant) avec un banal syndrome viral.
2. *Stade secondaire :* apparition quelques semaines à quelques mois après la piqûre de troubles neurologiques (méningite, atteinte des nerfs crâniens), d'arthralgies, d'éruptions cutanées multiples ou de troubles cardiaques (péricardite, troubles de la conduction).
3. *Stade tertiaire :* apparition quelques mois ou quelques années plus tard d'atteintes articulaires, cutanées (maladie de Pick-Herxheimer, lymphocytome cutanée bénin) ou neurologiques évoluant par poussées.

### Investigations

Le sérodiagnostic donne une indication mais il existe des réactions croisées avec d'autres affections.

### Évolution, complications et pronostic

La gravité réside dans les complications neurologiques et cardiaques. Le traitement est efficace dans les manifestations aiguës.

### Traitement

Il est basé sur une antibiothérapie adaptée selon le stade du diagnostic : amoxilline (Clamoxyl®), ceftriaxone (Rocéphine®) ou doxycycline en cas d'allergie aux β-lactamines. Une antibiothérapie systématique par amoxicilline est recommandée chez la femme enceinte en cas de morsure de tique.

### Prévention et éducation

Les mesures de protection comportent le port de vêtements recouvrants, l'utilisation de répulsifs et un examen attentif du corps au retour d'une promenade en forêt pour repérer et enlever les tiques (une ablation précoce, en utilisant par exemple une goutte d'huile alimentaire pour l'endormir, limiterait l'infection).

## LYMPHANGITE AIGUË

### Définition et causes

Inflammation aiguë des voies lymphatiques sous-cutanées provoquée habituellement par des streptocoques qui pénètrent après une excoriation cutanée, une blessure ou une infection (cellulite) d'un membre.

### Signes et symptômes

Traînées rouges, irrégulières, chaudes, douloureuses à la palpation apparaissant au niveau de la périphérie du membre et s'étendant vers la racine avec l'apparition d'adénopathies sensibles. Une fièvre, des frissons et une tachycardie sont fréquents.

### Investigations

Une hyperleucocytose est habituelle.

### Évolution, complications et pronostic

La plupart des cas réagissent rapidement au traitement. Une cellulite avec suppuration et une septicémie sont possibles.

### Traitement

L'antibiothérapie doit être la plus précoce possible.

## LYMPHŒDÈME

### Définition et causes

Accumulation de lymphe dans le tissu sous-cutané due à un blocage ou à une destruction des vaisseaux lymphatiques. Les principales causes sont une malformation congénitale (la manifestation peut être précoce ou tardive, avec parfois un facteur déclenchant : traumatisme, infection, grossesse), le traitement radiochirurgical d'un cancer (sein ou tumeur abdominale) et, dans les pays tropicaux, la filariose.

### Épidémiologie

C'est une affection fréquente qui touche 1 individu sur 10 000 avec une nette prépondérance féminine.

### Signes et symptômes

Le lymphœdème se manifeste par un gonflement persistant, blanc et froid, en général non douloureux (simple sensation de lourdeur et de pesanteur), accompagné d'un épaississement de la peau. Il est le plus souvent unilatéral, localisé à un segment de membre, voire au membre tout entier. L'œdème est parfois monstrueux (éléphantiasis).

### Investigations

Le diagnostic est essentiellement clinique. Une échographie et un scanner abdomino-pelvien rechercheront une cause éventuelle. La lymphographie aux isotopes peut être utile pour la compréhension du mécanisme et dans les rares cas où un traitement chirurgical peut s'envisager.

### Évolution, complications et pronostic

La chronicité est la règle, émaillée de poussées inflammatoires de fréquence variable. À la longue, la peau devient indurée, fragile, sensible aux infections et cicatrise difficilement.

### Traitement

La base du traitement est la réduction de volume du lymphœdème par drainage lymphatique et contention élastique. La lutte contre l'infection peut nécessiter la prescription d'antibiotiques en cure prolongée. La colchicine peut être utile dans les poussées inflammatoires.

### Éducation

Le patient doit bénéficier d'une information précise sur les règles de bonne utilisation de la contention, sur les règles d'hygiène pour éviter les infections (hygiène quotidienne), ainsi que sur l'observation des orteils, des jambes, ou des mains et des bras selon le siège du lymphœdème à la recherche d'une lésion.

L'éducation porte sur des conseils relatifs à la vie quotidienne afin de prévenir les infections et les plaies par microtraumatismes : port de gants pour les travaux ménagers et le jardinage, chaussures larges et confortables, vaccination antitétanique et sur le recours précoce au médecin en cas d'apparition d'une douleur, d'un gonflement, d'une chaleur ou d'une rougeur au niveau du membre.

## LYMPHOGRANULOMATOSE VÉNÉRIENNE ou (☞) Maladie de Nicolas-Favre

## LYMPHOME DE BURKITT

### Définitions et causes

Maladie due à la transformation maligne et la prolifération de cellules lymphoïdes de type B. Il existe deux formes : la forme africaine liée à l'infection par le virus d'Epstein-Barr (EBV) et la forme liée à l'infection par le VIH.

### Épidémiologie

C'est une affection qui touche classiquement l'enfant africain, avec un pic de fréquence autour de 7 ans. Depuis l'émergence du sida, il fait partie des affections entrant dans la définition de cette maladie.

### Signes et symptômes

La forme classique est l'apparition d'une tuméfaction abdominale de croissance très rapide. Plus rarement, il peut s'agir d'une tumeur maxillaire ou d'une leucémie.

### Investigations

Le diagnostic est fait sur l'analyse d'une ponction de la masse. Le bilan d'extension recherche une localisation pulmonaire (radiographie), médullaire (myélogramme) et méningée (ponction lombaire).

### Évolution, complications et pronostic

Dans la forme de l'enfant, le traitement permet d'obtenir près de 90 % de guérisons.

### Traitement

Chimiothérapie.

## LYMPHOMES CUTANÉS

Ils correspondent à deux entités : le mycosis fongoïde (☞) et le syndrome de Sézary (☞).

## LYMPHOME MALIN CÉRÉBRAL

### Définition et causes

Tumeur cérébrale constituée de la transformation maligne et la prolifération de cellules lymphoïdes. Un déficit immunitaire congénital ou acquis (sida, transplantation) est un facteur favorisant majeur.

### Épidémiologie

Les lymphomes cérébraux représentent 1 à 2 % des tumeurs cérébrales et à peu près la même proportion des lymphomes.

### Signes et symptômes

Les signes cliniques révélateurs, plus ou moins associés, sont des signes déficitaires localisés, des troubles psychiques, des crises convulsives ou des symptômes en faveur d'une hypertension intracrânienne (☞).

### Investigations

Le scanner et l'IRM retrouvent en général une lésion intracérébrale unique (souvent multiples dans le sida). Le diagnostic est établi par une biopsie. L'étude cytologique du liquide céphalorachidien permet de détecter une atteinte méningée.

### Évolution, complications et pronostic

En dépit d'une bonne réponse initiale au traitement, les rechutes sont précoces. Le pronostic est mauvais avec une médiane de survie de 40 mois et de seulement 6 mois dans le sida.

### Traitement

Le traitement associe corticothérapie, radiothérapie et chimiothérapie (sauf dans le sida où la chimiothérapie risque d'aggraver l'immunodépression).

## LYMPHOMES MALINS NON HODGKINIENS

### Définition et causes

Groupe de maladies caractérisées par la transformation maligne de cellules résidant dans les tissus lymphoïdes qui envahissent secondairement l'organisme. La cause est inconnue mais l'immunodépression est un facteur favorisant.

### Épidémiologie

L'incidence des lymphomes malins augmente régulièrement et atteint actuellement 5/100 000 habitants/an. L'âge moyen du diagnostic se situe entre 50 et 60 ans, mais certaines formes sont plus fréquentes chez l'enfant et l'adulte jeune.

### Signes et symptômes

Les premiers signes chez la plupart des malades sont des adénopathies périphériques persistantes, indolores. Les autres symptômes sont très variables et dépendent de la localisation de la tumeur : masse médiastinale, abdominale, lésions cutanées, atteinte cérébrale... La classification de Kiel utilise un classement histologique et celle d'Ann-Arbor évalue l'extension du lymphome.

### Investigations

La biopsie permet de faire le diagnostic et de préciser le type du lymphome.

### Évolution, complications et pronostic

Au-delà du type de lymphome, le pronostic dépend de la masse tumorale, du nombre de localisations extra-ganglionnaires, du stade d'extension et du taux de LDH. Dans les formes de faible malignité, l'évolution est lente avec une médiane de survie de l'ordre de 8 ans. Dans les lymphomes agressifs, en l'absence de facteurs de mauvais pronostic, le traitement permet d'obtenir une guérison dans près de 90 %, mais dans les autres cas, le taux de survie à long terme chute à 40 %.

### Traitement

Les schémas thérapeutiques dépendent du grade histologique et de l'extension de la maladie. La chimiothérapie associée à l'interféron alpha est le traitement de choix dans la plupart des cas. La radiothérapie peut être utilisée dans des formes localisées, seule ou en association avec la chimiothérapie. En cas de rechute, l'autogreffe de cellules souches permet d'obtenir des rémissions prolongées. Dans les formes digestives localisées, la chirurgie peut être indiquée.

## LYMPHORÉTICULOSE BÉNIGNE D'INOCULATION ou (☞) Griffes du chat (maladie des)

# M

## MAL AIGU DES MONTAGNES

### Définition et causes

Ensemble de signes dus à une mauvaise adaptation de l'organisme à l'altitude. Ils sont liés à une diminution de l'oxygène dans l'air inspiré (à 5 000 m, la pression partielle en oxygène diminue de moitié). Leur cause semble être un œdème cérébral débutant, associé à une rétention d'eau. Il existe une grande susceptibilité individuelle.

### Épidémiologie

Il se manifeste chez environ la moitié des sujets se rendant à plus de 3 000 m et y séjournant plus de 6 heures (voyages dans les Andes, au Tibet…). Il peut cependant apparaître dès 2 000 m.

### Signes et symptômes

Les principaux signes sont des céphalées, une insomnie, une perte d'appétit, des nausées, des vertiges, une toux sèche, une dyspnée et des œdèmes localisés (yeux, face, mains, cheville).

### Investigations

Le diagnostic est clinique.

### Évolution, complications et pronostic

Les deux principales complications sont l'œdème cérébral de haute altitude (☞) et l'œdème pulmonaire de haute altitude (☞) dont le pronostic peut être très mauvais.

### Traitement

La conduite à tenir dépend de la gravité des signes. Dans les formes simples, l'arrêt de la montée en altitude et des antalgiques (aspirine) peuvent suffire. En cas de forme sévère, la redescente est impérative.

### Prévention et éducation

Un dénivelé de 300 m par 24 heures au-dessus de 3 000 m permet en général de s'acclimater sans problème. L'acétazolamide (Diamox®) peut également être utilisée à titre préventif chez certains sujets très sensibles. Des consultations spécialisées permettent d'effectuer des tests de tolérance avant de partir en voyage.

## MAL CHRONIQUE DES MONTAGNES ou (☞) Maladie de Monge

## MAL DE POTT

Il s'agit d'une spondylodiscite (☞) tuberculeuse.

## MAL DES TRANSPORTS

### Définition et causes

Ensemble de manifestations déclenchées par les accélérations et les décélérations répétitives lors de l'utilisation d'un moyen de transport (voiture, bateau, avion…). La cause est une susceptibilité individuelle à la stimulation de l'appareil vestibulaire au niveau de l'oreille interne qui joue un rôle essentiel dans les sensations de position et d'équilibre.

### Épidémiologie

Très fréquent, en particulier chez les enfants.

### Signes et symptômes

Le tableau comprend une sensation de malaise avec pâleur, sueurs, hypersalivation, hyperventilation, rapidement suivie de nausées et de vomissements.

### Évolution, complications et pronostic

Le soulagement apporté par les vomissements est souvent fugace. Chez les personnes fragiles, les troubles digestifs peuvent entraîner des pertes de liquides importantes dont les conséquences peuvent être sévères en l'absence de traitement.

### Traitement, prévention et éducation

Le traitement est essentiellement préventif. Les conseils d'usage sont d'éviter d'avoir trop ou pas mangé, d'éviter les boissons gazeuses et l'alcool, d'éviter de regarder les vagues ou d'autres objets mouvants, de se mettre en position de repos si possible le plus près du centre de gravité du bateau ou de l'avion, d'éviter les accélérations et les coups de freins trop vifs en voiture... Les médicaments disponibles sont des anticholinergiques (Scopoderm TTS®; délai d'action 6 à 8 h, durée d'action 72 h) ou des antihistaminiques H1 (Dramamine®, Nausicalm®, Nautamine®; délai d'action 1 à 2 h, durée d'action 6 à 8 h).

## MALADIE CŒLIAQUE ou Intolérance au gluten

### Définition et causes

Malabsorption intestinale chronique provoquée par une intolérance au gluten (protéine des céréales). Une liaison avec un type HLA particulier est présent dans 99 % des cas et les formes familiales représentent 10 % des cas.

### Épidémiologie

L'incidence est de 1/2 500 en France Elle peut se révéler à n'importe quel âge mais avec une prédominance chez le nourrisson et l'enfant.

### Signes et symptômes

Chez le nourrisson et le jeune enfant, les manifestations sont une dénutrition, une apathie, des vomissements fréquents, une diarrhée chronique avec des selles grasses ainsi qu'un abdomen météorisé et flasque. Dans la seconde enfance existent un retard statural, une insuffisance pondérale modérée et peu de signes digestifs. Chez l'adulte, les signes sont une diarrhée chronique, un syndrome carentiel avec des troubles osseux, cutanés et une anémie.

### Investigations

L'endoscopie avec biopsie du grêle montre une atrophie villositaire. L'examen des selles montre une stéatorrhée (trop de graisses dans les selles). Le test au D-Xylose et la recherche d'anticorps anti-endomysium aident au diagnostic.

### Évolution, complications et pronostic

Chez l'enfant, la réponse est constante au régime sans gluten avec une possibilité de rechute lors de sa réintroduction après l'âge de 4 ans. Chez l'adulte, le régime doit être poursuivi indéfiniment et il existe un risque important de lymphome intestinal.

### Traitement

Il associe une alimentation sans gluten et une supplémentation des carences (vitamines, sels minéraux...). La nutrition parentérale et les corticoïdes seront utilisés dans les formes graves.

### Surveillance, prévention et éducation

L'évolution de la courbe de poids et de la taille sera surveillée chez l'enfant.

La suppression du pain, des biscottes, des biscuits, des pâtes et des produits de fabrication industrielle est indispensable. Les associations de patients apportent des informations sur la teneur en gluten des aliments et sur les produits diététiques de remplacement. L'apprentissage de la lecture des étiquettes des aliments d'origine industrielle est essentiel pour repérer la présence de gluten et choisir les produits compatibles avec le régime sans gluten. Certains médicaments contiennent également du gluten : demander conseil au pharmacien.

Le risque de cancérisation fait discuter la nécessité d'un régime sans gluten à vie.

## MALADIE HÉMOLYTIQUE NÉONATALE ou (☞) Incompatibilité sanguine fœtomaternelle

## MALADIE DE L'OREILLETTE ou Maladie rythmique auriculaire

Trouble du rythme cardiaque caractérisé par l'alternance d'accès de tachycardie auriculaire (fibrillation, flutter, tachysystolie) et d'accès de bradycardie (bradycardie sinusale, bloc sino-atrial) de façon imprévisible et en l'absence de toute thérapeutique. Le traitement associe la pose d'un stimulateur cardiaque (pace maker) et des médicaments antiarythmiques.

## MALADIE DES MEMBRANES HYALINES

### Définition et causes

Détresse respiratoire du nouveau-né survenant chez le prématuré du fait d'un défaut de synthèse du surfactant, produit permettant de maintenir les alvéoles ouvertes même en expiration.

### Épidémiologie

Survient chez les prématurés de moins de 35 semaines. Plus l'enfant est prématuré, plus le risque est grand.

### Signes et symptômes

Le nouveau-né présente une détresse respiratoire avec tirage, battement des ailes du nez et geignement expiratoire dès la naissance ou dans les heures qui suivent.

### Investigations

Le diagnostic est essentiellement clinique. Les gaz du sang et la radiographie de thorax permettent d'évaluer la gravité de l'atteinte.

### Évolution, complications et pronostic

En l'absence de traitement, le déficit en oxygène (hypoxémie) va entraîner la défaillance de nombreux organes et la mort. Chez les survivants, des séquelles neurologiques sont possibles.

### Traitement et prévention

Le traitement utilise l'installation endotrachéale de surfactant de synthèse ou semi-naturel (par ex. Surfexo® ou Surventa®), associé à l'oxygénothérapie. La ventilation artificielle est parfois nécessaire.
L'injection de corticoïdes à la mère (accélération de la maturation pulmonaire du fœtus) est une mesure de prévention efficace mise en œuvre en cas d'accouchement prématuré prévisible.

## MALADIE MITRALE

### Définition et causes

Insuffisance et rétrécissement mitral associés à des degrés divers. Elle est presque toujours une séquelle d'un rhumatisme articulaire aigu (RAA).

### Épidémiologie

La quasi disparition du RAA depuis la diffusion des antibiotiques va faire diminuer progressivement la fréquence de cette maladie.

### Signes et symptômes

Le principal symptôme est une dyspnée d'effort progressivement croissante. L'auscultation est typique : souffle systolique irradiant dans l'aisselle, claquement d'ouverture mitrale, roulement diastolique.

### Investigations

L'écho-doppler cardiaque permet le diagnostic.

### Évolution, complications et pronostic

La complication la plus fréquente est la survenue de troubles du rythme auriculaire (fibrillation atriale ☞) exposant à des embolies artérielles. Plus rarement, un œdème pulmonaire ou des hémoptysies peuvent survenir. Comme dans toutes les valvulopathies, il existe un risque d'endocardite.

### Traitement

Le traitement médical comporte un régime pauvre en sel, l'abstention des efforts physiques importants, des diurétiques, des tonicardiaques, des vasodilatateurs associés à des antiarythmiques et à des anticoagulants (antivitamines K) en cas de troubles du rythme. Dès qu'apparaissent des signes de mauvaise tolérance, une intervention chirurgicale (plastie ou remplacement valvulaire) doit être envisagée.

### Éducation

L'éducation porte essentiellement sur le repérage des symptômes qui doivent faire consulter, la prise régulière des médicaments et l'organisation du mode vie : éviter la fatigue, les activités excessives, le stress et rechercher une aide pour les activités domestiques.

## MALADIE PÉRIODIQUE ou Fièvre familiale méditerranéenne

### Définition et causes

Maladie d'origine inconnue caractérisée par des crises douloureuses fébriles apparaissant dès l'enfance et dues à une inflammation des séreuses (péritoine, plèvre…). Le contexte familial (facteur héréditaire dans 50 % des cas) et ethnique permet d'orienter le diagnostic.

### Épidémiologie

Elle touche principalement les sujets du pourtour méditerranéen, avec une fréquence particulièrement élevée dans certaines régions, notamment en Turquie et au Moyen-Orient (1/2 000), et une prédominance masculine.

### Signes et symptômes

Association d'une fièvre, de crises douloureuses abdominales pouvant mimer une péritonite, thoraciques avec dyspnée, douleur basithoracique et frottement pleural, et articulaires avec un gonflement important. Des plaques cutanées érythémateuses (rouges) sont également possibles.

### Investigations

Il existe un syndrome inflammatoire important (VS augmentée) et une hyperleucocytose.

### Évolution, complications et pronostic

Les crises durent quelques jours et se reproduisent régulièrement mais avec des périodes de latence et des intensités variables. La régression des signes est spontanée. La principale complication est la survenue d'une amylose (☞) rénale et/ou cardiaque qui transforme une maladie invalidante mais bénigne, en maladie mortelle.

### Traitement

La colchicine prévient ou diminue les accès chez plus de 90 % des patients. En cas de crise, le traitement est symptomatique. Lors du premier accès, une urgence chirurgicale abdominale vraie (appendicite, cholécystite…) doit être éliminée.

## MALADIE SÉRIQUE

Réaction allergique qui apparaît généralement 7 à 12 jours après l'injection de certains médicaments (pénicilline par exemple) ou plus rarement d'un sérum hétérologue (sérum de cheval). Les principales manifestations sont une urticaire, des douleurs articulaires (polyarthrite) et des adénopathies. La régression se fait habituellement en quelques jours.

## MALADIE DU SOMMEIL ou (☞) Sommeil (maladie du)

## MALAISES GRAVES DU NOURRISSON

### Définition et causes

Survenue inopinée d'un accident qui laisse à l'entourage la crainte d'une mort imminente et justifie de sa part des manœuvres de « réanimation ». Les principales causes identifiées sont le reflux gastro-œsophagien, l'hyper-réflectivité vagale et les apnées isolées récidivantes.

### Épidémiologie

C'est un problème fréquent à l'origine de multiples hospitalisations des enfants entre 1 et 6 mois.

### Signes et symptômes

Le malaise survient souvent pendant l'éveil. La forme hypertonique comprend un blocage respiratoire avec une cyanose, une révulsion oculaire, une perte de connaissance avec un accès de pâleur intense durant quelques dizaines de secondes, suivi du réveil de l'enfant. La forme syncopale se caractérise par une hypotonie brutale, avec une pâleur, une apnée et parfois des convulsions.

### Investigations

Le bilan à la recherche de la cause comprend notamment : pHmétrie, fibroscopie œsophagienne, recherche du réflexe oculocardiaque avec un enregistrement électrocardiographique, enregistrement du sommeil.

### Évolution, complications et pronostic

Le risque de récidive est estimé entre 10 à 20 %. La grande crainte est la survenue d'une mort subite.

### Traitement

Le traitement est avant tout celui de la cause si elle est identifiée. Dans l'hyper-réflectivité vagale, on utilise un dérivé atropinique, le diphémanil. En cas d'apnées récidivantes ou en l'absence de cause retrouvée, un monitorage à domicile est utile (poursuivi jusque vers la fin de la première année).

## MALLORY-WEISS (SYNDROME DE)

### Définition et causes

Dilacération de l'œsophage distal et de l'estomac proximal au cours d'efforts de vomissements ou de hoquet.

### Épidémiologie

Il est responsable de 5 % des hémorragies digestives hautes. L'association avec une hernie hiatale ou un alcoolisme est fréquente.

### Signes et symptômes

La séquence classique comprend des vomissements alimentaires suivis de vomissements de sang rouge.

### Investigations

La fibroscopie permet le diagnostic.

### Évolution, complications et pronostic

La guérison est spontanée dans 90 % des cas sous traitement médical. Le risque principal est le retentissement hémodynamique de l'hémorragie.

### Traitement

Le traitement médical est symptomatique (calmer les vomissements ou le hoquet) avec une surveillance hémodynamique et d'éventuelles transfusions. La sonde à ballonnet, l'électrocoagulation endoscopique ou la chirurgie sont indiquées en cas d'hémorragie active abondante.

## MARCHIAFAVA-MICHELI (MALADIE DE) ou Hémoglobinurie paroxystique nocturne

### Définition et causes

Hémolyse due à une anomalie acquise de la structure des protéines de la membrane des globules rouges et des plaquettes (mutation d'un gène situé sur le chromosome X). Elle est responsable d'une activation anormalement facile du complément lors de conflits immunologiques minimes (infections, vaccins, règles…).

### Épidémiologie

C'est une affection rare qui survient à tout âge, principalement entre 20 et 50 ans sans prédominance de sexe.

### Signes et symptômes

Le signe majeur est l'hémoglobinurie (urines rouges) intermittente à prédominance nocturne qui est souvent confondue avec une hématurie.

### Investigations

On retrouve une anémie hémolytique avec une réticulocytose élevée et une thrombopénie. Le test de Ham-Dacie et le test au sucrose confirment le diagnostic.

### Évolution, complications et pronostic

L'évolution est chronique avec une sévérité variable. Les complications sont les thromboses veineuses, cause possible de décès, et l'anémie. Une aplasie médullaire et une leucémie aiguë myéloblastique (☞) sont possibles. Le pronostic est bon avec une survie moyenne de 10 à 15 ans à partir du diagnostic.

### Traitement

L'anémie mal tolérée implique des transfusions de globules rouges lavés et éventuellement l'administration d'androgènes, de corticoïdes et de fer. Les patients jeunes avec une forme grave peuvent bénéficier d'une greffe de moelle.

## MARFAN (MALADIE DE)

### Définition et causes

Maladie héréditaire, de transmission autosomique dominante (mais dans 25 % des cas, il s'agit d'une mutation sporadique car aucun des parents n'est atteint), entraînant une faiblesse des tissus conjonctifs par modification des constituants de l'élastine.

### Épidémiologie

L'incidence est de 1/10 000.

### Signes et symptômes

Association d'atteintes squelettiques (longueur anormale des membres, des doigts et des orteils), d'atteintes cardiaques (anévrisme de l'aorte, valvulopathies) et d'atteintes oculaires (luxation du cristallin, cataracte, myopie, décollement de la rétine).

### Traitement

Des remplacements aortiques et valvulaires sont parfois nécessaires.

## MASQUE DE GROSSESSE ou (☞) Mélasma ou Chloasma

## MASTODYNIE

Douleurs ou sensation de tension des seins. La cause peut être hormonale (apparaissant avant les règles), il peut s'agir du premier signe en rapport avec une tumeur, ou bien il s'agit uniquement de seins volumineux, tombants. Le terrain est souvent particulier : jeune femme anxieuse, cancérophobe, ayant des problèmes sociaux, familiaux ou sentimentaux. Dans la forme hormonale, un traitement par progestérone est efficace.

## MASTOÏDITE

### Définition et causes

Infection des cellules mastoïdiennes du rocher. Il s'agit d'une des complications de l'otite moyenne aiguë (☞) qui survient en général deux semaines ou plus après le début d'une otite.

### Épidémiologie

Rare depuis le traitement antibiotique. Complique 1/10 000 otites.

### Signes et symptômes

Les principaux signes sont une fièvre, une douleur à la pression de la mastoïde et un écoulement purulent de l'oreille associés à une surdité croissante. En cas de mastoïdite extériosée apparaît une rougeur, un gonflement et une fluctuence (masse molle au toucher) en arrière de l'oreille qui décolle le pavillon.

### Investigations

L'otoscopie montre une collection en arrière du tympan. La radiographie et le scanner permettent de confirmer le diagnostic et d'évaluer l'extension osseuse de l'infection. Le germe en cause est identifié sur un prélèvement du liquide d'écoulement.

### Évolution, complications et pronostic

La principale complication est l'abcès sous-périosté. En l'absence de traitement adapté, une extension méningée et cérébrale gravissime est possible.

### Traitement et prévention

L'antibiothérapie utilise initialement l'association amoxicilline-acide clavulanique (Augmentin®) ou une céphalosporine, puis sera adaptée en fonction de l'antibiogramme. Un cas d'abcès sous-périosté, un évidemment chirurgical des cellules mastoïdiennes (mastoïdectomie) s'impose. Le traitement antibiotique des otites moyennes aiguës a permis de réduire très fortement l'incidence de cette complication.

## MASTOPATHIES BÉNIGNES ou Tumeurs bénignes du sein

### Définition et causes

Tumeurs bénignes du sein. Les formes les plus fréquentes sont la mastose fibrokystique (☞), le papillome intracanalaire, l'adénome et la tumeur phyllode. Dans la plupart des cas, le facteur prédisposant est une insuffisance de progestérone et donc un excès relatif d'œstrogènes.

### Épidémiologie

Très fréquentes, notamment chez les femmes entre 40 et 50 ans.

### Signes et symptômes

Les principaux signes sont une douleur ou une sensation de tension des seins (mastodynie), une grosseur palpable ou un écoulement par le mamelon.

### Investigations

Elles comprennent la mammographie, l'échographie et la ponction avec une analyse du liquide ou du tissu prélevé.

### Évolution, complications et pronostic

L'évolution vers le cancer, notamment dans la mastose fibrokystique, est toujours possible.

### Traitement et prévention

En cas de kyste isolé, une évacuation par ponction est indiquée. Dans la plupart des cas, on utilise un traitement progestatif par voie générale et locale. Dans le cas des tumeurs solides, une exérèse chirurgicale avec examen histologique est nécessaire.

Le traitement de la préménopause permet de corriger le déséquilibre hormonal favorisant le développement de certaines lésions.

## MASTOSE FIBROKYSTIQUE

### Définition et causes

Tumeur bénigne du sein se développant chez les femmes entre 40 et 50 ans, période de la vie génitale où il existe une insuffisance en progestérone et un excès relatif en œstrogènes.

### Épidémiologie

Fréquent.

### Signes et symptômes

Les principaux signes sont une douleur et une tension des seins (mastodynie) avec une tuméfaction isolée, ferme, régulière. Il existe parfois un placard plus ou moins sensible au niveau des quadrants supéro-externes. Parfois, notamment chez la femme jeune, les lésions sont diffuses. Un écoulement bilatéral provoqué est possible.

### Investigations

Elles comprennent la mammographie, l'échographie et la ponction avec un examen cytologique.

### Évolution, complications et pronostic

L'existence d'une mastose fibrokystique augmente très fortement le risque de cancer du sein.

### Traitement et prévention

Il associe un progestatif par voie générale et de la progestérone par voie percutanée au niveau du sein. Au moindre doute, surtout après 35 ans, une exérèse avec examen histologique pour éliminer un cancer est recommandé.
Le traitement de la préménopause permet de corriger le déséquilibre hormonal favorisant le développement de certaines lésions.

## MEADOW (SYNDROME DE) ou Syndrome de Münchhausen par procuration

Ce syndrome désigne des pathologies factices, provoquées sur leurs propres enfants par des mères appartenant à une profession paramédicale. Elles se présentent aux urgences en jouant un rôle de salvatrice héroïque et veulent rester jour et nuit auprès de leur enfant. Les symptômes cessent dès que les visites sont suspendues. Les troubles provoqués peuvent être graves et entraîner des décès.

## MÉDIASTINITE

### Définition et causes

Infection du médiastin qui survient le plus souvent dans les suites d'une chirurgie cardiaque et plus rarement en cas de rupture de l'œsophage (accidentelle lors d'une fibroscopie, spontanée dans le syndrome de Boerhaave qui correspond à une rupture spontanée de l'œsophage lors de violents efforts de vomissements).

### Épidémiologie

Il s'agit d'une des principales complications de la chirurgie cardiaque (2 % des interventions).

### Signes et symptômes

Aucun signe n'est typique. En post-chirurgical, le diagnostic est évoqué en cas d'écoulement purulent au niveau de la cicatrice, accompagné d'une douleur et d'une instabilité du sternum. En cas de rupture de l'œsophage, les signes possibles sont un emphysème sous-cutané, une hématémèse et des douleurs lors de la déglutition.

### Investigations

La ponction médiastinale à l'aiguille ramène un liquide purulent dans lequel le germe pourra être identifié. En cas de rupture, un transit œsophagien confirme le diagnostic.

### Évolution, complications et pronostic

La principale complication est le choc septique. La mortalité est élevée et peut atteindre 50 %.

### Traitement

Le traitement chirurgical est une urgence. Il est complété par une antibiothérapie précoce, initialement dirigée contre le staphylocoque, puis adaptée au germe lorsqu'il a pu être identifié.

### Prévention

Le respect des règles d'asepsie dans les blocs opératoires en chirurgie cardiaque permet de limiter l'incidence de cette complication.
En post-opératoire, l'apparition d'une fièvre et de signes de détresse respiratoire doivent être surveillés, ainsi que l'aspect de la cicatrice.

## MÉGACÔLON CONGÉNITAL ou (☞) Maladie de Hirschsprung

## MÉGALÉRYTHÈME ÉPIDÉMIQUE ou 5e maladie

### Définition et causes

Infection aiguë due au *parvovirus B19*.

### Épidémiologie

Il touche les enfants de 5 à 15 ans, particulièrement sous forme endémique en milieu scolaire.

### Signes et symptômes

Il existe une éruption en plaques confluentes prédominant au niveau des joues et de la racine des membres (mégalérythème) avec une fièvre inconstante.

### Investigations

La recherche du virus n'est utile qu'en cas de forme sévère ou de grossesse.

### Évolution, complications et pronostic

Les signes régressent en une semaine avec la possibilité de récidives épisodiques pendant quelques semaines. L'infection chez l'immunodéprimé est sévère et la transmission maternofœtale est possible avec un risque de mort fœtale.

### Traitement et prévention

Il est uniquement symptomatique.
Les femmes enceintes et les sujets à risque doivent éviter le contact avec des personnes infectées.

## MÉGA-OESOPHAGE ou (☞) Achalasie du sphincter du bas œsophage

## MÉLANOME MALIN

### Définition et causes

Tumeur maligne développée à partir des mélanocytes. L'exposition solaire, surtout chez les blonds et les roux représente un facteur favorisant majeur.

### Épidémiologie

10 000 nouveaux cas/an en France avec une augmentation rapide de l'incidence (doublement tous les 10 ans) chez les sujets de peau blanche. L'incidence maximale se situe vers 60 ans avec deux fois plus de femmes que d'hommes.

### Signes et symptômes

Il s'agit d'une tumeur pigmentée survenant le plus souvent en peau saine ou sur un nævus préexistant et évoluant dans le temps. La forme la plus fréquente est le mélanome superficiel extensif. Il existe également une forme nodulaire, une forme acrolentigineuse touchant la région palmaire ou plantaire et une forme se développant sur une mélanose de Dubreuilh (☞).

### Investigations

Elles comprennent l'exérèse et l'examen histologique de toute lésion suspecte.

### Évolution, complications et pronostic

Le potentiel métastatique est redoutable. Le taux global de survie à 5 ans varie de 65 à 85 % en cas de lésion limitée et chute à 25 % en cas de métastases ganglionnaires et à moins de 20 % en cas de métastases à distance.

### Traitement

L'exérèse doit être complète avec une marge de sécurité suffisante (en fonction de la profondeur).

### Prévention et éducation

La prévention associe la photoprotection en cas de phénotype cutané à risque et, dans tous les cas, l'exposition des enfants au soleil sans protection vestimentaire et par crème solaire haute protection voire écran total. L'autosurveillance régulière de chaque nævus selon la règle ABCDE – **A**symétrie – **B**ordure encochée, irrégulière – **C**ouleur hétérogène – **D**iamètre > 6 mm – **É**volutivité – doit être apprise aux personnes à risque. En cas de doute, un recours précoce au dermatologue est essentiel.

## MÉLANOME MALIN DE LA CHOROÏDE

Tumeur maligne primitive de l'œil la plus fréquente qui se développe aux dépens de la choroïde (tunique vasculaire postérieure de l'œil). Elle se révèle le plus souvent par une baisse de la vision due à un décollement de la rétine. Elle est d'évolution redoutable avec des métastases (foie, os cerveau). Le traitement est souvent l'énucléation ou parfois la radiothérapie (radioéléments au contact ou protonthérapie) dans les petites tumeurs.

## MÉLASMA ou Chloasma ou Masque de grossesse

Taches brun foncé, apparaissant sur le front, les tempes et les pommettes qui surviennent principalement pendant la grossesse et chez les femmes prenant des contraceptifs oraux. L'exposition au soleil accentue la pigmentation. La coloration s'estompe quelque temps après l'accouchement, à l'arrêt de la pilule et avec le temps. Des dépigmentants locaux comme l'hydroquinone (Leucodinine B®) associés à la vitamine A acide (Aberel®) peuvent apporter une aide. Il faut éviter l'exposition au soleil et utiliser un écran total à l'extérieur sur les zones hyperpigmentées.

## MENACE (SYNDROME DE)

Terme qui désigne la présence d'une angine de poitrine (☞) de repos avec des crises qui durent de 10 à 15 min au moins et qui sont accompagnées de modifications électrocardiographiques. L'appellation « menace » exprime le risque important de constitution d'un infarctus du myocarde en l'absence de traitement approprié.

## MENACE D'ACCOUCHEMENT PRÉMATURÉ

### Définition et causes

On appelle accouchement prématuré toute naissance survenant avant 37 semaines et après 22 semaines d'aménorrhée (limite de viabilité théorique). Les principales causes sont une infection maternelle, un traumatisme, une anomalie utérine (béance du col, malformation), une grossesse multiple, une malformation fœtale, un placenta praevia, un hydramnios. Les facteurs de risque sont liés à ces conditions socio-économiques défavorables (conditions de travail, de logement, grande multiparité...).

### Épidémiologie

La menace d'accouchement prématuré est la pathologie la plus fréquente de la grossesse (15 à 20 % des grossesses). Les prématurés représentent un peu moins de 6 % des naissances.

### Signes et symptômes

Les signes évocateurs sont des contractions utérines fréquentes et douloureuses, un écoulement de liquide amniotique qui traduit une rupture prématurée des membranes ou des métrorragies (saignements).

### Investigations

L'enregistrement des contractions (tocométrie externe) permet de les quantifier. Le bilan biologique recherche des signes d'infection et l'échographie contrôle l'état du fœtus, du placenta, du col et la quantité de liquide amniotique.

### Évolution, complications et pronostic

La prise en charge a pour objectif de retarder le plus possible l'accouchement, sachant que la mortalité et la morbidité de l'enfant est directement lié à l'importance de la prématurité.

### Traitement

Le repos est primordial. Le traitement médical a évolué ces dernières années avec un abandon progressif des bêtamimétiques (salbutamol = Salbumol®, Ventoline®) du fait de leurs effets secondaires et leur remplacement par la nicardipine (Loxen®) ou l'atosiban (Tractocile®). En cas de béance du col, un cerclage est indiqué en fin de premier trimestre.

### Prévention et éducation

La prévention nécessite le dépistage des femmes à risque dès le début de la grossesse et une prise en charge adaptée (repos, aide ménagère, poste de travail et horaires aménagés, arrêt de travail si nécessaire).

## MENDELSON (SYNDROME DE) ou Pneumopathie d'inhalation

### Définition et causes

Inflammation pulmonaire due au passage dans les poumons de suc gastrique acide qui entraîne la destruction des parois alvéolaires. Ce syndrome survient le plus souvent dans les suites d'une anesthésie (inhibition du réflexe nauséeux) ou en cas de troubles de la conscience d'autres origines (AVC, intoxication, crise convulsive…) en l'absence de mesure de protection des voies aériennes.

### Épidémiologie

Il s'agit d'une des principales complications de l'anesthésie.

### Signes et symptômes

Les principaux signes sont une dyspnée aiguë avec une cyanose, un bronchospasme, une fièvre et des crachats mousseux.

### Investigations

La radiographie thoracique montre dans les 8 à 24 heures qui suivent des « poumons blancs » bilatéraux. Il existe une hypoxie franche à l'analyse des gaz du sang.

### Évolution, complications et pronostic

L'évolution peut se faire soit vers une guérison rapide, soit vers un syndrome de détresse respiratoire aiguë (☞), soit vers une surinfection bactérienne. La mortalité est importante.

### Traitement

La base du traitement est l'oxygénothérapie et la ventilation assistée si nécessaire. Les antibiotiques sont utilisés en cas de surinfection.

### ✔ Prévention, soins et surveillance

La prévention nécessite une surveillance fréquente des patients pendant et après l'anesthésie, notamment pendant la phase de réveil : apparition de signes de détresse respiratoire (dyspnée, augmentation de la fréquence respiratoire), d'une fièvre. La surveillance de tous les patients présentant des troubles de la conscience est essentielle.

En cas de pneumopathie, les soins consistent à administrer de l'oxygène (mise en place d'une sonde, réglage et surveillance du débit) ou à aider à la mise en place d'une sonde d'intubation et d'une ventilation assistée (réglage du volume par minute, de la fréquence respiratoire, de la $FiO_2$, (% d'$O_2$ dans l'air inspiré), de la pression expiratoire positive, des alarmes).

## MÉNÉTRIER (MALADIE DE)

### Définition et causes

Hypertrophie très importante de la muqueuse gastrique, le plus souvent limitée au corps de l'estomac et à la grande tubérosité, entraînant une diminution de la sécrétion acide et une perte protidique. La cause est inconnue.

### Épidémiologie

Elle est rare et touche préférentiellement l'homme entre 30 et 60 ans.

### Signes et symptômes

Il existe le plus souvent une douleur épigastrique ; plus rarement, une anorexie, des nausées, des vomissements, des œdèmes.

### Investigations

L'endoscopie permet le diagnostic.

### Évolution, complications et pronostic

L'évolution est chronique avec parfois une guérison spontanée. Les complications comprennent les hémorragies, des œdèmes en rapport avec l'hypoprotidémie et une cancérisation dans 15 % des cas.

### Traitement

Il consiste en des antisécrétoires gastriques (inhibiteurs de la pompe à protons ou anti-histaminiques $H_2$) mais le résultat est inconstant. La gastrectomie totale est parfois nécessaire dans les formes graves.

### Prévention et surveillance

Les troubles gastriques chroniques nécessitent une exploration pour éviter une découverte tardive au stade de cancer.

## MÉNIÈRE (MALADIE DE)

### Définition et causes

Affection de l'oreille interne caractérisée par une augmentation de la quantité de liquide dans le labyrinthe (hydrops labyrinthique). La cause est inconnue.

### Épidémiologie

Peu fréquente. L'âge moyen de début se situe avant 50 ans.

### Signes et symptômes

Les trois symptômes caractéristiques sont :

1. un vertige récidivant survenant par crises durant de quelques minutes à quelques heures accompagné de nausées et de vomissements ;
2. une surdité unilatérale fluctuante au début de la maladie ;
3. des acouphènes (bourdonnements) au niveau de l'oreille atteinte.

### Investigations

L'audiogramme évalue le niveau de surdité. Le reste du bilan a pour but d'éliminer une autre cause.

### Évolution, complications et pronostic

Les récidives se produisent à intervalles variables, les rémissions sont parfois très longues. La principale complication est l'évolution vers le stade chronique avec une surdité, tandis que les autres symptômes disparaissent graduellement.

### Traitement

Dans les crises graves, un traitement intraveineux est indiqué (antivertigineux, antinauséeux sédatifs). Dans les autres cas, les antivertigineux per os sont suffisants (Tanganil®, Serc®, Sibélium®). Dans les formes sévères, un traitement chirurgical peut être indiqué (décompression du labyrinthe).

## MÉNINGIOME

### Définition et causes

Tumeur bénigne extracérébrale, développée à partir des méninges, qui refoule progressivement le cerveau sans l'envahir. Elle est très vascularisée et d'évolution très lente.

### Épidémiologie

Il représente 15 % des tumeurs cérébrales et survient le plus souvent après 40 ans, avec une légère prédominance féminine.

### Signes et symptômes

Lorsque la tumeur se développe dans une « zone parlante », le diagnostic peut être précoce devant des signes de localisation neurologique. Dans les autres cas, il s'agit souvent de signes psychiques d'aggravation progressive.

### Investigations

Le scanner permet le diagnostic.

### Évolution, complications et pronostic

Le pronostic dépend de la taille de la tumeur au moment du diagnostic. L'intervention est délicate sur les tumeurs de gros volume du fait de la richesse de la vascularisation.

### Traitement

Il consiste en l'exérèse chirurgicale qui doit être complète pour éviter la récidive.

### Prévention

Tous les troubles psychiques évolutifs non expliqués doivent bénéficier d'un scanner.

# MÉNINGITE

Il s'agit de l'inflammation des méninges par un agent infectieux.
Le signe clinique essentiel est le **syndrome méningé** associant céphalées, vomissements, raideur de nuque, signes de Kernig (impossibilité de maintenir les jambes en extension en position assise ou lors du relèvement des membres en position couchée) et de Brudzinski (la flexion passive de la nuque provoque la flexion des membres inférieurs), et photophobie.
L'examen diagnostic essentiel est la ponction lombaire qui doit toujours être précédé d'un scanner cérébral en cas de troubles de la conscience pour éliminer une éventuelle contre-indication à sa réalisation (principalement hypertension intracrânienne ☞).

## ✔ Soins et surveillance

La ponction lombaire est réalisée dans des conditions d'asepsie rigoureuse, les réactions du patient pendant la ponction (accélération du pouls, sueurs, pâleur, douleur) et après la ponction (céphalées, nausées, douleur, rougeur, œdème, écoulement au point de ponction) sont surveillées (☞ Procédures de soins). Le patient doit être installé en décubitus dorsal après la ponction et rester à jeun pendant une heure.
Une lumière tamisée dans la chambre améliore le confort du patient.
L'évolution de la courbe de température, des signes neurologiques en fonction du type de méningite (état de conscience, raideur de la nuque, convulsions) et la prévention des complications liées à l'alitement sont essentielles à la surveillance des patients atteints de méningite.
La méningite à méningocoque nécessite la mise en place d'un isolement respiratoire en raison de la contagiosité : chambre individuelle avec maintien de la porte fermée et aération régulière ; lavage des mains dans la chambre du patient avant et après les soins, port de masque pour les soignants ainsi qu'une surblouse et des gants à usage unique non stériles pour les soins contaminants ; tensiomètre, stéthoscope et thermomètre dans la chambre ; limiter le transport du patient ainsi que les visites.
L'importance de la prophylaxie de la méningite à méningocoque (prise d'antibiotiques) doit être expliquée aux personnes qui vivent au domicile du patient ou qui ont eu des contacts proches et répétés avec lui (en particulier à l'école, en crèche, au travail).

# MÉNINGO-ENCÉPHALITES À LIQUIDE CLAIR

## Définition et causes

Inflammation des méninges avec un nombre de cellules dans le liquide céphalorachidien inférieur à 500 éléments/$mm^3$. Les principales causes sont les virus, la tuberculose et la listériose.

## Épidémiologie

Ce sont les méningites les plus fréquentes.

## Signes et symptômes

Le signe essentiel est un syndrome méningé fébrile d'apparition brutale associant céphalées, vomissements, raideur de nuque, signes de Kernig (impossibilité de maintenir les jambes en extension en position assise ou lors du relèvement des membres en position couchée) et de Brudzinski (la flexion passive de la nuque provoque la flexion des membres inférieurs), et photophobie. Il existe parfois des troubles de la conscience, éventuellement des crises convulsives et des atteintes des paires crâniennes.

### Investigations

Le scanner est le premier examen en cas de troubles de la conscience. La ponction lombaire montre un liquide clair, hypertendu avec moins de 500 éléments/mm$^3$ avec une recherche bactériologique négative.

### Évolution, complications et pronostic

Les méningites virales sont bénignes et guérissent spontanément sauf la méningite herpétique grevée d'une mortalité de 60 à 80 % en l'absence de traitement. Les méningites à *Listeria* peuvent laisser des séquelles neurologiques.

### Traitement

Le traitement est symptomatique sauf pour la méningite herpétique traitée par aciclovir et pour la méningite à *Listéria* traitée par l'association : ampicilline ou amoxicilline et aminoside.

## MÉNINGITES VIRALES

### Définition et causes

Inflammation des méninges d'origine virale avec un liquide céphalorachidien clair typiquement lymphocytaire.

### Épidémiologie

Les entérovirus sont responsables d'environ 80 % des méningites aiguës virales. La plupart des cas surviennent chez l'enfant à la fin de l'été.

### Signes et symptômes

Le signe essentiel est un syndrome méningé fébrile d'apparition brutale associant céphalées, vomissements, raideur de nuque, signe de Kernig (impossibilité de maintenir les jambes en extension en position assise ou lors du relèvement des membres en position couchée), signe de Brudzinski (la flexion passive de la nuque provoque la flexion des membres inférieurs), et photophobie. Il n'y a aucun signe neurologique de localisation et la conscience est normale.

### Investigations

La ponction lombaire montre un liquide clair hypertendu avec moins de 500 éléments/mm$^3$ avec une recherche bactériologique négative.

### Évolution, complications et pronostic

En dehors de la poliomyélite et des infections à entérovirus chez le nouveau-né, l'évolution est en général spontanément favorable en moins d'une semaine. Exceptionnellement des complications peuvent survenir à type d'encéphalite ou, après une infection ourlienne, de surdité.

### Traitement

Il est uniquement symptomatique.

### Prévention

Seuls la poliomyélite et les oreillons peuvent être prévenus par une vaccination.

## MÉNINGITE TUBERCULEUSE

### Définition et causes

Elle apparaît généralement au décours d'une primo-infection non traitée, par dissémination hématogène (par vois sanguine) et constitution d'un granulome tuberculeux méningé. Le délai entre la primo-infection et l'atteinte méningée est de 6 mois à 2 ans chez l'adulte et de 3 mois environ chez le nourrisson.

### Épidémiologie

L'incidence mondiale de la tuberculose est en augmentation depuis 1985. Les sujets à risque sont les populations socialement défavorisées et les immunodéprimés.

### Signes et symptômes

L'installation est progressive ou insidieuse avec une altération de l'état général, une fièvre à 38 °C, un syndrome méningé modéré avec parfois des troubles de la conscience ou des crises convulsives.

### Investigations

La ponction lombaire montre une lymphocytose, une hyperprotéinorachie, une hypoglycorachie et la présence de BK (recherche à l'examen direct, par technique PCR et culture). Le scanner recherche un ou des tuberculome(s) et une hydrocéphalie.

### Traitement et prévention

Il consiste en une quadrithérapie (isoniazine + rifampicine + éthambutol + pirilène) pendant 3 mois puis bithérapie (isoniazine + rifampicine) pendant 9 à 12 mois.

La prévention associe la vaccination par le BCG, l'identification et isolement des tuberculeux contagieux ainsi que le dépistage dans l'entourage et le traitement de toute primo-infection.

## MÉNINGITE BACTÉRIENNE DE L'ADULTE

### Définition et causes

Envahissement des méninges par un processus infectieux bactérien (souvent à partir d'un foyer ORL). Chez l'adolescent et l'adulte jeune, l'agent causal dominant est le méningocoque tandis que c'est le pneumocoque chez l'adulte âgé.

### Épidémiologie

L'incidence annuelle est de 1 à 2 cas/100 000 habitants. Les principaux facteurs de risque de la méningite à méningocoques sont le diabète, l'absence de rate et l'alcoolisme.

### Signes et symptômes

Le signe principal est le syndrome méningé fébrile associant céphalées, vomissements, raideur de nuque, signes de Kernig (impossibilité de maintenir les jambes en extension en position assise ou lors du relèvement des membres en position couchée) et de Brudzinski (la flexion passive de la nuque provoque la flexion des membres inférieurs), photophobie, position en chien de fusil.

Les signes de gravité sont l'existence d'une pneumopathie pour le pneumocoque et les taches purpuriques pour le méningocoque.

### Investigations

Le scanner est le premier examen à effectuer en cas de signes d'hypertension intracrânienne. La ponction lombaire montre un liquide hypertendu, trouble ou purulent contenant de nombreux polynucléaires neutrophiles avec la présence de germes à l'examen direct et une recherche d'antigènes solubles pneumococciques ou méningocciques positive. Les hémocultures sont également utiles.

### Évolution, complications et pronostic

Pour le méningocoque, le taux de mortalité est de 10 % et la présence d'un purpura fulminans est de très mauvais pronostic. Pour le pneumocoque, le taux de mortalité est entre 20 et 40 % ; un âge > 45 ans et des troubles de la conscience sont de mauvais pronostic.

### Traitement et prévention

Le traitement initial comprend l'amoxicilline (Clamoxyl®) ou le céfotaxime (Claforan®) à fortes doses ; il sera ensuite adapté en fonction du germe et de l'antibiogramme. Le traitement local des portes d'entrée du germe (otites, sinusites) est nécessaire.

En cas de méningocoque, une chimioprophylaxie des sujets contacts, selon un protocole standardisé, associée éventuellement à une vaccination est indispensable. Une vaccination et éventuellement une chimioprophylaxie est nécessaire en cas de pneumocoque chez certains patients à risque (splénectomisés, drépanocytaires homozygotes).

## MÉNINGITE BACTÉRIENNE DU NOUVEAU-NÉ ET DE L'ENFANT

### Définition et causes

Envahissement des méninges par un processus infectieux bactérien. Chez le nouveau-né, les germes le plus souvent responsables sont le streptocoque B, et *E. coli*. Chez le nourrisson et l'enfant, l'*Haemophilus influenzae b* était le plus fréquent avant la diffusion de la vaccination, puis viennent par ordre de fréquence le méningocoque et le pneumocoque.

### Épidémiologie

Chez le nouveau-né, l'incidence est de 0,2 à 0,3 pour 1 000 naissances. On relève 3 500 cas par an en France chez le nourrisson et l'enfant.

### Signes, symptômes et investigations

Le tableau clinique et les investigations sont les mêmes que dans le cas des méningites bactériennes de l'adulte (☞).

### Évolution, complications et pronostic

La mortalité est importante, de 3 à 10 % selon les germes (le pneumocoque étant le plus redoutable) et les séquelles sont fréquentes (surdité, retard mental et moteur, convulsions).

### Traitement et prévention

Dans les méningites néonatales, le choix de l'antibiothérapie dépend des circonstances d'apparition. Le céfotaxime (Claforan®) ou la ceftriaxone (Rocéphine®) sera utilisé chez le nourrisson et de l'enfant.

La prévention contre *Haemophilus influenzae b* est obtenue par la vaccination dès 3 mois. Pour le méningocoque, la chimioprophylaxie des sujets contacts associée éventuellement à une vaccination est indispensable. La vaccination contre le pneumocoque est indiquée chez les enfants à risque (splénectomisés, drépanocytaires homozygotes).

## MÉNOPAUSE

### Définition et causes

Disparition définitive du cycle menstruel. Il peut s'agir d'une ménopause naturelle liée à l'âge et à l'épuisement de la fonction ovarienne ou d'une ménopause par castration chirurgicale, par chimiothérapie ou par radiothérapie.

### Épidémiologie

L'âge moyen de survenue est de 51 ans.

### Signes et symptômes

Association d'une aménorrhée (absence de règles) persistante et d'un syndrome climatérique, inconstant et d'intensité variable associant bouffées de chaleur, sueurs profuses, surtout nocturnes, céphalées avec irritabilité et tendance dépressive, et enfin atrophie et sécheresse vulvovaginale.

### Investigations

La FSH et la LH sont élevées, l'œstradiol effondré et la progestérone indosable.

### Évolution, complications et pronostic

Une fois la ménopause installée, le syndrome climatérique s'atténue, la vulve s'atrophie et devient sèche.

### Traitement

Il associe un traitement hormonal substitutif (THS) comprenant des œstrogènes et des progestatifs, ainsi qu'un traitement symptomatique des bouffées de chaleur et de la sécheresse vaginale.

### Prévention et éducation

Les contre-indications absolues du THS sont le cancer du sein ou de l'endomètre, les tumeurs hypophysaires, l'hyperprolactinémie et les hémorragies génitales non diagnostiquées. Les bénéfices du THS sont immédiats sur le syndrome climatérique et permettent à terme une diminution du risque de fractures et des pathologies cardio-vasculaires.

## MÉRALGIE PARESTHÉSIQUE ou Névralgie fémorocutanée

### Définition et causes

Trouble sensitif siégeant dans le territoire du nerf fémorocutané. La cause est une compression du nerf, le plus souvent au niveau de son passage sous l'arcade crurale, mais il peut également s'agir d'une hernie discale, d'une tumeur vertébrale ou abdominale, d'une lésion traumatique ou chirurgicale ou d'habits trop serrés (gaine, ceinture, bandage herniaire...).

### Signes et symptômes

Il existe des troubles sensitifs (diminution de la sensibilité, brûlures, sensations anormales...) au niveau de la face externe de la cuisse sur une surface ayant la forme d'une raquette. La pression en dessous et en dedans de l'épine iliaque antéro-supérieure (zone de passage du nerf) déclenche des douleurs ou des sensations anormales.

### Investigations

Les explorations radiologiques (radiographies du rachis et du bassin, scanner, IRM) sont orientées en fonction de la cause suspectée.

### Évolution, complications et pronostic

L'évolution est souvent chronique.

### Traitement

Lors de la compression dans l'arcade crurale, l'injection locale d'un corticoïde est rapidement efficace mais la récidive est fréquente. Dans les autres cas, le traitement est celui de la cause.

## MÉRYCISME ou Rumination de l'adulte

Régurgitation habituellement involontaire de petites quantités d'aliments provenant de l'estomac (le plus souvent 15 à 30 mn après le repas), pour les remâcher et, dans la plupart des cas, les avaler à nouveau. Le traitement consiste en une prise en charge psychiatrique.

## MÉSOTHÉLIOME MALIN

### Définition et causes

Cancer primitif de la plèvre (plus rarement du péricarde ou du péritoine) dû dans la plupart dès cas à l'amiante. Il se déclare très longtemps après l'exposition à l'amiante.

### Épidémiologie

850 cas observés en France en 1998 avec une augmentation de 25 % tous les 3 ans depuis 10 ans. Le risque existe, même pour de très faibles niveaux d'exposition. L'âge moyen d'apparition est de 60 ans. Du fait du délai d'apparition de la maladie, il est prévu une forte augmentation du nombre de cas dans les années à venir, avec un pic vers 2030.

### Signes et symptômes

Le début se manifeste par une pleurésie banale avec un épanchement pleural, souvent récidivant, parfois bilatéral, résolutif en moyenne en 3 mois.

### Investigations

La radiographie thoracique et le scanner montrent un épanchement et un épaississement pleural. La biopsie thoracoscopique retrouve des nodules évocateurs.

### Évolution, complications et pronostic

L'évolution se fait vers un envahissement du poumon, une extension au diaphragme, au foie, au péritoine et au péricarde. Le pronostic dépend du stade et du type histologique avec une médiane de survie variant de près de trois ans à moins de 6 mois.

### Traitement

Il associe l'immunothérapie intrapleurale et la chirurgie.

### Prévention

L'interdiction très tardive en France (années 90) de l'utilisation de l'amiante fait de cette question un véritable problème de santé publique, avec la nécessité d'une réparation pour les personnes touchées. Des mesures draconiennes de prévention pour les travaux de désamiantage sont indispensables.

## MÉTHÉMOGLOBINÉMIE

### Définition et causes

Augmentation du taux de méthémoglobine au-dessus de 1 %. La méthémoglobine est une hémoglobine dont l'atome de fer est oxydé ($Fe^{+++}$), ce qui l'empêche de fixer l'oxygène. Les causes sont héréditaires (déficit enzymatique de transmission autosomique récessive ou présence d'une hémoglobine M de transmission autosomique dominante) ou toxiques (nitrites, chlorates, médicaments).

### Épidémiologie

Rare.

### Signes et symptômes

Lorsque la méthémoglobine dépasse 10 % de l'hémoglobine totale, le sujet présente une peau cyanosée. Lorsque le taux dépasse 35 %, les symptômes sont des céphalées, une asthénie et une dyspnée. Au-delà de 80 %, la mort survient. Dans les formes héréditaires, la symptomatologie se limite le plus souvent à une cyanose.

### Investigations

Le diagnostic est fait par un examen spectroscopique de sang hémolysé. L'électrophorèse de l'hémoglobine retrouve l'hémoglobine M. Attention : les chiffres de saturation indiqués par l'oxymètre de pouls sont faux.

### Traitement

Le traitement des méthémoglobinémies toxiques graves utilise le bleu de méthylène par voie veineuse. Dans la forme avec déficit enzymatique, l'acide ascorbique ou la riboflavine (vitamine $B_2$) permet de faire régresser la cyanose. En cas d'hémoglobine M, le traitement n'est ni possible, ni nécessaire.

## MICROANGIOPATHIE THROMBOTIQUE

Désigne les affections avec une hémolyse par fragmentation des globules rouges due à des lésions des petits vaisseaux et qui s'accompagne souvent d'une thrombopénie. Les deux principaux tableaux sont le purpura thrombotique thrombocytopénique (☞) et le syndrome hémolytique et urémique (☞).

## MIGRAINE

### Définitions et causes

Affection caractérisée par des crises récidivantes de céphalées, accompagnées ou non de troubles visuels ou digestifs. La cause reste inconnue. Il existe une susceptibilité familiale. Les principaux facteurs déclenchants des crises sont les contrariétés, les règles, l'alcool ou certains aliments, l'hypoglycémie, le bruit…

### Épidémiologie

La migraine est très fréquente (prévalence : 12 % de la population). Elle touche tous les âges avec un maximum entre 30 et 40 ans et une nette prédominance féminine.

### Signes et symptômes

La forme la plus fréquente est la migraine commune ou sans aura. La crise est souvent précédée de signes annonciateurs (irritabilité, somnolence, sensation de faim…) puis la céphalée, le plus souvent unilatérale et pulsatile s'installe. Elle est aggravée par les efforts, la lumière, le bruit et est soulagée par le repos, le calme et l'obscurité. Des nausées et des vomissements peuvent l'accompagner.

La migraine avec aura est plus rare. L'aura correspond à des symptômes neurologiques qui précèdent ou accompagnent la céphalée. Le plus souvent il s'agit de signes visuels : étoiles, flou visuel, effacement de la vision de la moitié d'un champ visuel (hémianospie latérale homonyme). L'aura migraineuse s'installe et se développe en quelques minutes puis disparaît progressivement.

### Investigations

Le diagnostic est clinique. Les examens complémentaires, en particulier le scanner cérébral, ne sert qu'à éliminer une autre cause de céphalées.

### Évolution, complications et pronostic

C'est une affection bénigne mais qui peut avoir de graves retentissements sur la vie sociale et professionnelle des individus. La principale complication est l'état de mal migraineux (crise persistante au-delà de 72 h) qui est souvent liée à un abus d'antimigraineux. La fréquence des crises est variable, en général une à deux par mois. Une diminution, voire une disparition des crises, est habituelle chez les sujets âgés.

### Traitement

Lors de la crise, les médicaments utilisés sont les antalgiques, les alcaloïdes de l'ergot de seigle (Gynergène caféiné®, Migwell®, Diergo-Spray®...) et surtout les agonistes sélectifs des récepteurs 5HT1 ou triptans (Imigrane®, Naramig®, Zomig®). Le traitement préventif peut utiliser les bêtabloquants, la dihydroergotamine ou divers produits comme le Désernil®, le Sanmigran®, le Sibélium®...

### ✔ Soins, surveillance et éducation

Le traitement de la crise doit être expliqué au patient : le médicament doit être pris dès le début de la crise, à dose suffisante, éventuellement renouvelé 15-30 min plus tard.
La tenue d'un carnet répertoriant les dates des crises (agenda de la migraine), les événements déclenchants, les prises médicamenteuses et les effets sur la crise, peut être utile pour pouvoir éventuellement se soustraire à ces événements lorsque cela est possible, ainsi que lors de la mise en route du traitement pour rechercher avec le médecin le médicament le plus efficace.
La recherche avec le patient de ce qui contribue à calmer la crise : repos, calme, obscurité est importante en complément des médicaments.

## MILIAIRE TUBERCULEUSE

Forme très rare de tuberculose qui correspond à la diffusion du bacille de Koch dans l'ensemble de l'organisme par voie sanguine. Le tableau clinique associe une altération de l'état général et des signes respiratoires marqués (toux, dyspnée, fièvre). La radiographie monter des images de micronodules disséminés dans les deux poumons, avec parfois un épanchement pleural. La fibroscopie avec lavage broncho-alvéolaire permet l'identification du germe. La mise en route d'une antibiothérapie antituberculeuse est une urgence.

## MILIUM (GRAINS DE)

Minuscules kystes sébacés (☞) superficiels formant des élevures blanches perlées. Ils surviennent fréquemment sur le visage des nouveau-nés et disparaissent spontanément en quelques semaines. Ils peuvent se rencontrer chez l'adolescent et l'adulte sur les paupières, les joues et le front. En cas de persistance, ils peuvent être enlevés avec la pointe d'un bistouri.

## MINKOWSKI-CHAUFFARD (MALADIE DE) ou Sphérocytose héréditaire

### Définition et causes

Maladie héréditaire caractérisée par une anomalie de la membrane du globule rouge qui leur donne une forme de sphère et les fragilise. Le mode de transmission semble autosomique dominant, mais dans 20 % des cas aucun antécédent familial n'est retrouvé.

### Épidémiologie

L'incidence est d'environ 1/4 500. C'est la cause la plus fréquente des anémies hémolytiques (☞).

### Signes et symptômes

Les signes sont variables. Un ictère néonatal est fréquent. Habituellement, l'association d'un ictère, dune anémie et d'une splénomégalie (grosse rate) permet d'évoquer le diagnostic chez l'enfant.

### Investigations

La numération-formule sanguine montre une anémie de degré variable avec un nombre de réticulocytes élevé. L'aspect des globules rouges et les tests d'hémolyse permettent d'affirmer le diagnostic.

### Évolution, complications et pronostic

Les formes frustres sont en général bien supportées. Les principales complications en l'absence de traitement sont un retard de croissance chez l'enfant, des poussées d'anémie aiguë, en général dans le cadre d'une infection virale et des lithiases biliaires chez l'adulte.

### Traitement

Des transfusions sont nécessaires en cas d'anémie sévère. L'administration d'acide folique a un effet préventif sur la survenue des crises anémiques. Le seul traitement efficace est en fait la splénectomie (ablation de la rate) dont l'effet est rapidement bénéfique.

> ### ✔ Soins, surveillance et éducation
>
> Les splénectomisés sont particulièrement sensibles aux infections, ce qui nécessite une vaccination anti- pneumococcique et anti-*Haemophilus influenzae B*, ainsi qu'une consultation immédiate en cas de fièvre ou de n'importe quel signe d'infection.

## MÔLE HYDATIFORME

### Définition et causes

Tumeur maligne se développant au cours du premier trimestre de la grossesse à partir du tissu trophoblastique (dégénérescence du placenta). Les facteurs de risque sont des antécédents familiaux ou personnels de môle et l'âge maternel (avant 20 ans et après 40 ans).

### Épidémiologie

L'incidence est d'environ 0,5 à 2,5 pour 10 000 grossesses.

### Signes et symptômes

Il s'agit d'une grossesse dont le début est anormal avec un utérus plus gros que ne le voudrait l'âge de la grossesse, des métrorragies, des nausées et des vomissements.

### Investigations

Les β-HCG sont très élevées. L'échographie visualise une image en « flocons de neige » sans embryon retrouvé et des kystes ovariens. La radiographie pulmonaire recherche des métastases.

### Évolution, complications et pronostic

Dans 15 % des cas, l'évolution se fait vers une môle invasive avec envahissement local du muscle utérin. 1 môle sur 30 se transforme en choriocarcinome (☞).

### Traitement

Le traitement consiste en l'aspiration du contenu utérin, suivi d'un curetage. L'hystérectomie est réservée aux patientes de plus de 45 ans et en cas de perforation utérine sur une môle invasive lors de l'aspiration. En cas de môle invasive une chimiothérapie est nécessaire.

### Surveillance

La détection des complications et la prévention des récidives reposent sur la surveillance de la décroissance régulière des taux de β-HCG. La rémission complète est affirmée par trois dosages successifs négatifs. Une surveillance mensuelle est ensuite nécessaire pendant un an avec une couverture contraceptive. Ensuite, une nouvelle grossesse est possible.

## MOLLUSCUM CONTAGIOSUM

### Définition et causes

Infection cutanée à *Poxvirus* se traduisant par de petites tumeurs cutanées bénignes. Elle est contagieuse et la transmission se fait par contact direct. L'essaimage peut se faire par auto-inoculation en particulier chez l'enfant qui se gratte.

### Épidémiologie

Banal chez l'enfant au niveau du visage et du tronc. Chez l'adulte, touche la sphère génitale et est souvent associé à un déficit immunitaire, notamment par le virus de l'immunodéficience humaine.

### Signes et symptômes

Il s'agit de petites papules ombiliquées (porteuses d'une dépression en leur centre) de 2 à 10 mm de diamètre, de même couleur que la peau, lisses, cireuses. Elles peuvent entraîner des démangeaisons (prurit).

### Évolution, complications et pronostic

La dissémination par grattage peut être importante avec de possibles surinfections.

### Traitement

On utilise l'ablation en bloc à la curette après une anesthésie locale (crème Emla®).

### Surveillance et éducation

La présence de molluscum contagiosum chez l'enfant impose l'examen des frères et sœurs.

La surveillance locale est nécessaire au dépistage de toute surinfection.

## MOLLUSCUM PENDULUM ou Achrocordons

Petites lésions bénignes fréquentes, pédiculées, molles, de couleur chair ou hyperpigmentées. En général multiples, elles siègent principalement sur le cou, au niveau axillaire ou inguinal. La brûlure à l'azote ou la section au scalpel est utilisée en cas d'irritation ou de problème esthétique.

## MONGE (MALADIE DE) ou Mal chronique des montagnes

Maladie caractérisée par une polyglobulie (augmentation du nombre de globules rouges) chronique due au séjour prolongé à des altitudes élevées. Elle semble liée à une hypoventilation alvéolaire qui se surajoute à la diminution de la concentration en oxygène de l'air inspiré. Les personnes atteintes ont en général entre 40 et 60 ans. Les principaux signes sont une coloration rouge de la peau qui vire à la cyanose lors d'un effort modéré, une fatigue et des céphalées. Le retour au niveau de la mer fait rapidement disparaître les symptômes.

## MONONUCLÉOSE INFECTIEUSE

### Définition et causes

Traduction clinique de la primo-infection par le virus d'Epstein-Barr (groupe des virus *Herpès*). La transmission s'effectue par la salive. L'incubation est de 3 à 7 semaines.

### Épidémiologie

La grande majorité de la population est touchée mais la maladie n'est en général symptomatique que chez l'adolescent et l'adulte jeune.

### Signes et symptômes

Association d'une fièvre, d'une angine et d'adénopathies. Une splénomégalie est présente dans 50 % des cas. Un exanthème se déclare parfois, presque toujours déclenché par la prise de pénicilline.

### Investigations

Il existe un syndrome mononucléosique, c'est-à-dire une hyperleucocytose avec plus de 10 % de lymphocytes atypiques hyperbasophiles. Le MNI-test, la réaction de Paul-Bunuel-Davidson ou la présence d'IgM antiVCA permettent le diagnostic.

### Évolution, complications et pronostic

En règle générale, la guérison est spontanée en 3 à 4 semaines, laissant une asthénie persistante pendant plusieurs mois. L'immunité acquise est solide et il n'y a pas de récidive.

### Traitement

Le traitement associe mesures symptomatiques et repos.

## MORT SUBITE DU NOURRISSON

### Définition et causes

Décès soudain d'un nourrisson, apparemment bien portant, sans cause expliquée. L'immaturité des mécanismes de contrôle cardiorespiratoire est suspectée.

### Épidémiologie

Le nombre de cas à spectaculairement chuté depuis les campagnes préconisant de coucher l'enfant sur le dos : près de 1 200 cas en 1993, moins de 400 en 1997 (chiffre stable depuis). L'âge préférentiel de survenue se situe entre 2 et 4 mois.

### Signes et symptômes

Le plus souvent l'enfant est retrouvé en arrêt cardiorespiratoire dans son lit.

### Investigations

Une autopsie systématique dans un centre de référence est préconisée pour rechercher une éventuelle cause.

### Évolution

Le risque de récidive chez un autre enfant n'est pas augmenté sauf en cas de présence d'un certain nombre de facteurs de risque (conditions socio-économiques défavorables, reflux gastro-œsophagien, hyperréactivité vagale).

### Prise en charge de la famille

Un certain nombre de mesures sont préconisées : accompagnement de la famille par une équipe médicopsychologique spécialisée, hospitalisation d'un jumeau pour surveillance et dépistage d'une éventuelle cause, bilan à 1 mois des enfants suivants à la recherche de facteurs favorisants. La mise en place d'un monitorage à domicile n'est utile qu'en cas de « mort subite » évitée (☞ Malaise grave du nourrisson).

### Prévention

La seule mesure ayant fait la preuve de son efficacité est de coucher les enfants sur le dos.

## MORTON (NÉVROME DE)

Douleur métatarsienne très vive survenant par crises à déclenchement brutal, à la station debout ou à la marche. La cause est une fibrose entourant le nerf intermétatarsien. Le traitement médical comprend une semelle de décharge et l'injection de corticoïdes locaux ; en cas d'échec, une excision chirurgicale est indiquée.

## MORVE

### Définitions et causes

Maladie infectieuse commune aux hommes et aux équidés (chevaux, ânes…) due à *Malleomyces mallei* et transmise par contact direct.

### Épidémiologie

Elle n'est plus présente qu'en Afrique, en Asie et en Amérique du Sud.

### Signes et symptômes

L'inoculation au niveau d'une plaie entraîne la formation d'un nodule avec une lymphangite, une fièvre et une altération de l'état général. Il existe des sécrétions purulentes au niveau des yeux et du nez. Une pneumonie est également possible.

### Investigations

Le diagnostic repose sur la culture à partir d'un prélèvement et la sérologie.

### Évolution, complications et pronostic

Une forme septicémique est possible avec un décès rapide. La forme chronique suppurée se présente sous la forme d'abcès sous-cutanés et intramusculaires, touchant particulièrement les extrémités.

### Traitement et prévention

Il comprend une antibiothérapie par une céphalosporine de 3e génération (par ex. céfotaxime = Claforan® ou ceftriaxone = Rocéphine®) et un traitement chirurgical des abcès.

La prévention passe par l'éradication de la maladie chez les animaux.

## MUCOLIPIDOSES

Maladies héréditaires du métabolisme dues à des déficits enzymatiques responsables d'une anomalie de dégradation des glycolipides et des glycoprotéines. Elles sont caractérisées par des anomalies morphologiques et une atteinte oculaire, sauf la maladie de Schindler dont la présentation est uniquement neurologique. L'âge de début et le pronostic sont variables.

## MUCOPOLYSACCHARIDOSES

Maladies héréditaires du métabolisme dues à des déficits enzymatiques responsables d'une anomalie de dégradation des glycoprotéines. Elles sont caractérisées par une augmentation de l'excrétion urinaire de mucopolysaccharides et des manifestations systémiques variées, comprenant un faciès typique, des anomalies du développement du squelette, une déficience mentale, une opacité cornéenne et une hépatosplénomégalie. Il n'existe aucun traitement spécifique et le pronostic est variable selon les formes, mais dans nombre d'entre elles le décès survient dans les deux premières décennies.

## MUCOVISCIDOSE ou Fibrose kystique du pancréas

### Définition et causes

Maladie génétique de transmission autosomique récessive responsable d'une atteinte du transport cellulaire qui se traduit par la production d'un mucus très épais obstruant les canaux pancréatiques et les bronches. La cause est un dysfonctionnement de la protéine CFTR (*cystic fibrosis transmenbrane conductance regulation*) liée à 2 mutations du gène CF (*cystic fobrosis*).

### Épidémiologie

C'est la maladie héréditaire la plus fréquente qui touche 1/3 000 enfants.

### Signes et symptômes

Chez le nouveau-né, il peut exister des signes d'occlusion par iléus méconial (accumulation d'un méconium anormalement épais). Chez le nourrisson, le tableau associe des bronchites à répétition et une diarrhée chronique avec un éventuel retentissement nutritionnel.

### Investigations

Depuis 2002, un dépistage néonatal est devenu obligatoire en France : réalisation du 3e ou 4e jour de vie en prélevant quelques gouttes de sang au talon (dosage de la trypsine immunoréactive éventuellement complété par la recherche de la mutation des gènes CFTR par analyse en biologie moléculaire). Le même carton est utilisé pour les autres dépistages mis en place par l'Association française de dépistage et de prévention des handicaps de l'enfant (AFDPHE) : phénylcétonurie, hypothyroïdie congénitale, hyperplasie congénitale des surrénales et, pour les populations ciblées, drépanocytose. Le test à la sueur (dosage du chlore dans la sueur) confirme le diagnostic.

### Évolution, complications et pronostic

L'évolution pulmonaire se fait une bronchite chronique avec l'ensemble de ses complications.

L'insuffisance pancréatique est à l'origine d'un retard de croissance staturo-pondéral et d'un retard pubertaire. Le développement d'une cirrhose biliaire est également possible mais plus rare (10-15 % des cas). La médiane de survie dépasse maintenant 30 ans.

### Traitement

Il associe la kinésithérapie, l'antibiothérapie, les mucolytiques, les bronchodilatateurs, les extraits pancréatiques, les vitamines et la diététique. La transplantation pulmonaire ou cardio-pulmonaire est l'ultime recours au stade pulmonaire terminal.

### ✔ Soins et éducation

L'éducation met l'accent sur un apprentissage de la toux efficace, l'autodrainage et l'adhésion au traitement. La lutte contre l'infection est essentielle (vaccinations, antibiothérapie précoce). Une activité physique régulière est préconisée. Il est important d'éviter une exposition au tabac.
La surveillance de l'enfant porte sur sa croissance (courbe de poids et taille). Les prises alimentaires seront fractionnées de manière à apporter une ration calorique suffisante chez des enfants gênés par la toux et la production de mucus, souvent fatigués par les soins. La scolarité doit être encouragée en organisant les soins de manière à limiter les absences.

## MUGUET

Forme de candidose buccale (☞) très fréquente, notamment chez le nourrisson.

## MÜNCHHAUSEN (SYNDROME DE)

Imitation de maladies sur un mode dramatique et très convaincant chez un patient errant d'hôpital en hôpital en hôpital à la recherche d'un traitement. Dans certaines formes, un enfant peut être utilisé comme malade de remplacement avec un parent qui falsifie l'histoire, peut rendre l'enfant malade par des médicaments… C'est une pathologie psychiatrique complexe avec des troubles de la personnalité dont le traitement est rarement efficace.

## MÜNCHHAUSEN PAR PROCURATION (SYNDROME DE) ou (☞) Meadow (syndrome de)

## MYASTHÉNIE

### Définition et causes

Maladie auto-immune caractérisée par la présence d'auto-anticorps dirigés contre le récepteur post-synaptique à l'acétylcholine, ce qui entraîne un bloc de la transmission synaptique au niveau de la jonction neuromusculaire striée. Une anomalie thymique existe dans plus de 80 % des cas.

### Épidémiologie

5 000 cas en France avec une prédominance féminine. Elle se rencontre à tout âge mais avec deux pics : à 20-30 ans et à 60-70 ans.

### Signes et symptômes

Le syndrome myasthénique est une fatigabilité musculaire anormale (après un effort ou en fin de journée). Le début est en général insidieux ou parfois aigu avec une atteinte oculomotrice (vue double et chute de la paupière), des troubles de la mastication ou de la phonation, une faiblesse des muscles de la nuque avec tête tombante ou une paralysie des membres prédominant à la racine (difficulté à la montée des escaliers…).

### Investigations

Le test à la Prostigmine® ou au Tensilon® entraîne une régression transitoire des signes. Le bilan inclut un électromyogramme, un dosage des anticorps antirécepteurs à l'acétylcholine et un scanner médiastinal à la recherche d'un thymome.

### Évolution, complications et pronostic

L'évolution se fait par poussées imprévisibles avec des périodes de rémission. Il existe une possibilité d'aggravation brutale avec une insuffisance respiratoire mettant en jeu le pronostic vital.

### Traitement

Il associe les anticholinestérasiques : néostigmine (Prostigmine®), chlorure d'ambénonium (Mytélase®), pyridostigmine (Mestinon®), la thymectomie, les corticoïdes, les immunosuppresseurs et les échanges plasmatiques.

### Surveillance et éducation

Le patient doit connaître les médicaments formellement contre-indiqués et les signes de surdosage en anticholinestérasiques. Le patient et l'entourage doivent être prévenus de l'évolution de la maladie par poussées, avec dans certains cas des troubles de la déglutition entraînant un risque de fausse-route et des troubles respiratoires qui doivent faire consulter rapidement. Un soutien psychologique peut être proposé au patient et l'adhésion à une association de patients est recommandée.

## MYCOBACTÉRIOSES ATYPIQUES

### Définition et causes

Infections dues à une dizaine de mycobactéries, exceptées celles responsables de la tuberculose et de la lèpre. Ces mycobactéries, présentes dans le sol et l'eau, sont peu ou pas pathogènes pour l'adulte sain. Elles sont responsables d'infections humaines, en particulier chez les immunodéprimés (*Mycobacterium avium*...), en cas d'inoculation directe (*Mycobacterium xenopi*...), lors d'un geste opératoire par exemple, ou sur des poumons pathologiques, en cas de séquelles de tuberculose notamment (*Mycobacterium kansasii*...)

### Épidémiologie

Leur nombre est en recrudescence depuis le début de l'épidémie du sida.

### Signes et symptômes

Les signes cliniques sont variables en fonction de l'agent en cause. Les principales atteintes sont pulmonaires, ganglionnaires, cutanées et péri-articulaires.

### Investigations

Seule la recherche bactériologique, en multipliant les prélèvements, peut affirmer le diagnostic.

### Évolution, complications et pronostic

Le traitement est très difficile. Chez les sidéens, l'infection peut se généraliser.

### Traitement et prévention

Le traitement est long, en général 12 mois, et nécessite souvent l'association de plusieurs antibiotiques.

Chez les sujets séropositifs ayant moins de 100 CD4, la rifabutine (Ansatipine®), permet de réduire l'incidence des infections généralisées à *M. avium*. La stérilisation correcte des instruments est indispensable pour éviter l'inoculation de mycobactéries lors des interventions chirurgicales. La prévention des mycobactérioses pulmonaires consiste à ne pas laisser en place des cavités pulmonaires séquellaires, lorsque cela est possible.

## MYCOSIS FUNGOÏDE

### Définition et causes

Lymphome (prolifération maligne de cellules lymphoïdes) chronique à cellules T affectant la peau et parfois des organes profonds.

### Épidémiologie

Affection rare (2 nouveaux cas/an/million) qui touche plutôt les hommes au-delà de 50 ans.

### Signes et symptômes

Le début est insidieux avec une éruption prurigineuse chronique, à type de plaques qui peut s'étendre à une grande partie de la peau. Secondairement apparaissent des nodules tumoraux qui peuvent s'ulcérer.

### Investigations

La biopsie cutanée et ganglionnaire permettent le diagnostic.

### Évolution, complications et pronostic

Au stade précoce, le pronostic est bon avec une évolution chronique sur plusieurs années. En cas d'adénopathies avec des ulcérations cutanées et des atteintes viscérales, le risque de décès est de 50 % dans l'année.

### Traitement

La radiothérapie et l'application locale d'anticancéreux sont indiquées en cas d'atteinte cutanée. Une chimiothérapie sera instituée en cas d'atteintes viscérales.

## MYÉLINOLYSE CENTROPONTINE

Démyélinisation (perte du manchon de myéline entourant les neurones et permettant une conduction correcte de l'influx nerveux) de la partie centrale de la protubérance ou pont (partie du cerveau située entre le bulbe et le mésencéphale). C'est une affection rare qui s'observe en cas de troubles métaboliques (notamment chez des patients dénutris, comme les alcooliques chroniques), principalement lorsqu'une hyponatrémie sévère (< 115 mEq/l) est trop vite corrigée. Le tableau clinique associe une tétraplégie avec des troubles de la déglutition. Le pronostic est mauvais car les lésions sont souvent définitives.

## MYÉLODYSPLASIES ou (☞) Syndromes myélodysplasiques

## MYÉLOFIBROSE AIGUË

Forme de leucémie caractérisée par la présence d'une pancytopénie (diminution conjointe des globules rouges, des globules blancs et des plaquettes) et de mégacaryoblastes circulants. Elle se rencontre chez l'adulte, le nouveau-né (notamment trisomique) et l'enfant. Le traitement par chimiothérapie est souvent décevant bien que des rémissions prolongées soient possibles chez l'enfant.

## MYÉLOME MULTIPLE ou Maladie de Kahler

### Définition et causes

Hémopathie maligne caractérisée par une prolifération de plasmocytes dans la moelle qui sécrètent une immunoglobuline monoclonale. La cause est inconnue mais une hypothèse virale est évoquée.

### Épidémiologie

L'incidence annuelle est de 2 à 3/100 000 en France. L'âge médian de survenue est de 65 ans.

### Signes et symptômes

La découverte se fait le plus souvent devant des complications : manifestations osseuses (douleurs, fractures spontanées, tumeurs, compressions nerveuses…), rénales (insuffisance rénale) ou signes d'hypercalcémie (nausées, vomissements, polyurie-polydipsie).

### Investigations

L'électrophorèse des protéines permet le diagnostic. Les radiographies osseuses montrent des lésions caractéristiques, à l'emporte-pièce.

### Évolution, complications et pronostic

C'est une maladie incurable avec une survie moyenne médiocre (3 ans et demi). Les complications infectieuses sont fréquentes.

### Traitement

La chimiothérapie est utilisée en cas de masse tumorale importante. La radiothérapie peut permettre de limiter les effets d'une compression médullaire ou de soulager des douleurs importantes. Sinon, l'abstention est la règle. Les complications nécessitent un traitement spécifique.

## MYIASE CUTANÉE

Affection cutanée due au cheminement dans ou sous la peau de différentes larves de parasites. Elle est caractérisée par une traînée rouge, sinueuse, prurigineuse (qui gratte) progressant chaque jour. Une des principales formes est la larva currens de l'anguillulose (☞).

## MYOCARDIOPATHIE DILATÉE ou Cardiomyopathie non obstructive

### Définition et causes

Dilatation des ventricules et des oreillettes ainsi que des anneaux valvulaires mitraux et tricuspides, conséquence d'une dégénérescence des cellules musculaires avec une fibrose interstitielle. Les causes sont plurifactorielles : génétique (contexte familial dans 25 % des cas), inflammatoire (viral ou auto-immun), toxique (alcool, chimiothérapie) ou carentielle (vitamine $B_1$, sélénium).

### Épidémiologie

L'incidence annuelle est de 5 à 8/100 000 habitants avec une apparition à l'âge adulte.

### Signes et symptômes

Le principal symptôme est l'insuffisance cardiaque avec une dyspnée d'effort, des palpitations et des œdèmes des membres inférieurs. Il existe parfois une arythmie par fibrillation auriculaire.

### Investigations

L'échographie et la scintigraphie au technétium permettent d'évaluer la dilatation et son retentissement sur la capacité d'éjection du cœur.

### Évolution, complications et pronostic

La période de développement infraclinique est très longue. La mortalité des patients symptomatiques est de 20 % à 5 ans, mais une amélioration spontanée s'observe dans 20 % des cas.

### Traitement

C'est celui de l'insuffisance cardiaque : régime sans sel, diurétiques, inhibiteurs de l'enzyme de conversion, digitaliques (en cas de troubles du rythme auriculaire).

### Prévention et surveillance

Nécessité du dépistage précoce et de la surveillance dans les formes familiales.

## MYOCARDIOPATHIE HYPERTROPHIQUE ou Cardiomyopathie obstructive

### Définition et causes

Augmentation de la masse myocardique avec hypertrophie (prédominant au niveau du septum dans 90 % des cas) caractérisée par une désorganisation cellulaire. Il s'agit d'une affection génétique de transmission autosomique dominante à pénétrance variable.

### Épidémiµologie

L'incidence annuelle est de 2,5/100 000.

### Signes et symptômes

Il sont peu typiques avec une dyspnée, des douleurs thoraciques, des syncopes ou des signes d'insuffisance cardiaque.

### Investigations

Elles comprennent l'échographie, la scintigraphie au thallium et la tomographie à émission de positons (TEP).

### Évolution, complications et pronostic

La mort subite peut être inaugurale par troubles du rythme. Le taux annuel de mortalité est d'environ 4 %.

### Traitement

Il est basé sur les β-bloquants et les inhibiteurs calciques., La résection d'une partie du septum par voie chirurgicale ou la pose d'un stimulateur cardiaque sont parfois indiquées dans les formes graves.

### ✔ Soins et surveillance

Le conseil génétique est utile. Le traitement actif des troubles du rythme est nécessaire car ils augmentent le risque de mort subite.

## MYOCARDITE

### Définition et cause

Processus inflammatoire intéressant le muscle cardiaque. La cause la plus fréquente est une infection, le plus souvent virale (*Coxsackie B*), mais tous les agents infectieux peuvent être en cause. Plus rarement, il peut s'agir d'une intoxication, d'un phénomène allergique ou immunologique.

### Épidémiologie

Relativement fréquente, notamment chez l'adulte jeune.

### Signes et symptômes

Le tableau clinique est très variable. Les signes peuvent se limiter à une fatigue ou à une dyspnée. Parfois il s'agit d'une douleur thoracique et dans les cas les plus graves, il existe une insuffisance cardiaque gauche (œdème du poumon), rapidement complétée par une insuffisance cardiaque droite (turgescence jugulaire, gros foie, œdèmes des membres inférieurs).

### Investigations

Les anomalies électrocardiographiques sont multiples : troubles du rythme, de la conduction et de la repolarisation. Les examens biologiques montrent de signes d'inflammation et recherchent l'agent infectieux éventuel. L'échocardiographie confirme l'atteinte cardiaque : dilatation et hypocontractilité du ventricule gauche, épanchement péricardique fréquent.

### Évolution, complications et pronostic

L'évolution est le plus souvent favorable en quelques semaines. À la phase aiguë, une mort subite est possible par trouble du rythme ventriculaire. Un passage à la chronicité est également possible.

### Traitement

Les mesures symptomatiques comprennent le repos et le traitement de l'insuffisance cardiaque (diurétiques et dérivés digitaliques). Le traitement de la cause éventuelle est indispensable.

## MYOPATHIES

Ensemble des maladies musculaires qui provoquent un déficit musculaire. Elles débutent plus ou moins tard dans la vie et l'aggravation est plus ou moins rapide avec une invalidité parfois grave, voire mortelle lorsqu'il existe des atteintes respiratoires ou cardiaques. Ces maladies sont assez fréquentes et se présentent sous des formes très nombreuses. On distingue les myopathies primitives (héréditaires et congénitales), les plus sévères, et les myopathies secondaires (métaboliques, endocriniennes et toxiques), moins graves. La biopsie musculaire permet le diagnostic dans les formes primitives.

**Myopathies héréditaires :** dystrophie musculaire de Duchenne, dystrophie musculaire de Becker, dystrophie myotonique, dystrophie de Landouzy-Déjerine, dystrophie des ceintures, dystrophie oculopharyngée.

**Myopathies congénitales :** central core disease, myopathie à bâtonnets, myopathies centronucléaires, myopathie myotubulaire liée à l'X, multicore disease, myopathies congénitales avec inclusions, myopathies avec surcharge en desmine.

**Myopathies métaboliques :** paralysie périodique hypokaliémique, paralysie hyperkaliémique, glycogénoses, myopathies mitochondriales, lipidoses.

**Myopathies endocriniennes et toxiques :** hypo- et hyperthyroïdie, hypo- et hyperparathyroïdie, insuffisance surénalienne, insuffisance hypophysaire, carences vitaminiques, médicaments, alcool.

## MYOPIE

### Définition et causes

Anomalie de la réfraction de l'œil dans laquelle l'image d'un objet éloigné se forme en avant de la rétine. La cause la plus fréquente est une augmentation du diamètre antéro-postérieur de l'œil. On distingue la myopie simple, qui est un simple trouble de la réfraction et la myopie grave, qui est une affection héréditaire dégénérative, souvent transmise sur le mode autosomique dominant.

### Épidémiologie

La myopie simple est très fréquente et débute à l'âge scolaire. La myopie grave touche de 1 à 3 % de la population.

### Signes et symptômes

Les premiers signes sont une difficulté à la vision éloignée alors que la vision de près n'est pas altérée.

### Investigations

Le bilan ophtalmologique permet de quantifier la myopie (en dioptries). Le fond d'œil recherche des lésions rétiniennes.

### Évolution, complications et pronostic

La myopie simple débute à l'âge scolaire, évolue pendant quelques années et se stabilise à l'âge adule. La myopie forte est une maladie dégénérative évolutive dont les nombreuses complications peuvent entraîner une cécité : déchirures et décollement de rétine, glaucome chronique, opacification du cristallin.

### Traitement

Les moyens de correction sont les lunettes, les lentilles et la chirurgie (en particulier la kératotomie radiaire dans les myopies faibles ou moyennes).

### ✔ Soins et surveillance

Une bonne correction permet d'éviter une aggravation. Un contrôle régulier de l'état de la rétine, en particulier en cas de myopie forte, est indispensable pour dépister de manière précoce et traiter les lésions rétiniennes.

## MYOTONIES CONGÉNITALES

Maladies musculaires héréditaires caractérisées par un relâchement anormalement lent après contraction volontaire d'un muscle. La cause est une anomalie d'une protéine de la membrane musculaire qui perturbe les échanges ioniques responsables de la contraction. Il n'existe pas de déficit musculaire, ni d'atteinte systémique. Les deux principales maladies décrites sont la maladie de Thomsen et la myotonie de Becker (☞).

## MYRINGITE

Inflammation de la membrane du tympan due à une infection virale (grippe) ou bactérienne (pneumocoque, mycoplasme). Les principaux signes sont une douleur et une fièvre. L'otoscopie montre des bulles (phlyctènes) qui vont grossir et se rompre. Le traitement comprend une antibiothérapie (comme dans l'otite moyenne aiguë) et des antalgiques. La rupture des bulles avec une aiguille soulage la douleur.

## MYXŒDÈME (☞) Hypothyroïdie

## MYXOME CARDIAQUE

### Définition et causes

Tumeur cardiaque bénigne située dans la grande majorité des cas au niveau de l'oreillette gauche. Il s'agit d'une excroissance attachée par un pied plus fin à la paroi et mobile dans la cavité.

## Épidémiologie

Rare. Représente la plus fréquente des tumeurs cardiaques bénignes.

## Signes et symptômes

Les principaux signes sont une dyspnée d'effort, des syncopes aux changements de position et des embolies artérielles provoquant un accident vasculaire cérébral, une ischémie aiguë d'un membre ou un infarctus du myocarde.

## Investigations

L'échographie cardiaque permet de faire le diagnostic.

## Évolution, complications et pronostic

L'évolution peut se faire vers une insuffisance cardiaque. Une mort subite peut survenir en cas d'obstruction valvulaire par la tumeur.

## Traitement

Il consiste en l'exérèse de la tumeur sous circulation extracorporelle.

# N

## NÆVUS

### Définition et causes

Plaque ou excroissance cutanée pigmentée, constituée d'un amas de mélanocytes (cellules qui fabriquent les pigments de la peau). L'origine peut être congénitale ou acquise, durant l'enfance et l'adolescence.

### Épidémiologie

Concerne quasiment la totalité de la population.

### Signes et symptômes

Il s'agit des classiques « grains de beauté », dont la taille, la couleur et l'aspect sont très variables. On distingue principalement :

1. les nævus plans, volontiers recouverts de poils ;
2. les nævus en dôme, présents en particulier sur le tronc et sur le visage ;
3. les nævus bleus ;
4. les nævus de Sutton, entouré d'un halo décoloré ;
5. les nævus dysplasiques, polychromes, aux bords irréguliers.

### Évolution, complications et pronostic

La principale complication est la transformation maligne en mélanome. Les nævus dysplasiques et les nævus congénitaux géants sont ceux qui présentent le plus fort risque de dégénérescence.

### Traitement et prévention

Toute lésion suspecte doit bénéficier d'une exérèse et d'un examen histologique. Ce doit être le cas notamment en cas de nævus soumis à des irritations multiples (au niveau des mains, de pieds, de la barbe, de la ceinture...).

La surveillance par le patient lui-même est essentielle. Toute modification de la couleur, des contours ou de la taille, l'apparition d'une douleur ou de démangeaisons doivent être signalées et conduire à l'exérèse du nævus.

## NARCOLEPSIE ou Maladie de Gélineau

### Définition et causes

Maladie caractérisée par une somnolence anormale avec des accès irrépressibles de sommeil. La cause est inconnue mais un typage HLA particulier est associé dans 100 % des cas.

### Épidémiologie

La fréquence est de 60 cas pour 100 000 habitants. Le début se situe vers l'âge de 20 ans et l'homme est plus souvent touché que la femme.

### Signes et symptômes

Cataplexie, terme désignant l'association d'accès irrépressibles de sommeil et d'accès paroxystique d'atonie musculaire, favorisée par les émotions, le stress et survenant en pleine conscience. Des épisodes de paralysie du sommeil et d'hallucinations lors de l'endormissement sont présents chez 1/3 des patients.

### Investigations

Enregistrement polysomnographique du sommeil (EEG, ECG et EMG).

### Évolution, complications et pronostic

Il peut exister un retentissement social et professionnel avec des risques d'accidents, notamment de la circulation.

### Traitement

Le modafinil (Modiodal®) permet de stimuler l'éveil.

## NÉCROLYSE ÉPIDERMIQUE TOXIQUE ou (☞) Syndrome de Lyell

## NÉOPLASIES ENDOCRINES MULTIPLES (NEM)

Groupe de maladies héréditaires, de transmission autosomique dominante et à expression variable, caractérisées par des tumeurs malignes au niveau de plusieurs glandes endocrines. Une surveillance régulière des membres d'une famille touchée est nécessaire pour identifier précocement les sujets atteints. Il existe trois formes distinctes : le syndrome de Werner ou NEM de type 1, le syndrome de Sipple ou NEM de type 2 A et la NEM de type 2 B.

## NÉPHROBLASTOME ou Tumeur de Wilms

### Définition et causes

Tumeur maligne du rein d'origine embryonnaire touchant l'enfant entre 1 et 5 ans.

### Épidémiologie

Il représente plus de 90 % des tumeurs dur rein de l'enfant avec 100 nouveaux cas par an en France.

### Signes et symptômes

Il s'agit le plus souvent de la découverte fortuite d'une masse abdominale. Il peut exister une fièvre, une altération de l'état général, des signes urinaires, une hématurie ou un syndrome abdominal aigu par hémorragie intratumorale ou rupture.

### Investigations

L'échographie complétée par l'urographie, le scanner et l'IRM visualisent la tumeur.

### Évolution, complications et pronostic

Des métastases, pulmonaires le plus souvent, sont possibles. La survie dépend de l'extension et de l'existence de métastases : elle est proche de 100 % dans les formes locales sans métastases.

### Traitement

Il associe la chirurgie à une chimiothérapie pré- et postopératoire.

## NÉPHROCALCINOSE

### Définition et causes

Présence de calcifications multiples au sein du parenchyme rénal, notamment dans la zone médullaire dont la cause la plus fréquente est la maladie de Cacchi et Ricci (☞). Les autres causes sont les acidoses tubulaires distales et toutes les causes d'hypercalcémie.

### Épidémiologie

Fréquence élevée.

### Signes et symptômes

La découverte se produit au cours du bilan d'une polyurie, d'une lithiase, d'une insuffisance rénale ou d'une hypercalcémie.

### Investigations

L'urographie intraveineuse montre des calcifications bilatérales

### Évolution, complications et pronostic

La néphrocalcinose est irréversible avec une évolution vers l'insuffisance rénale en l'absence de traitement.

### Traitement

C'est le traitement de la cause, en particulier de l'hypercalcémie.

## NÉPHROPATHIE À IGA ou (☞) Maladie de Berger

## NÉPHROPATHIE DES ANALGÉSIQUES

Néphropathie tubulo-interstitielle chronique (☞) due à l'abus d'analgésiques. Autrefois très fréquente, elle était due à la prise régulière pendant des années, en général pour des céphalées chroniques, de phénacétine qui a été retirée du marché en France. Aujourd'hui les médicaments en cause sont les anti-inflammatoires non stéroïdiens. Elle peut être à l'origine d'une insuffisance rénale dont l'évolution peut être ralentie, voire stoppée, par l'arrêt de l'intoxication.

## NÉPHROPATHIE DIABÉTIQUE

### Définition et causes

Altération de la fonction rénale due aux lésions vasculaires liées au diabète (micro-angiopathie diabétique).

### Épidémiologie

35 à 50 % des patients atteints de diabète insulinodépendant sont touchés et 25 à 30 % de ceux souffrant d'un diabète non insulinodépendant.

### Signes et symptômes

Les signes cliniques n'apparaissent qu'au stade de l'insuffisance rénale terminale.

### Investigations

Il existe initialement une augmentation de l'excrétion urinaire d'albumine. La créatininémie reflète le degré d'insuffisance rénale. Le calcul de la clairance de la créatinine est un meilleur reflet de la fonction rénale chez le sujet âgé.

### Évolution, complications et pronostic

Le principal risque est l'évolution, plus ou moins rapide, vers une insuffisance rénale terminale. La vitesse de la dégradation de la fonction rénale sera d'autant plus rapide que la pression artérielle est élevée.

### Traitement et prévention

Le seul traitement est préventif par l'équilibration optimale du diabète et le contrôle de la pression artérielle.
Dès que l'insuffisance rénale est patente, il faut proscrire les médicaments et les associations médicamenteuses potentiellement néphrotoxiques. Les biguanides (Glucophage®, metformine, Glucinan®, Stagid®) ne doivent pas être utilisés du fait du risque d'acidose lactique.

### Éducation

L'éducation de la personne diabétique insulinodépendante porte sur l'auto-injection de l'insuline, l'autosurveillance glycémique, l'adaptation des doses en tenant compte du plan de traitement établi par le médecin, des règles diététiques (☞ Diabète insulinodépendant).
La mesure de la glycémie et du poids et le respect de règles diététiques sont conseillés à la personne diabétique non insulinodépendante (☞ Diabète insulinodépendant).
L'apprentissage de l'automesure tensionnelle contribue à prévenir cette complication.

## NÉPHROPATHIE TUBULO-INTERSTITIELLE AIGUË

### Définition et causes

Atteinte rénale caractérisée par une insuffisance rénale aiguë liée à des lésions de l'interstitium et des tubules rénaux. Les différentes causes sont un état de choc, une pyélonéphrite aiguë, un médicament ou un toxique (antibiotiques, anticancéreux…), une rhabdomyolyse (destruction musculaire, le plus souvent par compression prolongée), une hémolyse (destruction des globules rouges).

### Épidémiologie

Les néphropathies tubulo-interstitielles aiguës représentent une des principales causes d'insuffisance rénale aiguë.

### Signes et symptômes

Le tableau clinique est très variable en fonction de la cause et aucun signe d'est spécifique.

### Investigations

Les examens biologiques mettent en évidence une insuffisance rénale aiguë. Les différents examens dépendent de la cause suspectée : examen cytobactériologique des urines, échographie, biopsie rénale…

### Évolution, complications et pronostic

L'évolution se fait en général vers une récupération d'une fonction rénale satisfaisante en quelques semaines. Dans certains cas, une insuffisance rénale chronique peut s'installer.

### Traitement et prévention

Le traitement associe celui de la cause à une épuration rénale extracorporelle transitoire.
La prévention nécessite notamment une prise en charge précoce des états de choc et une utilisation adaptée des médicaments toxiques pour le rein.

> **✔ Soins et surveillance**
>
> L'épuration rénale si elle s'avère nécessaire consiste à préparer le générateur et le bain de dialyse, à monter le circuit, à brancher la dialyse sur une voie veineuse centrale, à contrôler les divers paramètres et à surveiller l'état hémodynamique du patient (☞ Procédures de soins).

## NÉPHROPATHIE TUBULO-INTERSTITIELLE CHRONIQUE

### Définition et causes

Appellation qui regroupe toutes les maladies rénales qui atteignent de façon prédominante le tissu interstitiel et les tubules rénaux. Les causes peuvent être séparées en deux groupes :

1. les pyélonéphrites chroniques conséquence d'une obstruction chroniques des voies urinaires ;
2. les atteintes non obstructives : abus d'analgésiques, affection métabolique entraînant des dépôts au niveau du rein (oxalose, goutte, hypercalcémies et hypercalciuries de causes diverses…), origine toxique (chimiothérapie, sels de lithium…), origine immuno-hématologique (sarcoïdose, leucémie, myélome multiple…).

### Signes et symptômes

Il n'existe le plus souvent aucun symptôme spécifique.

### Investigations

La protéinurie est faible (< 2 g/24 h). Il existe une leucocyturie et un défaut de concentration des urines. L'échographie est l'examen fondamental, révèle des reins de petite taille et permet surtout de détecter une éventuelle dilatation des cavités rénales. L'urographie intraveineuse et le scanner complètent le bilan.

### Évolution, complications et pronostic

L'évolution se fait vers une insuffisance rénale chronique avec une polyurie (augmentation de la quantité d'urine).

### Traitement

Le traitement de la cause peut entraîner une stabilisation de l'insuffisance rénale. Par contre une infection ou l'hypertension artérielle peuvent détériorer la fonction rénale.

## NÉPHROPATHIE À LÉSIONS GLOMÉRULAIRES MINIMES ou (☞) Néphrose lipoïdique

## NÉPHROSE LIPOÏDIQUE

### Définition et causes

Maladie rénale caractérisé par un syndrome néphrotique (☞) primitif. Elle est due à une augmentation de la perméabilité glomérulaire aux protéines dont la cause est inconnue. Elle orte aussi le nom de néphropathie à lésions lomérulaires minimes du fait de la pauvreté es atteintes décelables sur le tissu prélevé par iopsie.

## Épidémiologie

l s'agit de la forme la plus fréquente du syndrome néphrotique de l'enfant qui s'observe ntre 1 an et 4 ans (90 % des cas). La néphrose poïdique ne représente par contre que 15 % es cas des syndromes néphrotiques de l'adulte.

## Signes et symptômes

Le signe principal est l'apparition d'œdèmes se raduisant par une prise de poids significative Ils ont blancs, mous, infiltrant les tissus, en particulier les paupières au réveil. Des épanchements leuraux, une ascite peuvent également êtres résents.

## Investigations

Le diagnostic est obtenu en évaluant la protidémie (avec une électrophorèse et un dosage de 'albuminémie) et la protéinurie des 24 h. Une hyperlipidémie est également fréquente. La biopsie rénale (qui n'est pas systématique chez 'enfant) identifie les lésions rénales responsables.

## Évolution, complications et pronostic

Le pronostic est bon sous traitement chez l'enfant (moins de 1 % d'évolution vers l'insuffisance rénale). Des rechutes sont possibles avec a possibilité d'apparition d'une cortico-résistance. Les principales complications sont des crises douloureuses abdominales, des thromboses veineuses ou artérielles et une sensibilité accrue aux infections.

## Traitement

La corticothérapie est le traitement de choix. En cas d'échec, le cyclophosphamide (Endoxan®) et la ciclosporine A peuvent être utilisés. Les mesures complémentaires comprennent le repos au lit, un régime désodé, éventuellement des anticoagulants et parfois la perfusion d'albumine associée à des diurétiques.

## Éducation

L'adhésion des parents au traitement est essentielle : prise des médicaments, surveillance des effets indésirables, respect du régime sans sel, surveillance du poids et de la diurèse avec tenue d'un carnet.
Les vaccins non inactivés ne sont autorisés qu'après une rémission complète de 3 à 6 mois.

# NEURINOME DE L'ACOUSTIQUE

## Définition et causes

Tumeur développée aux dépens des cellules de Schwann (cellules produisant la myéline autour du nerf) entourant le nerf auditif. Elle peut siéger soit dans le conduit auditif interne, soit s'étendre de ce dernier vers l'angle pontocérébelleux.

## Épidémiologie

Fréquente (représente 7 % des tumeurs intracrâniennes). Elle survient à tout âge, mais surtout entre 40 et 60 ans.

## Signes et symptômes

Les premiers signes sont une surdité unilatérale et des acouphènes (bourdonnements, sifflements…). Le patient se plaint également d'étourdissements et d'instabilité, plutôt que de vertiges vrais.

## Investigations

Le bilan audiologique comprend les épreuves vestibulaires et les potentiels évoqués auditifs. L'IRM au gadolinium est l'examen de choix pour assurer le diagnostic, même précoce.

## Évolution, complications et pronostic

Les principales complications sont des séquelles au niveau de l'audition et des atteintes du nerf facial.

## Traitement

Les techniques d'exérèse chirurgicale utilisent des monitorings auditifs et du nerf facial pour limiter au maximum les séquelles.

## NEUROBLASTOME ou Sympathoblastome

### Définition et causes

Tumeur d'origine embryonnaire, se développant principalement au niveau de la glande surrénale, mais qui peut se situer à n'importe quel niveau de la chaîne sympathique latéro-vertébrale (abdomen et thorax).

### Épidémiologie

Près des $^{3}/_{4}$ des tumeurs sont diagnostiquées chez des enfants de moins de 5 ans.

### Signes et symptômes

Les signes dépendent de la localisation initiale et du stade de la maladie. Le tableau initial peut être une masse abdominale palpable ou des signes de lésion métastatique du foie, des poumons ou des os.

### Investigations

L'échographie et le scanner permettent de repérer la tumeur. Le taux d'acide vanilmandélique (VMA) urinaire est élevé chez la majorité des patients.

### Évolution, complications et pronostic

Les métastases sont fréquentes et sont souvent à l'origine de la découverte de la tumeur. L'atteinte des os et de la moelle peut entraîner une anémie, une thrombopénie et une leucopénie. La mortalité est importante. Plus l'enfant est jeune, meilleur semble être le pronostic (en partie car la maladie est moins disséminée).

### Traitement

Suivant le stade on utilise, seule ou en association, la chirurgie, la chimiothérapie et la radiothérapie.

## NEUROFIBROMATOSE DE TYPE 1 ou Maladie de Von Recklinghausen

### Définition et causes

Maladie génétique du groupe des phacomatoses (☞), de transmission autosomique dominante à forte pénétrance et à expression clinique extrémement variable.

### Épidémiologie

L'incidence est de 1/3000, avec un taux d[e] mutation très élevé (30 à 50 % des personne[s] sont atteintes par une nouvelle mutation).

### Signes et symptômes

1/3 des patients sont asymptomatiques. 1/3 de[s] patients présentent des taches « café au lait [»] avec des tumeurs cutanées multiples pouvan[t] donner des déformations grotesques, une atteint[e] ophtalmologique et des anomalies osseuse[s]. Enfin, chez 1/3 des patients, l'atteinte neurologique prédomine avec des neurofibromes tou[-]chant les racines rachidiennes, les nerfs périphé[-]riques et les nerfs crâniens, associés à des tumeur[s] intracérébrales.

### Investigations

IRM cérébrale.

### Évolution, complications et pronostic

Le pronostic est lié à la gravité des atteintes neurologiques.

### Traitement et prévention

L'exérèse chirurgicale et l'irradiation des tumeur[s] sont indiquées lorsqu'elles sont sévèremen[t] symptomatiques, mais au prix de séquelles due[s] au sacrifice de la fonction du nerf atteint.
Le conseil génétique est recommandé.

## NEUROFIBROMATOSE DE TYPE 2 ou Neurofibromatose acoustique bilatérale

### Définition et causes

Maladie génétique du groupe des phacomatoses (☞) de transmission autosomique dominante, caractérisée par le développement de neurinomes de l'acoustique, souvent de manière bilatérale.

### Épidémiologie

L'incidence est de 1/50 000 avec de nombreux cas sporadiques. L'âge de survenue est de 20 à 30 ans.

### Signes et symptômes

ssociation d'une hypoacousie, d'un syndrome e l'angle pontocérébelleux (bourdonnements 'oreille, troubles de l'équilibre) et d'une hyper-ension intracrânienne, soit bilatérale d'emblée, oit d'un côté puis de l'autre.

### Investigations

lles comprennent le scanner et l'IRM.

### Évolution, complications et pronostic

l existe un risque de surdité bilatérale et de umeurs intracérébrales associées (méningiomes u astrocytomes).

### Traitement et prévention

'exérèse chirurgicale est indiquée si les neuri-omes sont invalidants et évolutifs.
e conseil génétique est recommandé.

## NEUROPATHIE DIABÉTIQUE

### Définition et causes

Atteinte dans le cadre du diabète sucré soit du ystème nerveux végétatif, soit du système ner-veux périphérique (polynévrite). Les causes res-ent discutées : atteinte de la vascularisation des nerfs du fait des lésions vasculaires liées au dia-bète et/ou atteinte toxique (accumulation de métabolites toxiques).

### Épidémiologie

L'atteinte périphérique des membres inférieurs est la plus fréquente.

### Signes et symptômes

Les signes de début sont des fourmillements, des engourdissements au niveau des pieds, puis apparaissent des troubles de la sensibilité qui évoluent vers une anesthésie « en botte ». L'atteinte végétative survient chez un patient ayant une atteinte périphérique et est responsable de troubles digestifs, d'une hypotension orthostatique (au passage à la position debout), de troubles de l'érection et d'une une atteinte cardiaque (tachycardie plus ou moins permanente).

### Investigations

Le diagnostic est clinique.

### Évolution, complications et pronostic

La neuropathie périphérique fait le lit des maux perforants plantaires et des lésions ischémiques ou infectieuses des orteils qui peuvent conduire à des amputations répétées.

### Traitement

L'essentiel du traitement repose sur la prévention des complications. En cas de douleurs, on utilisera largement les antalgiques.

### Prévention et éducation

La neuropathie périphérique doit être dépistée au moins une fois par an avec une étude soigneuse de la sensibilité. Le patient, informé du risque de complications d'atteinte des pieds, apprend au cours de l'éducation la pratique des soins de pied (hygiène quotidienne, séchage soigneux, port de chaussettes ou bas en coton, de chaussures larges et confortables, soins des lésions mêmes minimes) et leur surveillance quotidienne (observation de chaque orteil et des espaces interdigitaux à la recherche de lésions). Du fait des troubles de la sensibilité, il est conseillé au patient de poser les pieds bien à plat avant de se lever et d'assurer son équilibre avant de débuter la marche et éventuellement d'utiliser une canne.

## NÉVRALGIE CERVICOBRACHIALE

### Définitions et causes

Syndrome douloureux dû à la souffrance d'une racine nerveuse intéressant le cou et le membre supérieur. Les principales causes sont l'arthrose cervicale, le syndrome du défilé thoracique (☞), une tumeur (vertébrale, du sommet du poumon, d'une racine nerveuse = neurinome), une infection (spondylodiscite).

### Épidémiologie

Très fréquente. Les formes dues à l'arthrose cervicale touchent les adultes à partir de la quarantaine avec une prédominance féminine.

### Signes et symptômes

Il existe une douleur cervicale qui irradie vers le bras et qui est souvent augmentée la nuit. Le trajet sur le bras permet d'identifier la racine en cause. Des troubles sensitifs et des réflexes peuvent être associés. Le rachis cervical est raide, douloureux.

### Investigations

La radiographie du rachis cervical est l'examen de base (elle peut être complétée par un scanner ou une IRM). Puis le bilan est orienté en fonction de l'origine supposée.

### Évolution, complications et pronostic

Dans la forme arthrosique, l'évolution est cyclique et la guérison le plus souvent spontanée. Dans les autres cas, le pronostic dépend de la cause.

### Traitement

En cas d'arthrose, le traitement comprend des antalgiques, des anti-inflammatoires non stéroïdiens et des corticoïdes, complétés souvent par le port d'un collier cervical. Dans les rares cas où le traitement médical est inefficace, la chirurgie peut permettre de libérer la racine nerveuse qui souffre.

## NÉVRALGIE FACIALE ESSENTIELLE

(☞) Névralgie du trijumeau

## NÉVRALGIE DU GLOSSOPHARYNGIEN

### Définition et causes

Crises récidivantes de douleurs siégeant dans le territoire du nerf glossopharyngien (partie postérieure du pharynx, amygdale, dos de la langue et oreille moyenne). La cause est inconnue.

### Épidémiologie

Rare. Touche principalement les hommes après 40 ans.

### Signes et symptômes

Il s'agit de crises brèves (de quelques secondes quelques minutes) de douleurs intenses, déch rantes qui surviennent spontanément ou à l'occ sion d'un mouvement (mastication, déglutitio éternuement…). La douleur est unilatéral débute en général à la base de la langue ou a niveau de l'amygdale et peut irradier à l'oreill

### Investigations

Le diagnostic est essentiellement clinique.

### Évolution, complications et pronostic

Les principales complications sont une hypc tension, une bradycardie et une syncope dues une augmentation de l'activité du nerf pneu mogastrique.

### Traitement

La carbamazépine (Tégrétol®) ou la phénytoïn (Di-Hydan®) sont les médicaments de choi En cas d'échec, la section du nerf constitue l traitement définitif.

## NÉVRALGIE INTERCOSTALE

Douleur qui part du dos et suit un trajet costa en allant jusqu'à la poitrine. Les principales cause sont des séquelles de fracture de côtes ou de pleu résie, un tassement vertébral, un zona, une tumeu thoracique ou rachidienne, un myélome…

## NÉVRALGIE DU TRIJUMEAU

### Définition et causes

Douleurs paroxystiques siégeant dans le terri toire d'une ou de plusieurs branches du nerf tri jumeau. La névralgie est soit essentielle, sans caus décelable, soit symptomatique d'une autre affec tion neurologique ou d'une maladie de système

### Épidémiologie

C'est une affection rare avec 5 nouveaux cas pa an pour 100 000 habitants, une légère prédomiance féminine. La maladie apparaît le plus souent après 65 ans.

### Signes et symptômes

ans la forme essentielle, la douleur est très vionte à type de décharge électrique survenant ar accès entrecoupés de rémissions complètes. a douleur apparaît après la stimulation d'une one cutanée bien précise chez chaque patient, ppelée zone gâchette. Le territoire le plus fréuemment touché est celui du maxillaire supéeur. L'examen neurologique est normal.

a forme symptomatique s'oppose point par oint à la forme essentielle : la douleur est urable sans zone gâchette et est associée à un éficit sensitif ou moteur.

### Investigations

lles ne sont utiles que dans la forme symptoatique.

### Évolution, complications et pronostic

ans la forme essentielle, les douleurs peuvent tre très invalidantes.

### Traitement

ans la forme essentielle, la carbamazépine Tégrétol®) ou en cas d'échec le clonazépam Rivotril®) ou le baclofène (Liorésal®) donnent e bons résultats. En cas d'échec la thermocoaulation du ganglion de Gasser est indiquée. 'amélioration sous carbamazépine est un test uasi diagnostique de la névralgie essentielle.

ans la forme symptomatique, il faut traiter la ause. La carbamazépine est sans effet et l'utiliation d'antalgiques classiques est nécessaire à la hase aiguë.

## NÉVRITE OPTIQUE RÉTROBULBAIRE

### Définition et causes

Inflammation, habituellement unilatérale, de la portion orbitaire du nerf optique. La sclérose en plaques et les causes toxiques (alcoolisme, éthambutol = antituberculeux...) sont au premier plan. On peut également retrouver une origine infectieuse virale ou bactérienne, ou une maladie inflammatoire (sarcoïdose, lupus...).

### Épidémiologie

Elle touche principalement les femmes entre 18 et 45 ans.

### Signes et symptômes

Les principaux symptômes sont l'apparition rapide d'un déficit visuel et de douleurs lors des mouvements de l'œil.

### Investigations

Outre les examens ophtalmologiques, le bilan comprend une IRM et une ponction lombaire pour rechercher des signes en faveur d'une sclérose en plaques.

### Évolution, complications et pronostic

L'évolution se fait vers une récupération du déficit visuel en quelques semaines. Des rechutes peuvent survenir, surtout au cours de la sclérose en plaques, qui augmentent à chaque fois le risque de séquelles (au stade ultime, cécité définitive).

### Traitement

Il comprend un traitement corticoïde qui accélère la récupération visuelle et la suppression de la cause éventuelle (toxique, infection...).

## NÉVRITE VESTIBULAIRE

### Définition et causes

Atteinte inflammatoire aiguë du vestibule qui se manifeste par un grand vertige d'installation brutale. Une cause est virale est supposée mais non prouvée.

### Épidémiologie

Cause rare de vertige (1 à 2 %). Touche tous les âges avec une prédominance entre 30 et 40 ans.

### Signes et symptômes

La forme classique se manifeste par un grand vertige périphérique (☞) d'apparition brutale, accompagné de nausées et de vomissements, imposant en général la position couchée stricte. Il existe un nystagmus (oscillation involontaire des yeux en 2 secousses, une lente et une rapide qui définit la direction du nystagmus) franc battant du côté lésé.

### Investigations

Le bilan comprend des épreuves caloriques vestibulaires, un audiogramme, un enregistrement des potentiels évoqués auditifs et une IRM, principalement pour éliminer une autre cause.

### Évolution, complications et pronostic

L'évolution est favorable en quelques jours à quelques semaines (au bout de quelques jours le malade peut se lever). Le pronostic est bénin bien qu'il persiste assez souvent des troubles modérés à type de vertige positionnel ou d'un trouble de l'équilibre lors de mouvements brusques. Des récidives sont possibles dans 10 % des cas.

### Traitement

La prise en en charge de la crise associe repos au lit, antivertigineux (Tanganil®) et antiémétiques (métoclopramide = Primpéran®) par voie intraveineuse. Le lever précoce est fondamental pour favoriser une récupération rapide.

## NÉVROSE HYSTÉRIQUE ou (☞) Hystérie

## NÉVROSE OBSESSIONNELLE ou Trouble obsessionnel compulsif

### Définition et causes

Affection psychiatrique caractérisée par la présence d'idées, de fantasmes récurrents (obsessions) et d'impulsions avec des actes répétitifs (compulsions) qui s'imposent au patient et sont vécus comme absurdes, inacceptables et non désirés.

### Épidémiologie

Il s'agit d'un trouble relativement fréquent avec une prévalence sur la vie entière estimée entre 2 et 3 % de la population générale.

### Signes et symptômes

La plupart du temps le début est progressif et le trouble se constitue sur plusieurs années. Les obsessions peuvent être idéatives (folie du doute), phobiques (craintes obsédantes), impulsives (acte ridicule, immoral ou répréhensible que le sujet craint d'être amené à réaliser contre sa volonté) et entraînent une lutte anxieuse importante. Les thèmes les plus fréquents sont religieux, philosophiques, de propreté, de contamination, d'agression, d'exactitude, d'ordre, sexuels, de crainte des maladies, de mort. Les compulsions et les rites suivent des règles très strictes et parfois très stéréotypées (vérifications, lavage des mains, comptage, collectionnisme, besoin de symétrie, de mettre de l'ordre...).

### Évolution, complications et pronostic

Elle débute habituellement vers la puberté. L'évolution se fait par poussées avec, soit une exacerbation des obsessions, soit l'apparition de symptômes dépressifs. Les formes graves sont socialement invalidantes.

### Traitement

Le traitement utilise les antidépresseurs (effet « anti-obsessionnel ») et les anxiolytiques associés à une psychanalyse ou à des thérapies comportementales, surtout lorsque les rituels sont prépondérants.

### ✓ Soins

Les soins consistent à établir une relation de confiance avec le patient, à encourager et à améliorer l'adhésion au traitement et aux thérapies proposés.

## NÉVROSE PHOBIQUE

### Définition et causes

Crainte soudaine, irrationnelle, liée à la menace du surgissement d'un objet ou d'une situation affectivement chargée d'angoisse. Les plus fréquentes sont l'agoraphobie (peur des espaces : transport en commune, lieux publics…), les phobies sociales (parler en public, manger face à quelqu'un, être incapable de répondre à des questions…) et les phobies simples (vue du sang, dentiste, ascenseur…).

### Épidémiologie

Elles sont très fréquentes (5 à 10 % de la population) avec une nette prédominance féminine.

### Signes et symptômes

Il existe des crises d'attaque de panique, une anxiété anticipatrice (peur d'être exposé à la situation), une diminution de l'estime de soi et une peur de la critique. Le caractère est dominé par l'inhibition et la passivité.

### Évolution, complications et pronostic

Les principales complications sont le handicap social, un syndrome dépressif avec des conduites suicidaires et l'abus d'alcool et de médicaments.

### Traitement

Il associe la psychothérapie, les antidépresseurs et les anxiolytiques.

> **✓ Soins**
>
> Les soins consistent à établir une relation de confiance avec le patient, à encourager et à améliorer l'adhésion au traitement et aux thérapies proposés.

## NÉVROSE POST-TRAUMATIQUE

### Définition et causes

Troubles présentés par des victimes de traumatismes psychologiques graves (guerre, catastrophe naturelle, attentat…) qui apparaissent après un temps de latence variable, de quelques heures à plusieurs mois. Une blessure augmente la fréquence de la névrose post-traumatique.

### Épidémiologie

Très fréquente.

### Signes et symptômes

Les signes spécifiques sont un débordement émotionnel (accès de tremblements, crises de larmes, d'agitation, voire décharges agressives), une apathie et une asthénie (désintérêt pouvant aller jusqu'à l'apathie), des phénomènes de répétition (ruminations, crises de colère, cauchemars à répétition…). Le plus souvent, ces symptômes s'atténuent et sont remplacés par des troubles fonctionnels variés (douleur, oppression thoracique, signes digestifs…) qui sont en fait une expression de l'anxiété du patient.

### Évolution, complications et pronostic

Lorsque le traitement est mis en œuvre rapidement, la guérison est la règle. En l'absence ou en cas de retard de traitement, l'évolution se fait vers la chronicité avec une association fréquente à un alcoolisme et à des dépressions majeures.

### Traitement

Il associe une prise en charge psychologique précoce, permettant notamment de verbaliser ce qui s'est passé, et un traitement médicamenteux psychologique. Une fois les troubles constitués, une psychothérapie est nécessaire.

### Prévention

La mise en place d'unités médicopsychologiques pluridisciplinaires intervenant sur les lieux mêmes de l'événement a permis d'assurer un accompagnement efficace immédiat.

## NICOLAS-FAVRE (MALADIE DE) ou Lymphogranulomatose vénérienne

### Définition et causes

Maladie sexuellement transmissible due à certains types de *Clamydia trachomatis*. Elle est caractérisée par une lésion initiale transitoire suivie d'une lymphangite suppurée et de graves complications locales. L'incubation varie de 3 jours à 3 semaines.

### Épidémiologie

Elle est ubiquitaire mais particulièrement fréquente dans les zones tropicales.

### Signes et symptômes

La lésion primaire se présente comme une petite ulcération indolore et transitoire du gland ou des parois vaginales qui passe très souvent inaperçue. La lésion secondaire est une adénite inguinale unilatérale (bubon), douloureuse qui se fistulise à la peau.

### Investigations

L'isolement de *Clamydia* s'effectue à partir du pus d'aspiration d'un bubon.

### Évolution, complications et pronostic

En l'absence de traitement, l'évolution se fait vers des anorectites végétantes ou sténosantes, des fistules rectovaginales et un éléphantiasis génital.

### Traitement

Les cyclines (ou l'érythromycine) sont efficaces. Les bubons fluctuants seront ponctionnés et les abcès et fistules bénéficieront de la chirurgie.

### Prévention et éducation

L'examen des partenaires sexuels et la surveillance du patient pendant 6 mois après un succès thérapeutique apparent sont indispensables.

## NODULE THYROÏDIEN

### Définition et causes

Tuméfaction localisée et arrondie du corps de la thyroïde soit solitaire, soit multiple, dont près de 95 % sont bénins.

### Épidémiologie

Les nodules palpables (> 8 mm) sont présen chez 3 à 4 % des individus et on retrouve d nodules > 2 mm chez 30 à 50 % de la popul tion.

### Signes et symptômes

La découverte est le plus souvent fortuite. Pa fois il existe des signes de compression (troubl respiratoires, digestifs ou de la parole) ou d signes évocateurs d'un cancer (flush à l'inges tion d'alcool, diarrhée...).

### Investigations

Elles comprennent un bilan thyroïdien et l dosage de la calcitonine. L'échographie, la ponc tion à l'aiguille sont les examens clefs (parfoi complétés par une scintigraphie).

### Évolution, complications et pronostic

Le principal risque est celui de cancer, plus fré quent chez les hommes, les sujets âgés et le enfants ainsi que les patients irradiés au nivea cervical dans leur enfance. Les complication sont l'hyperthyroïdie (nodule toxique et goitr multinodulaire toxique) et la compression de structures de voisinage.

### Traitement

Parfois une simple surveillance suffit. En cas d nodule unique, la ponction évacuatrice peu être tentée, sinon le traitement repose sur la chirurgie (ou sur l'iode radioactif en cas de nodul toxique chez le sujet âgé).

### ✓ Soins et surveillance

La prévention des complications nécessite une surveillance clinique et échographique régulière.

# O

## OBÉSITÉ

### Définition et causes

Accumulation excessive de masse grasse. La définition médicale arbitraire est un dépassement de plus de 20 % de l'indice de masse corporelle (IMC ou BMI en anglais = Body Mass Index) ou indice de Quetelet (rapport du poids sur la taille au carré exprimé en kg/m$^2$) dont la normale est de 21 pour les femmes et de 23 pour les hommes. Les causes sont multiples et intriquées : facteurs génétiques, environnementaux, psychologiques, endocriniens, médicamenteux…

### Épidémiologie

En France, la prévalence de l'obésité est d'environ 20 %. Les femmes sont plus touchées que les hommes. L'âge (multiplication par 2 ou plus entre 20 et 55 ans) et les facteurs socio-économiques (plus d'obèses chez les pauvres et/ou les personnes à bas niveau d'études) ont également une influence.

### Signes et symptômes

Le poids est augmenté et la surcharge graisseuse est visible chez la femme surtout au niveau de la moitié inférieure du corps (répartition gynoïde), alors que chez les hommes, il s'agit de la partie supérieure du corps (répartition androïde).

### Investigations

Le bilan biologique recherche des troubles métaboliques associés (diabète, hyperlipidémie, hyperuricémie). Les autres examens ont pour but d'apprécier le retentissement cardiovasculaire, respiratoire et rhumatologique de l'obésité.

### Évolution, complications et pronostic

L'obésité entraîne une surmortalité chez les sujets jeunes et jusqu'à 50-60 ans. Les principales complications sont cardiovasculaires (insuffisance coronaire, insuffisance cardiaque, hypertension artérielle, accidents vasculaires cérébraux, problèmes veineux), respiratoires (syndrome d'apnées du sommeil), rhumatologiques (arthrose des genoux et des hanches, lombalgies…) et métaboliques (diabète, hyperlipidémie, hyperuricémie). Les troubles psychologiques et la dépression doivent être également pris en compte, notamment lors des traitements.

### Traitement

Le traitement est difficile et doit être individualisé. Les moyens utilisés sont la diététique, l'exercice physique, les médicaments et la prise en charge psychologique.

### Prévention et éducation

L'origine multifactorielle de l'obésité rend la prévention et l'éducation des patients difficiles. La détection et la prise en charge des comportements alimentaires inadaptés dès le plus jeune âge semble être un axe de recherche intéressant.

## OCCLUSION DE L'ARTÈRE CENTRALE DE LA RÉTINE

### Définition et causes

Arrêt brutal de la circulation rétinienne due à une embolie (plaque d'athérome carotidien, origine cardiaque) ou à une thrombose (athérosclérose, artérite inflammatoire : Horton…), entraînant une ischémie des cellules rétiniennes.

### Épidémiologie

C'est une affection relativement fréquente.

### Signes et symptômes

Elle se traduit par une perte brutale et le plus souvent totale de la vision d'un œil (amaurose). La pupille est en mydriase et le réflexe photomoteur est aboli.

### Investigations

Le fond d'œil et l'angiographie confirment le diagnostic.

### Évolution, complications et pronostic

Elle peut être transitoire et totalement réversible. Le traitement est urgent mais décevant : au-delà de 20 minutes, les lésions des cellules rétiniennes sont irréversibles avec une cécité.

### Traitement

On utilise les anticoagulants (voire les thrombolytiques), les vasodilatateurs, l'acétazolamide (Diamox®), voire une ponction de la chambre antérieure.

### Prévention et éducation

Un accident fugace et réversible nécessite un bilan précis afin de pouvoir éventuellement éviter une récidive plus grave. Le patient doit être informé de la nécessité de consulter rapidement en cas de réapparition des signes.

## OCCLUSION INTESTINALE DU GRÊLE

### Définition et causes

Arrêt plus ou moins complet du transit intestinal. On distingue l'occlusion mécanique et l'occlusion fonctionnelle ou iléus paralytique (☞). Les causes de l'obstruction mécanique sont :

1. une obstruction due à des brides, des adhérences ou à une tumeur ;
2. une strangulation par étranglement d'une hernie ;
3. un volvulus (torsion sur elle-même) d'un anse intestinale ;
4. une invagination (principalement chez l'enfant de 8 à 12 mois).

### Épidémiologie

Il s'agit d'une des principales urgences abdominales. Les occlusions du grêle représentent 70 à 80 % de l'ensemble des occlusions.

### Signes et symptômes

Les trois symptômes qui signent le diagnostic sont :

1. les crampes abdominales,
2. les vomissements,
3. l'arrêt des matières et des gaz.

En cas d'étranglement l'abdomen et douloureux et une masse peut être palpable. L'existence d'une cicatrice abdominale oriente vers une obstruction par brides ou adhérences.

### Investigations

La radiographie d'abdomen sans préparation de face, debout et centrée sur les coupoles (ou en décubitus latéral) met en évidence des opacités surmontée d'une clarté (niveaux hydro-aériques) fait le diagnostic. Le scanner peut être un complément utile.

### Évolution, complications et pronostic

La principale complication est l'ischémie du grêle (arrêt de la vascularisation par torsion des vaisseaux), avec secondairement une perforation, une péritonite et un choc septique. La stase liquidienne dans le tube digestif sont à l'origine d'une déshydratation et d'une pullulation microbienne.

### Traitement

Le traitement médical initial associe des antalgiques antispasmodiques, une rééquilibration hydro-électrolytique, une aspiration digestive et une éventuelle antibiothérapie. Le traitement chirurgical ne doit pas être retardé, notamment en cas de strangulation.

### ✓ Soins, surveillance et éducation

À la phase initiale de la prise en charge, les soins consistent à prévenir une altération de l'état général, à mettre en place une aspiration digestive et à soulager le patient : pose d'une perfusion; administration des solutés de perfusion et des antalgiques; prélèvement des examens biologiques prescrits; pose d'une sonde nasogastrique, vérification de sa bonne position et de sa fixation, vérification du système de drainage et d'aspiration (réglage de la dépression, perméabilité de la sonde); soins de bouche fréquents; prévention de l'escarre de la narine en surveillant l'apparition d'une rougeur et en variant le point de fixation de la sonde. Le pouls, la pression artérielle, la température, la diurèse, l'intensité de la douleur, la quantité et l'aspect du liquide aspiré, l'émission éventuelle de gaz ou de selles sont surveillés fréquemment.

En post-opératoire, la surveillance du patient est essentielle : état hémodynamique et respiratoire, diurèse, état de conscience, signes digestifs (vomissements, météorisme), intensité de la douleur, drainages (aspect et quantité du liquide recueilli par sonde nasogastrique, drains d'aspiration ou lames), pansement et éventuelle stomie (dépistage d'une hémorragie).

Les soins de stomie ont pour but de favoriser la cicatrisation péristomiale et d'identifier les complications locales (nécrose).

L'éducation du patient aux soins de stomie est essentielle à la poursuite des activités de la vie quotidienne : nettoyage, protection de la peau, choix d'un appareillage, prise de décision face à l'état local (rougeur, érosion cutanée), conseils diététiques (choix des aliments à privilégier et ceux à éviter, consistance des selles, maintien d'un poids cible). Les associations de patient sont utiles pour soutenir le patient et obtenir des informations.

# OCCLUSION INTESTINALE DU CÔLON

## Définition et causes

Arrêt plus ou moins complet du transit intestinal. Les causes les plus fréquents sont mécaniques soit par obstruction (cancer = 80 % des cas, sigmoïdite, fécalome), soit par strangulation (volvulus ou torsion du côlon pelvien). Les causes fonctionnelles sont plus rares (maladie de Crohn, rectocolite hémorragique, médicaments).

## Épidémiologie

Il s'agit d'une des principales urgences abdominales. Les occlusions coliques représentent 20 % de l'ensemble des occlusions.

## Signes et symptômes

Les signes sont d'apparition plus lente que dans l'occlusion du grêle. Il existe une constipation croissante aboutissant à un arrêt des matières et des gaz, des douleurs avec une distension abdominale et parfois des vomissements mais qui peuvent manquer. Une masse abdominale peut être palpable.

## Investigations

La radiographie d'abdomen sans préparation (de face et debout) montre des niveaux hydroaériques, plus hauts que larges, en cadre et périphériques. Le lavement aux hydrosolubles permet de préciser le siège de la sténose colique.

## Évolution, complications et pronostic

La stase liquidienne dans le tube digestif sont à l'origine d'une déshydratation et d'une pullulation microbienne. Il existe un risque d'ischémie, de perforation et de choc septique en cas de retard au traitement.

## Traitement

En l'absence de signes de gravité, un traitement médical est débuté avec une aspiration digestive, une correction des troubles hydroélectrolytiques, une antibiothérapie et des antalgiques.

Lorsque la distension colique est majeure, l'intervention chirurgicale s'impose d'emblée (résection-anastomose ou colostomie).

### ✔ Soins, surveillance et éducation

Les soins, la surveillance sont les mêmes que pour l'occlusion intestinale du grêle.

## OCCLUSION DE LA VEINE CENTRALE DE LA RÉTINE

### Définition et causes

Arrêt du retour veineux de la rétine survenant chez des patients présentant des facteurs de risque de l'athérosclérose, une hyperviscosité sanguine ou une maladie systémique (sarcoïdose, Behçet…).

### Épidémiologie

C'est une affection relativement fréquente, survenant entre 50 et 70 ans.

### Signes et symptômes

La baisse de l'acuité visuelle est en général modérée et progressive avec un brouillard visuel (impression de pluie de suie).

### Investigations

Le fond d'œil et l'angiographie permettent le diagnostic.

### Évolution, complications et pronostic

Le traitement est souvent décevant avec des séquelles importantes pouvant aller jusqu'à la cécité.

### Traitement et prévention

On utilise les anticoagulants, les fibrinolytiques, les antiagrégants plaquettaires et l'hémodilution. Après un premier épisode partiel, le laser est utile sur les zones atteintes pour éviter l'installation d'un glaucome par développement de néovaisseaux.

## ŒDÈME AIGU DU POUMON

### Définition et causes

Insuffisance cardiaque gauche aiguë caractérisée par une inondation des alvéoles pulmonaires par le plasma en excès qui ne peut revenir assez rapidement vers le cœur, du fait de son incapacité à pomper suffisamment. Les principaux facteurs déclenchants sont : un écart du régime sans sel, une poussée hypertensive, un trouble du rythme, un infarctus, un arrêt du traitement ou une pathologie aiguë associée.

**Remarque :** l'œdème peut également être lésionnel par lésion de la membrane alvéolo-capillaire par un toxique (oxyde de carbone, héroïne, gaz irritants), une infection, une noyade, ou une inhalation de liquide gastrique.

### Épidémiologie

Sa fréquence est en relation avec celle de l'insuffisance cardiaque chronique, en particulier chez le sujet âgé.

### Signes et symptômes

Détresse respiratoire avec polypnée, cyanose, sueurs, grésillement laryngé et crachats mousseux, rosés chez un malade assis qui ne peut supporter la position allongée. L'auscultation pulmonaire retrouve des râles crépitants dans les deux poumons.

### Investigations

Elles comprennent une radiographie pulmonaire, un électrocardiogramme, le dosage des enzymes cardiaques et des gaz du sang, mais elles ne doivent pas retarder la mise en route du traitement.

### Évolution, complications et pronostic

En l'absence de traitement, le décès par asphyxie est rapide. Un traitement énergique permet en général une évolution favorable rapide.

### Traitement

Il repose sur l'oxygène à fort débit, les dérivés nitrés (trinitrine = Lénitral® initialement en spray

uis en intraveineux), les diurétiques (furosé-
nide = Lasilix®) et le traitement du facteur
léclenchant. La ventilation invasive en pression
ositive (VS-PEEP ou CPAP) est également effi-
ace. En cas d'aggravation, on utilise les agents
notropes positifs (dobutamine, dopamine) et
ventuellement la ventilation assistée.

### ✔ Soins, surveillance et éducation

Les soins consistent à installer le patient en position assise, à administrer l'oxygène au masque ou par sonde, ainsi qu'à poser un cathéter intraveineux pour l'administration des médicaments.

La surveillance fréquente du pouls, de la pression artérielle, de la fréquence respiratoire est essentielle au dépistage précoce d'une détresse respiratoire (cyanose, sueurs, marbrures, altération de l'état de conscience). L'utilisation d'un moniteur cardiaque et d'un enregistrement automatisé de la pression artérielle facilite la surveillance du patient. La mesure de la diurèse permet d'apprécier les effets des diurétiques.

À distance de l'épisode aigu, l'éducation du patient insiste sur le respect des règles hygiénodiététiques (en particulier le suivi du régime sans sel et le contrôle du poids), le bon suivi du traitement médicamenteux cardio-vasculaire, l'évaluation de la dyspnée.

## ŒDÈME ANGIONEUROTIQUE HÉRÉDITAIRE

### Définition et causes

Maladie génétique de transmission autosomique dominante (des mutations sont également possibles). Elle est due à un déficit en une enzyme hépatique qui intervient dans le système du complément et de la coagulation, ce qui entraîne un œdème touchant différents tissus. Des traumatismes divers sont les facteurs déclenchants des manifestations cliniques.

### Épidémiologie

La prévalence est de 1/50 000 avec un début d'expression clinique le plus souvent dans l'enfance.

### Signes et symptômes

Association d'œdèmes touchant les extrémités, le visage, les tissus sous-cutanés et les viscères, progressivement croissants en 24 à 36 h, puis régressant en un à trois jours. L'atteinte digestive se manifeste par des douleurs abdominales, de la diarrhée et des vomissements ; l'atteinte pulmonaire par un œdème laryngé. L'atteinte neurologique se caractérise par des céphalées, des troubles moteurs et des crises convulsives.

### Investigations

Le diagnostic repose sur l'étude du profil du complément.

### Évolution, complications et pronostic

Le traitement préventif a fait disparaître la mortalité. L'évolution se fait sous la forme de crises d'intensité, de fréquence et de topographie variables. Les principales complications sont la détresse respiratoire et l'état de choc (hypovolémie due à la diarrhée).

### Traitement

Le traitement préventif est basé sur le danazol (Danatrol®). Lors de la crise, sont utilisés l'acide tranexamique (Exacyl®), au stade précoce, et surtout les concentrés plasmatiques d'inhibiteur de la C1 estérase (Estérasine®).

## ŒDÈME CÉRÉBRAL DE HAUTE ALTITUDE

Complication d'un mal aigu des montagnes (☞) qui s'aggrave rapidement. Le tableau clinique associe au début des troubles des fonctions supérieures (jugement, appréciation de la situation, prise de décision), des céphalées insoutenables, des nausées et des vomissements. Puis la marche devient titubante et les hallucinations sont fréquentes. Un œdème pulmonaire (☞) peut être associé. La seule mesure efficace et urgente est la descente en dessous de 2 500 m, associée à l'administration d'oxygène lorsque cela est possible. Le pronostic dépend de sa rapidité de mise en œuvre.

## ŒDÈME PULMONAIRE DE HAUTE ALTITUDE

### Définition et causes

Œdème pulmonaire survenant lors d'une montée trop rapide en altitude, suivie d'un séjour prolongé. La cause est une mauvaise réponse pulmonaire à la diminution de la concentration en oxygène dans l'air inspiré. Il existe une grande variation de la susceptibilité individuelle.

### Épidémiologie

Il touche souvent le sujet jeune, indemne de toute maladie pulmonaire ou cardiaque, de 6 heures à 4 jours après son arrivée au-dessus de 4 000 m. La plupart des cas surviennent entre 3 000 et 4 500 m, surtout dans les Andes et dans l'Himalaya. Dans les Alpes, ils sont plus rares car les montées sont rapides et les séjours de courte durée.

### Signes et symptômes

Le début des troubles est souvent nocturne et progressif. Ce sont d'abord les signes du mal aigu des montagnes (céphalées, insomnie, nausées, toux sèche, dyspnée), puis l'aggravation est rapide avec une grande détresse respiratoire (dyspnée, cyanose, crachats rosés). L'auscultation retrouve des râles crépitants.

### Investigations

Le diagnostic est clinique.

### Évolution, complications et pronostic

Le traitement permet en général une évolution rapidement favorable. Dans les tableaux asphyxiques d'emblée ou en cas d'association à un œdème cérébral (☞), la mort peut survenir rapidement.

### Traitement

La conduite à tenir associe, repos, oxygénothérapie et descente à basse altitude (en dessous de 2 500 m). Les diurétiques peuvent être employés, mais en veillant à ne pas aggraver une déshydratation préexistante.

### Prévention et éducation

Le meilleur conseil est : « Ne montez pas trop vite trop haut ». Un gain de dénivelé de 300 m par 24 heures au-dessus de 3 000 m permet à la plupart de s'acclimater sans problème. La présence de signes de mal aigu des montagnes impose au minimum l'arrêt de la progression et si possible la redescente.

## ŒDÈME DE QUINCKE

(☞) Quincke (œdème de)

## ŒSOPHAGITE

### Définition et causes

Inflammation de la muqueuse œsophagienne. La cause la plus fréquente est le reflux gastro-œsophagien sur une hernie hiatale (☞). Plus rarement, une infection, notamment en cas d'immunodépression, des séquelles de la radiothérapie ou un toxique (médicament, ingestion volontaire ou accidentelle d'un caustique) peuvent être en cause.

### Épidémiologie

Très fréquent, notamment chez les jeunes enfants et chez les femmes enceintes.

### Signes et symptômes

Le signe majeur est une dysphagie (difficulté pour avaler) douloureuse, le plus souvent associée à des signes de reflux (brûlures remontant le long de l'œsophage, régurgitations acides).

### Investigations

La fibroscopie localise et apprécie la gravité des lésions.

### Évolution, complications et pronostic

Les principales complications sont l'ulcération, l'hémorragie et, dans les cas les plus graves, la perforation. En l'absence de traitement, une sténose peut s'installer et le risque de cancérisation est élevé.

### Traitement

Le traitement médical de l'œsophagite sur reflux utilise les antisécrétoires (anti-$H_2$ ou inhibiteurs de la pompe à protons), les stimulants de la motricité œsophagienne (Prépulsid®) et les protecteurs de la muqueuse œsophagienne (Gaviscon®). Le traitement chirurgical est indiqué en cas d'œsophagite récidivante et dans les formes graves ou compliquées (caustiques, sténose).

### Prévention et éducation

La prévention de l'œsophagite sur reflux nécessite le respect de certaines règles hygiénodiététiques : amaigrissement en cas d'obésité, évitement des postures déclenchantes, des vêtements comprimant l'abdomen, suppression des aliments irritants, repas léger le soir, buste surélevé pendant la nuit…

## OGILVIE (SYNDROME D')

### Définition et causes

Pseudo-obstruction avec dilatation aiguë du côlon due dans la grande majorité des cas à un stress chirurgical ou médical important (intervention majeure, infarctus du myocarde, sepsis ou insuffisance respiratoire).

### Épidémiologie

Il est fréquent chez les patients sous ventilation assistée.

### Signes et symptômes

Association d'un météorisme abdominal majeur et diffus avec des douleurs, des nausées, des vomissements, un arrêt du transit et un retentissement sur la fonction ventilatoire.

### Investigations

La coloscopie est l'examen diagnostique et thérapeutique.

### Évolution, complications et pronostic

Le principal risque est la perforation avec péritonite.

### Traitement

La coloscopie permet la décompression du côlon et la mise en place d'une sonde colique ou rectale. En cas d'échec ou de récidive, la chirurgie est parfois nécessaire.

## OLIGODENDROGLIOME

### Définition et causes

Tumeur cérébrale développée à partir des oligodendrocytes. Il existe des formes « bénignes » et des formes « malignes », avec globalement une tendance au saignement. Les lobes frontaux et les ventricules sont la localisation la plus fréquente.

### Épidémiologie

C'est une tumeur rare qui survient dans les 3e et 4e décennies.

### Signes et symptômes

Le mode de révélation de la tumeur peut être :

1. une crise convulsive,
2. des signes d'hypertension intracrânienne (céphalées, vomissements, atteinte visuelle),
3. des signes neurologiques focaux (paralysies).

### Investigations

Le scanner et l'IRM montrent des images typiques.

### Évolution, complications et pronostic

La médiane de survie varie de 1 à 3 ans selon le type de la tumeur.

### Traitement

Selon les cas, on associe de manière variable la chirurgie, la radiothérapie et la chimiothérapie. Le traitement symptomatique utilise les corticoïdes (contre l'œdème) et les anti-épileptiques.

## OMPHALOCÈLE

### Définition et causes

Anomalie du développement embryologique de la paroi abdominale qui entraîne la saillie de viscères abdominaux hors de la cavité abdominale.

### Épidémiologie

Elle survient dans 1 sur 5 000 naissances et est associée, dans un tiers des cas, à d'autres anomalies, notamment chromosomiques (trisomie 21, 13, 18…).

### Signes et symptômes

La hernie est un gros sac entouré d'une membrane translucide contenant des anses intestinales et parfois le foie.

### Investigations

Dans la majeure partie des cas, le diagnostic est fait aujourd'hui en prénatal (échographie), ce qui permet de faire accoucher la mère dans un centre spécialisé.

### Évolution, complications et pronostic

Le pronostic dépend des anomalies associées et de la taille de l'omphalocèle (petit ou moyen : 80 % des survies sans séquelles).

### Traitement

Dans la salle de naissance, il faut éviter le dessèchement et l'hypothermie (pansement humide occlusif, incubateur). La fermeture chirurgicale doit être effectuée dès que possible. Lorsque la cavité abdominale est trop petite : couverture par une poche ou une cheminée dont la taille est progressivement réduite à mesure que la capacité abdominale augmente.

## ONCHOCERCOSE ou « Cécité des rivières »

### Définition et causes

Parasitose due à un ver rond de la famille des filaires, *Onchocerca volvulus*. La transmission s'effectue par la piqûre d'une mouche noire.

### Épidémiologie

Elle touche plusieurs millions de personnes en Afrique, en Amérique centrale et du Sud ainsi qu'au Moyen-Orient. La mouche noire est principalement présente autour des cours d'eau à débit rapide.

### Signes et symptômes

Association :

1. de signes cutanés avec des nodules durs, un prurit chronique avec lichénification (« peau de crocodile ») ou des lésions de grattage avec des tâches dépigmentées (« peau de léopard ») ;
2. d'adénopathies inflammatoires ;
3. de signes oculaires avec une kératite évoluant par poussées, un iridocyclite et une choriorétinite.

### Investigations

Les microfilaires sont visibles à la biopsie cutanée exansangue.

### Évolution, complications et pronostic

La cécité une fois installée est définitive.

### Traitement

Il est basé sur l'ivermectine (Mectizan®) et l'ablation chirurgicale des nodules cutanés.

### Prévention

Le programme de l'OMS associe épandage de larvicides et d'insecticides, ainsi qu'un traitement de masse par l'ivermectine.

## ONDINE (MALÉDICTION D') ou Hypoventilation alvéolaire primitive

### Définition et causes

Anomalie de la réponse ventilatoire à l'hypoxie et à l'hypercapnie, entraînant des épisodes hypoxiques pouvant être à l'origine d'un décès.

### Épidémiologie

Elle s'observe en général chez l'homme entre 20 et 50 ans.

## Signes et symptômes

Elle se manifeste initialement par une dépression respiratoire sévère lors de l'administration de sédatifs ou d'anesthésiques. Ensuite, il existe une léthargie, une somnolence diurne et des troubles du sommeil.

## Investigations

Les critères de diagnostic sont la présence d'une hypoventilation, d'une hypoxie et d'une hypercapnie pendant le sommeil (enregistrements polygraphiques) en l'absence d'anomalie cardiaque, pulmonaire, neuromusculaire, électroencépahalographique ou cérébrale à l'IRM.

## Évolution, complications et pronostic

Les complications sont une hyperglobulie, une hypertension artérielle pulmonaire et une insuffisance cardiaque.

## Traitement

Les moyens utilisés sont les stimulants respiratoires, l'oxygénothérapie, la stimulation phrénique du diaphragme et la ventilation non invasive en pression positive.

# ONYCHOMYCOSE

Atteinte des ongles par un champignon, le plus souvent un dermatophyte. Elle est souvent associée à un intertrigo lorsqu'elle touche les orteils. Les ongles deviennent épais, ternes et friables (une destruction totale de l'ongle est possible). La recherche du champignon est indispensable pour faire le diagnostic. Le traitement est très long et utilise des antifongiques sous forme de vernis ou par voie générale si la matrice de l'ongle est atteinte.

# ORCHITE

Inflammation du testicule, le plus souvent complication des oreillons. Elle se traduit par une grosse bourse douloureuse. Le traitement est le repos strict au lit et la principale complication est l'atrophie testiculaire, source de stérilité s'il est bilatéral. Dans d'autres cas, elle est associée à une épididymite (☞).

# OREILLONS

## Définition et causes

Maladie infectieuse contagieuse due à un virus, *Myxovirus parotidis*, dont la transmission est aérienne. La contagiosité dure environ pendant 15 jours, avec un maximum la semaine précédant le début clinique de la maladie. L'incubation est de 3 semaines.

## Épidémiologie

12 000 cas en 2001 avec une couverture vaccinale d'un peu plus de 80 %. La maladie touche essentiellement les enfants entre 5 et 10 ans.

## Signes et symptômes

Le début est marqué par un syndrome infectieux modéré avec parfois des otalgies. Puis apparaît une tuméfaction parotidienne se bilatéralisant de manière asymétrique en 2 à 3 jours. Les céphalées sont fréquentes et sont le signe d'une irritation méningée.

## Investigations

Elles sont inutiles dans la forme bénigne.

## Évolution, complications et pronostic

Dans la forme bénigne, les signes régressent en 10 jours. La principale complication est l'orchite (tuméfaction douloureuse du testicule) très fréquente entre 15 et 30 ans et qui peut entraîner une atrophie testiculaire, cause de stérilité si elle est bilatérale. Une pancréatite et une méningoencéphalite avec atteinte du nerf auditif (surdité séquellaire) sont également possibles.

## Traitement

Il est symptomatique. L'éviction scolaire est de 21 jours.

## Prévention

La vaccination devrait permettre l'éradication de la maladie dans les pays industrialisés, mais il faut pour cela atteindre un taux de couverture vaccinale de plus de 95 %.

## ORGELET

Infection de la bordure ciliaire, le plus souvent due à un staphylocoque. Elle est caractérisée par une petite tuméfaction centrée par un cil qui peut être isolée ou associée à une inflammation de la paupière (blépharite). Une abcédation est possible, entraînant un œdème local puis régional. Le traitement consiste en l'application d'une pommade antibiotique ou en une incision en cas d'abcès.

## ORNITHOSE ou (☞) Psittacose

## OS DE MARBRE (MALADIE DES) ou (☞) Maladie d'Albers-Schönberg

## OS DE VERRE (MALADIE DES) ou (☞) Maladie de Lobstein

## OSTÉITE

Infection osseuse le plus souvent par une bactérie, plus rarement par un champignon, une mycobactérie ou un parasite. Les formes les plus fréquentes sont l'ostéomyélite (☞) et la spondylodiscite (☞).

## OSTÉOARTHROPATHIE HYPERTROPHIANTE PNEUMIQUE

### Définition et causes

Atteinte osseuse et articulaire soit d'origine familiale (transmission autosomique dominante à pénétrance variable), soit, plus fréquemment, en association avec des cancers intrathoraciques, en général bronchiques (syndrome paranéoplasique).

### Épidémiologie

Elle survient chez 5 à 10 % des patients ayant un cancer intrathoracique. Dans près de 3 cas sur 4, elle précède la révélation de la tumeur.

### Signes et symptômes

Association d'un hippocratisme digital (élargissement de l'extrémité des doigts) et d'une hypertrophie des mains et des pieds, avec des douleurs et des atteintes articulaires associées à des épanchements.

### Investigations

Les radiographies montrent une prolifération périostée (formation d'os nouveau sous le périoste) au niveau des mains en particulier.

### Évolution, complications et pronostic

L'évolution se fait par poussée. Le traitement de la cause entraîne une guérison.

### Traitement

Il associe traitement symptomatique et traitement de la cause.

## OSTÉOCHONDROSES DE CROISSANCE

Ensemble de lésions osseuses survenant dans l'enfance ou l'adolescence, au cours de la croissance, et siégeant au niveau de certaines régions ostéocartilagineuses (épiphyses = têtes osseuses, apophyses = protubérances osseuses, corps vertébraux…). Les principales formes sont les maladies de Scheuermann (vertèbres), de Legg-Perthes-Calvé (hanche), de Köhler (scaphoïde tarsien), d'Osgood-Schlatter (tibia), de Sinding Larsen-Johansson (rotule), la maladie de Sever (calcanéum), de Panner (coude) et de Van Neck-Odelberg (bassin).

## OSTÉOCHONDROSE VERTÉBRALE DE CROISSANCE ou (☞) Maladie de Scheuermann

## OSTÉOMALACIE

### Définition et causes

Maladie de l'adulte caractérisée par un défaut de minéralisation de l'os (correspond au rachitisme chez l'enfant). La principale cause est une carence en vitamine D (défaut d'apport, malabsorption, exposition solaire insuffisante). Les autres causes plus rares sont une pathologie rénale, notamment l'insuffisance rénale, ou une résistance à la vitamine D.

### Épidémiologie

L'ostéomalacie s'observe surtout chez la femme âgée et est souvent associée à une ostéoporose (déficit conjugué en vitamine D et en calcium du fait d'une alimentation inadaptée).

### Signes et symptômes

Les principales manifestations sont des douleurs osseuses débutant au niveau du bassin (région du pli de l'aine), qui sont aggravées en position debout et par la marche. Elles sont très intenses et limitent la mobilité (marche à petits pas, très lente). Plus tardivement, le thorax et les épaules sont atteints.

### Investigations

Les signes radiologiques sont caractéristiques : augmentation de la transparence osseuse, aspect flou de l'os, fissures, stries de Looser-Milkman. Les examens biologiques montrent en général une diminution de la calcémie, de la phosphorémie et de la calciurie, associée à un effondrement du taux de vitamine D.

### Évolution, complications et pronostic

La principale complication est représentée par les fractures qui peuvent survenir pour un traumatisme minime. Plus tardivement, des déformations du bassin et du thorax sont possibles. Le traitement permet une guérison en quelques mois.

### Traitement

La vitamine D, associée à un apport calcique suffisant (laitages, fromages…), représente l'essentiel du traitement.

### Prévention et éducation

La surveillance du mode de vie (exposition solaire satisfaisante) et de l'équilibre alimentaire des personnes âgées, notamment des femmes, constituent les meilleures mesures de prévention.

## OSTÉOME OSTÉOÏDE

### Définition et causes

Tumeur osseuse bénigne constituée de tissu conjonctif très vascularisé et de travées osseuses. Elle est petite (moins d'un centimètre de diamètre) et siège surtout sur les os longs des membres.

### Épidémiologie

Représente environ 10 % des tumeurs osseuses bénignes. Cette tumeur s'observe surtout entre 5 et 25 ans avec une nette prédominance masculine.

### Signes et symptômes

Il existe une douleur vive et tenace avec une recrudescence nocturne. Lorsque la tumeur est superficielle, elle peut se manifester par un gonflement et une douleur à la pression.

### Investigations

L'image radiologique est une petite zone transparente, arrondie, bien limitée et entourée d'une zone plus dense. La scintigraphie osseuse et le scanner peuvent également être utiles pour repérer la tumeur.

### Évolution, complications et pronostic

Le traitement chirurgical assure la guérison.

### Traitement

L'aspirine et les anti-inflammatoires non stéroïdiens soulagent le patient. Le traitement est l'exérèse chirurgicale de la tumeur.

## OSTÉOMYÉLITE

### Définition et causes

Infection de l'os et de la moelle osseuse, le plus souvent par des bactéries (staphylocoque doré, streptocoque, *Haemophilus influenzae, Enterobacter, Pseudomonas*...). La porte d'entrée est généralement une infection cutanée. Certaines affections, notamment la drépanocytose, sont des facteurs favorisants.

### Épidémiologie

C'est une affection qui touche surtout l'enfant, avec un âge moyen de survenue autour de 6 ans et une prédominance masculine. Les sièges les plus fréquents sont le fémur et le tibia près du genou (70 %) chez l'enfant, la hanche chez le nouveau-né et le nourrisson.

### Signes et symptômes

La fièvre est élevée et l'état général est souvent altéré. La douleur est de survenue parfois brutale, aiguë et insomniante. Chez le tout petit, le tableau peut se résumer à une attitude pseudo-paralytique L'augmentation de la chaleur locale, le gonflement et la rougeur apparaissent tardivement.

### Investigations

Les signes radiologiques sont en retard par rapport à la clinique. L'échographie, la scintigraphie, le scanner et l'IRM permettent de rechercher notamment des abcès sous-périostés. Les prélèvements bactériologiques multiples (hémocultures, ECBU, prélèvement cutané, ponction articulaire...) recherchent le germe en cause.

### Évolution, complications et pronostic

L'évolution est favorable en cas de traitement précoce. Les principales complications sont la constitution d'un abcès, l'extension de l'infection avec une septicémie, le passage à une forme chronique avec destruction osseuse. Un retentissement sur la croissance est possible, notamment en cas d'atteinte du cartilage de croissance ou de destruction de la tête fémorale, chez le nourrisson.

### Traitement

Le traitement antibiotique par voie veineuse, initialement dirigée contre le staphylocoque puis adaptée aux résultats des prélèvements, est une urgence. Il est associé à une immobilisation plâtrée. La chirurgie est indiquée pour drainer un éventuel abcès.

## OSTÉONÉCROSE ASEPTIQUE DE LA TÊTE FÉMORALE

### Définition et causes

Nécrose de la tête fémorale due à une ischémie d'origine vasculaire. Les principales causes sont l'alcoolisme chronique, la drépanocytose et la corticothérapie au long cours.

### Épidémiologie

Elle est relativement fréquente, se déclarant vers 30-45 ans et touche 2 fois plus souvent l'homme que la femme.

### Signes et symptômes

Le début est le plus souvent insidieux avec des douleurs peu intenses, réveillant le patient en deuxième partie de nuit et déclenchées par le mouvement de flexion mais avec une amplitude articulaire normale. Une forme brutale mimant une fracture est possible.

### Investigations

Les signes sur les radiographies classiques sont en retard sur la clinique de 1 à 2 mois. L'IRM permet le diagnostic très précoce.

### Évolution, complications et pronostic

L'évolution vers l'arthrose est inéluctable, avec une bilatéralité très fréquente.

### Traitement et prévention

Au stade initial, on utilise les antalgiques, la mise au repos de l'articulation (marche avec appui contact) et le forage de décompression. La prothèse de hanche est indiquée au stade arthrosique.
La prévention des facteurs de risque est essentielle. Un diagnostic précoce permet la mise en route d'un traitement retardant l'évolution de la maladie.

## OSTÉOPOROSE

### Définition et causes

Décalcification diffuse du squelette qui prédomine chez la femme après la ménopause. La cause est un déséquilibre entre la résorption et la formation osseuse qui conduit à un amincissement, puis à la disparition des travées. La forme primitive prédomine. Elle peut également être secondaire à une corticothérapie ou à un alcoolisme chronique.

### Épidémiologie

Elle représente un problème majeur de santé publique du fait de la fréquence des fractures conséquences de l'ostéoporose (50 000 nouveaux cas/an d'ostéoporose vertébrale et 40 000 fractures non traumatiques du col du fémur).

### Signes et symptômes

La plupart du temps, il n'existe aucun signe fonctionnel et la découverte est fortuite sur un examen radiologique. Les principaux signes sont les douleurs vertébrales chroniques ou aiguës en cas de tassement vertébral, immobilisant le malade 3 à 4 semaines, en général sans atteinte neurologique.

### Investigations

Les radiographies montrent une augmentation de la transparence osseuse (au niveau des vertèbres en particulier). La densitométrie osseuse est également utile.

### Évolution, complications et pronostic

Il existe un risque majeur de fractures en l'absence de traitement.

### Traitement et éducation

Le traitement préventif de la perte osseuse comprend l'hormonothérapie substitutive de la ménopause, des apports calciques, une activité physique et la prévention des chutes. Le traitement curatif de la perte osseuse repose sur les sels de fluor, les biphosphonates et la calcitonine.

## OSTÉOPSATHYROSE ou (☞) Maladie de Lobstein

## OSTÉOSARCOME

### Définition et causes

Tumeur maligne des os. La forme la plus fréquente est l'ostéome ostéoïde, constitué de tissu conjonctif. Les autres formes plus rares sont le chondrosarcome, le fibrosarcome, le sarcome d'Ewing et le réticulosarcome.

### Épidémiologie

Ces tumeurs s'observent surtout dans la seconde enfance et l'adolescence, avec une légère prédominance masculine.

### Signes et symptômes

La douleur est en général le premier symptôme. Elle est en générale profonde, bien localisée et réveillée par la pression osseuse. La tumeur n'est en général visible qu'au bout de quelques mois, mais elle peut être le premier signe. Une fracture spontanée peut être révélatrice.

### Investigations

La radiographie, complétée par le scanner et l'IRM, montre une image claire, mal limitée, avec une rupture de la corticale et une extension aux parties molles. Seule la ponction biopsie permet le diagnostic (elle est souvent réalisée en peropératoire).

### Évolution, complications et pronostic

Les nouvelles chimiothérapies ont amélioré le pronostic qui reste cependant souvent mauvais avec un décès en un à deux ans. Des métastases pulmonaires sont fréquentes.

### Traitement

Les traitements actuels utilisent des polychimiothérapies agressives qui permettent de limiter les amputations. La chirurgie essaye d'enlever la tumeur en bloc et de remplacer l'os par des prothèses ou des greffes. Une radiothérapie complémentaire est parfois indiquée.

# OTITE BAROTRAUMATIQUE

## Définition et causes

Lésion de l'oreille moyenne le plus souvent, mais l'oreille interne peut également être touchée, lors d'une brusque variation de la pression ambiante. Les deux principales causes sont la plongée (descente trop rapide et/ou obstruction de la trompe d'Eustache par une infection) et les explosions.

## Épidémiologie

Représente $^{3}/_{4}$ des accidents de plongée. Fréquent lors des explosions.

## Signes et symptômes

Lors de la descente en plongée apparaît une douleur violente, éventuellement accompagnée de bourdonnements, d'une surdité, de vertiges, voire d'une otorragie.

## Investigations

L'examen du tympan à l'otoscope permet d'évaluer l'ampleur des lésions (de la simple rougeur du tympan jusqu'à la perforation).

## Évolution, complications et pronostic

La principale complication est l'atteinte concomitante de l'oreille interne avec des vertiges importants, des troubles de l'équilibre et de la marche, qui peut mettre la vie du plongeur en danger. La lésion du tympan lors d'une explosion doit faire hospitaliser le patient pour surveillance car le souffle a pu également entraîner des lésions pulmonaires (☞ Blast).

## Traitement

Le traitement utilise les anti-inflammatoires et éventuellement les antibiotiques pour prévenir la surinfection.

## Prévention et éducation

La prévention implique l'interdiction de plonger en cas d'inflammation ORL. Il est également nécessaire d'équilibrer les oreilles dès le début de la plongée et de remonter en cas d'échec et d'apparition d'une douleur.

# OTITE CHRONIQUE MUQUEUSE À TYMPAN OUVERT

## Définition et causes

Inflammation chronique de la muqueuse de l'oreille moyenne, accompagnée d'une perforation tympanique non marginale.

## Signes et symptômes

Association d'une otorrhée (léger suintement ou abondante, purulente ou mucopurulente), d'une perforation tympanique et d'une hypoacousie.

## Investigations

L'otoscopie montre la perforation et l'audiométrie une hypoacousie de transmission.

## Évolution, complications et pronostic

L'évolution est lentement favorable spontanément ou sous traitement. Les complications sont exceptionnelles.

## Traitement

Il consiste en un assèchement de l'oreille médicalement ou chirurgicalement, complété par une tympanoplastie.

## Prévention et éducation

Les lavages de nez au sérum physiologique plusieurs fois par jour dès l'apparition de sécrétions nasales préviennent l'inflammation de la trompe d'Eustache.

# OTITE CHRONIQUE CHOLESTÉATOMATEUSE

## Définition et causes

Le cholestéatome correspond à de l'épithélium malpighien kératinisé envahissant les cavités de l'oreille moyenne et détruisant la chaîne des osselets et les parois osseuses.

### Signes et symptômes

Association d'une hypoacousie et d'une otorrhée (écoulement de l'oreille) purulente plus ou moins abondante, volontiers fétide.

### Investigations

L'otoscopie sous microscope binoculaire montre la perforation et l'audiométrie une hypoacousie de transmission. Le scanner permet un bilan d'extension.

### Évolution, complications et pronostic

L'évolution naturelle se fait vers l'extension avec aggravation des destructions osseuses. Les complications sont en rapport avec une extension de voisinage (paralysie faciale, atteinte labyrinthique, méningite, abcès du cerveau, thrombophlébite du sinus latéral).

### Traitement

Il est chirurgical avec une résection de tout l'épithélium ayant envahi l'oreille moyenne.

## OTITE EXTERNE

### Définition et causes

Infection du conduit auditif externe. Les principales causes sont des traumatismes par grattage, une infection virale, une réaction allergique (médicament ou produit capillaire), la macération (baignades, utilisation de bouchons…).

### Épidémiologie

Affection fréquente, en particulier chez les nageurs.

### Signes et symptômes

La forme localisée se limite à un furoncle isolé au niveau du conduit qui se traduit par une douleur aiguë, aggravée par la pression. Dans la forme généralisée ou diffuse, il existe des douleurs, des démangeaisons, un écoulement fétide et une baisse de l'audition.

### Investigations

L'otoscopie permet de visualiser les lésions. Dans la forme diffuse, la peau est rouge, tuméfiée et souillée de débris purulents.

### Évolution, complications et pronostic

L'évolution est simple sous traitement. La principale complication est la diffusion de l'infection, notamment au pavillon de l'oreille (périchondrite). Il faut notamment éviter toute manipulation intempestive d'un furoncle.

### Traitement

En cas de furoncle, le drainage sera spontané et le traitement se résume à des antalgiques et à des antiseptiques locaux. Dans la forme diffuse, les antibiotiques et les anti-inflammatoires locaux sont indiqués. En cas de diffusion de l'infection, on aura recours aux antibiotiques par voie générale.

### Prévention et éducation

L'éducation implique la compréhension et l'évitement des facteurs favorisants.

## OTITE MOYENNE AIGUË

### Définition et causes

Inflammation de la muqueuse des cavités de l'oreille moyenne (caisse du tympan, trompe d'Eustache et cavités mastoïdiennes) dont la cause est le plus souvent bactérienne et plus rarement virale.

### Épidémiologie

C'est l'affection la plus fréquente chez l'enfant de moins de 5 ans avec 4,5 millions de consultations/an.

### Signes et symptômes

Chez le nourrisson les signes sont peu typiques avec une fièvre, une altération de l'état général et une cassure de la courbe de poids. Chez l'enfant et l'adulte, les signes auriculaires prédominent avec otalgie, otorrhée, hypoacousie et sensation d'oreille pleine.

### Investigations

L'otoscopie montre des altérations ou une perforation du tympan.

### Évolution, complications et pronostic

Les complications sont liées à l'extension de voisinage (mastoïdite, paralysie faciale, labyrinthite, méningite, abcès cérébral, thrombophlébite du sinus latéral). L'évolution est bonne sous traitement.

### Traitement et prévention

L'antibiothérapie est éventuellement complétée par une paracentèse.
La prévention est la vaccination contre l'*Haemophilus influenzae.* En cas de récidives, l'adénoïdectomie (ablation des « végétations ») est possible.

### Prévention et éducation

Les lavages de nez au sérum physiologique plusieurs fois par jour dès l'apparition de sécrétions nasales préviennent l'inflammation de la trompe d'Eustache.

## OTITE SÉREUSE OU SÉROMUQUEUSE À TYMPAN FERMÉ

### Définition et causes

Existence d'un épanchement chronique, séreux ou muqueux et aseptique, dans l'oreille moyenne avec un tympan fermé. Les principaux facteurs de risque sont le tabagisme passif et la vie en collectivité.

### Épidémiologie

Elle est très fréquente chez l'enfant de 1 à 5 ans (selon certaines études 10 à 20 % de cette tranche d'âge), avec une nette prédominance des garçons.

### Signes et symptômes

Chez l'enfant, le tableau associe une hypoacousie bilatérale et des otalgies répétées. Chez l'adulte, elle est plus rare et peut révéler l'existence d'une tumeur maligne du rhinopharynx.

### Investigations

Elles comprennent l'otoscopie et le bilan audiométrique.

### Évolution, complications et pronostic

L'évolution est spontanément favorable dans de nombreux cas. Les complications sont l'infection, la perforation et l'otite chronique cholestéatomateuse (☞).

### Traitement

Les aérateurs transtympaniques (« yoyos ») sont indiqués en cas d'hypoacousie marquée.

### Prévention et éducation

Il faut éviter la pénétration d'eau dans les conduits auditifs externes (bains, piscine…) chez les porteurs d'aérateurs.
Les lavages de nez au sérum physiologique plusieurs fois par jour dès l'apparition de sécrétions nasales préviennent l'inflammation de la trompe d'Eustache.

## OTOSPONGIOSE

Surdité héréditaire, bilatérale et asymétrique, due à une diminution de la mobilité de la chaîne des osselets alors que le tympan est normal (surdité de transmission). La maladie apparaît le plus souvent à l'âge adulte, notamment chez la femme à l'issue d'une grossesse. Des bourdonnements d'oreille peuvent accompagner la surdité. Le traitement chirurgical (remplacement des osselets lésés par des prothèses) donne d'excellents résultats.

## OVAIRES POLYKYSTIQUES (SYNDROME DES)

Dysfonctionnement hypothalamo-hypophyso-ovarien, source d'anovulation ou de dysovulation avec des ovaires contenant des kystes. On distingue le syndrome des ovaires polykystiques de type 1 ou syndrome de Stein-Leventhal et le syndrome de type 2 dont les tableaux sont très proches. Les particularités du type 2 sont des ovaires déformés par de gros kystes et des causes très variées : anomalie enzymatique surrénalienne, tumeur de l'ovaire ou de la surrénale, hyperthyroïdies, hyperprolactinémies, contraception microprogestative.

## OVERDOSE AUX OPIACÉS

### Définition et causes

Accident lié à une surdose en héroïne (ou à un autre opiacé). Il survient le plus souvent lors de la reprise d'une intoxication stoppée volontairement ou involontairement, ou lors d'arrivage de nouveaux lots dont la composition est différente de ceux consommés habituellement.

### Épidémiologie

Le nombre de décès lié aux overdoses est d'environ 200 par an en France.

### Signes et symptômes

Les principaux signes sont un coma, des pupilles très serrées, peu réactives à la lumière (myosis) et surtout une dépression respiratoire qui constitue toute la gravité du tableau.

### Investigations

Le diagnostic en urgence est clinique. En cas de doute sur le toxique, des dosages urinaires sont possibles. Une radiographie pulmonaire est utile en cas de complications.

### Évolution, complications et pronostic

La dépression respiratoire peut entraîner une apnée et la mort. Les principales complications sont pulmonaires : œdème pulmonaire, inhalation.

### Traitement

Les gestes immédiats sont l'assistance ventilatoire (ballon et masque avec oxygène à 100 %) et l'injection de l'antidote spécifique des opiacés (naloxone = Narcan®). Une surveillance est nécessaire car la durée de vie de l'antidote (20 min) est très inférieure à celle du toxique et une rechute est possible.

### ✔ Soins et surveillance

Les soins consistent à administrer de l'oxygène au masque et au ballon, à stimuler le patient et à administrer l'antidote spécifique. La surveillance fréquente et prolongée du patient est essentielle pour dépister une aggravation de son état général, en particulier une détresse respiratoire (bradypnée, cyanose) et constater des signes de réveil (contact verbal), la reprise d'une ventilation efficace et une disparition du myosis.
Une prise en charge spécifique dès le réveil permet d'envisager un sevrage avec le patient.

## OVERDOSE À LA COCAÏNE ET AUX AMPHÉTAMINES

Les manifestations des surdoses en cocaïne et en amphétamines sont très variables mais peuvent entraîner la mort du sujet : états d'agitation avec hyperthermie, rhabdomyolyse (destruction des fibres musculaires) et convulsions, œdème pulmonaire, infarctus sur coronaires saines, accidents vasculaires cérébraux, mort subite…

## OXYUROSE

### Définition et causes

Parasitose due à un petit ver, *Enterobius vermicularis*, mesurant de 3 mm à 1 cm et vivant dans le cæcum où il se nourrit de résidus alimentaires. Les œufs pondus par la femelle dans la région périanale sont très résistants et sont véhiculés par les mains du patient (auto-infestation), la poussière, le linge… puis sont ingérés et éclosent dans l'intestin.

### Épidémiologie

Elle touche principalement les enfants. La prévalence dans la population pédiatrique générale est de 20 % et peut atteindre 90 % dans les institutions.

## Signes et symptômes

Le principal symptôme est le prurit anal nocturne avec de possibles lésions de grattage pouvant entraîner des insomnies.

## Investigations

Le scotch test met en évidence des œufs en collant un ruban adhésif sur l'anus, puis en l'examinant au microscope.

## Évolution, complications et pronostic

Il n'existe aucune gravité.

## Traitement

Ce sont les antihelminthiques (flubendazole = Fluvermal®, pamoate de pyrantel = Combantrin®, pamoate de pyrvinium = Povanyl®) en une prise unique.

### ✔ Soins et éducation

Le traitement devra être complété par des mesures particulières pour éviter la récidive : changement quotidien de linge et de literie, couper les ongles, traitement de toute la famille dans le même temps.

# P

## PAGET OSSEUSE (MALADIE DE)

### Définitions et causes

Maladie bénigne et de cause inconnue, touchant plusieurs os, caractérisée par un remodelage osseux conduisant à une hypertrophie et à une structure osseuse anormale.

### Épidémiologie

C'est la deuxième maladie osseuse par sa fréquence après l'ostéoporose. Elle touche 2 à 3 % des plus de 55 ans, avec une légère prédominance masculine.

### Signes et symptômes

Association de douleurs osseuses, articulaires ou plus rarement neurologiques (par compression) et de déformations osseuses localisées (crâne, membres, vertèbres lombaires, bassin).

### Investigations

Les radiographies montrent des aspects typiques au niveau du crâne (aspect floconneux de la voûte), des vertèbres (aspect en cadre), des os longs (incurvations) ou du bassin. La scintigraphie montre une hyperfixation locale qui permet un bilan topographique. Il existe une augmentation des phosphatases alcalines sanguine et de l'hydroxyproline urinaire.

### Évolution, complications et pronostic

L'évolution est très lente. Les principales complications sont articulaires, neurologiques (trouble de l'audition, sciatique…) ou à type de fractures des os longs. La transformation en sarcome (☞) est rare mais très grave.

### Traitement

Il utilise les biphosphonates qui calment les douleurs et retardent l'apparition des complications.

## PAGET DU SEIN (MALADIE DE)

Atteinte cutanée du mamelon qui traduit un cancer du sein sous-jacent. Il existe une plaque rouge, croûteuse, suintante, ressemblant à de l'eczéma, autour du mamelon. La biopsie fait le diagnostic. La mammographie recherche le cancer du sein associé. Le traitement est le même que celui du cancer du sein (☞).

## PAGET DE LA VULVE (MALADIE DE)

Maladie cancéreuse rare liée à une prolifération de l'épithélium glandulaire de la vulve qui touche la femme âgée. Il existe des lésions rouges bien limitées par une hyperkératose (prolifération de la couche cornée) qui provoquent des brûlures et des démangeaisons. La biopsie permet le diagnostic. Un cancer de la vulve peut être associé. Le traitement est chirurgical.

## PALUDISME

### Définition et causes

Maladie parasitaire due des protozoaires (animaux unicellulaires) du genre *Plasmodium* transmis par la piqûre de moustiques (anophèles femelles). L'incubation dure de 10 à 20 jours.

### Épidémiologie

C'est la maladie infectieuse la plus répandue dans le monde, sévissant dans la zone intertropicale. Elle touche 300 à 500 millions de personnes par an (principalement en Afrique) avec plus de 2 millions de morts.

### Signes et symptômes

Accès de fièvre au retour d'un voyage dans une zone infestée avec une asthénie, des céphalées, des courbatures et un subictère. On retrouve parfois une hépatomégalie et/ou une splénomégalie.

### Investigations

Le parasite est mis en évidence dans le sang par frottis et goutte épaisse. Une anémie et une neutropénie sont fréquentes.

### Évolution, complications et pronostic

La forme pernicieuse avec une atteinte neurologique (convulsions, coma) peut entraîner un décès surtout en cas de retard à la mise en route du traitement.

### Traitement

Il repose sur la quinine en intraveineux, éventuellement associée à la doxycycline (en cas de doute sur une résistance).

### Prévention et éducation

La prévention est basée sur la prise de médicaments actifs contre le parasite lors de tout voyage dans les zones à risque. Le produit efficace est variable selon le pays concerné du fait des résistantes croissantes du parasite : une consultation auprès d'un médecin compétent est donc nécessaire. Les médicaments actuellement disponibles sont la chloroquine [Nivaquine®] l'association chloroquine + proguanil [Savarine®], la méfloquine [Lariam®], la doxycycline et, le plus récent, l'association atovaquone + proguanil [Malarone®]. La protection contre les moustiques est bien sûr primordiale pour éviter les piqûres : utilisation de répulsifs, moustiquaires, vêtements recouvrants…

## PANARIS

### Définition et causes

Infection aiguë, primitive d'un doigt dont la cause est une inoculation (piqûre), le plus souvent méconnu, qui permet aux germes de traverser la peau et d'atteindre les tissus cutanés et sous-cutanés. La localisation la plus fréquente est péri- ou sous-unguéale.

### Épidémiologie

C'est une affection fréquente, en particulier dans certaines professions manuelles et en cas de diabète, d'immunodépression, de corticothérapie ou d'alcoolisme.

### Signes et symptômes

Le stade phlegmasique associe une douleur spontanée avec une impression de tension, une rougeur et une chaleur locale. Au stade de collection, quelques heures ou jours plus tard, la douleur est intense, pulsatile, empêchant de dormir et il existe un gonflement local dû à la collection (le pus est visible dans la forme sous-cutanée).

### Investigations

La radiographie recherche des signes d'ostéo-arthrite ou un corps étranger.

### Évolution, complications et pronostic

Au stade phlegmasique, la régression spontanée ou d'évolution vers la collection sont possibles. Le stade de collection est irréversible et expose à des complications (ostéite et ostéo-arthrite, phlegmon des gaines, lymphangite, septicémie).

### Traitement

Au stade phlegmasique, le traitement local associé à une antibiothérapie antistaphylococcique (par ex. oxacilline = Bristopen®) permet la guérison en 24 ou 48 h. En cas d'échec ou au stade de collection, la chirurgie est obligatoire. La vaccination antitétanique doit être vérifiée.

### Prévention et éducation

Une information des sujets à risque est indispensable pour instaurer un traitement précoce application d'un pansement alcoolisé et auto-urveillance locale) et éviter les complications.

## PANCOAST-TOBIAS (SYNDROME DE)

Ce syndrome résulte de l'extension locale d'une tumeur du sommet du poumon qui atteint la 8e racine nerveuse cervicale et les deux premières thoraciques. Il se manifeste par une douleur au niveau de l'omoplate qui irradie dans le bras (territoire du nerf cubital) et s'accompagne d'une destruction radiologique des deux premières côtes. Il peut être associé à un syndrome de Claude-Bernard-Horner (☞).

## PANCRÉAS (PSEUDOKYSTE DU)

### Définition et causes

Collection liquidienne qui apparaît le plus souvent au cours de l'évolution d'une pancréatite aiguë (plus rarement après un traumatisme).

### Épidémiologie

Complique 15 % des pancréatites aiguës.

### Signes et symptômes

La plainte initiale est une douleur abdominale qui peut irradier dans le dos. Une masse abdominale est parfois palpable.

### Investigations

L'échographie permet le diagnostic.

### Évolution, complications et pronostic

Dans 1/3 des cas la régression est spontanée, ce qui se produit rarement si la taille est supérieure à 5 cm et s'il persiste plus de 6 semaines. Les complications sont les compressions d'autres organes, la rupture, l'hémorragie et l'abcès. En cas de rupture et/ou d'hémorragie, la mortalité est élevée.

### Traitement

Une simple surveillance suffit en cas de petite taille. Dans les autres situations, une ponction à l'aiguille et, en cas d'échec, un drainage chirurgical sont indiqués.

## PANCRÉATITE AIGUË

### Définition et causes

Maladie inflammatoire aiguë du pancréas entraînant une autodigestion de la glande et des tissus voisins. Les deux principales causes sont la lithiase biliaire (50 %) et l'alcool (40 à 50 %). Les autres causes sont une infection virale (oreillons…), un traumatisme (chirurgie, geste diagnostic…), une obstruction (tumeur…)…

### Épidémiologie

L'incidence annuelle est de 50 pour 100 000.

### Signes et symptômes

La douleur est à début brutal, d'intensité variable et croissante, souvent épigastrique, irradiant dans le dos et pliant le malade en deux (position « en chien de fusil »). Il existe des nausées, des vomissements et une fièvre modérée.

### Investigations

Les enzymes pancréatiques sanguins (amylase et lipase) sont augmentés. L'échographie et le scanner abdominal permettent d'évaluer la gravité de l'atteinte.

### Évolution, complications et pronostic

On distingue la forme œdémateuse (80 % des cas) dont l'évolution est simple, de la forme nécrosante dont la mortalité peut atteindre 50 % (collapsus cardiovasculaire et défaillance multiviscérale). Le score de Ranson, utilisant 11 critères et analysant l'évolution clinique, permet d'évaluer la gravité de la maladie.

### Traitement et prévention

Le traitement symptomatique comprend le maintien à jeun strict et les antalgiques. En cas de pancréatite grave, une hospitalisation en soins intensifs s'impose. La chirurgie ou parfois l'endoscopie sont parfois nécessaires (évacuation d'une lithiase, élimination de plages de nécrose ou de kystes infectés).

Le sevrage de l'alcool est impératif pour éviter les récidives.

### ✔ Soins et surveillance

Les soins visent à maintenir un équilibre hydro-électrolytique satisfaisant : pose d'un cathéter veineux de gros calibre et administration de solutés ; à mettre en place une sonde nasogastrique avec aspiration douce et à maintenir le patient à la diète. Le soulagement de la douleur est essentiel : mesure de l'intensité de la douleur, administration des antalgiques et appréciation de leurs effets. Une aide pour les gestes de la vie quotidienne (toilette), des soins de confort (soins de bouche) et des mesures de prévention des escarres doivent être proposés au patient.

## PANCRÉATITE CHRONIQUE

### Définition et causes

Fibrose progressive du tissu pancréatique, entraînant à la longue sa destruction accompagnée fréquemment d'une calcification. L'alcool est la cause la plus fréquente en France (90 % des cas). Les autres causes sont l'obstacle du canal pancréatique (lithiase, cancer…), l'hypercalcémie (hyperparathyroïdie) ou héréditaire.

### Épidémiologie

La prévalence est de 0,4 pour 1000. Cette affection touche principalement l'homme d'âge moyen. La durée de l'intoxication (plus de 15 ans) et la quantité d'alcool consommée sont des facteurs importants.

### Signes et symptômes

Le tableau est variable en fonction du stade de découverte mais les signes les plus fréquents sont :

1. des crises douloureuses abdominales récidivantes ;
2. un amaigrissement ;
3. un ictère.

Plus tardivement, il peut exister une diarrhée graisseuse (signe d'une malabsorption) et un diabète.

### Investigations

L'exploration fonctionnelle pancréatique utilise le recueil du suc duodénal par tubage après un repas et le dosage de la glycémie à jeun et postprandiale (après un repas). La radiographie d'abdomen sans préparation, l'échographie et le scanner explorent la morphologie du pancréas. La cholangiopancréatographie rétrograde par voie endoscopique (CPRE) reste l'examen de référence pour mettre en évidence les lésions canalaires.

### Évolution, complications et pronostic

L'évolution se fait en deux phases :

1. crises douloureuses récidivantes pendant plusieurs années ;
2. insuffisance pancréatique (malabsorption et diabète).

Les principales complications sont les poussées de pancréatite aiguë et la formation de kystes qui peuvent s'infecter, comprimer les organes de voisinage ou se fistuliser (ascite ou épanchement pleural).

### Traitement

L'arrêt définitif de l'alcool est impératif. Les extraits pancréatiques (Créon®, Eurobiol®) et l'insuline compense l'insuffisance pancréatique. Un régime pas trop riche en graisse est préconisé. La chirurgie est indiquée en cas de complications.

### Prévention et éducation

La lutte contre l'alcoolisme chronique est essentielle pour faire régresser cette maladie.

## PAPILLOMAVIRUS (INFECTIONS GÉNITALES À)

### Définition et causes

Infections ano-génitales dues à différents types de papillomavirus humain (VPH). Il s'agit de maladies sexuellement transmissibles (MST) dont le principal facteur de risque est un nombre de partenaires élevé. Le risque de contamination après contact sexuel atteint 60 à 70 %.

### Épidémiologie

Il s'agit d'une des MST les plus fréquentes qui touche principalement les jeunes de 16 à 25 ans. Les infections latentes toucheraient près de 10 % des femmes.

### Signes et symptômes

Les condylomes acuminés ou papuleux (☞) représentent l'expression clinique la plus fréquente. Chez la femme, l'infection est souvent inapparente.

### Investigations

En cas de condylomes ou de frottis cervical suspect, une colposcopie après application d'acide acétique permet de visualiser les lésions (condylomes plans, néoplasies intra-épithéliales) et de diriger les biopsies. La recherche et le typage des virus s'effectuent à partir d'un prélèvement cervical et permettent d'apprécier le risque cancéreux (VPH 16 et 18 détectés dans 90 % des états précancéreux et des cancers invasifs du col).

### Évolution, complications et pronostic

Le risque cancéreux doit être apprécié en fonction des lésions et du type de virus en cause. L'immunodépression favorise les récidives et le développement du cancer. Aucun traitement ne permet une guérison à 100 % et près d'un tiers des patients auront des récidives dans les 6 mois.

### Traitement

Le traitement de choix est le laser $CO_2$. Les autres méthodes utilisées sont l'application d'acide trichloracétique, de podophyllotoxine, la cryothérapie et la pommade au 5-fluorouracile. L'examen et le traitement éventuel du partenaire est indispensable.

### Prévention et éducation

La prévention primaire utilise essentiellement le port du préservatif. Le dépistage systématique des condylomes et des lésions infracliniques (frottis régulier) et leur éradication constituent le seul moyen de prévenir les complications cancéreuses.

## PAPILLOMES DU LARYNX

Tumeurs bénignes dues à différents types de papillomavirus humains (VPH). Chez l'adulte, il s'agit le plus souvent d'une tumeur unique, plus ou moins volumineuse dont l'exérèse s'effectue sous laryngoscopie. Certaines formes mal limitées ou récidivantes sont en fait des lésions précancéreuses. Chez l'enfant, les papillomes sont très nombreux et peuvent entraîner une gêne respiratoire. Le traitement au laser est très efficace. Par ailleurs, la maladie guérit spontanément à la puberté.

## PAPILLOME DU PHARYNX

Tumeur bénigne due à différents types de papillomavirus humains (VPH). Il s'agit en général d'une petite excroissance arrondie, à la surface granitée, sur le voile du palais ou les piliers de l'amygdale. Elle ne donne habituellement aucun symptôme et est découverte lors d'un examen systématique. L'exérèse se fait à la pince.

## PARALYSIE FACIALE À FRIGORE ou Paralysie de Bell

### Définitions et causes

Également appelée paralysie faciale essentielle ou paralysie de Bell, il s'agit d'une atteinte du nerf facial (nerf crânien VII) au niveau de son noyau ou de ses branches par un mécanisme œdémateux de cause inconnue (une étiologie virale ou auto-immune est suspectée). Le nerf facial est essentiellement moteur de la face et possède une fonction sécrétoire, sensitive et sensorielle par le nerf intermédiaire de Wrisberg (VIIbis) au niveau des glandes lacrymales, du muscle de l'étrier, du goût de la partie antérieure de la langue, des glandes salivaires sublinguales et sous maxillaires, ainsi que de la conque de l'oreille.

### Épidémiologie

L'incidence annuelle est de 23/100 000. Elle touchera 1 personne sur 60 à 70 au cours de sa vie.

### Signes et symptômes

L'installation est brutale, souvent d'apparition nocturne, constatée le matin au réveil et parfois après une exposition au froid. La paralysie touche la partie inférieure et supérieure de la face avec une asymétrie faciale, un effacement des rides du front, une joue flasque, une occlusion palpébrale impossible du côté atteint (signe de Charles Bell), une chute de la commissure labiale et une bouche déviée du côté sain lors de son ouverture.

### Investigations

Elles ne sont nécessaires que pour éliminer une autre étiologie.

### Évolution, complications et pronostic

L'évolution est favorable avec une guérison complète en 6 à 8 semaines. Une récupération incomplète doit faire remettre en cause le diagnostic. Les complications sont dominées par le dessèchement de la cornée.

### Traitement et prévention

Il vise à la protection oculaire (larmes artificielles, occlusion de la paupière avec une protection oculaire maintenue par un ruban adhésif). Les corticoïdes peuvent être utilisés à la phase précoce.

## PARALYSIE FAMILIALE HYPOKALIÉMIANTE ou (☞) Maladie de Westphall

## PARALYSIE DU PLEXUS BRACHIAL

### Définition et causes

Lésion des racines nerveuses du membre supérieur par étirement lors d'un accouchement difficile (dystocie des épaules, siège, tête en hyper abduction en présentation céphalique).

### Signes et symptômes

Le bras est en adduction (rapproché du corps et en rotation interne, alors que l'avant-bras es en pronation (paume de la main tournée ver l'arrière). La mobilité de l'ensemble du bras es réduite voire absente selon le degré de l'atteinte

### Investigations

Une radiographie du rachis permet d'élimine une fracture. L'électromyogramme précise le atteintes.

### Évolution, complications et pronostic

L'évolution est fonction de l'importance de lésions : la récupération peut être totale, mai une paralysie complète peut persister.

### Traitement

Dès la naissance, la kinésithérapie permet d'éviter les rétractions et ankylose. Puis après 3 mois une réparation des lésions nerveuses est possible. Après 18 mois, des transferts musculaires sont possibles pour limiter l'effet des séquelles et améliorer la mobilité du membre.

## PARANOÏA ou Personnalité paranoïaque

### Définition et causes

Traits de caractère permanents caractérisés par l'orgueil ou hypertrophie du moi, la méfiance et la psychorigidité. Elle est souvent la conséquence d'une enfance difficile. L'attitude paranoïaque est destinée à éviter l'humiliation qui a été subie à cette période de l'existence. Pour se défendre, le sujet accuse les autres de façon systématique. Par ailleurs, les personnalités paranoïaques sont plus fréquentes parmi les proches des sujets schizophrènes.

### Épidémiologie

Trouble assez fréquent (entre 0,4 à 3 % de la population générale).

### Signes et symptômes

La méfiance est permanente : le monde est plein d'ennemis et de difficultés, ce qui impose une vigilance permanente. Le sujet développe des stratégies d'attaque ou de vengeance qui peuvent être dangereuses. L'hypertrophie du moi associe orgueil et égoïsme : le paranoïaque se considère comme différent, supérieur et surdoué. Le paranoïaque est psychorigide : il ne change pas d'avis, il est imprégné de principes, irréaliste ce qui le mène souvent à des catastrophes. L'ensemble de ces signes ne favorisent as l'intégration sociale, le sujet est souvent odieux, agressif, difficile, infréquentable.

### Évolution, complications et pronostic

Dans une situation de conflit difficile, le paranoïaque peut se déchaîner et commettre des actes violents, mais le plus souvent il se limite à des procédures juridiques interminables. Les échecs répétés entraînent souvent des états dépressifs qui peuvent être graves. Enfin, un véritable délire aigu ou chronique peut s'installer.

### Traitement

La psychothérapie est la base du traitement, parfois complétée par des psychotropes (neuroleptiques, antidépresseurs).

## PARAPHIMOSIS (☞ Phimosis)

## PARAPSORIASIS EN GOUTTES

Affection cutanée inflammatoire, de cause inconnue caractérisée par une éruption en gouttes. Elle touche surtout l'adolescent et l'adulte jeune, avec une prédominance masculine. On distingue la forme maculo-papuleuse d'évolution chronique, la forme aiguë varioliforme (petites papules qui se recouvrent d'une croûte et guérissent en laissant une cicatrice) qui guérit en quelques mois et la forme leucomélanodermique caractérisée par des troubles pigmentaires qui apparaissent après plusieurs poussées (taches décolorées sur le cou, les épaules et les bras). Dans les formes bénignes, aucun traitement n'est nécessaire. L'exposition solaire améliore les lésions. Dans les formes chroniques une PUVA-thérapie peut être utile.

## PARKINSON (MALADIE DE)

### Définition et causes

Association d'un syndrome parkinsonien et de lésions cérébrales caractérisées par la perte des neurones dopaminergiques dont la cause est inconnue. Cependant chez 15 % des patients environ, un facteur héréditaire peut être évoqué.

### Épidémiologie

Plus de 100 000 personnes sont atteintes en France. Le début se situe entre 50 et 65 ans sans prédominance de sexe et près de 2 % des plus de 65 ans sont touchés.

### Signes et symptômes

Association d'un tremblement de repos, d'une akinésie (difficulté ou impossibilité de faire certains mouvements), d'une hypertonie extrapyramidale (rigidité « plastique » opposant une résistance continue à l'extension du membre, cédant par petits à-coups : on parle de « roue dentée »), de troubles de la marche et de la posture. Une dépression, des troubles de la mémoire et du sommeil sont également présents.

### Investigations

Elles sont inutiles sauf en cas de doute sur le diagnostic.

### Évolution, complications et pronostic

L'évolution initiale est bonne sous traitement : on parle de « lune de miel », puis s'installe un déclin moteur avec réapparition du syndrome parkinsonien et de mouvements anormaux (dyskinésie) pouvant entraîner un confinement au fauteuil ou au lit. On observe également des troubles de la parole, avec au maximum un mutisme, ainsi que, chez 20 % environ des patients, une dégradation des fonctions intellectuelles évoluant vers un état démentiel.

### Traitement

Le traitement médicamenteux utilise essentiellement la L-dopa (par ex. Modopar®, Sinémet®), les agonistes dopaminergiques (par ex. Parlodel®, Réquip®, Trivastal®). Un traitement chirurgical (stimulation électrode par des électrodes implantées chirurgicalement) peut être proposé dans certains cas particuliers, notamment chez les sujets jeunes. L'adaptation des prises et l'association de médicaments doivent permettre une prise en charge individuelle des fluctuations des effets du traitement.

### ✔ Soins, surveillance et éducation

Les soins visent à aider le patient dans la réalisation des activités de la vie quotidienne (exécution difficile du fait des tremblements, de la rareté et de la lenteur des mouvements), à prévenir les escarres, les chutes, et à encourager le patient qui supporte souvent mal son état de dépendance en valorisant ses progrès. Les exercices physiques et de motricité font partie des programmes d'éducation. De même l'orthophonie est indiquée pour prendre en charge les troubles de la parole. Les associations de malades peuvent être d'une grande aide.

## PARODONTITE CHRONIQUE

### Définition et causes

Atteinte infectieuse de la totalité des tissus parodontaux (gencive, ligament parodontal, os alvéolaire, cément). Les facteurs favorisants sont le diabète, une mauvaise hygiène bucco-dentaire, des lésions dues à une prothèse ou des malpositions dentaires.

### Épidémiologie

C'est une affection fréquente.

### Signes et symptômes

Il existe une inflammation locale, des poches parodontales et une résorption osseuse qui peut entraîner la perte de la dent.

### Investigations

Les radiographies permettent le diagnostic.

### Évolution, complications et pronostic

Sans traitement, l'évolution conduit à des pertes dentaires pouvant aller jusqu'à l'édentation. L'endocardite infectieuse est une complication redoutable.

### Traitement et prévention

Il comprend une antibiothérapie, le lavage antiseptique des poches et la chirurgie pour éliminer les foyers infectieux.

Une bonne hygiène dentaire et des soins gingivaux réguliers permettent d'éviter une récidive.

## PAROTIDITE

Inflammation de l'une ou des deux glandes parotides. L'origine est soit virale (oreillons) ou bactérienne. Dans ce cas, il existe une tuméfaction de la glande avec un écoulement purulent au niveau du canal de Sténon. La parotidite bactérienne s'observe soit dans le cadre d'une lithiase salivaire surinfectée, soit chez des patients immunodéprimés, dénutris avec une mauvaise hygiène buccale. Les prélèvements bactériologiques permettent d'adapter le traitement antibiotique. Parfois un drainage chirurgical est nécessaire.

## PASTEURELLOSE

### Définition et causes

Infection animale due à des bacilles du genre *Pasteurella* et transmises à l'homme par griffures ou morsures animales (dans les 2/3 des cas, il s'agit d'un chat).

## Épidémiologie

C'est une affection assez fréquente du fait du grand nombre d'animaux domestiques en France.

## Signes et symptômes

La forme cutanéo-ganglionnaire est la plus fréquente et associe une infection suppurée localisée, accompagnée d'une réaction ganglionnaire satellite. La forme subaiguë est dominée par des douleurs articulaires avec une impotence survenant à distance de la blessure. Une forme septicémique est possible.

## Investigations

Le germe peut être isolé à partir d'un prélèvement de pus ou du sang dans les formes généralisées. Il existe un sérodiagnostic.

## Évolution, complications et pronostic

Des complications locales sont possibles au niveau des mains (extension aux gaines tendineuses ou aux articulations). Le traitement antibiotique est efficace.

## Traitement et prévention

L'antibiothérapie utilise l'amoxicilline associée à l'acide clavulanique (par ex. Augmentin®), un macrolide (par ex. érythromycine) ou les cyclines (par ex. doxycycline). Dans les formes articulaires chroniques, l'antigénothérapie est indiquée (intradermo-réaction à la pasteurelline).
La prévention repose sur la désinfection et le traitement chirurgical précoce des morsures, éventuellement associée à une antibiothérapie préventive.

# PATAU (SYNDROME DE) ou Trisomie 13

Anomalie du nombre de chromosomes dont l'incidence est de 1/20 000 naissances et augmente avec l'âge maternel. Les enfants sont petits à la naissance et présentent de nombreuses malformations : microcéphalie avec un front fuyant, fente labiale et/ou palatine, anomalies des mains et des pieds. La malformation cardiaque est habituelle et la moitié des enfants décèdent au cours des premiers mois ; seulement 10 % survivent au-delà de un an avec un retard de développement très profond.

# PÉDICULOSE

## Définition et causes

Atteinte due à différentes sortes de poux, parasites exclusifs de l'homme, qui est localisée soit à la tête, soit à l'ensemble du corps, soit au pubis (phtiriase). La contamination se fait par contact direct.

## Épidémiologie

La pédiculose de la tête est endémique dans les écoles primaires. La pédiculose corporelle s'observe uniquement chez les sujets à hygiène défectueuse. La phtiriase est considérée comme une maladie sexuellement transmissible.

## Signes et symptômes

Le prurit (démangeaisons) est le principal symptôme. Les lentes sont visibles à la racine des cheveux ou des poils.

## Investigations

Le diagnostic est clinique.

## Évolution, complications et pronostic

La principale complication est la surinfection mais elle reste rare.

## Traitement

Il associe l'application d'antiparasitaires (malathion), le peignage soigneux, le lavage des habits et des draps ainsi que la décontamination des objets personnels non lessivables avec une poudre à base de lindane.

## Prévention et éducation

La stratégie de lutte nécessite une bonne coopération et une motivation de l'ensemble de la communauté scolaire, médicale et administrative : information, conseils de traitement et de prévention.

Il n'est pas nécessaire de traiter systématiquement toutes les personnes vivant au domicile avant d'avoir vérifié si elles sont porteuses du parasite. Il est important d'expliquer au patient et à son entourage comment décontaminer la literie, les effets personnels, les peluches, les brosses et peignes.

## PELADE

Affection dermatologique comprenant une perte des poils ou des cheveux (alopécie) caractérisée par des plaques bien circonscrites, propres, lisses, de forme arrondie. L'évolution est rapide, centrifuge avec quelques cheveux en bordure « en point d'exclamation ». La cause est inconnue mais une cause immunitaire est suspectée. L'évolution se fait en général vers la repousse en quelques mois, mais certaines formes sont tenaces ou suivies de rechutes. La corticothérapie locale ou le minoxidil peuvent être efficaces.

## PELLAGRE

### Définition et causes

Affection due à une carence grave en acide nicotinique (vitamine PP ou $B_3$).

### Épidémiologie

La carence nutritionnelle est rare et se voit surtout chez l'éthylique chronique et le vieillard. Les maladies provoquant une malabsorption peuvent également être en cause.

### Signes et symptômes

Il existe des signes cutanés (peau sèche, rouge et épaissie), muqueux (langue rouge, lèvres douloureuses, fissurées), digestifs (brûlures de la bouche et de l'œsophage, ballonnement abdominal) et neurologiques (troubles de la mémoire, désorientation, rigidité des membres, réflexes incontrôlables de succion et de grasping).

### Investigations

Le diagnostic est essentiellement clinique. Le dosage des métabolites urinaires de l'acide nicotinique peut être utile.

### Évolution, complications et pronostic

L'évolution est bonne sous traitement. Les carences associées en vitamines du groupe B et en protéines sont souvent associées.

### Traitement et prévention

Il comprend l'administration de vitamine PP per os (Nicobion®) ou par voie parentérale, en association avec les autres vitamines du groupe B.

L'apport systématique au long cours de vitamines chez les patients à risque, notamment les éthyliques chroniques, permet une prévention efficace.

## PEMPHIGOÏDE BULLEUSE

### Définition et causes

Maladie cutanée d'origine auto-immune. On retrouve des anticorps dirigés contre la membrane basale de l'épiderme, à l'origine des bulles.

### Épidémiologie

Relativement fréquente. Touche essentiellement le sujet âgé.

### Signes et symptômes

Il existe un prurit (démangeaisons) avec des bulles tendues, de taille variable reposant sur une peau rouge, oedématiée.

### Investigations

La biopsie permet de faire le diagnostic en retrouvant notamment des anticorps dirigés contre la membrane basale. La numération-formule sanguine retrouve une hyperéosinophilie.

### Évolution, complications et pronostic

L'évolution sous traitement est satisfaisante. Les principales complications sont les surinfections et les pertes hydro-électrolytiques.

### Traitement

Les corticoïdes par voie générale (et locale) ainsi que les soins d'antisepsie cutanée sont la base du traitement. Un traitement immunosuppresseur (azathioprine = Imurel®) peut être associé dans les formes résistantes.

## PEMPHIGOÏDE GESTATIONIS

### Définition et causes

Affection cutanée survenant au cours de la grossesse et du post-partum caractérisée par une urticaire et des bulles. Son origine est auto-immune.

### Épidémiologie

Elle complique 1 grossesse sur 30 à 60 000.

### Signes et symptômes

L'éruption, très prurigineuse (« qui gratte »), débute au niveau de l'ombilic puis s'étend secondairement au tronc et aux membres.

### Investigations

Le diagnostic est affirmé par la biopsie cutanée (dépôts de complément à la jonction dermo-épidermique) et sur la présence d'une IgG appelée « herpes gestationis factor » dans le sérum.

### Évolution, complications et pronostic

L'éruption cède en général après l'accouchement et récidive lors des grossesses ultérieures. Le pronostic maternel et fœtal est bon.

### Traitement

Les corticoïdes entraînent une régression des signes.

## PEMPHIGUS VULGAIRE

### Définition et causes

Maladie cutanéomuqueuse d'origine auto-immune. La cause est inconnue. Le mécanisme responsable des lésions est l'acantholyse : dislocation des connexions intercellulaires épidermiques entraînant la formation de bulles.

### Épidémiologie

Peu fréquent. Apparaît plutôt après 50 ans.

### Signes et symptômes

Au début, quelques bulles apparaissent sur la peau puis le pemphigus se généralise avec des bulles qui se rompent laissant des érosions rouges, douloureuses. Il existe également des érosions muqueuses buccales, voire de toute la sphère ORL, douloureuses, gênant l'alimentation.

### Investigations

Le signe de Nikolsky (décollement facile de l'épiderme du plan cutané sous-jacent) est typique. La biopsie permet le diagnostic, notamment avec la mise en évidence d'auto-anticorps.

### Évolution, complications et pronostic

En l'absence de traitement, l'évolution est constamment mortelle en 6 à 18 mois. Sous traitement, la mortalité est estimée à 10 % et est principalement liée aux infections et aux effets secondaires du traitement.

### Traitement

Les corticoïdes par voie générale et les soins d'antisepsie cutanée sont la base du traitement. En cas d'échec, on utilise des immunosuppresseurs (azathioprine = Imurel® ou cyclophosphamide = Endoxan®).

> **✔ Soins et surveillance**
>
> La surveillance est celle de l'extension des lésions et de l'apparition d'une éventuelle surinfection.

## PEMPHIGUS CHRONIQUE BÉNIN FAMILIAL

### Définition et causes

Maladie héréditaire cutanée, transmise sur le mode autosomique dominant. Elle est due à une déficience génétique de la cohésion entre les cellules épidermiques.

### Épidémiologie

Rare. Elle se manifeste en général à l'adolescence ou chez l'adulte jeune.

### Signes st symptômes

Les lésions sont des plaques rouges, surélevées, prurigineuses (qui grattent) qui peuvent se transformer en bulles. Les localisations préférentielles sont les plis inguinaux, génitocruraux, axillaires, et le cou.

### Investigations

La biopsie permet le diagnostic.

### Évolution, complications et pronostic

Les lésions sont bénignes mais chroniques et tenaces. Elles peuvent se fissurer et se surinfecter.

### Traitement

Les corticoïdes associés aux antiseptiques non irritants améliorent les lésions. Parfois, une excision-greffe est nécessaire.

## PÉRIARTÉRITE (OU PANARTÉRITE) NOUEUSE (PAN)

### Définition et causes

Angéite nécrosante (inflammation vasculaire) touchant les artères de petit et/ou de moyen calibre dont la cause est inconnue. Il existe deux formes particulières : l'angéite de Churg-Strauss (☞) et la PAN liée au virus de l'hépatite B.

### Épidémiologie

La prévalence est de 6,3/100 000 avec une atteinte préférentielle des adultes entre 40 et 60 ans.

### Signes et symptômes

La présence de plus de 5 des critères de L. Guillevin permet de faire le diagnostic : altération de l'état général, fièvre, multinévrite, asthme grave récent, cardiomyopathie primitive, purpura infiltré et/ou nodules sous-cutanés, polyarthrite, myalgies, artériopathie distale, orchite non infectieuse, néphropathie vasculaire et/ou glomérulaire, crises douloureuses abdominales, hypertension artérielle, accident neurologique central, syndrome inflammatoire.

### Investigations

La biologie montre un syndrome inflammatoire et permet la recherche de l'AgHBe et des anticorps anticytoplasme des polynucléaires neutrophiles (ANCA). L'artériographie retrouve de multiples microanévrismes et l'histologie montre une nécrose fibrinoïde de la media.

### Évolution, complications et pronostic

La plupart du temps, les formes aiguës sont contrôlées par le traitement et guérissent en 2 ans. Il existe 5 % de formes suraiguës rebelles au traitement.

### Traitement

Il est basé sur les corticoïdes, sauf dans les formes liées au virus de l'hépatite B où on utilisera les échanges plasmatiques et les agents antiviraux (vidarabine ou interféron alpha). Dans les formes sévères, on aura recours aux immunosuppresseurs et aux échanges plasmatiques.

## PÉRIARTHRITE DE LA HANCHE

Affection douloureuse chronique liée à une inflammation des structures périarticulaires de la hanche. Elle survient surtout chez la femme entre 40 et 60 ans. Le signe essentiel est une douleur à la pression du grand trochanter et à l'abduction contrariée de la hanche. Elle est augmentée à la marche et calmée par le repos. La mobilité reste normale. Les infiltrations locales de corticoïdes sont efficaces.

## PÉRIARTHRITE SCAPULO-HUMÉRALE

Douleurs de l'épaule avec ou sans raideur, sans altération radiologique de l'articulation entre l'omoplate et l'humérus, qui proviennent essenellement des tendons, des muscles et des bourses ériarticulaires. Cette appellation regroupe pluieurs affections : épaule douloureuse simple (☞), paule gelée (☞) ou capsulite rétractile, rupture e la coiffe des rotateurs (☞) et épaule douloueuse aiguë (☞).

## PÉRICARDITE AIGUË

### Définition et causes

nflammation aiguë provoquant un épanchement iquidien dans le péricarde. La cause par ordre de réquence est un virus, un cancer, une maladie le système, une septicémie, une tuberculose.

### Épidémiologie

La forme virale la plus fréquente s'observe à tout âge avec une légère prédominance masculine.

### Signes et symptômes

Les principaux signes sont une fièvre modérée, une douleur thoracique aggravée par la toux et es mouvements respiratoires et une dyspnée permanente, de repos. L'auscultation retrouve souvent un frottement péricardique, d'intensité variable, parfois mieux entendu en position penchée en avant.

### Investigations

La radiographie de thorax montre un élargissement de la silhouette cardiaque et l'électrocardiogramme des troubles diffus de la repolarisation, avec un microvoltage en cas d'épanchement abondant. L'échographie cardiaque confirme le diagnostic et quantifie l'épanchement.

### Évolution, complications et pronostic

La forme virale est bénigne. La principale complication est l'augmentation de l'épanchement avec le passage en tamponnade (☞) qui peut entraîner un arrêt cardiaque. La récidive est possible avec l'évolution vers une forme chronique.

### Traitement

Le traitement de la forme virale associe le repos et les anti-inflammatoires non stéroïdiens (notamment l'aspirine). Dans les autres cas, c'est celui de la cause. En cas de mauvaise tolérance, un drainage chirurgical est indiqué.

## PÉRICARDITE CHRONIQUE CONSTRICTIVE

### Définition et causes

Épaississement du péricarde, plus ou moins calcifié, qui le transforme en un sac inextensible s'opposant au remplissage des ventricules en diastole (adiastolie). Les causes les plus fréquentes sont la tuberculose et les séquelles de radiothérapie, mais toute péricardite subaiguë peut également être à l'origine.

### Signes et symptômes

Les principaux signes sont une asthénie, une dyspnée d'effort, une distension des veines du cou, une hépatomégalie, des œdèmes des membres inférieurs et parfois une ascite.

### Investigations

L'échographie ne permet pas toujours de faire le diagnostic, le scanner et l'IRM permettent plus facilement de mettre en évidence l'épaississement péricardique.

### Évolution, complications et pronostic

L'évolution est variable. Parfois le traitement médical suffit, dans d'autres cas une intervention chirurgicale s'impose.

### Traitement

Le traitement médical associe celui de l'insuffisance cardiaque et celui de l'éventuelle tuberculose. En cas d'indication chirurgicale, on réalise une péricardectomie (ablation du péricarde).

## PÉRICHONDRITE DU PAVILLON DE L'OREILLE

### Définition et causes

Infection du périchondre, enveloppe autour du cartilage qui assure sa vascularisation. La cause la plus fréquente est un traumatisme, une piqûre d'insecte ou un geste chirurgical. Le germe le plus souvent en cause est le bacille pyocyanique.

### Signes et symptômes

Il existe une inflammation du pavillon de l'oreille avec une rougeur, une chaleur et une augmentation de volume. Une fièvre est parfois présente.

### Investigations

Le prélèvement local lors du geste chirurgical permet d'identifier le germe.

### Évolution, complications et pronostic

La principale complication est une nécrose du cartilage avec une déformation de l'oreille.

### Traitement

Le traitement associe les antibiotiques et un drainage-aspiration chirurgical.

## PÉRIODONTITE

### Définition est causes

Infection de la membrane alvéolo-dentaire secondaire le plus souvent à une carie profonde.

### Épidémiologie

Elle représente 60 % des foyers infectieux dentaires.

### Signes et symptômes

Douleur d'apparition brutale, très intense, irradiant à l'hémiface, exacerbée par la pression de la dent. À l'examen, la dent est mobile, douloureuse à la percussion.

### Investigations

La radiographie rétro-alvéolaire ou le panoramique permettent le diagnostic.

### Évolution, complications et pronostic

Sans traitement, l'évolution se fera vers une extension locale avec abcès sous-périosté, cellulite ou granulome apical. L'endocardite infectieuse est une complication redoutable.

### Traitement

C'est un traitement d'urgence associant chirurgie dentaire et antibiothérapie.

## PÉRICORONARITE

Inflammation des tissus mous qui entourent la couronne d'une dent incluse normalement dans le maxillaire (dent de sagesse). Les principaux signes sont une contracture de la mâchoire (trismus) et une congestion de la gencive, douloureuse à la palpation. Dans la plupart des cas, un traitement antibiotique, suivi de l'extraction de la dent incluse, permet la guérison. La principale complication est la cellulite de la face (☞).

## PÉRIONYXIS

### Définition et causes

Inflammation des replis autour de l'ongle. Il peut être aigu et succéder à un traumatisme local. La forme chronique se rencontre chez les personnes qui ont les mains toujours immergées (femmes de ménage, métiers de la restauration…) ou chez les diabétiques.

### Épidémiologie

Affection fréquente avec une nette prédominance féminine.

### Signes et symptômes

Dans la forme aiguë, la pression de l'ongle fait sourdre une goutte de pus. Dans la forme chronique, le repli sous-unguéal est tuméfié et sensible, laissant un espace béant. L'ongle est habituellement atteint (onyxis).

### Évolution, complications et pronostic

Les principales complications sont les surinfections (bactéries et champignons) et l'évolution vers le panaris (☞).

### Traitement

Dans la forme aiguë, le drainage par piqûre au scalpel fin et la mise sous antibiotiques suffisent en général. Dans la forme chronique, le traitement repose essentiellement sur l'interruption des occupations en cause ou le port de gants doublés. Les surinfections nécessitent des antibactériens ou des anticandidosiques locaux pendant plusieurs semaines.

## PÉRITONITE AIGUË

### Définition et causes

Inflammation ou infection aiguë brutale et diffuse du péritoine due le plus souvent à une perforation d'un organe infecté ou plus rarement à une diffusion bactérienne sans rupture viscérale. Elle peut également se déclarer en postopératoire (lâchage de suture ou contamination).

### Épidémiologie

Elle est très fréquente et représente la principale urgence abdominale.

### Signes et symptômes

Il existe une douleur abdominale localisée généralisée avec une contracture (contraction rigide, permanente et douloureuse des muscles de la paroi à la palpation = « ventre de bois »). Les touchers pelviens déclenchent une douleur intense au cul-de-sac de Douglas.

### Investigations

Les clichés d'abdomen sans préparation centrés sur les coupoles recherchent de l'air dans le péritoine (pneumopéritoine) et des niveaux hydroaériques. L'échographie et le scanner retrouvent un épanchement liquidien plus ou moins abondant.

### Évolution, complications et pronostic

En l'absence de traitement, l'évolution se fait vers un choc septique avec une défaillance multiviscérale. Le pronostic dépend de la rapidité de mise en œuvre du traitement.

### Traitement

Il est avant tout chirurgical, associé à une réanimation adéquate. Le traitement médical isolé avec uniquement une antibiothérapie reste l'exception dans les cas sans rupture viscérale.

## PERLÈCHE

Érosion inflammatoire avec fissure des commissures labiales. Elle est fréquente chez le sujet âgé et est souvent due à des problèmes dentaires (prothèse mal adaptée, édentation). Une surinfection aggrave les lésions. Outre le traitement de la cause (pas toujours réalisable), l'application d'acide trichloracétique donne de bons résultats.

## PESTE

### Définition et causes

Maladie infectieuse aiguë due au bacille *Yersinia pestis*. Elle est transmise par les piqûres de puces (ou de poux) ou par inhalation de gouttelettes de salive d'un malade atteint d'une forme pulmonaire. L'incubation est de 2 à 5 jours.

### Épidémiologie

Elle sévit de manière sporadique dans diverses régions du monde. La dernière épidémie a eu lieu en Inde en 1994. Quelques cas ont été signalés en Algérie en 2003.

### Signes et symptômes

La peste bubonique, la plus fréquente, associe des adénopathies inguinales très douloureuses et entourées d'un gros œdème, à une fièvre élevée et parfois des troubles de la conscience. La peste pulmonaire associe fièvre, toux et expectorations de grains sanguinolents. La peste septicémique peut compliquer les formes précédentes ou survenir d'emblée et associe un état de choc et un syndrome hémorragique grave.

### Investigations

L'isolement du germe se fait sur le sang, les crachats et les prélèvements de ganglions.

### Évolution, complications et pronostic

Si le traitement est immédiat, la mortalité est faible, sinon elle peut atteindre 60 à 100 % en quelques heures à quelques jours.

### Traitement

L'antibiotique utilisé est la streptomycine.

### Soins, surveillance et prévention

La contagiosité est très importante et impose l'isolement du malade en milieu hospitalier : chambre individuelle, port de masque, surblouse et gants à usage unique non stériles, lavage des mains dans la chambre du patient avant et après chaque soin et avant de sortir de la chambre, matériel de soins individuel et dans la chambre, évacuation du linge sale selon la filière habituelle de pré-tri, crachoirs et mouchoirs à usage unique à éliminer dans la filière habituelle des déchets hospitaliers, transport du patient à limiter.

La prévention repose sur la lutte contre les puces et les rats.

La peste est une maladie à déclaration obligatoire.

## PHACOMATOSES

Cette appellation regroupe toutes les entités souvent héréditaires, caractérisées par la présence d'anomalies plus ou moins diffuses du développement et liées à une évolution anormale (dysplasie blastomateuse) des feuillets embryonnaires. Selon le feuillet, la classification distingue des phacomatoses ectoblastiques, mésoblastiques et entoblastiques.

| | |
|---|---|
| **Phacomatoses ectoblastiques**<br>(tissu nerveux, épithélium sensitif de l'oreille, du nez et de l'œil, épiderme et phanères, glande mammaire, antéhypophyse, glandes sous-cutanées, émail des dents) | Sclérose tubéreuse de Bourneville<br>Neurofibromatoses<br>Syndrome de Gorlin<br>Syndrome de Sipple<br>Nævomatose basocellulaire<br>Mélanose neurocutanée<br>Nævus linéaire<br>Nævus d'Ota |
| **Phacomatoses mésoblastiques**<br>(tissu conjonctif, cartilages, os, muscles, cœur, vaisseaux, cellules sanguines, lymphatiques, reins, gonades, péricarde, plèvre, péritoine, rate, surrénale) | Maladie de Von Hippel-Lindau<br>Syndrome de Sturge-Weber<br>Maladie de Rendu-Osler<br>Syndrome de Wyburn-Mason<br>Syndrome de Bean<br>Maladie de Mafucci<br>Syndrome de Cobb<br>Syndrome de Klippel-Trénaunay<br>Glomangiomatoses<br>Ataxie-télangiectasies<br>Syndrome de Gardner<br>Syndrome d'Albright<br>Léiomyomatose<br>Lipomatose multiple<br>Lipomatose neuroméningée |
| **Phacomatoses entoblastiques**<br>(épithélium du tube digestif, des voies respiratoires, de la vessie, de l'urètre, de l'oreille moyenne et de la trompe d'Eustache ; parenchyme amygdalien, thyroïdien, parathyroïdien, thymus, foie et pancréas) | Syndrome de Gardner<br>Syndrome de Peutz-Jeghers<br>Syndrome de Turcot |

## PHARYNGITE

Inflammation aiguë de la muqueuse pharyngée. On distingue la rhinopharyngite (☞) et l'amygdalite ou angine (☞).

## PHÉNYLCÉTONURIE

### Définition et causes

Maladie génétique de transmission autosomique récessive, caractérisée par un trouble du métabolisme d'un acide aminé, la phénylalanine. La cause est un déficit enzymatique.

### Épidémiologie

La fréquence est de 1/15 000 naissances.

### Signes et symptômes

Aucune anomalie n'est présente à la naissance, mais un retard mental se développe progressivement.

### Investigation

On dose le taux de phénylalanine dans le sang.

### Évolution, complications et pronostic

L'évolution se fait vers une arriération mentale grave en l'absence de traitement. Le pronostic est d'autant meilleur que le traitement a été plus précoce.

### Traitement

Il consiste en un régime pauvre en phénylalanine : remplacement des protéines par des mixtures à base d'acides aminés sans phénylalanine.

### Prévention

Le test de Guthrie (recherche du déficit enzymatique) fait systématiquement pour tous les nouveau-nés à la fin de la première semaine de vie permet un dépistage systématique.

## PHÉOCHROMOCYTOME

### Définition et causes

Tumeur développée le plus souvent à partir de la médullo-surrénale ou plus rarement à partir de résidus embryonnaires extrasurrénaux. Elle sécrète des catécholamines (adrénaline et noradrénaline) qui jouent un rôle essentiel dans la régulation de la pression artérielle.

### Épidémiologie

Il est responsable de 0,1 à 1 % des causes d'hypertension artérielle. Se développe le plus souvent chez l'adulte sans prédominance de sexe.

### Signes et symptômes

Il s'agit soit d'une hypertension artérielle paroxystique dont les crises sont déclenchées par un effort, des médicaments ou des émotions et dont la durée est d'environ 1 h ; soit d'une hypertension artérielle permanente qui peut également être entrecoupée de paroxysmes. L'hypotension orthostatique est fréquente.

### Investigations

Le diagnostic repose sur :

1. les dosages urinaires et plasmatiques des catécholamines et de leurs métabolites ;
2. l'imagerie : scanner, IRM et scintigraphie à la MIBG pour localiser la tumeur.

### Évolution, complications et pronostic

Les complications sont celles de l'hypertension artérielle (rétinopathie, infarctus du myocarde, hémorragie cérébrale). Le pronostic est sombre dans les formes malignes.

### Traitement

Il est chirurgical après préparation médicale pour éviter une crise hypertensive.

## PHIMOSIS

Rétrécissement du prépuce rendant impossible le décalottage du gland. Il peut exister dès la naissance ou apparaître au moment de la puberté. Dans d'autres cas, il est la conséquence d'un autre problème chez l'adulte : diabète, infection, tumeur du pénis. Il est souvent la source d'infection du fait de la stagnation de sécrétions et d'urine ; par ailleurs, il rend les rapports sexuels difficiles. Si l'on force le décalottage, il peut se produire un **paraphimosis** qui correspond à un étranglement du gland avec une impossibilité de la recalotter. Lorsqu'il est peu important, on peut essayer de le distendre progressivement par des manœuvres douces et répétées. Dans les autres cas, une petite intervention chirurgicale permet de résoudre définitivement le problème.

## PHLÉBITE ou (☞) Thrombose veineuse profonde

## PHLEGMON DE L'AMYGDALE

### Définition et causes

Collection suppurée localisée entre l'amygdale et le muscle constricteur du pharynx qui est le plus souvent une complication de l'amygdalite aiguë.

### Épidémiologie

Il est rare chez l'enfant mais fréquent chez l'adulte jeune.

### Signes et symptômes

Le tableau associe une fièvre avec une altération de l'état général, une douleur sévère à la déglutition (dysphagie), une contracture des muscles de la mâchoire (trismus) avec une limitation de l'ouverture de la bouche et une position antalgique du cou penchée du côté atteint. L'examen retrouve une tuméfaction du pilier antérieur de l'amygdale.

### Investigations

Le diagnostic est clinique.

### Évolution, complications et pronostic

Une extension avec cellulite locale est possibl[e] ainsi qu'une septicémie.

### Traitement et prévention

Il associe une antibiothérapie et un éventue[l] drainage chirurgical.
La prévention des récidives implique l'amygda[-]lectomie au décours d'un épisode aigu.

## PHOTODERMATOSE MÉDICAMENTEUSE

La photosensibilité est une réaction anormale de la peau à la lumière : éruption très prurigineuse (qui gratte), érythémateuse (rouge) et recouvertes de petites vésicules existant sur les zones de peau exposées à la lumière. De nombreux médicaments, administrés par voie locale ou générale, peuvent être à l'origine de cette réaction.

## PICK (MALADIE DE)

### Définition et causes

Démence de la période présénile appartenant au groupe des démences frontales. Elle est caractérisée par une atrophie circonscrite aux lobes frontaux et aux circonvolutions temporales. La cause est inconnue.

### Épidémiologie

L'âge de survenue est de 50 à 60 ans. L'ensemble des démences frontales représente 15 % des démences dégénératives préséniles.

### Signes et symptômes

Le début est insidieux et progressif associant des troubles du comportement (altération de la personnalité, désinhibition et hyperactivité) et des troubles du langage (réduction progressive de la parole).

### Investigations

Elles comprennent le scanner et l'IRM.

### Évolution, complications et pronostic

Comme dans la maladie d'Alzheimer, l'évolution est lente et inexorable vers le décès avec une durée moyenne de 7 ans.

### Traitement

Le traitement est uniquement palliatif (psychotropes pour les troubles du comportement, orthophonie pour les troubles du langage).

## PICKWICK (SYNDROME DE)

Forme d'apnée du sommeil (☞), de type obstructif (blocage de la voie aérienne supérieure malgré une commande nerveuse normale), touchant des sujets obèses qui ont tendance à dormir sur le dos.

## PIED D'ATHLÈTE ou Intertrigo des orteils

### Définition et causes

Infection cutanée du groupe des dermatophyties due à un champignon, *Trichophyton*. La transmission est interhumaine par la marche pieds nus dans un local contaminé (piscine, salle de sport, salle de bain…).

### Épidémiologie

C'est la plus fréquente des dermatophyties. Elle est favorisée par la chaleur et l'humidité, responsables d'une macération et par les microtraumatismes.

### Signes et symptômes

Il peut exister une simple desquamation, des bulles ou une macération blanchâtre et douloureuse touchant de préférence les derniers espaces interorteils.

### Investigations

L'examen direct et la mise en culture d'un prélèvement local retrouvent le champignon.

### Évolution, complications et pronostic

Une surinfection bactérienne est possible (érysipèle de jambe).

### Traitement

Il utilise les antifongiques locaux. La griséofulvine (Griséfuline®) ou le kétoconazole (Nizoral®) par voie générale sont préconisés en cas d'échec.

> **✔ Prévention et soins**
>
> La prévention comprend des soins d'hygiène (séchage attentif, poudre anti-transpiration, chaussettes en coton, lavage des tapis de bains, changement de chaussures…).

## PIED BOT

Malformation congénitale, assez souvent bilatérale, qui serait due à une malposition du fœtus in utero. Le pied est en varus équin (tourné en dedans avec la pointe vers le bas), avec un bord interne incurvé, la plante qui regarde en dedans et une rétraction du tendon d'Achille. La correction s'effectue dès la naissance par des manipulations et la mise en place de plâtres successifs. La chirurgie s'impose si la malformation persiste après l'âge de deux ans.

## PIEDS-MAINS-BOUCHE (SYNDROME)

Il s'agit d'une atteinte cutanéo-muqueuse liée à une infection par virus *Coxsackie* (groupe des entérovirus). Tous les âges peuvent être touchés mais avec une prédominance chez les enfants. Au niveau de la bouche, on observe des macules rouges évoluant vers des vésicules, puis des ulcérations. L'éruption cutanée vésiculeuse atteint les pieds et les mains. Les lésions régressent en une dizaine de jours.

## PITYRIASIS ROSÉ DE GILBERT

### Définition et causes

Affection cutanée inflammatoire, bénigne. Une origine microbienne virale est suspectée mais n'a pas été démontrée. Elle n'est pas ou très peu contagieuse.

### Épidémiologie

Elle survient le plus souvent chez un sujet jeune au printemps ou à l'automne.

### Signes et symptômes

La lésion inaugurale caractéristique est un médaillon rose, ovale, recouvert de petites squames qui siège le plus souvent sur le tronc. Puis d'autres plaques apparaissent sur le tronc, le cou et la partie proximale des membres.

### Investigations

Le diagnostic est clinique.

### Évolution, complications et pronostic

Les lésions régressent habituellement en 5 à 8 semaines et ne laissent pas de traces. La récidive est exceptionnelle.

### Traitement

Aucun traitement n'est nécessaire. En cas de démangeaisons, une crème corticoïde de faible activité peut être utile.

## PITYRIASIS VERSICOLOR

### Définition et causes

Mycose cutanée superficielle, bénigne, due à *Malassezia furfur* (champignon normalement présent sur la peau).

### Épidémiologie

Affection très fréquente. La contamination est interhumaine directe ou indirecte (serviettes, vêtements), essentiellement l'été. Un terrain réceptif est nécessaire (certaines peaux sont réfractaires).

### Signes et symptômes

Les lésions sont de petites taches allant du rose au brun, de taille variable, confluentes (allant de l'aspect de gouttes à de grandes nappes polycycliques), recouvertes de petites squames. Après un certain temps, les lésions deviennent achromiques (dépigmentées) et particulièrement inesthétiques sur peau une noire ou bronzée. Elles sont localisées sur la partie supérieure du corps.

### Investigations

Sous la lampe de Wood, les lésions ont une fluorescence jaune-verdâtre. Le scotch-test (application d'un ruban adhésif sur une lésion grattée) permet un examen au microscope.

### Évolution, complications et pronostic

Les récidives sont très fréquentes malgré le traitement.

### Traitement

Il associe un traitement local par sulfure de sélénium ou dérivés imidazolés, et général, pour les formes sévères, avec le kétoconazole (Nizoral®).

### Prévention et éducation

Le lavage soigneux des vêtements est indispensable pour éviter une récidive. Il faut éviter les activités entraînant une sudation importante (sauna, hammam, sports intensifs...).

## PLACENTA PRAEVIA

### Définitions et causes

Implantation du placenta sur ou à proximité de l'orifice interne du col de l'utérus (le placenta peut le recouvrir en totalité ou partiellement, ou il peut seulement l'affleurer).

### Épidémiologie

Il est observé dans 1/200 accouchement, plutôt chez les multipares ou chez des patientes présentant des anomalies utérines (fibrome...).

### Signes et symptômes

Des saignements indolores (métrorragies), de sang rouge surviennent soudain, sans contractions utérines, en fin de grossesse (entre 28 et 32 semaines).

### Investigations

L'échographie permet le diagnostic. L'examen au spéculum confirme l'origine endo-utérine du saignement. Le toucher vaginal doit être évité car il peut aggraver l'hémorragie.

### Évolution, complications et pronostic

En cas d'hémorragie abondante, la vie de la mère et de l'enfant sont en jeu (25 % des morts maternelles par hémorragie sont dues à un placenta praevia). Le risque principal pour l'enfant est la prématurité.

### Traitement

En cas d'hémorragies peu abondantes et de terme éloigné, le repos au lit est conseillé. Dès que le terme rend l'accouchement possible, une césarienne est généralement préférable.

## PLEURÉSIE PURULENTE

### Définition et causes

Épanchement pleural contenant du pus secondaire d'une pneumopathie aiguë ou d'un foyer à distance (ORL).

### Épidémiologie

Elle survient le plus souvent chez des patients débilités (alcoolo-tabagique, bronchopathe chronique, cancer évolutif, immunodépression).

### Signes et symptômes

Association d'une fièvre, d'une altération de l'état général, d'une douleur basithoracique majorée par l'inspiration, d'une dyspnée (dépendant du volume de l'épanchement) et d'une toux. On retrouve une diminution du murmure vésiculaire, une matité et une abolition des vibrations vocales.

### Investigations

La radiographie de thorax et le scanner localisent l'épanchement. La ponction pleurale évacue un liquide épais et purulent.

### Évolution, complications et pronostic

Les complications sont l'enkystement, la fistulisation bronchopleurale et la compression avec un déplacement du médiastin. L'évolution est longue sous traitement.

### Traitement

Il associe une antibiothérapie et une évacuation par ponction, drainage ou chirurgie.

> **✔ Soins et surveillance**
>
> La kinésithérapie et les soins visant le confort du patient et la prévention des risques liés à l'alitement (escarres, constipation, phlébites) sont un complément indispensable.
> La surveillance après mise en place d'un drain dans la cavité pleurale repose sur le bon fonctionnement du drainage (étanchéité du système et perméabilité du drain, degré d'aspiration), la couleur et la quantité de liquide recueilli, l'aspect local autour de l'orifice d'entrée du drain, l'intensité de la douleur. Les éléments à surveiller régulièrement chez le patient sont : l'évolution de la toux, de la courbe de température, de la dyspnée et de la douleur thoracique.

## PLEURÉSIE SÉROFIBRINEUSE

### Définition et causes

Épanchement de liquide citrin dans la plèvre de 2 types, exsudat et transsudat. Dans l'exsudat, l'albumine est > 30 g et les LDH > 200 UI ; les principales causes sont infectieuses, tumorales ou cardiaques. Dans le transsudat, l'albumine est < 30 g et les LDH < 200 UI ; les principales causes sont l'insuffisance cardiaque, la cirrhose et le syndrome néphrotique.

### Épidémiologie

Elles sont plus fréquentes que les pleurésies purulentes.

### Signes et symptômes (cf. Pleurésie purulente)

### Investigations

La radiographie de thorax et le scanner localisent l'épanchement. La ponction pleurale permet l'examen biochimique et cytobactériologique du liquide. La biopsie pleurale est indiquée en cas d'exsudat ; la thoracoscopie en cas de suspicion de tuberculose ou de cancer.

### Évolution, complications et pronostic

L'évolution et le pronostic sont fonction de l'étiologie. Les complications sont la compression médiastinale et la surinfection.

### Traitement

L'évacuation se fait par ponction ou drainage.

### ✔ Soins et surveillance

La surveillance après mise en place d'un drain dans la cavité pleurale est la même que pour la pleurésie purulente. Les éléments à surveiller régulièrement chez le patient sont : l'évolution de la toux, de la courbe de température, de la dyspnée et de la douleur thoracique.
Lorsque l'épanchement est asséché, une kinésithérapie intensive et prolongée est instituée pour éviter des séquelles pleurales pouvant retentir sur la fonction respiratoire.

## PLICAS DU GENOU

La synoviale du genou possède des replis ou plicas. Le repli interne peut devenir source de douleurs, de sensations de ressaut ou de blocages brefs, souvent à la suite d'un traumatisme ou d'efforts sportifs. L'arthroscopie permet le diagnostic et le traitement par résection qui assure la guérison.

## PNEUMOCONIOSES

Groupe de maladies pulmonaires secondaires à l'inhalation et à la rétention de poussières minérales ou métalliques. Elles provoquent des lésions pulmonaires, notamment une fibrose, à l'origine de troubles respiratoires évoluant vers une insuffisance respiratoire chronique. Les principales affections sont la silicose (☞) et l'asbestose (☞).

## PNEUMOCYSTOSE

### Définition et causes

Infection pulmonaire due à un champignon, *Pneumocystis carinii.* C'est une infection opportuniste qui survient chez les sujets immunodéprimés.

### Épidémiologie

Au début de l'épidémie, la pneumocystose inaugurait le sida chez plus de 50 % des patients. Aujourd'hui, grâce à la prévention, sa fréquence a diminué mais elle demeure l'infection inaugurale du SIDA la plus fréquente (20 % des cas).

### Signes et symptômes

Il existe une toux sèche, une dyspnée d'effort puis de repos et une fièvre à 38-38°5 C.

### Investigations

La radiographie pulmonaire peut être normale au début puis montre des opacités bilatérales diffuses (pneumopathie alvéolo-interstitielle) et au stade avancé, deux poumons blancs. Une hypoxie ($PO_2$ basse) avec une normocapnie ($PCO_2$ normale) sont retrouvées aux gaz du sang. Le germe peut être mis en évidence dans le liquide de lavage broncho-alvéolaire.

### Évolution, complications et pronostic

La principale complication est une insuffisance respiratoire aiguë sur poumons blancs. L'évolution sous traitement est le plus souvent favorable.

### Traitement et prévention

L'association triméthoprime-sulfaméthoxazole (Bactrim®) est le traitement de choix (en cas d'intolérance on peut utiliser la pentamidine = Pentacarinat®). L'oxygénothérapie est indispensable. Parfois l'intubation et la mise sous ventilation assistée est nécessaire.
La prévention primaire est systématique chez tout patient séropositif ayant moins de 200 CD4/mm³ (Bactrim® ou aérosols de pentamide). Une prévention secondaire (après une première infection) est indispensable selon le même schéma.

## PNEUMOPATHIE D'HYPERSENSIBILITÉ ou Alvéolite allergique extrinsèque

### Définition et causes

Réaction allergique respiratoire impliquant les alvéoles et les bronchioles terminales. Elle est due à l'inhalation d'agents divers, professionnels ou environnementaux. La forme initialement décrite est le poumon du fermier, lié à la manipulation de foin moisi.

### Épidémiologie

Cette maladie est présente chez les fermiers, les éleveurs d'oiseaux, les peintres automobiles...

### Signes et symptômes

Les manifestations aiguës, se répétant à chaque nouvelle exposition, comprennent un syndrome pseudo-grippal avec une fièvre, une toux, des crachats blanchâtres et une dyspnée. La forme chronique est moins typique et associe une fièvre modérée, une asthénie, une dyspnée, des douleurs thoraciques et une altération de l'état général.

### Investigations

La radiographie pulmonaire montre des anomalies diffuses (infiltrat micronodulaire) prédominant aux bases. Dans les formes chroniques, les épreuves fonctionnelles respiratoires mettent en évidence une atteinte restrictive.

### Évolution, complications et pronostic

L'évolution est généralement favorable avec l'évitement des agents en cause et le traitement.

### Traitement et prévention

Les corticoïdes sont utiles à la phase aiguë. La soustraction à l'agent en cause n'est pas toujours facile et peut poser des problèmes (modification du mode de vie ou de l'activité professionnelle).

## PNEUMOPATHIE INFECTIEUSE AIGUË ou Pneumonie

### Définition et causes

Infection aiguë du parenchyme pulmonaire. Dans la plupart des cas, la contamination se fait par voie aérienne (plus rarement par voie sanguine à partie d'un foyer infectieux à distance). Les germes les plus fréquents sont *Streptococcus pneumoniae*, *Haemophilus influenzae*, *Mycoplasma pneumoniae*, *Influenzavirus A* et *Chlamydia pneumoniae*. Les principaux facteurs de risque sont le tabac, la pollution, l'âge ou une pathologie sous-jacente.

### Épidémiologie

L'incidence des pneumopathies communautaires (en l'absence d'hospitalisation dans la semaine qui précède) est de 2 à 15 cas pour 1 000 par an. 500 000 patients de plus de 15 ans sont hospitaliers pour ce motif chaque année.

### Signes et symptômes

Le début est en général brutal avec une fièvre élevée, une altération de l'état général et des frissons. Puis apparaissent une toux avec des douleurs thoraciques et une dyspnée. L'auscultation retrouve le plus souvent un foyer de râles crépitants.

### Investigations

La radiographie pulmonaire montre dans la forme typique une image dense au niveau d'un lobe pulmonaire. La recherche du germe utilise la fibroscopie avec prélèvements bronchiques et les hémocultures.

### Évolution, complications et pronostic

L'évolution est en général bonne sous antibiothérapie. La principale complication est l'insuffisance respiratoire aiguë imposant une mise sous ventilation assistée. La formation d'un abcès ou d'un épanchement pleural est possible. La mortalité des pneumopathies hospitalisées est de l'ordre de 20 % et peut atteindre 50 % en cas de nécessité des soins intensifs.

### Traitement

Le traitement antibiotique de première intention est empirique (amoxilline ou macrolide en ambulatoire) et sera adapté en cas d'échec ou d'isolement du germe. Chez les patients fragiles à risque, une antibiothérapie par voie intraveineuse associant en général amoxicilline-acide clavulanique (par ex. Augmentin®), érythromycine et, chez l'alcoolique, de l'ornidazole (Tibéral®) est instituée.

### ✔ Soins et surveillance

Les éléments à surveiller régulièrement chez le patient sont : la fréquence et l'amplitude respiratoire, l'oxymétrie de pouls, l'évolution de la courbe de température, de la dyspnée.
Faire tousser et cracher le patient avec l'aide du kinésithérapeute est essentiel.

## PNEUMOPATHIE NOSOCOMIALE

### Définition et causes

Infection pulmonaire survenant au moins 72 heures après l'admission du patient à l'hôpital. Les principaux facteurs favorisants sont l'existence d'une bronchopneumopathie chronique, un âge > 70 ans, une immunodépression, une intubation, un séjour en réanimation, une antibiothérapie préalable et un acte chirurgical thoraco-abdominal.

### Épidémiologie

Il s'agit du 3e site d'infection nosocomiale (après les infections urinaires et cutanées), mais de la première cause de décès. L'ensemble des infections nosocomiales seraient responsables de près de 10 000 morts par an en France.

### Signes et symptômes

Il s'agit de l'association d'une fièvre et de signes pulmonaires.

### Investigations

La radiographie de poumon permet le diagnostic. La recherche du germe utilise les hémocultures et le brossage bronchique protégé sous fibroscopie.

### Évolution, complications et pronostic

La mortalité est importante et est estimée entre 20 et 50 % chez les patients intubés.

### Traitement

L'antibiothérapie initiale utilise une association à large spectre qui est adaptée en fonction des résultats des examens bactériologiques.

### Prévention

Les règles d'hygiène en particulier le lavage des mains et l'utilisation de sondes à usage unique pour les aspirations endotrachéales (interruption de la transmission entre le personnel et les patients) et une utilisation raisonnée des antibiotiques (limitant l'apparition de souches multirésistantes) constituent les points centraux de la prévention.

## PNEUMOTHORAX

### Définition et causes

Passage d'air dans l'espace pleural normalement virtuel. Il peut être spontané primitif (sans anomalie pulmonaire préexistante), spontané secondaire (maladie respiratoire comme un emphysème) ou traumatique.

## Épidémiologie

La forme la plus fréquente est le pneumothorax spontané primitif de l'adulte jeune (20 à 40 ans) dont l'incidence est de 9/100 000. La forme secondaire est fréquemment liée à une bronchopathie chronique obstructive et s'observe chez des gens plus âgés.

## Signes et symptômes

Le pneumothorax spontané primitif se produit en général au repos chez un sujet longiligne. Le début est brutal avec une douleur en coup de poignard, augmentée par la toux et les mouvements, accompagnée d'une dyspnée variable (un petit pneumothorax peut être peu ou pas symptomatique). L'examen retrouve une abolition du murmure vésiculaire à l'auscultation et une hypersonorité à la percussion. En cas d'insuffisance respiratoire chronique, une dyspnée aiguë domine le tableau.

## Investigation

La radiographie de thorax (voire le scanner dans les cas difficiles) montre l'épanchement gazeux (champ hyperclair = en noir sur le cliché). Les gaz du sang permettent d'apprécier la tolérance.

## Évolution, complications et pronostic

La mauvaise tolérance respiratoire est le premier signe de gravité (pneumothorax compressif refoulant le médiastin ou maladie pulmonaire sous-jacente). En cas de décollement de l'autre poumon (pneumothorax bilatéral) survient une asphyxie aiguë. Un épanchement sanguin (hémopneumothorax) associé est possible.

## Traitement

En cas de détresse, l'évacuation de l'air (exsufflation à l'aiguille, drainage) est une urgence. En cas de pneumothorax minime, le simple repos peut être suffisant pour obtenir une résorption spontanée. En cas de récidive, une symphyse (« collage ») pleural est recommandé par thoracoscopie (talcage…) ou par thoracotomie classique avec abrasion pleurale.

## ✔ Soins, surveillance et éducation

La surveillance après mise en place d'un drain dans la cavité pleurale repose sur le bon fonctionnement du drainage (étanchéité du système et perméabilité du drain, degré d'aspiration), la présence de « bullage », l'aspect local autour de l'orifice d'entrée du drain, l'intensité de la douleur. Les éléments à surveiller régulièrement chez le patient sont l'amélioration de la fonction respiratoire (régression de la dyspnée et de la douleur thoracique).
Le patient doit être informé de la gravité potentielle d'une récidive controlatérale avec le risque de pneumothorax bilatéral et d'une asphyxie aiguë.

# POLIOMYÉLITE ANTÉRIEURE AIGUË

## Définition et causes

Maladie infectieuse aiguë due au *Poliovirus* qui provoque des lésions de la moelle épinière et du cerveau. L'homme est le seul hôte naturel du virus, l'infection est très contagieuse et la transmission se fait par contact direct. L'incubation est de 1 à 2 semaines. L'infection n'est apparente que dans 1 cas sur 100.

## Épidémiologie

La maladie est devenue exceptionnelle en France. Quelques cas chez des adultes de plus de 40 ans ayant échappé à la vaccination ont été observés après des voyages dans les zones d'endémie.

## Signes et symptômes

La forme typique débute par une fièvre élevée, une pharyngite et des signes digestifs. Puis apparaissent des douleurs musculaires avec un syndrome méningé et des paralysies prédominant aux membres inférieurs, asymétriques et variables d'un groupe musculaire à l'autre. Des formes respiratoires sont fréquentes avec une paralysie des muscles thoraco-abdominaux qui peut entraîner une détresse respiratoire.

### Investigations

Le virus peut être mis en évidence dans les selles. Le liquide céphalorachidien montre une lymphocytose modérée et une élévation progressive de l'albumine, mais le virus est exceptionnellement retrouvé. L'élévation du taux d'anticorps à deux prélèvements à 2 semaines d'intervalle confirme le diagnostic.

### Évolution, complications et pronostic

La récupération des paralysies s'étale sur plusieurs semaines ou mois et une récupération complète n'est possible que pour les muscles peu touchés. Le pronostic est particulièrement grave chez le nourrisson avec des troubles importants du développement. Chez l'enfant, elles se traduisent par une atrophie musculaire, des rétractions tendineuses, des troubles cutanés et osseux et des anomalies de la croissance.

### Traitement et prévention

Le traitement est uniquement symptomatique. En cas de troubles respiratoires, une ventilation artificielle est nécessaire. Au stade des séquelles, un traitement chirurgical orthopédique peut être utile.
La vaccination devrait permettre à terme une éviction de la maladie. C'est une maladie à déclaration obligatoire.

## POLYARTHRITE CHRONIQUE JUVÉNILE

### Définition et causes

Maladie touchant l'enfant de moins de 16 ans, caractérisée par une inflammation articulaire évoluant depuis au moins 3 mois. La forme généralisée est la maladie de Still (☞).

### Épidémiologie

L'incidence est d'environ 5/100 000. Elle est plus fréquente chez les filles. L'âge moyen de début est de 6 ans, avec deux pics de fréquence entre 3 et 4 ans et entre 9 et 14 ans.

### Signes et symptômes

Les articulations touchées (genoux, poignets, doigts, coudes, chevilles, pieds, hanche, épaules, cou…) sont le siège d'une inflammation modérée et chronique, source de douleurs et d'impotence. Au niveau des articulations superficielles s'ajoutent un gonflement et une chaleur locale. Une inflammation des tendons et des gaines (ténosynovite) est souvent associée.

### Investigations

Au début les radiographies sont normales puis apparaît une hypertransparence des extrémités osseuses (ostéoporose), un pincement des articulations et plus tard des érosions (mains et poignets).

### Évolution, complications et pronostic

Les troubles localisés de la croissance et de la maturation osseuses sont très fréquents (raccourcissement des doigts, des avant-bras, allongement d'un membre inférieur en cas d'atteinte unilatérale du genou, raideur du cou…) et aboutissent à une invalidité. L'évolution se fait par poussées entrecoupées de rémissions souvent incomplètes.

### Traitement

Les médicaments utilisés sont l'aspirine, les anti-inflammatoires non stéroïdiens, les sels d'or (injectable : Allochrysine®, forme orale : Ridauran®) et le méthotrexate. En cas d'échec un nouveau médicament l'étanercept (Enbrel®) semble apporter des résultats intéressants. La kinésithérapie et l'utilisation de prothèses de fonction ou de posture est indispensable pour préserver la fonction articulaire. Parfois la chirurgie est nécessaire pour corriger les déformations.

## POLYARTHRITE RHUMATOÏDE

### Définition et causes

Maladie inflammatoire chronique de l'ensemble du tissu conjonctif, à prédominance synoviale, qui fait partie des maladies auto-immunes. La cause est inconnue mais il existe une prédisposition génétique.

### Épidémiologie

La prévalence est de 0,1 à 1 %, avec une nette prédominance féminine (4 femmes pour 1 homme). L'âge de début est de 45 ans.

### Signes et symptômes

La phase de début comprend des douleurs articulaires (polyarthralgies) bilatérales et symétriques (interphalangiennes proximales, métacarpophalangiennes, poignets, métarsophalangiennes) avec une raideur matinale. Les nodules cutanés sont rares mais spécifiques de la maladie. À la phase d'état, on observe des poussées inflammatoires articulaires récidivantes avec des déformations des doigts et des orteils.

### Investigations

Il existe un syndrome inflammatoire et on retrouve le facteur rhumatoïde par le test au latex et la réaction de Waaler-Rose. Les radiographies sont initialement normales puis montrent les atteintes articulaires.

### Évolution, complications et pronostic

L'évolution se fait vers une extension par poussées successives avec un handicap fonctionnel chez 50 % des patients 10 ans après le début des symptômes. Une compression médullaire est possible en cas d'atteinte cervicale évoluée. Dans les formes sévères la durée de vie est réduite en moyenne de 5 à 10 ans.

### Traitement

Il doit être mis en route le plus précocement possible, afin de prévenir l'apparition de déformations et de conserver le meilleur fonctionnement possible des articulations. Il associe un traitement visant à soulager les symptômes (antalgiques, anti-inflammatoires non stéroïdiens, corticoïdes) et un traitement de fond avec différents médicaments (méthotrexate, sels d'or, sulfasalazine, antipaludéens, D-pénicillamine ou ciclosporine). La kinésithérapie et l'ergothérapie sont également importantes. Dans certains cas, une destruction de la synoviale par l'injection de certains produits ou son ablation par une intervention chirurgicale peuvent être indiquées. De nouveaux produits (infliximab = Rémicade®, ténercept = Enbrel®) apparaissent prometteurs pour limiter l'évolution de la maladie.

### ✔ Soins, surveillance et éducation

Une prise en charge « à la carte » est négociée entre le patient et l'équipe soignante. Elle repose sur :

- une évaluation et une prise en charge de la douleur : antalgiques, éviter le surmenage et les activités qui sollicitent trop les articulations (y compris la marche, la station debout ou assise, mais également le stress, l'humidité et les températures extrêmes) ;
- un programme d'activités et d'exercices quotidiens ;
- une adaptation du nombre d'heures travaillées et un aménagement du poste de travail en collaboration avec le médecin du travail ;
- l'utilisation d'aides techniques pour faciliter les soins personnels (siège de toilette surélevé, aides pour saisir des objets et manger...) ;
- une écoute vis-à-vis du vécu de la maladie : changement de l'image corporelle et dépendance progressive.

Une prise en charge médico-psychologique est nécessaire et les associations de malades offrent une aide précieuse.

## POLYKYSTOSE RÉNALE DE L'ADULTE

### Définition et causes

Maladie génétique de transmission autosomique dominante, caractérisée par le développement de kystes qui détruisent progressivement les reins.

### Épidémiologie

L'incidence est de 1/400 à 1 000 personnes. C'est la plus fréquente des maladies rénales héréditaires et elle est responsable de près de 10 % des insuffisances rénales terminales.

### Signes et symptômes

La maladie peut être asymptomatique. L'atteinte rénale apparaît le plus souvent à l'âge adulte, avec une hématurie, une HTA et une insuffisance rénale. Des kystes hépatiques sont présents dans 70 % des cas. Une atteinte cardio-vasculaire est également présente avec des anévrismes cérébraux.

### Investigations

L'échographie (rénale et hépatique) et l'urographie intraveineuse montrent des gros reins, un refoulement des cavités et de multiples tumeurs non échogènes.

### Évolution, complications et pronostic

L'évolution se fait vers une insuffisance rénale terminale aux alentours de 50 ans. Les infections urinaires et l'hypertension artérielle sont des complications fréquentes. Les anévrismes cérébraux peuvent se rompre.

### Prévention

Une enquête familiale et le conseil génétique sont préconisés.

## POLYKYSTOSE RÉNALE DE L'ENFANT

### Définition et causes

Maladie génétique de transmission autosomique récessive, caractérisée par l'association de kystes rénaux qui dérivent des canaux collecteurs et d'une fibrose hépatique.

### Épidémiologie

Elle est beaucoup plus rare que la forme adulte et touche 1/40 000 naissances.

### Signes et symptômes

L'atteinte rénale n'est pas prédominante et peut être asymptomatique. L'atteinte hépatique entraîne une hypertension portale responsable d'hémorragies digestives.

### Investigations

Elles comprennent l'échographie (rénale et hépatique) et l'urographie intraveineuse.

### Évolution, complications et pronostic

La forme du nouveau-né entraîne en général un décès rapide. L'insuffisance rénale terminale peut être atteinte dans l'enfance mais l'évolution peut s'étendre jusqu'à l'âge adulte.

### Traitement

Il comprend la dérivation portocave et la transplantation rénale.

### Prévention

Le diagnostic prénatal est possible par échographie.

## POLYMYOSITE

Maladie de système caractérisée par une atteinte inflammatoire et dégénérative des muscles. Elle est souvent associée à la dermatomyosite (☞) qui est la même maladie, mais avec en plus une atteinte cutanée.

## POLYRADICULONÉVRITE ou Polyneuropathie

Terme qui désigne un ensemble d'affections caractérisées par une atteinte étendue du système nerveux périphérique. Les troubles sont essentiellement sensitifs et moteurs au niveau des membres. Les principales causes sont inflammatoires (syndrome de Guillain-Barré), métaboliques (diabète, insuffisance rénale…), toxiques (médicaments…), nutritionnelles et carentielles (alcoolisme, carences en vitamines du groupe B…). Les polyneuropathies peuvent être également associées à des maladies systémiques (lupus, polyarthrite rhumatoïde...) ou à des cancers. Il existe par ailleurs de nombreuses neuropathies héréditaires dont la plus fréquente est la maladie de Charcot-Marie-Tooth (☞) ou amyotrophie péronière.

## POLYPES COLORECTAUX ADÉNOMATEUX

### Définition et causes

Tumeurs développées en saillie à partir des glandes de la muqueuse colorectale. Il existe une prédisposition génétique associée à des facteurs favorisants (tabac, alcool, alimentation riche en graisses animales et pauvres en fibres végétales).

### Épidémiologie

Le taux de prévalence augmente avec l'âge : 7 % des 45-49 ans, 19 % des 65-70 ans. Il existe une prédominance masculine et, dans 40 % des cas, les polypes sont multiples.

### Signes et symptômes

Les polypes de petite taille sont asymptomatiques. Les principales manifestations sont des rectorragies (émission de sang par l'anus), des émissions glaireuses et des troubles du transit.

### Investigations

La coloscopie et le lavement baryté visualisent les polypes. Des troubles hydro-électrolytiques sont possibles en cas d'émissions glaireuses abondantes.

### Évolution, complications et pronostic

Le principal risque est la cancérisation (3 % des cas dans un délai de 7 à 10 ans).

### Traitement et prévention

La coloscopie permet une exérèse à la pince ou à l'anse diathermique. La chirurgie est indiquée en cas de gros polypes. L'ablation doit être systémique du fait du risque de cancérisation.

## POLYPES DES CORDES VOCALES

### Définition et causes

Petites formations arrondies, avec ou sans pied, siégeant sur une ou sur les deux cordes vocales. Les causes sont un abus vocal, des allergies laryngées chroniques, l'inhalation fréquente de produits irritants (cigarette, fumées industrielles).

### Épidémiologie

Relativement fréquent.

### Signes et symptômes

Il existe un enrouement et des troubles de la voix.

### Investigations

La laryngoscopie visualise les lésions et la biopsie permet d'éliminer une tumeur maligne.

### Évolution, complications et pronostic

Le principal risque est la transformation cancéreuse.

### Traitement

Le traitement consiste en l'ablation chirurgicale ou au laser des polypes sous laryngoscopie.

### Prévention

La prévention des récidives comprend l'élimination de la cause et une prise en charge orthophonique en cas d'abus vocal.

## POLYPOSE NASALE

### Définition et causes

Tumeurs bénignes, de la forme d'une larme, apparaissant au niveau de la cavité nasale et souvent des sinus. Leur développement s'effectue souvent dans le cadre d'une rhinite allergique (☞) ou d'infections aiguës ou chroniques locales.

### Épidémiologie

Affection fréquente.

### Signes et symptômes

Les polypes entraînent une obstruction nasale et une hypersécrétion.

### Investigations

La rhinoscopie directe permet une visualisation des polypes. Les radiographies et le scanner des sinus mesure l'extension de l'atteinte.

### Évolution, complications et pronostic

Les principales complications sont les surinfections. Il existe des aggravations saisonnières et des rémissions spontanées. Les récidives sont fréquentes après traitement.

### Traitement

Le traitement médicamenteux utilise les corticoïdes locaux qui réduisent ou éliminent les polypes. Mais le plus souvent, une exérèse chirurgicale des polypes et, dans les formes sévères, la mise à plat des sinus pour assurer leur bonne ventilation sont nécessaires.

## POLYPOSE RECTOCOLIQUE FAMILIALE

### Définition et causes

Maladie génétique de transmission autosomique dominante avec une pénétrance variable (formes sporadiques possibles), caractérisée par la présence, avant l'âge de 30 ans, de plus de 100 polypes rectocoliques développés à partir des glandes de la muqueuse intestinale.

### Épidémiologie

La prévalence est de 1/8 000. Elle est à l'origine de 1 % des cancers colorectaux.

### Signes et symptômes

Association de diarrhée, de rectorragies (émission de sang par l'anus) et de douleurs.

### Investigations

La coloscopie permet le diagnostic.

### Évolution, complications et pronostic

La cancérisation est la principale complication. Son taux augmente avec le temps et est de 100 % à 20 ans.

### Traitement et prévention

Il comprend une coloproctectomie (ablation du côlon et du rectum).
La prévention repose sur la détection précoce dans les familles à risque et un traitement systématique.

## PORPHYRIES

Anomalies héréditaires ou acquises de certaines enzymes de la synthèse de l'hème de l'hémoglobine. La conséquence est une accumulation de précurseurs, les porphyrines. On distingue les porphyries hépatiques (porphyrie aiguë intermittente, coproporphyrie héréditaire, porphyrie variegata, porphyrie de Doss), la porphyrie cutanée tardive et les porphyries érythropoïétiques (maladie de Günther, protoporphyrie).

## PORPHYRIE AIGUË INTERMITTENTE

### Définition et causes

Maladie héréditaire, de transmission autosomique dominante, caractérisée par un déficit enzymatique aboutissant à l'accumulation de précurseurs de l'hémoglobine dans l'organisme. Les facteurs déclenchants des crises sont la période prémenstruelle chez la femme, le stress, l'alcool, le jeûne, la fatigue, les contraceptifs hormonaux et surtout de très nombreux médicaments influant sur le métabolisme hépatique.

### Épidémiologie

Elle représente la plus fréquente des porphyries héréditaires avec une incidence du gène d'environ 1/1 000. Mais seuls 10 % des sujets auront une expression clinique, avec une nette prédominance de femmes.

### Signes et symptômes

La crise aiguë se manifeste par des douleurs abdominales qui sont accompagnées dans un tiers des cas par des troubles d'allure psychiatrique (dépression, anxiété, confusion, hallucinations visuelles...). Les urines sont colorées en rouge dans les formes sévères.

### Investigations

La présence de précurseurs des porphyrines, d'uroporphyrines et de coproporphyrines dans les urines et dans les selles affirme le diagnostic. Le déficit enzymatique (PBG désaminase) est mis en évidence dans les érythrocytes.

### Évolution, complications et pronostic

Les principales complications sont neurologiques (elles peuvent être révélatrices de la maladie). Les signes sont très variables : faiblesse musculaire, paralysie flasque, atteinte des nerfs crâniens, convulsions... En général, l'évolution de la crise est favorable en quelques jours.

### Traitement

Le traitement de la crise utilise la perfusion de soluté glucosé et d'hémine (Normosang®) associée à des antalgiques (chlorpromazine = Largactil®, péthidine = Dolosal®).

### Éducation

Le patient doit signaler sa maladie pour éviter la prescription des très nombreux médicaments contre-indiqués. Par ailleurs, il doit connaître les différents facteurs déclenchants des crises : fatigue, consommation d'alcool, le jeûne, les médicaments interdits.

## PORPHYRIE CUTANÉE TARDIVE

### Définition et causes

Maladie caractérisée par un déficit enzymatique aboutissant à l'accumulation de précurseurs de l'hémoglobine dans l'organisme. Il existe une forme sporadique, la plus fréquente, et une forme familiale, plus rare. Les principaux facteurs déclenchants sont l'alcool et les œstrogènes et de nombreux médicaments influant sur le métabolisme hépatique.

### Épidémiologie

C'est la plus fréquente de l'ensemble des porphyries. Elle se manifeste chez l'adulte.

### Signes et symptômes

L'atteinte cutanée se manifeste par des bulles ou des vésicules, plus ou moins douloureuses qui apparaissent sur les zones exposées au soleil, souvent en été. La cicatrisation est lente et laisse des cicatrices le plus souvent pigmentées. La peau est très fragile et est lésée au moindre traumatisme. Les urines sont colorées en rouge.

### Investigations

On retrouve dans les urines une importante excrétion d'uroporphyrines, plus modérée de coproporphyrines. Il existe également une surcharge en fer.

### Évolution, complications et pronostic

L'évolution sous traitement est en règle générale favorable. Le risque de cancer du foie, de lupus et de diabète est plus élevé chez ces patients.

### Traitement et prévention

Le traitement général est variable et utilise des saignées et des antipaludéens. Le traitement à visée cutanée est surtout préventif : éviter les traumatismes et l'exposition solaire, arrêt de l'intoxication éthylique, de la pilule et des autres médicaments potentiellement en cause.

### Éducation

Le patient doit connaître les différents facteurs déclenchants des crises : fatigue, consommation d'alcool, jeûne, médicaments interdits, exposition solaire. Il doit être capable de reconnaître les signes cutanés liés à la photosensibilisation qui précèdent ou suivent les crises (dermatose ou ulcération).

## POTT (MAL DE)

### Définition et causes

Il s'agit d'une spondylodiscite (☞) tuberculeuse, c'est-à-dire d'une infection vertébrale par le bacille de la tuberculose. L'origine est souvent une tuberculose ancienne non ou mal traitée ou en cours d'évolution (pulmonaire).

### Épidémiologie

La prévention par la vaccination et le traitement antibiotiques des infections tuberculeuses pulmonaires ont considérablement fait diminuer cette maladie. Elle est devenue rare aujourd'hui et touche surtout des adultes et particulièrement les immigrés originaires d'Afrique noire.

### Signes et symptômes

Le début est le plus souvent progressif et insidieux avec des douleurs vertébrales (lombaires, dorsales ou cervicales selon la localisation) et une altération de l'état général (fièvre modérée, amaigrissement). La douleur est retrouvée à la pression et il existe parfois des signes d'atteinte des racines (sciatique, cruralgie).

### Investigations

La radiologie est en retard sur la clinique : l'aspect typique est celui d'un disque affaissé avec des images de lacunes au niveau des corps vertébraux. Le scanner évalue l'étendue des lésions et peut guider la biopsie qui permet de retrouver le germe au niveau du prélèvement.

### Évolution, complications et pronostic

Les principales complications sont les compressions neurologiques par des abcès ou des déformations rachidiennes qui peuvent, au pire, entraîner une paraplégie.

### Traitement

L'antibiothérapie antituberculeuse classique suffit si la destruction vertébrale est limitée. Le repos au lit voire l'utilisation d'appareils de maintien peuvent être indiqués dans les premiers mois. La chirurgie est nécessaire en cas d'abcès compressifs.

## PRÉMATURITÉ

### Définition et causes

Toute naissance survenant avant 37 semaines d'aménorrhée (à partir du premier jour des dernières règles) est une naissance prématurée. La grande prématurité concerne les grossesses se terminant avant 32 semaines. Les principales causes sont :

1. obstétricales (grossesses multiples, placenta praevia…) ;
2. maternelles (infections, diabète…) ;
3. fœtales (malformations) ;
4. socio-économiques (conditions de travail…).

### Épidémiologie

Le taux de prématurés, après une diminution continuelle pour atteindre moins de 4 % des naissances, est remonté ces dernières années à 7 %, du fait, notamment, de l'augmentation des grossesses multiples, liées au développement des pratiques de procréation médicalement assistée.

### Signes et symptômes

L'enfant prématuré pèse en général moins de 2 500 g, sa peau est fine, brillante, son activité et son tonus sont réduits, et ses membres ne sont pas en flexion.

### Évolution, complications et pronostic

La majorité des problèmes sont liés à l'immaturité des organes : poumons (détresse respiratoire, ☞ Maladie des membranes hyalines), système nerveux central (insuffisance de coordination des réflexes de succion, apnée d'origine centrale, hémorragie intraventriculaire), infections, troubles de la régulation thermique et glycémique (☞ Entérocolite ulcéronécrosante), troubles digestifs, hyperbilirubinémie (ictère), yeux (☞ Fibroplasie rétrolentale). Avant 32 semaines, la mortalité et le risque de séquelles neurologiques restent importants.

### Traitement et prévention

Le transfert anténatal de la mère dans un centre adapté au degré de prématurité (disposant d'une unité ou d'une réanimation néonatale) est indispensable.
Le dépistage des grossesses à haut risque, leur prise en charge dans des centres spécialisés, l'utilisation de la corticothérapie anténatale (diminution des complications de la prématurité) contribuent à réduire la mortalité néonatale liée à la grande prématurité.

## PRESBYACOUSIE

Il s'agit d'une atteinte progressive avec l'âge, correspondant au vieillissement des composants de l'oreille interne. L'atteinte prédomine dans les aigus. Les patients sont gênés pour la compréhension dans le bruit. La lecture labiale, l'entraînement auditif, l'utilisation maximale d'informations non auditives et l'amplification par une prothèse peuvent fournir une aide aux patients.

## PRESBYTIE

### Définition et causes

Diminution physiologique et inéluctable du pouvoir d'accommodation liée au vieillissement.

### Épidémiologie

Se manifeste vers 45 ans dans toute la population.

### Signes et symptômes

Il existe une difficulté croissante à la vision de près qui oblige à éloigner le plan de travail, à augmenter l'éclairage…

### Évolution, complications et pronostic

L'évolution est inexorable et inéluctable.

### Traitement

Les lunettes ou les lentilles apportent une correction satisfaisante.

## PRIAPISME

### Définition et causes

Érection anormale, douloureuse, prolongée, non accompagnée de désir ou d'excitation sexuelle. Les principales causes sont certains médicaments ou stimulants sexuels, la drépanocytose, une leucémie myéloïde chronique, une infection urogénitale, une tumeur pelvienne ou un traumatisme de la moelle épinière.

### Évolution, complications et pronostic

Le traitement doit être rapide pour éviter des séquelles, notamment une impuissance. Les récidives sont fréquentes chez les drépanocytaires.

### Traitement, prévention et éducation

Une ponction à l'aiguille des corps caverneux après une anesthésie locale permet une décompression rapide. L'injection intracaverneuse d'étiléfrine (Effortil®) limite le risque de récidive.
Chez le drépanocytaire, l'apprentissage de la technique d'injection intracaverneuse d'Effortil® est utile. Lorsque les épisodes intermittents gênent la vie courante et/ou deviennent de plus en plus fréquents, un traitement préventif per os par Effortil® est institué.

## PRIONS (MALADIES DUES AUX)

Maladies neurologiques, appelées encéphalites spongiformes ou démences transmissibles, caractérisées par l'accumulation de particules protéiques infectieuses (prions) dans les cellules nerveuses du cerveau. Les formes actuellement connues sont l'encéphalopathie spongiforme bovine (☞), la maladie de Creutzfeld-Jacob

(☞), la maladie de Gerstmann-Sträussler-Sheinker, l'insomnie familiale fatale et le kuru (☞).

## PROCIDENCE DU CORDON OMBILICAL

Complication rare de fin de grossesse qui correspond à la descente du cordon dans le vagin. Elle se reconnaît par un écoulement de liquide amniotique, accompagné de la présence dans le vagin d'une tige turgescente et battante. Si l'enfant est mort, ce n'est pas une urgence. Dans les autres cas, il faut réaliser une césarienne le plus rapidement possible pour extraire l'enfant.

## PROGÉRIA

Syndrome de vieillissement prématuré héréditaire de transmission autosomique récessive. Il en existe deux formes :

1. **Progéria de l'enfant :** apparition dans la première enfance avec un nanisme, une atrophie cutanée, une calvitie, une ostéoporose et une artériosclérose. La mort survient entre 10 et 20 ans.
2. **Progéria de l'adulte ou syndrome de Werner :** apparition des signes dans la deuxième enfance avec un visage en « tête d'oiseau », une petite taille, membres longs, une calvitie, perte des dents, une atrophie cutanée, une infertilité, un diabète, une artériosclérose. La mort survient vers 50 ans.

## PROLACTINOME ou Adénome à prolactine

### Définition et causes

Tumeur bénigne développée à partir des cellules lactotropes de l'antéhypophyse qui est une des principales causes d'hyperprolactinémie.

### Épidémiologie

C'est le plus fréquent des adénomes hypophysaires.

### Signes et symptômes

Chez la femme, il existe une aménorrhée (absence de règles), une galactorrhée (écoulement de lait), une infertilité, une sécheresse vaginale et une diminution de la libido. Chez l'homme, on constate une baisse de la libido, voire une impuissance, une galactorrhée et une gynécomastie (hypertrophie des seins). La tumeur entraîne parfois des céphalées frontales et une atteinte du champ visuel.

### Investigations

La prolactinémie est élevée et les réponses aux tests dynamiques sont faibles ou absentes. Le scanner ou l'IRM permettent de localiser la tumeur.

### Évolution, complications et pronostic

Dans les petits adénomes, la guérison peut être définitive après chirurgie. Le traitement médical réduit sensiblement le volume de ceux de grande taille.

### Traitement

Les petits adénomes sont traités par chirurgie et ceux de grande taille par traitement médical avec un agoniste dopaminergique (bromocriptine).

### Surveillance

Une surveillance est indiquée en cas de grossesse car l'augmentation de volume d'un adénome existant est possible.

## PROLAPSUS GÉNITAL

### Définition et causes

Descente à travers le bassin osseux des organes pelviens génito-urinaires (vessie, vagin, utérus et rectum) dont les principales causes sont les accouchements longs et difficiles plus ou moins associés à une faiblesse des tissus et au vieillissement. Chez la femme jeune, il s'agit d'anomalies congénitales rares.

### Épidémiologie

C'est une affection fréquente dont le retentissement urinaire est préjudiciable pour la vie sociale.

### Signes et symptômes

ssociation d'une pesanteur pelvienne, d'une ıméfaction vulvaire, de troubles urinaires (incon-nence d'effort…), de troubles sexuels et de oubles de l'exonération.

### Investigations

'examen gynécologique permet de faire le dia-nostic (abaissement du col, bombement de la essie dans le vagin…). Une étude urodynamique st nécessaire en cas d'indication opératoire.

### Évolution, complications et pronostic

.es principales complications sont urinaires. Le sque de cancer du col est augmenté.

### Traitement

.e traitement médical s'appuie principalement ır la rééducation périnéale. En cas d'échec ou de rolapsus important, la chirurgie est indiquée.

### Prévention et éducation

.a prévention est essentielle pendant la gros-esse, au moment de l'accouchement en préser-ant le périnée (épisiotomie…), en post-partum rééducation périnéale) et à la ménopause (trai-ement substitutif).

## PROLAPSUS VALVULAIRE MITRAL

### Définition et causes

3ombement d'une ou des deux valves mitrales ans l'oreillette gauche pendant la systole, pro-oquant une fuite plus ou moins importante. Dans la plupart des cas la cause est inconnue. Il eut être observé dans certaines maladies : Base-low, rhumatisme articulaire, cardiopathie isché-nique communication interauriculaire, Marfan…

### Épidémiologie

l atteint près de 5 % de la population générale.

### Signes et symptômes

l est asymptomatique dans la majorité des cas. Dans le cas contraire, les signes (souvent chez une femme jeune) sont peu spécifiques : douleurs thoraciques, palpitations, vertiges, anxiété… L'auscultation retrouve un click en milieu de systole et un souffle en fin de systole.

### Investigations

L'échographie confirme le diagnostic. L'électrocardiogramme est la plupart du temps normal.

### Évolution, complications et pronostic

Dans 80 % des cas, il s'agit d'une forme bénigne. Les formes graves sont caractérisées notamment par une fuite mitrale importante et de nombreuses extrasystoles ventriculaires sur l'enregistrement Holter. Les principales complications sont l'insuffisance mitrale, l'endocardite, les troubles du rythme grave, la mort subite et les accidents vasculaires cérébraux et rétiniens.

### Traitement

Dans les formes bénignes, une simple surveillance suffit. Un suivi plus rapproché est nécessaire dans les formes graves car le risque de complications est plus élevé. Dans ces dernières, le sport de compétition et la contraception hormonale sont contre-indiqués.

## PROSTATITE

### Définition et causes

Inflammation de la glande prostatique. Elle peut être aiguë et d'origine bactérienne (par voie ascendante à partir de l'urètre ou plus rarement par voie sanguine), ou chronique par persistance de germes dans les voies séminales et urinaires. Les manœuvres endoscopiques (cystoscopie, sondage vésical intermittent ou à demeure…) peuvent être à l'origine de l'infection.

### Épidémiologie

C'est une affection fréquente chez l'adulte et exceptionnelle avant la puberté.

### Signes et symptômes

Dans la forme aiguë, les signes sont d'apparition brutale avec une fièvre élevée, des signes urinaires (pollakiurie = mictions très fréquentes, dysurie = difficulté pour uriner, impériosité, brûlures mictionnelles). Le toucher rectal retrouve une grosse prostate douloureuse.

### Investigations

L'examen cytobactériologique des urines est le seul examen vraiment indispensable pour identifier le germe.

### Évolution, complications et pronostic

L'évolution est en général favorable sous traitement antibiotique. Les principales complications sont la formation d'un abcès, la diffusion vers les organes génitaux externes (épididymite, orchite…), voire une septicémie. La chronicité est possible.

### Traitement

Il comporte une antibiothérapie par fluoroquinolones (Oflocet®, Ciflox®) initialement par voie veineuse, le repos et éventuellement des anti-inflammatoire. En cas de rétention urinaire, le sondage est interdit et le recours au cathétérisme suspubien est obligatoire.

### Prévention

Le respect de règles d'asepsie rigoureuse lors des manœuvres endoscopiques permet de limiter le risque de prostatite.

## PROTÉINE C (DÉFICIT EN)

Maladie génétique de transmission autosomique, en général dominante, caractérisée par un déficit en protéine C intervenant dans la coagulation, ce qui entraîne un risque accru de thrombose veineuse. Le traitement repose sur l'héparine et les antivitamines K au long cours. La prudence est de règle lors de l'instauration des vitamines K car il existe un risque de nécroses cutanées. La disponibilité récente d'un traitement substitutif avec de la protéine C humaine (Céprotin®, Protexel®) permet un traitement efficace des déficits importants et en cas de complications liés aux antivitamines K.

## PROTÉINE S (DÉFICIT EN)

Déficit génétique du même type que celui e… protéine C (☞).

## PSEUDOHERMAPHRODISME FÉMININ

### Définition et causes

Anomalie de la différenciation sexuelle avec l… présence de signes de virilisation plus ou moin… accentués, présents dès la naissance, chez de… sujets de caryotype XX dont les gonades son… des ovaires. La principale cause est une hyper… plasie des surrénales (☞) fœtales qui provoqu… un excès de production d'androgènes. Plus rare… ment, l'hyperandrogénie peut être d'origin… maternelle (tumeur, médicaments).

### Épidémiologie

Relativement fréquent.

### Signes et symptômes

Les principaux signes sont une hypertrophie d… clitoris qui peut aller jusqu'à un aspect masculin…

### Investigations

Elles comprennent la recherche du corpuscul… de Barr sur frottis de la joue, complétée par u… caryotype, et un bilan hormonal.

### Évolution, complications et pronostic

Le pronostic est bon sous réserve d'un traitement à vie.

### Traitement et prévention

Le sexe d'élevage doit être féminin. Le traitement hormonal substitutif utilise les corticoïdes. Une intervention chirurgicale précoce corrige la virilisation des organes génitaux externes et permet l'abouchement du vagin en position normale. La maternité est possible.

Un diagnostic anténatal de l'hyperplasie des surrénales (maladie héréditaire de transmission ıtosomique récessive) dans la fratrie permet n traitement préventif in utero si l'enfant est ne fille.

## PSEUDOHERMAPHRODISME MASCULIN

### Définition et causes

ınomalie de la différenciation sexuelle caractéisée par une virilisation insuffisante des organes énitaux internes et/ou externes chez des sujets e caryotype XY porteurs de testicules. Les prinipales causes sont un développement imparfait dysgénésie) testiculaire, un déficit de synthèse e la testostérone, une insensibilité aux androènes (testicule féminisant).

### Épidémiologie

Rare.

### Signes et symptômes

L'aspect des organes génitaux est variable, allant l'un micropénis avec anomalie de l'abouchenent de l'uretère (hypospadias) à un aspect éminin normal. Les testicules sont le plus sou-vent extériorisés, présents au niveau des bourreets génitaux, ressemblant parfois à des hernies nguinales.

### Investigations

Elles comprennent un caryotype et un bilan ıormonal.

### Évolution, complications et pronostic

Le choix du sexe est difficile (ne faire aucune léclaration de naissance initiale, ni attribution le prénom avant le résultat du bilan). En cas de lysgénésie (développement imparfait) testicuaire ou de testicules abdominaux, le risque de cancérisation impose la castration.

### Traitement

Les possibilités thérapeutiques dépendent de la cause et de l'anatomie extérieure du sujet.

## PSEUDOPOLYARTHRITE RHIZOMÉLIQUE

### Définition et causes

Rhumatisme inflammatoire chronique des ceintures (épaules et hanches) de cause inconnue. Il peut être associé à la maladie de Horton (☞).

### Épidémiologie

Elle s'observe après 50 ans et surtout après 60 avec une fréquence deux fois plus importante chez la femme que chez l'homme.

### Signes et symptômes

Il existe des douleurs et un enraidissement des épaules et du bassin entraînant une impotence fonctionnelle. Des signes généraux (fièvre, anorexie, asthénie, amaigrissement) sont également associés.

### Investigations

Les radiographies sont normales et la vitesse de sédimentation est très augmentée. La biopsie de l'artère temporale peut montrer une artérite giganto-cellulaire (comme dans la maladie de Horton ☞).

### Évolution, complications et pronostic

En général, la maladie guérit sous traitement en 1 à 3 ans. En cas d'association avec une artérite crânienne, le risque de cécité est grand et le traitement doit être très précoce.

### Traitement

C'est une corticothérapie au long cours qui ne sera diminuée que progressivement devant la disparition des signes cliniques.

## PSITTACOSE ou Ornithose

### Définition et causes

Pneumopathie infectieuse due à *Chlamydia psittaci*, transmise par voie respiratoire par certains oiseaux. On parle de psittacose pour les perroquets et les perruches et d'ornithose pour les volailles, les pigeons… L'incubation est de 1 à 3 semaines.

### Épidémiologie

Elle se rencontre chez les possesseurs d'oiseaux de compagnie et chez les professionnels (zoo, élevage de volailles…)

### Signes et symptômes

Le début peut être brutal ou insidieux avec fièvre, frissons, malaise général et anorexie, puis apparaît une toux sèche pénible.

### Investigations

La radiographie pulmonaire montre des signes de pneumopathie atypique. La sérologie affirme le diagnostic.

### Évolution, complications et pronostic

Une endocardite, une péricardite et une pleurésie sont possibles. En l'absence de traitement, la mortalité est non négligeable dans les cas graves.

### Traitement

Les antibiotiques de la classe des cyclines sont efficaces. Le patient doit être mis en isolement strict car la toux et les crachats sont contagieux.

### Prévention

La prévention associe l'isolement obligatoire et le traitement systématique (alimentation avec des antibiotiques) des oiseaux d'importation.

## PSORIASIS

### Définition et causes

Dermatose érythémato-squameuse caractérisée par un état inflammatoire et une prolifération des cellules épidermiques dont la différenciation est anormale. Elle est héréditaire (30 % de cas familiaux), révélée et aggravée par de nombreux facteurs environnementaux (infections, psychologiques, médicaments).

### Épidémiologie

Elle atteint 2 à 3 % de la population.

### Signes et symptômes

Plaques rouges recouvertes de squames blan châtres de taille et en nombre variable, peu pru rigineuses et siégeant préférentiellement d manière symétrique sur les coudes, les genou et également sur le cuir chevelu ou la régio lombosacrée.

### Investigations

Le diagnostic est clinique, un examen anatomo pathologique est rarement utile.

### Évolution, complications et pronostic

L'évolution est chronique avec des poussées d durée variable et le traitement n'est que suspen sif. Les principales complications sont les forme généralisées, le rhumatisme psoriasique (dan 20 à 30 % des cas), les surinfections et l'eczéma tisation.

### Traitement

Dans les formes peu étendues, le traitemen local utilise la vaseline salicylée, un dérivé de l vitamine D (calcipotriol = Daivonex®), les cor ticoïdes, un rétinoïde local (tazarotène = Zorac®) Dans les formes graves (plus de 40 % de la sur face du corps touchée), un traitement par voi générale est indiqué. Les moyens disponible sont les rétinoïdes (acitrétine = Soriatane®), l PUVA-thérapie (rayons ultraviolets après absorp tion de psoralènes), le méthotrexate ou la ciclo sporine.

Du fait de la chronicité et de l'incidence esthé tique, un soutien psychologique est nécessaire.

### Éducation

Il est conseillé d'éviter tous les facteurs favorisants ou aggravant le psoriasis : sécheresse de la peau, arrêt trop rapide des corticoïdes, certains médicaments (bêtabloquants, anti-inflammatoire non stéroïdiens, corticoïdes par voie générale…), situations de stress, traumatismes locaux.

'utilisation des rétinoïdes par voie générale rend obligatoire une contraception efficace commen-ée 1 mois avant et poursuivie pendant 2 mois près l'arrêt du traitement.

## PSYCHOSE DÉLIRANTE AIGUË ou (☞) Bouffée délirante aiguë

## PSYCHOSE HALLUCINATOIRE CHRONIQUE

### Définition et causes

Maladie mentale caractérisée par l'importance et intensité des hallucinations. Les anglo-saxons la onsidère comme une schizophrénie (☞) tardive.

### Épidémiologie

Le début se situe le plus souvent entre 30 et 0 ans, avec une prédominance féminine.

### Signes et symptômes

Le début se manifeste par un délire d'allure paranoïaque. Le malade se sent espionné, dans un environnement hostile, il entend des voix, les pensées s'introduisent dans son esprit. Puis es hallucinations dominent, auditives et psychiques (voix malveillantes, menaçantes, injurieuses), avec des impressions désagréables et douloureuses attribuées à des influences extérieures. Le malade se sent téléguidé, a perdu sa liberté de penser, d'agir et se sent sous l'emprise l'une commande à distance (syndrome d'influence).

### Évolution, complications et pronostic

Il n'existe pas de trouble du comportement et 'adaptation à la vie quotidienne reste bonne pendant de longues années (le noyau délirant et hallucinatoire est appelé, « enkysté »).

### Traitement

Il est basé sur les neuroleptiques qui seront poursuivis des années et arrêtés progressivement en fonction de l'évolution.

### ✔ Soins et surveillance

Les soins consistent à établir une relation de confiance avec le patient, à encourager et améliorer l'adhésion au traitement médicamenteux et à favoriser la poursuite des activités de la vie quotidienne. Il ne faut jamais entrer dans le délire du patient.
La surveillance est celle d'un traitement par les neuroleptiques (☞ Médicaments p. 684).

## PSYCHOSE MANIACO-DÉPRESSIVE

### Définition et causes

Trouble de l'humeur d'évolution périodique défini par une succession de périodes dépressives et/ou de périodes maniaques, séparées par des intervalles libres. La cause est inconnue mais il existe une prédisposition familiale. On distingue la maladie unipolaire, définie par la succession d'épisodes dépressifs, et la maladie bipolaire définie par la survenue d'épisodes dépressifs et d'épisodes maniaques.

### Épidémiologie

La forme bipolaire touche 1 % de la population, avec un début entre 20 et 30 ans, et un sex ratio de 1. La forme unipolaire touche 3 % de la population avec un début entre 30 et 40 ans, un sex ratio de 2 femmes pour un homme.

### Signes et symptômes

Les épisodes dépressifs sont mélancoliques avec une tristesse, un profond pessimisme, une mésestime de soi, une indifférence pour le monde environnant, un ralentissement psychomoteur, une insomnie et une réduction de la libido. Les accès maniaques sont caractérisées par une euphorie, un optimisme et une mégalomanie, une excitation psychomotrice avec une fuite des idées, une agitation et une désinhibition instinctuelle (grossièreté, attentats à la pudeur), une insomnie, une anorexie et une augmentation de la libido.

### Évolution, complications et pronostic

L'évolution se fait souvent vers un raccourcissement des intervalles libres et une augmentation de la durée des accès. En moyenne, 20 % des patients décèdent par suicide. Il existe un risque accru d'abus ou de dépendance à l'alcool et de toxicomanie.

### Traitement

Les accès dépressifs bénéficient des médicaments antidépresseurs et de la sismothérapie (électrochocs). Les accès maniaques font appel aux neuroleptiques. Une hospitalisation sous contrainte (HDT = hospitalisation sur demande d'un tiers) est souvent nécessaire, associée parfois à une protection des biens en cas d'accès maniaque (risque de dépenses inconsidérées).
Le risque de récidive justifie un traitement préventif (sels de lithium = Théralite®, carbamazépine = Tégrétol®) et une prise en charge psychothérapeutique.

### ✔ Soins et surveillance

Les soins et la surveillance consistent à établir une relation de confiance avec le patient, à encourager et améliorer l'adhésion au traitement médicamenteux et à favoriser la poursuite des activités de la vie quotidienne.
La prévention du suicide consiste à évaluer systématiquement et régulièrement chez les patients l'expression d'idées et d'intentions suicidaires, des troubles de l'image de soi, une instabilité comportementale.
La surveillance est celle d'un traitement par les neuroleptiques (☞ Médicaments p. 684).

## PSYCHOSE PUERPÉRALE

### Définition et causes

Psychose (maladie mentale où le sujet n'est pas conscient de ses troubles) survenant brutalement dans les semaines qui suivent l'accouchement. Il s'agit vraisemblablement de la révélation d'une maladie préexistante déclenchée par le stress d[e] la grossesse et de l'accouchement.

### Épidémiologie

Peu fréquent. Des signes prémonitoires se man[i]festent parfois pendant la grossesse (anxiété, cau[che]chemars, agitation nocturne…).

### Signes et symptômes

Les principaux symptômes sont des bouffée[s] délirantes avec une confusion, des troubles d[e] l'humeur, en général une anxiété, mais pouvan[t] alterner avec des phases d'excitation. Les thème[s] délirants les plus fréquents sont centrés autou[r] de la relation mère-enfant, avec fréquemment un[e] négation de la grossesse et de l'accouchement.

### Évolution, complications et pronostic

Dans la majorité des cas, l'évolution se fait ver[s] une guérison en 3 à 5 mois, mais le passage à l[a] chronicité est possible. Le risque de suicide e[t] d'infanticide doit être pris en compte. Le tau[x] de récidive en cas de grossesse ultérieure est estim[é] à 20 %.

### Traitement

Le traitement utilise les neuroleptiques et un[e] psychothérapie.

### ✔ Soins et surveillance

Il est important que les professionnels des maternités soient formés à la reconnaissance précoce de cette maladie en particulier du syndrome confusionnel.
Le contact mère-enfant est favorisé en encourageant la mère à participer aux soins du bébé sous la surveillance étroite des infirmières.
La surveillance est celle d'un traitement par les neuroleptiques (☞ Médicaments p. 684).

## PTÉRYGION

Voile de conjonctive s'étendant sur la cornée en partant de l'angle interne de l'œil. La cause (r)ait une irritation chronique liée à la vie au (g)rand air (vent, poussières...). Les principales (c)omplications, en cas d'extension, sont les troubles de la vision et des problèmes inflammatoires (l)ocaux. Le traitement est chirurgical.

## PTÔSIS

(C)hute de la paupière supérieure. Il peut être (c)ongénital (anomalie du muscle releveur) ou (a)cquis : sujets âgés, causes neurologiques (syn(d)rome de Claude-Bernard-Horner (☞) par (e)xemple) ou musculaires (myopathie, myasthé(n)ie), lésions cicatricielles conjonctivales ou (t)raumatismes. En cas de gêne importante, le (t)raitement est chirurgical.

## PUBERTÉ PRÉCOCE

### Définition et causes

(A)pparition de signes de maturation sexuelle (s)urvenant avant 10 ans et demi chez le garçon et (8) ans chez la fille. On distingue :

1. la puberté précoce vraie, liée une activation hypothalamo-hypophysaire (tumeur cérébrale, sans cause retrouvée) ;
2. la fausse puberté précoce (tumeur surrénale ou ovarienne) ;
3. la puberté précoce dissociée (prise d'œstrogène, sans cause retrouvée.

Deux causes rares sont la puberté précoce masculine familiale et le syndrome de Mac Cune-Albright.

### Épidémiologie

La puberté précoce est trois fois plus fréquente chez les filles que chez les garçons.

### Signes et symptômes

Le signe essentiel est une poussée de croissance. Chez la fille, il existe un développement des seins, de la pilosité axillaire et pubienne, puis une apparition des règles. Chez le garçon, les testicules augmentent de volume, la verge et la pilosité se développent et la voix mue. Dans la puberté précoce vraie, il existe un parallélisme entre le développement des caractères sexuels et l'augmentation du volume des gonades. Dans la forme dissociée, les caractères sexuels secondaires se développent alors que les gonades restent immatures. Dans la forme dissociée, il existe un développement isolé des seins et de la pilosité.

### Investigations

Le bilan hormonal montre une élévation de la FSH et de la LH, ainsi que de la testostérone chez le garçon et de l'œstradiol chez la fille. Le scanner est essentiel à la recherche d'une tumeur intracrânienne.

### Évolution, complications et pronostic

L'évolution est marquée par deux problèmes, l'un psychologique et l'autre concernant la croissance avec une taille finale très inférieure au potentiel génétique des parents.

### Traitement

Il comprend le traitement de la cause éventuelle (tumeur) et les agonistes de la LH-RH qui bloquent la maturation osseuse et permettent d'améliorer la taille finale.

## PULPITE

Inflammation de la pulpe dentaire qui apparaît principalement dans le cadre des caries dentaires. Elle se manifeste par des douleurs intenses (« rage de dents »). En l'absence de traitement, elle évolue vers la gangrène pulpaire. Le traitement consiste à extirper la pulpe sous anesthésie locale et à obturer la cavité par un pansement inerte.

## PURPURA FULMINANS

Complication gravissime et brutale, exceptionnelle, des méningites bactériennes, principalement à méningocoques (☞), survenant principalement chez l'enfant. Il s'agit d'un syndrome méningé fébrile avec l'apparition brutale de petites taches cutanées rouges, ne s'effaçant pas à la pression (purpura), rapidement extensives. L'évolution est le plus souvent fulgurante vers un état de choc et un décès. Le traitement antibiotique (céphalosporine de 3e génération = Claforan®, Rocéphine®) doit être débuté sans délai, avant même la ponction lombaire.

## PURPURA RHUMATOÏDE ou Purpura de Henoch-Schönlein

### Définition et causes

Vascularite (inflammation des vaisseaux) aiguë ou chronique touchant essentiellement les petits vaisseaux cutanés, articulaires, digestifs ou rénaux. Un mécanisme allergique déclenché par certaines infections respiratoires est discuté.

### Épidémiologie

Cette affection s'observe essentiellement chez l'enfant entre 4 et 10 ans avec une prédominance masculine et une survenue plus fréquente en hiver.

### Signes et symptômes

Le début est brutal avec :

1. une éruption faite de petits points rouges (purpura) au niveau des membres inférieurs ;
2. des douleurs articulaires ;
3. des douleurs abdominales à type de coliques ;
4. une atteinte rénale (néphropathie glomérulaire) avec une hématurie et une protéinurie.

### Investigations

Le diagnostic est clinique. La biopsie rénale permet d'évaluer l'atteinte glomérulaire.

### Évolution, complications et pronostic

L'évolution est bénigne dans la majorité des cas avec une régression des symptômes en quelques semaines mais les rechutes sont fréquentes. La principale complication est l'évolution vers l'insuffisance rénale chronique.

### Traitement

Il consiste en un repos au lit avec un lever progressif. Les corticoïdes sont largement utilisés pour contrôler les douleurs abdominales et articulaires. En cas d'atteinte rénale, les résultats du traitement par les corticoïdes et les immunosuppresseurs restent incertains.

## PURPURA THROMBOPÉNIQUE IDIOPATHIQUE (PTI)

### Définition et causes

Thrombopénie (diminution du nombre de plaquettes) due à un mécanisme immunologique entraînant la destruction des plaquettes. Les causes sont principalement des infections virales.

### Épidémiologie

L'affection survient à tout âge mais avec une fréquence augmentée chez l'enfant de moins de 10 ans et la femme jeune.

### Signes et symptômes

Les petits points hémorragiques cutanés et muqueux apparaissent en général 10 à 20 jours après une infection.

### Investigations

L'hémogramme montre une diminution isolée du nombre de plaquettes. Le myélogramme est riche en mégacaryocytes. Des anticorps antiplaquettes fixés sur les membranes des plaquettes et libres dans le sérum peuvent être mis en évidence.

### Évolution, complications et pronostic

Les purpuras aigus, survenant surtout chez l'enfant, apparaissent brutalement et guérissent en quelques semaines (une rechute est possible). Les purpuras chroniques, survenant surtout chez l'adulte, débutent progressivement et évoluent de façon variable avec des phases d'aggravation durant quelques mois ou toute la vie. Des complications hémorragiques sévères (cérébrales ou viscérales) peuvent entraîner la mort du patient.

### Traitement

Les médicaments utilisés sont les corticoïdes et les immunoglobulines polyvalentes intraveineuses. La splénectomie (ablation de la rate) est indiquée dans certaines formes chroniques. Les transfusions de plaquettes sont réservées aux manifestations hémorragiques graves.

## PURPURA THROMBOTIQUE THROMBOCYTOPÉNIQUE (PTT) ou Maladie de Moschowitz

### Définition et causes

Maladie rare caractérisée par des lésions anatomiques des petits vaisseaux qui s'accompagne d'une destruction des globules rouges et d'une diminution du nombre de plaquettes (thrombopénie). La cause est inconnue.

### Épidémiologie

Cette affection touche des sujets de tous âges, mais plus volontiers les adultes jeunes, et plus particulièrement des femmes.

### Signes et symptômes

Les signes cutanés (petits points rouges hémorragiques) sont discrets. Il existe une fièvre, des signes neurologiques labiles et un ictère.

### Investigations

La thrombopénie est sévère. On retrouve une anémie hémolytique (☞) avec une schizocytose (globules rouges fragmentés, déformés en forme de casque ou de triangle). Le bilan rénal montre une insuffisance rénale.

### Évolution, complications et pronostic

Autrefois constamment mortelle, aujourd'hui, une rémission est obtenue chez deux tiers des patients en cas de traitement précoce.

### Traitement

Il consiste en des plasmaphérèses associées à un traitement symptomatique (transfusions de globules rouges, de plaquettes…). On peut utiliser également les antiagrégants plaquettaires.

## PYÉLONÉPHRITE AIGUË

### Définition et causes

Infection du bassinet et du rein due le plus souvent à un germe remontant les voies urinaires. Toutes les causes d'obstruction et de stase des urines (calcul, malformation, tumeur, grossesse) vont favoriser l'infection. Le germe le plus souvent rencontré est *Escherichia coli*, puis ce sont *Proteus mirabilis*, *Klebsiella* et *Enterobacter*.

### Épidémiologie

C'est une affection fréquente qui représente 20 % des infections graves extra-hospitalières. La plupart des cas s'observent chez la femme jeune.

### Signes et symptômes

Le tableau clinique associe une fièvre élevée avec des frissons, des douleurs lombaires et des signes urinaires (brûlures, difficultés pour uriner = dysurie, mictions fréquentes = pollakiurie).

### Investigations

L'examen cytobactériologique des urines et les hémocultures permettent d'identifier le germe. Le bilan sanguin retrouve une hyperleucocytose et des signes d'infection. Un bilan rénal est nécessaire pour évaluer le retentissement rénal. L'échographie initiale recherche un gros rein, un abcès ou une dilatation des voies urinaires. Après la mise en route du traitement un uroscanner peut être utile pour apprécier les lésions rénales.

### Évolution, complications et pronostic

L'évolution est en général rapidement favorable lorsque le traitement est précoce. La principale complication est le choc septique (☞).

### Traitement

L'antibiothérapie est débutée dès que les prélèvements bactériologiques ont été effectués et sera poursuivie 2 à 6 semaines. Elle utilise initialement une céphalosporine de 3e génération (Claforan®, Rocéphine®) ou une fluoroquinolone (Oflocet®, Ciflox®), puis le traitement sera adapté en fonction des résultats de l'antibiogramme. Un aminoside (par ex. gentalline) n'est associé que dans les formes sévères. En cas d'obstacle sur les voies urinaires, un drainage s'impose. En cas de récidive, un bilan urologique complet est nécessaire à la recherche d'une cause déclenchante, notamment une malformation.

### ✔ Soins et surveillance

Il est essentiel de réaliser l'examen cytobactériologique des urines et les hémocultures (☞ Procédures de soins) dans des conditions d'asepsie rigoureuse. La pose d'une perfusion permet d'administrer les antibiotiques par voie intraveineuse et d'assurer une hydratation correcte, essentielle pour préserver le bon fonctionnement des reins.

Les éléments de surveillance permettent de vérifier l'amélioration de l'état du patient : diminution de la fièvre, disparition des douleurs lombaires et des signes urinaires en quelques jours.

## PYÉLONÉPHRITE CHRONIQUE

Lésions rénales réalisant une néphrite interstitielle chronique (☞) dues à une infection urinaire chronique et récidivante. En l'absence de cause urologique curable (obstacle, malformation...), l'évolution se fait lentement vers l'insuffisance rénale chronique.

## PYROSIS

Sensation de brûlure prenant naissance au niveau du creux épigastrique, remontant en arrière du sternum et pouvant aller jusqu'au cou. Il se manifeste en général après un repas ou en position allongée et peut être accompagné d'une remontée du contenu acide de l'estomac jusque dans la bouche. La cause la plus fréquente est le reflux gastro-œsophagien.

# Q

## QT LONG CONGÉNITAL (SYNDROME DU)

Anomalie congénitale de la conduction cardiaque caractérisée par un allongement de l'espace QT. Les deux formes les plus importantes sont le syndrome de Jervell-Lange-Neilson (transmission autosomique dominante, associé à une surdité) et le syndrome de Romano-Ward (transmission autosomique récessive). Le principal risque est la survenue d'une torsade de pointes (☞) qui peut être mortelle. Le traitement utilise les bêtabloquants et/ou une section de la chaîne ganglionnaire sympathique au niveau cervicothoracique (sympathectomie).

## QUEUE DE CHEVAL (SYNDROME DE LA)

### Définition et causes

Compression de l'ensemble des racines nerveuses situées au-dessous du cône terminal de la moelle osseuse, soit les 5 dernières paires lombaires L2 à L5, les 5 paires sacrées et la paire coccygienne. Les principales causes sont une hernie discale, un canal lombaire étroit ou une tumeur.

### Épidémiologie

La fréquence est assez élevée du fait de celle de la principale étiologie qui est la hernie discale.

### Signes et symptômes

Le syndrome complet associe des troubles moteurs (paraplégie flasque) ; une abolition des réflexes rotuliens, crémastériens (la stimulation de la face interne de la cuisse entraîne une ascension du testicule ou la rétraction de la grande lèvre du même côté), achilléens et anal (l'excitation de la marge de l'anus déclenche une contraction du sphincter anal) ; des troubles sensitifs (lombalgies, radiculalgies augmentées par la toux ou la défécation) ; une hypo- ou une anesthésie des membres inférieurs et du périnée ; des troubles sphinctériens (incontinence urinaire, voire anale) ; et des troubles génitaux (impuissance, frigidité).

### Investigations

Elles comprennent le scanner et l'IRM éventuellement complétés par une radiculographie ou une myélographie.

### Évolution, complications et pronostic

Il existe un risque de séquelles neurologiques définitives.

### Traitement

La décompression chirurgicale est une urgence. Elle est éventuellement complétée par la radiothérapie et la chimiothérapie en cas de tumeur.

### Surveillance

Dans la période post-opératoire, la surveillance neurologique est essentielle : présence des réflexes, régression des troubles sensitifs, de l'hypo- ou anesthésie des membres inférieurs et des troubles sphinctériens.

## QUINCKE (ŒDÈME DE) ou Angio-œdème

### Définition et causes

Éruption semblable à l'urticaire mais avec un œdème des structures sous-cutanées et sous-muqueuses. Les localisations préférentielles sont la face (lèvres, paupières, langue, pharynx), les organes génitaux, les mains et les pieds. La cause essentielle est allergique (médicaments, piqûres d'insectes, aliments…).

## Épidémiologie

Complication heureusement rare de l'urticaire.

## Signes et symptômes

Le gonflement des zones atteintes est brutal et rapidement évolutif. L'œdème des voies aériennes supérieures peut entraîner une détresse respiratoire. Les plaques rouges de l'urticaire accompagnées d'un prurit (démangeaisons) ne sont pas toujours présentes.

## Investigations

Le diagnostic est clinique. L'interrogatoire recherchera le facteur déclenchant.

## Évolution, complications et pronostic

Dans les formes paroxystiques, la détresse respiratoire peut être brutale et entraîner une asphyxie avec la mort du patient. Une réaction général sée avec choc anaphylactique (☞) est égalemer possible.

## Traitement

En cas d'atteinte de la face, l'injection rapid d'adrénaline et de corticoïdes est une urgence Parfois une intubation ou une trachéotomie e urgence sont nécessaires. L'hospitalisation e réanimation s'impose.

## Prévention et éducation

Il est vital d'installer le patient en positio assise, de mettre en place un cathéter intravei neux pour l'administration des médicaments Le repérage de signes de détresse respiratoire pa une surveillance rapprochée est essentiel.

Un bilan allergologique permet au patient d connaître les allergènes en cause afin de les évi ter. L'éducation du patient et de son entourag à l'utilisation de produits auto-injectables (Ana kit® ou Anahelp®) est utile.

# R

## RACHITISME PAR CARENCE EN VITAMINE D

### Définition et causes

Trouble de la minéralisation osseuse liée à une carence en vitamine D. La principale cause est un déficit d'exposition solaire qui ne permet pas la synthèse de la vitamine D par la peau.

### Épidémiologie

Il est devenu rare depuis la supplémentation systématique dans les zones peu ensoleillées, surtout en hiver.

### Signes et symptômes

Les principales anomalies osseuses concernent le crâne (ramollissement des os, retard à la fermeture de la fontanelle), les poignets (bourrelets), le thorax (nouures à la jonction chondrocostale). Il existe par ailleurs une hypotonie musculaire.

### Investigations

Les radiographies, notamment du poignet, montrent des anomalies caractéristiques. Le bilan biologique retrouve une calcémie et une phosphorémie basses, avec des phosphatases alcalines élevées et un taux bas de 25-hydroxyvitamine D.

### Évolution, complications et pronostic

Lorsque l'enfant commence à marcher apparaissent des incurvations des membres inférieurs. Les lésions du thorax favorisent les troubles ventilatoires et les infections.

### Traitement et prévention

Il consiste en l'administration de vitamine D, éventuellement complétée par un apport de calcium.
En France, la prévention est systématique pendant les 2 à 3 premières années de vie par l'apport de 1 000 à 1 500 UI/j de vitamine D (2 500 UI/j chez les enfants à peau pigmentée).

## RADIODERMITE

### Définition et causes

Lésions cutanées ou chroniques dues aux radiations ionisantes. Les principales causes sont les accidents d'exposition, essentiellement professionnels, et la radiothérapie.

### Épidémiologie

Rare.

### Signes et symptômes

Les formes aiguës se manifestent selon le stade par :

1. une simple rougeur (érythème) avec une épilation ;
2. une ulcération suintante et douloureuse ;
3. une ulcération nécrotique très douloureuse.

La radiodermite chronique se manifeste après un délai variable (quelques mois à plusieurs années) par une atrophie cutanée avec des troubles pigmentaires et des télangiectasies (dilatation des vaisseaux sous cutanés qui deviennent visibles).

### Évolution, complications et pronostic

Les formes aiguës laissent des séquelles qui vont de la simple pigmentation, à une cicatrice atrophique pigmentée et sans poils avec une guérison très lente. Les complications de la forme chronique sont l'apparition d'une ulcération avec une nécrose au sein du placard atrophique et une cancérisation dans près de 25 % des cas.

### Traitement

Le traitement de la forme aiguë utilise les antiseptiques, les émulsions cicatrisantes (Biafine®) et parfois les corticoïdes. L'excision-greffe est indiquée dans la forme chronique évolutive.

### Prévention

La prévention implique le respect des règles de radioprotection et des indications de la radiothérapie.

## RAGE

### Définition et causes

Maladie infectieuse neurologique due au virus de la rage. La transmission à l'homme s'effectue par la morsure de nombreux animaux (chiens, renards, chauve-souris…). La période d'incubation moyenne est de 20 à 60 jours après la morsure, mais peut atteindre deux ans.

### Épidémiologie

Quelques cas de rage humaine ont été identifiés en France ces dernières années, mais il s'agissait uniquement de cas importés (Afrique notamment). En 2002, 4 000 personnes ont reçu un traitement dans les centres antirabiques. Si la rage du renard a été déclarée éradiquée en France en 2001, le risque de contamination persiste par l'intermédiaire des chauves-souris.

### Signes et symptômes

Classiquement la maladie peut présenter deux tableaux :

1. La rage furieuse avec une agitation incontrôlable, une hypersalivation (« bave »), des spasmes laryngés et pharyngés qui empêchent de boire malgré la soif (hydrophobie) ;
2. La rage paralytique avec des paralysies généralisées.

### Investigations

Le diagnostic est confirmé par la mise en évidence d'anticorps spécifiques dans le sang et le liquide céphalorachidien chez l'homme. Si l'animal meurt ou est abattu, il sera adressé à un centre spécialisé pour examen ; dans les autres cas, lorsque cela est possible, il sera placé en observation 10 jours.

### Évolution, complications et pronostic

Lorsque la rage est déclarée, elle est fréquemment mortelle malgré les mesures de réanimation. Le traitement préventif est très efficace.

### Traitement

Après morsure, il associe le traitement local de la blessure (désinfection, parage et suture des plaies) et la mise en œuvre d'un traitement préventif dans les centres antirabiques agréés (sérothérapie et/ou vaccination selon les cas).

### Prévention

La prévention générale comprend la lutte contre la rage animale, notamment par la vaccination des animaux domestiques et sauvages (vaccination orale des renards). Au niveau individuel, la consultation dans les centres antirabiques après une morsure permet de mettre en œuvre les mesures de prophylaxie adaptées. La vaccination des professionnels particulièrement exposés est indiquée.

## RAMSAY-HUNT (SYNDROME DE) ou (☞) Zona auriculaire

## RAYNAUD (SYNDROME DE)

### Définition et causes

Accès d'ischémie des doigts et parfois des orteils déclenchés par le froid et dus à une vasoconstriction artériolaire. Dans la forme primaire ou **maladie de Raynaud**, aucune cause n'est retrouvée. Il existe des formes secondaires associées à un certain nombre de maladies de système.

### Épidémiologie

touche 6 à 20 % de la population féminine et à 12 % de la population masculine.

### Signes et symptômes

évolue classiquement en trois phases, mais les hases 2 et 3 ne sont présentes que dans 20 % es cas :

*Phase « blanche » ou syncopale :* doigts blancs et gourds au froid.
*Phase « bleue » ou asphyxique :* doigts cyanotiques et douloureux.
*Phase « rouge » ou érythermalgique :* rougeur et chaleur avec réapparition de la sensibilité.

### Investigations

.a capillaroscopie est l'examen clef.

### Évolution, complications et pronostic

.'évolution est capricieuse avec parfois des com- lications trophiques.

### Traitement

.a protection contre le froid est essentielle (port le gants). Le traitement médical utilise sur les nhibiteurs calciques (nifédipine = Adalate®, liltiazem = Tildiem®). Dans les formes sévères, ıne sympathectomie ganglionnaire est parfois ıécessaire.

## RECTITE

### Définition et causes

Inflammation du rectum et de l'anus. Les prin- cipales causes sont une maladie digestive inflammatoire (Crohn, rectocolite hémorragique), ıne infection ou une parasitose (maladie sexuellement transmissible, candidose post-antibiothérapie, amibiase…), des séquelles d'une radiothérapie, un abus de laxatifs ou d'utilisation du thermomètre.

### Épidémiologie

Fréquent. Les patients immunodéprimés sont particulièrement exposés.

### Signes et symptômes

Le malade se plaint d'écoulement anal sanglant ou de mucus, de douleurs, de sensations de faux besoins.

### Investigations

La rectoscopie visualise les lésions et permet des biopsies. Les prélèvements locaux recherchent l'éventuel agent infectieux en cause.

### Traitement

Il dépend de la cause.

## RECTOCOLITE HÉMORRAGIQUE

### Définition et causes

Maladie inflammatoire ulcéreuse chronique du tube digestif touchant préférentiellement la muqueuse colique et rectale. La cause est inconnue.

### Épidémiologie

La prévalence est d'environ 1 pour 1000. Elle s'observe à tous les âges mais touche de préférence l'adolescent et l'adulte jeune.

### Signes st symptômes

Lors d'une poussée, il existe une diarrhée sanglante avec des douleurs abdominales. Dans les formes sévères, une fièvre avec une altération de l'état général sont présents. Des signes cutanés, articulaires ou oculaires peuvent également être présents.

### Investigations

L'endoscopie (recto- et coloscopie) complétée par des biopsies permet de faire le diagnostic et d'évaluer l'extension des lésions.

### Évolution, complications et pronostic

L'évolution se fait le plus souvent par poussées entrecoupées de rémissions. Les principales complications sont le mégacôlon toxique (☞), une perforation ou une hémorragie massive Le risque de cancer rectocolique est augmenté.

### Traitement et prévention

Le traitement médical utilise les anti-inflammatoires salicylés (mésalazine = Pentasa®, olsalazine = Dipentum®) ou les corticoïdes en lavements ou per os. La chirurgie est indiquée en cas de complications ou de résistance au traitement.

Les anti-inflammatoires salicylés au long cours diminuent la fréquence des récidives.

### Surveillance et éducation

L'état général (poids, asthénie), le nombre et l'aspect des selles sont les éléments essentiels à surveiller. Une perte de poids ainsi que des selles hémorragiques ou glaireuses, voire la présence de pus doit amener le patient à consulter rapidement.

## REFLUX GASTRO-ŒSOPHAGIEN

### Définition et causes

Remontée de liquide gastrique acide dans l'œsophage due le plus souvent à un dysfonctionnement du sphincter inférieur de l'œsophage. Il est fréquemment associé à une hernie hiatale.

### Épidémiologie

C'est une affection très fréquente.

### Signes et symptômes

Il existe des brûlures rétrosternales avec des régurgitations acides (pyrosis) qui surviennent surtout après les repas et en position couchée ou penchée en avant.

### Investigations

Elles comprennent la fibroscopie qui permet de visualiser les atteintes œsophagiennes, la pH-métrie et la manométrie œsophagienne.

### Évolution, complications et pronostic

Les principales complications sont les ulcérations de l'œsophage (œsophagite peptique) et les surinfections bronchiques.

### Traitement

Le traitement médical associe les protecteurs d la muqueuse (alginates = Gaviscon® ou sucra fate = Ulcar®), les prokinétiques qui favorise la vidange gastrique et les antisécrétoires (ant H2 et inhibiteurs de la pompe à protons). I traitement chirurgical est indiqué en cas d'éche

### Prévention et éducation

Un certain nombre de règles hygiénodiététiqu sont recommandées : surélévation de la tête d lit, repas peu abondant, éviter l'eau gazeuse, l tabac et l'alcool…

## REFLUX GASTRO-ŒSOPHAGIEN DU NOURRISSON

### Définition et causes

Remontée de liquide gastrique acide dans l'œ sophage due le plus souvent à un dysfonction nement du sphincter inférieur de l'œsophage Le reflux banal du nourrisson est quasi physio logique et est d'évolution spontanément favo rable alors qu'il représente une véritable mala die chez l'enfant plus grand.

### Épidémiologie

Il touche près d'un enfant sur cinq.

### Signes et symptômes

Régurgitations à répétition et vomissement apparaissant dès les premières semaines, favori sés par la position couchée et qui peuvent entraî ner un retard de croissance. Des pleurs ou une agitation pendant les biberons ou pendant le sommeil sont l'expression chez le nourrisson des brûlures rétrosternales.

### Investigations

La pH-métrie et la fibroscopie permettent le diagnostic.

### Évolution, complications et pronostic

Les principales complications sont les hémorragies digestives en cas d'œsophagite sévère, les fausses routes avec les pneumopathies de régurgitation, les infections ORL à répétition et les malaises graves.

### Traitement

Les premières mesures comprennent les épaississants alimentaires ainsi que l'augmentation de la fréquence et la diminution du volume des repas. Le traitement médicamenteux utilise les prokinétiques comme le cisapride (Prépulsid®) ou la dompéridone (Motilium® ou Péridys®), les pansements gastriques et les antisécrétoires (dans les formes sévères). La chirurgie peut être utilisée en cas d'échec.

### Prévention et éducation

Les mesures de prévention de la mort subite qui sont prioritaires impliquent le couchage sur le dos, associé au traitement médicamenteux, des nourrissons qui régurgitent. En cas de reflux sévère, la position orthostatique ventrale à 30° sera utilisée. Il est conseillé aux parents de poursuivre ces mesures plusieurs mois jusqu'à la diversification alimentaire et l'acquisition de la marche. Le contrôle de l'efficacité repose sur la cessation des vomissements et la courbe de poids.

## REFLUX VÉSICO-URÉTÉRAL

### Définition et causes

Reflux anormal d'urine de la vessie vers l'uretère lors de la miction. Les principales causes sont une malformation de la jonction urétérovésicale, un obstacle à la vidange de la vessie (prostate) ou un trouble neurologique de commande de la vessie.

### Épidémiologie

Affection relativement fréquente.

### Signes et symptômes

Les principaux signes sont une douleur lombaire ascendante à chaque miction et des infections urinaires à répétition.

### Investigations

L'urographie intraveineuse et la cystographie rétrograde permettent le diagnostic.

### Évolution, complications et pronostic

Les principales complications sont les lésions rénales.

### Traitement

C'est celui de la cause ; il est habituellement chirurgical.

## RENDU-OSLER-WEBER (MALADIE DE) ou Télangiectasie hémorragique héréditaire

### Définition et causes

Maladie génétique du groupe des phacomatoses (☞), de transmission autosomique dominante, caractérisée par des anomalies vasculaires cutanées et viscérales.

### Épidémiologie

La fréquence est de 1 à 2/100 000.

### Signes et symptômes

Les premières télangiectasies (dilatations vasculaires) se développent vers l'âge de 20-30 ans sous la forme de petites taches rouge brillant siégeant au niveau de la face et des doigts. L'atteinte viscérale se révèle sous la forme d'hémorragies touchant le tube digestif, le système nerveux et les poumons.

### Investigations

L'angiographie permet de préciser le type des malformations artérielles et veineuses. Une anémie ferriprive est possible.

### Évolution, complications et pronostic

L'affection peut être bien supportée, sans retentissement général. Les atteintes viscérales conditionnent le pronostic.

### Traitement

Il consiste à traiter les saignements (hémostase locale, laser, embolisation, geste chirurgical) et à apporter une supplémentation en fer.

## RESTAURANT CHINOIS (SYNDROME DU)

Ensemble de symptômes désagréables observés après la consommation de nourriture chinoise. Il semblerait dû à la sensibilité particulière de certains sujets au glutamate utilisé dans la cuisine chinoise. Les principales manifestations sont une sensation d'engourdissement, de chaleur, d'oppression thoracique, d'écrasement de la face. Elles disparaissent en quelques minutes à quelques heures. Le seul traitement est préventif : éviter de manger dans les restaurants chinois.

## RETARD DE CROISSANCE STATURO-PONDÉRALE

### Définition et causes

Taille inférieure à 2 déviations standards sur les courbes de référence (95 % des sujets sont situés entre + 2 et – 2 déviations standards, ce qui correspond à une taille adulte comprise entre 151 et 174 cm chez la femme et entre 163 et 187 cm chez l'homme). Les principales causes sont constitutionnelles ou familiales, un retard de croissance intra-utérin (☞), un retard pubertaire (☞), un déficit en hormone de croissance (idiopathique ou secondaire à une tumeur), un syndrome de Turner (☞) ou un trouble psycho-affectif.

### Épidémiologie

Les formes constitutionnelles ou familiales sont les plus fréquentes et représentent plus de 70 % des cas.

### Signes et symptômes

Dans la majorité des cas, il s'agit d'une petite taille harmonieuse. Selon les causes, le retard existe dès la naissance ou apparaît plus tardivement, notamment en cas de retard pubertaire.

### Investigations

La reconstitution de la courbe de poids est essentielle. Le diagnostic de déficit en GH est fait sur l'insuffisance ou l'absence de réponse à une stimulation.

### Évolution, complications et pronostic

Le pronostic dépend de la cause. 20 % des enfants qui ont un retard de croissance intra-utérin n'ont pas de rattrapage (il s'effectue en général avant l'âge de 1 an).

### Traitement

En cas de petite taille constitutionnelle, une prise en charge psychologique peut être nécessaire. Les indications du traitement par la GH de synthèse sont strictes : déficit en GH, syndrome de Turner, retard de croissance intra-utérin ou insuffisance rénale chronique. Le retard pubertaire (☞) bénéficie d'un traitement spécifique.

### Prévention et éducation

Un suivi régulier de la courbe de croissance (taille et poids) permet de dépister le retard de croissance en vérifiant la position de l'enfant par rapport à la moyenne et l'aspect régulier ou non de la courbe de croissance.

## RETARD DE CROISSANCE INTRA-UTÉRIN ou (☞) Hypotrophie fœtale

## RETARD PUBERTAIRE

### Définition et causes

Absence de signes pubertaires après l'âge de 14 ans. Les causes les plus fréquentes sont :

1. le retard constitutionnel, souvent familial, chez le garçon ;
2. l'insuffisance gonadique : syndrome de Turner (fille), syndrome de Klinefelter (garçon) ;
3. une insuffisance hypophysaire (tumeur…) ;
4. les maladies chroniques (diabète, affections rénales, mucoviscidose…).

### Épidémiologie

La forme la plus fréquente est le retard constitutionnel chez le garçon.

### Signes et symptômes

Chez le garçon, il s'agit d'une absence de développement testiculaire et de pilosité pubienne; chez la fille, absence de développement mammaire et de règles. Par ailleurs, la taille est petite avec un retard de croissance dans les deux sexes.

### Investigations

L'IRM est l'examen le plus performant pour rechercher les atteintes hypophysaires. Les différents dosages hormonaux (gonadotrophines dans les urines de 24 h, test à la GnRH) sont utiles mais ne permettent pas d'affirmer avec certitude le diagnostic de retard pubertaire simple.

### Évolution, complications et pronostic

L'évolution est favorable avant 18 ans dans le retard pubertaire simple. Dans les autres cas, le pronostic dépend de la maladie en cause.

### Traitement

Dans le retard pubertaire simple, on utilise de faibles doses de testostérone chez le garçon et une association œstroprogestative chez la fille pour induire des cycles artificiels. Une prise en charge psychologique, notamment chez le garçon, est utile.

## RÉTENTION D'URINE

### Définition et causes

Impossibilité d'obtenir une miction. Les principales causes sont chez l'homme : une sclérose du col, un adénome ou un cancer de la prostate, une sténose ou un corps étranger urétral; chez la femme : un fibrome utérin, une tumeur de l'ovaire, une sténose urétrale; dans les deux sexes : des caillots en cas d'hématurie abondante, des affections neurologiques, des médicaments; chez l'enfant : les malformations.

### Épidémiologie

C'est une affection très fréquente.

### Signes et symptômes

La forme aiguë associe des douleurs pelviennes violentes, un besoin permanent d'uriner mais avec une miction impossible et un globe vésical, dur à la palpation et mat à la percussion. Dans la forme chronique, résultant d'une distension progressive de la vessie, on retrouve une incontinence par regorgement et un globe vésical mou et non douloureux.

### Investigations

L'échographie confirme le diagnostic et apprécie le retentissement sur les voies urinaires et les reins.

### Évolution, complications et pronostic

Les principales complications sont l'infection urinaire et une atteinte rénale par dilatation des voies urinaires.

### Traitement

Dans la forme aiguë un drainage en urgence s'impose soit par sondage urétral, soit par drainage sus-pubien. Dans la forme chronique, en l'absence de dilatation des voies urinaires, la priorité n'est pas le drainage mais le traitement de la cause.

### ✔ Soins et surveillance

La mise en place d'une sonde urinaire ou d'un cathéter sus-pubien (dans une vessie pleine) permet de drainer les urines (☞ Procédures de soins). Des mesures rigoureuses d'asepsie permettent de prévenir une infection urinaire lors de la pose du système de drainage, de la vidange de la poche ou des prélèvements pour examen cytobactériologique des urines. L'écoulement des urines à faible débit après la pose évite une hémorragie *a vacuo,* liée à une vidange trop rapide de la vessie.
La surveillance porte sur la mesure de la diurèse, l'aspect des urines, la recherche d'une hématurie et d'une infection (bandelettes, examen cytobactériologique des urines si nécessaire).

## RÉTINITES PIGMENTAIRES

### Définition et causes

Groupe d'affections héréditaires caractérisées par un processus dégénératif de la rétine.

### Épidémiologie

Elles touchent 1 individu sur 4 000.

### Signes et symptômes

La maladie débute, en général dans l'enfance, par une perte de la vision nocturne (héméralopie) puis par un rétrécissement du champ visuel. À un stade plus avancé, s'installent une baisse de l'acuité visuelle et une perturbation de la vision des couleurs.

### Investigations

L'examen du fond d'œil montre un aspect pigmenté caractéristique. Le diagnostic est confirmé par l'étude du champ visuel, l'étude de la vision des couleurs et l'électrorétinogramme.

### Évolution, complications et pronostic

L'évolution est en général lente sans chute brutale de l'acuité visuelle qui baisse cependant progressivement sans que le patient ne devienne complètement aveugle.

### Traitement

Il n'existe aucun traitement curatif.

### Éducation

Les associations de patients sont souvent d'un grand secours à chaque étape de l'évolution de la maladie.

## RÉTINOBLASTOME

### Définition et causes

Tumeur maligne qui se développe à partir de la rétine immature. La maladie peut être héréditaire ou la conséquence d'une nouvelle mutation.

### Épidémiologie

L'incidence est d'environ 1 naissance sur 20 000, ce qui représente environ 2 % de la totalité des tumeurs malignes de l'enfant.

### Signes et symptômes

Le diagnostic est en général posé avant l'âge de 2 ans devant l'existence d'un reflet blanc sur la pupille (leucocorie) ou d'un strabisme. L'atteinte peut être bilatérale dans 20 à 30 % des cas.

### Investigations

Le fond d'œil affirme le diagnostic. Le scanner et l'IRM permettent un bilan d'extension dans les formes évoluées.

### Évolution, complications et pronostic

Le pronostic est excellent lorsque la tumeur est intraoculaire (90 % de guérison).

### Traitement et prévention

Le traitement est conservateur dans la majorité des cas. Il utilise la radiothérapie externe ou la curiethérapie (application d'un disque d'iode radioactif). L'énucléation est effectuée dans les formes sévères, complétée éventuellement par la radio- et la chimiothérapie.
Dans les formes familiales, le conseil génétique est fondamental.

## RÉTINOPATHIE DIABÉTIQUE

### Définition et causes

Lésions vasculaires rétiniennes spécifiques du diabète, entrant dans le cadre de la micro-angiopathie diabétique, qui comprennent des micro-anévrismes, des zones d'ischémie rétiniennes secondaires à des obstructions capillaires. La forme proliférative est caractérisée par le développement de néovaisseaux qui aboutissent à un stade avancé à un décollement de la rétine.

### Épidémiologie

Des lésions sont déjà présentes lors de la découverte de la maladie chez près de 20 % des patients.

Une atteinte est presque toujours présente après 10 ans dévolution de la maladie.

### Signes et symptômes

Au stade initial, il n'existe pas de troubles visuels. La baisse de l'acuité visuelle, souvent sévère et brutale, n'apparaît qu'à un stade tardif, lors de l'apparition d'hémorragies rétiniennes ou vitréennes.

### Investigations

Un examen ophtalmologique annuel avec examen du fond d'œil et du cristallin, éventuellement complété par une angiographie à la fluorescéine, permet de dépister les lésions débutantes.

### Évolution, complications et pronostic

La rétinopathie diabétique est une des principales causes de cécité par hémorragies et/ou décollement de la rétine.

### Traitement

Les lésions initiales bénéficient d'une photocoagulation au laser. Les anti-agrégants plaquettaires sont également utiles pour ralentir l'évolution des atteintes.

### ✔ Soins, surveillance et éducation

Le renforcement du contrôle de la glycémie et de la pression artérielle est essentiel pour limiter l'évolution de lésions débutantes (☞ Diabète).

## RÉTRÉCISSEMENT AORTIQUE

### Définition et causes

Rétrécissement de la valvule aortique entraînant un obstacle à l'éjection du ventricule gauche vers l'aorte. La cause la plus fréquente est la dégénérescence calcifiée chez le sujet âgé ou maladie de Mönckeberg. Plus rarement, il s'agit du rhumatisme articulaire aigu (atteinte associée d'autres valvules fréquente) ou d'une malformation congénitale.

### Épidémiologie

C'est la valvulopathie la plus fréquente avec une augmentation ces vingt dernières années du fait du vieillissement de la population. Elle survient le plus souvent après 70 ans avec une nette prépondérance masculine.

### Signes et symptômes

Les principaux signes apparaissent à l'effort : angor, dyspnée et syncopes ou lipothymies. L'auscultation retrouve un souffle systolique au foyer aortique (2e espace intercostal droit).

### Investigations

L'écho-doppler est l'examen clé du diagnostic visualisant des sigmoïdes aortiques, calcifiées dont l'ouverture est réduite et appréciant l'importance du rétrécissement et le retentissement sur le ventricule gauche.

### Évolution, complications et pronostic

Le rétrécissement peut rester asymptomatique pendant des années mais lorsque des symptômes apparaissent le pronostic vital est engagé (risque de mort subite qui peut être la première manifestation de la valvulopathie). Après un remplacement valvulaire, l'espérance de vie rejoint celle d'une population d'âge comparable.

### Traitement

Le seul traitement efficace est le remplacement valvulaire. Dans les formes congénitales, une valvuloplastie est possible. Le traitement médical n'est qu'adjuvant (diurétiques en cas d'insuffisance ventriculaire gauche).

### ✔ Soins, surveillance et éducation

L'activité physique doit être limitée, les efforts importants étant formellement contre-indiqués dans les formes symptomatiques. Une aide pour la réalisation des activités de la vie quotidienne doit être recherchée.
La surveillance est celle du traitement anticoagulant (☞ Médicaments p. 642) en cas de valve mécanique.

# RÉTRÉCISSEMENT MITRAL

## Définition et causes

Atteinte de la valvule mitrale caractérisée par une diminution de son ouverture entraînant un obstacle au remplissage du ventricule gauche en diastole. La principale cause est le rhumatisme articulaire aigu.

## Épidémiologie

C'est une affection rare du fait de la quasi-disparition du rhumatisme articulaire aigu en France. La plupart des cas se rencontre dans la population immigrée.

## Signes et symptômes

Le principal signe est la dyspnée d'effort mais la découverte se fait le plus souvent lors d'une complication. L'auscultation retrouve un souffle diastolique caractéristique entendu à l'apex.

## Investigations

L'échographie permet le diagnostic. L'électrocardiogramme recherche un trouble du rythme et la radiographie évalue le retentissement pulmonaire.

## Évolution, complications et pronostic

les principales complications sont les troubles du rythme (arythmie par fibrillation auriculaire), les accidents thrombo-emboliques (accidents vasculaires cérébraux) et l'insuffisance cardiaque (œdème aigu du poumon).

## Traitement et prévention

Il utilise la dilatation de la valvule mitrale par voie percutanée, ou la chirurgie en cas d'échec ou de contre-indications. Le traitement médical vise à prévenir les complications : anticoagulants en cas de troubles du rythme et digitalo-diurétiques en cas d'insuffisance cardiaque.

La prévention repose sur le traitement antibiotique des angines streptococciques, permettant d'éliminer le rhumatisme articulaire aigu.

## ✔ Soins, surveillance et éducation

La surveillance est celle du traitement anticoagulant (☞ Médicaments p. 642) en cas de trouble du rythme et/ou valve mécanique, et du traitement diurétique et digitalique (☞ Médicaments p. 671 et 672) en cas d'insuffisance cardiaque.

L'éducation concerne le respect des règles hygiéno-diététiques (régime sans sel, perte de poids), la pesée quotidienne (œdèmes par rétention hydrosodée), l'auto-évaluation du degré de dyspnée. L'arrêt de la consommation de tabac est indispensable.

# RÉTRÉCISSEMENT DE L'URÈTRE

Ce rétrécissement est soit d'origine congénitale, soit il s'agit de séquelles d'un traumatisme ou d'une infection (gonococcie, tuberculose…). Il existe une gêne à la miction (dysurie) et des cystites à répétition chez la femme. L'urographie intraveineuse, l'urétrographie rétrograde et l'endoscopie confirment le diagnostic. Les principales complications sont l'infection et le retentissement rénal. Le traitement utilise la dilatation, l'urétrotomie ou l'urétroplastie.

# REYE (SYNDROME DE)

## Définition et causes

Atteinte neurologique avec accumulation de graisse dans les viscères, notamment le foie, survenant à la suite de certaines infections virales aiguës (grippe, varicelle…). L'aspirine serait un facteur favorisant.

## Épidémiologie

Très rare. Survient généralement chez les enfants de 2 à 16 ans avec une prédominance à la fin de l'automne et en hiver.

## Signes et symptômes

Ce syndrome débute par des nausées et des vomissements incoercibles, suivis 1 à 2 jours plus tard par des troubles de la conscience avec des convulsions évoluant vers un coma profond. L'hépatomégalie (gros foie) est fréquente.

### Investigations

Les transaminases hépatiques sont élevées mais la bilirubine est généralement normale. L'ammoniémie est élevée et le taux de prothrombine est abaissé. L'hypoglycémie est fréquente. La biopsie hépatique montre des signes caractéristiques.

### Évolution, complications et pronostic

L'évolution se fait vers une aggravation du coma avec un arrêt respiratoire. La mortalité est très élevée. Les séquelles neurologiques sont fréquentes chez les survivants (retard mental, convulsions...).

### Traitement

Le traitement est symptomatique avec une hospitalisation dans un service de réanimation.

### Prévention et éducation

L'aspirine doit être remplacée par les anti-inflammatoires non stéroïdiens (ibuprofène = par ex. Advil®) pour traiter la fièvre et l'inflammation chez les enfants, notamment en cas d'affection d'origine virale.

## RHINITE AIGUË

C'est la plus fréquente des infections aiguës des voies aériennes supérieures, caractérisée un écoulement et une obstruction nasale. Elle s'intègre dans le coryza aigu (☞) mais peut être aussi d'origine bactérienne. Le traitement comprend les vasoconstricteurs (Aturgyl® par ex.) et une antibiothérapie en cas de surinfection ou d'origine bactérienne. Des lavages de nez au sérum physiologique sont également conseillés.

## RHINITE ALLERGIQUE

### Définition et causes

Rhinite (☞) déclenchée par des allergènes. Elle peut être soit saisonnière (rhume des foins) déclenchée par des pollens, soit annuelle due à des poussières, le contact avec des plumes...

### Épidémiologie

Très fréquente, semble en augmentation.

### Signes et symptômes

Le début est brutal avec des éternuements, des démangeaisons (prurit) et un écoulement (rhinorrhée) nasal clair et abondant. Des signes d'irritation oculaire (conjonctivite allergique) sont fréquemment associés.

### Investigations

Un bilan allergologique peut permettre de retrouver l'allergène (ou les allergènes) en cause.

### Évolution, complications et pronostic

L'évolution chronique peut être handicapante. La principale complication est la surinfection avec parfois la présence d'un foyer chronique (sinus, amygdale...) qui entretient la rhinite.

### Traitement et prévention

Les vasoconstricteurs et les corticoïdes locaux représentent la base du traitement de la crise. Les antihistaminiques permettent souvent de réduire la survenue des crises.
L'éviction des allergènes, lorsqu'elle est possible, est la première mesure de prévention. Elle peut être éventuellement suivie d'une désensibilisation.

## RHINOPHARYNGITE DE L'ENFANT

### Définition et causes

Inflammation du nez et du rhino-pharynx (végétations) due aux virus et aux germes ambiants. C'est une maladie d'adaptation à l'environnement permettant la maturation du système immunitaire.

### Épidémiologie

La fréquence est très élevée entre 6 mois et 7 ans (jusqu'à 6 mois l'enfant est protégé par les anticorps maternels).

### Signes et symptômes

Association d'une fièvre élevée d'apparition brutale, d'un écoulement nasal (rhinorrhée) clair puis purulent visible également dans le pharynx, d'adénopathies cervicales et de tympans inflammatoires.

### Investigations

Elles ne sont utiles que dans les formes récidivantes et chroniques : numération-formule sanguine, dosage du fer et de la férritine, bilan allergologique, recherche d'une hypertrophie des végétations (fibroscopie et radiographie du cavum).

### Évolution, complications et pronostic

En général, la guérison est spontanée en quelques jours. Les complications qui s'observent le plus souvent dans les formes chroniques (plus de 6 épisodes par hiver) sont les infections de voisinage (otite, bronchite, ethmoïdite), les convulsions et la déshydratation.

### Traitement et prévention

Il est symptomatique dans la forme simple (antipyrétiques, désobstruction rhinopharyngée). Les antibiotiques seront utilisés en cas de surinfection. L'ablation des végétations est indiquée en cas de forme chronique compliquée.

Des facteurs favorisants seront recherchés dans les formes chroniques : carence en fer, allergie, reflux gastro-œsophagien, tabagisme parental…

La prévention des récidives fait appel aux immunostimulants, à l'oligothérapie (soufre) et aux cures thermales.

Des lavages de nez au sérum physiologique sont conseillés plusieurs fois par jour en cas d'écoulement nasal purulent.

## RHUMATISME ARTICULAIRE AIGU ou Maladie de Bouillaud

### Définition et causes

Complication inflammatoire aiguë d'une infection pharyngée (angine) à streptocoque bêta-hémolytique du groupe A non ou mal traitée.

### Épidémiologie

Il s'observe essentiellement chez l'enfant de 5 à 15 ans. Il est devenu très rare dans les pays développés avec l'utilisation large des antibiotiques, mais reste fréquent dans les pays en voie de développement.

### Signes et symptômes

Les douleurs touchant les grosses articulations, associées à de la fièvre sont les signes les plus fréquents. L'atteinte inflammatoire cardiaque (lésion valvulaire, péricardite, myocardite) est inconstante mais fait toute la gravité de la maladie. Les signes neurologiques (chorée de Sydenham ☞) et cutanés (nodosités sous-cutanées de Meynet, érythème marginé) ne sont présents que dans 10 à 20 % des cas.

### Investigations

La preuve de l'infection streptococcique est apportée par l'élévation des antistreptolysines O (ASLO). L'échographie cardiaque permet d'évaluer l'existence et la gravité de l'atteinte cardiaque.

### Évolution, complications et pronostic

La principale complication est l'atteinte valvulaire cardiaque. Des rechutes sont possibles lors d'une nouvelle infection pharyngée.

### Traitement et prévention

Le traitement de la crise associe le repos, les anti-inflammatoires (aspirine, corticoïdes) et les antibiotiques (pénicilline).

La prévention primaire nécessite le traitement antibiotique de toute angine. La prévention des rechutes impose la pénicilline au long cours après une crise (Extencilline® pendant 5 ans), une protection antibiotique lors de toute intervention chirurgicale et le traitement des foyers infectieux, dentaires notamment, pour éviter une greffe bactérienne (endocardite) sur les lésions cardiaques séquellaires.

## RICKETTSIOSES

### Définition et causes

Ensemble de maladies infectieuses dues à différents types de bactéries du groupe des rickettsies. Les plus connues sont la fièvre Q (☞), la fièvre boutonneuse méditerranéenne (☞), le typhus exanthématique (☞) et le typhus murin (☞).

### Épidémiologie

La plupart des rickettsies se maintiennent dans la nature par un cycle comprenant un réservoir animal et un vecteur (insecte, tique notamment, ou autre arthropode) qui infecte l'homme. Jusqu'au début du XX^e^ siècle, les épidémies ont été responsables de plusieurs millions de morts. Elles sont aujourd'hui plus rares, mais il existe une possibilité de résurgence en cas d'abaissement du niveau d'hygiène.

### Signes et symptômes

Le début est brutal avec une fièvre durant une à plusieurs semaines. Puis apparaissent des céphalées, des malaises, une prostration, une vascularite (inflammation des vaisseaux) périphérique et un exanthème (rougeur cutanée).

### Investigations

Il existe un sérodiagnostic spécifique pour chaque espèce.

### Évolution, complications et pronostic

La guérison sous traitement est habituelle, mais dans certaines formes des complications viscérales sont possibles et peuvent déboucher sur un décès.

### Traitement

Les tétracyclines et le chloramphénicol sont en général très efficaces.

### Prévention et éducation

La prévention associe l'élimination des vecteurs ainsi que l'hygiène et des mesures de protection individuelle. Il existe une vaccination pour certaines formes.

## ROSACÉE

### Définition et causes

Dermatose bénigne du visage d'étiologie inconnue, caractérisée par une coloration rouge (érythrose), une couperose, des papules et des pustules.

### Épidémiologie

Elle touche l'adulte d'âge moyen avec une prédominance féminine.

### Signes et symptômes

Le *stade 1* se limite à des flushes (crises de vasodilatation cutanée) du visage après les repas, lors d'émotions, de changement de température ambiante, d'ingestion d'alcool ou de boisson chaude.
Le *stade 2* est celui de la couperose (visage rouge parsemé de petits vaisseaux dilatés).
Le *stade 3* correspond à la rosacée papulo-pustuleuse et le *stade 4* au rhinophyma (nez rouge, bulbeux, présent uniquement chez les hommes).

### Investigations

Le diagnostic est uniquement clinique.

### Évolution, complications et pronostic

L'évolution est ponctuée de poussées entrecoupées de rémissions, mais avec une aggravation progressive. Des lésions oculaires associées sont possibles.

### Traitement

Le traitement général comprend les tétracyclines au long cours et l'isotrétinoïne (par ex. Roaccutane®). Le traitement local est basé sur le métronidazole (Rozex®) en gel et l'électrocoagulation ou le laser argon pour les télangiectasies (dilatations vasculaires).

### ✔ Soins, surveillance et prévention

La prévention consiste à éviter les facteurs favorisants (boissons chaudes et alcoolisées). La corticothérapie locale doit être proscrite car elle entraîne une aggravation.

Les patients – femmes et hommes – doivent être informés du risque tératogène de l'isotrétinoïne. Chez la femme, une contraception efficace doit être débutée un mois avant le début du traitement et poursuivie un mois après son arrêt. Avant de débuter le traitement, elle doit faire un test de grossesse (au 2e ou 3e jour du cycle) qui sera répété tous les mois à date fixe pendant le traitement et 5 semaines après la fin du traitement. Par ailleurs, un accord du traitement et de la contraception doit être recueilli par écrit.

## ROSÉOLE INFANTILE

### Définition et causes

Maladie éruptive infantile due à un virus du groupe herpès (HVH-6). La transmission s'effectue par contact étroit (gouttelettes de salive) et la durée d'incubation est de 10-15 jours.

### Épidémiologie

Elle est très fréquente et survient essentiellement enter 6 mois et 3 ans. Des épidémies locales sont possibles.

### Signes et symptômes

Elle débute par une fièvre élevée, accompagnée de ganglions cervicaux. Dans les jours qui suivent, la fièvre baisse et apparaît une éruption constituée de plaques (maculopapules) rose pâle, tout d'abord au niveau du cou puis s'étendant au tronc et aux membres, en respectant le visage.

### Investigations

Le diagnostic est clinique. La numération-formule sanguine montre une leuconeutropénie.

### Évolution, complications et pronostic

Les signes cutanés régressent en 1 à 2 jours. Les complications sont rares et concernent principalement les immunodéprimés (méningite, hépatite…).

### Traitement

Il est uniquement symptomatique (antipyrétiques) à la phase initiale.

## ROUGEOLE

### Définition et causes

Maladie virale très contagieuse de la seconde enfance, caractérisée par une éruption cutanée généralisée. L'incubation est 10 jours.

### Épidémiologie

La vaccination a entraîné une diminution très nette du nombre de cas en France (400 000 cas/an en 1970, 40 000 en 1995), mais elle ne couvre pas toute la population, ce qui explique la persistance de la maladie.

### Signes et symptômes

Elle débute par une fièvre élevée et des signes d'hypersécrétion oculaire, nasale et bronchique. De petites tâches blanchâtres sont retrouvées sur la face interne des joues (signe de Koplick). 3 à 4 jours plus tard apparaît une éruption maculo-papuleuse faite de plaques rouge surélevées, avec des intervalles de peau saine, commençant derrière les oreilles puis gagnent le visage et le tronc.

### Investigations

La radiographie pulmonaire peut montrer des opacités hilifuges (qui s'éloignent du hile pulmonaire) et le sérodiagnostic est positif.

### Évolution, complications et pronostic

L'évolution est en général simple : la fièvre disparaît avec la généralisation de l'éruption qui régresse en quelques jours avec une éventuelle desquamation. Des complications respiratoires (bronchiolites, bronchites, laryngites, pneumonies) avec une éventuelle surinfection et des complications neurologiques (encéphalite aiguë avec une mortalité et des séquelles neurologiques importantes) sont possibles, mais rares.

### Traitement

Le traitement est symptomatique. Les antibiotiques sont fréquemment utilisés en prévention des infections.

### Prévention et surveillance

La prévention est basée sur la vaccination (associée aux oreillons et à la rubéole) dès le 12e mois. L'isolement respiratoire d'une durée de quatre jours après l'éruption (chambre individuelle, lavage des mains avant et après chaque contact, éviter les visites et les sorties ou port de masque pour le patient si transport indispensable) et la vaccination (ou sérothérapie pour les femmes enceintes) des sujets contacts non immunisés est nécessaire.

## ROUGET DU PORC

### Définition et causes

Maladie infectieuse provoquée par l'inoculation accidentelle du bacille du rouget du porc (*Erysipelothrix rhusiopathiae*).

### Épidémiologie

C'est une maladie qui touche essentiellement les professions en contact avec les animaux réservoirs du germe (porcs, autres mammifères, oiseaux de basse-cour, certains poissons).

### Signes et symptômes

Les formes localisées, les plus fréquentes, succèdent à une piqûre au niveau de la main. Il existe une tache rouge, prurigineuse qui s'étend en plaque douloureuse et prend une teinte violacée. La forme septicémique comprend un tableau infectieux grave avec des manifestations cutanées et articulaires.

### Investigations

Le germe peut être isolé par prélèvement local et culture.

### Évolution, complications et pronostic

Dans la plupart des cas, la guérison est obtenue en trois semaines sous traitement. Le risque majeur est une greffe endocardique qui peut évoluer vers le décès.

### Traitement

Le traitement antibiotique utilise la pénicilline ou un macrolide.

## RUBÉOLE

### Définition et causes

Maladie virale, éruptive, contagieuse. La transmission se fait par voie aérienne ou par voie transplacentaire (☞ Rubéole congénitale). La contagiosité précède les signes cliniques. La durée d'incubation est d'environ deux semaines.

### Épidémiologie

C'est une affection très fréquente qui est cependant en diminution avec la diffusion de la vaccination des enfants. La maladie est immunisante et 90 % des femmes en âge de procréer sont protégées.

### Signes et symptômes

Il existe initialement une fièvre modérée puis en 48 h apparaît l'éruption. Elle débute à la face avec des plaques rouges puis s'étend à tout le corps en quelques heures, en prenant une teinte écarlate. La fièvre est modérée et éphémère à ce stade.

### Investigations

Le diagnostic est essentiellement clinique. La numération-formule sanguine montre une leuconeutropénie et une plasmocytose. La certitude ne peut être apportée que par l'augmentation des anticorps lors de deux prélèvements à 15 jours d'intervalle.

### Évolution, complications et pronostic

L'éruption disparaît en 3 ou 4 jours. Les complications neurologiques (encéphalite) sont très rares. Ce qui fait la gravité de la maladie est la forme congénitale lors d'une infection pendant la grossesse chez une femme non immunisée.

### Traitement et prévention

Il est uniquement symptomatique (antipyrétiques).
La vaccination systématique (souvent associée à la rougeole et aux oreillons), notamment de toutes les filles avant la puberté, est le meilleur moyen de prévention. Toute femme non immunisée sera vaccinée après son accouchement.

## RUBÉOLE CONGÉNITALE

### Définition et causes

Atteinte malformative du fœtus (embryofœtopathie) due une infection de la mère par le virus de la rubéole au cours de la grossesse. Le risque de malformations est maximal au cours de 12 premières semaines. On y associe la rubéole congénitale évolutive qui correspond à une infection virale chronique généralisée présente chez le nouveau-né.

### Épidémiologie

Malgré la prévention, plusieurs dizaines de cas sont encore observés en France chaque année.

### Signes et symptômes

Les organes les plus fréquemment atteints par les malformations sont l'œil (cataracte bilatérale), l'oreille (surdité) et le cœur (malformations diverses, principalement canal artériel et sténose pulmonaire). Un retard mental et une microcéphalie (tête anormalement petite) sont également présents. Dans la rubéole évolutive, l'enfant est de petit poids à la naissance et présente des anomalies viscérales variées et on observe plus tard des anomalies neurologiques et un retard psychomoteur.

### Investigations

Le diagnostic est affirmé par la sérologie qui montre une élévation des anticorps de type IgM.

### Traitement et prévention

Une interruption thérapeutique de grossesse est à envisager.
La prévention nécessite la vaccination systématique de toutes les filles avant l'âge de la puberté ou au pire chez toutes les femmes non protégées (séronégatives) immédiatement après un premier accouchement.

## RYTHME IDIOVENTRICULAIRE ACCÉLÉRÉ (RIVA)

Trouble du rythme ventriculaire qui a l'aspect d'une tachycardie ventriculaire (☞) lente entre 60 et 120/min. Il survient habituellement à la phase aiguë d'un infarctus du myocarde, souvent au cours de la reperfusion du myocarde (en cours de thrombolyse notamment). Les complexes QRS sont élargis, réguliers, avec des ondes P régulières et indépendantes des complexes ventriculaires (dissociation atrioventriculaire). Ce rythme est souvent de durée brève, cède spontanément et est rarement à l'origine de symptômes.

# S

## SALMONELLOSE

### Définition et causes

Infection digestive due à une des nombreuses salmonelles (à l'exception de *Salmonella typhi* et *Salmonella paratyphi*, responsables de la fièvre typhoïde). La contamination se fait le plus souvent par l'ingestion d'aliments contaminés (viande hachée, lait, œufs, coquillages, pâtisseries…). Les signes apparaissent 12 à 48 h après l'ingestion.

### Épidémiologie

Très fréquent. Les intoxications collectives (TIAC = toxi-infection alimentaires collectives) constituent un problème majeur de santé publique.

### Signes et symptômes

Gastro-entérite aiguë fébrile avec douleurs abdominales et diarrhée. Une déshydratation est possible, en particulier chez les petits enfants et les personnes âgées.

### Investigations

La coproculture et l'analyse des aliments incriminés permettent de retrouver le germe.

### Évolution, complications et évolution

L'évolution est en général favorable en 2 à 3 jours. Une complication rare est la dissémination de l'infection à de nombreux tissus dans l'organisme (endocardite, infection biliaire, méningite, arthrite…).

### Traitement

Le traitement de la gastro-entérite est symptomatique. Seules les autres localisations doivent bénéficier d'une antibiothérapie (fluoroquinolones).

### ✔ Soins, surveillance et prévention

Les soins et la surveillance sont celles de la diarrhée : hydratation, régime alimentaire à base d'aliments sans ou avec peu de résidus, surveillance du poids, de la fréquence et de l'aspect des selles. La fièvre et les douleurs abdominales doivent régresser avec le traitement symptomatique.

La prévention de la transmission par contact direct ou indirect avec les excréta ou des objets contaminés nécessite la mise en place d'un isolement entérique à l'hôpital jusqu'à l'obtention de deux coprocultures successives négatives : chambre individuelle, surblouse et gants à usage unique non stériles pour tout contact avec le patient, lavage des mains avant et après chaque soin et avant de sortir de la chambre, limiter le nombre de visiteurs et les transports du patient en dehors de sa chambre, matériel de soins individuel et dans la chambre, utilisation de linge à usage unique si possible, évacuation immédiate des selles selon le circuit habituel avec nettoyage et désinfection du matériel et des sanitaires après chaque utilisation, nettoyage des locaux en fin de programme journalier.

La déclaration est obligatoire. Une enquête permet de retrouver l'origine de la contamination et d'éviter une récidive (dépistage et traitement des personnels de cuisine porteurs sains). La prévention nécessite un contrôle précis des systèmes d'alimentation collective.

## SALPINGITE AIGUË

### Définition et causes

Infection des trompes de transmission le plus souvent sexuelle. Les principaux facteurs de risque sont le stérilet et les partenaires multiples avec des rapports non protégés.

### Épidémiologie

Elle est fréquente chez la femme jeune en âge de procréer et représente la cause la plus fréquente de stérilité par obstruction tubaire.

### Signes et symptômes

Association d'une douleur spontanée et lors de la palpation hypogastrique, d'une fièvre élevée et de leucorrhées (écoulement vulvaire) jaunâtre, fétides. Des métrorragies (saignements en dehors des règles) et des signes urinaires peuvent être présents. Les touchers pelviens sont douloureux.

### Investigations

La recherche du germe en cause associe les prélèvements bactériologiques locaux, l'examen cytobactériologique des urines et la sérologie du *Chlamydia*. L'échographie recherche un abcès, la cœlioscopie permet d'éliminer les autres diagnostics (appendicite aiguë, grossesse extra-utérine, rupture ou torsion de kyste ovarien) et d'évaluer la sévérité des lésions.

### Évolution, complications et pronostic

Un traitement précoce et bien conduit permet une évolution favorable. La complication à court terme est l'abcès; à long terme, ce sont les douleurs pelviennes chroniques, un risque augmenté de grossesse extra-utérine et la stérilité.

### Traitement

L'antibiothérapie associe l'amoxicilline-acide clavulanique (Augmentin®) et une cycline ou une fluoroquinolone.

Le traitement du partenaire est systématique; les rapports doivent être protégés pendant toute la durée du traitement.

## SARCOÏDOSE ou Maladie de Besnier-Bœck-Schaumann

### Définition et causes

Maladie inflammatoire chronique atteignant plusieurs organes, mais plus particulièrement le poumon. Elle est caractérisée au niveau histologique par l'existence de granulomes tuberculoïdes (amas de lymphocytes et de phagocytes). Sa cause est inconnue.

### Épidémiologie

C'est une maladie rare (prévalence de 10 pour 100 000) qui touche surtout les sujets jeunes (20 à 40 ans) avec une légère prédominance féminine.

### Signes et symptômes

L'atteinte prédominante est pulmonaire (dyspnée d'effort et toux sèche). Les adénopathies médiastinales sont très fréquentes, mais rarement symptomatiques. Les autres organes plus rarement touchés sont la peau (plaques, papules et nodules sous-cutanés = érythème noueux), l'œil (uvéite), les os (douleurs et tuméfactions), le cœur et le rein. Il peut exister une fièvre avec une asthénie et un amaigrissement.

### Investigations

La radiographie et le scanner thoracique sont complétés par des biopsies bronchiques étagées et un lavage broncho-alvéolaire. L'élévation du taux de l'enzyme de conversion sérique ainsi que l'hypercalciurie sont des éléments d'orientation. Les épreuves fonctionnelles respiratoires (EFR) évaluent le trouble ventilatoire éventuel.

### Évolution, complications et pronostic

La plupart des patients présentant une forme aiguë vont guérir sans séquelle. Dans environ 20 % des cas la maladie devient chronique avec des évolutions graves vers une insuffisance respiratoire (fibrose pulmonaire), cardiaque ou rénale.

### Traitement

Les corticoïdes sont utilisés mais ont un effet uniquement symptomatique. Dans les formes peu sévères, une simple surveillance est préconisée.

## SARCOME D'EWING
(☞) Ewing (sarcome d')

## SARCOME OSTÉOGÉNIQUE

### Définition et causes

Tumeur maligne des os constituée de tissu fibreux et de travées osseuses désorganisées.

### Épidémiologie

Il s'agit d'une tumeur rare qui touche surtout le sujet jeune (seconde enfance et adolescence).

### Signes et symptômes

La tumeur siège surtout aux extrémités des os longs et, dans la moitié des cas, au voisinage du genou (fémur, tibia). Elle se manifeste par une douleur puis un gonflement, parfois par une fracture spontanée.

### Investigations

La radiographie, complétée par le scanner et l'IRM, montre la tumeur et évalue son extension dans les parties molles. Seule la biopsie permet le diagnostic.

### Évolution, complications et pronostic

Les principales métastases sont pulmonaires. Les nouvelles chimiothérapies permettent un taux de survie à 5 ans de 60 à 70 %. Le pronostic dépend largement de la réponse à la chimiothérapie préopératoire.

### Traitement

Le traitement associe la chimiothérapie et l'exérèse chirurgicale de la tumeur. L'amputation est devenue rare aujourd'hui. Une radiothérapie complémentaire est parfois indiquée.

### Surveillance

La surveillance est celle d'un traitement par chimiothérapie (☞).

## SATURNISME

### Définition et causes

Intoxication chronique par le plomb due le plus souvent à l'absorption du plomb contenu dans les peintures des logements anciens (avant 1948).

### Épidémiologie

Touche principalement les enfants de moins de 3 ans ; elle est favorisée par l'absorption des débris de peinture présents sur le sol.

### Signes et symptômes

Les troubles initiaux sont peu spécifiques : anorexie, douleurs abdominales, constipation. Puis apparaissent des signes neurologiques : troubles du sommeil, irritabilité, diminution de l'activité, troubles du langage, altération de la vision et de l'audition.

### Investigations

Le dosage de la plombémie et la mesure de la protoporphyrine érythrocytaire libre permettent le diagnostic. Il existe par ailleurs une anémie microcytaire.

### Évolution, complications et pronostic

Les principales complications sont neurologiques : encéphalopathie, paralysies périphériques. En l'absence de diagnostic précoce, il existe une altération des fonctions intellectuelles et un retard scolaire.

### Traitement

Les produits qui fixent le plomb (chélateurs) permettent de former des complexes avec le plomb qui sont ensuite éliminés dans les urines.

### Prévention

La prévention consiste à effectuer un dépistage chez les enfants habitant dans les quartiers à risque. La seule mesure de protection efficace est une réhabilitation des logements ou un relogement.

## SCABIOSE ou (☞) Gale

## SCARLATINE

### Définition et causes

Toxi-infection d'origine streptococcique. Elle succède en général à une infection pharyngée (angine) due au streptocoque β-hémolytique sécrétant une toxine dite érythrogène (qui rend rouge).

### Épidémiologie

C'est une affection immunisante touchant les enfants de 5 à 15 ans.

### Signes et symptômes

Le début est brutal avec une fièvre à 39-40 °C, une angine rouge et une dysphagie (difficulté à avaler). L'éruption en nappe rouge (exanthème) apparaît vers la 48e heure d'abord sur le thorax, puis elle prédomine aux plis de flexion et respecte la face. L'angine persiste pendant 4 à 5 jours puis la langue devient peu à peu rouge écarlate (énanthème).

### Investigations

Le prélèvement de gorge permet de retrouver le streptocoque bêta-hémolytique. Le taux des antistreptolysines O (ASLO) est augmenté, mais tardivement.

### Évolution, complications et pronostic

L'éruption régresse en 9-10 jours. Elle est suivie d'une desquamation des paumes et des plantes. La fréquence et la gravité des complications (rhumatisme articulaire aigu, glomérulonéphrite post-streptococcique) ont nettement diminué depuis le traitement antibiotique systématique.

### Traitement

Il comporte le repos au lit et l'isolement du malade (éviction scolaire de 15 jours). L'antibiotique de choix est la pénicilline (Oracilline®) ou l'érythromycine en cas d'allergie.

### ✔ Soins, surveillance et prévention

L'isolement respiratoire (chambre individuelle, lavage des mains avant et après chaque contact, éviter les visites et les sorties ou port de masque pour le patient si transport indispensable).

Au 15e jour, il faut vérifier l'absence de protéinurie, d'hématurie microscopique et la stérilisation du pharynx (deux prélèvements de gorge négatifs).

## SCHEUERMANN (MALADIE DE)

### Définition et causes

Appelée également ostéochondrose vertébrale de croissance ou épiphysite vertébrale, elle est caractérisée par des altérations des plaques vertébrales cartilagineuses.

### Épidémiologie

Elle est fréquente et se développe pendant l'adolescence, surtout chez le garçon. Elle est favorisée par le port de lourdes charges et est parfois héréditaire.

### Signes et symptômes

Association d'une cyphose (déviation de la colonne à convexité postérieure : dos rond) dorsale à l'adolescence et d'une hyperlordose (exagération de la convexité antérieure au niveau lombaire) de compensation le plus souvent indolore.

### Investigations

Les radiographies du rachis montrent les lésions des vertèbres.

### Évolution, complications et pronostic

'évolution des lésions s'arrête à la fin de la roissance. À l'âge adulte apparaît parfois une ccentuation des affaissements discaux et une stéophytose (excroissances osseuses).

### Traitement

comprend une rééducation gymnique et la nise en place d'un corset en cas de cyphose nportante ou à progression rapide.

### Prévention et éducation

est recommandé de coucher sur un lit dur et e supprimer l'oreiller ou le traversin. La colonne orsale doit être ménagée avec un apprentissage 'une bonne attitude pour soulever et porter es charges.

## SCHIZOPHRÉNIE

### Définition et causes

'sychose (le sujet atteint de psychose n'est pas onscient du désordre de sa personnalité) chronique caractérisée par des troubles de la pensée t de l'affectivité aboutissant à une détérioration le la personnalité. La cause est inconnue.

### Épidémiologie

Touche 1 % de la population. Les troubles lébutent chez l'adulte jeune (15 à 24 ans chez 'homme et 25 à 34 ans chez la femme).

### Signes et symptômes

Les trois symptômes classiques sont la dissociation, le délire et l'autisme.

La dissociation est :

1. intellectuelle avec des troubles de la pensée et du langage, une altération du système logique (pensée magique) et un rationalisme morbide (raisonnement abstrait, illogique) ;
2. de l'affectivité avec une altération de l'expression des sentiments (rires ou pleurs immotivés), une indifférence et un retrait social ;
3. psychomotrice avec une passivité, un apragmatisme (absence d'activité liée à une perte du désir d'agir), un négativisme (opposition à une sollicitation), un maniérisme (attitudes dépourvues de naturel) et une catalepsie (perte de l'initiative motrice avec conservation des attitudes).

Le délire est caractérisé par des modifications de la perception de soi-même (dépersonnalisation) et du monde extérieur (déréalisation) dans une atmosphère d'angoisse et de menace. Des hallucinations sont fréquentes.

L'autisme est l'association d'une rupture de contact avec la réalité et de la polarisation de la vie mentale sur elle-même avec un repli sur soi.

### Évolution, complications et pronostic

On distingue les formes continues (30 à 50 %) avec une aggravation progressive et les formes oscillantes (50 à 70 %) avec des rémissions (soit récupération, soit aggravation après chaque accès). À long terme, on observe dans 20 à 25 % des cas une guérison, dans 50 à 60 % des cas une vie communautaire est possible avec une prise en charge thérapeutique soutenue malgré un apragmatisme important. Dans 20 à 25 % des cas, l'évolution est mauvaise avec une dégradation sociale et intellectuelle imposant une prise en charge permanente. Le risque suicidaire est élevé (10 % des schizophrènes se suicident).

### Traitement

L'hospitalisation souvent sous contrainte (hospitalisation sur demande d'un tiers) est habituellement nécessaire en début de maladie. Au long cours, le traitement comprend les neuroleptiques et une prise en charge psychothérapeutique.

### ✔ Soins, surveillance et éducation

Les soins consistent à établir une relation de confiance avec le patient, à encourager et améliorer l'adhésion au traitement médicamenteux et à favoriser la poursuite des activités de la vie quotidienne.

La surveillance est celle d'un traitement par les neuroleptiques (☞ Médicaments p. 684).

Elle repose en outre sur l'identification de signes précurseurs de comportement agressif ou de violence envers soi ou autrui.
La prévention du suicide consiste à évaluer systématiquement et régulièrement chez les patients l'expression d'idées et d'intentions suicidaires, des troubles de l'image de soi, une instabilité comportementale.

## SCHWARTZ-BARTTER (SYNDROME DE) ou (☞) Sécrétion inappropriée d'hormone antidiurétique

## SCIATIQUE ou Lombosciatique

### Définition et causes

Syndrome douloureux dû à une irritation de la racine L5 ou S1 au niveau des disques intervertébraux L4-L5 ou L5-S1 dont la cause la plus fréquente est une hernie discale.

### Épidémiologie

La prévalence est de 8/1 000 (soit 435 000 cas/an) avec un âge moyen de survenue de 35 à 55 ans et une prédominance masculine.

### Signes et symptômes

La lombalgie et la radiculalgie sont unilatérales. Le trajet L5 part de la fesse et descend le long de la face postéro-externe de la cuisse et de la jambe, du dos du pied et se termine sur le gros orteil; le trajet S1 part de la fesse et descend le long de la face postérieure de la cuisse et du mollet, du talon d'Achille, du bord externe du pied et se termine sur le 5e orteil. Le signe de Lasègue correspond à l'apparition de la douleur à un certain angle lors du soulèvement du membre inférieur tendu et le signe de la sonnette, au réveil de la douleur par pression des masses latéro-rachidiennes.

### Investigations

Radiographies simples. Scanner et IRM. Plus rarement, saccoradiculographie.

### Évolution, complications et pronostic

Dans 90 % des cas, la guérison est obtenue en 8-10 jours. Les signes de gravité sont une forme hyperalgique accompagnée de signes de déficit sensitif ou moteur d'apparition récente (sciatique paralysante).

### Traitement

Il associe le repos, les antalgiques, les anti-inflammatoires non stéroïdiens et les myorelaxants. En cas d'échec, on aura recours aux infiltrations épidurales de corticoïdes, à la nucléolyse (destruction du « noyau » du disque intervertébral) percutanée ou à une intervention chirurgicale.

### ✔ Soins, surveillance et éducation

La prévention primaire (dès l'école) ou secondaire (patients ayant déjà présenté des lombalgies) est fondée sur les règles de l'« École du dos » (bonne attitude pour se lever du lit, soutien du dos lors de l'habillage, bonne attitude pour lacer ses chaussures, passer l'aspirateur, se pencher, soulever et porter des charges, travailler en position assise et devant un ordinateur), complétée par une action sur les facteurs de risque (obésité, conduite automobile…).

## SCLÉRITE

Inflammation de la sclère (tissu conjonctif qui entoure le globe oculaire) qui est souvent associée à une maladie générale touchant le tissu conjonctif (lupus érythémateux, polyarthrite rhumatoïde…). Elle se manifeste par des douleurs très importantes avec une rougeur violacée sous-conjonctivale. Les formes graves peuvent évoluer vers une perforation du globe oculaire. Le plus souvent, la guérison intervient en quelques semaines avec un traitement par les corticoïdes.

## SCLÉRODERMIE

### Définition et causes

Affection multisystémique chronique, de la famille des collagénoses, de cause inconnue caractérisée par une fibrose (sclérose du tissu conjonctif) cutanée et viscérale.

### Épidémiologie

L'incidence est de 5 à 20 nouveaux cas par an et par million d'habitants avec une nette prédominance féminine.

### Signes et symptômes

La forme typique correspond au CREST syndrome :

- C : Calcinose (calcifications sous-cutanées sur la pulpe des doigts ou en regard des saillies osseuses).
- R : syndrome de Raynaud (☞).
- E : dysfonctionnement oEsophagien (dysphagie ou difficulté à avaler, reflux gastro-œsophagien).
- S : Sclérodactylie (induration de la peau des doigts et rétraction des doigts en griffe).
- T : Télangiectasies (dilatations vasculaires).

Une fibrose pulmonaire, des troubles cardiaques et une atteinte rénale peuvent également exister.

### Investigations

Les facteurs antinucléaires sont présents dans plus de 90 % des cas et le facteur rhumatoïde dans 1/3 des cas. L'examen des capillaires (capillaroscopie) montre une réduction du nombre et des anomalies des anses capillaires.

### Évolution, complications et diagnostic

L'évolution est variable et imprévisible. Le pronostic est mauvais en cas d'atteinte pulmonaire, cardiaque ou rénale.

### Traitement

Les corticoïdes et les immunosuppresseurs sont efficaces dans certaines formes mais aucun traitement n'a d'efficacité constante.

La kinésithérapie est utile pour préserver la force musculaire mais insuffisante pour prévenir les raideurs articulaires.

## SCLÉROSE EN PLAQUES (SEP)

### Définition et causes

Maladie du système nerveux central caractérisée par des plaques disséminées de démyélinisation (perte de la gaine de myéline autour des nerfs) dans le cerveau et la moelle épinière. La cause est inconnue.

### Épidémiologie

Affecte 50 000 malades en France avec 2 000 nouveaux cas par an. L'âge de début se situe généralement entre 20 et 40 ans. L'existence de la maladie chez un parent direct multiple le risque par 20 à 50.

### Signes et symptômes

Les symptômes de début les plus courants sont visuels (névrite optique rétrobulbaire avec une baisse de l'acuité visuelle brutale et régressive ; paralysie oculomotrice), sensitifs (paresthésies = fourmillements, picotements, sensation de striction…), moteurs (déficit, spasticité) et cérébelleux (troubles de l'équilibre et de la coordination).

### Investigations

Des anomalies évocatrices du LCR et de l'IRM orientent le diagnostic. Les potentiels évoqués auditifs et visuels peuvent être anormaux précocement.

### Évolution, complications et pronostic

L'évolution est variable et imprévisible avec des poussées entrecoupées de périodes de rémission qui peuvent être assez longues au début (plusieurs mois à plusieurs années), puis qui se répètent à des intervalles de plus en plus court. La forme évoluée comporte une paraplégie avec une hypertonie, des troubles de la coordination des mouvements et des troubles psychiques. La maladie dure en moyenne plus de 25 ans, mais certaines formes évoluent plus rapidement.

### Traitement

Le traitement de la poussée utilise les corticoïdes à fortes doses et surtout l'interféron-β qui réduit le nombre des poussées. Le traitement de fond comprend la rééducation fonctionnelle et le baclofène (Liorésal®) pour lutter contre la spasticité.

### ✔ Soins, surveillance et éducation

Les soins visent : à apporter un soutien psychologique au patient et à son entourage confrontés à une maladie qui évolue par poussées et rémissions ; à aider le patient dans la réalisation des activités de la vie quotidienne et pour faciliter ses déplacements (fatigabilité ou faiblesse des membres inférieurs, troubles de l'équilibre, incoordination des mouvements, vertiges). Des aides techniques peuvent faciliter la mobilité (canne, déambulateur puis fauteuil roulant).

Une aide est apportée face à une difficulté à contrôler l'élimination urinaire et intestinale (rééducation vésicale, éventuel sondage intermittent, conservation d'une bonne diurèse).

Il est important de prévenir les chutes qui peuvent être fréquentes du fait des troubles de l'équilibre, ainsi que les escarres lors des immobilisations au lit. Les exercices physiques et de motricité font partie des programmes d'éducation.

Le maintien d'une activité professionnelle même à temps partiel est encouragé. Les associations de malades peuvent être d'une grande aide.

## SCLÉROSE LATÉRALE AMYOTROPHIQUE OU MALADIE DE CHARCOT

### Définition et causes

Affection dégénérative qui entraîne des lésions des neurones moteurs corticaux du tronc cérébral et de la moelle épinière (tire son nom de l sclérose des cordons latéraux médullaires o passent les faisceaux pyramidaux). La cause e inconnue mais il existe 5 à 10 % de form familiales de transmission autosomique dom nante.

### Épidémiologie

La prévalence est de 3 à 5/100 000 habitan par an avec une légère prédominance masculin L'âge moyen de début est entre 55 et 60 ans.

### Signes et symptômes

Association :
- d'un déficit moteur, accompagné d'une amyo trophie (fonte musculaire) qui débute au nivea des mains puis remonte vers le bras ;
- d'une spasticité des membres inférieurs ave des réflexes cutanés plantaires en extensio (signe de Babinski) ;
- d'une paralysie labio-glosso-pharyngée ave une voix nasonnée et des troubles de la déglu tition ;
- d'une atteinte des muscles respiratoires.

### Investigations

L'électromyogramme montre une atteinte ner veuse périphérique. L'IRM de la moelle cervical permet d'éliminer une compression et la spiro métrie de quantifier l'atteinte respiratoire.

### Évolution, complications et pronostic

L'évolution est inexorable vers une atteinte dif fuse de l'ensemble de la musculature alors que le fonctions intellectuelles sont intactes. La moyenn de survie est de 35 mois.

### Traitement

Il se limite à des mesures d'accompagnement e de confort. Le riluzole (Rilutek®) est un médicament qui semble augmenter la durée de survie.

### ✔ Soins, surveillance et éducation

Les soins visent : à apporter un soutien psychologique au patient et à son entourage

confrontés à une maladie qui entraîne une dépendance croissante ; à aider le patient dans la réalisation des activités de la vie quotidienne et pour faciliter ses déplacements avec ou sans aides techniques (fatigabilité ou faiblesse des membres inférieurs, fonte musculaire).
Il est important de prévenir les troubles de la déglutition et de faciliter la prise alimentaire (texture pâteuse ou gélifiée des aliments, prise des repas en position assise, surveillance du patient durant le repas). En cas de fonte musculaire ou de troubles de la déglutition non résolus par les moyens précédents, une alimentation par sonde de gastrostomie peut être envisagée.
La surveillance porte sur l'apparition de troubles de la respiration (fréquence respiratoire, amplitude respiratoire, encombrement trachéo-bronchique).
Les exercices de motricité d'entretien font partie des programmes de soins. Les associations de malades peuvent être d'une grande aide par le soutien et les conseils qu'elles peuvent apporter.

## SCLÉROSE TUBÉREUSE DE BOURNEVILLE

### Définition et causes

Maladie héréditaire du groupe des phacomatoses (☞), de transmission autosomique dominante (mais avec une expression variable), dont les atteintes sont principalement cutanées et neurologiques.

### Épidémiologie

L'incidence est de 1/20 000.

### Signes et symptômes

Association de troubles cutanés (adénomes sébacés de la face distribués en « aile de papillon » sur les joues), d'une épilepsie et d'un retard intellectuel. Des tumeurs rétiniennes, rénales, cardiaques et vasculaires peuvent également exister.

### Investigations

Le scanner et l'IRM montrent des calcifications intracrâniennes.

### Évolution, complications et pronostic

L'espérance de vie des patients est de 30 ans environ.

### Traitement et prévention

Il est uniquement symptomatique en fonction des atteintes préférentielles.
Le conseil génétique est recommandé.

## SCOLIOSE

### Définition et causes

Incurvation latérale de la colonne vertébrale avec rotation des vertèbres. Elle est le plus souvent primitive et de cause obscure. Dans d'autres cas, elle est congénitale (défaut de développement d'une ou plusieurs vertèbres), séquellaire d'une poliomyélite ou accompagnée une autre maladie (maladie de Von Recklinghausen, syringomyélie...).

### Épidémiologie

Fréquente chez l'enfant d'âge scolaire, avec une nette prépondérance féminine (8 filles pour 2 garçons).

### Signes et symptômes

La scoliose peut être suspectée devant une épaule qui semble plus haute que l'autre ou bien elle peut se manifester par des douleurs dorsales ou lombaires. L'examen retrouve, sur le patient penché en avant, un déplacement latéral de la ligne des épineuses et une saillie des côtes (gibbosité) du côté opposé à la rotation.

### Investigations

Le bilan radiologique du rachis permet de mesurer l'importance de la scoliose.

## Évolution, complications et pronostic

L'aggravation est fréquente au moment de la puberté. Le pronostic dépend de la localisation, de la gravité et de l'âge de la survenue de la scoliose. En dehors de la difformité, la principale complication à l'âge adulte est la survenue d'une insuffisance respiratoire du fait de la déformation thoracique.

## Traitement

Il est variable en fonction de la gravité et de l'évolution : kinésithérapie, corset, intervention chirurgicale.

## Surveillance et éducation

La surveillance régulière pendant la croissance de l'enfant est indispensable afin d'instaurer rapidement les mesures thérapeutiques adaptées pour éviter une aggravation de la scoliose.

# SCORBUT

## Définition et causes

Maladie due à une carence en vitamine C, essentielle pour la formation des dents, des os et de l'ensemble des tissus conjonctifs. Les causes sont des régimes inadaptés et des maladies intestinales. Les besoins sont augmentés pendant la grossesse et la lactation, ainsi que dans l'hyperthyroïdie.

## Épidémiologie

S'observe essentiellement chez des personnes pauvres, en zone urbaine, avec deux pics de fréquence : entre 6 et 12 mois, chez les personnes âgées.

## Signes et symptômes

Chez le nourrisson, les symptômes sont des hémorragies cutanées et osseuses sous-périostées entraînant des gonflements douloureux. Chez l'adulte, on observe une altération de l'état général, des douleurs osseuses et articulaires, des lésions des ongles et des gencives, une absence de cicatrisation des plaies, des hémorragies cutanées.

## Investigations

Une anémie est fréquente. Le diagnostic est confirmé par le dosage du taux d'acide ascorbique dans les globules blancs.

## Évolution, complications et pronostic

En l'absence de traitement, la mort peut survenir brutalement, notamment par hémorragie cérébrale chez l'enfant.

## Traitement et prévention

Le traitement repose sur la vitamine C per os ou par voie parentérale.
Une nourriture équilibrée et l'apport systématique de vitamine C dans certaines situations à risque suffisent pour prévenir la maladie (100 mg de vitamine C par jour suffisent).

# SÉCRÉTION INAPPROPRIÉE D'HORMONE ANTIDIURÉTIQUE (syndrome de) ou SIADH ou Syndrome de Schwartz-Bartter

Sécrétion en quantité anormale d'hormone antidiurétique due à un cancer bronchique (à petites cellules), à une autre tumeur, à un traumatisme ou à une infection du système nerveux central. La conséquence est une diminution de la diurèse qui entraîne une surcharge hydrique avec une hyponatrémie alors que les urines sont concentrées. Le traitement est celui de la cause. Au stade initial, la restriction hydrique est efficace.

# SÉMINOME TESTICULAIRE

## Définition et causes

Tumeur maligne du testicule développée à partir de tissu d'origine embryonnaire.

## Épidémiologie

Les tumeurs testiculaires sont les cancers les plus fréquents chez l'homme entre 20 et 35 ans (il s'agit d'un séminome dans 30 à 40 % des as). L'incidence augmente progressivement après la puberté et est maximale entre 30 et 50 ans.

### Signes et symptômes

Testicule douloureux. La palpation, parfois gênée par une hydrocèle (épanchement dans la vaginale autour du testicule) perçoit un nodule dur.

### Investigations

Elles comprennent le dosage des marqueurs (α-foeto-protéine, β-HCG, NSE et LDH) et une échographie testiculaire.

### Évolution, complications et pronostic

Les métastases ganglionnaires et viscérales sont très fréquentes. Le taux de guérison à 10 ans est de 90 à 100 % selon le stade d'évolution.

### Traitement

Il associe l'orchidectomie (ablation du testicule) et la radiothérapie, complétées par la chimiothérapie selon la forme.

> ✔ **Soins et surveillance**
>
> La prévention des rechutes est basée sur la clinique et la surveillance des marqueurs. Le prélèvement de sperme et sa conservation est indiquée chez les patients jeunes.

## SEPTICÉMIE

### Définition et causes

Présence de micro-organismes dans le sang au cours d'un syndrome septique grave. Les principales origines des septicémies acquises hors de l'hôpital sont urinaires, pulmonaires et digestives. À l'hôpital (infections nosocomiales), les cathéters sont également en cause.

### Épidémiologie

Le nombre de cas est de plusieurs dizaines de milliers par an dont les 2/3 surviennent chez des patients hospitalisés. La mortalité est élevée.

### Signes et symptômes

Les principaux signes sont une fièvre > 38 °C ou < 36 °C, des frissons, une tachycardie > 90/min et une fréquence respiratoire > 20/min.

### Investigations

Le bilan sanguin retrouve un taux de leucocytes > 12 000/mm$^3$ ou < 4 000/mm$^3$. Les hémocultures recherchent le germe en cause.

### Évolution, complications et pronostic

Les principales complications sont l'évolution vers le choc septique (☞), une infection métastatique (méninges, péricarde) ou un abcès métastatique (peut se constituer dans presque tous les organes).

### Traitement

La base du traitement est une antibiothérapie probabiliste qui sera adaptée au germe dès son identification. Un geste chirurgical peut être nécessaire pour drainer un abcès ou exciser des tissus infectés.

### Prévention

L'augmentation des infections nosocomiales et l'émergence de germes multirésistants aux antibiotiques rendent indispensable l'application stricte des mesures de prévention des infections nosocomiales (lavage des mains, asepsie rigoureuse, isolement des patients, décontamination du matériel souillé, ...).

## SEVRAGE ALCOOLIQUE (SYNDROME DE)

Ensemble des signes pathologiques survenant à la suite de l'arrêt de l'alcoolisation chez un sujet alcoolodépendant. Il s'agit en fait des premiers signes du delirium tremens (☞).

## SEVRAGE AUX OPIACÉS ou État de manque

Ensemble de manifestations liées à l'interruption brutale de la consommation de drogue ou d'un traitement de substitution. Les principaux signes sont des douleurs lombaires ou musculaires, une fièvre, des tremblements, des sueurs, des douleurs abdominales, une mydriase, un état anxieux et une insomnie. La prise en charge en urgence utilise la clonidine (Catapressan®), la guanfacine (Estulic®), les benzodiazépines et les antalgiques.

## SHARP (SYNDROME DE) ou (☞) Connectivite mixte

## SHIGELLOSE

### Définition et causes

Infection intestinale aiguë provoquée par une famille de bactéries, les shigelles. La transmission se fait par l'eau, les aliments ou des objets contaminés par les germes contenus dans les selles. L'incubation est de 1 à 3 jours.

### Épidémiologie

Les shigelles seraient responsables de 10 à 20 % de l'ensemble des diarrhées, principalement chez les enfants entre 6 mois et 5 ans. Les épidémies sont fréquentes. *Shigella dysenteriae* est responsable des formes les plus sévères.

### Signes et symptômes

Le début est brutal avec une fièvre, une altération de l'état général, des nausées ou des vomissements, une diarrhée et des douleurs abdominales. En 2 à 3 jours, du sang, du pus et du mucus apparaissent dans les selles (diarrhée dysentérique).

### Investigations

La coproculture permet de retrouver le germe.

### Évolution, complications et pronostic

Chez l'enfant, la perte de poids et la déshydratation peuvent être sévères. L'évolution spontanée vers la guérison dure en général une semaine.

### Traitement

La base du traitement est la réhydratation. Les antibiotiques (fluoroquinolones = par ex. Ciflox® ou en cas de contre-indication amoxicilline ou cotrimoxazole = Bactrim®) ne sont indiqués que dans les formes marquées.

### Prévention

La prévention nécessite le respect de règles d'hygiène strictes, tant alimentaire que pour la manipulation du linge souillé.

## SIDA (SYNDROME D'IMMUNODÉFICIENCE ACQUISE)

### Définition et causes

Maladie infectieuse due au virus de l'immunodéficience humaine (VIH). La transmission s'effectue par voie sexuelle, sanguine (partage de seringue, accident professionnel, risque résiduel de la transfusion estimé à 1/600 000 unités de sang) ou maternofœtale (risque de 20 %). En France, la contamination par voie hétérosexuelle est devenue prédominante.

### Épidémiologie

L'épidémie mondiale a commencé à la fin des années soixante-dix et elle touche actuellement 42 millions d'individus dans le monde. L'Afrique est aujourd'hui le continent le plus touché avec 28 millions de malades; 5 millions de personnes supplémentaires ont été touchées en 2002, et 3 millions en sont mortes dont 600 000 enfants. Le nombre d'individus infectés par le VIH est estimé en France entre 100 000 à 150 000 personnes, avec à peu près 6 000 nouveaux cas par an.

### Signes et symptômes

La définition de la maladie utilise deux classifications celle du CDC d'Atlanta (Center of Disease Control) ou celle de l'OMS. (Organisation Mondiale de la Santé). Elles utilisent des critères biologiques et cliniques. Globalement le stade SIDA est défini par l'apparition d'infections opportunistes ou d'affections malignes.

### Investigations

Le diagnostic est affirmé par la sérologie positive au VIH. La surveillance utilise le taux de lymphocytes $CD_4$ et la charge virale.

### Évolution, complications et pronostic

L'avènement de la trithérapie a fait fortement baisser la mortalité dans les pays riches ainsi que l'incidence du nombre de cas de SIDA. Le décès survient le plus souvent dans un tableau de cachexie majeure.

### Traitement

Le traitement actuel utilise la trithérapie (association d'un antiprotéase avec deux inhibiteurs de la transcriptase inverse), mais les effets secondaires obligent parfois à son arrêt. Les infections opportunistes et les affections malignes relèvent de traitements spécifiques.

### Prévention et éducation

Les différentes mesures de prévention mises en œuvre sont l'utilisation du préservatif, la vente libre et la distribution de seringues aux toxicomanes, les programmes de substitution des opiacés (méthadone), le dépistage des dons du sang. Chez la femme enceinte séropositive, un traitement antiviral permet de diminuer fortement le risque de transmission materno-foetale. En cas d'exposition accidentelle (accident professionnel), des procédures particulières ont été édictées avec notamment la prescription précoce d'un traitement antiviral. Chez les patients séropositifs, la prescription systématique de médicaments anti-infectieux permet de prévenir certaines maladies, notamment la pneumocystose et la toxoplasmose.

### ✔ Soins, surveillance et éducation

Les soins sont fondés sur une relation de confiance avec le patient visant à favoriser l'adhésion au traitement qui est contraignant (horaires et conditions de prises précis) et comporte des effets secondaires. Le soutien psychologique est essentiel car la maladie affecte souvent les relations avec l'entourage, le milieu social et professionnel, et une altération de l'image de soi est souvent présente (amaigrissement important, modification de la répartition des graisses, lésions cutanées).

La surveillance porte sur l'état général, la tolérance des médicaments et la recherche des effets secondaires, l'état cutané et buccal, l'état de conscience.

L'éducation est centrée sur : la prévention de la transmission du virus (préservatifs, programme d'échange de seringues) ; la manière de se protéger des infections, d'éviter un amaigrissement (fractionnement des repas, alimentation protéinée et pauvre en graisses en cas d'hypercholestérolémie induite par le traitement, pesée hebdomadaire) ; la poursuite des activités de la vie quotidienne.

Le soignant doit respecter les mesures qui évitent le contact avec le sang ou les liquides biologiques et adapter les précautions à prendre en fonction de l'analyse de la situation (lavage des mains systématique avant et juste après chaque soin ou contact, port de gants, de surblouse et de masque en cas de risque de projection, élimination immédiate des objets piquants souillés dans un conteneur adéquat).

## SIGMOÏDITE DIVERTICULAIRE ou Diverticulite

### Définition et causes

Inflammation ou infection de la muqueuse colique au niveau de diverticules sur une diverticulose colique (☞).

### Épidémiologie

La diverticulose est l'affection colique la plus fréquente avec une incidence qui augmente avec l'âge (50 % après 60 ans) sans prédominance de sexe.

### Signes et symptômes

Elle se manifeste par une douleur de la fosse iliaque gauche avec une défense localisée et une fièvre. Au stade d'abcès péridiverticulaire, les signes sont plus importants avec une masse du flanc gauche et une contracture.

### Investigations

L'ASP est souvent peu contributif et le scanner est l'examen de choix car la coloscopie est dangereuse (risque de perforation colique). Les examens biologiques comprennent une numération-formule sanguine, des hémocultures et un bilan de la fonction rénale.

### Évolution, complications et pronostic

Les principales complications sont la perforation avec une péritonite généralisée, la forme sténosante et/ou pseudo-tumorale (masse douloureuse avec occlusion), ainsi que les fistules (vésicales, vaginales…). Dans les formes compliquées d'emblée, la mortalité est assez importante.

### Traitement

Dans les formes modérées, le traitement est médical, associant un régime sans résidus, des antispasmodiques (par ex. Spasfon®), des antalgiques et une antibiothérapie (ceftriaxone = Rocéphine® ou une fluoroquinolone associée au métronidazole).
La chirurgie (colectomie) est indiquée en cas d'échec du traitement médical ou dans les formes compliquées. Après deux poussées traitées médicalement, une chirurgie à froid est indiquée pour éviter une récidive plus grave.

## SILICOSE

### Définition et causes

Affection pulmonaire due à l'inhalation et à la rétention de poussières de silice sous forme de cristaux (quartz). Elle est caractérisée par des zones de fibrose et de destruction du tissu pulmonaire (bulles d'emphysème).

### Épidémiologie

C'est une maladie professionnelle ouvrant droit à une indemnisation. Elle touche les mineurs, les fondeurs, les céramistes, les tailleurs de pierre… L'intensité des lésions est fonction de la durée d'exposition.

### Signes et symptômes

Les manifestations sont tardives et d'apparition progressive. Le tableau est celui d'une bronchopneumopathie chronique (☞) avec une hypersécrétion bronchique et sensibilité aux infections.

### Investigations

La radiographie pulmonaire et le scanner montre des anomalies (opacités nodulaires bilatérales et symétriques) avant l'apparition de signes cliniques. Les épreuves fonctionnelles respiratoires ne montrent des anomalies qu'à un stade avancé de la maladie.

### Évolution, complications et pronostic

La maladie peut se déclarer après une période de latence de plusieurs années et évoluer après l'arrêt de l'exposition. La principale complication est l'évolution vers l'insuffisance respiratoire chronique avec une insuffisance cardiaque droite. Le pneumothorax est fréquent.

### Traitement et prévention

Le traitement est essentiellement préventif avec des mesures de surveillance et de protection (port de masques filtrants, hottes aspirantes dans les ateliers…) des sujets exposés.
Lorsque les lésions sont installées, il s'agit de la prise en charge d'une bronchopneumopathie chronique.

## SILVERMAN (SYNDROME DE)

Syndrome des enfants battus chez lesquels on retrouve des fractures multiples, d'âges différents. Au moindre doute, en particulier lors d'une consultation pour une nouvelle fracture, l'enfant sera hospitalisé et on pratiquera une radiographie du squelette entier. En cas de situation conflictuelle avec les parents, un signalement immédiat au Procureur de la République est nécessaire pour obtenir une ordonance de placement provisoire confiant l'enfant l'hôpital.

## SINUSITE

### Définition et causes

nflammation des cavités sinusiennes de la face ue à une infection bactérienne ou virale. Elle eut être aiguë ou chronique; il peut également xister un facteur allergique.
es facteurs prédisposants sont toutes les situaons qui influencent le drainage et la ventilaon des sinus (déviation de la cloison nasale, olypes nasaux, rhinite allergique, intubation asotrachéale...).

### Épidémiologie

ffection très fréquente à tous les âges de la vie. 'atteinte ethmoïdale est prépondérante chez enfant (seul sinus formé avant l'âge de un an, es autres ne se développant qu'entre 4 et 8 ans).

### Signes et symptômes

Association d'une rhinorrhée (écoulement nasal) purulente, d'une fièvre modérée, de céphalées et urtout d'une douleur dont le siège dépend du inus atteint : pour le sinus maxillaire, au niveau les joues et de l'arcade dentaire supérieure; pour le sinus frontal et ethmoïde, au-dessus des ourcils; pour la sinusite sphénoïdale (plus rare), étro-orbitaire.

### Investigations

La rhinoscopie retrouve un écoulement purulent au niveau des méats sinusiens. Les radiographies et le scanner recherchent des complications, en particulier des extensions cérébrales. La radiographie panoramique dentaire peut mettre en évidence un éventuel foyer d'origine dentaire. La ponction éventuelle permet de réaliser une culture et un antibiogramme.

### Traitement

Il associe des soins locaux (lavages de nez, instillations de vasoconstricteurs, inhalations ou aérosols), une antibiothérapie par amoxicilline-acide clavulanique (Augmentin®) ou par céphalosporine, des anti-inflammatoires (souvent des corticoïdes), des antalgiques et des fluidifiants.

### ✔ Soins, surveillance et éducation

L'élévation de la tête du lit, une hydratation suffisante pour améliorer le drainage des sinus sont recommandés. Il est nécessaire de respecter la durée du traitement antibiotique pour éviter les récidives.
Des lavages de nez au sérum physiologique sont conseillés en cas d'écoulement nasal purulent.

## SODOKU

### Définition et causes

Maladie infectieuse, due à *Spirillum minus*, provoquée par une morsure de rat. L'incubation est de 3 à 6 semaines.

### Épidémiologie

Il touche les populations défavorisées et certaines professions exposées.

### Signes et symptômes

La morsure cicatrise, puis apparaît une inflammation locale avec fièvre, frissons, céphalées et souvent des signes méningés, accompagnés d'une éruption cutanée.

### Investigations

Recherche de *Spirillum* dans les frottis sanguins ou sur un prélèvement de lésion.

### Évolution, complications et pronostic

L'évolution est spontanément favorable en 2 à 3 jours, puis survient un second épisode fébrile avec les mêmes manifestations cliniques. D'autres récurrences du même type sont possibles en l'absence de traitement avec de rares complications rénales, pulmonaires ou nerveuses mais le pronostic est généralement bénin.

### Traitement

Antibiothérapie par un antibiotique de la classe des pénicillines ou des cyclines.

## SOMMEIL (MALADIE DU) ou Trypanosomiase africaine

### Définition et causes

Parasitose due à *Trypanosomia rhodiense* ou *gambiense*, transmise par la mouche tsé-tsé (ou glossine), dont les signes neurologiques font toute la gravité. L'incubation est de 15 jours à 2 ans.

### Épidémiologie

15 à 20 000 cas/an en Afrique entre 15 ° de latitude Nord et 20 ° de latitude Sud, principalement dans les zones rurales. *T. gambiense* est présente en Afrique de l'Ouest et *T. rhodiense* en Afrique de l'Est.

### Signes et symptômes

La piqûre passe souvent inaperçue. La phase de généralisation associe une fièvre irrégulière, des adénopathies cervicales, une hépatosplénomégalie, des placards érythémateux et des troubles neurologiques (insomnie ou hypersomnie, délire, agitation nocturne…). La phase de polarisation cérébrale se caractérise par des troubles majeurs des grandes régulations (appétit, température, sommeil), des douleurs profondes et des troubles neurologiques (tremblements, incoordination motrice, hébétude, convulsions).

### Investigations

Le trypanosome se recherche sur le sang, le LCR ou sur un frottis ganglionnaire. Il existe également un sérodiagnostic.

### Évolution, complications et pronostic

Les formes non traitées sont toujours mortelles. Avec le traitement, la mortalité chute à 10 ou 20 %.La forme à *T. gambiense* évolue sur plusieurs mois ou années, alors que celle à *T. rhodiense* a une évolution rapide et gravissime vers la mort en 4 à 8 semaines.

### Traitement

Il est variable en fonction du type et du stad Les différents médicaments utilisés sont : la su amine (Moranyl®), la pentamidine (Pentacar nat®), les dérivés arsenicaux (Arsobal®) e l'eflornithine.

### Prévention et éducation

La prévention individuelle est basée sur les vête ments protecteurs et les répulsifs ; la préventio collective sur la lutte contre les glossines.

## SOMNAMBULISME

Trouble du sommeil, d'origine inconnue caractérisé par l'association d'un comportemen éveillé et d'une absence de réaction aux stimula tions extérieures, dont le sujet ne garde aucu souvenir. Il survient surtout chez les jeunes gar çons. Il faut empêcher le somnambule de se pla cer dans des situations dangereuses et le calme en étant très doux. Les benzodiazépines son utiles dans les formes sévères.

## SOUFFRANCE FŒTALE AIGUË

Dégradation brutale de l'état du fœtus au cours du travail. Elle se traduit par une bradycardie permanente (supérieure à 10 min) et sévère, avec une fréquence cardiaque inférieure à 100/min. Les causes les plus fréquentes sont une anomalie du cordon (☞ Procidence) ou un hématome rétroplacentaire. Chez la patiente multipare à dilatation complète, l'accouchement par voie basse peut être tenté. Dans tous les autres cas, une césarienne en urgence s'impose.

## SPASME DU SANGLOT

Convulsion d'origine anoxique survenant chez le nourrisson au cours d'un accès de colère. Elle est précédée par une apnée prolongée, un accès de cyanose et une perte de connaissance.

## SPASMOPHILIE

### Définition et causes

ugmentation de l'excitabilité des nerfs périhériques donnant des contractions musculaires rédominant au niveau de la main. Son origine est pas connue, mais elle peut être considérée omme proche des attaques de panique.

### Épidémiologie

'est une affection fréquente survenant essenellement chez des femmes jeunes ayant des ersonnalités de type hystérique.

### Signes et symptômes

es principaux signes de la crise sont une hyperentilation, une contracture typique de la main « main d'accoucheur ») et des malaises, souent associés à des pleurs et des sanglots.

### Investigations

e diagnostic est clinique. Il peut parfois être tile dans certains cas de rechercher une dimiution des taux sanguins de calcium et de agnésium.

### Évolution, complications et pronostic

es crises se répètent à intervalles variables et ont très impressionnantes pour l'entourage en épit de leur bénignité. La tendance est une disarition avec l'âge.

### Traitement

e traitement de la crise comprend l'isolement t la mise au calme, la respiration dans un sac en lastique (lutte contre l'alcalose liée à l'hyperentilation qui entretient la crise), l'injection de ranquillisants ou de calcium en intraveineux. a prise en charge au long cours est compliquée t utilise essentiellement la psychothérapie.

## SPHÉROCYTOSE HÉRÉDITAIRE ou (☞) Maladie de Minkowski-Chauffard

## SPINA BIFIDA

### Définition et causes

Défaut de fermeture de l'arc postérieur de certaines vertèbres avec mise à nu des méninges méningocèle ou de la moelle épinière (myéloméningocèle). La cause est inconnue, il existe parfois un caractère familial (risque de récidive de 3 % en cas d'antécédent lors d'une précédente grossesse).

### Épidémiologie

C'est l'une des plus graves malformations neurologiques qui soit compatible avec la vie (700 grossesses par an en France).

### Signes et symptômes

Le diagnostic peut être anténatal par échographie. À la naissance, il existe une tuméfaction médiane, dorsale, lombaire ou lombosacrée qui s'étend sur 3 à 6 segments vertébraux. Il peut exister des signes neurologiques en aval selon la forme et sa gravité.

### Investigations

Elles comprennent les radiographies et le scanner. Un bilan urinaire et rénal est également nécessaire.

### Évolution, complications et pronostic

L'évolution est marquée par les risques de paraplégie, d'hydrocéphalie, de vessie neurologique avec retentissement rénal et de complications orthopédiques. Malgré le traitement, la mortalité est élevée (par complications infectieuses) et les séquelles souvent importantes.

### Traitement et prévention

En cas de diagnostic anténatal, une interruption de grossesse sera proposée.

À près la naissance, il est chirurgical par fermeture de la brèche et mise en place d'une dérivation en cas d'hydrocéphalie.

Le dysfonctionnement vésical fréquent impose unc surveillance de la fonction rénale est nécessaire et les infections urinaires seront rapidement traitées.

L'apport systématique d'acide folique (Spécia-foldine®) durant le mois qui précède la conception puis pendant le 1er trimestre de la grossesse réduit considérablement ce risque, y compris chez les femmes sans antécédent (prévention primaire).

## SPLÉNOMÉGALIE MYÉLOÏDE

### Définition et causes

Prolifération de fibroblastes extramédullaires associée à une fibrose de la moelle osseuse et à une augmentation de volume de la rate (splénomégalie). La cause est inconnue.

### Épidémiologie

La maladie se déclare après 50 ans. Les hommes et les femmes sont également touchés.

### Signes et symptômes

L'augmentation de volume de la rate peut être massive et entraîner des douleurs et une sensation de plénitude abdominale. Il existe également des signes en rapport avec l'anémie (pâleur, essoufflement, asthénie). Une hépatomégalie est fréquemment associée.

### Investigations

Le bilan sanguin retrouve une anémie avec des anomalies de la forme des globules rouges (en forme de larmes). La ponction médullaire met en évidence une fibrose.

### Évolution, complications et pronostic

L'évolution est chronique et progressive (la splénomégalie peut exister des années avant que le diagnostic ne soit posé). Les accidents liés à l'insuffisance médullaire et la transformation en une forme aiguë diminuent la survie.

### Traitement

Il n'existe pas de traitement spécifique. Les différents moyens utilisés sont les androgènes (Danazol®), l'hydroxyurée (Hydréa®), la splénectomi les transfusions et la greffe de moelle chez le patients les plus jeunes.

## SPONDYLARTHRITE ANKYLOSANTE

### Définition et causes

Rhumatisme inflammatoire chronique, à ten dance ankylosante, affectant particulièrement l rachis et le pelvis. Il existe une prédispositio héréditaire avec une présence très fréquente d gène HLA B27. Souvent la cause reste incon nue ; parfois, on retrouve une association ave un syndrome de Fiessinger-Leroy-Reiter (☞) un rhumatisme psoriasique ou une rectocolit hémorragique (☞).

### Épidémiologie

La maladie touche principalement l'homm (8 hommes pour 2 femmes) jeune (début entr 15 et 30 ans).

### Signes et symptômes

Les premiers signes sont des douleurs fessières e lombaires, avec parfois une sciatique atypique Leur rythme est particulier : recrudescence nocturne, surtout en 2e partie de nuit, diminutio dans la journée et réapparition le soir. Le malad se plaint d'un enraidissement matinal et l'examen révèle une raideur vertébrale.

### Investigations

Les radiographies du bassin et du rachis montrent des signes évocateurs : élargissement de interlignes sacro-iliaques, calcifications des ligaments intervertébraux (syndesmophytes). La vitesse de sédimentation est élevée. On retrouve l'antigène HLA B27 dans près de 80 % des cas.

### Évolution, complications et pronostic

L'évolution se fait en général lentement sur 10 à 20 ans, souvent sous forme de poussées entrecoupées de périodes d'accalmie. L'atteinte initialement pelvienne, s'étend de manière ascendante à l'ensemble du rachis. Dans 20 à 40 %

:s cas, les hanches et les épaules sont atteintes. ɿ stade ultime l'enraidissement entraîne des :formations rachidiennes (cyphose dorsale) et ne altération de la marche. Des atteintes ocu- ıres (iritis) et cardiaques (insuffisance aortique) nt possibles.

### Traitement

:s bases du traitement sont les anti-inflamma- ires non stéroïdiens et la kinésithérapie, notam- ent la gymnastique posturale et respiratoire.

ans les cas les plus sévères la phénylbutazone 3utazolidine®) peut être utilisée en cures courtes rs des poussées, tout comme la salazopyrine, le éthotrexate et un nouveau médicament (éta- ercept = Enbrel®) en traitement de fond. Des ıfiltrations intra-articulaires de corticoïdes sont galement possibles.

### ✓ Soins, surveillance et éducation.

Le respect de certaines règles d'hygiène de vie est essentiel : éviter les positions penchées en avant, repos dans la journée sur un plan dur, exercices de gymnastique tous les jours, en particulier « dérouillage » matinal… La surveillance de l'évolution s'appuie sur la mesure de l'expansion thoracique ainsi que sur la mesure de la flèche entre le mur et le creux de la nuque.

La toxicité d'un certain nombre de médicaments utilisés justifie une surveillance particulière au niveau digestif, cutané et hématologique notamment.

## SPONDYLODISCITE

### Définition et causes

ɪnfection du disque intervertébral et des corps vertébraux adjacents qui se produit le plus souvent par voie sanguine ou par inoculation locale. Le staphylocoque est le germe responsable de la moitié des cas; le bacille tuberculeux est en recrudescence depuis quelques années.

### Épidémiologie

Il existe deux pics de fréquence dans l'adolescence et autour de 60 ans avec une légère prédominance masculine.

### Signes et symptômes

Il s'agit d'une douleur rachidienne fébrile qui s'installe le plus souvent progressivement, intense, permanente avec des réveils nocturnes, entraînant une raideur avec une contracture des muscles paravertébraux. La localisation lombaire est la plus fréquente (elle est plus souvent dorsale dans la forme tuberculeuse).

### Investigations

Les radiographies standards (mais elles sont souvent normales dans les premières semaines) et l'IRM permettent le diagnostic. La ponction biopsie permet souvent d'identifier le germe.

### Évolution, complications et pronostic

Les principales complications sont les atteintes neurologiques – atteinte d'une racine (sciatique…), syndrome de la queue de cheval, compression médullaire – et les abcès.

### Traitement

L'antibiothérapie utilisant deux antibiotiques synergiques selon le germe suspecté constitue la base du traitement, complétée par l'immobilisation et la rééducation. La chirurgie est parfois indiquée en cas de complications.

### ✓ Soins et prévention

L'asepsie la plus stricte est nécessaire lors des interventions (ponction, chirurgie) sur le rachis.

## SPONDYLOLISTHÉSIS

### Définition et causes

Glissement antérieur d'une vertèbre, le plus souvent lombaire, par rapport à sa voisine. Il est dû soit à une destruction des isthmes (sorte de fracture de fatigue survenant chez l'enfant), soit à de l'arthrose (adulte après 50 ans).

### Épidémiologie

La lyse isthmique touche 3 à 5 % de la population. La forme arthrosique est également fréquente.

### Signes et symptômes

Lombalgies ou lombosciatiques banales avec souvent une hyperlordose (fort creusement) lombaire. Mais la découverte est souvent fortuite.

### Investigations

Les radiographies de profil du rachis permettent le diagnostic.

### Évolution, complications et pronostic

En cas de glissement important, une sciatique ou une atteinte pluriradiculaire identique aux symptômes du canal lombaire étroit (☞) peuvent exister. L'obésité et les traumatismes sont des facteurs aggravants.

### Traitement

Dans les formes simples, le ménagement du rachis et le port d'un lombostat suffisent. Dans les formes compliquées, la chirurgie est nécessaire.

> ### ✔ Soins et éducation
>
> Les enseignements de l'« École du dos » apportent une aide efficace : apprentissage d'une bonne attitude pour se lever du lit, d'un soutien du dos lors de l'habillage, d'une bonne attitude pour lacer ses chaussures, pour passer l'aspirateur, se pencher, soulever et porter des charges, travailler en position assise et devant un ordinateur.

## STAPHYLOCOCCIE MALIGNE DE LA FACE

### Définition et causes

Infection grave du tissu sous-cutané de la face due le plus souvent à la manipulation d'un furoncle (en particulier de la lèvre supérieure).

### Épidémiologie

C'est une affection rare.

### Signes et symptômes

Il existe une fièvre brutale à 40° C brutale av une tuméfaction rouge violacée qui déborde furoncle et gagne la région orbitaire. Sur le fron le cuir chevelu ou à l'angle de l'œil, les cordo inflammatoires des veines thrombosées so visibles. L'œil est saillant, immobilisé par la ce lulite inflammatoire rétro-orbitaire.

### Investigations

Le diagnostic est clinique. Les hémocultur permettent d'isoler le germe et de tester sa ser sibilité aux antibiotiques.

### Évolution, complications et pronostic

L'évolution est foudroyante. Les principales com plications sont la thrombophlébite du sinus cave neux (veine cérébrale) avec une extension au méninges et au cerveau, ainsi que la septicém avec choc septique. La mortalité est important

### Traitement

L'antibiothérapie doit être précoce, adaptée a germe et posséder une bonne diffusion dans l tissu neuroméningé.

### Éducation

Il faut interdire la manipulation des furoncle de la face.

## STÉATOSE AIGUË GRAVIDIQUE

### Définitions et causes

Accumulation de graisses (triglycérides) dans l foie au cours de la grossesse, généralement a 3e trimestre (plus rarement au 2e). De caus inconnue, elle est accompagnée dans la moiti des cas de signes de toxémie gravidique (☞).

### Épidémiologie

Elle se rencontre dans 0,01 % des grossesse (aussi bien chez la primipare que chez la multi-

are). Dans 20 % des cas, il s'agit d'une gros-
esse gémellaire.

### Signes et symptômes

ssociation de nausées, vomissements, douleurs bdominales, parfois céphalées et/ou polydipsie soif intense). Un ictère et un prurit apparaissent la grossesse n'est pas arrêtée.

### Investigations

e bilan hépatique est perturbé ; la créatinine et urée sanguines sont élevées. Il existe une hyper-ucocytose et une thrombopénie. La biopsie épatique transveineuse permet le diagnostic.

### Évolution, complications et pronostic

Même en cas de diagnostic précoce, le pronostic naternel et fœtal sont engagés. Il n'y a habituellement pas de récidive lors des grossesses futures.

### Traitement

'interruption de la grossesse, le plus rapidement ossible, est impérative.

## STEINERT (MALADIE DE) ou Dystrophie myotonique

### Définition et causes

Maladie génétique de transmission autosomique lominante, du groupe des myopathies.

### Épidémiologie

C'est la plus fréquente des dystrophies musculaires de l'adulte avec une prévalence de 1/8 000.

### Signes et symptômes

Elle survient à tout âge et sa gravité est variable. l existe une myotonie (lenteur à la décontraction) prédominant sur les muscles de la main, ne faiblesse des muscles des extrémités des nembres, une cataracte, une atrophie testiculaire, une calvitie précoce, un diabète, un retard nental et des troubles de la conduction cardiaque.

### Investigations

Le diagnostic est clinique. L'électromyogramme et la biopsie musculaires sont parfois utiles.

### Évolution, complications et pronostic

En général, le décès survient vers 50 ans dans les formes graves.

### Traitement et prévention

La phénytoïne (Di-Hydan®) est parfois utile contre la myotonie. Un stimulateur cardiaque peut être nécessaire.
Un diagnostic prénatal est possible.

## STÉNOSE DU PYLORE CHEZ L'ENFANT

### Définition et causes

Obstacle à l'évacuation gastrique due à une hypertrophie des fibres musculaires du sphincter du pylore (orifice entre l'estomac et le duodénum). La cause est inconnue, mais il existe 10 % de formes familiales.

### Épidémiologie

2 à 3 cas/1 000 naissances, le plus souvent chez le garçon. Elle touche plus souvent les premiers-nés et les prématurés.

### Signes et symptômes

Début après un intervalle libre, entre 8 jours et 3 semaines de vie, avec : des vomissements abondants, explosifs pendant ou peu de temps après le repas, un appétit conservé, une constipation et une absence de prise normale de poids. Il est parfois possible de palper l'olive pylorique.

### Investigations

L'échographie montre une image en cocarde au niveau du pylore.

### Évolution, complications et pronostic

Le risque principal est la déshydratation et la dénutrition en cas de retard au diagnostic.

### Traitement

Il est chirurgical avec une pylorotomie et reprise de l'alimentation dès la 12e heure postopératoire.

> **✔ Soins et surveillance**
>
> Après l'intervention, les prises alimentaires doivent être nombreuses et de petit volume. La surveillance porte sur la cessation des vomissements et la courbe de poids qui doit s'améliorer.
>
> Tout trouble du transit chez un nourrisson doit être exploré sans délai du fait des risques de complications graves rapides.

## STÉRILITÉ

### Définition et causes

Incapacité de concevoir après une période de 18 mois à 2 ans de rapports non protégés. Les causes féminines sont les troubles de l'ovulation (tumeur hypophysaire, ovaires polykystiques…), une atteinte des trompes (salpingite, notamment les infections à *Chlamydia*), l'endométriose, des anomalies utérines, un trouble au niveau de la glaire (insuffisance, incompatibilité glaire/sperme). Les causes masculines sont essentiellement liées à une anomalie du sperme (insuffisance quantitative et/ou qualitative).

### Épidémiologie

Près de 20 % des couples présentent des difficultés pour concevoir, mais seulement 3 à 5 % présentent une stérilité définitive. Les causes masculines sont impliquées seules dans 20 % des cas et associées à un facteur féminin dans 40 % des cas.

### Signes et symptômes

L'examen clinique vérifie l'absence de malformations génitales et la qualité des signes sexuels secondaires.

### Investigations

Le bilan comprend les dosages hormonaux, l'hystérographie et le test de Hühner (recueil et examen de la glaire après un rapport sexuel) chez la femme et le spermogramme chez l'homme.

### Évolution, complications et pronostic

Le traitement et notamment la fécondation in vitro (FIV) ont des taux de succès intéressants mais le taux de grossesses multiples reste élevé et les problèmes de prématurité en rapport sont importants.

### Traitement

Selon la cause, le traitement utilise les inducteurs de l'ovulation, une plastie tubaire, l'insémination intra-utérine, les techniques de procréation médicalement assistée (FIV ou GIFT = transfert de gamètes dans la trompe de Fallope).

### Prévention et éducation

Les maladies sexuellement transmissibles, notamment les infections à *Chlamydia* qui sont une cause de plus en plus fréquente de stérilité, doivent bénéficier de mesures de prévention efficaces, en particulier auprès des adolescentes et des femmes jeunes.

## STEVENS-JOHNSON (SYNDROME DE)

### Définition et causes

Forme grave d'érythème polymorphe (éruption inflammatoire faite de lésions cutanées ou muqueuses, bulleuses, œdémateuses ou érythémateuses). L'origine peut être médicamenteuse ou infectieuse (herpès, pneumopathie à *Mycoplasma pneumoniae*…), mais dans 50 % des cas aucune cause n'est retrouvée.

### Épidémiologie

C'est une affection rare qui touche l'enfant (chez l'adulte on parle d'ectodermose pluri-orificielle).

### Signes et symptômes

.es lésions caractéristiques sont des bulles de la nuqueuse buccale, du pharynx, de la région nogénitale et des conjonctives. Le malade peut tre incapable de manger ou de fermer complèement la bouche et bave en permanence. La onjonctivite peut être très douloureuse et empêher l'ouverture des yeux.

### Investigations

.e diagnostic est clinique.

### Évolution, complications et pronostic

'issue est parfois mortelle, du fait de complicaions respiratoires. Des cicatrices cornéennes sont ossibles.

### Traitement

l associe des mesures symptomatiques et le traiement de la cause (éviction du médicament uspecté, traitement de l'infection en cause…). .es corticoïdes peuvent être utiles s'ils sont utiisés précocement.

## STILL (MALADIE DE)

### Définition et causes

Maladie articulaire inflammatoire de l'enfant vec une atteinte systémique (forme systémique le l'arthrite chronique juvénile ☞).

### Épidémiologie

.a maladie de Still représente un tiers des arthrites hroniques juvéniles avec une fréquence à peu rès égale dans les deux sexes. Elle commence lans les deux tiers des cas avant 5 ans.

### Signes et symptômes

.e début est brusque avec une fièvre élevée ntermittente, une éruption cutanée souvent ugace et contemporaine de la fièvre. L'atteinte ilatérale et symétrique des articulations des oignets, des genoux et des chevilles ne survient ouvent qu'après un délai de quelques semaines mois. Des douleurs abdominales avec une hépatosplénomégalie et une péricardite sont possibles.

### Investigations

Les radiographies permettent d'évaluer l'atteinte osseuse. La vitesse de sédimentation est très élevée. Une hyperleucocytose est constante et une anémie modérée est fréquente.

### Évolution, complications et pronostic

L'évolution se fait par poussées avec des périodes de rémission sur plusieurs années. Au bout de 15 ans, près de 40 % des patients ont une invalidité sévère incompatible avec une vie autonome et 10 % sont morts d'infection, d'amylose (atteinte rénale), de myocardite…

### Traitement

L'aspirine est utilisée en premier et les corticoïdes en cas d'échec. La kinésithérapie et le soutien psychologique complètent le traitement.

## STOMATITE

### Définition et causes

Inflammation de la bouche. Les causes sont une infection (candidose, herpès…), un traumatisme (dents…), des produits irritants ou toxiques, une allergie ou une maladie générale (lichen plan, érythème polymorphe, lupus, Behçet…).

### Épidémiologie

Affection fréquente.

### Signes et symptômes

Les signes sont variables selon la cause : rougeur, plaques blanchâtres, douleur au contact, sécheresse, sensation de brûlures, œdème…

### Investigations

Elles sont orientées vers la recherche de la cause, notamment du germe en cas d'infection. Une lésion buccale unique, résistant au traitement, doit être biopsiée.

### Évolution, complications et pronostic

L'évolution est variable selon la cause. Des formes chroniques, récidivantes limitant l'alimentation sont possibles dans certaines maladies générales.

### Traitement

Les maladies générales nécessitent un traitement spécifique. Les infections réagissent rapidement au traitement antibiotique local ou général. Les ulcérations douloureuses peuvent être soulagées par des bains de bouche et l'application d'anesthésiques locaux.

> **✓ Soins et surveillance**
>
> La prévention des stomatites chez les patients alités et dépendants repose sur une hygiène de la bouche (soins de bouche après chaque repas, nettoyage des dents non traumatisant, nettoyage des prothèses dentaires après les repas et dépose la nuit) et un maintien de son humidité (boire de l'eau, sucer ou mastiquer des cubes d'ananas, brumisation, ...).
> L'état des lèvres, de la salivation, de la déglutition et de la cavité buccale doit être évalué au moins quotidiennement.

## STRABISME

### Définition et causes

Trouble de la vision binoculaire avec une perte de parallélisme des deux yeux dû à la déviation de l'un d'eux (la personne « louche ») du fait d'un déséquilibre oculomoteur. Les causes sont oculaires (cataracte congénitale, rétinoblastome, décollement de la rétine...), musculaires (paralysie, malformation orbitaire...) ou fonctionnelles (accommodation en cas d'hypermétropie ou de myopie).

### Épidémiologie

Fréquent. Touche 3 à 5 % de la population, principalement l'enfant.

### Signes et symptômes

Lorsque la déviation se fait en dedans, on parle de strabisme convergent; lorsqu'elle se fait en dehors, de strabisme divergent. L'œil dévié devient amblyope (baisse de l'acuité visuelle due à la neutralisation par le cerveau de l'image provenant de l'œil dévié : un seul œil est utilisé pour la vision).

### Investigations

Un bilan ophtalmologique avec un fond d'œil est nécessaire, notamment pour détecter un rétinoblastome (☞).

### Évolution, complications et pronostic

Le résultat dépend de la précocité du diagnostic et du traitement (après 3 ans, la diminution de l'acuité visuelle sera fixée).

### Traitement

Il est initialement médical avec la correction d'une éventuelle amétropie (myopie ou hypermétropie), le traitement de l'amblyopie (port de caches) et une rééducation orthoptique. Si la déviation persiste, un traitement chirurgical sera effectué vers 5-6 ans.

## STRIDOR LARYNGÉ CONGÉNITAL ou Laryngomalacie

Anomalie isolée du larynx se manifestant à la naissance par un bruit inspiratoire le plus souvent aigu, isolé, sans modification du cri, ni de la toux, sans dyspnée importante, ni trouble de la déglutition. La fibroscopie montre une trop grande souplesse des cartilages et des ligaments du larynx. En général, la disparition est spontanée entre 12 et 18 mois. Dans quelques rares cas entraînant des troubles digestifs et respiratoires une intervention chirurgicale est nécessaire.

## STRONGYLOÏDOSE ou (☞) Anguillulose

## SURDITÉ BRUSQUE

### Définition et causes

Surdité brutale qui touche habituelle une seule oreille dont le début est soudain ou rapidement progressif en quelques heures. Elle est le plus souvent unilatérale et provient d'une atteinte de l'oreille interne (surdité de perception) dont la cause reste obscure.

### Épidémiologie

Atteint environ 1 personne sur 5 000 chaque année.

### Signes et symptômes

La surdité est profonde, brutale, souvent accompagnée de bourdonnements d'oreille et parfois de vertiges.

### Investigations

L'audiogramme confirme le diagnostic.

### Évolution, complications et pronostic

La récupération est totale ou partielle pour la plupart des patients en moins de 15 jours mais pour certains la surdité est définitive. Cependant la rapidité de la mise en œuvre du traitement influe sur le pronostic.

### Traitement

Il consiste en l'administration par voie veineuse le plus rapidement possible de corticoïdes et de vasodilatateurs. Il est également possible d'utiliser du mannitol, une hémodilution normovolémique ou une oxygénothérapie hyperbare.

## SURPRESSION PULMONAIRE

### Définition et causes

Accident de plongée dû à l'augmentation de la pression intrapulmonaire par expansion des gaz lors d'une remontée trop rapide et/ou avec une respiration bloquée. Il entraîne la rupture des alvéoles avec passage de gaz dans la plèvre dans le médiastin et dans la circulation sanguine.

### Épidémiologie

C'est un des accidents graves de la plongée, heureusement peu fréquent.

### Signes et symptômes

Le plus souvent, il existe une perte de connaissance au cours de la remontée ou peu après la sortie. Les signes pulmonaires sont dominés par une douleur thoracique, une dyspnée, une toux, des crachats sanglants et un emphysème sous-cutané (air sous la peau provoquant une crépitation à la pression). Les troubles neurologiques sont variés : vertiges, crises convulsives, troubles visuels hémiplégie (droite le plus souvent)...

### Évolution, complications et pronostic

L'évolution peut être sévère avec un décès ou des séquelles neurologiques importantes.

### Traitement

L'oxygénothérapie au masque est la première mesure, suivie d'un transfert le plus rapide possible vers un caisson hyperbare.

### Prévention et éducation

La prévention nécessite une sélection des plongeurs (exclusion des asthmatiques, emphysémateux...) et un entraînement adapté (expirer et contrôler la vitesse à la remontée).

## SYCOSIS DE LA BARBE

Inflammation et infection des follicules pileux de la barbe et de la moustache due au staphylocoque doré ou plus rarement à un dermatophyte. Les lésions sont des placards inflammatoires et pustuleux. Le sycosis survient souvent sur un fond de dermatite séborrhéique. Le traitement repose sur une antisepsie locale et une antibiothérapie par voie générale (éventuellement complétée par une corticothérapie).

## SYMPATHOBLASTOME ou (☞) Neuroblastome

## SYNCOPE

### Définition et causes

Perte de connaissance brutale et brève liée à un bas débit sanguin cérébral transitoire. Dans la moitié des cas, aucune cause n'est retrouvée. Les autres causes sont vagales réflexes (toux, miction, défécation…), l'hypotension orthostatique, les cardiopathies (valvulaires notamment) et les troubles du rythme ou de la conduction cardiaque.

### Épidémiologie

C'est un événement très fréquent, en particulier chez les sujets âgés.

### Signes et symptômes

Perte de connaissance brutale entraînant une chute traumatique. Le réveil est soudain avec une récupération quasi immédiate de la conscience et une amnésie totale des faits. Des secousses cloniques de la face et des membres sont possibles.

### Investigations

L'électrocardiogramme et le holter recherchent une cause cardiaque. Le test d'inclinaison est utilisé depuis quelques années et permet de reproduire la syncope.

### Évolution, complications et traitement

Les chutes peuvent entraîner des fractures (col du fémur…). Les causes cardiaques peuvent nécessiter un traitement urgent pour éviter des complications graves, en particulier une mort subite.

### Traitement

C'est celui de la cause si elle est connue. L'hypotension orthostatique est souvent due aux médicaments.

### ✔ Soins, surveillance et éducation

En cas d'hypotension orthostatique ou de syncopes vagales, des conseils pratiques (se lever en deux temps…) peuvent éviter les chutes et leurs conséquences.
Le patient sera informé des effets hypotenseur des médicaments qui lui sont prescrits.

## SYNDROME CAVE INFÉRIEUR

Ensemble des signes cliniques dus à une obstruction de la veine cave inférieure. Les principales causes sont un envahissement tumoral direct, une compression par un processus malin ou une thrombose. Le tableau clinique comprend un œdème souvent asymétrique des membres inférieurs, des douleurs lombaires ou abdominales et une circulation collatérale à la racine des cuisses (veines visibles sous la peau). La principale complication est l'embolie pulmonaire, pouvant être révélatrice. Les examens diagnostics sont l'échographie, le scanner et l'IRM. Le traitement est variable selon la cause et les complications (anticoagulants, filtre cave…).

## SYNDROME CAVE SUPÉRIEUR

### Définition et causes

Ensemble des signes cliniques dus à une obstruction de la veine cave supérieure. Les principales causes sont un envahissement tumoral direct, une compression ou une thrombose. Il est souvent révélateur de la tumeur.

### Épidémiologie

Relativement fréquent du fait de la multiplicité des tumeurs de voisinage (cancer bronchopulmonaire, maladie de Hodgkin, cancer thyroïdien…).

### Signes et symptômes

Lorsque l'obstruction est progressive, les signes se limitent à une circulation collatérale thoracique (veines visibles sous la peau). En cas d'obstruction brutale, le tableau comprend un œdème en « pèlerine », avec un gonflement de la face, du cou et des membres supérieurs, une distension des veines du cou, une dyspnée, une circulation collatérale thoracique (du simple lacis veineux à un réseau sous-cutané très dilaté).

### Investigations

Le scanner avec opacification veineuse et l'IRM permettent de visualiser l'obstruction et d'apprécier les anomalies médiastinales en cause.

### Évolution, complications et pronostic

Les principales complications sont liées aux problèmes de compression au niveau du cou : troubles respiratoires, de la déglutition, malaises, crises convulsives... les décès sont essentiellement dus à l'extension du cancer sous-jacent.

### Traitement

Le traitement associe anticoagulants et/ou thrombolytiques, anti-inflammatoires et traitement de la cause (irradiation et/ou chimiothérapie). Dans quelques rares cas, un geste chirurgical peut être utile.

## SYNDROME DE DÉTRESSE RESPIRATOIRE AIGUË (SDRA)

### Définition et causes

Forme la plus grave d'insuffisance respiratoire hypoxémique (concentration d'oxygène dans le sang basse), caractérisée par une atteinte de la membrane alvéolocapillaire. Les causes peuvent être pulmonaires (infection, inhalation, contusion, brûlure respiratoire) ou extrapulmonaires (infection sévère, polytraumatisme, état de choc, transfusions massives, pancréatite embolie pulmonaire...).

### Épidémiologie

Les causes extrapulmonaires représentent une complication fréquente des patients hospitalisés en réanimation.

### Signes et symptômes

Il existe une détresse respiratoire aiguë nécessitant le plus souvent l'intubation et la mise sous ventilation assistée.

### Investigations

Les gaz du sang montrent une hypoxémie sévère ($PaO_2$ en air ambiant inférieure à 50 mmHg et ne se corrige que très partiellement sous oxygène) et la radiographie pulmonaire des opacités alvéolaires bilatérales (« poumons blancs »).

### Évolution, complications et pronostic

La mortalité reste très élevée, entre 40 et 70 %, dépendant en partie de la cause.

### Traitement

L'hospitalisation doit se faire en réanimation. Les différents moyens thérapeutiques sont : la ventilation assistée avec une fraction inspirée de 100 % d'oxygène, une pression positive de fin d'expiration (PEEP), le monoxyde d'azote, l'almitrine (Vectarion®), la mise en décubitus ventral.

> **✔ Soins et surveillance**
>
> L'état respiratoire précaire de ces patients nécessite un monitorage précis, notamment une surveillance par oxymètre de pouls.

## SYNDROME HÉMOLYTIQUE ET URÉMIQUE (SHU)

### Définition et causes

Atteinte vasculaire rénale responsable d'une anémie hémolytique (par destruction des globules rouges) et d'une insuffisance rénale. La cause chez le nourrisson est essentiellement une infection digestive à *E. coli*. Chez l'adulte, les causes sont plus variées : infection, médicaments, post-partum immédiat, hypertension artérielle maligne, lupus...

### Épidémiologie

Il représente la cause la plus fréquente d'insuffisance rénale aiguë chez le nourrisson.

### Signes et symptômes

Chez l'enfant, le début est brutal avec une fièvre, une diarrhée sanglante. Les signes classiques sont une pâleur, un ictère discret et un purpura en rapport avec l'anémie, ainsi qu'une oligo-anurie (diminution ou absence d'urines), une hématurie et une protéinurie en rapport avec l'insuffisance rénale.

### Investigations

Le bilan biologique retrouve une anémie avec des globules rouges déformés, une thrombopénie et une insuffisance rénale.

### Évolution, complications et pronostic

L'évolution est favorable avec régression de l'insuffisance rénale dans plus des 2/3 des cas mais la mortalité initiale n'est pas nulle. Des séquelles rénales (hypertension artérielle, insuffisance rénale) sont possibles. La maladie est globalement plus grave chez l'adulte que chez l'enfant.

### Traitement

Le traitement est symptomatique : transfusion, dialyse.

## SYNDROME INTERMENSTRUEL

### Définition et causes

Douleurs pelviennes survenant en milieu de cycle, en période ovulatoire, plus fréquentes en cas d'ovaires polykystiques.

### Épidémiologie

Fréquent. Survient le plus souvent chez des femmes neurotoniques.

### Signes et symptômes

La triade caractéristique comprend : douleur pelvienne, perte de sang, gonflement abdomino-pelvien.

### Investigations

L'échographie permet de mettre en évidence des ovaires polykystiques.

### Évolution, complications et pronostic

La chronicité peut entraîner ou aggraver des troubles psychologiques existants.

### Traitement

Les antispasmodiques (par ex. Spasfon®) et les antalgiques sont souvent suffisants. En cas de forme grave et de désir de contraception, il faut utiliser un œstroprogestatif ou des progestatifs pendant toute la durée du cycle. Un soutien psychothérapeutique est parfois nécessaire.

## SYNDROME DES LOGES

Douleur et œdème d'un groupe musculaire au niveau de la jambe apparaissant de manière retardée après un effort, sportif notamment. Ce syndrome est dû à la compression et au défaut de vascularisation (ischémie) des muscles, car ils sont enfermés dans un compartiment ou une loge inextensible, limitée par les os et les aponévroses. Le traitement consiste à arrêter le sport incriminé et à reprendre un entraînement visant à renforcer les muscles concernés.

## SYNDROME MALIN DES NEUROLEPTIQUES

### Définition et causes

Réaction anormale lors de l'administration de neuroleptiques à des doses normales.

### Épidémiologie

Rare.

### Signes et symptômes

Ce syndrome est caractérisé par une hyperthermie, un dysfonctionnement du système nerveux autonome (tachycardie, instabilité de la pression artérielle, sueurs abondantes, dyspnée, incontinence urinaire) et des troubles extrapyramidaux (troubles du tonus, rigidité musculaire, tremblements). La température peut atteindre 41 °C, il existe des troubles de la conscience pouvant aller jusqu'au coma.

### Investigations

Le bilan biologique retrouve une hyperleucocytose et une élévation des CPK.

### Évolution, complications et pronostic

Les principales complications sont une insuffisance rénale, des troubles du rythme, une embolie pulmonaire ou une pneumopathie d'inhalation qui peuvent entraîner le décès dans 20 % des cas. Les signes persistent pendant 5 à 10 jours après l'arrêt des neuroleptiques.

### Traitement

Le traitement est symptomatique et comprend notamment le refroidissement et l'arrêt des neuroleptiques. Les médicaments utilisés sont le dantrolène (Dantrium®) et la bromocriptine (Parlodel®).

## SYNDROMES MYÉLODYSPLASIQUES

### Définition et causes

Groupe d'affections hématologiques caractérisées par des anomalies des cellules des différentes lignées de la moelle osseuse. On distingue les syndromes primitifs où aucune cause n'est retrouvée et les syndromes secondaires observés après une chimiothérapie ou l'exposition à certains toxiques industriels (benzène, hydrocarbures aromatiques).

### Épidémiologie

Les formes primaires s'observent essentiellement chez les sujets de plus de 50 ans.

### Signes et symptômes

Tantôt il s'agit d'une découverte systématique, tantôt le malade présente des signes d'anémie (pâleur, faiblesse, essoufflement), de thrombopénie (hémorragies) ou des infections en rapport avec une neutropénie.

### Investigations

La numération-formule sanguine et la ponction sternale permettent de qualifier et de quantifier les atteintes.

### Évolution, complications et pronostic

Le risque d'évolution vers une leucémie est variable selon le type (peut atteindre 40 % dans certains cas) et peut survenir de manière brutale ou progressive. Il s'agit presque toujours de leucémies aiguës myéloïdes (☞) dont le pronostic est très mauvais.

### Traitement

Le traitement symptomatique comprend l'antibiothérapie précoce en cas de fièvre, la transfusion de plaquettes et de globules rouges. Chez les patients de moins de 55 ans, la greffe de moelle est indiquée. Dans les autres cas, on utilisera la chimiothérapie. Chez les gens très âgés et dans les formes peu agressives, une simple surveillance suffit.

## SYNDROME NÉPHROTIQUE

### Définition et causes

Le syndrome néphrotique est caractérisé par l'association d'une protéinurie importante et d'une hypoprotidémie avec une hypoalbuminémie. La cause est une lésion glomérulaire soit primitive (☞ Néphrose lipoïdique, Hyalinose segmentaire focale, Glomérulonéphrite chronique), soit secondaire dans le cadre de maladies générales (diabète, amylose, lupus…), d'hémopathies (lymphomes, thalassémie, drépanocytose…), de cancers, d'infections, de phénomène allergiques ou de toxicité médicamenteuse. Il existe aussi des formes familiales.

### Épidémiologie

Le syndrome néphrotique primitif survient à tout âge mais il est plus fréquent chez l'enfant (âge de début entre 1 an 1/2 et 4 ans et prédominance masculine et néphrose lipoïdique dans 90 % des cas).

### Signes et symptômes

Le signe principal est l'apparition d'œdèmes se traduisant par une prise de poids significative Ils sont blancs, mous, infiltrant les tissus, en particulier les paupières au réveil. Des épanchements pleuraux, une ascite peuvent également êtres présents.

### Investigations

Le diagnostic est obtenu en évaluant la protidémie (avec une électrophorèse et un dosage de l'albuminémie) et la protéinurie des 24 h. Une hyperlipidémie est également fréquente. La biopsie rénale (qui n'est pas systématique chez l'enfant) identifie les lésions rénales responsables.

### Évolution, complications et pronostic

Les principales complications sont des crises douloureuses abdominales, des thromboses veineuses ou artérielles et une sensibilité accrue aux infections. Le pronostic varie selon la néphropathie sous-jacente entre la guérison complète et l'évolution vers l'insuffisance rénale chronique.

### Traitement

Il associe traitement de la néphropathie causale (si elle existe) et mesures symptomatiques (repos, régime désodé, anticoagulants…).

### Surveillance

Les éléments à surveiller sont la diurèse, la courbe de poids, la pression artérielle, l'évolution du bilan biologique urinaire et sanguin.

## SYNDROMES PARANÉOPLASIQUES

Manifestations dermatologiques, endocriniennes et surtout neurologiques survenant au cours de l'évolution d'un cancer, mais n'étant pas dues à un envahissement malin direct. Ce type de syndrome peut apparaître en même temps ou au cours de l'évolution du cancer, mais aussi le précéder.

## SYNDROME PRÉMENSTRUEL

### Définition et causes

Ensemble des manifestations qui surviennent dans la période qui précède les règles. La cause principale est un déséquilibre hormonal lié à une insuffisance de production de progestérone par le corps jaune après l'ovulation.

### Épidémiologie

Il est quasiment constant dans les années qui précèdent la ménopause.

### Signes et symptômes

Les principaux signes sont :

1. une rétention d'eau et de sel se manifestant par une tension de seins, un gonflement abdominal et une prise de poids;
2. des troubles du comportement avec une anxiété, une irritabilité et une dépression;
3. des troubles digestifs (diarrhée ou constipation), une poussée d'herpès…

### Investigations

Le diagnostic est clinique.

### Évolution, complications et pronostic

Les symptômes débutent 10 à 12 jours avant les règles et se poursuivent jusqu'à la fin du cycle. Le syndrome prémenstruel peut être à l'origine de la décompensation d'affections psychiatriques préexistantes.

### Traitement

Il comprend l'administration de progestatifs et une psychothérapie si nécessaire.

## SYPHILIS

### Définition et causes

Maladie sexuellement transmissible due au tréponème pâle ou *Treponema pallidum*. La transmission par des érosions cutanées et la contamination maternofœtale sont possibles. L'incubation est de 3 semaines.

### Épidémiologie

L'incidence est en augmentation depuis l'apparition du SIDA.

### Signes et symptômes

La lésion typique de la phase primaire est le chancre (ulcération unique, indolore siégeant le plus souvent dans le sillon balanopréputial) associée à une adénopathie satellite. La phase secondaire débute en moyenne 6 semaines après la contamination et se traduit par des signes cutanéomuqueux, une polyadénopathie et parfois des signes généraux et viscéraux. Chez le patient infecté par le VIH, l'atteinte neurologique associée à une atteinte oculaire est précoce.

### Investigations

Le tréponème peut être recherché sur un prélèvement de sérosité au niveau du chancre. Le diagnostic repose sur la sérologie (VDRL, TPHA, FTA absorbé. La ponction lombaire est indiquée en cas de signes neurologiques.

### Évolution, complications et pronostic

Le traitement antibiotique permet la guérison et a fait disparaître les formes neurologiques tardives. Les principales complications sont liées à la dissémination viscérale : atteinte méningée, hépatite, glomérulonéphrite...

### Traitement

L'antibiothérapie utilise la pénicilline (Extencilline®) ou la doxycycline ou l'érythromycine en cas d'allergie.

### Prévention et éducation

La prévention est celle des maladies sexuellement transmissibles. Le dépistage et le traitement simultané des partenaires est indispensable. Le dépistage prénatal n'est plus obligatoire, mais reste recommandé.

## SYRINGOMYÉLIE

### Définition et causes

Atteinte neurologique caractérisée par une cavitation de la partie centrale de la moelle cervicale qui peut s'étendre au bulbe ou au reste de la moelle. Dans la moitié des cas, l'affection est congénitale, le plus souvent sporadique et associée parfois à d'autres malformations (Arnold-Chiari par ex.) ; dans l'autre moitié des cas, elle est associée à des tumeurs intramédullaires ou à des traumatismes.

### Épidémiologie

C'est une affection rare dont les premiers symptômes, dans la forme congénitale, apparaissent tard dans l'enfance ou à l'adolescence.

### Signes et symptômes

L'installation est insidieuse et progressive avec une anesthésie touchant la sensibilité thermoalgique tout en préservant le toucher et la sensibilité profonde, une spasticité et un déficit de la force musculaire aux membres inférieurs. En cas d'atteinte du bulbe, il existe des troubles au niveau de la face et de la sphère ORL.

### Investigations

L'IRM est l'examen de choix.

### Évolution, complications et pronostic

L'évolution est variable : certains patients restent stables pendant des années alors que d'autres s'aggravent très rapidement et sont confinés au fauteuil en 5 à 10 ans.

### Traitement

Le traitement chirurgical est décevant et ne sera envisagé qu'en cas de franche évolutivité.

# T

## TABÈS

Complication neurologique tardive de la syphilis survenant 10 à 20 ans après la primo-infection. Le tableau clinique associe des douleurs fulgurantes, une ataxie (troubles de la coordination des mouvements), un signe d'Argyll-Robertson (petite pupille irrégulière qui réagit normalement à l'accommodation mais pas à la lumière) et des troubles urinaires (rétention, incontinence).

## TACHYCARDIE ATRIALE ou Tachysystolie atriale

### Définition et causes

Accélération du rythme auriculaire entre 150 et 250/min due à un centre d'automatisme autre que le centre sinusal. Elle se rencontre en cas de surdosage par les digitaliques ou au cours de l'évolution d'une cardiopathie, mais peut également survenir sur un cœur sain.

### Signes et symptômes

Les signes dépendent de la fréquence ventriculaire. Si elle est rapide, la tolérance peut être mauvaise avec des palpitations, une dyspnée et une insuffisance cardiaque. Dans le cas contraire, la découverte peut être fortuite sur un électrocardiogramme.

### Investigations

L'électrocardiogramme montre une succession rapide d'ondes P identiques et également espacées, séparées par un retour à la ligne isoélectrique. Les complexes ventriculaires sont de forme et de durée normales avec un rythme très souvent plus lent que le rythme auriculaire (conduction 1 fois sur 2, 1 fois sur 3 ou 1 fois sur 4, parfois irrégulière).

### Évolution, complications et pronostic

L'évolution peut se faire sous la forme d'accès paroxystiques plus ou moins longs, mais elle peut également être permanente. La résistance au anti-arythmiques est fréquente.

### Traitement

L'arrêt des digitaliques s'impose en cas de surdosage. Si elle n'est pas d'origine digitalique, la prescription de digitaline ou d'un autre anti-arythmique est indiquée, associée à un traitement anticoagulant. En cas de mauvaise tolérance, un choc électrique ou une stimulation œsophagienne s'imposent.

### Surveillance et éducation

La surveillance est celle du traitement digitalique (☞) et anticoagulant (☞).
L'éducation porte sur l'adhésion au traitement, les examens biologiques de contrôle de l'efficacité et du surdosage et l'attention portée aux effets indésirables des médicaments.

## TACHYCARDIE SINUSALE

Accélération du rythme sinusal au-dessus de 100/min chez l'adulte. Elle peut être symptomatique en cas de fièvre, d'hyperthyroïdie ou de poussée d'insuffisance cardiaque. Elle peut également survenir chez les sujets neurotoniques, émotifs ou lors d'abus, de café, de thé…

## TACHYCARDIE SUPRAVENTRICULAIRE

Tachycardie dont le point de départ de l'activation ventriculaire est situé au-dessus de la division du faisceau de His. Les complexes ventriculaires sont fins et la position de l'onde P par rapport au complexe QRS permet de définir le point de départ de l'activation. Font partie des tachycardies supraventriculaires : la tachycardie sinusale (☞), la tachycardie atriale (☞), la fibrillation et le flutter atrial (☞), ainsi que la maladie de Bouveret (☞).

## TACHYCARDIE VENTRICULAIRE

### Définition et causes

Salve de contractions ventriculaires consécutives, à un rythme > 120/min, déclenchée par un foyer anormal d'excitation au niveau du ventricule. Elle survient principalement à la phase aiguë de l'infarctus du myocarde, au cours de cardiopathies évoluées ou être le fait d'une anomalie congénitale (dysplasie arythmogène du ventricule droit).

### Épidémiologie

Beaucoup plus rare que la tachycardie supraventriculaire.

### Signes et symptômes

La tolérance clinique est en général très mauvaise du fait de l'atteinte cardiaque sous-jacente : palpitations, signes d'insuffisance cardiaque, voire état de choc.

### Investigations

L'électrocardiogramme montre :

1. des complexes QRS anormaux, élargis, se succédant rapidement ou à peu près régulièrement;
2. des ondes P régulières, indépendantes des complexes QRS, à un rythme entre 60 et 100/min (dissociation atrioventriculaire) ;
3. des complexes de capture (complexe ventriculaire normal) ou de fusion (complexe intermédiaire entre le normal et celui de la tachycardie).

### Évolution, complications et pronostic

La durée et la tolérance de la tachycardie sont variables : elle est d'autant moins bonne que la tachycardie est rapide et que le cœur est fatigué. L'arrêt peut être spontané. Le principal risque est le passage en fibrillation ventriculaire (☞) mortelle.

### Traitement

En cas de mauvaise tolérance, un choc électrique s'impose sans délai. Dans les autres cas, le traitement comprend l'injection d'anti-arythmiques, principalement la lidocaïne (Xylocard®). La prévention à long terme utilise les anti-arythmiques, la chirurgie ou l'implantation d'un défibrillateur automatique.

## TACHYSYSTOLIE ATRIALE ou (☞) Tachycardie atriale

## TÆNIASIS À *TÆNIA SAGINATA* ou « Ver solitaire »

### Définition et causes

Parasitose due à un ver plat, *Tænia saginata*, mesurant 5 à 10 m de long, qui se fixe dans l'intestin grêle et dont le corps est segmenté en anneaux, évacués par l'anus. La contamination se fait par la viande de bœuf peu cuite. Le ver met environ 2 mois pour devenir adulte.

### Épidémiologie

Environ 500 000 cas annuels en France.

### Signes et symptômes

L'atteinte peut être asymptomatique. Les troubles digestifs sont une anorexie (ou boulimie), des épigastralgies, des diarrhées, des nausées et des vomissements. Les troubles extradigestifs comprennent l'asthénie, les céphalées, l'insomnie, la dépression, l'anxiété et le prurit.

### Investigations

Les anneaux sont retrouvés dans les selles. Le scotch-test anal (bande adhésive collée sur la marge anale) met en évidence les œufs à l'examen au microscope.

### Évolution, complications et pronostic

Le traitement permet la guérison.

### Traitement

Il est basé sur le niclosamide (Trédémine®) ou le praziquantel (Biltricide®) en une cure unique.

### Prévention et éducation

Le contrôle vétérinaire doit permettre d'assurer une prévention efficace. Une bonne cuisson de la viande de bœuf (mais c'est contraire à nos habitudes alimentaires) limite les risques de contamination.

## TÆNIASIS À *TÆNIA SOLIUM*

### Définition et causes

Parasitose due à un ver plat, *Tænia solium*, mesurant 5 à 8 m de long, qui se fixe dans l'intestin grêle et dont le corps est segmenté en anneaux, évacués par l'anus. La contamination se fait par la viande de porc insuffisamment cuite.

### Épidémiologie

Très rare en France, en général d'importation (Europe de l'Est, Amérique latine, Asie).

### Signes et symptômes

Cf. *Tænia saginata*.

### Investigations

Cf. *Tænia saginata*.

### Évolution, complications et pronostic

La principale complication est la **cysticercose** qui correspond à la migration des larves vers de nombreux tissus où elles s'enkystent (cerveau et muscles). L'atteinte neurologique est particulièrement grave avec une épilepsie, une hypertension intracrânienne et une hydrocéphalie.

### Traitement

Il est basé sur le niclosamide (Trédémine®) et le praziquantel (Biltricide®).

### Prévention et éducation

La prévention passe par une bonne cuisson de la viande de porc.

## TAKAYASU (MALADIE) ou (☞) Artérite de Takayasu

## TAMPONNADE CARDIAQUE

### Définition et causes

Compression aiguë du cœur par un épanchement péricardique important ou rapidement constitué. Elle peut être due à une péricardite, quelle qu'en soit la cause, à une plaie cardiaque (chirurgie, cathétérisme, traumatisme), à une dissection de l'aorte s'étendant au péricarde, à un traitement anticoagulant institué ou poursuivi malgré l'existence d'une péricardite.

### Épidémiologie

Rare.

### Signes et symptômes

Les principaux signes sont une gêne respiratoire, une tachycardie, une pression artérielle basse et des signes d'insuffisance cardiaque droite (turgescence jugulaire avec reflux hépatojugulaire). La pression artérielle chute en inspiration profonde, avec une disparition du pouls (pouls paradoxal). À l'auscultation, les bruits du cœur sont assourdis.

### Investigations

L'échographie cardiaque retrouve un épanchement péricardique abondant avec un écrasement des cavités cardiaques, droites notamment.

### Évolution, complications et pronostic

La mort peut survenir dans un tableau de collapsus et de défaillance circulatoire en l'absence de traitement rapide.

### Traitement

Le seul traitement efficace consiste en un drainage chirurgical en urgence. Dans l'attente, un remplissage vasculaire associé à des drogues inotropes (dobutamine, dopamine) peut améliorer l'hémodynamique.

### ✔ Soins et surveillance

Le patient est installé en position semi-assise pour faciliter sa respiration. Une oxygénothérapie est mise en place au moyen d'un masque, ainsi qu'un cathéter veineux périphérique de gros calibre pour l'administration de solutés de remplissage. Si un geste chirurgical est prévu, le patient sera préparé à l'intervention. Le pouls, la pression artérielle sont mesurées fréquemment ainsi que la fréquence respiratoire. La surveillance porte également sur l'évolution de la cyanose.

## TEIGNE

### Définition et causes

Infection des cheveux du groupe des dermatophyties, due à un champignon (*Trichophyton* ou *Microsporum*) dont la transmission est interhumaine ou animale (chien…).

### Épidémiologie

Elle touche principalement les enfants, avant la puberté avec des épidémies scolaires, et la femme.

### Signes et symptômes

La teigne tondante réalise des plaques d'alopécie (absence de cheveux) de taille variable, sur lesquelles les cheveux sont cassés courts avec un cuir chevelu squameux. La forme suppurée ou kérion est plus rare avec des placards suppurés, croûteux d'où les cheveux s'extraient sans résistance.

### Investigations

L'examen direct et la mise en culture d'un prélèvement identifient le champignon. En cas d'infection à *Microsporum*, l'examen du cuir chevelu en lumière de Wood donne une fluorescence verte.

### Évolution, complications et pronostic

La teigne tondante peut guérir spontanément à la puberté et la repousse est constante. Les teignes suppurées peuvent guérir sans traitement mais en donnant une alopécie cicatricielle.

### Traitement

Il utilise la griséofulvine (Griséfuline®) par voie générale ou le kétoconazole (Nizoral®) en cas d'échec.

### ✔ Soins, surveillance et éducation

L'application de crème imidazolée sur le cuir chevelu du sujet atteint évite la contamination d'autres enfants. Les foyers de réinfestations seront éliminés (peigne, brosse, bonnet…).

## TENDINITE

### Définition et causes

Inflammation du tendon à proximité de son insertion osseuse. Les causes suspectées sont une diminution de la vascularisation des tendons avec l'âge et les microtraumatismes répétés (professionnels, sportifs…). Elle peut également s'intégrer dans le cadre de maladies rhumatismales.

### Épidémiologie

Très fréquent. Survient le plus souvent chez l'adulte d'âge moyen.

### Signes et symptômes

Les tendons touchés sont douloureux à la mobilisation et à la palpation. Une tuméfaction de eurs gaines peut être visible en raison d'un épanchement et d'une inflammation.

### Investigations

Le diagnostic est essentiellement clinique. Les radiographies peuvent montrer des petites calcifications autour des tendons.

### Évolution, complications et pronostic

Le traitement bien conduit est efficace. La rupture du tendon est une complication rare.

### Traitement et prévention

Il associe le repos, les anti-inflammatoires non stéroïdiens, l'injection de corticoïdes locaux. Dans certains cas résistants, l'exploration chirurgicale et l'ablation de dépôts (calcium notamment) sont nécessaires.
La reprise de l'activité sportive ou professionnelle doit être adaptée et progressive avec correction des gestes ou des postures favorisantes.

## TÉNOSYNOVITE

Extension de l'inflammation du tendon vers de la gaine synoviale (☞ Tendinite).

## TÉNOSYNOVITE STÉNOSANTE DE DE QUERVAIN

### Définition et causes

Inflammation sténosante de la gaine synoviale commune aux tendons du long abducteur et du court extenseur du pouce, au niveau de leur passage sur la styloïde radiale. Elle est le plus souvent sans cause apparente, parfois elle survient à la suite d'un traumatisme.

### Épidémiologie

Elle s'observe surtout chez la femme.

### Signes et symptômes

Elle se manifeste par une douleur au niveau du bord radial du poignet, augmentée par les mouvements du pouce. Il existe parfois une tuméfaction locale.

### Traitement

Les injections locales de corticoïdes, associées à une immobilisation du pouce par une attelle permettent en général la guérison. En cas d'échec, la résection chirurgicale de la gaine sténosée est efficace.

## TÉTANIE

Terme désignant à la fois la spasmophilie (☞) lorsque la calcémie est normale et les signes neuromusculaires au cours des hypocalcémies (☞).

## TÉTANOS

### Définition et causes

Maladie infectieuse grave due à *Clostridium botulinum* qui élabore une toxine s'attaquant au système neuromusculaire. Le germe est présent dans la terre et la contamination se produit par l'intermédiaire d'une plaie accidentelle ou chronique (ulcère de jambe...).

### Épidémiologie

La vaccination obligatoire a fait considérablement baisser le nombre de cas en France : quelques dizaines de cas/an. La maladie touche une femme dans 8 cas sur 10 et l'âge des patients est supérieur à 70 ans dans près de 9 cas sur 10.

### Signes et symptômes

La contracture de la mâchoire (trismus), avec une impossibilité de manger et de parler, est le signe initial essentiel. Puis les contractures se généralisent, deviennent permanentes, douloureuses et invincibles. Des épisodes de spasmes paroxystiques, parfois déclenchés par des stimulations douloureuses, sonores ou lumineuses, sont fréquents.

### Investigations

Le diagnostic est clinique.

### Évolution, complications et pronostic

L'évolution est marquée par l'apparition de troubles respiratoires par spasme de la glotte ou contracture des muscles respiratoires. Les autres complications sont cardiaques (troubles du rythme) et infectieuses (origine nosocomiale). La mortalité reste encore de 25 %.

### Traitement

La prise en charge a lieu en réanimation. Le malade doit être entouré de calme. Dans les formes généralisées, la ventilation artificielle avec un traitement médicamenteux permettant de lever les contractures (benzodiazépines, curares) s'imposent.

> **✔ Soins et prévention**
>
> Au stade de développement de la maladie, le maintien des fonctions vitales, et la prévention des complications infectieuses ou liées à l'immobilisation (escarres, thromboses veineuses) sont essentiels. Une voie d'abord veineux périphérique est nécessaire à l'administration des solutés et des médicaments. Chacun évitera les bruits, la lumière et les stimulations intempestives qui ont pour effet de déclencher des contractures douloureuses.
>
> La surveillance porte sur les signes vitaux en particulier la fréquence et l'amplitude respiratoire, l'apparition de troubles respiratoires et de la déglutition ; l'état de conscience et l'évolution des contractures et de la douleur.
>
> La vaccination est obligatoire avant l'âge de 18 mois mais les rappels, tous les 5 ans jusqu'à 20 ans puis tous les 10 ans, sont souvent négligés, notamment chez les personnes âgées. En cas de plaie suspecte chez une personne qui n'est pas à jour de ses vaccinations, une injection d'immunoglobulines antitétaniques, associée au rappel vaccinal permet d'assurer une protection efficace.

## TÉTRALOGIE DE FALLOT

### Définition et causes

Malformation cardiaque congénitale associant un rétrécissement de la voie pulmonaire, une communication interventriculaire, une dextroposition de l'aorte et une hypertrophie ventriculaire droite.

### Épidémiologie

C'est la cardiopathie cyanogène la plus fréquente.

### Signes et symptômes

La clinique est variable, mais la cyanose due au passage du sang des cavités droites vers les cavités gauches du cœur reste le signe principal. L'auscultation retrouve un souffle systolique au bord supérieur gauche du sternum.

### Investigations

L'échographie est l'examen clef.

### Évolution, complications et pronostic

Sans intervention, la durée moyenne de survie se situe vers 13 ans. Les principales complications sont les malaises anoxiques, les complications neurologiques de la polyglobulie conséquence de l'hypoxie chronique, les abcès cérébraux et l'endocardite. Les résultats de la chirurgie sont bons.

### Traitement

Il repose sur la chirurgie réparatrice. Le traitement des malaises fait appel à l'oxygénothérapie et la mise en position accroupie genoux contre poitrine ; les β-bloquants sont utilisés pour prévenir les malaises.

## THALASSÉMIES

### Définition et causes

Anomalie constitutionnelle de l'hémoglobine par défaut de synthèse des chaînes α (**α-thalassémies**) ou des chaînes β (**β-thalassémies**) due à une perte des gènes responsables de cette synthèse.

### Épidémiologie

Les α-thalassémies sont fréquentes dans le Sud-Est asiatique, en Afrique noire, dans le bassin méditerranéen et au Moyen-Orient. Les β-thalassémies sont très fréquentes autour du bassin méditerranéen et dans le sud-est asiatique.

### Signes et symptômes

Ils sont variables en fonction du nombre de gènes atteints : depuis les formes mineures asymptomatiques jusqu'aux formes sévères avec anémie majeure.

### Investigations

L'hémogramme indique le degré et le type d'anémie. L'électrophorèse de l'hémoglobine permet la détection de l'hémoglobine anormale.

### Évolution, complications et pronostic

Dans les α-thalassémies, les formes sévères sont mortelles in utero ou se manifestent à la naissance par un tableau d'anémie hémolytique ; les formes mineures sont asymptomatiques.

Les β-thalassémies hétérozygotes (1 seul gène atteint) sont asymptomatiques, le diagnostic est uniquement biologique. Les β-thalassémies homozygotes (**maladie de Cooley**) présentent un tableau d'anémie sévère imposant un traitement transfusionnel permanent.

### Traitement et prévention

Des transfusions sont nécessaires en cas d'atteinte sévère.

La prévention implique un dépistage des porteurs du défaut génétique et un diagnostic prénatal.

### ✔ Soins et surveillance

La pose d'une transfusion implique le respect de règles suivantes : vérification de la conformité de chaque produit et des concordances d'identité et de groupe sanguin, contrôle ultime réalisé au lit du patient (concentrés érythrocytaires). L'appréciation de la pression artérielle, du pouls, de la température, le questionnement du patient (sensation de malaise, douleurs lombaires) permet de rechercher un incident transfusionnel immédiat.

## THROMBOANGÉITE OBLITÉRANTE ou (☞) Maladie de Buerger

## THROMBOCYTÉMIE ESSENTIELLE

### Définition et causes

Syndrome myéloprolifératif (prolifération d'allure cancéreuse de la lignée plaquettaire au niveau de la moelle) avec une thrombocytose $> 600 \times 10^9$/l.

### Épidémiologie

Il s'agit d'un des syndromes myéloprolifératifs les plus fréquents. L'âge moyen de survenue est de 60 ans avec une prédominance féminine.

### Signes et symptômes

Association de thromboses artérielles responsables :
- d'infarctus du myocarde, d'accidents vasculaires cérébraux et d'ischémie des membres,
- d'accidents ischémiques transitoires au niveau de la microcirculation (orteils) et au niveau cérébral,
- d'hémorragies spontanées cutanéomuqueuses et digestives.

Il existe une splénomégalie dans moins de la moitié des cas.

### Investigations

La biopsie médullaire montre une hyperplasie mégacaryocytaire.

### Évolution, complications et pronostic

Le risque thrombotique est d'autant plus élevé que le chiffre de plaquettes est augmenté.

### Traitement

Il associe les antiagrégants plaquettaires, aspirine ou ticlopidine (Ticlid®), et l'immunosuppression par hydroxyurée (Hydréa®).

## THROMBOSE VEINEUSE CÉRÉBRALE ou Phlébite cérébrale

### Définition et causes

Obstruction d'un ou plusieurs sinus et/ou veines corticales (sinus longitudinal ou sinus latéral le plus souvent). Les états favorisants l'hypercoagulabilité (grossesse, contraception, syndromes myéloprolifératifs, cancers, maladies systémiques) sont la cause principale ; plus rarement, il s'agit de causes locales, plus particulièrement infectieuses.

### Épidémiologie

C'est un accident vasculaire cérébral rare.

### Signes et symptômes

Association de céphalées, de déficits localisés, de crises convulsives et de troubles de la conscience variables. Il existe parfois un syndrome du sinus caverneux avec une paralysie oculaire douloureuse.

### Investigations

Scanner sans et avec injection, IRM (après le 5e jour) et angiographie permettent le diagnostic.

### Évolution, complications et pronostic

La guérison est habituelle, mais des séquelles ou un décès sont possibles dans 1/3 des cas.

### Traitement

Anticoagulants (héparine puis relais par les antivitamines K pendant 4 à 6 mois) et traitement de la cause éventuelle (antibiotiques…).

### Surveillance et éducation

La surveillance est celle du traitement anticoagulant.
L'éducation porte sur l'adhésion au traitement, les examens biologiques de contrôle de l'efficacité et du surdosage, ainsi que sur l'attention portée aux effets indésirables des médicaments.

## THROMBOSE VEINEUSE PROFONDE ou « Phlébite »

### Définition et causes

Occlusion plus ou moins complète d'une veine profonde par un thrombus. Les principales causes sont un ralentissement de l'écoulement sanguin, une altération de la paroi vasculaire ou une hypercoagulabilité. Les principaux facteurs de risque sont la chirurgie, l'immobilisation, les cancers, la grossesse, la contraception œstroprogestative et les anomalies de l'hémostase.

### Épidémiologie

Affection fréquente, malgré les mesures de prévention, du fait de la multiplicité des facteurs de risque.

### Signes et symptômes

Association d'une douleur du mollet (signe de Homans : douleur provoquée par la dorsiflexion du pied), d'un œdème, d'une inflammation locale, d'une dilatation veineuse superficielle et d'une cyanose.

### Investigations

L'échographie-doppler veineux est l'examen clef. Les D-Dimères sont très fiables pour exclure le diagnostic mais pas pour l'affirmer.

### Évolution, complications et pronostic

Le principal risque est l'embolie pulmonaire par extension de la thrombose et migration d'un caillot. Le tableau de **phlegmatia caerulea dolens** ou phlébite bleue est une urgence car il correspond à une ischémie du membre par spasme ou compression artérielle du fait d'une thrombose proximale du membre.

### Traitement

Il est basé sur l'héparine, relayée précocement par les antivitamines K. Un filtre cave sera posé en cas de contre-indication aux anticoagulants

ı de récidive, même avec un traitement anti-
›agulant bien conduit. L'alitement et la surélé-
ıtion des jambes jusqu'à l'obtention d'une
ıticoagulation efficace et un lever précoce avec
›ntention élastique sont préconisés.

### ✓ Soins, surveillance et prévention

L'éducation porte sur l'adhésion au traitement (anticoagulant, contention élastique), les examens biologiques de contrôle de l'efficacité et du surdosage, ainsi que sur l'attention portée aux effets indésirables des médicaments. Il est essentiel d'apprendre au patient à mettre en place les bandes ou les bas de contention avant le lever, et de l'encourager à marcher et à surélever ses jambes pendant les périodes de repos.
La prévention doit être systématique dans les situations à risque (par exemple : lever précoce du patient après une intervention chirurgicale, port de bas de contention élastique en cas d'alitement prolongé ou d'insuffisance veineuse). Il est conseillé au patient souffrant d'insuffisance veineuse de doucher ses jambes à l'eau fraîche, d'éviter l'exposition au soleil et la pratique du sauna.

## THROMBOSE DU SINUS CAVERNEUX

Thrombose du sinus caverneux (veine de la base du cerveau) due à l'infection du sinus sphénoïdal ou ethmoïdal situé à proximité. Elle se manifeste par une saillie du globe oculaire (exophtalmie) douloureuse, une fièvre, des signes neurologiques (céphalées, troubles de la conscience, convulsions, paralysies des nerfs crâniens). Le taux de mortalité reste élevé malgré le traitement antibiotique.

## THYMOME

Tumeur maligne du thymus qui s'observe surtout chez l'adulte jeune entre 20 et 40 ans. Elle est souvent découverte à l'occasion d'une radiographie systématique. Parfois, des signes musculaires (☞ Myasthénie) sont révélateurs. Le pronostic dépend de l'extension : très bon lorsque la tumeur est limitée et bien encapsulée, aucune survie à 5 ans en cas de métastases à distance. Le traitement est chirurgical, éventuellement complété par la radio- et la chimiothérapie.

## THYROÏDITE DE HASHIMOTO

### Définition et causes

Inflammation chronique de la thyroïde d'origine auto-immune.

### Épidémiologie

Elle touche 10 fois plus souvent les femmes que les hommes.

### Signes et symptômes

Il existe un goitre de volume moyen, indolore, ferme, parfois bosselé.

### Investigations

Initialement, le bilan thyroïdien peut être normal et l'hypothyroïdie ne s'installe que plus tard. Les titres d'anticorps antithyroïdiens sont élevés.

### Évolution, complications et pronostic

L'évolution se fait vers l'hypothyroïdie. Le traitement permet la régression du goitre. Le risque de tumeur maligne de la thyroïde est plus élevé.

### Traitement

Un traitement hormonal thyroïdien substitutif à vie est nécessaire.

## THYROÏDITE SUBAIGUË DE DE QUERVAIN

### Définition et causes

Inflammation de la thyroïde probablement d'origine virale (succède souvent à une infection ORL).

### Signes et symptômes

Douleur cervicale avec une augmentation de volume de la glande et une fièvre à 38-39 °C.

### Investigations

La vitesse de sédimentation est élevée. La $T_4$ libre est augmentée avec une TSH basse. La scintigraphie est « blanche » (absence de fixation d'iode).

### Évolution, complications et pronostic

L'évolution est spontanément résolutive en quelques mois avec parfois une légère hypothyroïdie transitoire.

### Traitement

Le traitement par l'aspirine et les anti-inflammatoires non stéroïdiens, voire les corticoïdes dans les formes sévères raccourcit la durée d'évolution.

## TICS

Mouvements involontaires brefs reproduisant un geste volontaire (clignement des yeux, haussement d'épaule…) qui peuvent être transitoirement inhibés par la volonté. Ils sont très fréquents chez l'enfant. Dans certains cas, ils peuvent persister à l'âge adulte comme dans la maladie de Gille de la Tourette (☞).

## TORSADES DE POINTES

### Définition et causes

Trouble du rythme ventriculaire caractérisé par une amplitude variable des complexes ventriculaires qui inversent régulièrement leur sens, décrivant ainsi une « torsion » autour de la ligne de base. Les principales causes sont l'hypokaliémie sévère, certains médicaments (antiarythmiques, phénothiazines, antidépresseurs tricycliques) et le syndrome du QT long congénital (☞).

### Signes et symptômes

Les symptômes dépendent de la durée de l'accès. Lorsqu'il dépasse quelques secondes, il peut entraîner une perte de connaissance.

### Investigations

L'électrocardiogramme permet le diagnostic.

### Évolution, complications et pronostic

Le principal risque est l'évolution vers la fibrillation ventriculaire (☞) mortelle en l'absence de prise en charge immédiate.

### Traitement

Le traitement utilise l'injection intraveineuse de sulfate de magnésium, la normalisation des éventuels troubles ioniques et l'arrêt des médicaments potentiellement en cause. Parfois, la mise en place d'un entraîneur électrosystolique (pace-maker) est nécessaire.

## TORSION DU CORDON SPERMATIQUE

### Définition et causes

Le cordon spermatique est un pédicule qui suspend le testicule et l'épididyme dans le scrotum et qui contient notamment les vaisseaux qui leur sont destinés. Sa torsion entraîne une interruption vasculaire qui peut déboucher sur la perte de la gonade en l'absence de traitement. Les causes sont des anomalies anatomiques favorisantes.

### Épidémiologie

Il existe deux pics de fréquence, chez le nouveau-né et chez l'adolescent.

### Signes et symptômes

Chez le nouveau-né, le diagnostic est difficile du fait de l'absence de signes fonctionnels ; il existe un simple œdème avec une tuméfaction scrotale. Chez l'adolescent, il existe une douleur intrascrotale de début brutal, avec un œdème, un scrotum déplissé et rouge du côté de la torsion.

### Investigations

ı clinique est évidente et aucun examen ne ɔit retarder le traitement.

### Évolution, complications et pronostic

n cas d'évolution vers la nécrose, le testicule ɜvra être enlevé (orchidectomie).

### Traitement

es manœuvres externes de détorsion permet-ɜnt de gagner de précieuses minutes mais ne oivent pas retarder l'intervention chirurgicale ystématique.

### Surveillance

'oute « bourse aiguë » chez l'enfant et l'adoles-ɜnt est une torsion de testicule jusqu'à preuve u contraire et nécessite un geste chirurgical ıns délai.

## TORTICOLIS CONGÉNITAL

ıttitude de la tête en inclinaison latérale et rota-ion du côté opposé chez le nouveau-né. Elle est ue à un hématome du muscle sternocléido-ıastoïdien qui est tuméfié, puis se rétracte. 'origine est le plus souvent traumatique au ıoment de l'accouchement. Une kinésithéra-ie précoce assure un bon pronostic. En cas de etard de mise en œuvre du traitement, un geste hirurgical peut être nécessaire.

## TORTICOLIS SPASMODIQUE

### Définition et causes

Contracture des muscles du cou, involontaire et mpossible à contrôler par la volonté, provo-juant une rotation et une inclinaison de la tête. ᴊa cause est inconnue. Cette affection fait par-ie du groupe des dystonies focales (troubles ocalisés des équilibres musculaires).

### Épidémiologie

ᴊa prévalence est d'environ 1/10 000. Le début ɔeut survenir à tout âge, avec une plus grande fréquence entre 30 et 60 ans et une légère prédominance féminine.

### Signes et symptômes

Il s'agit d'un spasme douloureux intermittent ou continu des muscles du cou. Dans un tiers des cas, il existe une dystonie focale d'une autre partie du corps (paupières, visage, mâchoires, mains).

### Investigations

Le bilan radiologique, incluant scanner et IRM, est utile pour éliminer une cause locale.

### Évolution, complications et pronostic

Le début de la maladie est le plus souvent progressif. Les formes sévères, évoluant pendant toute la vie, aboutissent à une restriction des mouvements et à une anomalie posturale. Dans 10 à 20 % des cas, une guérison spontanée dans les 5 ans est possible.

### Traitement

Il est difficile et souvent décevant. Les médicaments utilisés sont les benzodiazépines, les anticholinergiques (Artane®) ou la lévodopa (Modopar®, Sinémet®). La kinésithérapie peut être utile.

## TOURNIOLE

Panaris (☞) superficiel péri-unguéal, ayant tendance à faire le tour de l'ongle.

## TOXÉMIE GRAVIDIQUE ou Pré-éclampsie

### Définition et causes

Apparition au cours du troisième trimestre de la grossesse d'une hypertension artérielle et d'une protéinurie accompagnée d'œdèmes. La cause semble être une anomalie placentaire résultant d'un défaut de vascularisation de l'utérus.

### Épidémiologie

Touche 5 % des grossesses. Elle se manifeste surtout chez les primipares. Les facteurs prédisposants sont une hypertension préexistante, une obésité, un diabète, une hypercholestérolémie.

## Signes et symptômes

La pression artérielle est supérieure à 140/90 mmHg et la protéinurie supérieure à 1 g/24 h. Des œdèmes (membres, face) d'installation brutale sont souvent associés.

## Investigations

Le bilan biologique recherche une altération de la fonction rénale et hépatique, une élévation de l'uricémie, des troubles de l'hémostase.

## Évolution, complications et pronostic

Le risque majeur est le passage au stade d'éclampsie (☞) avec des convulsions qui peuvent entraîner la mort du fœtus et de la mère. Seul l'accouchement permet la guérison. Les principales complications sont une hémorragie cérébrale, un HELLP syndrome (☞), une insuffisance rénale aiguë, une coagulation intravasculaire disséminée, un œdème du poumon, un hématome rétroplacentaire.

## Traitement et prévention

Au-delà de la 32e semaine, l'accouchement est impératif. Plus tôt, un traitement antihypertenseur est indiqué.

L'utilisation de l'aspirine à faible dose a un effet bénéfique sur les femmes à risque (antécédents de toxémie ou de prématurité lors d'une grossesse antérieure), lorsque le traitement est débuté vers la fin du premier trimestre.

## Surveillance et éducation

Le contrôle de la pression artérielle prise au repos à chaque consultation est essentiel au dépistage de l'hypertension. En cas d'antécédents de toxémie gravidique, l'apprentissage de l'automesure tensionnelle peut être utile.

Il est conseillé à la femme enceinte de consulter rapidement en cas d'apparition d'œdèmes et de prise de poids importante.

# TOXIDERMIE MÉDICAMENTEUSE

## Définition et causes

Éruption cutanée due à une prise médicamenteuse. Les mécanismes en cause sont variés et complexes, bien que l'allergie soit fréquemment évoquée. Tous les médicaments peuvent être incriminés (particulièrement les antibiotiques).

## Épidémiologie

Les toxidermies sont les plus fréquents des effets secondaires des médicaments.

## Signes et symptômes

Les formes les plus fréquentes sont :

1. l'exanthème maculopapuleux (plaques rouges légèrement surélevées qui s'étendent progressivement tout le corps),
2. l'urticaire,
3. la pustulose exanthématique (éruption recouverte de pustules avec de la fièvre),
4. les réactions de photosensibilité (œdème et bulles sur les zones de peau exposées au soleil),
5. le purpura vasculaire (petits points rouges),
6. l'érythème pigmenté fixe (bulles laissant une pigmentation résiduelle).

## Investigations

Le diagnostic est essentiellement clinique mais dans certains cas la biopsie cutanée avec un examen histologique peut être utile.

## Évolution, complications et pronostic

Dans la plupart des cas, l'évolution est simple à l'arrêt du médicament. Mais il existe une gravité potentielle importante avec une menace vitale en cas de choc anaphylactique (☞), d'érythrodermie (☞), de syndrome de Lyell (☞) ou de syndrome de Stevens-Johnson (☞).

## Traitement

L'administration de tout médicament qui n'est pas indispensable doit être arrêté. Les antihistaminiques sédatifs (Polaramine®, Théralène®...) et les émollients cutanés (crèmes diverses qui lment l'inflammation) peuvent aider en cas : prurit.

### Prévention et éducation

est nécessaire de prévenir les patients des effets désirables et secondaires potentiels des médiuments afin qu'ils arrêtent immédiatement un aitement et qu'ils consultent sans délai en cas 'apparition de signes cutanés.

## TOXI-INFECTION ALIMENTAIRE COLLECTIVE (TIAC)

### Définition et causes

es TIAC sont définies par l'apparition d'au oins 2 cas groupés ayant la même symptomalogie digestive, survenant après l'ingestion 'un aliment commun. Les germes les plus fréuemment en cause sont les salmonelles, *Clos-ridium perfringens* et les staphylocoques. Les liments peuvent avoir été contaminés à n'imorte quel moment de la chaîne alimentaire.

### Épidémiologie

C'est une affection à déclaration obligatoire avec nviron 10 000 cas par an, mais on estime qu'il xiste une sous déclaration de plus de 9/10 des as. La restauration collective est la principale ourvoyeuse de ces toxi-infections.

### Signes et symptômes

l s'agit d'une classique gastro-entérite avec diarhée aiguë, voire des vomissements et selon le ;erme en cause de la fièvre. L'incubation pour es salmonelles est de 24 à 48 h, de 6 à 12 h our *C. perfringens* et de 1 à 6 h pour les staphyocoques.

### Investigations

La mise en évidence du germe dans les excréta les malades et/ou dans les aliments incriminés ermet le diagnostic.

### Évolution, complications et pronostic

Dans la plupart des cas, la guérison spontanée est rapide. Seuls les sujets fragiles (nourrissons, vieillards) peuvent être gravement affectés. En moyenne, 5 % des sujets atteints sont hospitalisés et la mortalité est très faible.

### Traitement

Le traitement de la diarrhée est essentiellement symptomatique. Seules les formes sévères nécessitent une antibiothérapie adaptée au germe en cause.

### ✔ Soins, surveillance et prévention

Les soins et la surveillance sont celles de la diarrhée : hydratation, régime alimentaire à base d'aliments sans ou avec peu de résidus, surveillance du poids, de la fréquence et de l'aspect des selles. La fièvre et les douleurs abdominales doivent régresser avec le traitement symptomatique.

La prévention de la transmission par contact direct ou indirect avec les excréta ou des objets contaminés nécessite la mise en place d'un isolement entérique à l'hôpital : chambre individuelle, surblouse et gants à usage unique non stériles pour tout contact avec le patient, lavage des mains avant et après chaque soin et avant de sortir de la chambre, limiter le nombre de visiteurs et les transports du patient en dehors de sa chambre, matériel de soins individuel et dans la chambre, utilisation de linge à usage unique si possible, évacuation immédiate des selles selon le circuit habituel avec nettoyage et désinfection du matériel et des sanitaires après chaque utilisation, nettoyage des locaux en fin de programme journalier.

La surveillance des procédures alimentaires par les services des Directions des Affaires Sanitaires et Sociales représentent les bases de la prévention. La loi prévoit la conservation à 4 °C d'échantillons des aliments consommés pendant 3 jours pour pouvoir effectuer des recherches microbiologiques en cas de besoin. Dans certains cas, des prélèvements sont effectués chez les personnels de cuisine pour rechercher des porteurs sains des germes en cause.

## TOXOCAROSE

### Définition et causes

Parasitose faisant partie du groupe des larva migrans viscérales. Elle est due à des larves de parasites des chiens et des chats (*Toxocara canis* et *Toxocara cati*) qui migrent de façons erratiques dans tout l'organisme. La transmission s'effectue par l'ingestion de terre contaminée (enfants géophages, c'est-à-dire qui mangent de la terre).

### Épidémiologie

Elle touche les jeunes enfants (ou les personnes âgées) en contact avec des chiens (20 % des chiens infestés en Europe).

### Signes et symptômes

Association d'une fièvre, de troubles digestifs (nausées, vomissements, diarrhée), d'arthralgies et de myalgies, des signes respiratoires (toux, dyspnée asthmatiforme) et de signes cutanés (macules, urticaire, érythème polymorphe).

### Évolution, complications et pronostic

L'évolution est en général favorable avec une guérison spontanée en quelques mois. Des complications graves oculaires et neurologiques (encéphalite) sont possibles.

### Investigations

Il existe une hyperleucocytose avec une hyperéosinophilie importante. Le sérodiagnostic permet le diagnostic.

### Traitement

Il repose sur les antihelminthiques : thiabendazole (Mintézol®) ou flubendazole (Fluvermal®) ou ivermectine (Mectizan®).

### Prévention et éducation

La prévention impose le déparasitage systématique des chiots et des femelles en début de gestation, le remplacement régulier du sable dans les aires de jeux pour enfants, la lutte contre la géophagie, le lavage des mains et des joue ayant séjourné dans le sable.

## TOXOPLASMOSE

### Définition et causes

Infection due à un parasite, *Toxoplasma gondi* Le chat joue un rôle essentiel dans la diffusio de la maladie, en excrétant les œufs dans se selles. L'homme se contamine par contact direc avec le chat, par des fruits ou des légumes cru souillés par la terre ou encore par de la viand peu cuite d'animaux infectés (mouton, porc bœuf...).

### Épidémiologie

La maladie est très fréquente (près des 2/3 de l population est porteuse d'anticorps). Elle n'es dangereuse que chez les immunodéprimés (sidéen notamment) où elle liée à une primo-infectio ou à un résurgence à partir d'une infectio ancienne, et chez la femme enceinte (☞ Toxoplasmose congénitale).

### Signes et symptômes

Chez le sujet sain, elle est le plus souvent asymptomatique. Chez l'immunodéprimé, l'atteinte principale est cérébrale (abcès) et se manifeste souvent par des convulsions ou d'autres trouble de la conscience. Une atteinte oculaire (choriorétinite), voire d'autres organes, est égalemen possible.

### Investigation

Le scanner cérébral retrouve des lésions typique «en cocarde ». Le fond d'œil recherche les lésions oculaires.

### Évolution, complications et pronostic

Le traitement est efficace mais la mortalité reste élevée (environ 15 %) et 30 à 40 % des patients garderont des séquelles neurologiques. Les rechutes sont inéluctables et un traitement préventif est nécessaire.

### Traitement

associe pyriméthamine (Malocide®), sulfadiane (Adiazine®) et acide folinique avec évenellement un traitement antioedémateux céréal et anticonvulsivant.

### Prévention et éducation

ne prévention primaire par Bactrim® est indiiée pour tout patient dont le nombre de CD4 t inférieur à 200/mm$^3$ et dont la sérologie xoplasmique est positive. Chez le patient ont la sérologie est négative, il faut éviter les ntacts avec les chats, ne pas consommer de ande crue ou insuffisamment cuite, et bien ncer les fruits et les légumes crus. La prévenon secondaire est essentielle après un traitenent d'attaque pour éviter les récidives (mêmes édicaments, mais à dose réduite).

## TOXOPLASMOSE CONGÉNITALE

### Définition et causes

nfection parasitaire par *Toxoplasma gondii*, transnise par voie transplacentaire lors d'une primonfection affectant la mère au cours de la grossesse.

### Épidémiologie

C'est un des principaux risque de fœtopathie environ 1 000 cas par an) car près d'un tiers les femmes ne sont pas protégées (séronégatives n'ont jamais fait l'infection).

### Signes et symptômes

Les lésions fœtales peuvent êtres redoutables : hydrocéphalie avec calcifications intracrâniennes, etard psychomoteur, atteinte oculaire (choriorétine avec destruction d'une partie de la rétine), avortement.

### Investigations

La sérologie de la toxoplasmose est systématique lors du bilan prénuptial et lors du premier examen au cours de la grossesse. En cas de séronégativité, la sérologie sera renouvelée tous les mois. En cas de montée des anticorps, le diagnostic d'infection fœtale repose sur les prélèvements de sang fœtal et de liquide amniotique. De plus, un contrôle échographique régulier du fœtus sert à repérer l'apparition de malformations.

### Traitement

En cas d'infection maternelle et de diagnostic prénatal négatif un traitement antibiotique par spiramycine (Rovamycine®) sera institué pendant toute la grossesse. En cas de diagnostic prénatal positif et d'échographie normale, le traitement médicamenteux sera renforcé (cures de pyriméthamine et de sulfadiazine en alternance avec la spiramycine). En cas d'anomalies apparaissant à l'échographie, une interruption médicale de grossesse sera proposée. À l'accouchement, on vérifie l'absence d'infection placentaire pour éliminer une infection infraclinique qui nécessite un traitement spécifique et une surveillance, notamment oculaire, du nouveau-né.

### Prévention et éducation

Chez la femme séronégative, un certain nombre de conseils sont nécessaires : éviter les contacts avec les chats, ne pas consommer de viande crue ou insuffisamment cuite, bien rincer les fruits et les légumes crus.

## TRACHOME

### Définition et causes

Conjonctivite chronique associée à une infection à *Chlamydia trachomatis*. La transmission s'effectue d'œil à œil, au contact des yeux par les mains, par la manipulation d'objets souillés (serviettes, mouchoirs...) ou par les mouches.

### Épidémiologie

Elle sévit à l'état endémique dans les pays sous-développés à climat sec du bassin Méditerranéen et d'Extrême-Orient, et représente encore la première cause de cécité curable.

### Signes et symptômes

Il existe au début une conjonctivite qui s'aggrave avec l'apparition de petites granulations sur la conjonctive (pannus) qui augmentent progressivement en taille et en nombre.

### Investigations

Un prélèvement avec une mise en culture permet d'isoler le germe.

### Évolution, complications et pronostic

Le stade initial évolue sur plusieurs mois, aboutissant au stade cicatriciel avec des lésions cornéennes qui peuvent aller jusqu'à la cécité.

### Traitement

Il associe des pommades ophtalmiques à base de tétracyclines avec une antibiothérapie per os (tétracyclines ou érythromycine). Les déformations palpébrales seront traitées chirurgicalement.

### Prévention et éducation

Les mesures d'hygiène générale associées à une élévation du niveau de vie peuvent permettre d'éliminer le trachome endémique.

## TRANSPOSITION DES GROS VAISSEAUX

### Définition et causes

Malformation cardiaque congénitale caractérisée par une aorte naissant du ventricule droit et une artère pulmonaire naissant du ventricule gauche ; la conséquence est une hypoxémie (défaut d'oxygénation du sang artériel) sévère.

### Épidémiologie

C'est la deuxième cardiopathie congénitale cyanogène derrière la tétralogie de Fallot.

### Signes et symptômes

Le nouveau-né présente une cyanose réfractaire isolée, sans souffle à l'auscultation.

### Investigations

L'échographie permet le diagnostic. Le cathétérisme est diagnostic et thérapeutique par réalisation d'une communication interatriale pour assurer la survie en attendant le traitement définitif.

### Évolution, complications et pronostic

En l'absence de traitement, l'évolution se fa vers la mort en quelques semaines.

### Traitement

Les interventions de correction sont impérativ le plus rapidement possible et sont réalisabl dans les premiers jours de vie dans les form simples.

## TRICHIASIS

Incurvation des cils qui viennent frotter sur cornée et risquent de la léser. L'origine est sou vent cicatricielle (traumatisme, trachome). L plasties palpébrales sont efficaces.

## TRICHINOSE

### Définition et causes

Parasitose, due à un petit ver (*Trichinella spira lis*) qui s'enkyste dans les muscles. Elle est trans mise par l'ingestion de viande infestée (porc o cheval).

### Épidémiologie

Elle est rare en France (plus fréquente en Europ du Nord et de l'Est), évoluant par épidémi (dernières épidémies en 1993 et 1998 dues à d la viande de cheval).

### Signes et symptômes

L'évolution clinique dépend du nombre d larves infestantes, du tissu envahi et de l'éta général du patient. Dans les 48 h après l'ingestion apparaissent des signes digestifs et un fièvre. Puis dans les 7 à 15 jours, on observe ur œdème des paupières supérieures avec des douleurs musculaires.

### Investigations

Il existe une hyperéosinophilie importante. L diagnostic repose sur la sérologie spécifique e éventuellement la biopsie musculaire.

### Évolution, complications et pronostic

)es complications rares peuvent entraîner un écès (myocardite avec défaillance cardiaque, ncéphalite ou pneumonie). Les médicaments e sont pas efficaces contre les larves enkystées ans les muscles et les patients modérément ıfectés guérissent avec un traitement symptomatique.

### Traitement

)ans la forme simple, le traitement est symptomatique. Les corticoïdes sont indiqués dans les ormes sévères.

### Prévention et éducation

.a prévention repose sur le contrôle vétérinaire, a cuisson prolongée de la viande ou la congélation à –15 °C pendant 3 semaines (destructions les kystes).

## TRICHOCÉPHALOSE

### Définition et causes

Parasitose, due à *Trichuris trichuria*, ver spécifique de l'homme qui s'implante dans le tube digestif (cæcum et côlon) où il vit environ 10 ans et se nourrit de sang (hématophage). L'infestation se fait par voie orale à partir de fruits, de légumes ou d'eau souillée.

### Épidémiologie

Elle est cosmopolite et très fréquente. L'incidence est difficile à déterminer car elle est souvent asymptomatique.

### Signes et symptômes

En cas d'infestation massive (surtout chez l'enfant et l'immunodéprimé), il existe des troubles digestifs (douleurs abdominales, constipation ou diarrhée sanglante, anorexie), un amaigrissement et une asthénie.

### Investigations

L'examen parasitologique des selles retrouve des œufs et il existe une anémie.

### Évolution, complications et pronostic

L'évolution est bonne sous traitement. Une invagination intestinale ou une appendicite sont possibles.

### Traitement

Il est basé sur les antihelminthiques : mébendazole (Vermox®), flubendazole (Fluvermal®) ou albendazole (Zentel®).

### Prévention et éducation

La prévention consiste en un bon nettoyage des légumes et des fruits consommés crus ainsi qu'en un lavage les mains après chaque selle et après chaque repas.

## TRICHOMONASE UROGÉNITALE

### Définition et causes

Maladie sexuellement transmissible, due à *Trichomonas vaginalis*, caractérisée le plus souvent par l'absence de symptômes chez l'homme et un tableau d'infection vaginale chez la femme. L'incubation varie de 5 à 28 jours.

### Épidémiologie

20 % des femmes sont touchées pendant leur période de fertilité. La prévalence est maximale en cas de partenaires multiples.

### Signes et symptômes

Il existe une vaginite chez la femme avec un écoulement vaginal jaunâtre et malodorant, un érythème vulvaire prurigineux, une dysurie (difficulté à uriner) ou une pollakiurie (mictions très fréquentes) et une dyspareunie (douleur pendant le coït). Chez l'homme, une urétrite est possible.

### Investigations

Examen parasitologique sur prélèvement vaginal ou goutte urétrale.

### Évolution, complications et pronostic

Les récidives sont fréquentes en cas de traitement mal conduit.

### Traitement

Il repose sur les imidazolés (métronidazole = Flagyl®, tinidazole = Fasigyne®) en dose unique. Chez la femme, il faut ajouter un traitement local et une acidification vaginale.

Un examen et un traitement concomitant du (des) partenaire(s) sont nécessaires ainsi qu'une abstention de tout rapport sexuel jusqu'à confirmation de la guérison.

## TRICHOTILLOMANIE

Il s'agit d'un tic d'arrachage des cheveux qui correspond à un trouble névrotique se manifestant habituellement chez l'enfant. Les cheveux peuvent être cassés et avoir des longueurs différentes. La distinction avec la pelade (☞) peut parfois nécessiter une biopsie du cuir chevelu. Une prise en charge psychothérapeutique est nécessaire.

## TRISOMIE 21 ou Syndrome de Down

### Définition et causes

Anomalie du nombre de chromosomes avec présence de 3 chromosomes 21. L'âge de la mère est le principal facteur de risque (risque de 1/1 500 à 20 ans et de 1/30 à 45 ans).

### Épidémiologie

C'est l'anomalie chromosomique la plus fréquente touchant 1/700 naissances avec un léger excès de garçons. Elle est responsable de nombreuses fausses couches spontanées précoces.

### Signes et symptômes

Avant la naissance, les signes échographiques peuvent être évocateurs. Après la naissance, on constate des signes dysmorphiques (microcéphalie avec un faciès caractéristique ; des mains trapues avec des doigts courts ; un pli palmaire transverse unique) ; une hypotonie musculaire avec une hyperlaxité ligamentaire ; et des malformations fréquentes (cardiaques, digestives, urinaires, oculaires).

### Investigations

Le diagnostic est assuré par le caryotype.

### Évolution, complications et pronostic

Le retard mental est constant et s'accentue avec l'âge. La mortalité est importante pendant la première enfance du fait des malformations cardiaques et digestives et d'une sensibilité accrue aux infections. Le risque de leucémie est multiplié par 20. Les patients atteignent fréquemment l'âge adulte, mais avec un vieillissement précoce.

### Traitement

En cas de diagnostic anténatal, on proposera un conseil génétique qui pourra conduire à une interruption de grossesse. À la naissance, l'annonce sera faite aux deux parents en même temps et une prise en charge adaptée précoce sera proposée.

### Prévention

Le diagnostic prénatal, en particulier chez les femmes âgées de plus de 38 ans, est essentiel. Il utilise le dosage de 3 marqueurs qui permettent de calculer un taux de risque. Lorsque ce dernier est inférieur à 1/250, une amniocentèse (ou avant 15 semaines une biopsie des villosités choriales) est effectuée pour obtenir des cellules fœtales permettant de réaliser un caryotype. Par ailleurs diverses anomalies échographiques (clarté nucale, fémurs courts, etc.) sont plus fréquentes en cas de trisomie 21.

> **✔ Soins et éducation**
>
> Des soins précoces associant de la kinésithérapie, de la psychomotricité et de l'orthophonie permettent de favoriser le développement du potentiel de l'enfant et préparent son insertion dans le milieu ordinaire (crèche, école maternelle, …). Des conseils sont prodigués aux parents afin qu'ils puissent solliciter l'enfant pour progresser.

Des structures départementales comme les centres d'action médico-psychologique précoce (CAMPS) accompagnent les enfants et leurs parents de la naissance à l'âge de 6 ans. Les associations sont utiles pour soutenir les parents.

## TROUBLES OBSESSIONNELS COMPULSIFS ou (☞) Névrose obsessionnelle

## TRYPANOSOMIASE AFRICAINE ou (☞) Maladie du sommeil

## TRYPANOSOMIASE AMÉRICAINE ou (☞) Maladie de Chagas

## TUBERCULOSE EXTRAPULMONAIRE

Infection par le bacille de Koch d'un autre organe que les poumons. Elle est présente dans un tiers des cas, isolée ou associée à une attente pulmonaire. La localisation la plus fréquente est uro-génitale (cystite, épididymite, salpingite). Des localisations hépatiques ou digestives sont également possibles. Le traitement médical est le même que dans la tuberculose pulmonaire. Des gestes chirurgicaux sont parfois nécessaires sur les organes partiellement détruits.

## TUBERCULOSE PULMONAIRE

### Définition et causes

Maladie infectieuse du poumon et de la plèvre due au bacille de Koch (BK ou *Mycobacterium tuberculosis*). La contagiosité est relativement faible et la contamination se fait par voie aérienne lors de contacts répétés d'un sujet non immunisé avec un malade rejetant des bacilles dans l'air expiré (sujet bacillifère).

### Épidémiologie

On estime à près de 20 millions le nombre de tuberculeux dans le monde. Le nombre de cas en France est d'environ 10 000 par an (avec une localisation pulmonaire isolée dans 2/3 des cas). La classe d'âge la pus touchée est celle des plus de 75 ans. Les migrants sont 6 fois plus touchés que les Français. La co-infection par le HIV concerne 10 % des cas.

### Signes et symptômes

La primo-infection tuberculeuse peut être latente et se limiter à une positivation de la réaction tuberculinique). Dans la primo-infection patente, touchant surtout le jeune enfant, les signes principaux sont une asthénie, un amaigrissement, une fièvre peu élevée, des adénopathies cervicales. Dans la tuberculose maladie, les signes sont similaires, peu spécifiques et c'est surtout le contexte qui fait évoquer la maladie.

### Investigations

La radiographie pulmonaire peut montrer des nodules de contours flous, des infiltrations ou des cavernes à un stade plus tardif. La recherche des BK s'effectue sur les crachats ou par tubage gastrique (examen direct et mise en culture). L'intradermoréaction à la tuberculine est positive.

### Évolution, complications et pronostic

La principale complication est la miliaire tuberculeuse (☞) qui correspond à une dissémination du germe dans tout l'organisme. Le traitement antibiotique permet une évolution favorable, le plus souvent sans séquelle. Les cavernes, à l'origine d'aspergillose, sont devenues rares.

### Traitement

Les différents schémas thérapeutiques associent 3 à 4 antibiotiques sur une durée de 6 à 9 mois. Les produits utilisés sont l'isoniazide, la rifampicine, le pyrazinamide et l'éthambutol. Ils présentent des toxicités variées qui nécessitent une surveillance de la fonction hépatique et rénale, une surveillance de l'uricémie et du champ visuel.

## ✔ Soins, surveillance, éducation et prévention

Des mesures d'isolement respiratoire simples sont préconisées lors des 15 premiers jours du traitement : chambre individuelle, surblouse et gants à usage unique non stériles pour tout contact avec le patient, lavage des mains avant et après chaque soin et avant de sortir de la chambre, limiter le nombre de visiteurs et les transports du patient en dehors de sa chambre, matériel de soins individuel et dans la chambre, nettoyage des locaux en fin de programme journalier.
Les soins sont fondés sur une relation de confiance avec le patient visant à favoriser l'adhésion au traitement qui est de longue durée, contraignant (nombre élevé de médicaments et conditions de prises précises : même horaire chaque jour, à distance d'un repas) et comporte des effets secondaires.
La vaccination par le BCG, obligatoire en France, est la meilleure prévention. La maladie est à déclaration obligatoire et impose le dépistage des sujets contacts.

# TULARÉMIE

## Définition et causes

Maladie infectieuse aiguë, due à *Francisella tularensis*, commune à l'homme et à certains animaux (rongeurs, mammifères, oiseaux), caractérisée par une ulcération au site d'inoculation avec une adénopathie régionale et de la fièvre. La contamination se produit par contact direct, à la faveur d'une excoriation cutanée ou d'une piqûre de tique, plus rarement par ingestion ou inhalation. L'incubation est de 2 à 4 jours.

## Épidémiologie

Quelques dizaines de cas par an en France.

## Signes et symptômes

La forme ulcéro-ganglionnaire est la plus fréquente avec une fièvre, une papule prurigineuse se transformant en ulcération avec une lymphangite régionale et des adénopathies dans le territoire satellite qui vont se fistuliser. Moins souvent, il existe une atteinte oculaire avec une conjonctivite.

## Investigations

L'isolement du germe est réalisé à partir de la sérosité ganglionnaire. Le sérodiagnostic est positif à partir du 10$^{e}$-12$^{e}$ jour.

## Évolution, complications et pronostic

La guérison est rapide sous traitement et l'immunité persiste toute la vie. Il existe de rares complications viscérales (pulmonaires, méningées, péricardiques).

## Traitement

Il est basé sur les cyclines.

## Prévention et éducation

La contagiosité est importante et la manipulation de tous les prélèvements doit être très prudente (lavage des mains, port de gants non stériles à usage unique, élimination du matériel de prélèvement souillé dans un conteneur immédiatement après le prélèvement, double ensachage des examens).
En cas d'ulcération, des mesures d'isolement cutané sont préconisées : chambre individuelle, surblouse et gants à usage unique non stériles pour tout contact avec le patient, lavage des mains avant et après chaque soin et avant de sortir de la chambre.
C'est une maladie à déclaration obligatoire. La vaccination est recommandée pour les populations exposées ainsi que le port de vêtements de protection pour la manipulation des animaux sauvages et une bonne cuisson du gibier.

# TUMEURS BÉNIGNES DU SEIN ou (☞) Mastopathies bénignes

## TUMEURS CARDIAQUES

Les tumeurs primitives du cœur sont rares et les métastases cardiaques sont 20 fois plus fréquentes. Les tumeurs primitives bénignes sont par ordre de fréquence les myxomes (☞), les lipomes, les papillomes vasculaires, les rhabdomyomes et les fibromes. Les tumeurs primitives malignes sont essentiellement des sarcomes (☞). Dans la majorité des cas le traitement est chirurgical, car même les tumeurs bénignes exposent à des complications graves, souvent mortelles.

## TUMEUR DE GRAWITZ (☞) Cancer du rein

## TUMEURS HYPOPHYSAIRES

### Définition et causes

Adénomes hypophysaires qui sont responsables d'une insuffisance antéhypophysaire, de signes tumoraux par envahissement local ou de syndromes d'hypersécrétion hormonale.

### Épidémiologie

Ils représentent 10 à 15 % des tumeurs intracrâniennes. La prévalence est de 1/10 000 dans la population générale.

### Signes et symptômes

Le syndrome tumoral associe céphalées, signes d'hypertension intracrânienne (vomissements, somnolence) et des signes visuels. L'insuffisance antéhypophysaire (☞) se manifeste chez l'enfant par un nanisme et chez l'adulte par des signes cutanéomuqueux, une aménorrhée ou une impuissance, une hypothermie, un ralentissement psychomoteur, des trouble digestifs… Les signes d'hypersécrétion sont variables en fonction de l'hormone concernée.

### Investigations

Le scanner et l'IRM permettent le diagnostic.

### Évolution, complications et pronostic

Les principales complications sont soit liées à la compression (cécité…) ou aux troubles endocriniens.

### Traitement

Il est souvent chirurgical (avec éventuellement la radiothérapie) mais l'exérèse complète est difficile avec de nombreuses récidives. Le traitement hormonal est indiqué en premier lieu dans certains cas (adénome à prolactine) et dans tous les cas pour contrôler le fonctionnement hypophysaire.

## TUMEURS DU MÉDIASTIN

### Définition et causes

Il s'agit de l'ensemble des néoformations situées dans le médiastin dont 25 % sont malignes. On distingue les adénopathies (lymphomes hodgkiniens ou non, métastases, tuberculose, sarcoïdose), les tumeurs du thymus (thymomes), les tumeurs nerveuses, les tumeurs thyroïdiennes et parathyroïdiennes, les tumeurs germinales ou dysembryomes et les tumeurs kystiques (bronchogéniques, péricardiques…).

### Épidémiologie

Elles ne sont pas rares du fait de la diversité des étiologies.

### Signes et symptômes

Ils sont liés à la compression des différentes structures intramédiastinales : veine cave supérieure (cyanose et œdème de la face, circulation collatérale thoracique avec turgescence des jugulaires), voies respiratoires et nerf récurrent (toux, dyspnée, troubles de la voix), œsophage et nerf sympathique (difficulté à avaler, syndrome de Claude-Bernard-Horner (☞)), veine cave inférieure (œdème des membres inférieurs, ascite, circulation veineuse collatérale abdominale).

### Investigations

Le scanner et l'IRM sont les examens-clefs.

### Évolution, complications et pronostic

Certaines compressions peuvent engager le pronostic vital. Le pronostic dépend de l'étiologie.

### Traitement

Il dépend de la cause mais le premier objectif est de lever les compressions.

## TUMEURS DE LA PAROTIDE

### Définition et causes

Elles sont bénignes dans plus de 80 % des cas et il s'agit le plus souvent d'un adénome pléomorphe. Les tumeurs malignes sont le carcinome muco-épidermoïde, le carcinome adénoïde kystique, l'adénocarcinome, le carcinome sur adénome pléomorphe et le carcinome à cellules acineuses.

### Épidémiologie

Ce sont des tumeurs rares.

### Signes et symptômes

Les tumeurs bénignes sont souvent asymptomatiques. Dans les autres cas, il existe une tuméfaction unilatérale, douloureuse au niveau de l'angle de la mâchoire avec une paralysie faciale et une adénopathie cervicale.

### Investigations

Seul l'examen anatomopathologique de la pièce opératoire permet de déterminer la nature de la tumeur.

### Évolution, complications et pronostic

Le taux de survie des cancers est de près de 70 % à 10 ans. Il existe des métastases viscérales dans un quart des cas. La paralysie faciale postopératoire est la principale complication.

### Traitement

Le seul traitement est la parotidectomie totale.

## TURNER (SYNDROME DE)

### Définition et cause

Maladie chromosomique avec un caryotype 45 XO (il s'agit de la seule atteinte viable avec perte d'un chromosome).

### Épidémiologie

La fréquence est de 1 nouveau-né sur 2 500 naissances féminines.

### Signes et symptômes

En anténatal, l'échographie peut montrer des signes évocateurs. À la naissance, on constate un retard de croissance intra-utérin, des œdème du dos, des pieds et des mains ainsi que de replis cutanés pigmentaires du dos et de la face (syndrome de Bonnevie-Ulrich). Chez la fillette le tableau associe un retard statural et pubertaire ainsi qu'un syndrome dysmorphique (cou palmé, anomalies des fentes palpébrales, micrognathisme = développement incomplet de la mandibule, nombreux nævus pigmentaires…).

### Investigations

Le diagnostic est basé sur le caryotype.

### Évolution, complications et pronostic

Le pronostic est transformé par le traitement avec la possibilité de grossesse par fécondation in vitro.

### Traitement

Il utilise l'hormone de croissance et les œstroprogestatifs (pour le retard pubertaire).

### Prévention

Un caryotype fœtal est indiqué en cas de doute échographique.

## TYPHUS EXANTHÉMATIQUE

### Définition et causes

Maladie infectieuse de la famille des rickettsioses (☞), due à *Rickettsia prowazekii* et transnise par les poux (contamination des lésions de rattage par les déjections des poux). L'incubaion est de 7 à 14 jours.

## Épidémiologie

Des épidémies touchent les grands rassemblements humains (armées en campagne…).

## Signes et symptômes

Le début est brutal avec une fièvre à 40 °C, des rissons et des douleurs diffuses. Au 4e jour, apparaît une éruption touchant les plis de flexion, la acine des membres, le thorax et l'abdomen, et pargnant le visage. Une atteinte neurologique st possible avec un état stuporeux appelé le uphos.

## Investigations

l existe un sérodiagnostic spécifique.

## Évolution, complications et pronostic

La guérison est généralement sans séquelle après raitement. Les complications comprennent néningo-encéphalite, myocardite, hémorragies viscérales et insuffisance rénale. La **maladie de Brill-Zinser** est une résurgence tardive, spontanée et atténuée de la maladie chez une personne qui a guéri du typhus sans traitement plusieurs années auparavant.

## Traitement

Les antibiotiques efficaces sont la doxycycline ou le chloramphénicol.

### ✔ Soins et prévention

Un isolement cutané (chambre individuelle, surblouse et gants à usage unique non stériles pour tout contact avec le patient, lavage des mains avant et après chaque soin et avant de sortir de la chambre, utiliser du linge à usage unique si possible, élimination du linge sale selon la filière d'élimination habituelle de pré-tri) et un épouillage (☞ Pédiculose) du patient sont nécessaires.

Un vaccin est disponible pour les personnes travaillant dans les zones à risque. La déclaration est obligatoire.

# TYPHUS MURIN

Maladie infectieuse de la famille des rickettsioses, due à *Rickettsia typhi*. Elle est transmise par la puce du rat (piqûre ou infection par les déjections sur les lésions de grattage) dont le tableau ressemble en moins grave au typhus exanthématique (☞). Elle est sporadique, de distribution mondiale, et plus fréquente dans les régions surpeuplées où les rats abondent, mais l'incidence globale est faible.

# U

## ULCÉRATION THERMOMÉTRIQUE

Ulcération de la muqueuse rectale par traumatisme dû à l'utilisation d'un thermomètre. Elle peut être favorisée par une fragilité de la muqueuse (une maladie digestive). Elle se manifeste par des hémorragies, parfois importantes nécessitant des transfusions. La rectoscopie permet le diagnostic. Un geste d'hémostase locale est souvent nécessaire (tamponnement, électrocoagulation, suture).

## ULCÈRE GASTRODUODÉNAL

### Définition et causes

Perte de substance de la paroi gastrique ou duodénale. On distingue l'ulcère chronique ou maladie ulcéreuse associé dans la grande majorité des cas à une infection par *Helicobacter pylori* et l'ulcère aigu lié à la prise de médicaments gastrotoxiques (aspirine et anti-inflammatoires non stéroïdiens).

### Épidémiologie

Presque 10 % de la population est touchée par l'ulcère gastroduodénal chronique au cours de sa vie. L'ulcère gastrique est 2 à 4 fois moins fréquent que l'ulcère duodénal. L'âge moyen de survenue est entre 55 et 65 ans. L'incidence de la forme aiguë est directement liée à la consommation des médicaments gastrotoxiques.

### Signes et symptômes

Le signe typique est la douleur de siège épigastrique, à type de crampe, rythmée par les repas (survenant 2 à 3 heures après les repas) et calmée par les aliments et les antiacides. Il peut être révélé par une hémorragie digestive ou une perforation, sans douleur préalable.

### Investigations

Le seul examen est l'endoscopie œsogastroduodénale qui permet de visualiser l'ulcère et de rechercher la présence d'*Helicobacter pylori.*

### Évolution, complications et pronostic

Sous traitement, la cicatrisation se produit en quelques semaines. La complication la plus fréquente est l'hémorragie qui peut mettre en jeu la vie du patient. La perforation avec douleur en coup de poignard et contracture abdominale peut entraîner une péritonite en cas de retard au diagnostic.

### Traitement et prévention

L'éradication d'Helicobacter pylori est codifiée avec l'association d'un inhibiteur de la pompe à protons (Mopral®, Lanzor®) et d'une double antibiothérapie (clarithromycine = Naxy®, Zéclar® + amoxicilline = Clamoxyl® ou métronidazole = Flagyl®). Un traitement antisécrétoire (anti-H2 ou inhibiteurs de la pompe à protons) est instauré en complément pendant quelques semaines. En cas de complication, un traitement initial et médical permet le plus souvent d'éviter la chirurgie.

Le contrôle de l'éradication d'*Helicobacter pylori* rend le risque de récidive très faible. Le respect des contre-indications dans la prescription de l'aspirine et des anti-inflammatoires ainsi que leur prise au cours des repas, limitent les risques de toxicité digestive.

### Éducation

L'adhésion du patient à la prise médicamenteuse est essentielle à la guérison de l'ulcère : prise régulière des médicaments, suivi du traitement même en cas de disparition des symptômes, prise au milieu du repas, arrêt de l'automédication (en particulier l'aspirine et les anti-inflammatoires). Le patient sera entraîné à reconnaître les signes et symptômes liés à une récidive (douleur épigastrique, vomissements de sang, selles noires).

## ULCÈRE DE JAMBE

### Définition et causes

Perte de substance cutanée d'évolution chronique, sans tendance spontanée à la guérison, atteignant la jambe ou le dos du pied. L'origine est veineuse dans la majorité des cas ou, plus rarement, artérielle. Les ulcères veineux sont dus à une insuffisance veineuse essentielle ou à une obstruction des troncs veineux profonds; les ulcères artériels, à une artériopathie oblitérante des membres inférieurs.

### Épidémiologie

Il s'agit le plus souvent d'une femme de plus de 50 ans.

### Signes et symptômes

L'ulcère veineux siège en général au niveau de la malléole interne. Il est soit peu douloureux avec des bords souples (origine veineuse), soit douloureux avec des bords indurés (obstruction veineuse). L'ulcère artériel siège plutôt sur la face antéro-externe de la jambe ou sur le pied, il est creusant et nécrotique, à bords nets avec des orteils et des pieds froids.

### Investigations

L'écho-doppler veineux et artériel est l'examen essentiel, éventuellement complété par une artériographie et/ou une phlébographie.

### Évolution, complications et pronostic

L'ulcère veineux est récidivant, sa principale complication est l'infection et les dermites de contact. Dans l'ulcère artériel, une ischémie sévère peut empêcher la cicatrisation et entraîner une amputation.

### Traitement

Il comprend quatre phases : le nettoyage au sérum physiologique, la détersion le plus souvent mécanique après une prévention locale voire générale de la douleur, le choix d'un pansement favorisant le bourgeonnement et l'épidermisation (avec éventuelle greffe de peau). Pour l'ulcère veineux, on associera contention, surélévation des jambes et traitement des varices. Les angioplasties (dilatations avec un cathéter) ou le pontage peuvent être indiqués en cas d'ulcère artériel.

### Prévention et éducation

Une bonne adhésion au traitement est absolument nécessaire. Dans la forme artérielle, l'arrêt du tabac et la correction des facteurs de risque associés (diabète, hypertension artérielle, dyslipidémies...) sont essentiels.

On expliquera au patient l'importance des mesures d'hygiène afin d'éviter la macération et la surinfection; la technique de mise en place de la contention veineuse qui doit être gardée la nuit; l'intérêt de surélever les jambes en position assise, de s'allonger avec les jambes au-dessus du cœur plusieurs fois dans la journée et de limiter la station debout sans déplacement (ulcères veineux); la manière de protéger la plaie des traumatismes par un appui intempestif ou frottement dans une chaussure mal adaptée. Par ailleurs, le choix de chaussures confortables et adaptées est essentiel.

## URÉTRITE

### Définition et causes

Maladie sexuellement transmissible, caractérisée par une inflammation de l'urètre. Elle est due le plus souvent à *Chlamydia trachomatis*, au gonocoque, au *Trichomonas* ou à *Candida albicans*.

### Épidémiologie

C'est une affection très fréquente.

### Signes et symptômes

Chez l'homme, il s'agit de brûlures mictionnelles et d'écoulement urétral. Chez la femme, il existe une vulvovaginite ou une cystite.

### Investigations

L'examen direct et la mise en culture d'un prélèvement permettent le diagnostic.

### Évolution, complications et pronostic

Les complications sont chez l'homme : l'orchi-épididymite, la prostatite, des douleurs articulaires (syndrome de Fiessinger-Leroy-Reiter ☞) et le rétrécissement urétral ; chez la femme : la salpingite avec le risque de stérilité et la périhépatite.

### Traitement

Il comprend les antibiotiques, les antimycotiques et les antiparasitaires en fonction du germe en cause.

### Prévention et éducation

Les mesures de prévention comprennent : l'utilisation des préservatifs, le traitement systématique des partenaires, la recherche d'autres maladies sexuellement transmissibles (syphilis, VIH, herpès).

## URTICAIRE

### Définition et causes

Éruption cutanée ou cutanéomuqueuse faites de plaques rouges localisées ou généralisées à l'ensemble du corps. Les principales causes sont des réactions de type allergique à différents agents : médicaments, aliments, agents physiques (pression, froid, soleil, chaleur, émotion, effort...), maladies infectieuses (ORL, parasitoses) ou systémiques (lupus, périartérite noueuse...).

### Épidémiologie

Très fréquent : près de 15 % de la population a présenté au moins une crise d'urticaire. Une cause n'est retrouvée que dans la moitié des cas dans les formes chroniques.

### Signes et symptômes

L'éruption est brutale, constituée de plaques rouges, oedématiées, prurigineuses (qui grattent), à contours nets, mobiles, fugaces localisées à certaines parties du corps ou généralisées.

### Investigations

La recherche de la cause nécessite un interrogatoire précis, un bilan allergologique, la recherche d'un foyer d'infection (sinus, dents...) ou d'une affection systémique.

### Évolution, complications et pronostic

En général, l'évolution est spontanément favorable en quelques minutes à quelques heures. Des formes chroniques avec des poussées récidivantes sur plusieurs semaines sont possibles. Les principales complications sont l'œdème de Quincke (☞) et le choc anaphylactique (☞).

### Traitement

Il associe la suppression du facteur déclenchant et un traitement symptomatique (antihistaminiques $H_1$ = Virlix®, Zyrtec®, Clarityne®...). Lors des crises sévères, les corticoïdes peuvent être utilisés.

### Prévention et éducation

L'éducation du patient comprend la connaissance des facteurs déclenchants afin de pouvoir les éviter.

## UVÉITE

Inflammation de l'uvée qui est la tunique vasculaire de l'œil. Elle est composée de l'iris et du corps ciliaire qui forment l'uvée antérieure, on parle alors d'uvéite antérieure qui se décline en iritis (☞), inflammation de l'iris, et en iridocyclite (☞), inflammation de l'iris et du corps ciliaire ; et de la choroïde qui forme l'uvée postérieure correspondant à l'uvéite postérieure ou choroïdite (☞).

# V

## VACCINE

C'était une infection localisée de la peau provoquée par inoculation du virus de la vaccine qui permettait d'obtenir une immunité contre la variole. En deux semaines, la guérison était complète et laissait une cicatrice. Quelques complications sévères étaient possibles pouvant entraîner le décès ou laisser des séquelles neurologiques. Ce vaccin n'est plus utilisé car la variole a été déclarée éradiquée par l'OMS en 1979.

## VAGINISME

Contraction involontaire des muscles du vagin empêchant toute pénétration. La cause peut être une dyspareunie (douleur pendant les rapports), mais il s'agit souvent d'un problème d'ordre psychologique (peur incontrôlée du rapport sexuel…). Après élimination d'une cause organique, une prise en charge psychothérapeutique intégrant éventuellement des techniques de lever du spasme par des dilatations progressives est indiquée.

## VAGINITE ou Vulvovaginite

### Définition et causes

Il s'agit d'une infection du vagin et de la vulve qui est souvent associée à celle du col (cervicite). Les germes les plus fréquents sont *Candida albicans, Trichomonas vaginalis, Chlamydiae trachomatis Gardnerella vaginalis* ou le gonocoque. Elle est due soit à une contamination sexuelle, soit à la rupture d'équilibre entre la flore locale naturelle et les moyens de défense du vagin, soit à la prédominance d'une espèce potentiellement pathogène.

### Épidémiologie

C'est une affection très fréquente. Les principaux facteurs favorisant sont la grossesse, les règles, la contraception, des toilettes vaginales répétées ou un manque d'hygiène, un diabète, un traitement corticoïde ou antibiotique.

### Signes et symptômes

Il existe un prurit vulvaire, des troubles urinaires, une dyspareunie (douleurs pendant les rapports sexuels) et une leucorrhée (pertes génitales). Le type de la leucorrhée peut orienter vers le germe : grumeleux et blanchâtre en faveur d'une candidose, verdâtre et nauséabonde pour le *Trichomonas*, grisâtre et malodorante pour *Gardnerella.*

### Investigations

Les prélèvements locaux (examen direct, culture, tests spécifiques…) permettent d'identifier l'agent pathogène.

### Évolution, complications et pronostic

La principale complication est la remontée de l'infection vers l'utérus (endométrite) ou vers les trompes (salpingite).

### Traitement

On utilise essentiellement des traitements locaux (parfois traitement minute) adaptés aux germes en cause. Le traitement du partenaire est nécessaire pour éviter une récidive dans la plupart des cas.

## VAQUEZ (MALADIE DE)

### Définition et causes

Syndrome myéloprolifératif caractérisé par une augmentation du nombre de globules rouges due à la prolifération non régulée du tissu myéloïde sur la lignée érythrocytaire. La cause est inconnue.

### Épidémiologie

L'incidence est de 1 cas pour 100 000 habitants avec une découverte vers 60 ans sans prédominance de sexe.

### Signes et symptômes

Association d'une érythrose (rougeur) des muqueuses, d'une splénomégalie, de signes fonctionnels d'hyperviscosité (céphalées, vertiges, acouphènes, troubles visuels, paresthésies), d'un prurit lors des bains chauds et d'accidents ischémiques transitoires au niveau des pieds se traduisant par une douleur, une sensation de brûlure et une modification de la couleur cutanée (crises érythromélalgiques).

### Investigations

L'hématocrite et le nombre de plaquettes sont élevés ainsi que le volume globulaire total mesuré par méthode isotopique.

### Évolution, complications et pronostic

Le risque majeur est celui d'accidents thrombotiques centraux ou périphériques. L'évolution se fait vers l'insuffisance médullaire, mais une leucémie aiguë myéloblastique est possible vers 20 % des cas.

### Traitement

Il associe les saignées en urgence et le freinage médullaire par phosphore radioactif ou par chimiothérapie.

## VARICELLE

### Définition et causes

Maladie virale contagieuse due à un virus du groupe *Herpes*, le virus varicelle zona (VZV). La varicelle représente la primo-infection et le zona est la réactivation du virus resté latent dans les ganglions sensitifs. La période de contagion débute 24 h avant les premiers signes et dure jusqu'à la formation des croûtes. La période d'incubation est de 10 à 15 jours.

### Épidémiologie

Il existe des épidémies au cours de l'hiver et le début du printemps. La varicelle survient surtout chez l'enfant de 2 à 6 ans. Elle entraîne une immunité solide et définitive.

### Signes et symptômes

La maladie débute par une fièvre modérée et une éruption cutanée débutant sur la face et le thorax, puis gagnant tout le corps qui évolue en trois stades : macules, vésicules et croûtes. Des poussées successives se succèdent pendant 2 à 4 jours faisant coexister des éléments cutanés d'âges différents. Les démangeaisons sont très importantes.

### Investigations

Le diagnostic est avant tout clinique.

### Évolution, complications et pronostic

Les croûtes disparaissent en 8 à 10 jours sans laisser de trace. La principale complication est la surinfection des lésions favorisée par le grattage. Plus rarement, il peut exister une pneumonie ou une encéphalite (dans moins d'un cas sur mille). La varicelle est grave chez les sujets immunodéprimés.

### Traitement

L'application de compresses humides et les antihistaminiques (Polaramine® par ex.) par voie orale permettent de calmer les démangeaisons. Les surinfections seront traitées par des désinfectants locaux et des antibiotiques. Dans les formes graves, en particulier chez les immunodéprimés, un traitement antiviral par voie intraveineuse (Zovirax®) est indiqué.

### ✔ Soins, surveillance et prévention

Les soins consistent à limiter le grattage des croûtes afin d'éviter une surinfection et les cicatrices visibles en particulier au niveau du visage : expliquer à l'enfant, couper les ongles courts, faire porter des vêtements à manches et jambes longues, appliquer un topique local prescrit.
Les personnes à risque doivent éviter tout contact avec les patients infectés. Dans le cas contraire, l'administration d'immunoglobulines standard peut être utile dans les 48 heures qui suivent. Le vaccin est strictement réservé aux enfants atteints d'une leucémie et d'un cancer et n'ayant jamais contracté la varicelle.

## VARICES

### Définition et causes

Dilatation des veines superficielles, habituellement au niveau des jambes, due à une altération des valvules qui ne jouent plus leur rôle et entraînent un reflux veineux. Les varices se manifestent dans le cadre d'une insuffisance veineuse chronique (primitive ou secondaire à une phlébite).

### Épidémiologie

L'insuffisance veineuse chronique est très fréquente (20 % de la population) avec une nette prédominance féminine.

### Signes et symptômes

En position debout, les veines apparaissent dilatées et tortueuses. L'épreuve de Trendelenburg montre un remplissage brutal de haut en bas des varices en position debout après suppression d'un garrot veineux.

### Investigations

L'écho-doppler est l'examen de choix pour étudier la topographie des varices et examiner les veines profondes.

### Évolution, complications et pronostic

L'évolution se fait vers une aggravation progressive par poussées. Les principales complications sont les troubles cutanés (ulcères variqueux notamment), la thrombophlébite superficielle et la rupture avec saignement, notamment chez les personnes âgées.

### Traitement

Les différentes méthodes sont le traitement médical (marche, réduction pondérale, contention élastique, médicaments phlébotoniques...), les injections de produits sclérosants et le traitement chirurgical (stripping : extirpation des veines saphènes).

### Prévention et éducation

La prévention du développement des varices implique des mesures précoces de prise en charge de l'insuffisance veineuse, notamment le port de bas de contention, mais aussi la marche, les douches fraîches, l'éviction de l'exposition solaire et du piétinement.

## VARICES ŒSOPHAGIENNES

### Définition et causes

Dilatation des veines de la muqueuse œsophagienne, principalement au niveau du tiers inférieur. Elle est due à une dérivation du flux sanguin en provenance du tube digestif lorsqu'il existe un obstacle hépatique, cirrhose notamment, à l'origine d'une hypertension portale (☞).

### Épidémiologie

Il s'agit d'une des principales complications de la cirrhose du foie.

### Signes et symptômes

Elles sont latentes et se manifestent sous la forme d'une hémorragie digestive haute (hématémèse) de sang rouge.

### Investigations

La fibroscopie œsophagienne retrouve des cordons bleuâtres naissant de l'estomac et se développant vers le haut.

### Évolution, complications et pronostic

L'hémorragie peut être cataclysmique et entraîner la mort du patient. En l'absence de traitement, la récidive est inéluctable.

### Traitement

En phase hémorragique, le traitement utilise les vasoconstricteurs (terlipressine = Glypressine®, somatostatine), les sondes à ballonnet et la sclérothérapie par endoscopie. Le traitement chronique comprend également la sclérothérapie ou la ligature des varices, les bêtabloquants, l'anastomose portocave et la mise en place de shunts intrahépatiques.

> **✔ Soins, surveillance et prévention**
>
> Dans le cas d'une hémostase par sonde à ballonnet, des lavages gastriques à l'eau froide sont réalisés régulièrement. Pour le confort du patient des soins de bouche fréquents sont effectués.
>
> Les principaux éléments de surveillance sont les suivants : la pression artérielle, les pulsations, l'aspect du liquide de lavage gastrique, la bonne mise en place de la sonde (mesure de la longueur extériorisée de la sonde), l'orifice de la narine à la recherche de signes d'escarres, la couleur des selles (recherche d'un méléna).
>
> La prévention est celle de l'alcoolisme chronique.

## VARICOCÈLE

### Définition et causes

Dilatation des plexus veineux péritesticulaires provoquée par un reflux sanguin dans la veine spermatique, due à une insuffisance valvulaire veineuse ou plus rarement à une compression tumorale (cancer du rein).

### Épidémiologie

Une varicocèle survient chez 10 à 15 % des hommes.

### Signes et symptômes

La palpation des bourses retrouve la sensation d'un « paquet de vers », perceptible en position debout et qui disparaît en position allongée. La varicocèle peut être douloureuse ou provoquer une sensation de distension des bourses.

### Investigations

Le diagnostic est essentiellement clinique.

### Évolution, complications et pronostic

La principale complication est la stérilité (on retrouve une varicocèle chez près de 50 % des hommes stériles).

### Traitement

La résection chirurgicale est indiquée dans le cadre du traitement d'une stérilité ou en cas de varicocèle gênante.

## VARIOLE

Maladie virale contagieuse qui était responsable d'une mortalité importante dont le dernier cas est survenu en 1977. Elle a été déclarée éradiquée par l'OMS en 1979. Elle était caractérisée par de la fièvre, une éruption cutanée (similaire à celle de la varicelle) et dans la forme maligne par des hémorragies et un état de choc. Actuellement, les gouvernements occidentaux prennent des mesures pour éviter une réapparition de la variole dans le cadre du bioterrorisme.

## VASCULARITE

Inflammation et altération des vaisseaux sanguins qui entraînent une altération de la vascularisation des tissus concernés. L'atteinte peut être localisée ou généralisée. La vascularite et ses conséquences peut être la première et l'unique manifestation de la maladie; dans d'autres cas, elle s'intègre dans un tableau plus complexe. La classification distingue :

– Les vascularites nécrosantes systémiques : périartérite noueuse, syndrome de Churg et Strauss.

- Les vascularites d'hypersensibilité : purpura de Schœnlein-Henoch, lupus érythémateux disséminé, polyarthrite rhumatoïde, syndrome de Sjögren.
- Granulomatose de Wegener.
- Artérite à cellules géantes : maladie de Horton, artérite de Takayasu.
- Divers : maladie de Kawasaki, maladie de Buerger, maladie de Behçet.

## VÉGÉTATIONS ADÉNOÏDES

### Définitions et causes

Hypertrophie des amygdales pharyngées survenant chez l'enfant, sans raison apparente ou secondairement à une allergie ou à des infections.

### Épidémiologie

C'est une affection très fréquente chez le jeune enfant.

### Signes et symptômes

Les végétations sont responsables d'une obstruction nasale, d'infections ORL (notamment otites) à répétition.

### Investigations

Le diagnostic est essentiellement clinique. La radiographie de profil du cavum montre une hypertrophie des tissus adénoïdiens.

### Évolution, complications et pronostic

Les principales complications sont les otites chroniques. À partir de 8-10 ans l'hypertrophie régresse spontanément.

### Traitement

L'adénoïdectomie (ablation des végétations) sous anesthésie générale est indiquée en cas de complications. C'est une intervention bénigne accompagnée de bons résultats.

## VERRUES

### Définition et causes

Tumeurs cutanées bénignes dues à des papillomavirus humains (HPV). Elles sont contagieuses par contact direct ou indirect.

### Épidémiologie

Elles sont très fréquentes et affectent surtout l'enfant et certains individus prédisposés.

### Signes et symptômes

Les verrues vulgaires, retrouvées notamment au niveau des mains, sont des petites lésions en dôme, de surface irrégulière. Les verrues plantaires se retrouvent au niveau des points d'appui sous la forme de lésions superficielles, rugueuses ou profondes et enchâssées dans un durillon. Les verrues planes siègent sur le visage sous la forme de petites plaques surélevées, plates.

### Investigations

Le diagnostic est clinique.

### Évolution, complications et pronostic

La régression spontanée en 1 à 2 ans est fréquente, surtout chez l'enfant. La multiplication et la dissémination sont favorisées par les traumatismes (notamment le rasage au niveau du visage).

### Traitement

Il utilise des agents kératolytiques (vaseline salicylée) ou la cryothérapie à l'azote liquide. Dans les cas rebelles, le laser $CO_2$ ou l'électrocoagulation avec curetage sous anesthésie locale peuvent être utiles.

### Prévention et éducation

La fréquentation des piscines est déconseillée aux porteurs de verrues, notamment plantaires, du fait du risque de contagiosité. Le port de chaussons en caoutchouc fin permet d'éviter la contagion par contact.

## VERRUES SÉBORRHÉIQUES

Lésions cutanées superficielles, bien limitées, de couleur jaune ou noire, marquées par la présence de bouchons cornés. La cause est inconnue. Elles surviennent chez les adultes de plu[illegible] 50 ans et sont en général situées sur le t[illegible] tempes. Ce ne sont pas des lésior[illegible] reuses et elles ne nécessitent aucun traitement, sauf en cas d'irritation ou de problème esthétique. Dans ce cas, on utilise le curetage avec ou sans électrocoagulation, ou l'application d'azote liquide.

## VERTEBRA PLANA ou (☞) Calvé (maladie de)

## VERTIGE D'ORIGINE CENTRALE

### Définition et causes

Sensation erronée de déplacement du corps ou des objets environnants. L'origine est une lésion neurologique au niveau des noyaux vestibulaires ou de leurs connexions ascendantes. Les causes les plus fréquentes sont la sclérose en plaques, une tumeur du cervelet, un accident ischémique du tronc cérébral, un traumatisme crânien.

### Signes et symptômes

Il existe un vertige ou un déséquilibre persistant avec des troubles de la marche. Le nystagmus spontané (oscillation rythmique involontaire des yeux en 2 secousses, une lente et une rapide de rappel qui définit la direction du nystagmus) est plutôt vertical ou de direction variable. Des troubles neurologiques peuvent être présents (atteinte de la parole, incoordination ou diminution de la motricité d'un membre...).

### Investigations

Le scanner et l'IRM recherchent la lésion neurologique.

### Évolution, complications et pronostic

Variable selon la cause.

### Traitement

C'est celui de la cause. Les médicaments antivertigineux ont en général peu effet.

## VERTIGE PAROXYSTIQUE POSITIONNEL BÉNIN

### Définition et causes

Vertige périphérique (☞) déclenché par la rotation rapide de la tête vers le côté de l'oreille atteinte. La mobilisation de lithiases (otolithes) existants au niveau des canaux circulaires dans l'oreille interne en est l'origine la plus fréquente. Dans la moitié des cas, aucune cause n'est retrouvée. Dans l'autre moitié on retrouve l'existence d'un traumatisme crânien, d'une affection virale, d'une chirurgie de l'oreille...

### Épidémiologie

Il s'agit de la cause la plus fréquente de vertige. Il touche le plus souvent les sujets de plus de 50 ans avec une légère prépondérance féminine.

### Signes et symptômes

Il s'agit de vertiges violents, de durée brève (< 30 s) apparaissant quelques secondes après le changement de position de la tête. Ils sont souvent accompagnés de nausées, vomissements, pâleur, sueurs et d'une sensation de malaise.

### Investigations

Le diagnostic est confirmé par des manœuvres déclenchantes (manœuvres de Dix et Hallpike).

### Évolution, complications et pronostic

L'évolution se fait vers la disparition en quelques semaines ou mois, mais les récidives sont fréquentes.

### Traitement et prévention

La manœuvre libératoire de Semont (déloge les lithiases au niveau de l'oreille interne) est très efficace. En cas d'échec et de formes particulièrement invalidantes, un geste chirurgical (section du nerf ampullaire postérieur) est indiqué.

Le patient doit connaître et éviter les positions déclenchantes.

## VERTIGE PÉRIPHÉRIQUE

### Définition et causes

Sensation erronée de déplacement du corps ou des objets environnants. Il est le plus souvent rotatoire («ça tourne »). L'origine est une atteinte de l'oreille interne ou du nerf vestibulaire. Les causes sont variées : atteinte vestibulaire banale dans le cadre du vertige paroxystique bénin, névrite vestibulaire, otite chronique, labyrinthite, maladie de Ménière, toxiques (aminosides), fracture du rocher, tumeur (neurinome de l'acoustique).

### Épidémiologie

Fréquent.

### Signes et symptômes

Les vertiges évoluent par crises, accompagnés de nausées, de vomissements et de troubles de l'audition. Le nystagmus (oscillation rythmique involontaire des yeux en 2 secousses, une lente et une rapide de rappel qui définit la direction du nystagmus) est horizontal ou rotatoire. Les troubles de l'équilibre et de la marche sont nets avec une déviation du côté lésé.

### Investigations

Le bilan comprend un audiogramme, des épreuves vestibulaires (épreuve de Barany : irrigation du conduit auditif avec de l'eau froide puis chaude et observation du nystagmus) et des potentiels évoqués auditifs. Le scanner et l'IRM sont utiles dans certains cas (otite chronique, fracture du rocher, neurinome de l'acoustique).

### Évolution, complications et pronostic

L'évolution fréquente vers la chronicité peut être handicapante et retentir sur la vie socioprofessionnelle ou sur le psychisme du patient. Une aggravation de la surdité qui peut devenir permanente est possible.

### Traitement

Le traitement est avant tout celui de la cause lorsque c'est possible. Le traitement symptomatique utilise les antivertigineux (Tanganil®, Serc®, Sibélium®, Agyrax®) et les anxiolytiques (benzodiazépines). Les techniques de rééducation sont également utiles.

## VESSIE NEUROLOGIQUE

### Définition et causes

Trouble fonctionnel résultant d'une atteinte du contrôle neurologique réflexe et volontaire de l'évacuation vésicale. Elle peut être congénitale ou acquise. Les causes les plus fréquentes sont les lésions médullaires, notamment traumatiques, avec une paraplégie ou une quadriplégie. On distingue la forme hypotonique (flasque) et la forme hypertonique (spasmodique).

### Signes et symptômes

La dysfonction vésicale est caractérisée par une rétention urinaire partielle ou totale, une incontinence ou une pollakiurie (mictions très fréquentes). L'association de troubles rectaux et sexuels est fréquente.

### Investigations

Le bilan urodynamique permet d'apprécier l'équilibre des forces de retenue et d'évacuation. L'urographie intraveineuse et l'urographie apprécient l'état de l'appareil urinaire.

### Évolution, complications et pronostic

Les principales complications sont l'infection urinaire et le retentissement sur la fonction rénale.

### Traitement

La base du traitement est la rééducation vésicale ou, en cas d'échec, l'autosondage intermittent (sondage par le malade lui-même plusieurs fois par jour). Le traitement médicamenteux est variable selon la forme (hypertonique ou hypotonique). En cas d'atteinte rénale ou pour des raisons de confort, une dérivation urin peut être mise en place.

### ✔ Soins, surveillance et éducation

L'éducation du patient est primordiale au niveau de la rééducation (déclenchement des mictions réflexes à horaires réguliers par percussion de la paroi abdominale en regard de la vessie) et de l'autosondage intermittent (4 fois par jour) qui doit être propre mais non stérile. L'autosurveillance porte sur la mesure de la température, l'utilisation de bandelettes urinaires (leucocytes, nitrites) en cas de fièvre et le recours précoce au médecin en cas de résultats positifs.

## VITAMINE K (DÉFICIT EN)

### Définition et causes

Carence en vitamine K qui est essentielle pour la synthèse hépatique de certains facteurs de la coagulation sanguine (II, VII, IX, X). Elle est systématique chez les nouveau-nés. Les principales causes sont un défaut d'absorption (maladies intestinales, obstruction biliaire), un défaut de production (traitement antibiotique qui détruit la flore intestinale qui produit la vitamine K) ou un traitement anticoagulant par antivitamines K.

### Signes et symptômes

Le déficit se manifeste par des saignements modérés (gencives, nez, hématomes cutanés…) ou sévères (hémorragies digestives ou cérébrales).

### Investigations

Le bilan d'hémostase indique un temps de prothrombine allongé et un abaissement du taux des facteurs II, VII, IX, X.

### Évolution, complications et pronostic

L'abondance et/ou la localisation des saignements peut mettre en jeu la vie du malade ou laisser des séquelles importantes, en particulier en cas d'hémorragie cérébrale.

### Traitement

Le traitement utilise l'arrêt des antivitamines K (le cas échéant), l'apport initial des facteurs manquants par voie intraveineuse (PPSB = Kaskadil®) et l'administration de vitamine K (mais met plusieurs heures avant d'agir).

### ✔ Soins et surveillance

L'injection de vitamine K est systématique à la naissance. La prise hebdomadaire per os de vitamine K est recommandée chez les nouveaux-nés allaités par leur mère. La surveillance du niveau de l'anticoagulation (en particulier avec certaines associations médicamenteuses) chez les patients traités par antivitamines K permet d'éviter des surdosages.

## VITILIGO

### Définition et causes

Zones cutanées hypopigmentées dues à l'absence de mélanocytes. La cause est inconnue. Il peut être congénital et parfois familial, faire suite à un traumatisme (en particulier de la tête) ou être associé à des affections endocriniennes.

### Épidémiologie

Il n'est pas rare.

### Signes et symptômes

Il s'agit de petites plaques de peau plus claires, très nettement délimitées, dont l'étendue varie de 1 à 2 taches à la diffusion à tout le tégument.

### Évolution, complications et pronostic

C'est une affection bénigne dont le préjudice est uniquement esthétique. Un érythème solaire est possible.

### Traitement et prévention

Les petites lésions peuvent être dissimulées par des produits cosmétiques. La puvathérapie (rayons

ultraviolets et psoralènes) est employée, mais les résultats sont aléatoires.
Les crèmes solaires à haut indice de protection sont recommandées lors de l'exposition au soleil.

## VOIES LACRYMALES (OBSTRUCTION DES)

Extrêmement fréquente chez le nourrisson et le sujet âgé, elle se traduit par un larmoiement clair au début puis purulent (conjonctivite purulente). Chez le nouveau-né, il s'agit d'un rétrécissement ou d'une imperforation du canal lacrymal qui cède à un cathétérisme ou à un sondage. Chez l'enfant, l'obstruction des canalicules est fréquente au cours des rhinopharyngites et régresse avec un traitement symptomatique. Chez la personne âgée, le rétrécissement est souvent d'origine inflammatoire et la mise en place d'une sonde est souvent nécessaire.

## VOL SOUS CLAVIER (SYNDROME DU)

Ischémie vertébrobasilaire due à un détournement sanguin vers l'artère sous-clavière lors de mouvements d'exercice avec le bras gauche, du fait d'une occlusion de cette artère en amont de l'abouchement de l'artère vertébrale. Elle se traduit par des vertiges, des troubles sensitifs de l'hémiface du même côté et des membres controlatéraux, une diplopie (vision double) et une dysarthrie (troubles de la parole), en général régressifs.

## VOLVULUS INTESTINAL

Torsion d'une anse digestive qui entraîne une interruption de la vascularisation (ischémie) avec une occlusion (☞) et un risque de nécrose intestinale.

# W

## WALDENSTRÖM (MALADIE DE) ou Macroglobulinémie de Waldenström

### Définition et causes

Prolifération maligne de lymphocytes B produisant une immunoglobuline particulière, appelée macroglobuline. La cause est inconnue. La conséquence est une hyperviscosité sanguine (sang « trop épais »).

### Épidémiologie

La maladie est observée dès l'âge de 30 ans, avec un pic de fréquence vers 60 ans et une légère prédominance masculine.

### Signes et symptômes

Les principaux signes sont une fatigue, des hémorragies muqueuses (nez, gencives, tube digestif), des céphalées, une sensibilité anormale au froid, un syndrome de Raynaud (☞), des adénopathies disséminées, une hépatosplénomégalie (gros foie et grosse rate), un purpura (petites tâches rouges sur la peau).

### Investigations

L'électrophorèse des protéines retrouve un pic anormal constitué d'immunoglobulines de type M. Le myélogramme montre un envahissement de type lymphocytaire. Il existe par ailleurs une anémie, une thrombopénie et une vitesse de sédimentation élevée.

### Évolution, complications et pronostic

Les principales complications sont des infections à répétition, des troubles neurologiques dues à l'hyperviscosité sanguine et une insuffisance rénale. La maladie est d'évolution lente avec une survie moyenne de 6 à 10 ans, liée au degré d'insuffisance médullaire.

### Traitement

Le médicament de choix est le chlorambucil (Chloraminophène®). Des plasmaphérèses (soustraction de plasma) sont indiquées en cas de troubles liés à l'hyperviscosité.

## WALLENBERG (SYNDROME DE)

Ensemble de troubles neurologiques dû à un ramollissement dans le territoire vertébrobasilaire. Du côté de la lésion, il existe une anesthésie de la face, une paralysie du voile du palais, de la corde vocale et du pharynx, des troubles cérébelleux et vestibulaires (vertiges, troubles de l'équilibre), une paralysie de certains muscles du cou (trapèze, sternocléidomastoïdien). Du côté opposé, on observe une anesthésie à la douleur et à la chaleur (thermo-algique) et parfois une légère paralysie.

## WEGENER (GRANULOMATOSE DE) ou (☞) Granulomatose de Wegener

## WEST (SYNDROME DE) ou Spasmes infantiles

### Définition et causes

Épilepsie du nourrisson apparaissant entre 3 et 8 mois. Dans 2/3 des cas, aucune cause n'est retrouvée; dans d'autres cas, on retrouve des malformations cérébrales ou diverses affections neurologiques.

### Épidémiologie

C'est la plus fréquente des épilepsies du nourrisson.

### Signes et symptômes

Association de spasmes (brusque flexion des bras, du tronc en avant avec l'extension des jambes) durant quelques secondes et pouvant se répéter plusieurs fois/jour, et d'une régression psychomotrice.

### Investigations

L'électroencéphalogramme est typique montrant une hypsarythmie (succession ininterrompue d'ondes lentes et de pointes de très grande amplitude).

### Évolution, complications et pronostic

Le pronostic est mauvais avec un décès dans 20 % des cas, des séquelles graves dans 50 % et un développement normal dans 10 % (uniquement dans les formes idiopathiques).

### Traitement

Il associe les corticoïdes et les antiépileptiques.

## WESTPHALL (MALADIE DE) ou Paralysie périodique hypokaliémique

### Définition et causes

Maladie familiale de transmission autosomique dominante avec une pénétrance incomplète (mais il existe de nombreux cas sporadiques). Il s'agit d'une « channelopathie » (trouble au niveau du canal calcium de la membrane cellulaire). Les facteurs déclenchants sont une prise excessive d'hydrates de carbone ou des efforts physiques prolongés et inhabituels.

### Épidémiologie

La prévalence est de 1/100 000, ce qui en fait la plus fréquente des paralysies familiales périodiques. Elle débute dans l'adolescence puis les accès ont tendance à disparaître après 40 ans.

### Signes et symptômes

Il s'agit d'accès de paralysies flasques durant de quelques heures à 48 heures, intéressant le plus souvent les quatre membres, parfois les muscles pharyngo-laryngés, rarement les muscles respiratoires.

### Investigations

L'hypokaliémie est inférieure à 3 mmol/L. L'ECG est caractéristique.

### Évolution, complications et pronostic

Entre les accès, l'examen neurologique est normal. Les troubles de la déglutition peuvent être la cause de fausses-routes.

### Traitement et prévention

La prise orale de potassium ou par sonde gastrique permet de traiter les accès.
Le traitement préventif utile l'acétazolamide (Diamox®) ou la spironolactone (Aldactone®). Il est conseillé d'éviter les efforts violents et de suivre un régime pauvre en hydrates de carbone.

## WHIPPLE (MALADIE DE)

### Définition et causes

Maladie systémique, touchant plus particulièrement l'intestin grêle, ayant une composante infectieuse (*Tropheryma whippelii*) et immunitaire (intéressant les macrophages et les lymphocytes T).

### Épidémiologie

C'est une affection rare prédominant chez l'homme, avec un âge de survenue entre 40 et 60 ans.

### Signes et symptômes

Association d'une diarrhée, d'une malabsorption sévère entraînant un amaigrissement, d'adénopathies périphériques multiples, d'arthrites, de signes neurologiques (désorientation, amnésie, atteinte des paires crâniennes) et d'une pigmentation cutanée.

### Investigations

On retrouve une stéatorrhée (excès de graisses dans les selles) et des troubles biologiques en rapport avec la malabsorption. La fibroscopie permet des biopsies multiples de la muqueuse duodénojéjunale.

### Évolution, complications et pronostic

Une amélioration rapide des signes puis une rémission complète surviennent sous traitement mais des rechutes sont possibles.

### Traitement

Il consiste en une antibiothérapie longue (1 an).

## WIDAL (SYNDROME DE)

Syndrome caractérisé par des crises d'asthme déclenchées par la prise d'aspirine chez des asthmatiques chroniques ayant également une polypose naso-sinusienne (☞).

## WILLEBRAND (MALADIE DE) ou Maladie de Von Willebrand

### Définition et causes

Maladie hémorragique héréditaire, de transmission autosomique dominante. Elle est due à un déficit (quantitatif ou qualitatif) du facteur Von Willebrand qui joue un double rôle au niveau de l'hémostase :

1. adhésion des plaquettes des plaquettes,
2. protéine porteuse du facteur VIII.

### Épidémiologie

Touche 1 personne sur 1 000, mais la forme sévère est très rare (1 personne sur 1 million).

### Signes et symptômes

Habituellement, les signes sont modérés : tendance aux ecchymoses, saignement prolongé au niveau de petites coupures, règles abondantes, saignement anormal après une intervention chirurgicale. Des hémorragies ORL ou articulaires sont possibles dans les formes graves.

### Investigations

Le temps de saignement et le temps de céphaline activé (TCA) sont allongés. Il existe une absence d'agrégation des plaquettes en présence de ristocétine. La diminution concordante de l'antigène du facteur Willebrand, de l'activité cofacteur de la ristocétine et du taux de facteur VIII assure le diagnostic.

### Évolution, complications et pronostic

Dans la plupart des cas, les gestes locaux suffisent à arrêter les saignements. Un traitement n'est nécessaire qu'en cas d'hémorragie importante ou en postopératoire.

### Traitement

On utilise les concentrés de facteurs Willebrand (Facteur Willebrand-LFB®) et la desmopressine (Minirin®) qui, chez certaines personnes, augmente le taux de facteur Willebrand circulant.

### ✔ Soins, surveillance et éducation

Afin de diminuer le risque d'hémorragie, les injections intramusculaires et la prise d'aspirine doivent être interdites. Le patient doit en informer les professionnels de santé y compris le dentiste. En cas de règles abondantes (ménorragies), la mise sous contraception œstroprogestative est conseillée.

## WILSON (MALADIE DE)

### Définition et causes

Maladie génétique de transmission autosomique récessive, caractérisée par une accumulation du cuivre, notamment au niveau du foie et du cerveau La cause est un défaut de synthèse au niveau du foie de la protéine transporteuse du cuivre, la céruloplasmine.

### Épidémiologie

La prévalence est de 1/30 000. Plus de 1 % de la population mondiale est porteur hétérozygote d'un gène de la maladie.

### Signes et symptômes

Association :

1. d'une atteinte cérébrale qui se traduit par des tremblements, une hypertonie et des convulsions ;
2. d'une atteinte hépatique avec une stéatose évoluant vers une cirrhose ;
3. d'une atteinte oculaire avec des dépôts au niveau de la cornée (anneaux de Kayser-Fleischer).

### Investigations

La céruloplasmine sanguine est basse et il existe une cupriurie (taux de cuivre dans les urines) élevée avec un cuivre sérique total modérément abaissé. La biopsie hépatique montre un taux élevé de cuivre intrahépatique.

### Évolution, complications et pronostic

Les deux complications sont une hémolyse intravasculaire aiguë et une cytolyse hépatique. L'issue est fatale avant l'âge de 30 ans, en l'absence de l'institution d'un traitement précoce spécifique qui durera toute la vie.

### Traitement

Il est basé sur la D-pénicillamine (Trolovol®) qui permet une élimination urinaire du cuivre.

## WOLFF-PARKINSON-WHITE (SYNDROME DE)

### Définition et causes

Syndrome caractérisé par des accès de tachycardie paroxystique dus à une anomalie de la conduction de l'influx nerveux entre les oreillettes et les ventricules. Il s'agit d'un véritable court-circui aboutissant à une activation prématurée de ventricules (on parle de préexcitation).

### Épidémiologie

Relativement fréquent. Il s'observe à tout âge, compris chez les enfants et les nourrissons.

### Signes et symptômes

Les accès de tachycardie se traduisent par de palpitations et une sensation de malaise.

### Investigations

L'électrocardiogramme montre un espace P raccourci et un empâtement (appelé onde delta du début du complexe QRS. Les études électro physiologiques de la conduction cardiaqu affirment le diagnostic en mettant en évidenc une voie accessoire de conduction entre les oreil lettes et les ventricules.

### Évolution, complications et pronostic

La plupart du temps, les accès sont rares et peu gênants. La principale complication est la survenue de troubles du rythme auriculaire (fibrillation atrial, flutter atrial ☞). Le risque de mor subite est très faible.

### Traitement et prévention

La tachycardie peut être réduite dans les accès simples par les manœuvres vagales (massage des sinus carotidiens, compression des globes oculaires), l'injection intraveineuse d'adénosine (Striadyne® ou Krénosin®) ou d'un autre anti-arythmique (vérapamil = Isoptine®). En cas d'accès mal tolérés, d'échec du traitement préventif, de fibrillation auriculaire, une interruption de la voie accessoire est possible (fulguration ou section chirurgicale).

La prévention des accès de tachycardie utilise les médicaments anti-arythmiques (flécaïnide = Flécaïne, propafénone = Rythmol®...).

# XYZ

## X FRAGILE (SYNDROME DE L')
## ou Syndrome de Martin-Bell

### Définition et causes

Anomalie chromosomique liée à une fragilité d'un bras du chromosome X qui peut se rompre. Le gène responsable a été identifié (FMR 1 ou fragile X mental retardation).

### Épidémiologie

Il touche 1/4 000 garçons et 1/8 000 filles et représente la 2e cause de retard des acquisitions en France après la trisomie 21. Il peut toucher les deux sexes mais est plus sévère chez les garçons.

### Signes et symptômes

Association d'un retard des acquisitions (sévère chez le garçon, plus modéré chez la fille), de troubles du comportement et d'une morphologie faciale particulière (menton et front proéminents avec de grandes oreilles décollées) qui est inconstante et qui ne devient souvent évidente qu'à l'âge adulte. Chez le garçon existe une macroorchidie (testicules augmentés de volume). Une association avec un autisme (☞) est possible.

### Investigations

Un bilan génétique (caryotype et génétique moléculaire) permet le diagnostic.

### Traitement

Il n'y a aucun traitement spécifique.

### Prévention

Il existe un risque accru de l'expression clinique au fur et à mesure des générations. Un dépistage des femmes porteuses du gène et un diagnostic anténatal sont proposés dans les familles à risque.

## XANTHÉLASMAS

Il s'agit de xanthomes (☞) qui apparaissent sous la forme de plaques planes, de couleur jaune, au niveau des paupières. Les xanthélasmas sont présents dans la plupart des hyperlipidémies, mais dans près de la moitié des cas le bilan lipidique peut être normal.

## XANTHOMES

### Définition et causes

Plaques surélevées, indolores, de couleur jaune ou brune qui traduisent des dépôts de lipides dans des cellules du derme. Les xanthomes sont généralement liés à des anomalies du métabolisme lipidique, le plus souvent congénitales (☞ Hypercholestérolémie familiale).

### Épidémiologie

Fréquent.

### Signes et symptômes

On distingue :

1. les **xanthélasmas** (plaques au niveau des paupières, présents dans la plupart des hyperlipidémies mais parfois absence d'anomalie lipidique) ;
2. les **xanthomes éruptifs** (éruption sur les fesses, les épaules et les membres, régressant en quelques semaines avec le traitement de l'hyperlipidémie) ;

3. les **xanthomes plans** (le plus souvent sans anomalie lipidique) ;
4. les **xanthomes tubéreux** (nodules saillants au niveau des genoux et des épaules, avec une hyperlipidémie) ;
5. les **xanthomes tendineux** (nodules rattachés à un tendon au niveau des mains et des pieds, avec une hyperlipidémie).

### Investigations

Elles comprennent un bilan lipidique complet et parfois une biopsie cutanée en cas de doute diagnostic.

### Évolution, complications et pronostic

Le traitement de l'hyperlipidémie, lorsqu'elle existe, permet la régression des lésions. Des régressions spontanées sont possibles dans les autres cas, mais la persistance des xanthomes peut engendrer des problèmes esthétiques.

### Traitement et prévention

Il consiste soit dans le traitement de l'éventuelle hyperlipidémie, soit dans l'exérèse (chirurgie, laser) en cas de problème esthétique.
La détection et le traitement précoce des hyperlipidémies, notamment familiales, permettent de diminuer la fréquence des lésions.

## XERODERMA PIGMENTOSUM

### Définition et causes

Syndrome malformatif, de transmission autosomique récessive, caractérisé par un vieillissement et une cancérisation photo-induite de la peau du fait d'un déficit dans la réparation de l'ADN.

### Épidémiologie

C'est une maladie rare.

### Signes et symptômes

Association de zones de dépigmentation et d'hyperpigmentation, de télangiectasies (dilatation des vaisseaux sanguins superficiels visibles sous la peau), d'une fibrose et de tumeurs épidermiques.

### Évolution, complications et pronostic

Les carcinomes cutanés apparaissent vers l'âge de 8 ans avec une extension et une généralisation progressive. Le pronostic est sévère.

### Traitement

Les cancers doivent être traités chirurgicalement de manière précoce et intensive mais leur multiplicité rend rapidement la tâche difficile (la radiothérapie peut alors être utile). Les rétinoïdes per os et le fluoro-uracile en topique retardent la cancérisation.

### ✔ Soins et surveillance

Les femmes en âge de procréer doivent être informées du risque tératogène des rétinoïdes. Une contraception efficace doit être débutée un mois avant le début du traitement. Un test de grossesse datant de moins de 3 jours est effectué qui sera répété tous les 2 mois pendant le traitement.
Par ailleurs, la protection solaire retarde l'évolution.

## XÉROPHTALMIE
## ou (☞) Kératomalacie

## YERSINIOSE DIGESTIVE

### Définition et causes

Infection digestive due à deux germes, *Yersinia enterolitica*, le plus souvent, et *Yersinia pseudotuberculosis*. La transmission se produit vraisemblablement par voie digestive à partir d'un réservoir naturel (eau, sol, animaux sauvages…).

### Épidémiologie

Ces deux germes semblent responsables de 2 à 3 % de l'ensemble des diarrhées bactériennes aiguës.

### Signes et symptômes

Chez les nourrissons et les jeunes enfants, le symptôme dominant est une diarrhée aqueuse aiguë. Chez l'enfant plus grand et le jeune adulte, le tableau ressemble à une appendicite aiguë avec une douleur de la fosse iliaque droite et de la fièvre.

### Investigations

Le germe peut être isolé dans le sang (hémoculture) ou dans les selles (coproculture). Le sérodiagnostic (recherche d'anticorps) est également utilisé.

### Évolution, complications et pronostic

Des arthrites réactionnelles peuvent compliquer les infections à *Y. enterolitica*, 1 à 3 semaines après l'épisode digestif.

### Traitement

Une appendicectomie est souvent réalisée. Une antibiothérapie simultanée est nécessaire utilisant les tétracyclines, les céphalosporines de 3e génération ou les fluoroquinolones.

### ✔ Soins et surveillance

Les soins visent à hydrater le patient et à lui faire consommer du riz, de la pâte, gelée ou compote de coing, des aliments sans ou avec peu de résidus.
La surveillance porte sur la mesure du poids, la fréquence et l'aspect des selles, l'état de conscience et les signes de réhydratation.

## YUPPIE'S SYNDROME

Syndrome de fatigue chronique touchant les sujets jeunes (YUPPIES dérive de Young Urban Professionnals). Les principaux signes sont une asthénie constante, réduisant l'activité, une fièvre modérée, une pharyngite, des céphalées, des douleurs musculaires et des adénopathies multiples. La cause suspectée est la présence persistante dans l'organisme d'un virus du groupe herpès, dont l'organisme est incapable de se débarrasser. Aucun traitement ne s'est révélé efficace.

## ZOLLINGER-ELLISON (SYNDROME DE) ou Gastrinome

### Définition et causes

Tumeur à cellules G localisée au niveau du pancréas ou du duodénum et produisant de la gastrine, responsable d'une hypersécrétion gastrique acide. Dans 20 % des cas, il existe une association avec d'autres endocrinopathies, notamment parathyroïdiennes, dans le cadre d'une néoplasie endocrine multiple (☞).

### Épidémiologie

La fréquence est de 0,4 pour 1 million avec un âge de début entre 30 et 50 ans et une légère prédominance masculine.

### Signes et symptômes

Association d'un syndrome ulcéreux, d'une diarrhée chronique et de vomissements.

### Investigations

La fibroscopie retrouve des ulcères multiples. L'écho-endoscopie est utilisée pour localiser la tumeur. Le test à la sécrétine est anormal et il existe une hypergastrinémie.

### Évolution, complications et pronostic

Le potentiel cancéreux est important, mais d'évolution lente. Les principales complications sont l'hémorragie et la perforation.

### Traitement

Le traitement associe les antisécrétoires (par ex. oméprazole= Mopral®) et la chirurgie. L'exérèse est possible dans 50 % des cas; dans le cas contraire on aura recours à la chimiothérapie ou à la gastrectomie totale.

## ZONA ou Herpès zoster

### Définition et causes

Infection neurologique due à la réactivation à au virus varicelle-zona (VZV, de la famille des virus *Herpes*) qui reste à l'état latent dans les ganglions sensitifs rachidiens (atteinte intercostale dans 50 % des cas) ou crâniens après une varicelle. Le zona survient le plus souvent sans cause déclenchante évidente.

### Épidémiologie

Le zona survient chez 10 à 20 % de la population, tous âges confondus. Il touche plus souvent les personnes âgées et les sujets immunodéprimés.

### Signes et symptômes

La topographie de l'éruption est caractéristique : elle est unilatérale et touche la surface cutanée correspondant aux territoires d'un ou de plusieurs nerfs sensitifs (dermatomes). Elle est composée de vésicules en bouquet apparaissant sur un fond érythémateux (rouge) qui vont se rompre puis se recouvrir de croûtes. La zone atteinte présente des troubles de la sensibilité et est à l'origine de douleurs qui peuvent être très intenses.

### Investigations

Le diagnostic est essentiellement clinique.

### Évolution, complications et pronostic

Le zona simple évolue par poussées successives (2 ou 3 en moyenne) sur une période 2 à 3 semaines. Les récidives sont peu fréquentes (moins de 5 %) mais les cicatrices sont constantes. Des douleurs (douleurs post-zostériennes) persistent pendant plusieurs mois chez près de la moitié des patients de plus de 50 ans. La principale complication (rare mais plus fréquente chez les sujets immunodéprimés) est l'encéphalite aiguë zostérienne dont la mortalité est de 20 à 30 %.

### Traitement

Dans le zona simple chez le sujet de moins de 50 ans, le traitement se limite aux antiseptiques locaux et aux antalgiques. À partir de 50 ans, un antiviral, le valaciclovir (Zélitrex®) est indiqué pour réduire la durée et la fréquence des douleurs post-zostériennes. Chez les immunodéprimés, on utilise systématiquement l'aciclovir (Zovirax®).

### ✔ Soins et surveillance

Les modalités d'isolement cutané s'appliquent au patient porteur d'un zona : chambre individuelle, lavage des mains avant chaque soin et après chaque contact, port de surblouse et de gants à grandes manchettes à usage unique non stériles pour tout contact direct en particulier pour l'élimination des pansements.

La mesure de la douleur est systématique ainsi que l'appréciation des effets des antalgiques. Le patient doit être aidé pour les activités de la vie quotidienne.

## ZONA OPHTALMIQUE

### Définition et causes

Infection neurologique due à la réactivation du virus varicelle-zona (VZV, de la famille des virus *Herpes*) qui reste à l'état latent dans le ganglion de Gasser correspondant au nerf ophtalmique. Le zona survient le plus souvent sans cause déclenchante évidente.

### Épidémiologie

L'ensemble des formes de zona survient chez 10 à 20 % de la population, tous âges confondus. Il touche plus souvent les personnes âgées et les sujets immunodéprimés.

### Signes et symptômes

Il existe des douleurs d'une hémiface, suivies d'une éruption vésiculeuse dans le territoire correspondant au nerf ophtalmique (front, paupière, conjonctive, nez).

### Investigations

L'examen oculaire doit être systématique.

### Évolution, complications et pronostic

La principale complication est l'atteinte oculaire (kératite, uvéite...) qui peut laisser des quelles (ulcérations et opacification de la ornée).

### Traitement

associe un antiviral, l'aciclovir (Zovirax®), les ntalgiques et les soins locaux (collyres antiseptiques, pommades à base d'antiviraux).

### ✓ Soins et surveillance

Le lavage des mains avant chaque soin d'œil et après chaque contact est systématique ainsi que le port de surblouse et de gants à usage unique non stériles pour tout contact direct en particulier pour la réfection du pansement oculaire, l'instillation de collyres et l'application de pommades.

La mesure de la douleur est systématique ainsi que l'appréciation des effets des antalgiques.

## ZONA AURICULAIRE

Zona(☞) qui intéresse le territoire du 7e nerf crânien (facial et intermédiaire de Wrisberg). Il commence par une douleur au niveau de l'oreille et l'éruption touche le pavillon de l'oreille, le conduit auditif externe et le tympan. Il existe également une paralysie faciale. La principale complication est une atteinte du nerf auditif avec la possibilité d'une surdité définitive. La corticothérapie est le traitement de choix, associé à un antiviral, le valaciclovir (Zélitrex®).

# II

# Investigations et procédures de soins

# Index général des investigations et procédures de soins

# Investigations

## CATHÉTÉRISME CARDIAQUE DROIT

### Objectif

Le cathétérisme cardiaque droit est un examen invasif qui consiste à introduire par une veine centrale un cathéter (sonde de Swan-Ganz) qui remonte jusque dans la partie droite du cœur. Connecté à un système de mesure, il permet d'évaluer notamment les pressions dans l'oreillette droite et dans l'artère pulmonaire. À partir de ces données, il est possible de calculer indirectement le débit cardiaque et les résistances vasculaires systémiques, reflet de l'état hémodynamique du patient. C'est une technique largement utilisée en réanimation pour surveiller les patients dont l'état hémodynamique est instable et pour adapter le traitement par les amines vasopressives (dopamine, dobutamine, noradrénaline). En cardiologie, il a été largement remplacé par l'échographie qui est un examen non invasif.

### Préparation (essentiellement pour examen en cardiologie)

Cutanée : demander au patient de prendre une douche avant l'examen en insistant sur le savonnage des plis inguinaux.

Générale : être à jeun strict. Le traitement médical peut être pris avant l'examen.

Les anticoagulants (AVK) devront être arrêtés 48 heures avant l'examen, un relais éventuel sera pris avec des héparines à bas poids moléculaire.

### Information du patient

L'examen n'est pas douloureux, une anesthésie locale est pratiquée au niveau de la zone de ponction.

La durée de l'examen est d'environ une heure.

### Déroulement

Cet examen nécessite la mise en place d'un cathéter radio-opaque dans le réseau veineux après ponction d'un vaisseau périphérique (veine sous-clavière, fémorale ou jugulaire).

L'examen se déroule dans une pièce équipée d'un amplificateur de brillance (pour l'examen chez un patient ambulatoire), et des précautions d'asepsie doivent être prises : habillage chirurgical, installation de champs stériles, désinfection large de la zone à ponctionner.

- Allonger le patient en décubitus dorsal.
- Poser une voie d'abord périphérique et brancher une perfusion.
- Le médecin réalise une anesthésie locale et introduit le cathéter par ponction percutanée de la veine.
- La progression du cathéter dans les cavités droites du cœur et dans le territoire de l'artère pulmonaire est suivie sous amplificateur de brillance.
- L'appareillage mesure les pressions et transmet les courbes sur un écran. La morphologie des courbes est étudiée ainsi que les valeurs des pressions des cavités droites (oreillette droite, ventricule droit, artère pulmonaire).
- Au cours de l'examen, une oxymétrie peut être réalisée par prélèvement des gaz du sang à différents niveaux pour la recherche d'un shunt cardiaque. On peut mesurer également le débit cardiaque.
- Après l'examen, la veine ponctionnée est comprimée manuellement et un pansement compressif est mis en place pendant trois heures. Il est conseillé de rester allongé au repos pendant au moins deux heures.
- Chez le patient en réanimation, le cathéter peut être laissé en place plusieurs jours afin de

pouvoir renouveler les mesures, surveiller l'évolution du patient et adapter le traitement.

### Éléments de surveillance

- État général durant l'examen : pulsations, pression artérielle, fréquence respiratoire, électrocardiogramme en permanence.
- Apparition d'une douleur thoracique.
- Après l'examen ou si le cathéter reste en place, surveillance du point de ponction.

### Incidents et conduite à tenir

- Allergie au produit d'anesthésie locale : rare, des allergies mineures comme des éruptions cutanées, des démangeaisons sont plus courantes. En prévention, interroger soigneusement le patient avant l'examen à la recherche de manifestations allergiques antérieures, une préparation médicamenteuse peut être administrée au patient.
- Palpitations transitoires correspondant à des extrasystoles lors de la traversée des cavités cardiaques droites : cessation lorsque le cathéter pénètre dans l'artère pulmonaire.
- Ecchymose ou hématome au point de ponction qui persiste plusieurs jours : comprimer suffisamment le point de ponction après l'ablation de la sonde afin de limiter cette complication locale.
- Embolie pulmonaire.

## CHOC ÉLECTRIQUE EXTERNE

### Définition

Le choc électrique externe peut être utilisé pour réduire une arythmie, une tachycardie ou une fibrillation ventriculaire.

En cas d'arrêt cardio-respiratoire, une séquence de chocs électriques externes est déclenchée au moyen d'un défibrillateur semi-automatique ou manuel afin de restaurer un rythme cardiaque efficace.

Le défibrillateur manuel permet d'administrer un choc électrique par voie externe dont l'intensité est précisée par le médecin.

Le défibrillateur semi-automatique est un dispositif médical qui permet d'effectuer les opérations suivantes :

- l'analyse automatique de l'électrocardiogramme d'une personne victime d'un arrêt cardio-circulatoire afin de déceler une fibrillation ventriculaire ou une tachycardie ventriculaire ;
- le chargement automatique de l'appareil lorsque l'analyse de l'électrocardiogramme est positive, et la restauration d'un rythme cardiaque efficace par une séquence de chocs électriques externes transthoraciques dont l'intensité est appropriée ;
- l'enregistrement des segments de l'électrocardiogramme réalisé et des données de l'utilisation de l'appareil.

L'utilisation d'un défibrillateur semi-automatique est soumise à une formation obligatoire mais son intérêt réside dans sa possibilité d'utilisation immédiate par du personnel de soin (ou secouriste) en l'absence d'un médecin (l'efficacité du choc dépend en effet de sa rapidité de mise en œuvre).

### Matériel

- Chariot d'urgence.
- Matériel d'aspiration.
- Scope et électrodes.
- Défibrillateur semi-automatique ou défibrillateur manuel.
- Pâte ou gel conducteur.

### Technique

#### Défibrillation en urgence

- Rechercher une abolition des pouls carotidiens et fémoraux.

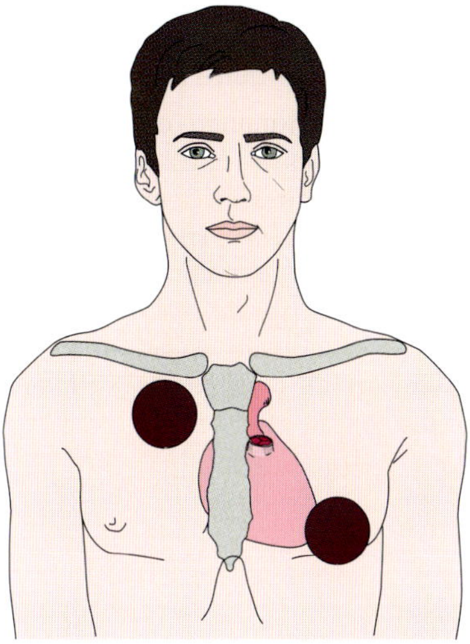

Figure 1. Défibrillation : position des palettes sur le thorax.

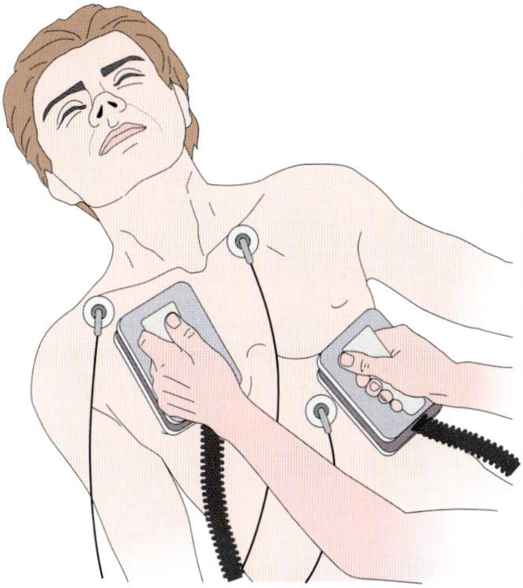

Figure 2. Réalisation d'une défibrillation.

- Apprécier la perte de conscience : abolition des réactions et non-réponse à des ordres simples (serrer la main).
- Constater un arrêt respiratoire (dans les 30 à 60 s après l'arrêt cardiaque) : aucun mouvement de la poitrine ni de l'abdomen visible, aucun bruit de souffle perçu, et les pupilles en mydriase (1 à 3 min après l'arrêt cardiaque).
- Placer la personne en décubitus dorsal sur un plan dur.
  - Enduire les électrodes ou palettes de pâte conductrice en couche épaisse sans excès, en répartissant la pâte de façon uniforme pour éviter les brûlures.
  - Tenir les électrodes éloignées l'une de l'autre.
  - Sélectionner l'énergie demandée par le médecin (entre 150 et 400 joules) et charger les électrodes en appuyant sur les électrodes ou sur le bouton de charge selon le matériel utilisé. Attendre environ 10 secondes, la lumière s'éteint ou un signal est perçu indiquant le chargement.
  - Déclencher le déroulement du papier à électrocardiogramme.
  - Appliquer une palette au milieu du thorax, à la partie haute du sternum, en dessous de la partie interne de la clavicule droite et l'autre sur la ligne axillaire moyenne en dessous du mamelon.
- L'opérateur se place de manière à éviter d'être en contact avec le patient et le lit et prévient les soignants qu'il va effectuer le geste (ne toucher ni le lit, ni le patient pendant le choc).
- Délivrer le choc électrique à la fin d'une des expirations du patient en appuyant fermement sur les deux électrodes et vérifier l'efficacité du choc électrique par le retour à la normale du rythme cardiaque sur le scope du défibrillateur.
- Poursuivre la réanimation cardio-respiratoire s'il y a lieu.

### Défibrillation programmée

- La défibrillation se réalise sur un patient endormi.
- Enregistrer un électrocardiogramme qui sert de référence avant la défibrillation.
- Allonger le patient en décubitus dorsal et découvrir la poitrine.
- Procéder ensuite comme une défibrillation en urgence.

## Éléments de surveillance

- Enregistrement d'un électrocardiogramme après le déclenchement du défibrillateur et des données d'utilisation de l'appareil.
- Surveillance des fonctions vitales : fréquenc respiratoire, pulsations, pression artérielle manifestations de l'état de conscience.

## Incidents et conduite à tenir

Inefficacité : positionner correctement le palettes et appliquer suffisamment de pât conductrice, énergie délivrée insuffisante.

Fibrillation ventriculaire réfractaire.

Nécrose myocardique après plusieurs défibrilla tions avec une énergie élevée.

Brûlures par insuffisance de gel conducteur o gel mal réparti sur les palettes : répartir de faço uniforme.

# CORONAROGRAPHIE

## Objectif

La coronarographie ou artériographie des artères coronaires est un examen radiologique avec injection de produit de contraste (produit iodé opaque aux rayons X). Elle permet d'explorer les artères coronaires, de visualiser les sténoses et de proposer un traitement médicamenteux, chirurgical (pontage) ou interventionnel (angioplastie ou dilatation des artères).

## Préparation

- Cutanée : demander au patient de prendre une douche avant l'examen en insistant sur le savonnage des plis inguinaux.
- Générale : nécessité d'être à jeun au moins 6 heures avant l'examen, le traitement médical peut être pris avant l'examen.

Les anticoagulants (AVK) devront être arrêtés 48 heures avant l'examen, un relais éventuel sera pris avec des héparines à bas poids moléculaire.

- Liée à l'injection de produit de contraste iodé :
  - Évaluer la fonction rénale à la recherche d'une insuffisance rénale (urée, créatinine).
  - Arrêter la prise de biguanides (traitement du diabète) 48 heures avant l'examen : risque d'interactions avec le produit de contraste.
  - Identifier un terrain allergique : prise d'u traitement 3 jours avant l'examen.

### Information du patient

L'examen n'est pas douloureux, une sensatio de chaleur peut être ressentie lors de l'injectio des produits iodés.

Durée de l'examen : environ une heure.

## Déroulement

Cet examen nécessite la mise en lace d'un sonde dans le réseau artériel après ponctio d'un vaisseau périphérique (artère au niveau d pli de l'aine ou du bras).

L'examen se déroule dans une pièce spéciale ment équipée, et des précautions d'asepsie doi vent être prises : habillage chirurgical, installa tion de champs stériles, désinfection large de l zone à ponctionner.

- Allonger le patient en décubitus dorsal.
- Poser une voie d'abord périphérique et bran cher un scope.
- Le médecin réalise une anesthésie locale e introduit la sonde par ponction percutané de l'artère fémorale (droite le plus souvent).
- La sonde est montée jusqu'aux orifices coro naires.

- Le produit de contraste est injecté dans les coronaires qui sont filmées sous diverses incidences.
- Une éventuelle dilatation au ballonnet (avec ou sans pose se stent) peut être réalisée dans le même temps en cas de rétrécissement ou d'obstruction coronaire.
- Après l'examen, l'artère ponctionnée est comprimée manuellement et un pansement compressif est mis en place pendant trois heures. Il est conseillé de rester allongé et de ne pas mobiliser le membre ponctionné jusqu'au lendemain.

### Éléments de surveillance

- État général durant l'examen : pulsations, pression artérielle, fréquence respiratoire, électrocardiogramme en permanence.
- Apparition d'une douleur thoracique.
- Après l'examen, surveillance du point de ponction.

### Incidents et conduite à tenir

- Allergie au produit de contraste ou d'anesthésie locale : rare, des allergies mineures comme des éruptions cutanées, des démangeaisons sont plus courantes. En prévention, interroger soigneusement le patient avant l'examen à la recherche de manifestations allergiques antérieures, une préparation médicamenteuse peut être administrée au patient.
- Une intervention chirurgicale en urgence (pontage) peut être nécessaire en cas de complication à type de dissection d'une artère coronaire (déchirure de la paroi artérielle liée au passage du cathéter ou conséquence de la dilatation par le ballonnet).
- Lors de l'examen ou dans les suites : malaise, douleur dans la poitrine (angor, voire infarctus du myocarde), sensation de palpitations (troubles du rythme), apparition de signes de déficit neurologique (AVC par migration d'une plaque d'athérome ou d'un thrombus).
- Ecchymose ou hématome au point de ponction qui persiste plusieurs jours : comprimer suffisamment le point de ponction après l'ablation de la sonde afin de limiter cette complication locale.

## DOPPLER ARTÉRIEL ET VEINEUX (membres inférieurs et cervico-céphalique)

### Objectif

Le doppler permet d'étudier la circulation sanguine, qu'elle soit artérielle ou veineuse grâce à l'émission-réception d'ultrasons. Les ultrasons émis se réfléchissent sur les globules en mouvement dans les vaisseaux. Cela permet d'apprécier la vitesse du sang dans le vaisseau, sa direction et l'aspect régulier ou non de sa progression (turbulences).

### Préparation

Aucune préparation physique n'est requise, ni bilan biologique préalable ; à l'exception de l'étude de l'aorte pour laquelle il est nécessaire d'être à jeun pour l'examen (les gaz gênant la propagation des ultrasons).

#### Information du patient

- Durée de l'examen : environ 30 minutes.
- Modalités : examen qui nécessite l'installation dans une pièce peu éclairée.
- Examen non douloureux.

### Déroulement

- Allonger le patient sur le dos, le laisser au repos avant l'examen. Pour bien visualiser les veines l'examen peut être fait en orthostatisme.
- Étaler un gel conducteur d'ultrasons sur la zone à explorer : le cou (artères cervicales) ; les axes sous-claviers, huméral, radial (artères des membres supérieurs) ; l'abdomen (aorte) ; les axes iliaques et inguinaux, creux poplités (artères et veines des membres inférieurs).

- La sonde émettrice-réceptrice des ultrasons est déplacée le long des axes artériels et veineux. Des images sont prises et les flux mesurés afin d'analyser les vaisseaux sur le plan anatomique et hémodynamique.
- Essuyer le gel après l'examen et nettoyer la sonde.
- Un enregistrement des pressions à la cheville (index de pression à la cheville ou IPS), au pied et de la pression artérielle brachiale est réalisé au repos à l'aide d'un brassard à tension et de la sonde de Doppler posée sur le pouls correspondant. La mesure est refaite après un effort (flexions répétées de jambe en position debout).

### Éléments de surveillance

Aucune surveillance particulière durant l'examen, ni après.
Le patient peut reprendre le cours de ses activités.

### Incidents et conduite à tenir

Aucun.

## ÉCHOGRAPHIE

### Objectif

L'échographie est un examen non irradiant qui utilise les propriétés des ultrasons pour explorer différents organes, notamment les organes intra-abdominaux et le cœur. Elle peut être couplée à la technique Doppler qui permet de visualiser les flux sanguins artériels ou veineux.

Le faisceau d'ultrasons émis par une sonde se propage soit au travers d'un milieu liquidien (urines dans la vessie, liquide amniotique) et est réfléchi par les différentes structures anatomiques qu'il rencontre. La visualisation des organes et structures s'effectue par le traitement du signal recueilli (écho).

### Préparation (échographie abdominale et pelvienne)

#### Échographie pelvienne

- Demander au patient de boire un litre d'eau une heure avant l'examen, le patient ne doit pas uriner avant l'examen.
- Cas particulier du patient porteur d'une sonde urinaire : clamper la sonde une heure avant l'examen.

#### Échographie abdominale

- Conseiller au patient un régime sans résidus afin de limiter les gaz coliques (gêne à la propagation des ultrasons).
- Demander au patient de rester à jeun 12 heures avant l'examen en particulier pour obtenir une réplétion de la vésicule.

### Déroulement

Le patient est allongé en décubitus dorsal. Le buste peut être légèrement surélevé en cas de difficultés à respirer.
Un gel aqueux est appliqué sur le pelvis (échographie pelvienne) ou sur l'abdomen (échographie abdominale).
Les différents organes sont explorés au moyen d'une sonde émettrice et réceptrice des ultrasons. Les images sont visibles sur un écran. Les clichés sont pris au fur et à mesure du déroulement de l'examen et imprimés sur papier.

### Éléments de surveillance

Aucune surveillance spécifique.

### Incidents et conduite à tenir

Examen indolore sans incidents recensés.

## ÉCHOGRAPHIE TRANS-OESOPHAGIENNE

### Objectif

L'échographie trans-oesophagienne permet l'étude du cœur, de l'aorte et des structures cardiaques inaccessibles aux autres méthodes d'imagerie radiologique. C'est un examen semi-invasif qui utilise les propriétés des ultrasons au moyen d'un capteur placé sur un endoscope introduit dans le tube digestif.

La réalisation d'une échographie trans-oesophagienne est précédée en principe de la réalisation d'une échographie trans-thoracique.

Cet examen permet d'évaluer la fonction cardiaque, de confirmer ou d'éliminer une infection de valve, un caillot, d'évaluer la sévérité de l'atteinte des valves ou des prothèses.

### Préparation

- Demander au patient de s'abstenir de prendre de la nourriture et des boissons dans les six heures précédant l'examen.
- Durée de l'examen : environ une demie-heure.
- La mise en place d'une perfusion peut être utile à l'administration d'un médicament sédatif si nécessaire ou en cas d'incident.

### Déroulement

- Allonger le patient sur le côté gauche.
- Un spray de produit anesthésique peut être utilisé pour insensibiliser l'arrière-gorge.
- Ôter les prothèses dentaires et placer un cale-dent dans la bouche avant l'introduction du matériel.
- Demander au patient de respirer calmement et de laisser s'écouler la salive hors de la bouche sans essayer de la retenir.
- L'échographie œsophagienne est enregistrée et l'endoscope est ôté progressivement.

### Éléments de surveillance

Si une sédation a été faite, le patient doit rester allongé et la pression artérielle, les pulsations et la fréquence respiratoire mesurées toutes les demi-heures.

### Incidents et conduite à tenir

Douleurs de l'arrière-gorge : fréquentes, elles durent quelques heures et disparaissent ensuite. Fausse-route après l'examen en cas d'anesthésie locale : rester à jeun dans l'heure qui suit l'examen.

## ENDOSCOPIES DIGESTIVE ET BRONCHIQUE

### Objectif

L'endoscopie est une méthode d'exploration visuelle qui permet d'explorer :

- le larynx et les cordes vocales, la trachée, la carène, les bronches (endoscopie broncho-pulmonaire) ;
- l'œsophage, l'estomac (gastroscopie) ;
- le duodénum et les canaux biliaires, le côlon (coloscopie) ;
- la vessie (cystoscopie) pour aider au diagnostic de troubles urinaires, ou en surveillance d'une lésion de vessie.

### Préparation

Le bon déroulement de l'examen repose sur une information au patient des modalités de l'examen (préparation, participation) ainsi que sur une installation confortable et des explications tout au long du déroulement de l'examen.

ENDOSCOPIE OU FIBROSCOPIE BRONCHO-PULMONAIRE : être à jeun depuis 6 heures, ne pas fumer dans les 48 heures précédant l'examen.

GASTROSCOPIE : être à jeun strict (sans boire, ni manger, ni fumer) depuis 6 heures.

COLOSCOPIE : être à jeun strict (sans boire, ni manger, ni fumer) depuis 6 heures et effectuer une préparation du côlon (ingestion d'un liquide de lavage intestinal avant l'examen).

CYSTOSCOPIE : examen réalisé en général en ambulatoire sous anesthésie locale.
Elle s'effectue après avoir vérifié l'absence d'infection urinaire.

## Déroulement

ENDOSCOPIE BRONCHO-PULMONAIRE

- Le patient est installé en position assise ou allongée. Elle peut se réaliser chez un patient intubé.
- Un anesthésique local est pulvérisé sur la muqueuse nasale et pharyngée. Le fibroscope est introduit par le nez ou la bouche (un cale-dent est introduit dans la bouche afin d'éviter un endommagement de l'appareil).
- Au cours de l'examen, une aspiration chez un patient présentant une obstruction ou une atélectasie dues à l'accumulation des sécrétions, peut être réalisée, des biopsies peuvent être pratiquées et/ou un lavage broncho-alvéolaire avec aspiration du liquide pour étude des cellules ou des germes.

GASTROSCOPIE

- Le fibroscope est introduit par la bouche (un cale-dent est introduit dans la cavité buccale afin d'éviter un endommagement de l'appareil).
- On demande au patient de déglutir lorsque l'appareil se trouve au niveau du pharynx, l'endoscope est ensuite introduit dans l'estomac.
- Au cours de l'examen, des biopsies peuvent être pratiquées.

COLOSCOPIE

- Le patient est allongé en position dorsale ou en décubitus latéral. L'endoscope est introduit par l'anus et progresse dans le côlon. L'injection d'air au cours de l'examen permet de déplisser les parois. Des biopsies peuvent être pratiquées ainsi que l'ablation de polypes.
- Cet examen est habituellement réalisé sous anesthésie générale.

CYSTOSCOPIE

Le patient est allongé en décubitus dorsal.

- Le cystoscope est introduit dans la vessie par le canal de l'urètre. Le passage de l'appareil au niveau du sphincter et de la prostate peut être douloureux chez l'homme.
- Des prélèvements peuvent être effectués.

## Entretien de l'endoscope

Nettoyer et désinfecter l'endoscope après chaque endoscopie afin de prévenir l'ensemble des risques infectieux. Plusieurs étapes sont nécessaires :

- Le traitement préliminaire qui évite le séchage des sécrétions et/ou excrétions (sang, mucus, selles, pus…) : essuyage externe avec du papier à usage unique et rinçage à l'eau du réseau, aspiration et rinçage abondant à l'eau du réseau de tous les canaux de l'endoscope, nettoyage avec un produit bactéricide par trempage et lavage manuel soigneux avec brossage de l'extrémité, des recoins et anfractuosités de l'endoscope, l'écouvillonnage de tous les canaux de l'endoscope.
- Le rinçage dès la fin du nettoyage avec irrigation abondante des canaux.
- La désinfection par trempage et immersion dans une solution d'un produit bactéricide, fongicide et virucide (20 minutes).
- Le rinçage terminal avec :
  - de l'eau du réseau pour l'endoscopie digestive haute ou basse,
  - de l'eau stérile pour l'endoscopie de toutes cavités stériles,
  - de l'eau filtrée sur membrane stérilisante pour l'endoscopie broncho-pulmonaire.
- Le séchage à l'air médical.

## Éléments de surveillance

ENDOSCOPIE BRONCHO-PULMONAIRE : expectorations sanglantes qui doivent disparaître en quelques heures, fréquence respiratoire, apparition de signes de détresse respiratoire.

GASTROSCOPIE : vomissement de sang rouge ou noir, douleurs abdominales.

COLOSCOPIE : reprise du transit, coloration des selles.

CYSTOSCOPIE : présence de sang dans les urines, intensité de la douleur, reprise de la miction.

### Incidents et conduite à tenir

ENDOSCOPIE BRONCHO-PULMONAIRE

- Saignement du nez lors de l'introduction du fibroscope ou au niveau des bronches lors d'une biopsie : régression spontanée le plus souvent.
- Fausses-routes liées à l'anesthésie de la muqueuse pharyngée : rester à jeun 2 heures après l'examen.

GASTROSCOPIE – COLOSCOPIE : perforation de la paroi du tube digestif : intervention chirurgicale en urgence.

CYSTOSCOPIE

- Besoin impérieux d'uriner et sensation de brûlures à la miction de manière transitoire pendant les heures qui suivent l'examen.
- Saignement urinaire transitoire.
- Infection urinaire : boire suffisamment après l'examen, consulter en cas de persistance de brûlures à la miction, de douleur abdominale basse.

Les incidents ou les risques d'incidents survenus avec un endoscope sont obligatoirement déclarés dans le cadre du décret relatif à la matériovigilance (n° 96-32 du 15 janvier 1996).

## ENTRAÎNEMENT ÉLECTROSYSTOLIQUE PAR VOIE EXTERNE

### Objectif

L'entraînement électrosystolique par stimulateur cardiaque externe (générateur d'impulsions électriques au niveau de l'oreillette ou du ventricule) permet, de manière transitoire, d'assurer un rythme cardiaque suffisant en cas de bradycardie. Le stimulateur est relié à une sonde d'entraînement mise en place par voie externe percutanée. Il existe également des appareils utilisant de grosses électrodes thoraciques qui ont l'avantage de leur facilité d'emploi mais présentent l'inconvénient de courants électriques de forte intensité entraînant des contractions musculaires thoraciques fortement désagréables pour le patient.

En cas de bradycardie récidivante, une stimulation définitive par stimulateurs placés à demeure sous la peau est nécessaire.

### Préparation (cas de la sonde d'entraînement)

Cutanée : laver largement le site d'introduction de la sonde (savonnage des plis inguinaux, du cou et du buste).

#### Information du patient

La pose n'est pas douloureuse, une anesthésie locale est pratiquée au niveau de la zone de ponction.

### Déroulement

La sonde d'entraînement est mise en place par voie externe percutanée par voie fémorale, jugulaire ou sous-clavière.

- Appliquer largement l'antiseptique au niveau de la zone de ponction.
- Le médecin réalise une anesthésie locale puis ponctionne la veine fémorale, jugulaire ou sous-clavière et introduit la sonde d'entraînement, sous amplificateur de brillance, jusqu'au ventricule.
- La sonde est reliée au stimulateur dont la fréquence minimale programmée est de 60/min.

### Éléments de surveillance

- Fréquence cardiaque : surveillance par scope.
- Efficacité de l'entraînement : électrocardiogramme.
- Courbe thermique.

### Incidents et conduite à tenir

- Perforation cardiaque lors de la montée de la sonde : c'est une urgence chirurgicale.
- Inefficacité de la stimulation : repositionnement de la sonde, augmentation de l'intensité de stimulation.
- Risque de sepsis, de thrombose aiguë : la sonde ne doit pas être laissée en place plus de quelques jours.

## ÉPREUVE D'EFFORT

### Objectif

Le test d'effort consiste à accroître le travail cardiaque en augmentant les besoins en oxygène du cœur par un effort musculaire réalisé sur deux types d'ergomètres : la bicyclette et le tapis roulant. Durant l'effort, un électrocardiogramme est enregistré en permanence.

### Préparation

Aucune préparation spécifique n'est nécessaire pour le patient.

Conseiller au patient de prendre un repas léger avant l'examen et de s'abstenir de fumer dans l'heure précédant l'examen. Le port de vêtements souples et adaptés au pédalage est préconisé.

La salle d'examen doit être équipée d'un chariot d'urgence et de fluides (oxygène et vide) pour permettre l'aspiration, la ventilation, l'intubation et la défibrillation.

L'examen est réalisé par un cardiologue assisté d'une infirmière.

La bicyclette doit être étalonnée régulièrement.

### Déroulement

Poser des électrodes (12 dérivations habituelles de l'électrocardiogramme) sur le thorax du patient (cf. procédure sur l'électrocardiogramme). Les électrodes périphériques sont placées sous la clavicule ou sur la crête de l'omoplate, et sur la crête iliaque. Il peut être nécessaire de dépiler pour un meilleur enregistrement de l'électrocardiogramme.

Installer un appareil de mesure automatique de la pression artérielle qui sera surveillée en permanence durant l'effort.

Enregistrer l'électrocardiogramme au repos et chaque minute et au maximum de l'effort.

La montée en charge (watts par minute) est régulière et dépend des caractéristiques du patient.

La durée de l'épreuve d'effort est mesurée au moyen d'un chronomètre.

### Éléments de surveillance

Pendant l'examen :

- pression artérielle toutes les 3 minutes et au maximum de l'effort ;
- tracé de l'électrocardiogramme ;
- fréquence cardiaque en permanence ;
- détection de modifications de la repolarisation ventriculaire, de la survenue de troubles du rythme ;
- plaintes du patient : douleur dans la poitrine, oppression, fatigue, sensation de malaise, etc.

Après l'examen : aucune surveillance particulière.

### Incidents et conduite à tenir

Douleur dans la poitrine : arrêt du test et prise de trinitrine (par ex. Natispray®).

Malaise : arrêt du test, mise en position allongée, jambes surélevées.

Chute : arrêt du test, examen médical.

Infarctus, arrêt cardiaque, accident vasculaire cérébral : mise en route d'une réanimation cardio-vasculaire et transfert en réanimation.

# ÉPREUVES FONCTIONNELLES RESPIRATOIRES (EFR)

## Objectif

Les épreuves fonctionnelles respiratoires regroupent un ensemble d'explorations physiologiques qui mesurent les paramètres fonctionnels respiratoires et ventilatoires :

- la mesure des volumes pulmonaires par spirométrie et pléthysmographie ;
- la mesure des débits ventilatoires forcés par spirométrie dynamique ou pneumotachographie ;
- la mesure des résistances des voies aériennes par pléthysmographie ou mesure des oscillations forcées ;
- la mesure des gaz du sang ;
- l'étude de la mécanique respiratoire, de la fonction des muscles respiratoires ;
- la mesure de la capacité de transfert de l'oxyde de carbone ;
- les épreuves d'exercice.

Elles sont utilisées pour diagnostiquer le type d'anomalie ventilatoire en présence de symptômes (toux, douleur thoracique, dyspnée, sibilances).

## Préparation

Générale : ne pas fumer et éviter de prendre des médicaments bronchodilatateurs au moyen d'un inhalateur dans les 4 heures qui précèdent l'examen.

### Information du patient

- Examen indolore qui demande un effort d'expiration forcée.
- Durée de l'examen : 30 à 60 minutes en fonction des explorations réalisées.

## Déroulement

La mesure des volumes pulmonaires et la mesure des débits ventilatoires forcés consistent pour le patient à souffler au travers d'une pièce buccale reliée à un pneumotachographe.

- Faire asseoir le patient.
- Lui demander de mettre en bouche une pièce buccale et de réaliser une manœuvre d'expiration forcée. Cette manœuvre peut, dans certains ca, être répétée après l'inhalation d'un médicament destiné à améliorer la fonction respiratoire.

L'examen comprend :

- la mesure des volumes pulmonaires : capacité vitale lente et forcée, ventilation maximale minute, volume courant, volumes de réserve inspiratoire et expiratoire, capacité résiduelle fonctionnelle, volume résiduel, capacité pulmonaire totale (somme des volumes mobilisables et non mobilisables) ;
- les débits ventilatoires forcés : courbe débit-volume en expiration forcée.

L'examen peut être complété par la mesure des modifications de la ventilation (utilisation d'un saturomètre) et des paramètres cardio-vasculaires (mesure de la fréquence cardiaque, de la pression artérielle, électrocardiogramme) au décours d'un exercice d'une intensité croissante.

Des gaz du sang peuvent également être prélevés (cf. procédure).

## Éléments de surveillance

Pendant l'examen : fréquence respiratoire et cardiaque, apparition d'une dyspnée ou de signes de malaise.

## Incidents et conduite à tenir

Généralement, il s'agit d'un examen bien toléré qui ne comporte pas de risques.

# IMAGERIE PAR RÉSONANCE MAGNÉTIQUE (IRM)

## Objectif

L'Imagerie par Résonance Magnétique permet l'examen des différents organes en coupes dans les trois plans. Il s'agit d'un examen non irradiant qui utilise les propriétés des champs magnétiques. Des ondes de radiofréquence sont utilisées pour faire vibrer les noyaux d'hydrogène composant les tissus du corps et fabriquer ainsi des images. Les informations magnétiques sont transformées en images optiques grâce à un système informatique.

L'examen peut nécessiter ou non l'injection d'un produit de contraste (le plus souvent le Gadolinium).

## Préparation

Aucune préparation physique n'est requise.

Mais pour obtenir des images de bonne qualité, le patient devra ôter les vêtements qui comportent bouton, agrafe, fermeture éclair métallique ainsi que les barrettes de cheveux.

Le patient pourra laisser dans un vestiaire fermé à clef ses bijoux, montre, clefs, porte-monnaie, cartes à bande magnétique (carte de crédit, de transport, de parking…), et son téléphone portable.

Toutefois il est impératif de rechercher des contre-indications à l'examen du fait de l'utilisation d'un aimant (au niveau de l'arceau) qui génère un champ magnétique important. Le port d'un stimulateur (pacemaker), d'une valve cardiaque, ou de tout élément contenant du fer au niveau cérébral ou proche des yeux (projectiles métalliques comme éclats d'obus, balles, éclats, travail sur des métaux, appareillage ou prothèse auditives, dispositif intra-utérin) constitue un facteur de risque de décès ou de cécité.

### Information du patient

- Durée longue de l'examen : jusqu'à 45 minutes.
- Modalités : salle fermée pendant l'examen, lit se déplaçant dans un arceau, communication par micro avec les soignants qui peuvent intervenir à tout moment si nécessaire.
- Examen non douloureux, possible sensation d'enfermement et d'isolement durant l'examen : mise à disposition d'un système d'appel.
- Inconfort lié à la nécessité de rester parfaitement immobile en position allongée sur le dos, bruit répétitif lié à une séquence de prise d'images, sensation de chaleur lors de l'injection du produit de contraste.

## Déroulement

Pose d'une voie veineuse périphérique en cas d'injection de produits de contraste.

En fonction des zones étudiées, le nombre des séquences peut varier. Leur durée est d'environ dix à quinze minutes chacune.

Demander au patient de rester parfaitement immobile au moment de l'enregistrement. À certains moments, il peut être demandé au patient de bloquer sa respiration quelques instants.

## Éléments de surveillance

Identification d'un sentiment de malaise par crainte d'être enfermé (claustrophobie).

## Incidents et conduite à tenir

L'injection de produit de contraste non iodé peut provoquer des manifestations allergiques, à type d'urticaire, banales et ne nécessitant pas de traitement particulier.

# SCANNER OU TOMODENSITOMÉTRIE

## Objectif

Le scanner permet l'examen morphologique des organes et l'étude de leurs rapports anatomiques. Il s'agit d'une étude en coupe d'une région anatomique du corps humain. Le scanner utilise des rayons X avec ou sans injection d'un produit de contraste iodé. On recherche des anomalies comme un épanchement, une tumeur, des ganglions, etc. en fonction des données cliniques.

## Préparation

Liée à l'injection de produit de contraste iodé :
- évaluer la fonction rénale à la recherche d'une insuffisance rénale (créatininémie).
- arrêter la prise de biguanides (traitement du diabète) 48 heures avant l'examen : risque d'interactions avec le produit de contraste.

- Identifier un terrain allergique : prise d'un traitement 3 jours avant l'examen.
- Conseiller au patient de rester à jeun 6 heures avant l'examen afin d'éviter les nausées et vomissements.

### Information du patient

- Durée longue de l'examen : jusqu'à 45 minutes.
- Modalités : lit se déplaçant dans un large anneau, communication par micro avec les soignants qui peuvent intervenir à tout moment si nécessaire.
- Position inconfortable en fonction de la région anatomique à explorer : contention de la tête ou de l'abdomen, bras allongés au-dessus de la tête, blocage de la respiration à intervalles réguliers.
- Inconfort lié à la préparation (sensation de chaleur lors de l'injection du produit de contraste ou mise en place d'une sonde et administration d'un lavement).

## Déroulement

Pose d'une voie veineuse périphérique en cas d'injection de produits de contraste ou ingestion d'une préparation iodée pour visualiser certains organes digestifs non visualisés spontanément aux rayons X.

Un lavement peut être administré afin de dissocier les organes de la cavité pelvienne.

Chez la femme, une sonde vaginale opaque aux rayons X peut être éventuellement mise en place afin d'individualiser le vagin, du rectum et de la vessie.

Demander au patient de bloquer sa respiration quelques secondes au moment de l'enregistrement.

## Éléments de surveillance

Surveillance de la fonction rénale en cas d'insuffisance rénale.

Reprise du traitement par biguanides.

## Incidents et conduite à tenir

L'exposition aux rayons ionisants doit être limitée au minimum chez l'enfant, les personnes jeunes et les femmes susceptibles d'être enceintes : évaluation de la demande avec le radiologue.

L'injection de produit de contraste iodé peut provoquer des vomissements : laisser si possible le patient à jeun strict au moins six heures avant l'examen (sauf en cas d'indications urgentes comme un accident vasculaire cérébral récent ou un traumatisme osseux).

La présence de résidus opaques quelques jours après l'examen nécessite une planification à distance des autres explorations : boire de l'eau abondamment (sauf régime particulier dans les cas d'insuffisance cardiaque ou rénale) pour accélérer l'élimination du produit.

# SCINTIGRAPHIES PULMONAIRE ET OSSEUSE

## Objectif

La scintigraphie est un examen qui nécessite l'injection d'un produit radioactif pour étudier la ventilation et la perfusion des poumons (scintigraphie pulmonaire) ou pour explorer le squelette (scintigraphie osseuse). D'autres organes peuvent également être explorés par cette technique.

## Préparation

- Aucune préparation particulière n'est requise. Il n'est pas nécessaire d'être à jeun.
- L'examen n'est ni douloureux, ni pénible.
- Il est important de signaler une grossesse, la décision de réaliser l'examen sera discuté ainsi que le moment le plus opportun pour le faire.
- La durée de l'examen est de 30 minutes pour la scintigraphie pulmonaire, et de deux fois 30 min séparées par une période de 3 heures durant laquelle le patient peut quitter le service de radiologie pour la scintigraphie osseuse.

## Déroulement

### Scintigraphie pulmonaire

Le patient est assis et respire de l'air contenant des particules marquées par un produit faiblement radioactif.

Des clichés sont pris, le patient couché devant une gamma-caméra.
D'autres clichés sont pris après une injection de produit radioactif par voie intraveineuse qui permet de visualiser la circulation sanguine pulmonaire.

### Scintigraphie osseuse

L'examen se déroule en deux temps :

- injection intraveineuse (voie périphérique) d'un produit radioactif qui va se fixer sur les os.
- Prise de clichés trois heures après l'injection de tout ou parties du corps en fonction de l'indication de l'examen.

## Éléments de surveillance

Aucune surveillance particulière, examen généralement bien toléré.

## Incidents et conduite à tenir

Aucun incident décrit durant l'examen.

# TRANSIT ŒSOGASTRODUODÉNAL (TOGD)

## Objectif

C'est l'étude du haut appareil digestif depuis le pharynx jusqu'à l'angle de Treitz. Un produit à base d'iode, opaque aux rayons X sera utilisé (sulfate de baryum ou produit de contraste hydrosoluble). Cette exploration permet de mettre en évidence des lésions de l'œsophage, de l'estomac ou de la partie supérieure de l'intestin grêle ou pour contrôler les résultats d'une intervention chirurgicale (anastomoses, anneaux gastriques).

## Préparation

### Information du patient

- Conseiller au patient de rester à jeun 6 heures avant l'examen car une opacification de l'estomac est prévue.
- Durée courte de l'examen : 30 minutes.
- Examen non douloureux.
- Modalités : ingestion de produit opaque par la bouche et pendant l'examen, positions différentes (allongé, debout) en fonction de la région à étudier.

### Déroulement

Demander au patient de prendre le produit opaque par la bouche (de préférence avec une paille afin d'éviter la salissure des lèvres et du menton avec le produit).
Les clichés sont pris simultanément à l'ingestion du produit.
Des changements de position sont proposés au patient pour une prise de clichés permettant d'explorer l'estomac et la région bulbaire.
Proposer un rinçage de la bouche après l'examen et offrir au patient la possibilité de nettoyer ses lèvres et les commissures de la bouche.

### Éléments de surveillance

Une alimentation normale peut être reprise après l'examen.
L'apparition de vomissements pourrait signifier l'aggravation d'un syndrome sub-occlusif préexistant.
Le transit est peu modifié après l'examen, à l'exception d'une coloration blanchâtre des selles liée au produit de contraste.

### Incidents et conduite à tenir

L'exposition aux rayons ionisants doit être limitée au minimum chez l'enfant, les personnes jeunes et les femmes susceptibles d'être enceintes : évaluation de la demande avec le radiologue.
L'injection de produit de contraste iodé peut provoquer des vomissements : nécessité d'être à jeun strict au moins six heures avant l'examen.
Une réaction allergique au produit de contraste absorbé.
Des fausses-routes avec passage du produit de contraste dans les voies aériennes supérieures : identifier les personnes ayant un déficit neurologique ou sous sédatif pour lesquelles l'indication de l'examen doit être discutée, ingestion du produit en position assise dans tous les cas.
L'examen peut être perturbé par la présence de résidus opaques liés à d'autres explorations digestives ayant nécessité l'ingestion de sulfate de baryum.

## UROGRAPHIE INTRA-VEINEUSE (UIV)

### Objectif

Cet examen permet l'exploration des voies urinaires : reins, vessie et urètre. Il utilise les propriétés des rayons X et un produit à base d'iode opaque aux rayons X qui est éliminé dans les urines.

### Préparation

Liée à l'injection de produit de contraste iodé :
- Évaluer la fonction rénale à la recherche d'une insuffisance rénale (urée, créatinine).
- Arrêter la prise de biguanides (traitement du diabète) 48 heures avant l'examen : risque d'interactions avec le produit de contraste.
- Identifier un terrain allergique : prise d'un traitement 3 jours avant l'examen.
- Conseiller au patient de rester à jeun 6 heures avant l'examen afin d'éviter les nausées et vomissements.

#### Information du patient

- Examen non douloureux, inconfort lié à la préparation : sensation de chaleur lors de l'injection du produit de contraste.
- Durée longue de l'examen : environ 2 heures avec possibilité de se restaurer entre les deux parties de l'examen.
- Capacité d'uriner lors de la prise de clichés.

### Déroulement

Allonger le patient en décubitus dorsal sur une table de radio.

Mettre en place une voie veineuse périphérique et injecter le produit de contraste.
Plusieurs clichés radiologiques sont pris dans les 30 minutes qui suivent l'injection pour évaluer la qualité de la sécrétion rénale.
L'examen est complété par d'autres clichés pris une à deux heures après les premiers clichés (temps de remplissage de la vessie). Des clichés sont réalisés lors d'une miction pour étudier la vessie et l'urètre.
Des clichés tardifs peuvent être nécessaires en cas d'obstacle sur les voies excrétrices.

## Éléments de surveillance

Surveillance de la fonction rénale en cas d'insuffisance rénale.
Reprise du traitement par biguanides.
Réhydratation pour accélérer l'élimination du produit.

## Incidents et conduite à tenir

L'exposition aux rayons ionisants doit être limitée au minimum chez l'enfant, les personnes jeunes et les femmes susceptibles d'être enceintes : évaluation de la demande avec le radiologue.
L'injection de produit de contraste iodé peut provoquer des vomissements : nécessité d'être à jeun strict au moins six heures avant l'examen.
L'examen peut être perturbé par la présence de résidus opaques liés à d'autres explorations digestives ayant nécessité l'ingestion de sulfate de baryum ou son administration par lavement : bonne planification des examens.

# Procédures de soins

## APPLICATION D'UN ANTISEPTIQUE

### Définition

Opération au résultat momentané permettant au niveau des tissus vivants dans la limite de leur tolérance d'éliminer ou de tuer les micro-organismes et/ou d'inactiver les virus, en fonction des objectifs fixés.

L'efficacité d'un antiseptique est dépendante de l'étendue de son spectre d'activité, de sa concentration d'emploi, du respect du temps minimal pour une action bactéricide et/ou fungicide et/ou virucide, du respect de la phase de détersion indispensable, de la procédure d'application et de la durée d'action souhaitée.

### Matériel

- Compresses stériles.
- Antiseptique : les principaux sont présentés dans le tableau p. 552.

Les critères de choix sont les suivants :

- Efficacité : bactéricide, fongicide, sporicide, virucide.
- Rémanence : persistance de l'activité bactériostatique sur la peau après application (essentiel en particulier pour le lavage des mains, la préparation du champ opératoire).
- Conservation de son activité en présence de matières organiques (sang, exsudat).
- Tolérance : non irritant, non toxique.
- Rapidité d'action.

Attention !

- Les antiseptiques doivent être conservés dans leur conditionnement d'origine : flacon fermé ou monodose à usage unique afin d'éviter leur contamination. Il est important de reboucher le flacon immédiatement après utilisation.
- Il est préférable d'utiliser un antiseptique conditionné en monodose ou en conditionnement de faible contenance.
- Un flacon d'antiseptique ouvert se conserve environ 1 mois à condition de respecter les précautions de manipulation : noter la date et l'heure de mise en service directement sur le conditionnement.

### Technique

Se laver les mains.

Application d'un antiseptique sur peau saine en respectant les trois étapes suivantes :

- **Détersion préalable :** laver largement la peau à l'endroit prévu du geste invasif à l'eau et au savon.
- **Rinçage :** rincer abondamment à l'eau claire, essuyer et sécher avec une serviette à usage unique ou un linge propre.
- **Application de l'antiseptique :** imbiber les compresses stériles avec l'antiseptique choisi, appliquer l'antiseptique par un mouvement circulaire en allant du centre vers l'extérieur en remontant vers la racine du membre. Respecter un temps de contact de 1 minute. Laisser sécher la peau avant d'intervenir.

Application d'un antiseptique sur peau lésée :

Nettoyer la plaie au sérum physiologique avec des compresses stériles. Ne pas assécher la plaie et appliquer l'antiseptique en tamponnant avec des compresses stériles, sans déborder de la plaie. Laisser sécher et recouvrir d'un pansement si nécessaire.

### Éléments de surveillance

Tolérance cutanée à l'antiseptique.

### Incidents et conduite à tenir

- Allergie de contact : lavage abondant au sérum physiologique.

- Éviter l'application simultanée ou successive d'antiseptiques différents afin d'éviter une inactivation ou un antagonisme possibles.
- Ne pas utiliser l'iode en association avec un dérivé mercuriel en raison du risque de causticité.
- Absorption transcutanée de l'iode en cas d'utilisation répétée et sur de grandes surfaces de la polyvidone iodée : ôter le produit en excédant par lavage au sérum physiologique.

## Tableau des antiseptiques usuels

| Classe | Dénomination | Propriétés |
|---|---|---|
| **Halogénés ou agents oxydants** | Polyvidone iodée<br>Alcool iodé<br>Bétadine® | Bactéricide<br>Antifongique |
| **Biguanides et diamidines** | **Chlorhexidine alcoolique**<br>Hibiscrub®<br>Hibitane® | Bactéricide en combinaison avec un effet détergent sur les germes Gram négatif et à un moindre degré les germes Gram négatif.<br>Fongicide sur *Candida albicans* |
| | **Chlorhexidine aqueuse**<br>Hibidil®<br>Septéal® | |
| | **Chlorhexidine associée à du chlorure de benzalkonium et à de l'alcool**<br>Biseptine® | Bactéricide<br>Fongicide<br>Activité antiseptique élargie sur les germes Gram négatif et Gram positif ainsi que sur le *Candidas albicans* |
| | **Chlorhexidine associée à du chlorure de Benzalkonium**<br>Mercryl® | Bactéricide à large spectre germes Gram négatif et Gram positif ainsi que sur le *Candidas albicans* |
| | **Hexamidine**<br>Hexomédine® | Bactéricide (sauf certaines souches Gram-négatives)<br>Fongicide |
| | Hypochlorite de sodium :<br>Dakin Cooper® stabilisé | Bactéricide<br>Virucide (VIH en particulier)<br>Action antifongique et sporicide moyenne |

| Indications | Contre-indications | Particularités |
|---|---|---|
| **Cutané :** nettoyage (solution moussante) et antisepsie de la peau et des muqueuses saines ou lésées et de certaines dermites à l'exception des formes suintantes.<br>**Buccal**<br>**Gynécologique** | Antécédents d'intolérance à l'iode<br>Nouveau-né et jusqu'à 30 mois | Conservation à l'abri de la chaleur. Association avec les mercuriels à proscrire. Inactivation par le thiosulfate de sodium (antidote possible).<br>Risque de surcharge iodée avec hypothyroïdie en cas d'applications répétées et étendues |
| Antisepsie des mains, de la peau, des plaies, des brûlures | Ne pas mettre en contact avec l'œil, le conduit auditif en cas de perforation tympanique | Conservation à l'abri de la chaleur. Eczéma allergique, risque d'effets systémiques neurotoxiques lors d'applications étendues sous un pansement occlusif, sur peau lésée, muqueuses et chez le nourrisson |
| Antisepsie des plaies chirurgicales et traumatiques peu profondes | Hypersensibilité connue à l'un des constituants.<br>Ne pas appliquer sur les muqueuses | Incompatibilité avec les savons et les composés anioniques.<br>Risque d'effets systémiques, possibilité d'eczéma allergique |
| Antisepsie des affections cutanéo-muqueuses susceptibles de se surinfecter | Hypersensibilité connue à l'un des constituants.<br>Ne pas appliquer dans les yeux, les oreilles.<br>Attention ! l'association avec un produit iodé est responsable de brûlure et de nécrose | Eczéma allergique, risque d'effets systémiques neurotoxiques lors d'applications étendues sous un pansement occlusif, sur peau lésée, muqueuses et chez le nourrisson |
| Antisepsie de la peau<br>Dermatoses infectieuses | Ne pas appliquer sur les muqueuses.<br>Ne pas utiliser pour l'antisepsie avant prélèvement (injection ou ponction) | Conservation à l'abri de la chaleur |
| Cutané : antisepsie de la peau, des muqueuses, des plaies et des brûlures | Aucune | Conservation à l'abri de la lumière |

# ASPIRATION GASTRIQUE

## Définition

C'est l'aspiration du contenu gastrique à l'aide d'une sonde gastrique à double courant soit par gravité (poche de recueil placée plus bas que la tête), soit par dépression contrôlée (manomètre).

## Matériel

- Bocal d'aspiration à usage unique :
  - sac souple en polychlorure de vinyle avec un bouchon à deux embouts et un filtre à la partie supérieure, placé dans un bocal rigide maintenu dans un support mural ;
  - ou bocal en verre muni d'un bouchon à doubles sorties ;
  - ou poche de recueil à fond clos à usage unique pour aspiration par gravité.
- Manomètre.
- Deux tuyaux stériles.
- Raccord biconique.
- Seringue de 60 ml à gros embout.
- Stéthoscope.

## Technique

Poser la sonde nasogastrique et vérifier sa bonne position : injecter de l'air à la seringue tout en auscultant l'abdomen à la recherche d'un gargouillis.

### Aspiration par gravité

Adapter le collecteur de recueil au canal principal de la sonde gastrique en s'assurant de la perméabilité de la prise d'air.

### Aspiration par dépression

- Monter le manomètre sur la prise murale de vide, fixer un tuyau et vérifier le fonctionnement du système d'aspiration.
- Adapter le tuyau venant du manomètre sur une des entrées du bocal d'aspiration et la sonde nasogastrique au bocal d'aspiration par l'intermédiaire d'un tuyau et d'un raccord.
- Régler la dépression entre 10 à 30 cm d'eau en fonction de l'effet recherché.
- S'assurer du bon fonctionnement de l'aspiration en vérifiant que le liquide gastrique arrive au bocal.
- Quel que soit le système de drainage utilisé, effectuer des soins de boucher à intervalle régulier.
- Nettoyer et lubrifier la narine et varier la zone de fixation de la sonde afin d'éviter irritation et constitution d'une escarre.

## Éléments de surveillance

### Système de drainage et d'aspiration

Position de la sonde.
Perméabilité de la sonde et liberté de la prise d'air.
Absence de coudure des tuyaux ou de la sonde.
Contrôle du réglage de la dépression.
Quantité journalière de liquide gastrique recueilli.
Aspect du liquide, couleur, odeur : présence de bile, de sang, de sécrétions.
Bilan des entrées et des sorties.

### Surveillance clinique

Signes de déshydratation.
Reprise du transit.

## Incidents et conduite à tenir

- Occlusion de la sonde par des sécrétions : arrêter l'aspiration, injecter du sérum physiologique sans forcer.
- Occlusion de la sonde par la muqueuse digestive : vérifier la pression manométrique et déplacer légèrement la sonde. Vérifier sa position.
- Sonde gastrique collabée par une dépression trop forte ou un tuyau défectueux : vérifier la pression manométrique et changer de tuyau s'il y a lieu.
- Hémorragie liée à une dépression trop importante ou à l'aspiration de la muqueuse.
- Déshydratation (sécheresse des muqueuses, sensation de soif, chute de la pression artérielle et secondairement une hyperthermie) : mettre en œuvre une compensation adaptée.

# ASPIRATION TRACHÉALE

## Définition

Acte de soins visant à éliminer des sécrétions hors des voies aériennes et à assurer leur liberté chez un patient intubé ou trachéotomisé.

## Matériel

- Appareil d'aspiration branché à une prise murale de vide ou appareil portable, récipient collecteur, tuyau et canule de raccordement, pince « stop vide ».
- Sonde d'aspiration stérile d'un diamètre inférieur à celui de la canule de trachéotomie ou de la sonde endotrachéale (Charrière 4 à 18, longueur de 28 à 50 cm).
- Gants à usage unique stériles ou non selon le contexte des soins.
- Flacon d'un litre de chlorure de sodium isotonique à 0,9 % étiqueté à la date et heure d'ouverture.
- Sac à élimination des déchets.

## Technique

- Se laver les mains (lavage antiseptique).
- Ouvrir aseptiquement l'emballage de la sonde d'aspiration.
- Enfiler les gants.
- Sortir la sonde au moyen d'une compresse stérile et la fixer à la canule de raccordement.
- Plonger la sonde dans le flacon de chlorure de sodium à 0,9 % afin de lubrifier l'extérieur et l'intérieur de la sonde.
- Débranchez le respirateur.
- Introduire la sonde d'aspiration dans la sonde endotrachéale ou la canule de trachéotomie en la maintenant, sans aspirer, jusqu'à la rencontre d'une résistance.
- Aspirer par intermittence en retirant la sonde en la faisant rouler entre le pouce et l'index.
- Aspirer successivement les bronches souches droite et gauche en tournant la tête du patient du côté opposé à la bronche que l'on souhaite aspirer.
- Après l'aspiration, rebrancher le respirateur en vérifiant la perméabilité des connexions.
- Jeter les gants dans le sac à déchets, jeter et remplacer le matériel d'aspiration selon les consignes locales.

## Éléments de surveillance

- Aspect et coloration des sécrétions : jaunâtres, blanchâtres, rosées, brunes, grises, rougeâtres (sanglantes).
- Caractéristiques : aqueuses ou filantes, adhérentes, visqueuses, épaisses, purulentes, hémoptysiques.
- Quantité : abondante, modérée, faible.
- Odeur : aucune, fétide.
- Qualité de la respiration : fréquence et rythme respiratoire, amplitude.

## Incidents et conduite à tenir

- En cas de sécrétions trop collantes, possibilité d'instiller 5 à 10 ml de sérum physiologique juste avant l'aspiration.
- Traumatisme trachéal ou bronchique (irritation, saignement) éviter les mouvements de va-et-vient lors de l'évacuation des sécrétions.
- Hypoxie, dyspnée, sueurs, arythmie cardiaque, hypotension ou hypertension, liés à la privation d'apport en oxygène lors des aspirations : rebrancher le respirateur entre deux aspirations et augmenter transitoirement à la $FiO_2$ à 100 %, observer le patient.
- Grésillements liés à des aspirations insuffisantes ou incorrectement réalisées : planifier les aspirations toutes les 2 heures et davantage si nécessaire ; aspirer successivement les bronches souches droite et gauche.

# BIOPSIE MÉDULLAIRE

## Définition

Cet examen consiste à prélever un morceau de moelle osseuse à l'aide d'un trocart au niveau de l'épine iliaque postéro-supérieure ou latérale. Il a pour but d'effectuer une étude histologique du tissu hématopoïétique et de son environnement, de préciser les données d'un myélogramme à la recherche d'un envahissement leucémique, de diagnostiquer une infection de la moelle (ex : tuberculose hématopoïétique), de surveiller certaines affections hématologiques.

## Matériel

- Antiseptique à large spectre : polyvidone iodée solution dermique ou chlorhexidine.
- Compresses stériles.
- Gants stériles à usage unique.
- Trocart de Tanger à usage unique.
- Scalpel stérile.
- Champ stérile troué.
- Sutures cutanées adhésives (par ex. Steri-strip®) ou aiguille avec fil de suture.
- Matériel pour anesthésie locale : seringue de 20 ml, aiguille intramusculaire, xylocaïne à 1 %.
- Pot à prélèvement stérile contenant du liquide de Bouin aqueux avec la feuille d'accompagnement et des étiquettes au nom du patient.
- Sachet double poche en matière plastique pour le transport de l'examen au laboratoire.
- Conteneur imperméable à élimination des objets souillés piquants et coupants.

## Technique

- Aider le patient à ôter ses vêtements pour dégager la taille et les fesses. S'assurer de la propreté de la peau et de l'intégrité cutanée ; si nécessaire laver largement le bas du dos et les fesses, rincer et sécher.
- Appliquer largement un antiseptique autour des tubérosités iliaques postérieures.
- Installer le patient en décubitus latéral en mettant un oreiller plat sous la tête.
- Le médecin effectue un lavage antiseptique des mains et enfile les gants stériles.
- Il effectue une nouvelle désinfection large de la zone de ponction, pose le champ stérile troué, et réalise l'anesthésie locale.
- Le médecin réalise une petite incision avec le scalpel, enfonce le trocart en direction de l'os à biopsier, retire le mandrin, enfonce le trocart dans l'os avec un mouvement circulaire pour casser la carotte et retire le trocart.
- Comprimer le point de ponction avec des compresses. Déposer le prélèvement dans le liquide de Bouin et éliminer le trocart à usage unique dans le conteneur prévu à cet effet.
- Appliquer des sutures cutanées adhésives (par ex. Steri-strip®) ou le médecin suture avec un fil.
- Appliquer un pansement compressif sur le point de ponction.
- Réinstaller le patient et lui mettre la sonnette à portée de main.
- Étiqueter le prélèvement au lit du patient en vérifiant son identité et l'acheminer sans délai au laboratoire.

## Éléments de surveillance

- Point de ponction pour déceler une hémorragie en vérifiant l'état du pansement et en le changeant une heure après pour appliquer un pansement stérile plus léger.
- Pulsations, pression artérielle.

## Incidents et conduite à tenir

- Saignement au point de ponction : renforcer le pansement compressif, prévenir le médecin et appliquer un médicament hémostatique.
- Douleur : évaluer son intensité et donner si nécessaire des antalgiques sur prescription.
- Signes d'infection locale (rougeur, chaleur au niveau du point de ponction) : appliquer un pansement alcoolisé et surveiller la courbe thermique.

# CONDUITE À TENIR EN CAS D'ACCIDENT AVEC EXPOSITION AU SANG OU À DES PRODUITS BIOLOGIQUES : PIQÛRE, BLESSURE, PROJECTION SUR LES MUQUEUSES ET LES YEUX

## Définition

### ACCIDENT AVEC EXPOSITION AU SANG OU À DES PRODUITS BIOLOGIQUES (AES)

Il s'agit d'un contact avec du sang ou un liquide biologique (liquides amniotique, péricardique, péritonéal, pleural, synovial ou céphalo-rachidien, sperme, sécrétions vaginales, lait maternel) lors d'une piqûre avec une aiguille, d'une coupure avec un objet tranchant ou d'un contact sur une plaie, une peau lésée ou une muqueuse.

## Réalisation des soins cutanés immédiats

- Nettoyage et antisepsie en cas de piqûre ou de blessure : laver la plaie à l'eau et au savon, rincer soigneusement à l'eau claire, appliquer un dérivé chloré ou à défaut de l'alcool à 70° ou de la polyvidone iodée solution dermique en respectant un temps de contact de 5 minutes au minimum.
- Rinçage en cas de projection sur une muqueuse : laver abondamment avec du sérum physiologique pendant 5 minutes au minimum.

## Rencontre dans les 2 heures suivant l'accident avec un médecin

- Évaluer avec un médecin du travail ou à défaut un médecin du service des urgences les risques infectieux (VIH, hépatite B, hépatite C, tétanos) à partir de la profondeur de la blessure et du type d'aiguille ou du matériel en cause et en fonction de la nature du liquide biologique concerné ainsi que le statut sérologique du patient source. Une vérification du statut vaccinal de la personne exposée sera faite.
- Informer le blessé des mesures à prendre pendant les six mois du suivi afin d'éviter les risques de transmission par voie sexuelle ou lors d'un don de sang jusqu'à ce que la preuve de la contamination ou non soit faite.
- Prendre en charge l'inquiétude de la personne exposée.
- Envisager avec la personne exposée un traitement prophylactique que celle-ci pourra accepter ou refuser.

## Déclaration de l'accident

Déclarer l'accident comme un accident du travail dans les 24 heures en utilisant les formulaires adaptés en fonction du statut de la personne exposée et des pratiques habituelles de l'établissement de soins.

## Suivi sérologique et clinique

- Réaliser un premier prélèvement avant le huitième jour suivant l'accident (VIH, VHC, VHB, NFS, transaminases), puis au 3e et avant le 6e mois après l'accident si la première sérologie VIH est négative. Un examen clinique sera réalisé à l'occasion du rendu des résultats des prélèvements : signaler au médecin toute asthénie, nausées, fièvre, myalgie, éruption cutanée.
- Recevoir des informations sur les risques encourus.
- Analyser les circonstances de survenue de l'accident pour éviter que l'accident ne se reproduise.
- Organiser et planifier un suivi sérologique et clinique qui peut être réalisé par le médecin du travail ou autre médecin choisi par la personne exposée.

## Prévention des risques – protection des soignants

La meilleure prévention des accidents avec exposition au sang ou à des produits biologiques consiste à :

- Respecter les précautions universelles pour la manipulation du sang et des liquides biologiques à l'occasion de chaque acte de soins ou investigation.
- S'informer des nouveaux dispositifs de sécurité proposés par les fabricants.

- Choisir un matériel de soins en fonction de critères de sécurité. Concernant ces deux derniers points consulter les travaux et documents édités par le groupe d'étude sur le risque d'exposition au sang (Geres, Paris).
- Chaque situation de soins nécessite des pré cautions spécifiques que chaque infirmièr applique en fonction de l'analyse de la situa tion et de l'appréciation du risque encouru.

# DIALYSE PÉRITONÉALE

## Définition

La dialyse péritonéale est une technique d'épuration extra-rénale utilisant la membrane péritonéale comme surface d'échanges entre le sang contenu dans les vaisseaux de la séreuse péritonéale et le dialysât introduit dans la cavité péritonéale. Elle nécessite ni abord vasculaire, ni circulation extra-corporelle mais l'implantation d'un cathéter souple et permanent par voie chirurgicale dans le cul-de-sac de Douglas.

Les buts de la dialyse sont d'effectuer une épuration extra-rénale et de prendre le relais de la fonction d'excrétion des reins dans le cas d'une insuffisance rénale chronique.

La dialyse péritonéale s'utilise en l'absence de foyer infectieux abdominal.

## Matériel

- Masque pour le patient et l'infirmière.
- Gants stériles à usage unique.
- Antiseptique à large spectre : polyvidone iodée ou chlorhexidine.
- Compresses stériles.
- Sac à élimination des déchets.
- Potence avec peson (mesurer le poids du liquide de dialyse après séjour dans le péritoine).
- Dialysât en double poche ou en simple poche et réchauffeur de poche.
- Deux clamps pour la poche.
- Bouchon stérile.
- Protections pour mettre sous la tubulure d'extension du cathéter et sur le sol pour la poche de drainage.
- Nettoyant – décontaminant de surface.

## Technique

Il s'agit d'une infusion quatre fois par jour d deux litres de solution d'échanges laissés e place pendant cinq à six heures, puis évacué par gravité.

Elle peut s'effectuer la nuit à l'aide d'un machine permettant l'infusion et l'évacuatio automatique du liquide.

### Dialyse avec système de double poche

Le système double poche comprend une poch pleine et une poche vide dont les tubulures s rejoignent en Y. La partie terminale est connec tée sur la tubulure d'extension du cathéter.

- Effectuer un lavage simple des mains.
- Installer le patient en décubitus dorsal ou e position demi-assise, lui mettre un masque.
- Prendre les pulsations et la pression artériell et peser le patient.
- Mettre le masque.
- Vérifier la limpidité, la date de péremption, l volume, la concentration et l'intégrité de l poche.
- Suspendre la poche de dialysât au pied à perfusion et clamper la tubulure.
- Demander au patient d'ouvrir son vêtement, sortir la tubulure d'extension du cathéter et la poser sur une protection.
- Effectuer un lavage des mains avec un savon antiseptique.
- Enfiler les gants stériles.
- Appliquer une compresse stérile imbibée d'antiseptique sur l'extrémité de la tubulure d'extension du cathéter.

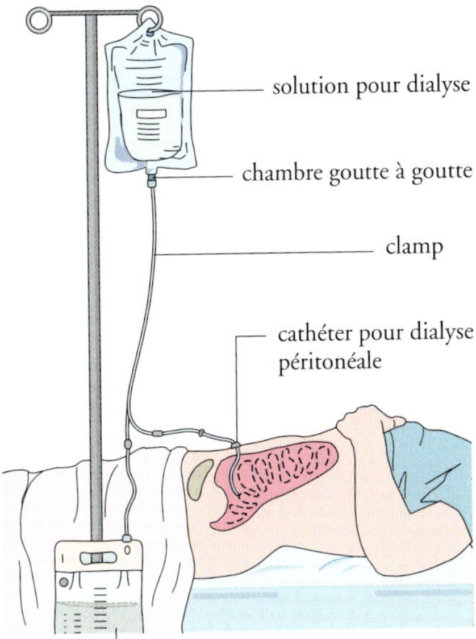


Figure 3. Dialyse péritonéale avec le système double poche.

- Dévisser le bouchon de la tubulure d'extension du cathéter et raccorder la poche à la tubulure d'extension du cathéter en vissant à fond.
- Fixer la poche de recueil en déclive et ouvrir la tubulure d'extension du cathéter pour effectuer le drainage de la cavité péritonéale.
- À la fin de la vidange, clamper la ligne patient, ouvrir la tubulure de la poche de dialysât pour évacuer l'air résiduel vers la poche de drainage.
- Ouvrir la ligne patient pour infuser le dialysât dans le péritoine.
- En cas d'injection médicamenteuse, le faire dans le dialysât par l'opercule prévu à cet effet.
- Laisser le liquide en place pendant le temps prescrit, généralement cinq à six heures puis l'évacuer par gravité.
- Une fois le liquide drainé, déconnecter l'extension du cathéter de la poche et fixer le bouchon.
- Aider le patient à se rhabiller si nécessaire et l'installer confortablement.
- Peser la poche de recueil du dialysât à l'aide du peson accroché à la potence et la mirer.
- Jeter la poche sans la vider dans un conteneur à élimination des substances contaminées de grande capacité.
- Remplir le cahier de suivi : le poids du patient, la quantité et la qualité du dialysât, l'heure de pose, l'heure du drainage, la quantité de liquide de drainage obtenue et son aspect.

## Éléments de surveillance

- Poids, diurèse et température quotidiennes.
- Point d'émergence du cathéter.
- Aspect et couleur du liquide péritonéal.
- Alimentation : quantités ingérées (boisson et alimentation).

## Incidents et conduite à tenir

- Péritonite bactérienne avec liquide de dialyse trouble, douleurs abdominales, hyperthermie, diminution du volume de drainage, signes digestifs : nausées, vomissements : faire un examen cytobactériologique du liquide de dialyse, administrer les antibiotiques prescrits dans l'opercule de la poche de dialysât prévu à cet effet.
- Infection de l'émergence du cathéter : surveiller régulièrement le point d'émergence (induration, rougeur, douleur, écoulement) et rechercher les signes d'une infection péritonéale. Des prélèvements bactériologiques à type de culture du liquide prélevé par ponction au niveau du cathéter péritonéal pourront être prescrits.
- Infection du tunnel sous-cutané créé à la pose : tuméfaction, rougeur, douleur à la mobilisation.
- Dénutrition par sensation de réplétion abdominale, diminution de l'appétit due à la surcharge en glucose.
- Cathéter partiellement ou totalement bouché : désobstruer en suivant les instructions du médecin et en sa présence.

- Tubulure d'extension percée ou fendue : arrêter la dialyse, poser un clamp en amont et des compresses stériles imbibées d'antiseptique à large spectre autour de la zone lésée. Informer immédiatement le médecin qui décidera de couper la partie endommagée et de coller les deux extrémités avec le set de collage ou de remplacer le cathéter.
- Infusion douloureuse : vérifier la température de la poche (37°), réduire la vitesse d'infusion ou changer le patient de position. Si la douleur persiste, faire une radiographie de l'abdomen sans préparation sur prescription médicale.
- Altération du péritoine au bout de quelques années obligeant à passer à l'hémodialyse.

# DIALYSE RÉNALE

## Définition

La dialyse est une méthode d'échanges entre deux solutions, le sang et un liquide appelé dialysât au travers une membrane synthétique semi-perméable. Les deux liquides de composition différente, de part et d'autre, équilibrent leurs composants.

Chez le dialysé, les substances nocives accumulées dans le plasma passent vers le dialysât (urée, potassium, phosphore, créatinine). Les substances qui manquent passent du dialysât vers le sang (calcium, bicarbonate).

L'hémodialyse est réalisée à l'aide d'une machine appelée générateur qui fabrique le liquide de dialyse ou dialysât et d'un filtre appelé dialyseur ou rein artificiel.

Elle a pour but de corriger ou prévenir les manifestations du syndrome urémique et ses complications, d'assurer le maintien de l'homéostasie (maintien à leur valeur normale des différentes constantes physiologiques), d'éliminer les excès d'eau, de pallier à l'insuffisance rénale et d'épurer le sang des déchets toxiques, de certains toxiques et médicaments.

## Matériel

### Pour l'appareil de dialyse (générateur de bain de dialyse)

- Dialyseur en fibres capillaires ou en plaques stérilisé prêt à l'emploi et à usage unique.
- Chlorure de sodium isotonique à 0,9 % : une poche de 500 ml et une poche de 2 litres.
- Seringue de 20 ml pour augmenter le niveau des chambres d'extension.
- Héparine ou héparine de bas poids moléculaire (selon prescriptions).
- Seringue de 5 ml et aiguille pompeuse.
- Circuit extracorporel : ligne veineuse et ligne artérielle.
- Tests pour effectuer l'analyse de produit chimique et l'analyse de la dureté de l'eau.
- Bicarbonate.
- Acide acétique.
- Compresses stériles.
- Antiseptique à large spectre : polyvidone iodée ou chlorhexidine.

### Pour le branchement

- Deux aiguilles à fistule si fistule artério-veineuse.
- Quatre clamps.
- Plateau à hémodialyse stérile contenant :
  - deux masques,
  - un champ imperméabilisé,
  - gants stériles à usage unique,
  - manchon pour la main du patient,
  - compresses stériles,
  - sparadrap hypoallergénique,
  - garrot décontaminé et nettoyé,
- Antiseptique à large spectre : polyvidone iodée ou chlorhexidine.
- Blouse stérile et bonnet (patient porteur de cathéter).
- Conteneur à élimination des objets piquants et tranchants souillés de grande capacité.

Tubes à examen, étiquettes au nom du patient, feuilles de demande d'examen et sac de transport en matière plastique.

POUR LE DÉBRANCHEMENT

- Gants stériles et non stériles à usage unique.
- Masques.
- Compresses stériles.
- Antiseptique à large spectre : polyvidone iodée ou chlorhexidine.
- Pansements stériles.
- Deux seringues de 10 ml.
- Deux seringues de 5 ml.
- Ampoules de sérum physiologique isotonique à 0,9 %.
- Seringue de 5 ml contenant 5 000 U.I. d'héparine et 2 ml de chlorure de sodium isotonique à 0,9 %.

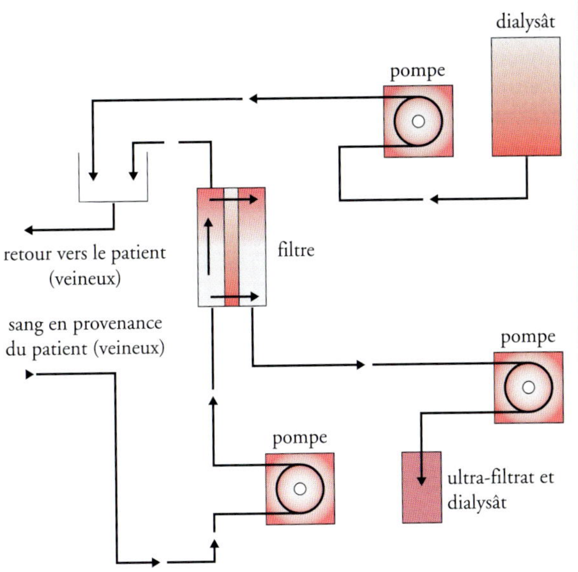


Figure 4. Hémofiltration (dialyse rénale).

POUR LA MISE EN CIRCUIT FERMÉ

- Gants stériles à usage unique.
- Masque.
- Deux seringues de 10 ml contenant du sérum physiologique.
- Compresses stériles.
- Antiseptique : polyvidone iodée ou chlorhexidine.

## Technique

VÉRIFICATION DE LA DURETÉ DE L'EAU DE L'ADOUCISSEUR D'EAU

- Se laver les mains.
- Prendre de l'eau dans l'adoucisseur avec une seringue, remplir le tube spécifique du réactif, mettre de l'eau jusqu'au trait et ajouter 2 gouttes de réactif K et agiter. Rajouter à la solution 5 gouttes de réactif 1 et agiter. Si l'eau devient bleue, l'eau est douce. Si l'eau devient rouge, l'eau est dure. Dans ce cas, compter le nombre de gouttes du réactif 2 qu'il faut ajouter en agitant le tube pour obtenir une couleur bleue. La dureté est égale à 2 fois le nombre de gouttes rajoutées.

Il est indispensable de régénérer l'eau et de refaire un nouveau test à la fin de la régénération.

PRÉPARATION DU GÉNÉRATEUR

- Se laver les mains.
- Faire le test de vérification d'absence de produit chimique dans le générateur après la procédure de rinçage. Ce test s'effectue avec d'une bandelette d'iodure de potassium. Si celle-ci vire au violet en présence de produit chimique, renouveler le rinçage.

PRÉPARATION DU BAIN DE DIALYSE

Il s'agit d'une solution concentrée d'électrolytes avec une eau déminéralisée à teneur très faible en aluminium. Le tampon utilisé est soit de l'acétate, soit le bicarbonate qui entraîne moins d'instabilité cardiovasculaire et améliore la tolérance de l'hémodialyse.

- Ouvrir le robinet d'arrivée d'eau.
- Brancher le générateur sur l'arrivée d'eau adoucie.

- Installer la cartouche de bicarbonate dans le logement prévu à cet effet.
- Mettre la pipette A à tremper dans l'acide et mettre en route le générateur.
- Bain de dialyse = bicarbonate + acide + eau osmosée.

MONTAGE DU CIRCUIT (générateur Gambro)

- Disposer la poche de 2 litres de chlorure de sodium à 0,9 % sur le support à perfusion du générateur pour la purge.
- Mettre sur ce même support une poche de 500 ml de chlorure de sodium à 0,9 %.
- Fixer le dialyseur sur le support prévu à cet effet : connexion artérielle vers le haut, sauf cas particulier.
- Monter la ligne artérielle :
  - Enlever le bouchon de la connexion artérielle du dialyseur avec la ligne artérielle et le mettre sur la branche d'arrivée artérielle du bain de dialyse.
  - Connecter la partie la plus courte de la ligne artérielle au dialyseur.
  - Fixer la partie la plus longue de la ligne artérielle à la poche de 2 litres de chlorure de sodium à 0,9 % en suivant les indications et schémas du générateur.
  - Cette ligne comporte également une ligne très fine qui servira à l'héparinisation continue si besoin et d'un site appelé « flex » pour l'injection d'héparine à bas poids moléculaire.
- Monter la ligne veineuse :
  - Placer la partie la plus courte sur le capteur à pression.
  - Enlever le bouchon de la connexion veineuse du dialyseur avec la ligne veineuse et le mettre sur la branche d'arrivée veineuse du bain de dialyse.
  - Placer la partie moyenne de la ligne veineuse sur la connexion veineuse du dialyseur.
  - Fixer la partie la plus longue de la ligne veineuse à la poche de vidange.
  - Effectuer la purge lorsque le bain de dialyse est prêt.

PURGE DU CIRCUIT

La purge du circuit est indispensable pour éliminer les résidus présents dans le dialyseur e éliminer l'air. Elle est effectuée avec la poche d 2 litres de chlorure de sodium à 0,9 %.

- Casser l'embout de stérilité de la poche d sérum physiologique.
- Sélectionner le mode correspondant à la purg et mettre en marche : purger à 100 ml/mi pendant les 5 premières minutes puis 200 ml/min jusqu'à la fin du rinçage.
- Tapoter doucement sur le haut du dialyseu pour évacuer les bulles d'air.
- Augmenter le niveau des chambres d'expansion des pièges à bulles en effectuant une aspiration avec la seringue de 20 ml. L'air e l'excédent de la purge aboutissent à la poche de vidange. Arrêter la purge lorsqu'il reste environ 200 ml dans la poche.
- Vérifier l'absence d'air dans le circuit.
- Mettre le générateur en mode prêt à brancher.
- Programmer le générateur en affichant : le temps de dialyse (en général 4 heures), l'ultrafiltration, la température, le poids à perdre pour atteindre le poids idéal appelé poids sec fixé par le médecin en fonction de la pression artérielle, de l'ionogramme sanguin, de la radiographie du thorax, de la masse sanguine. Le poids à perdre est égal au poids d'arrivée + apports (petit-déjeuner, sérum utilisé pour la restitution) – poids sec.

## Préparation du branchement

- Vérifier la prescription médicale concernant la composition du bain de dialyse (sodium, potassium, bicarbonate, glucose), l'ultrafiltration, le débit de la pompe à sang, la durée, le type de dialyseur, la posologie du traitement anticoagulant, les prélèvements sanguins à effectuer avant et après dialyse afin de juger de l'efficacité de la dialyse, les médicaments éventuels à administrer au cours ou en fin de séance.
- Peser le patient pour calculer le poids qu'il doit perdre pendant la dialyse.

- Prendre le pouls et la pression artérielle en position debout puis couchée.
- Noter ces résultats sur le cahier de suivi du patient dialysé.
- Installer le patient en décubitus dorsal ou en position demi-assise.
- Mettre un masque et en mettre un au patient.
- Effectuer un lavage antiseptique des mains.
- Ouvrir le plateau à hémodialyse.
- Sortir les gants stériles.
- Imbiber les compresses stériles d'antiseptique.
- Brancher le patient quand il n'y a plus d'alarmes sonores ou visuelles et le plus rapidement possible après la purge pour éviter un temps de stase du sérum dans le circuit provoquant un relarguage de résidus (ETO-résine) après dix minutes d'interruption du débit.
- Attacher les lignes sur la literie du patient avec du sparadrap pour éviter que leur poids entraîne un déplacement des aiguilles ou du cathéter.

#### Patient porteur d'une fistule artérioveineuse

Elle est créée par abouchement de l'artère radiale au poignet à une veine anti-brachiale voisine.

Le débit de la fistule doit être contrôlé régulièrement par effet Doppler afin de déceler un débit excessif ou une menace de sténose.

- Enfiler les gants stériles.
- Mettre le champ stérile sous le bras du patient.
- Introduire la main du patient dans le manchon prévu à cet effet.
- Désinfecter le bras du patient avec des compresses imbibées d'antiseptique.
- Renouveler la désinfection une minute plus tard et attendre encore une minute pour respecter le temps d'action de l'antiseptique.
- Placer le garrot.
- Repérer la fistule du bout des doigts.
- Prendre l'aiguille veineuse par les ailettes, ponctionner la fistule vers le haut, fixer l'aiguille avec le sparadrap en formant une cravate, la purger en dévissant et revissant le bouchon, la clamper (restitue le sang épuré par l'intermédiaire de la ligne veineuse).
- Prendre l'aiguille artère, ponctionner la fistule vers le bas et fixer l'aiguille et la purger de la même manière, la clamper (achemine le sang vers la machine).
- Effectuer les prélèvements sanguins sur la ligne veineuse.

#### Patient porteur d'une voie veineuse centrale

Dans les situations d'urgence, un abord temporaire (fémoral, jugulaire ou sous-clavier) est utilisé au moyen de l'insertion d'un cathéter central à double voie tunellisé pouvant rester fonctionnel plusieurs semaines.

- Prévoir une aide pour effectuer le branchement.
- Mettre un masque et un bonnet ainsi qu'au patient.
- Effectuer un lavage antiseptique des mains.
- Aider l'opérateur à s'habiller stérilement (bonnet, masque, blouse, gants).
- Enlever le pansement recouvrant les lignes du cathéter pendant que l'opérateur enfile les gants stériles.
- L'opérateur place le champ stérile sous le cathéter du patient, prend les compresses imbibées d'antiseptique et désinfecte chaque voie pour les cathéters multilumières en changeant de compresses à chaque fois.
- Attendre une minute et badigeonner une nouvelle fois chaque voie et les clamper.
- Effectuer les prélèvements sanguins.
- L'aide clampe la ligne artérielle du générateur, déconnecte la ligne veineuse du générateur de la poche de vidange et fait de même avec la ligne artérielle.

### Branchement du patient

- Enlever le bouchon de la partie artérielle du dialyseur et enclencher le tuyau artériel du bain de dialyse et faire de même avec le tuyau veineux.
- Clamper le sérum physiologique puis la ligne artérielle du circuit.

- Déconnecter cette ligne du sérum physiologique en badigeonnant l'extrémité avec un antiseptique à large spectre.
- Attendre le temps d'action de l'antiseptique puis la tendre à l'opérateur pour la connecter sur la ligne artérielle du cathéter prévue à cet effet (si cathéter central) ou sur l'aiguille artérielle (fistule artério-veineuse).
- Enlever le clamp de la voie artérielle du cathéter puis celui de la ligne artérielle du circuit.
- Mettre en route la pompe à sang et l'arrêter lorsque le sang arrive au piège à bulles veineux.
- Clamper la ligne veineuse du circuit et la déconnecter de la poche de vidange.
- Badigeonner l'extrémité avec un antiseptique à large spectre, attendre le temps d'action de l'antiseptique et la connecter sur l'aiguille veineuse ou sur la voie veineuse du cathéter.
- Enlever le clamp de la voie veineuse du cathéter puis celui de la ligne veineuse du circuit.
- Régler la pompe à sang à 100 ml/heure puis augmenter progressivement le débit en fonction de la pression artérielle.
- Vérifier la pression veineuse et artérielle.
- Introduire la dose d'héparine, selon la prescription médicale, dans le site prévu à cet effet.
- Recouvrir les connexions de compresses stériles imbibées d'antiseptique et du champ stérile.
- Commencer la dialyse.

## Débranchement du patient

Le débranchement s'effectue lorsque l'indicateur visuel de la machine indique la fin de la dialyse.

### Restitution du circuit sanguin

- Effectuer un lavage antiseptique des mains.
- Sélectionner le programme restitution et arrêter la pompe à sang.

Fistule artério-veineuse :

- Mettre des gants à usage unique non stériles.
- Clamper l'aiguille artérielle, puis la ligne artérielle du circuit.
- Déconnecter la ligne artérielle de l'aiguille et la brancher sur la poche de chlorure de sodium.
- Déclamper la ligne artérielle puis le chlorure de sodium et mettre en route la pompe à sang : le chlorure de sodium pousse le sang et le restitue par la ligne veineuse.
- Effectuer de légères pressions sur les lignes avec un clamp jusqu'à ce que le dialyseur et les lignes soient clairs.
- Arrêter la pompe à sang et clamper la ligne et l'aiguille veineuse.
- Déconnecter la ligne veineuse de l'aiguille.

Cathéter central :

- Faire ouvrir le champ recouvrant le cathéter.
- Désinfecter chaque connexion avec des compresses stériles imbibées d'antiseptique.
- Clamper la voie artérielle du cathéter, l'aide clampe la ligne artérielle du circuit.
- Déconnecter la ligne artérielle, la tendre à l'aide pour l'adapter sur la poche de sérum physiologique.
- Pour l'aide : déclamper la ligne artérielle et le chlorure de sodium et mettre en route la pompe à sang. Le chlorure de sodium pousse le sang et le restitue par la ligne veineuse.
- Effectuer de légères pressions sur les lignes avec un clamp jusqu'à ce que le dialyseur et les lignes soient clairs.
- Arrêter la pompe à sang et clamper la ligne veineuse du circuit.
- Pour l'opérateur : clamper la branche veineuse du cathéter.
- Désinfecter la connexion ligne veineuse du circuit-branche veineuse du cathéter.
- Les déconnecter.

### Fermeture du cathéter

- Adapter la seringue contenant 10 ml de sérum physiologique isotonique, déclamper et injecter le sérum.
- Adapter la seringue contenant 5 000 UI d'héparine contenue dans 2 ml de chlorure de sodium isotonique à 0,9 % pour effectuer le verrou hépariné.
- Injecter en effectuant une pression positive, clamper la branche du cathéter, mettre le bouchon obturateur.
- Effectuer la même manœuvre pour l'autre branche du cathéter.

Enlever le pansement du point d'insertion du cathéter, le nettoyer avec du sérum physiologique isotonique à 0,9 % stérile et des compresses stériles, appliquer un antiseptique et poser un pansement stérile.

Enfermer les branches extérieures du cathéter sous un autre pansement stérile.

### Ablation des aiguilles artério-veineuses

Mettre un masque ainsi qu'au patient.

Effectuer un lavage antiseptique des mains.

Enfiler des gants stériles.

Prendre des compresses imbibées d'antiseptique.

Retirer en premier l'aiguille artérielle.

Comprimer fortement le point de ponction avec les compresses imbibées d'antiseptique pendant 15 à 20 minutes en mettant un doigt sur le point de ponction, un doigt en amont et un doigt en aval.

- Effectuer la même manœuvre pour l'aiguille veineuse.
- Solliciter la participation du patient : lui enfiler un gant stérile, lui remettre des compresses stériles imbibées d'antiseptique et lui demander de comprimer le point de ponction lors du retrait de l'aiguille.
- Mettre un pansement compressif sur les deux points de ponction.

## Nettoyage et désinfection du générateur

### Désinfection à la chaleur

- Cette désinfection est effectuée lorsque le générateur sert au même patient.
- Remettre la pipette du bain de dialyse dans sa loge.
- Ouvrir l'eau et mettre en route la désinfection à la chaleur.
- À la sonnerie de fin de cycle, effectuer le rinçage.

### Désinfection chimique

Cette désinfection est effectuée entre chaque patient. Elle dure 45 minutes.

- Appuyer sur le bouton « désinfection chimique ».
- Au signal sonore, sortir la pipette B de son logement et la faire tremper dans du dialox® (solution décontaminante : désinfection, nettoyage et décalcification). Au nouveau signal, la remettre dans son logement.
- À la sonnerie de fin de stérilisation, effectuer un rinçage-vidange.

### Désinfection de l'osmoseur

Cette désinfection est effectuée une fois par mois.

- Mettre la pipette de l'osmoseur à tremper dans le dialox®.
- Mettre en marche. Au signal remettre la pipette dans son logement.

### Nettoyage et désinfection de l'extérieur du générateur

Nettoyer avec une chiffonnette imprégnée d'un nettoyant-décontaminant dilué entre chaque patient.

## Éléments de surveillance

### Avant la dialyse et entre les séances

- État de la fistule à chaque séance de dialyse et de façon journalière par le patient ou l'infirmière : aspect de la veine, qualité du souffle et du thrill (la fistule doit frémir à la palpation et être audible à l'auscultation), intégrité de la peau au niveau de la fistule.
- Pression artérielle, couché et debout avant et après la dialyse.
- Poids du patient avant et après la dialyse : le poids de fin de dialyse doit correspondre au poids sec défini en début de dialyse.

### Pendant la dialyse

- Tolérance du patient, apparition de nausées, de vomissements, de crampes, de bâillements.
- Pression artérielle et pulsations toutes les heures.
- Contrôle des pressions veineuse, artérielle et transmembranaire.
- Vérification horaire des paramètres affichés sur la machine.
- Vérification du fonctionnement du générateur.

- Contrôle des lignes : absence de plicature, de fuite, de bulles d'air.
- Aspect local des points de ponction.
- Maintien de la fixation des aiguilles.
- Contrôle de l'absence de fuite au niveau des connexions, des lignes du circuit et aiguilles ou branches du cathéter.
- Effectuer les prélèvements sanguins prescrits pour apprécier la qualité de l'épuration du sang pendant la séance et le suivi du régime alimentaire et permettre au médecin de réajuster ses prescriptions.

## Incidents et conduite à tenir

### Incidents cliniques

- Embolie gazeuse (dyspnée, agitation, vomissements, etc.) due au passage d'air dans le retour veineux : installer le patient en position déclive, arrêter la dialyse, prévenir le médecin.
- Hypertension artérielle : prévenir le médecin pour mettre en place un traitement médical.
- Hypotension artérielle (bâillements, nausées, lipothymie, sueurs, gaz ou diarrhée, etc.) liée soit à un débit trop rapide soit à une perte de poids trop élevée : placer le patient en position déclive, diminuer la perte de poids ou appuyer sur la touche « UF minimum », administrer si besoin du chlorure de sodium jusqu'à stabilisation de la pression artérielle.
- Troubles du rythme liés à une hypovolémie ou une hypokaliémie : faire un électrocardiogramme, prévenir le médecin et selon l'origine des troubles du rythme, remplir ou diminuer l'ultrafiltration sur prescription médicale.
- Fièvre ou frissons en début ou en cours de dialyse : prendre la température du patient, effectuer des hémocultures en périphérique et sur les deux lignes ainsi qu'un prélèvement du dialysât.
- Crampes dues à un débit d'ultrafiltration trop élevé ou à un bain de dialyse défectueux : injecter sur prescription médicale du chlorure de sodium hypertonique.
- Hypothermie due à un défaut de chauffage du dialysât : contrôler le fonctionnement de la machine.
- Hypoglycémie due à un apport insuffisant d'insuline : effectuer des glycémies capillaires, injecter si besoin, du glucosé à 30 % sur prescription médicale.
- Céphalées dues à une pression artérielle élevée ou à une diminution du taux d'urée.
- Lésions de grattage liées à un taux de phosphore élevé.
- Choc anaphylactique à l'oxyde d'éthylène si la membrane est insuffisamment purgée.

### Incidents techniques

- Arrêt de la pompe déclenché par une entrée d'air dans le circuit (clamp de la ligne du flacon de chlorure de sodium non fermé, flacons de perfusions vides branchés sur la ligne). Dans ce cas, remonter le niveau sanguin dans la chambre d'expansion en aspirant l'air à l'aide d'une seringue par la ligne du piège à bulles veineux.
- Arrêt de la pompe par une augmentation ou une diminution de la pression située dans la chambre de pression veineuse ou au niveau du piège à bulles artériel, une hypovolémie, un mauvais positionnement de l'aiguille : vérifier l'absence d'obstruction au niveau des aiguilles ou des lignes, de plicature sur les lignes et s'assurer du calibre suffisant des aiguilles.
- Coagulation du circuit sanguin due à une héparinisation insuffisante et entraînant une pression artérielle ou veineuse haute ou basse : restituer le sang et mettre en place un nouveau circuit.
- Pression transmembranaire supérieure à celle du sang due à une obstruction du filtre venant du dialyseur ou des tuyaux du dialysât. Vérifier l'absence de coudure sur les tuyaux, nettoyer le filtre venant du dialyseur.
- Manque d'eau dû à un débit insuffisant ou à la fermeture du robinet d'arrivée d'eau : vérifier l'ouverture du robinet d'eau et regarder la propreté des filtres. Les changer si besoin.

# ÉLECTROCARDIOGRAMME (ECG)

## Définition

L'électrocardiogramme (ECG) est l'enregistrement des variations de l'activité électrique du myocarde, recueilli dans les différents points du corps.

La compréhension des tracés électrocardiographiques implique une connaissance de l'anatomie et de la physiologie cardiaques.

## Matériel

- Électrocardiographe enregistreur avec câbles conducteurs.
- Électrodes cutanées prégélifiées à usage unique ou électrodes à usage multiple avec leurs lanières en caoutchouc et gel conducteur.
- Papier enregistreur.
- Compresses non stériles.

## Technique

Obtenir du patient une décontraction musculaire totale avant de commencer l'enregistrement. Pour cela : le rassurer, l'installer confortablement dans une pièce tempérée sur un brancard ou un lit suffisamment large pour que le corps et les deux bras reposent à plat (aucune partie du corps ne doit toucher d'objet métallique), enlever la montre.

Vérifier l'électrocardiographe : fonctionnement et propreté de l'appareil, approvisionnement en papier millimétré, intégrité des câbles et des électrodes.

## Emplacement des électrodes des dérivations bipolaires des membres

- Choisir de préférence une zone glabre.
- Fixer les électrodes des membres au tiers inférieur, sur leur face interne.
- Connecter les électrodes à l'appareil enregistreur par les câbles qui ne doivent pas être inversés en respectant le code couleur suivant :
  - Rouge au bras droit.
  - Jaune au bras gauche.
  - Vert à la jambe gauche.

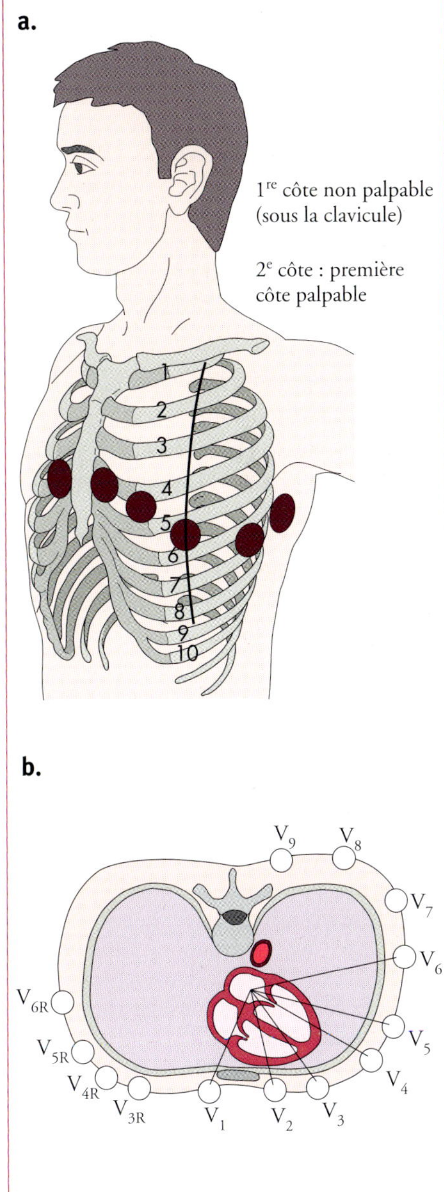


Figure 5. **a.** Position des électrodes précordiales. **b.** Position des dérivaions spéciales.

– Noir à la jambe droite.

Les électrodes des membres explorent l'activité électrique dans le plan du corps, c'est-à-dire dans le plan frontal.

Cette disposition permet d'obtenir les dérivations bipolaires des membres : D1 = bras droit – bras gauche ; D2 = bras droit – jambe gauche ; D3 = bras gauche – jambe gauche et les dérivations unipolaires des membres : aVR = bras droit ; aVL = bras gauche ; aVF = jambe gauche.

En cas d'électrodes à usage multiple, les fixer à l'extrémité du poignet ou de la cheville à l'aide des attaches, sans les serrer ni les laisser trop lâches. Un contact étroit mais non douloureux est nécessaire.

## Emplacement des dérivations unipolaires du thorax

Les électrodes précordiales explorent l'activité électrique dans le plan horizontal, perpendiculaire au thorax.

- Placer les électrodes de manière précise après un repérage thoracique pour obtenir les dérivations précordiales de la façon suivante :
  - V1 au niveau du quatrième espace intercostal droit, au bord droit du sternum.
  - V2 au niveau du quatrième espace intercostal gauche, au bord gauche du sternum.
  - V3 à égale distance de V2 et V4.
  - V4 sur la ligne verticale médioclaviculaire.
  - V5 sur la ligne axillaire antérieure gauche (à mi-chemin de V4 et V6).
  - V6 au niveau du cinquième espace intercostal gauche sur la ligne axillaire moyenne gauche à la même hauteur que V4.
- Connecter les électrodes à l'appareil au moyen de fils spécifiques en se repérant grâce au code couleur et aux libellés afin d'éviter l'interversion de fils.
- Accrocher la prise de terre au lit ou au radiateur s'il s'agit d'une prise de terre adjointe afin de limiter le risque de courant de fuite.
- S'assurer que l'aiguille qui inscrit le tracé est immobile, et bien située au milieu du papier avant de débuter l'enregistrement.
- Étalonner l'appareil pour avoir une valeur de référence. Presser le bouton de calibrage qui déclenche l'arrivée d'un courant étalon de 1 millivolt et se traduit par une déflexion de 1 cm de hauteur avec des angles droits nets.
- Vérifier la vitesse de déroulement du papier à 25 millimètres par seconde.
- Cadrer la ligne isoélectrique sur le milieu du papier millimétré.
- Imprimer les différentes courbes en tournant ou en appuyant sur le bouton-sélecteur des dérivations.
- Enregistrer chaque dérivation pendant environ six secondes.
- En fin de tracé désadapter les fils électriques des électrodes et ôter ces dernières.
- Noter sur l'électrocardiogramme : les nom et prénom du patient, sa date de naissance, la date et l'heure de l'examen, la nature des dérivations, le nom de la personne qui a effectué l'examen.

Lors d'emploi d'électrodes à usage multiple, jeter le gel impérativement en fin de journée et employer du gel stérile en conditionnement individuel en cas d'existence de plaie opératoire récente ou de plaie cutanée (lettre circulaire n° 960479 du 6 février 1996 relative à la sécurité d'utilisation des dispositifs médicaux : recommandations relatives à l'usage du gel échographique, Ministère du Travail et des Affaires Sociales, Direction des Hôpitaux).

## Éléments de surveillance

Surveillance visuelle attentive du tracé. Recentrer le tracé si nécessaire. Une contraction cardiaque correspond à une série d'ondes électriques témoin de la dépolarisation et de la repolarisation des oreillettes puis des ventricules.

- L'onde P correspond à la dépolarisation des oreillettes, elle traduit l'activité du nœud de Keith et Flack.
- L'espace PQ correspond à la conduction auriculo-ventriculaire.
- Le complexe QRS correspond à la dépolarisation ventriculaire.
- Le segment ST correspond à la repolarisation complète des ventricules.

L'onde T correspond à la repolarisation des ventricules.

Avertir le médecin en cas de douleur lors de l'enregistrement ou en présence d'extrasystoles ou de tracé ischémique.

### Incidents et conduite à tenir

- Déceler les artefacts (tremblements musculaires – séniles ou maladie de Parkinson – interférence du courant alternatif, relâchement musculaire insuffisant à cause de l'anxiété et/ou du froid). Commencer par les dérivations précordiales si le patient est tendu, car celles-ci sont peu influencées par les tremblements et poursuivre par l'enregistrement des dérivations des membres.
- Mauvais contact des électrodes avec la peau : attaches de caoutchouc trop lâches ou trop serrées, électrodes mal nettoyées, mauvaise connexion entre les électrodes et le câble.
- Présence de courants parasites liés à de nombreux appareillages électriques connectés au patient.

Les appareils actuels affichent les messages d'erreur, ce qui permet d'identifier et de pallier rapidement au problème détecté (bourrage ou mauvais placement du papier dans l'appareil, batterie défectueuse ou déchargée).

## GAZ DU SANG

### Définition

La mesure des gaz du sang s'effectue à partir d'un échantillon de sang obtenu par ponction d'une artère périphérique (radiale, fémorale ou brachiale). Les gaz du sang permettent d'analyser l'hématose (transformation du sang veineux en sang artériel au niveau des poumons). Ils sont prescrits pour calculer les pressions partielles en oxygène, en gaz carbonique, la saturation en oxygène, le pH sanguin, le taux d'hémoglobine et de bicarbonates.

### Matériel

Gants non stériles à usage unique.
Crème anesthésique de surface, si besoin.
Compresses stériles.
Antiseptique : polyvidone iodée solution dermique ou chlorhexidine.
Sac de sable en cas de ponction de l'artère fémorale.
Seringue de sécurité de 3 ml à usage unique stérile, pré-héparinée (7 Unités Internationales d'héparine), avec dispositif d'auto-recouvrement de l'aiguille après utilisation, bouchon hermétique.
Feuille d'accompagnement du prélèvement, identifiée au nom du patient et du service demandeur et comportant des renseignements cliniques : température, conditions d'oxygénation : air ambiant, oxygénothérapie (indiquer le nombre de litres d'oxygène par minute), ventilation assistée en indiquant les paramètres de ventilation, la date et l'heure du prélèvement.
Double sachet ou sachets permettant l'isolement des feuilles d'examens.
Glace pour le transport.
Conteneur imperméable à élimination des objets souillés piquants et tranchants.

### Technique

- En cas d'anesthésie de surface attendre le temps nécessaire à l'efficacité du produit avant d'effectuer la ponction.
- Effectuer un lavage des mains et enfiler les gants.
- Installer le patient en décubitus dorsal ou demi-assis selon l'artère à ponctionner.

- Dégager l'endroit à ponctionner et positionner le membre selon l'artère à ponctionner :

### Artère radiale

Tendre le poignet.

Mettre éventuellement une protection pliée sous le poignet pour dégager la gouttière radiale. Appuyer sur la face interne du poignet au-dessus du pouce avec l'index et le majeur afin de percevoir le pouls radial et localiser l'artère.

### Artère humérale

Tendre le bras, le caler avec un oreiller. Repérer l'artère un peu au-dessus du pli du coude, au niveau du tendon du biceps.

### Artère fémorale

Écarter la jambe à ponctionner et tourner le pied vers l'extérieur. Appuyer assez fort dans le pli de l'aine entre l'os du pubis et l'os iliaque et percevoir le pouls de l'artère fémorale.

- Prendre une compresse stérile imbibée d'antiseptique et appliquer l'antiseptique d'un mouvement circulaire largement au pourtour du point de ponction.
- Attendre une minute de temps de contact et laisser sécher la peau.
- Repérer l'artère et l'immobiliser entre les deux doigts de la main non dominante.
- Enfoncer l'aiguille obliquement (30 à 45 degrés) par rapport à l'axe de l'artère de manière lente et régulière jusqu'à l'apparition dans la seringue d'un jet de sang rouge vif rythmé par le pouls. La pression systémique permet au sang de monter dans la seringue sans tirer sur le piston.
- Prélever trois à cinq millilitres de sang.
- Retirer rapidement la seringue montée et comprimer immédiatement l'artère avec une ou deux compresses stériles, pliées en quatre, imbibées d'antiseptique pendant cinq à dix minutes. Dix minutes si l'artère fémorale a été ponctionnée.
- Poser un pansement compressif non circulaire au niveau du point de ponction. Poser un sac de sable sur le pansement afin de maintenir la compression (artère fémorale).
- Vérifier l'absence de bulles d'air dans la seringue, les éliminer si besoin.
- Se placer sur un plan dur pour rabattre le manchon protecteur sur l'aiguille souillée. Désadapter l'aiguille sans risque et la jeter dans le conteneur imperméable à élimination des objets souillés piquants et tranchants et occlure l'embout de la seringue avec le bouchon stérile.
- Rouler la seringue entre les paumes des mains pour bien mélanger le sang à l'héparine.
- Envoyer immédiatement la seringue au laboratoire dans le sachet contenant de la glace.

## Éléments de surveillance

- Après la ponction : point de ponction pour détecter l'apparition d'un saignement, d'un hématome.
- Comparaison des valeurs de gaz du sang avec les valeurs de référence afin de suivre l'évolution de l'efficacité des échanges gazeux du patient.

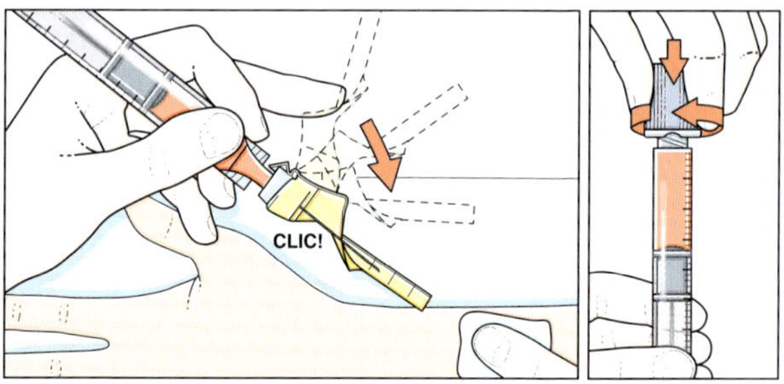


a. b.

Figure 6. Système de protection et élimination de l'aiguille sécurisée pour le prélèvement de sang artériel. a. Rabattre vers l'avant le système de protection jusqu'au verrouillage. b. Ôter et éliminer l'aiguille dans le collecteur à élimination des objets piquants souillés puis visser le bouchon.

### Incidents et conduite à tenir

Au cours de la ponction : l'apparition d'une douleur, de fourmillements dans le bras ou la jambe ou au site de ponction doit faire interrompre la ponction.

Hématome au point de ponction lié à une compression insuffisante ou inefficace : c'est la complication la plus fréquente : comprimer le point de ponction 10 min.

Ischémie locale et parfois abcès au niveau du point de ponction, dus à la répétition des ponctions : la rotation des sites de ponction est conseillée.

Piqûre du nerf radial qui se traduit par une douleur fulgurante et entraîne l'arrêt de la ponction.

## HÉMOCULTURE

### Définition

Acte de soins qui permet l'obtention d'un échantillon de sang veineux dans le but d'effectuer des examens bactériologiques.

### Matériel

- Gants non stériles à usage unique.
- Compresses stériles.
- Garrot décontaminé et nettoyé.
- Antiseptique : polyvidone iodée solution dermique ou chlorhexidine.
- Flacons d'hémoculture aérobie et anaérobie ou flacon de Castaneda permettant de réaliser ces deux analyses sur le même type de flacons.
- Corps de pompe spécifique de grande taille permettant l'introduction directe du flacon d'hémoculture.
- Épicrânienne avec prolongateur.
- Sachet double poche ou sachets en matière plastique permettant l'isolement des feuilles d'examens.
- Étiquettes comportant le nom, le prénom, le sexe, la date de naissance du patient, le lieu, la date, l'heure du prélèvement et la température du patient.
- Feuille d'accompagnement des prélèvements.
- Conteneur imperméable à élimination des objets souillés piquants et tranchants.

### Technique

- Effectuer un lavage simple des mains.
- Désinfecter les bouchons des flacons d'hémoculture.
- Laver largement la peau au niveau du site de ponction à l'eau et au savon, en rinçant bien. Appliquer ensuite de la polyvidone iodée pour la désinfection de la peau.
- Enfiler des gants non stériles à usage unique.
- Visser l'épicrânienne sur le corps de pompe et prélever l'hémoculture.
- Ôter le garrot et comprimer le point de ponction.
- Éliminer l'aiguille et le corps de pompe directement dans le conteneur à élimination des objets souillés piquants et tranchants.
- Ôter les gants et les éliminer dans le sac à déchets.
- Agiter doucement les flacons.
- Étiqueter les flacons au nom du patient en vérifiant son identité.
- Appliquer un pansement sec sur le point de ponction.
- Acheminer rapidement les flacons au laboratoire. Les maintenir à une température constante de 34 à 36° C en les déposant à l'intérieur d'une étuve prévue pour accueillir les flacons en dehors des heures d'ouverture du laboratoire.

### Éléments de surveillance

- Vérifier le point de ponction pour détecter l'apparition d'un hématome ou d'un saignement.
- Suivi de la courbe de température.

### Incidents et conduite à tenir

Hématome au point de ponction : appliquer un pansement compressif. En prévention : comprimer le point de ponction sans plier le bras pour éviter l'apparition d'un éventuel hématome et choisir une Gauge de l'aiguille adaptée au calibre de la veine.

## MESURE DE LA PRESSION VEINEUSE CENTRALE

### Définition

Acte de soin qui consiste à mesurer la pression qui règne dans l'oreillette droite et les gros troncs veineux intra-thoraciques près de leur embouchure.

Elle s'effectue à partir d'un cathéter veineux central dont l'extrémité se situe dans la veine cave supérieure, l'oreillette droite ou le tronc veineux innominé.

Son but est de déterminer la pression veineuse centrale dans la veine cave supérieure et la surveiller, d'indiquer le niveau de remplissage des cavités cardiaques droites et de préciser le mécanisme d'une insuffisance circulatoire.

Le résultat s'exprime en cm d'eau. La pression veineuse centrale normale se situe entre 3 et 8. L'interprétation du résultat est fonction du contexte clinique et de l'état du patient (ventilé, en hypo- ou hyperthermie).

### Matériel

Tubulure manométrique.

Poche ou flacon de sérum physiologique à 0,9 %.

Tubulure à perfusion comportant un robinet à trois voies, dans le cas contraire prévoir un robinet muni d'un prolongateur de dix centimètres.

Compresses stériles.

Antiseptiques : polyvidone iodée ou chlorhexidine.

Système de protection du robinet.

### Technique

#### Installation du système de mesure de la pression veineuse centrale

- Un cathéter central est relié à une tubulure munie d'un robinet à trois voies.
- Une perfusion de sérum physiologique est connectée à une des voies du robinet et une colonne d'eau fermée à son extrémité supérieure par un filtre à air à la troisième voie du robinet.
- Installer le patient en décubitus dorsal.
- Déterminer le zéro de référence situé au niveau du centre de l'oreillette droite. L'emplacement de celle-ci est déterminé par rapport à la ligne axillaire antérieure passant par le quatrième espace intercostal. Marquer éventuellement le point-zéro sur la peau du patient avec un stylo et protéger la marque en la recouvrant d'un pansement transparent afin de garder le même niveau de référence pour chaque mesure.
- Fixer la tubulure manométrique sur un pied à perfusion à l'aide des bandes adhésives disponibles avec l'appareillage.
- Faire correspondre le zéro de la tubulure manométrique au zéro de référence.
- Fixer l'adhésif inférieur au moins trente centimètres en dessous de la ligne axillaire moyenne afin de créer une boucle de sécurité pour prévenir le risque d'embolie gazeuse en cas de pression veineuse très négative.
- S'assurer que le cathéter est en position centrale : connecter le cathéter central au dispositif de mesure de la pression veineuse centrale et remplir la colonne d'eau. Établir la communication entre le cathéter et la colonne en tournant le robinet à trois voies et observer la chute immédiate et rapide du niveau d'eau.
- La colonne d'eau oscille franchement de manière synchronisée avec la respiration (chute inspiratoire suivie d'une remontée expiratoire).

MESURE DE LA PRESSION VEINEUSE CENTRALE

- Installer le patient en décubitus dorsal. Il est préférable de mesurer la pression veineuse centrale dans des conditions hémodynamiques comparables : en ventilation spontanée ou assistée.
- Purger la colonne d'eau en mettant en communication la poche de sérum physiologique avec la tubulure manométrique. Remplir celle-ci jusqu'à environ trois centimètres du filtre d'air et fermer le robinet.
- Fermer les robinets des autres perfusions si le cathéter est utilisé comme voie d'abord.
- Mesurer la pression en laissant descendre le niveau d'eau jusqu'à l'observation d'une stabilisation de son niveau supérieur. La pression se lit en cm d'eau.
- Placer le curseur de la tubulure manométrique au niveau de la mesure. Il servira de référence pour la prochaine mesure.
- Fermer la communication entre la tubulure manométrique et le cathéter et s'assurer du bon écoulement des perfusions.
- Noter l'heure et le résultat de la mesure.

## Éléments de surveillance

- Tolérance du patient au décubitus dorsal pendant la mesure.
- Vérification du bon écoulement des perfusions après la mesure.
- Courbe de température et apparition de signes d'infection.

## Incidents et conduite à tenir

- Erreur de mesure : zéro de référence mal défini, non-respect de la position en décubitus dorsal strict lors de la mesure, coudure du cathéter ou des tubulures, fuite dans le système (manque d'étanchéité du robinet), obturation du cathéter, présence de soluté visqueux dans la colonne rendant impossible la mesure. Pour éviter cet incident, brancher les perfusions en aval du dispositif de mesure.
- Embolie gazeuse par absence d'étanchéité du système ou non-respect de la boucle de sécurité.
- Thrombose liée à une insuffisance de purge, une mesure trop longue, une absence d'ouverture du robinet à trois voies permettant l'écoulement des perfusions après la mesure. Si le cathéter ne sert qu'à la mesure de la pression veineuse centrale, laisser s'écouler le flacon de sérum physiologique isotonique à 0,9 % à un très faible débit et changer le flacon toutes les 24 heures.
- Imperméabilisation du filtre à air par humidification du filtre par une élévation du niveau d'eau dans la colonne, l'air ne pouvant plus entrer dans la colonne.

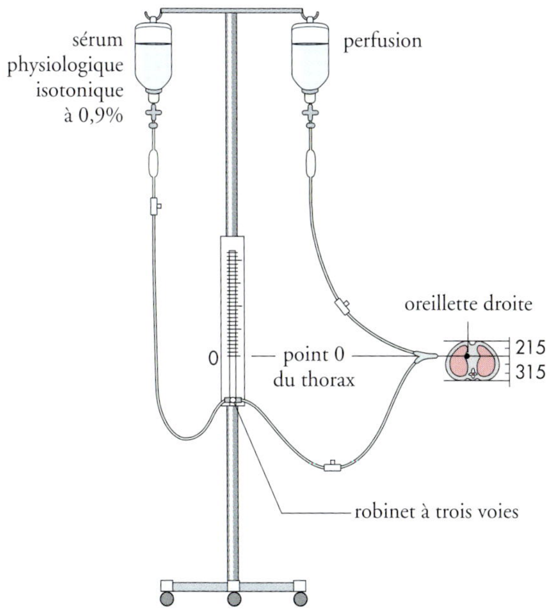


Figure 7 : Installation du système de mesure de la pression veineuse centrale.

# MISE EN PLACE D'UN CATHÉTER VEINEUX COURT PÉRIPHÉRIQUE

## Définition

Introduction d'un cathéter court ou d'une aiguille dans une veine.

## Matériel

- Gants non stériles à usage unique.
- Antiseptique : polyvidone iodée solution dermique ou chlorhexidine associée à un ammonium quaternaire.
- Compresses stériles.
- Cathéters (2 de taille différente).
- Protection.
- Garrot.
- Bandes adhésives stériles.
- Pansement occlusif stérile : film adhésif transparent ou compresses stériles et ruban adhésif large.
- Flacon de soluté préparé avec son support (pied à perfusion, panier à sérum).
- Conteneur à élimination des objets souillés piquants et tranchants.
- Sac à élimination des déchets.

## Technique

Se laver les mains avec un savon doux (lavage simple).

### Préparation cutanée du site de ponction

Laver largement la zone d'insertion à l'eau et au savon, rincer à l'eau claire, essuyer et sécher.
Placer une protection sous le bras.
Poser le garrot, repérer le trajet de la veine par palpation, l'examen visuel ne suffisant pas.

### Antisepsie du site de ponction

Enfiler les gants.
Appliquer l'antiseptique par un mouvement circulaire du centre vers l'extérieur en remontant vers la racine du membre. Respecter un temps de contact de 1 minute. Laisser sécher la peau avant d'intervenir.

### Choix du cathéter

En fonction des caractéristiques du patient, du calibre de la veine, du type de solution à injecter, du débit prévu de la perfusion.

### Introduction du cathéter et branchement de la perfusion

Introduire le cathéter de biais dans la peau, pui pénétrer la veine parallèlement à la peau (présence de sang dans la chambre de visualisatio du cathéter).
Retirer légèrement le mandrin pour pouvoi glisser le cathéter jusqu'à sa garde, desserrer l garrot et jeter le mandrin immédiatement dan un conteneur à élimination des objets piquant souillés.
Brancher la tubulure munie d'un robinet à troi voies ou d'une rampe et ouvrir la tubulure de l perfusion.

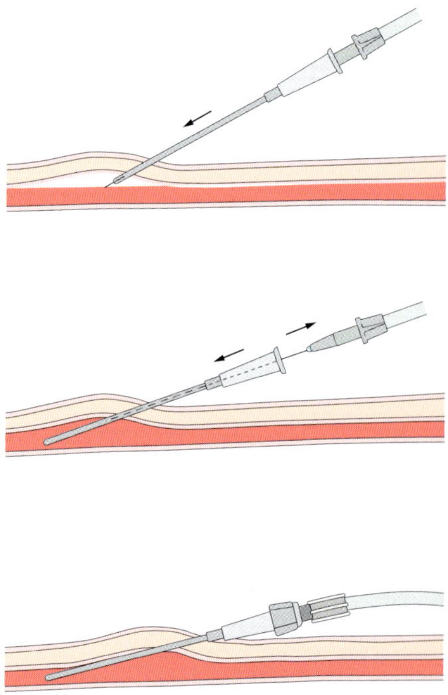

Figure 8. Mise en place d'un cathéter veineux court périphérique standard.

FIXATION DU CATHÉTER À LA PEAU ET PROTECTION DU SITE DE PONCTION

Éliminer du site de ponction, toute trace de sang ou de suintement en tamponnant avec des compresses stériles et sécher correctement le site d'insertion.

Fixer l'ensemble cathéter-tubulure en « U » avec le ruban adhésif stérile.

Protéger le site d'insertion avec un pansement occlusif transparent stérile en le moulant soigneusement autour de la garde du cathéter ou avec un pansement occlusif opaque (compresses stériles et sparadrap large). Les pansements stériles transparents favorisent la surveillance locale (visuelle et manuelle).

Régler le débit de la perfusion.

**Protection des raccords** (robinet à trois voies, rampe) avec un dispositif stérile recommandé en raison du contact possible avec l'environnement du patient.

### Éléments de surveillance

Retour veineux : baisser le flacon de perfusion plus bas que le site de ponction. Cette manœuvre n'étant pas toujours fiable, serrer délicatement un garrot au-dessus de la veine perfusée : la veine est perméable si la solution stoppe son écoulement.

Fixation et perméabilité du cathéter.

Point de ponction au minimum toutes les huit heures à la recherche d'une douleur, d'un érythème, d'un gonflement, d'une induration ou d'un cordon veineux palpable.

Mesurer la température et surveiller la courbe thermique : Une élévation de la température associée à un problème local conduit à l'ablation du cathéter.

Vérifier le débit de la perfusion.

## OBSERVATION DES MANIFESTATIONS DE L'ÉTAT DE CONSCIENCE

### Définition

La conscience est la combinaison de toutes les capacités (vigilance, sensation, perception) d'une personne pour donner une signification aux multiples stimulations reçues, qu'elles soient visuelles, auditives, tactiles.

Il s'agit d'évaluer l'état de conscience, la fonction sensorielle et la fonction mentale et d'en suivre l'évolution.

### Matériel

- Lampe de poche.
- Thermomètre.
- Appareil de mesure de la pression artérielle.
- Dossier de soins et feuille de surveillance.

### Technique

ÉVALUATION DE LA CONSCIENCE

Parmi les échelles d'évaluation de la conscience, la plus utilisée est celle de Glasgow. Elle permet de repérer les modifications de la conscience du patient et d'en suivre l'évolution.

Trois domaines sont évalués : réponse verbale, motrice et ouverture des paupières.

15 est le score maximal ; en dessous de 12, une surveillance accrue est nécessaire ; en dessous de 8, une intubation et une ventilation assistée est en général nécessaire pour protéger les voies aériennes (risque d'inhalation).

Plus le chiffre est faible plus l'état du patient est grave.

### Évaluation de la fonction sensorielle

1. PERCEPTION VISUELLE

- Tester la réaction des yeux : ouverture spontanée avec respect du cycle veille-sommeil, ouverture des yeux à la parole, au bruit, clignement des yeux à la menace.

### Échelle de Glasgow mise au point par l'institut de neurologie de Glasgow (Écosse)

| Ouverture des yeux | |
|---|---|
| Spontanée | 4 |
| Sur demande verbale | 3 |
| Suite à une stimulation douloureuse | 2 |
| Nulle | 1 |
| **Réponses motrices (M)** | |
| Sur ordre | 6 |
| À la douleur : | |
| • écarte le stimulus | 5 |
| • retire le membre stimulé | 4 |
| • fléchit de manière stéréotypée | 3 |
| • étend de manière stéréotypée | 2 |
| • nulles | 1 |
| **Réponses verbales (V)** | |
| Adaptées | 5 |
| Confuses | 4 |
| Inadaptées | 3 |
| Incompréhensibles | 2 |
| Nulles | 1 |

- Apprécier les réflexes pupillaires en testant la réaction de chacune des pupilles à la lumière. Éclairer la rétine au niveau d'un seul œil par un mouvement allant depuis l'oreille jusqu'au milieu du visage avec une lampe de poche et observer la contraction immédiate de la pupille homolatérale, en réponse directe à la lumière, et la dilatation immédiate de la pupille lors du déplacement de la lumière.

#### 2. Sensibilité douloureuse

Rechercher la réaction à la douleur provoquée par un stimulus nociceptif au niveau des membres ou du tronc : mimique et réaction vocale, réaction d'éveil par ouverture des yeux, réaction motrice avec retrait du membre stimulé. Le cumul de l'absence de ces réactions est un signe de gravité.

### Évaluation de la fonction mentale (MMSE ou Mini Mental State Examination)

Tester les capacités d'orientation, de mémorisation, de langage, d'exécution d'ordres simples.

Demander au patient de dire la date du jour, le nom de l'hôpital, la saison, le mois, le nom de la ville où il habite.

Citer plusieurs mots et demander au patient de les répéter dans l'ordre. Montrer une liste d'objets ou lire la liste lentement et distinctement et demander au patient de les répéter.

Repérer chez le patient l'emploi de mots appropriés ou non au cours de la conversation, une réponse inappropriée ou incompréhensible ou par gémissements, une incapacité à mener une conversation.

Demander au patient de tendre un objet, de ranger un document.

### Évaluation de la fonction motrice

Observer la réponse motrice bilatérale du patient.

Évaluer le tonus musculaire en testant la force de préhension des deux mains en demandant au patient de serrer les doigts de l'infirmière, la force musculaire dans les membres inférieurs et supérieurs, la présence de mouvements musculaires involontaires.

Repérer une modification du tonus musculaire à type de spasticité, flaccidité.

### Éléments de surveillance

- Pulsations, fréquence cardiaque et respiratoire, température.
- Présence ou absence des réflexes pupillaires et apparition de troubles permanents comme une dilatation ou une mydriase (pupille supérieure à 5 mm de diamètre), contraction ou myosis (diamètre de la pupille inférieur à 3 mm), asymétrie pupillaire, fixité de la pupille, absence de réflexe photomoteur.
- Qualité de l'ouverture des yeux, des réponses motrices et verbales lors de stimulations pour identifier un état de coma et déterminer son stade.

- Signes de syncope : pâleur, affaiblissement, disparition du pouls, chute de la pression artérielle.
- Signes de convulsion : mouvements myocloniques (secousses musculaires violentes et involontaires) localisées à un ou plusieurs groupes musculaires ou généralisées à tout le corps.
- Signes de confusion mentale à distinguer des troubles de la conscience : obnubilation de la conscience avec désorientation temporo-spatiale, délire onirique (hallucinations, illusions), atteinte de l'état général (fièvre, déshydratation), incapacité à maintenir son attention pendant la réalisation d'une tâche simple, des troubles de la mémoire et du langage.

### Incidents et conduite à tenir

Apparition ou aggravation des troubles de la conscience : évaluer les fonctions vitales (fréquence et amplitude respiratoire, cyanose ; pulsations et pression artérielle) ; mise en position latérale de sécurité, pose d'une voie veineuse périphérique et dans le même temps prévenir ou faire prévenir le médecin.

## PONCTION ARTICULAIRE

### Définition

La ponction articulaire consiste à prélever et/ou à évacuer du liquide articulaire afin de préciser la nature du liquide ou le germe en cause : hydarthrose (épanchement d'un liquide séreux dans la cavité articulaire), hémarthrose (épanchement de sang dans la cavité articulaire), infection articulaire.

### Matériel

- Aiguille à ponction choisie en fonction de l'articulation à ponctionner (aiguille de 5 à 6 cm de long et de 19 Gauge pour le genou) ou aiguille de plus gros calibre en cas d'évacuation de liquide purulent.
- Seringue de 20 ml.
- Antiseptique : polyvidone iodée ou chlorhexidine.
- Compresses stériles.
- Champ troué stérile.
- Gants stériles.
- Masque.
- Tubes et flacons d'examens :
- Numération des cellules sur tube hépariné (laboratoire d'hématologie).
- Recherche de germes (laboratoire de bactériologie).
- Examen chimique : dosage des protides, acide urique, réactions du latex et de Waaler-Rose, etc. (laboratoire de biochimie).
- Étiquettes au nom, prénom, date de naissance, sexe du patient.
- Feuilles d'accompagnement des examens, remplies.
- Sac double poche en matière plastique pour le transport des examens.

### Technique

- Effectuer un lavage simple des mains et préparer le matériel.
- Laver la région à ponctionner à l'eau et au savon, bien rincer.
- Installer le patient en fonction de la région à ponctionner, dégager l'articulation.
- Badigeonner la zone à ponctionner avec des compresses stériles imbibées d'antiseptique pendant que le médecin met le masque et effectue un lavage antiseptique des mains.
- Donner au médecin les gants stériles, le champ troué, puis les compresses, la seringue et l'aiguille.
- Verser l'antiseptique sur les compresses. Le médecin applique l'antiseptique et ponctionne.
- Désinfecter les bouchons des flacons d'examen avec des compresses imbibées d'antiseptique.

- Faire un pansement sec stérile.
- Remplir les tubes de façon aseptique et retourner lentement les tubes contenant de l'anticoagulant. Étiqueter les tubes en vérifiant l'identité du patient.
- Réinstaller le patient si besoin et placer le système d'appel à portée de mains.
- Jeter l'aiguille dans le conteneur à élimination des objets souillés piquants et tranchants.
- Faire parvenir les tubes et flacons rapidement dans les différents laboratoires.
- Demander au patient de rester allongé une demi-heure après la ponction.

## Éléments de surveillance

### Pendant la ponction

Réactions du patient : douleur, malaise.

### Après la ponction

État général du patient : mesure de la pression artérielle, des pulsations, de la température.

Apparition d'une douleur : la quantifier à l'aide de l'échelle en vigueur dans le service et/ou observer le comportement du patient : rechercher une position antalgique et administrer un antalgique sur prescription médicale écrite.

Écoulement au point de ponction.

## Incidents et conduite à tenir

- Malaise vagal durant la ponction (sueurs, bradycardie, chute de la pression artérielle) : suspendre la ponction, allonger le patient si besoin, injecter sur prescription de l'atropine en sous-cutanée.
- Douleur lors de la ponction par blessure d'un nerf : interrompre le geste.
- Saignement au point de ponction : comprimer manuellement.
- Ponction blanche.
- Infection articulaire : la prévention repose sur le respect des règles d'asepsie lors du geste.

# PONCTION D'ASCITE

## Définition

La ponction d'ascite consiste à prélever et/ou à évacuer le liquide d'ascite en introduisant un trocart dans la cavité péritonéale.

Le but de cette ponction est de rechercher l'étiologie de l'ascite, une surinfection bactérienne, de vérifier l'efficacité d'un traitement antibactérien et de soulager le patient par l'évacuation du liquide d'ascite.

## Matériel

- Antiseptique à large spectre : polyvidone iodée solution dermique ou chlorhexidine.
- Compresses stériles.
- Gants stériles à usage unique.
- Deux seringues de 20 ml.
- Robinet à trois voies.
- Tubes à prélèvement, feuilles d'accompagnement et étiquettes au nom du patient : dosage des protides, de l'amylase, des lipides, sur tube hépariné (laboratoire de biochimie) ; examen cytologique quantitatif et qualitatif à la recherche de cellules néoplasiques (laboratoire d'anatomopathologie) ; numération des cellules sur tube hépariné (laboratoire d'hématologie) ; recherche de germes à l'examen direct et la mise en culture du liquide d'ascite sur milieu de culture aérobie et anaérobie (laboratoire de bactériologie).
- Sac en matière plastique double poche ou double sachet pour le transport des tubes d'examen aux laboratoires et des feuilles d'accompagnement préalablement remplies.

### Pour la ponction exploratrice

Aiguille à ponction 50 × 0,8 mm ou 40 × 0,8 mm.

### Pour la ponction évacuatrice

Champ stérile.

Cathéter court de 18 Gauge.

Raccord tubulé stérile ou tubulure stérile.
Bocal pour le recueil du liquide d'ascite.

## Technique

- Effectuer un lavage simple des mains.
- Rassembler le matériel.
- Prendre le pouls et mesurer la pression artérielle du patient.
- Peser le patient et mesurer le périmètre abdominal avec un mètre-ruban en cas de ponction d'ascite évacuatrice.
- Protéger le lit en installant la protection sous le thorax et l'abdomen du patient notamment pour la ponction évacuatrice.
- S'assurer de la propreté de l'abdomen et de son intégrité cutanée; si nécessaire laver largement du dessous de la poitrine jusqu'au pubis, rincer et sécher. Signaler au médecin toute lésion cutanée.
- Installer confortablement le patient en décubitus dorsal et dégager la région entre l'épigastre et le pubis pendant que le médecin effectue un lavage antiseptique des mains.
- Aseptiser une première fois la zone de ponction avec des compresses imbibées d'antiseptique.
- La ponction s'effectue dans la fosse iliaque gauche en zone de pleine matité située à la jonction du tiers externe et du tiers moyen de la ligne joignant l'épine iliaque antéro-supérieure gauche et l'ombilic.

### Ponction d'ascite exploratrice

- Le médecin ponctionne perpendiculairement au plan cutané, seringue et aiguille montées. Il enfonce progressivement l'aiguille tout en tirant sur le piston de la seringue et arrête son geste dès que l'aiguille se situe dans la cavité péritonéale et qu'apparaît du liquide.
- Prélever le liquide nécessaire aux examens soit à la seringue, soit à l'aide d'un système de prélèvement sous vide.
- Appliquer un pansement sec légèrement compressif à l'aide d'une compresse stérile pliée en quatre et la maintenir avec un ruban adhésif large.
- Dire au patient de rester allongé une demi-heure après la ponction, le réinstaller si besoin et mettre à sa portée le système d'appel.
- Étiqueter les tubes au lit du patient en vérifiant son identité et acheminer rapidement les tubes aux laboratoires.

### Ponction d'ascite évacuatrice

- Suivre les mêmes étapes que pour la ponction exploratrice en veillant à présenter un champ stérile au médecin qu'il placera sur l'abdomen du patient à proximité du point de ponction.
- Après le prélèvement des échantillons d'ascite fixer le raccord tubulé stérile ou la tubulure de perfusion au robinet à trois voies.
- Fixer le raccord ou l'extrémité de la tubulure, chambre de débit et perforateur coupé, au niveau du bocal avec du ruban adhésif en évitant un contact avec les parois du bocal.
- Maintenir le cathéter en bonne position en entourant sa garde avec une compresse stérile fixée avec du ruban adhésif.
- Ouvrir le régulateur de débit et régler le débit en fonction de la quantité de liquide à évacuer et de la durée souhaitée pour l'évacuation.
- Administrer la compensation par voie intraveineuse si besoin.
- À la fin de la ponction évacuatrice, ôter le cathéter et appliquer un pansement compressif.
- Mesurer la quantité d'ascite recueillie et noter le chiffre dans le dossier de soins ou la feuille de surveillance.

## Éléments de surveillance

### Ponction d'ascite exploratrice

Réactions du patient : douleur, malaise.

### Ponction d'ascite évacuatrice

- Pulsations et pression artérielle toutes les demi-heures pour prévenir l'apparition d'un état de choc possible lors de l'évacuation d'un volume important d'ascite.
- Débit d'évacuation, volume évacué.
- Perméabilité du système de drainage.
- Couleur du liquide d'ascite : jaune, rosé, sanglant.

- Douleur : la quantifier à l'aide de la technique d'évaluation de la douleur en vigueur dans le service.
- Poids après ponction.
- Point de ponction à la recherche d'une fuite du liquide d'ascite, un saignement, une rougeur, un hématome.
- Diurèse.

### Incidents et conduite à tenir

- Échec du geste (ponction blanche) : tenter une nouvelle ponction.
- Hémopéritoine par blessure d'un vaisseau pariétal : complication redoutée chez les patients atteints de cirrhose quand il existe des troubles de l'hémostase et une circulation collatérale importante. Elle est souvent de forme mineure en se traduisant par un liquide d'ascite teinté de rouge. Un retentissement circulatoire ou l'apparition d'une anémie nécessitant une transfusion sont exceptionnels.
- Ponction d'un organe creux : aspect stercoral du liquide d'ascite avec mise en évidence d'une flore fécale à l'examen bactériologique. Le patient présente des douleurs péritonéales.
- Fuite de liquide d'ascite à l'extérieur de la paroi abdominale après l'ablation de l'aiguille de ponction : appliquer un pansement compressif sur le point de ponction ou mettre en place si la fuite est importante, une poche adhésive à fond clos pour le recueil du liquide. Mesurer la quantité recueillie.
- Infection de l'ascite : surveiller la courbe thermique.

## PONCTION LOMBAIRE

### Définition

La ponction lombaire consiste à insérer une aiguille dans les espaces sous-arachnoïdiens du canal rachidien habituellement entre les 3^e^ et 4^e^ vertèbres lombaires.

Le but de cette ponction est de recueillir le liquide céphalo-rachidien afin d'analyser sa composition, d'injecter un produit opaque pour effectuer une myélographie, de disposer d'une voie d'abord pour injecter certains médicaments (antibiotiques, corticoïdes, analgésiques, anesthésiques) et accroître leur efficacité, de soulager une hypertension intracrânienne et de mesurer la pression du liquide céphalo-rachidien.

### Matériel

- Antiseptique à large spectre : polyvidone iodée solution dermique ou chlorhexidine.
- Compresses stériles.
- Gants stériles à usage unique.
- Aiguille à ponction lombaire de 10 à 12 cm de longueur et de 0,9 mm de diamètre (munie d'un mandrin).
- Tubes à prélèvement, feuilles d'accompagnement et étiquettes au nom du patient : Dosage des protides (laboratoire de biochimie) ; numération des cellules sur tube hépariné (laboratoire d'hématologie) ; recherche de germes (laboratoire de bactériologie).
- Sac en matière plastique double poche ou double sachet pour le transport.

### Technique

- Installer le patient en lui indiquant la position à prendre :
  - soit en position assise au bord du lit, les pieds reposant sur un tabouret ou une chaise, le corps penché en avant, le dos rond, la poitrine en appui sur un oreiller,
  - soit en position couchée : placer le patient en décubitus latéral au bord du lit le dos bien arrondi, menton contre la poitrine et genoux relevés vers la poitrine, la tête posée sur un oreiller. La position allongée est indiquée d'emblée si une mesure de la pression du liquide céphalorachidien est prévue.

- Pendant que le médecin effectue un lavage antiseptique des mains et enfile les gants stériles, laver largement la région à ponctionner avec un savon neutre ou compatible avec l'antiseptique, bien rincer, sécher la peau.
- Appliquer un antiseptique sur la zone de ponction.
- Faire face au patient pour surveiller ses réactions et l'aider à maintenir la position en posant une main derrière la tête et l'autre derrière les genoux.
- Le médecin ponctionne entre L3 et L4 sur la ligne médiane (l'espace L3-L4 correspond à la ligne réunissant les crêtes iliaques; les espaces L2-L3 ou L4-L5 peuvent également être ponctionnés), il retire le mandrin et voit apparaître le liquide céphalo-rachidien.
- Remplir les tubes d'examen un à un en laissant couler 2 à 3 ml de liquide. Boucher les tubes immédiatement de manière aseptique.
- À la fin de la ponction, le médecin retire rapidement l'aiguille et comprime le point de ponction avec une compresse imbibée d'antiseptique et applique un pansement sec stérile.
- Jeter l'aiguille à ponction dans le conteneur imperméable à élimination des objets souillés piquants et tranchants.
- Acheminer immédiatement les tubes aux laboratoires, une fois étiquetés au lit du patient en vérifiant son identité.
- Installer le patient en décubitus dorsal, ventral ou latéral en tenant compte de ses habitudes. Demander au patient de rester allongé à plat durant 8 à 12 heures après la ponction afin d'éviter des céphalées et de boire abondamment.

### Éléments de surveillance

- Aspect du liquide : clair et incolore, rosé en cas d'hémorragie méningée.
- Pulsations, pression artérielle, température, niveau de conscience.
- Apparition de céphalées, de nausées, de vomissements.
- Apparition d'une rougeur, d'un œdème au niveau du point de ponction ou d'un écoulement au niveau du pansement.

### Incidents et conduite à tenir

- Échec de la ponction (ponction blanche ne ramenant pas de liquide).
- Engagement cérébral par baisse brutale de la pression, ce qui met en cause le pronostic vital du patient.
- Douleur vive d'apparition brutale, irradiant dans le membre inférieur lors d'une introduction difficile de l'aiguille. Cette douleur est due à la piqûre d'une racine de la queue-de-cheval : ôter l'aiguille et discuter d'une nouvelle tentative.
- Céphalées qui sont parfois accompagnées d'une raideur méningée et de vomissements : surveiller la courbe thermique et recueillir les résultats de l'analyse bactériologique (examen direct).

## PONCTION PLEURALE

### Définition

La ponction pleurale consiste à introduire une aiguille dans la cavité pleurale dans un but diagnostic ou thérapeutique.
Elle permet de rechercher l'origine de l'épanchement (biopsie d'un fragment de plèvre pariétale), de préciser la nature du liquide (séro-fibrineux, hémorragique, purulent), d'évacuer un épanchement et de soulager le patient, d'injecter des médicaments en intra-pleural (antibiotiques, corticoïdes, antimitotique, etc.), de laver la plèvre.

### Matériel

- Antiseptique à large spectre : polyvidone iodée solution dermique ou chlorhexidine.

- Compresses stériles.
- Gants stériles à usage unique pour la ponction.
- Gants non stériles à usage unique pour la manipulation des seringues contenant le liquide pleural.
- Deux seringues de 20 ml.
- Robinet à trois voies.
- Tubes à prélèvement, feuilles d'accompagnement et étiquettes au nom du patient : dosage des protides, de l'amylase, des lipides sur tube hépariné (laboratoire de biochimie) ; examen cytologique quantitatif et qualitatif à la recherche de cellules néoplasiques (laboratoire d'anatomopathologie) ; recherche de germes et de BK (laboratoire de bactériologie) ; sac en matière plastique double poche ou double sachet pour le transport des tubes d'examen aux laboratoires et des feuilles d'accompagnement.
- Conteneur imperméable à élimination des objets souillés piquants et coupants.

#### Pour la ponction pleurale exploratrice

Aiguille stérile à ponction pleurale.

#### Pour la ponction évacuatrice

- Champ stérile.
- Cathéter court de 18 Gauge afin de limiter les risques de traumatismes lors des mouvements du patient.
- Gants à usage unique non stériles pour la manipulation du système d'évacuation une fois celui-ci branché.
- Ensemble de drainage pleural à usage unique ou bocal pour le recueil du liquide pleural.
- Tubulure stérile à embout à vis pour éviter une désinsertion accidentelle au cours de l'évacuation du liquide pleural.
- Dans le cas d'une anesthésie locale ou injection d'un médicament dans la plèvre, prévoir le matériel nécessaire pour l'administrer en vérifiant la prescription médicale écrite.
- Prévoir de l'atropine, une seringue de 2 ml, et une aiguille sous-cutanée pour agir rapidement en cas de malaise vagal.

### Technique

#### Avant la ponction

- Vérifier la présence de la radiographie pulmonaire et les résultats du bilan d'hémostase : signaler toute anomalie au médecin. Un faible taux de plaquettes ou un taux de prothrombine diminué par rapport à la normale pourra contre-indiquer l'examen.
- S'assurer de la propreté du thorax et de son intégrité cutanée ; si nécessaire laver largement l'abdomen et le thorax, le dos jusqu'à la ceinture, rincer et sécher. Signaler au médecin toute lésion cutanée.
- Installer le patient soit assis au bord du lit, la tête et les avant-bras posés sur la table de repas sur laquelle sont disposés un ou deux oreillers l'un sur l'autre afin d'écarter les espaces intercostaux ; soit en décubitus dorsal chez un patient incapable de se tenir assis (inconscient ou intubé-ventilé).
- Appliquer un antiseptique largement autour de la zone de ponction. Le choix du point de ponction dépend du siège et de la nature de l'épanchement, des données de l'examen clinique et de la radiographie pulmonaire.

#### Ponction pleurale exploratrice

- Présenter au médecin les gants stériles, puis les compresses stériles imbibées d'antiseptique pour un deuxième badigeonnage.
- Insérer un robinet à trois voies entre la seringue et l'aiguille à ponction.
- Se placer face au patient et le maintenir dans la bonne position en plaçant les mains sur ses épaules.
- Le médecin ponctionne perpendiculairement au plan cutané, seringue et aiguille montées. Il enfonce progressivement l'aiguille tout en tirant sur le piston de la seringue et arrête son geste dès que l'aiguille est dans la cavité pleurale.
- Remplir les seringues de liquide pleural pour les examens de laboratoire.
- Appliquer une compresse imbibée d'antiseptique sur le site de ponction en ôtant l'ensemble aiguille-seringue et appliquer un pansement sec légèrement compressif à l'aide

d'une compresse stérile pliée en quatre et la maintenir avec un ruban adhésif large.
Étiqueter les tubes au lit du patient en vérifiant l'identité du patient et acheminer rapidement les tubes aux laboratoires.
Dire au patient de rester allongé une demi-heure après la ponction.

PONCTION PLEURALE ÉVACUATRICE

- Suivre les mêmes étapes que précédemment.
- Installer la protection à usage unique sur le lit du patient et placer le patient en position demi-assise dans son lit, légèrement tourné du côté opposé à la ponction.
- Veiller à installer un champ stérile près du site de ponction.
- La ponction s'effectue avec un cathéter veineux au lieu d'une aiguille car comportant moins de risque de traumatisme.
- Après le prélèvement des échantillons de liquide pleural avec une seringue, présenter au médecin la tubulure de perfusion dont on aura coupé la chambre de débit et le perforateur, régulateur de débit fermé, qu'il fixe au robinet à trois voies.
- Adapter la tubulure au moyen d'un raccord à l'ensemble de drainage pleural à usage unique ou fixer l'extrémité de la tubulure, au niveau du bocal avec du ruban adhésif en évitant son contact avec les parois.
- Maintenir le cathéter en bonne position en entourant sa garde avec une compresse stérile fixée avec du ruban adhésif.
- Ouvrir la voie du robinet à trois voies et régler le débit en fonction de la quantité de liquide à évacuer et de la durée d'évacuation prescrite par le médecin.
- Mesurer la quantité de liquide pleural recueilli et noter le chiffre dans le dossier du patient ou la feuille de surveillance.

### Éléments de surveillance

- État clinique : pouls, pression artérielle et fréquence respiratoire.
- Perméabilité du système de drainage et évacuation du liquide pleural : débit de l'écoulement, quantité, aspect.
- Efficacité de la ponction évacuatrice par une radiographie pulmonaire.

### Incidents et conduite à tenir

- Malaise vagal lors de la ponction (pâleur, bradycardie, parfois perte de connaissance) : suspendre la ponction, allonger le patient en décubitus dorsal, jambes surélevées, tête tournée sur le côté, administrer de l'atropine en sous-cutané sur prescription médicale.
- Apparition de douleur, de toux, d'une sensation de dyspnée avec polypnée, d'une tachycardie ou de sueur : prévenir le médecin.
- Œdème pulmonaire par débit d'évacuation du liquide trop rapide : régler le débit ou arrêter momentanément le drainage.
- Hématome sous-cutané et hémorragie extériorisée par le point de ponction liée à la blessure d'un vaisseau pariétal : mettre un pansement compressif.
- Pneumothorax par blessure pulmonaire ou entrée d'air par le trocart lors des manipulations.
- Hypoxie transitoire.
- Ponction blanche : absence de liquide à la ponction.

## PONCTION STERNALE

### Définition

La ponction sternale consiste à introduire un trocart dit de Mallarmé au niveau du manubrium sternal, à la hauteur du premier espace intercostal à un centimètre environ de la ligne médiane.

Elle a pour but de prélever un échantillon de moelle osseuse pour effectuer l'étude des différents éléments cellulaires contenus dans la moelle (myélogramme) et exceptionnellement, d'injecter de la moelle osseuse ou des médicaments.

Elle est contre-indiquée en cas d'infection locale au niveau du site de ponction et en cas d'anévrisme thoracique de l'aorte.

### Matériel

- Trocart de Jamshidi à usage unique ou de Mallarmé.
- Seringue stérile de 10 ml.
- Lames de verre, dégraissées à l'éther et porte-lame.
- Feuille d'accompagnement de l'examen.
- Étiquettes identifiées au nom, prénom, date de naissance, sexe du patient.
- Gants stériles à usage unique.
- Pansement stérile.
- Compresses stériles.
- Antiseptique : polyvidone iodée ou chlorhexidine.
- Éventuellement anesthésique de contact.
- Conteneur imperméable à élimination des objets souillés tranchants et coupants.

### Technique

- Allonger le patient en décubitus dorsal, tête à plat, découvrir le thorax.
- Laver la peau à l'eau et au savon, bien rincer et sécher. Appliquer l'antiseptique sur la peau pendant que le médecin effectue un lavage antiseptique des mains.
- Appliquer l'anesthésique de contact si besoin.
- Donner au médecin les gants stériles, puis le trocart.
- Le médecin empaume le trocart, les doigts repliés sur les ailettes, l'index allongé sur le renflement du trocart. La ponction est faite perpendiculairement au plan osseux. Lorsque la pointe du trocart pénètre dans la moelle, le médecin enlève le trocart, adapte la seringue, aspire de la moelle, vérifie la présence d'éléments médullaires, retire rapidement trocart et seringue, dépose et étale la moelle sur les lames pour réaliser un frottis cellulaire, agite les lames pour les faire sécher.
- Protéger le point de ponction avec le pansement stérile.
- Éliminer le trocart dans le conteneur à élimination des objets souillés.
- Réinstaller le patient et mettre le système d'appel à portée de mains.
- Étiqueter les lames, les poser sur un porte lame et les acheminer sans délai au laboratoire de cytologie accompagnées de la feuille de demande.

### Éléments de surveillance

Point de ponction à la recherche d'un éventuel saignement.

### Incidents et conduite à tenir

- Absence d'éléments médullaires sur le frottis nécessitant une nouvelle ponction.
- Douleur lors de la ponction (douleur inconstante).
- Lésion exceptionnelle du médiastin antérieur.

## POSE D'UNE SONDE NASOGASTRIQUE

### Définition

Avoir accès à la cavité gastrique par l'intermédiaire d'une sonde nasogastrique afin d'effectuer un lavage d'estomac, de réaliser un tubage en vue d'un examen, d'aspirer les sécrétions gastriques, de pratiquer une aspiration gastrique, d'évaluer et traiter une hémorragie digestive, d'alimenter le patient, d'empêcher des vomissements après une intervention chirurgicale jusqu'à la reprise du transit.

### Matériel

- Sonde naso-gastrique ou gastro-duodémale en polyuréthane ou en chlorure de polyvinyle ou en silicone.
  Le matériau, le diamètre (Charrière) et la longueur dépendent de l'indication. Les sondes en PVC servent à vidanger l'estomac.
- Lubrifiant hydrosoluble compatible avec le matériau de la sonde.
- Seringue de 60 ml.

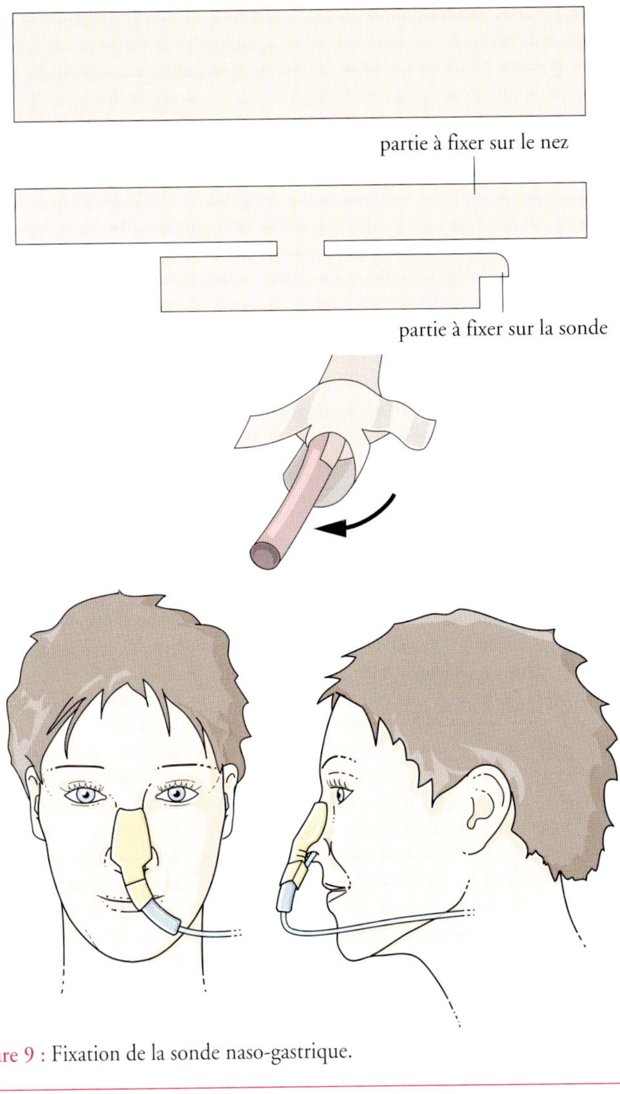


Figure 9 : Fixation de la sonde naso-gastrique.

- Un verre d'eau.
- Ruban adhésif.
- Stéthoscope.
- Gants non stériles à usage unique.
- Sac à élimination des déchets.

### Technique

- Se laver les mains avec un savon doux (lavage simple).
- Installer si nécessaire un matériel d'aspiration trachéal et buccal (patient inconscient).

- Installer le patient en position semi-assise (patient inconscient en décubitus dorsal, tête tournée sur le côté).
- Enfiler les gants.
- Inspecter la cavité buccale du patient et ôter les prothèses dentaires.
- Demander au patient de se moucher ou réaliser un soin de nez si nécessaire.
- Estimer la longueur d'introduction de la sonde : placer la sonde de l'extrémité du nez jusqu'au bout du lobe de l'oreille, puis ensuite du lobe de l'oreille jusqu'à la hauteur de l'appendice xiphoïde. Marquer la longueur avec un morceau de ruban adhésif ou à l'aide d'un feutre ou repérer les 3 traits correspondant à la longueur moyenne indiqués sur la sonde.
- Introduire la sonde lubrifiée par une narine, tête du patient légèrement fléchie en avant pour faciliter son passage, demander au patient de déglutir tout en poussant la sonde jusqu'à la longueur prévue. Dès que la sonde semble avoir atteint le pharynx (environ la distance nez-lobe de l'oreille) demander au patient d'avaler sa salive ou une gorgée d'eau si cela n'est pas contre-indiqué : la déglutition facilite le passage du carrefour pharyngé.
- Vérifier provisoirement le bon emplacement de la sonde en injectant de l'air tout en auscultant l'abdomen à la recherche d'un gargouillis. Il est possible également d'aspirer avec la seringue : l'apparition du liquide gastrique montre la bonne position de la sonde.
- Fixer solidement la sonde à l'aide d'un ruban adhésif placé sur le nez et la sonde (figure 10).
- Réaliser une radiographie de contrôle pour vérifier la bonne position de la sonde.
- Se laver les mains.
- Proposer au patient un soin de bouche plusieurs fois par jour.

### Éléments de surveillance

Bon emplacement de la sonde.
État cutané au niveau de la narine.
Troubles digestifs : nausées, vomissements.
État de la bouche.

### Incidents et conduite à tenir

Escarre de la narine : contrôler régulièrement l'état cutané et changer régulièrement la zone de pression lors de la réfection de la fixation de la sonde.
Régurgitation et inhalation : en prévention installer le patient en position semi-assise lors de la mise en place ou en décubitus dorsal tête tournée sur le côté chez le patient inconscient.

## POSE D'UNE SONDE RECTALE

### Définition

L'insertion de la sonde rectale dans le rectum est indiquée en cas de rétention de gaz dans les premiers jours qui suivent une intervention chirurgicale, de météorisme abdominal, de ralentissement de l'évacuation intestinale.

### Matériel

Sonde rectale Charrière 20 ou 28, de 40 cm de longueur avec 2 œillets latéraux et extrémité distale arrondie à usage unique.

Poche avec tubulure de gros calibre munie d'un embout adaptable au diamètre de la sonde pour recueillir les selles liquides.

Protection imperméable ou alaise.

Lubrifiant hydrosoluble.

Gants non stériles à usage unique.

### Technique

Se laver les mains avec un savon doux (lavage simple).

nstaller le patient en décubitus latéral ou dorsal, les jambes repliées afin de faciliter l'introduction de la sonde.
Enfiler les gants à usage unique.
Lubrifier la sonde en ayant soins de ne pas obturer les perforations.
Demander au patient de respirer profondément et de faire un effet de poussée afin de relâcher le sphincter ce qui facilite l'introduction de la sonde.
Introduire doucement la sonde avec un léger mouvement de rotation en direction de l'ombilic et la pousser dans le rectum d'environ 5 à 10 cm.
Fixer la poche à la sonde et veiller à ce que le poids de la poche n'exerce pas de traction sur la sonde en l'accrochant au lit.
Laisser la sonde en place le temps nécessaire à l'évacuation de gaz ou des selles, le soulagement peut être immédiat. Il n'est pas conseillé de laisser la sonde en place plus de deux à trois heures.

### Éléments de surveillance

Perméabilité de la sonde (absence d'obstruction par des matières).
Émission de gaz : gonflement de la poche (la percer à son extrémité supérieure pour évacuer les gaz).
Diminution du ballonnement.
Quantité de selles émises.

### Incidents et conduite à tenir

Malaise par stimulation du réflexe vagal ; rare mais possible arrêt cardiaque : surveiller le patient durant le soin, débuter les mesures conservatoires si nécessaire en appelant à l'aide.
Saignement liée à la lésion d'une hémorroïde lors de l'introduction de la sonde : ôter la sonde.

## PRESSION ARTÉRIELLE

### Définition

Acte de soin qui consiste à mesurer la pression selon laquelle circule le sang dans les artères. La pression artérielle se mesure au moyen d'un tensiomètre.
Le résultat s'exprime en millimètre de mercure (mmHg) ou en centimètre de mercure (cmHg) avec un chiffre de pression maximale dite systolique, et un chiffre de pression minimale dite diastolique qui correspondent à une variation de la pression au cours du cycle cardiaque.
Les valeurs normales de la pression artérielle sont définies statistiquement par rapport à une moyenne calculée sur une population saine pour des tranches d'âge de 10 en 10 ans.

### Matériel

Brassard circulaire inextensible muni d'une poche de caoutchouc gonflable reliée à un manomètre fixé sur le brassard.
La hauteur du brassard doit en principe être égale à la moitié de la valeur du bras et à 40 % de la circonférence du bras. La longueur de la poche gonflable est optimale lorsqu'elle encercle au moins 80 % de la circonférence du bras.
Ce brassard peut être équipé de 2 types de manomètre :

- anéroïde à cadran le plus courant et le plus simple (type appareil de Vaquez).
- à colonne de mercure plus précis mais difficile à transporter.

Il existe des modèles de tensiomètres électroniques à affichage digital composés de l'ensemble du matériel stéthoscope et tensiomètre. Leur emploi est préconisé en auto-mesure par le patient.
Stéthoscope.

### Technique

- S'assurer que le patient est au repos, allongé depuis 10 minutes.

- Dégager le bras ou le rendre libre de toute gêne vestimentaire.
- Envelopper correctement le bras à l'aide du brassard de dimension appropriée, la poche gonflable sur le trajet de l'artère humérale, le bord inférieur de 2 à 3 cm du pli du coude, le cadran du manomètre visible facilement ou la colonne de mercure bien droite et à hauteur des yeux.
- Vérifier l'étalonnage du manomètre (aiguille au point zéro).
- Palper le pouls de l'artère humérale juste au-dessous de la zone anté-cubitale et y poser la capsule du stéthoscope.
- Gonfler le brassard doucement et suffisamment pour abolir le pouls radial : la colonne de Hg ou le manomètre doit atteindre environ 20 mm de Hg au-dessus du point de disparition du pouls.
- Desserrer progressivement la valve d'un centimètre de mercure toutes les secondes tout en auscultant l'artère humérale au pli du coude.
- Identifier les pressions maximale et minimale par la méthode auscultatoire (Korotkoff) : écouter les bruits auscultés décrits selon 4 phases : phase 1 : apparition des bruits systoliques, battements nets, d'intensité croissante qui correspond à la pression systolique maximale; phase 2 : bruissement doux des battements, parfois disparition complète (trou auscultatoire) ; phase 3 : réapparition de bruits artériels nets d'abords profonds puis brefs; phase 4 : bruits artériels assourdis, en souffle; phase 5 : disparition des bruits systoliques qui correspond à la pression diastolique ou minimale.

Les phases 2, 3 et 4 ne sont pas toujours perceptibles.

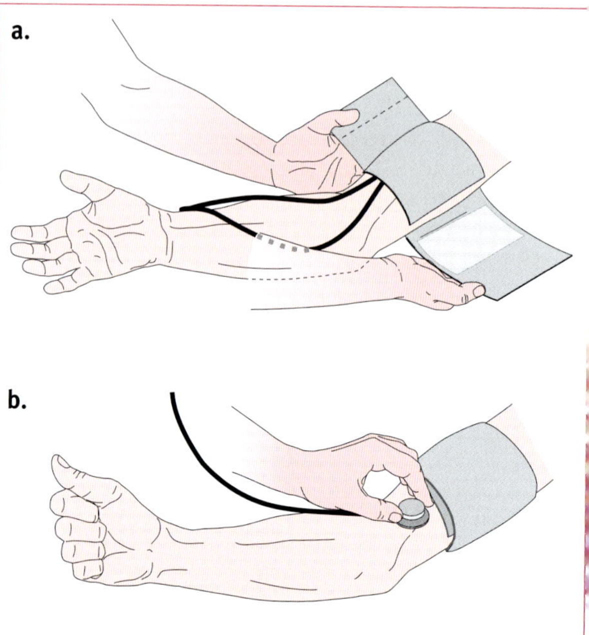


Figure 10 : Mise en place du tensiomètre (**a**) et mesure de la pression artérielle (**b**).

## Éléments de surveillance

Valeurs normales chez l'adulte : Pression systolique entre 100 et 150 mmHg, Pression diastolique entre 50 et 85 mmHg.

Identification des variations pathologiques : hypertension artérielle (pression systolique entre 140 et 160 mm de Hg, pression diastolique entre 90 et 95 mm de Hg) ; hypotension artérielle (pression systolique inférieure ou égale à 90 mm de Hg, pression diastolique inférieure ou égale à 50 mm de Hg).

Différence de valeur (10 à 15 mm Hg) entre les deux bras.

Effet des thérapeutiques sur les valeurs de pression artérielle.

## Incidents et conduite à tenir

Erreur d'appréciation : brassard inadapté à la circonférence du bras. Chez les patients obèses, utiliser un brassard de grande taille ou réaliser la mesure à l'avant-bras en auscultant l'artère radiale.

Mauvaise étanchéité au niveau des raccords de caoutchouc, de la poire, de la vis : vérifier périodiquement l'étanchéité en gonflant le brassard à 25 mm de Hg pendant 10 minutes.
Dysfonctionnement du manomètre ou contrôle de la mise au zéro non réalisé.
Colonne de mercure penchée ou horizontale : faire la lecture avec la colonne verticale et à hauteur des yeux.
Apparition de lésions à type de pétéchies ou d'ecchymoses liées à un brassard trop serré ou inadapté, à une durée trop longue de gonflage ou à des mesures répétées, à un état particulier de fragilité cutanée (personnes âgées en particulier) : changer de bras.
Contrôler la mesure à l'autre bras en cas de mesure élevée.

# PRÉVENTION D'ESCARRES

## Définition

L'escarre est une lésion cutanée d'origine ischémique liée à une compression des tissus mous entre un plan dur et les saillies osseuses. L'escarre peut être prévenue dans la grande majorité des situations par la mise en œuvre d'actions de prévention précoces et coordonnées.

## Matériel

Instrument d'identification des facteurs de risque.
Classification des stades de l'escarre.
Support de prévention.
Accessoires de positionnement.
Instruments d'évaluation de la douleur.

## Technique

### Évaluer les facteurs de risque

- L'évaluation est systématique dès le premier contact avec le patient et à chaque modification de son état de santé.
- L'utilisation d'un instrument d'évaluation facilite le choix des mesures de prévention et le suivi du patient. Celui de Braden, proposé dans les recommandations de la conférence de consensus « Prévention et traitement des escarres de l'adulte et du sujet âgé » (ANAES, 2001) comprend les domaines de risque suivants : perception sensorielle (capacité à répondre de manière adaptée à l'inconfort provoqué par la pression) ; humidité (degré d'humidité auquel est exposée la peau) ; activité (degré d'activité physique) ; mobilité (capacité à changer et à contrôler la position du corps) ; nutrition ; friction et cisaillement.

### Évaluer l'état cutané et les zones à risque

- Elle permet d'identifier rapidement une rougeur et de vérifier l'efficacité des mesures de prévention mises en œuvre.
- L'observation de l'état cutané aux différents points de pression est systématique, toutes les deux à trois heures, en fonction de la tolérance cutanée à la pression et à l'occasion de chaque soin de la peau ou d'une mobilisation. Elle est associée à une palpation de la peau pour rechercher une induration ou une chaleur.
- On peut utiliser la classification des stades de l'escarre du National Pressure Ulcer Advisory Panel (NPUAP, 1998).

### Diminuer la pression

- Encourager la mobilisation et éviter les appuis prolongés : fauteuil, reprise de la marche, changements de position toutes les 2 à 3 heures (décubitus dorsal, décubitus semi-latéral à 30° par rapport au plan du lit avec appui sur la région rétro-trochantérienne, décubitus ventral, position semi-assise au lit et assise au fauteuil).
- Limiter l'action de la pression et des forces de cisaillement sur les tissus par une manuten-

tion adéquate des patients lors des mobilisations ou changements de position, des transferts du lit au fauteuil (utilisation de techniques de soulèvement) et par une installation confortable.

### Utiliser des supports d'aide à la prévention

- Des matelas, surmatelas, coussins de siège adaptés au patient doivent être utilisés.
- Les critères de choix d'un matériel de prévention peuvent être les suivants : répartition de la pression sur toute la surface du corps et réduction au minimum de la pression au niveau des zones d'appui, niveau de risque, nombre d'heures passées au lit, degré de mobilité, fréquence des changements de position.

Maintenir l'hygiène de la peau et éviter la macération.

- Faire une toilette complète quotidienne à renouveler dès que la peau est souillée par les urines, les selles, une transpiration abondante, des écoulements et sécrétions.
- Changer la literie de manière systématique deux fois par jour pour un patient alité et davantage si nécessaire.
- Le massage et la friction des zones à risque sont à proscrire.

### Assurer un équilibre nutritionnel

- Maintenir un apport calorique suffisant et augmenter l'apport calorique et vitaminique.
- Noter les apports nutritionnels ingérés et corriger un éventuel déficit. Faire boire le patient âgé ou confus qui a une perte de la sensation de soif. Compléter l'eau de boissons par une eau gélifiée aromatisée. Augmenter les apports de liquide en cas de fièvre et de diarrhée.
- Peser le patient une fois par semaine.

Favoriser la participation du patient et de son entourage.

- L'information et les actions éducatives (apprentissages spécifiques comme l'autosurveillance, les autosoulèvements) sont ciblées en fonction du caractère temporaire ou permanent du risque d'escarre.

## Éléments de surveillance

État cutané aux points de pression.

Intensité de la douleur spontanée ou induite par les soins.

Ingesta : quantité et qualité de l'alimentation et des boissons.

## Incidents et conduite à tenir

- Développement d'escarres et évolution vers des stades plus graves : évaluer l'état général du patient et les facteurs de risque, revoir en équipe la stratégie de prévention.
- Douleur spontanée ou liée à la mobilisation ou aux soins : évaluer l'intensité et donner des antalgiques, vérifier leur efficacité ; utiliser des supports d'aide à la prévention, installer confortablement le patient.
- Répercussions psychologiques (limitation des capacités fonctionnelles et de l'autonomie, altération de l'image de soi) : prévenir la survenue d'un épisode dépressif.

# PRISE EN CHARGE DE LA DOULEUR

## Définition

Pour le patient, la douleur est une expérience sensorielle et émotionnelle désagréable liée à une lésion tissulaire existante ou potentielle ou décrite en termes évoquant une telle lésion (d'après l'International Association for the Study of Pain, IASP, 1992).

La prise en compte de la douleur dans ses dimensions physique et psychologique et le soulagement de la souffrance doivent être une préoccupation de l'infirmière et de l'ensemble des professionnels de santé (Charte du patient hospitalisé, 1995).

La mise en œuvre de protocoles de soins concernant la douleur aiguë, élaborés conjointement par les médecins et les infirmières, peut être déclenchée à l'initiative de l'infirmière dans des conditions pré-déterminées.

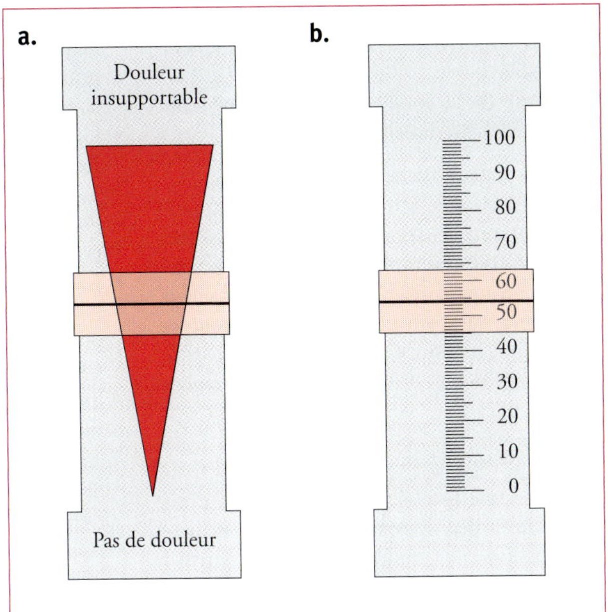


Figure 11. Échelle visuelle analogique (EVA). **a.** Le patient règle la hauteur du curseur. **b.** L'infirmière lit le niveau de l'EVA.

## Matériel

- Instrument d'évaluation et de suivi de la douleur : échelle visuelle analogique (EVA), ou échelle numérique (EN) ou échelle verbale simple (EVS) en fonction du degré de compréhension du patient.
- D'autres instruments peuvent être utilisés, notamment pour la douleur chronique, pour apprécier le retentissement de la douleur sur les activités de la vie quotidienne et sur l'état émotionnel du patient.
- Fiche d'enregistrement de l'intensité de la douleur, des traitements médicamenteux et des mesures de soulagement, des éléments de suivi du patient.

## Technique

Ces échelles ne renseignent pas sur la nature de la plainte douloureuse. Elles aident le médecin et l'infirmière à identifier le besoin d'un traitement antalgique chez un patient.

Ce sont des instruments d'autoévaluation, c'est donc le patient qui mesure seul l'importance de sa douleur. L'utilisation de l'échelle doit être expliquée au préalable au patient.

Les scores ont une valeur descriptive et de suivi de la douleur pour un individu donné et ne permettent en aucun cas de comparer les patients entre eux.

On utilisera en premier lieu l'échelle visuelle analogique (EVA), ou l'échelle numérique (EN) ou l'échelle verbale simple (EVS) en fonction du degré de compréhension du patient.

On doit utiliser la même échelle lors de l'évaluation initiale de la douleur et pour le suivi.

## Évaluer la douleur aiguë chez un patient conscient et coopérant

### Échelle visuelle analogique (EVA)

Le patient indique l'intensité de la douleur ressentie au moyen d'un curseur (trait vertical) du côté non gradué de la réglette. L'extrémité gauche correspond à « pas de douleur » et l'extrémité droite correspond à la « douleur maximale imaginable ». L'infirmière quantifie ensuite la distance entre le trait vertical et l'extrémité « pas de douleur ». L'intensité de la douleur est mesurée en millimètres (de 0 à 100 mm). Le chiffre est arrondi au millimètre le plus proche.

### Échelle numérique (EN)

Le patient donne une « note », entre 0 et 10, qui décrit l'importance de la douleur ressentie.

La note 0 correspond à « pas de douleur » ; la note 10 correspond à la « douleur maximale imaginable ».
L'intensité de la douleur correspond au score indiqué sur l'instrument.

ÉCHELLE VERBALE SIMPLE (EVS)

Le patient qualifie la douleur à partir de plusieurs niveaux : absente, faible, modérée, intense, extrêmement intense. À chaque niveau correspond un score. L'intensité de la douleur correspond au score indiqué sur l'instrument pour chaque niveau : douleur absente (0), faible (1), modérée (2), intense (3), extrêmement intense (4).

## Description de la douleur actuelle

- Utiliser une liste d'adjectifs sensoriels pour faciliter la description de la douleur et permettre ainsi la reconnaissance de la douleur : élancements, décharges électriques, coups de poignard, tiraillement, brûlures, ...
- Noter le siège de la douleur en utilisant un schéma corporel si nécessaire.
- Évaluer le retentissement émotionnel et physique de la douleur : anxiété, peur, troubles du sommeil, incapacité à se mouvoir par exemple.

## Évaluer la douleur chronique

La différence de mesure avec la douleur aiguë consiste à demander au patient d'estimer l'importance de sa douleur selon trois aspects : « au moment présent », « douleur habituelle depuis les huit derniers jours » et « douleur la plus intense depuis les huit derniers jours ».

- Décrire la douleur actuelle en utilisant une des échelles présentées précédemment : échelle visuelle analogique (EVA), ou échelle numérique (EN) ou échelle verbale simple (EVS).
- Demander éventuellement au patient de situer la topographie de la douleur sur un schéma des zones douloureuses. C'est le patient qui hachure sur un schéma du corps de face et de dos, la partie du corps où se situe la douleur habituelle depuis les huit derniers jours. Le patient peut indiquer également l'endroit où se situe la douleur la plus intense et celui où la douleur est la plus superficielle et la plus profonde.
- Utiliser une liste d'adjectifs sensoriels pour faciliter la description de la douleur et permettre ainsi la reconnaissance de la douleur : élancements, décharges électriques, coups de poignard, tiraillement, brûlures, par exemple.
- Évaluer le retentissement émotionnel de la douleur chronique (tension, nervosité, optimisme, humeur, plaisir éprouvé lors de la réalisation d'activités, sensations de peur et/ou de panique, décontraction, impression de fonctionner au ralenti, intérêt pour son apparence). Rechercher des signes d'anxiété ou de dépression liés au vécu de la douleur chronique.
- Apprécier le retentissement de la douleur sur les activités de la vie quotidienne (troubles du sommeil, capacité à marcher, relation avec les autres, sommeil, goût de vivre, activité professionnelle ou travaux domestiques) donne des informations complémentaires pour estimer l'importance de la douleur. On demande au patient de situer sa douleur en notant de 0 à 10 la gêne occasionnée par la douleur sur les huit jours précédents.
- Apprécier l'impact sur la douleur de la situation familiale et sociale, le statut professionnel, la satisfaction au travail, les indemnisations perçues, ainsi que la manière dont le patient se représente la maladie et ses conséquences.
- Administrer les médicaments prescrits par le médecin ou s'assurer que le patient les prend conformément au plan de traitement. Les médicaments sont le plus souvent administrés par voie orale, à heures fixes sans attendre la plainte du patient.
- Mesurer le soulagement de la douleur en utilisant soit l'échelle visuelle analogique (EVA) dont une extrémité correspond à « pas de soulagement » et l'autre extrémité correspond à « soulagement maximal » ou une échelle numérique chiffrant de 0 % (pas de soulagement) à 100 % (soulagement maximal) l'in-

tensité du soulagement ou une échelle verbale simple (EVS) dans laquelle, l'intensité du soulagement correspond au score indiqué sur l'instrument pour chaque niveau : douleur absente (0), faible (1), modérée (2), intense (3), extrêmement intense (4).

## Évaluer la douleur chez un patient non communiquant

Pour les personnes qui ne peuvent pas évaluer elles-mêmes leur douleur, comme chez le patient présentant des troubles de la compréhension, ou de verbalisation, ou ayant des troubles de la conscience ou de la communication (personne âgée, patient relevant de la psychiatrie) ou chez l'enfant, on utilisera des éléments d'appréciation de la douleur fondés sur l'observation du comportement.

- Observer le patient à la recherche d'un changement de comportement spontané ou survenant à l'occasion d'un soin qui évoque un état douloureux.
- Utiliser une hétéro-évaluation comportementale de la douleur. Les échelles actuellement disponibles sont Doloplus-2® et l'ECPA ou échelle comportementale d'évaluation de la douleur chez la personne âgée (ANAES, 2000).

Doloplus-2® comprend dix items répartis en trois domaines et mesure le retentissement de la douleur : retentissement somatique (plaintes, positions antalgiques au repos, protection des zones douloureuses, mimique, sommeil), retentissement psychomoteur (toilette et/ou habillage, mouvements) et retentissement psychosocial (communication, vie sociale, troubles du comportement). Cette échelle s'utilise avec un lexique. Chacun des items est coté de 0 à 3. Un score supérieur ou égal à 5/30 traduit la présence d'une douleur.

L'échelle ECPA comporte 8 items cotés de 0 à 4. L'échelle s'utilise avant les soins (regard et mimique, recherche d'une attitude antalgique, mouvements du patient, relation à autrui) et pendant les soins (anticipation anxieuse aux soins, réactions lors des mobilisations, réactions pendant les soins des zones douloureuses, plaintes exprimées pendant le soin). Le score total varie de 0 (absence de douleur) à 32 (douleur).

## Prévenir la douleur

- Installer le patient de manière à privilégier son confort, à éviter les escarres et les chutes.
- Noter sur un schéma les zones douloureuses repérées chez le patient. Les porter à la connaissance de l'ensemble de l'équipe soignante afin d'éviter les soins et mobilisations douloureux.
- Apporter des soins d'hygiène visant à apporter au patient douloureux un confort.

## Prendre en compte la douleur provoquée par les gestes et soins douloureux

- Utiliser un anesthésique local (crème, patch…) avant un geste invasif.
- Administrer un antalgique, prescrit par le médecin, avant les soins douloureux (réfection de pansement par exemple) : attendre de 15 à 30 minutes, voire 60 en fonction de la voie d'administration de l'antalgique avant de réaliser le soin.
- Distraire l'attention du patient durant le soin.
- Réaliser les soins avec attention et douceur.

## Soulager la douleur

Différents moyens et traitements seront utilisés pour maintenir la douleur du patient à un degré supportable : prescriptions d'analgésiques, soulagement par des changements de position, une installation adéquate, l'utilisation de cataplasme froid ou chaud, et dans certains cas un soutien psychologique afin de ne pas porter à son paroxysme une douleur liée à l'anxiété, la peur, le manque d'informations ou de connaissances ou à un sentiment d'impuissance.

Évaluer le soulagement de la douleur avec la même échelle que lors de l'évaluation initiale.

### Éléments de surveillance

- Évaluation de la douleur, suivi de son évolution, effet antalgique des médicaments et des mesures de soulagement dans l'heure qui suit l'administration.

#### Douleur aiguë

- Mesure de la fréquence respiratoire toutes les deux heures. Vérifier l'apparition d'une altération de la respiration (ronflements, respiration obstructive, pauses, apnée) et l'apparition d'une somnolence (éveil facile, état d'éveil par stimulation verbale, tactile) en cas d'administration de morphiniques.

#### Douleur chronique

- Évaluation périodique de la douleur. La fréquence de réévaluation dépend des objectifs fixés avec le patient.
- Les mêmes instruments de mesure devron être utilisés pour le suivi de la douleur afin d servir de comparaison et permettre d'oriente la prise en charge.

### Incidents et conduite à tenir

Effets indésirables des antalgiques en particulie de la morphine :

- Constipation : régime alimentaire adapté e laxatif par voie orale
- Nausées, vomissements lors de la mise er route du traitement : antiémétiques
- Somnolence : diminution des posologies.

## RECUEIL ASEPTIQUE D'URINES

### Définition

Il s'agit de recueillir des urines de manière aseptique, dans la majorité des cas sans sondage après une toilette génitale minutieuse, en vue de rechercher des germes.

L'étude bactériologique comporte la recherche de germes à l'examen direct et surtout l'examen quantitatif après culture sur certains milieux.

Les urines doivent avoir séjourné pendant 3 à 4 heures dans la vessie si possible pour permettre la mise en évidence d'une prolifération microbienne.

### Matériel

#### Prélèvement sans sondage

Nécessaire à la toilette génito-urinaire : eau et savon doux.

Antiseptique non moussant : polyvidone iodée solution dermique ou gynécologique, ou hypochlorite de sodium pour l'asepsie du méat urétral.

Flacon ou pot à prélèvement stérile.

Poche de recueil stérile adhésive chez le nourrisson.

Bassin si nécessaire.

#### Prélèvement sur sonde urinaire à demeure

Compresses stériles.

Antiseptique : polyvidone iodée solution dermique ou chlorhexidine.

Gants non stériles.

Seringue et aiguille stériles, tube de laboratoire.

Ou système de prélèvement sous vide : corps de pompe à usage unique, aiguille, tube de 10 ml stérile.

Sachet double-poche en matière plastique pour le transport du prélèvement au laboratoire.

Étiquettes portant les indications suivantes : le nom, le prénom, le sexe, la date de naissance du patient, la date et l'heure du prélèvement.

Feuille d'accompagnement du prélèvement.

### Technique

PRÉLÈVEMENT SANS SONDAGE

Recueillir les urines chez l'homme comme chez la femme après une toilette génito-urinaire à l'eau et au savon, suivi d'un rinçage abondant et d'une asepsie du méat urétral avec des compresses stériles imbibées d'antiseptique.

Récolter le milieu du jet. Le début et la fin de la miction présentent davantage de risque de contamination accidentelle.

PRÉLÈVEMENT SUR SONDE URINAIRE DEMEURE

Se laver les mains avec un savon doux (lavage simple).

Enfiler des gants non stériles à usage unique.

Désinfecter le site du prélèvement avec une compresse stérile imbibée d'antiseptique.

Prélever la quantité nécessaire d'urines à l'aide du système de prélèvement sous vide : piquer au niveau du site de ponction, adapter le tube sec sous vide et prélever l'urine. Ôter l'ensemble du système et jeter le corps de pompe et l'aiguille sans les désadapter dans le conteneur.

### Éléments de surveillance

Présence d'infection urinaire si le nombre de germes est supérieur à 100 000 bactéries par ml.

Douleur ou brûlure lors de la miction.

### Incidents et conduite à tenir

- Contamination du prélèvement par des bactéries présentes dans la région péri-urétrale lors de l'émission des urines : effectuer une toilette génitale soigneuse.
- Multiplication des germes par attente trop longue (> à une heure) dans un milieu non réfrigéré : acheminer sans délai le prélèvement au laboratoire.

## SONDAGE VÉSICAL

### Définition

Le sondage urinaire à demeure consiste à introduire une sonde par le méat urinaire jusqu'à la vessie en suivant le trajet de l'urètre.

### Matériel

- Savon liquide doux pour la toilette du méat urétral.
- Antiseptique : polyvidone iodée solution dermique ou gynécologique, ou hypochlorite de sodium en cas d'allergie à l'iode.
- Compresses stériles.
- Gants stériles à usage unique pour la pose de la sonde.
- Champ fendu stérile.
- Lubrifiant à type de gelée lubrifiante en monodose stérile applicable sur tous les types de sonde ou gel urétral à la xylocaïne conseillé chez l'homme.
- Bassin de lit.
- Sonde à demeure de « Foley » munie d'un ballonnet, en latex avec enduction de silicone

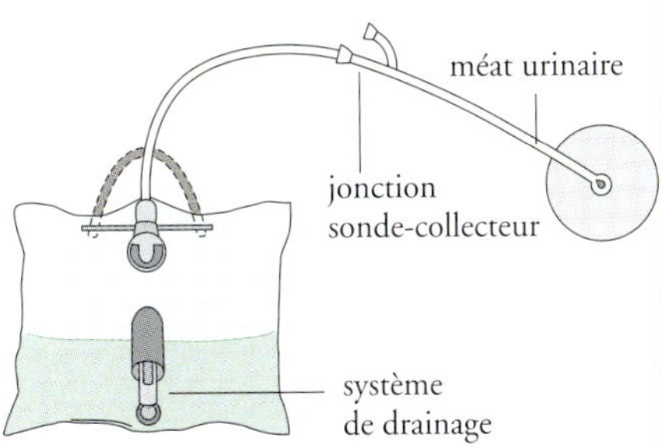


Figure 12 : Assemblage sonde urinaire et sac collecteur en système clos.

ou sonde 100 % silicone ou autres matériaux (hydrogel, polyuréthanne). La sonde en latex s'utilise de préférence pour un sondage de courte durée, la sonde en silicone pour un drainage de longue durée.

Le diamètre est adapté à la morphologie du patient et doit permettre d'éviter les fuites urinaires. Le diamètre varie de 12 à 18 Charrière (Ch).

- Collecteur d'urines stériles en emballage unitaire, équipé d'une valve anti-reflux munie d'un filtre anti-bactérien, comportant une possibilité de vidange à l'extrémité du sac, un point de ponction possible sur la tubulure près du raccord pour prélever les urines et un système de fixation.
- Seringue et ampoule d'eau stérile.

## Technique

- Installer le patient en décubitus dorsal les jambes repliées et écartées (sur le bassin pour une femme).
- Réaliser une toilette génitale soigneuse.
- Procéder à un lavage antiseptique des mains.
- Déposer l'ensemble du matériel sur un plan de travail recouvert d'un champ stérile ou demander à l'aide de servir le matériel au fur et à mesure des besoins de l'utilisateur.
- Enfiler les gants stériles.
- Contrôler le bon fonctionnement et l'intégrité du ballonnet à l'aide de la seringue (insuffler et exsuffler 5 à 10 ml d'air).
- Assembler sonde et collecteur en système clos (garantie d'asepsie).
- Enduire la sonde avec le lubrifiant hydrosoluble.
- Poser le champ troué stérile.
- Réaliser une toilette génito-urinaire stérile.

### Chez l'homme

- Instiller le gel urétral à l'aide de l'applicateur fourni (seringue ou poire) et attendre le temps d'action nécessaire avant d'introduire la sonde.
- Tendre la verge verticalement afin d'effacer la première courbure de l'urètre, introduire la sonde dans le méat urinaire et la faire progresser doucement.
- Abaisser la verge à l'horizontale afin de passe[r] la courbure naturelle de l'urètre.
- Continuer à introduire la sonde jusqu'au passage du sphincter en exerçant une légère traction de la verge vers l'extérieur.
- Repérer l'écoulement des urines, pousse[r] encore un peu la sonde et gonfler le ballonne[t] avec 5 à 10 ml d'eau stérile.

### Chez la femme

- Écarter les lèvres de la main, introduire doucement la sonde par le méat urinaire dan[s] l'urètre et la pousser en l'orientant vers l[e] haut puis en arrière.
- Observer l'écoulement de l'urine en je[t] continu.
- Gonfler le ballonnet avec 5 à 10 ml d'eau stérile suivant la quantité précisée sur la sonde.

### Dans les deux cas

- Exercer une légère traction sur la sonde un[e] fois le ballonnet rempli d'eau pour s'assure[r] de la butée contre la paroi vésicale.
- Ôter les gants et les jeter dans le sac à déchets
- Fixer la sonde à l'aide de l'adhésif sur l'abdomen pour l'homme, sur la cuisse pour l[a] femme afin d'éviter les frottements.
- Fixer le collecteur d'urines au niveau du li[t] une fois le patient installé.

## Éléments de surveillance

Surveillance quotidienne du volume de la diurèse, de l'aspect des urines (troubles, sanglantes…).

État cutané au niveau du méat : rougeur, œdème, douleur.

Écoulement au niveau du méat urétral : quantité, couleur.

Perméabilité de la sonde.

Signes cliniques et biologiques d'infection urinaire : fièvre, dysurie, douleur sus-pubienne, présence de germes dans les urines.

## Incidents et conduite à tenir

**Obstacle** à la progression de la sonde (prostate) : ne pas forcer et renouveler l'opération à l'aide d'une sonde de diamètre plus petit.

**lémorragie** au cours du sondage par lésion de urètre chez l'homme ou après la vidange trop ·pide de la vessie lors d'une rétention d'urines : révenir le médecin.

**ouleur** lors de l'introduction de la sonde : ıoisir un calibre de sonde inférieur.

**Fuites d'urines :** changer la sonde et le collecteur en choisissant un diamètre adapté.

**Infection nosocomiale :** respect des règles d'asepsie et du principe du système clos lors de la mise en place de la sonde et pour toute manipulation de la sonde et du collecteur.

# SURVEILLANCE D'UN MALADE PLÂTRÉ

## Définition

.e plâtre est un appareil destiné à immobiliser ın membre fracturé. Cette thérapeutique peut tre associée à un traitement orthopédique.

)eux sortes de matériels sont utilisés pour la onfection d'un plâtre : la poudre de gypse adhéant à de la tarlatane (toile de coton à grande naille ou en non tissé) qui sèche en 36 à 72 heures elon l'importance du plâtre ; et la résine : matéiau composite en plastique, léger, séchant rapilement (1/2 heure), solide, résistant à l'eau, ›ermettant dans certains cas de se doucher.

## Matériel

\ucun.

## Technique

### APRÈS LA POSE DU PLÂTRE

- Laisser le membre plâtré à l'air libre afin de permettre l'évaporation de l'eau et le séchage.
- Protéger la peau en regard des rebords du plâtre en bordant le plâtre avec du ruban adhésif afin d'éviter l'irritation de la peau, voire son excoriation.
- Surélever le membre inférieur plâtré avec un ou plusieurs oreillers afin d'éviter la formation d'un œdème et favoriser le retour veineux.
- Demander au patient de bouger les orteils du membre plâtré et du membre sain toutes les heures afin d'éviter l'apparition d'une thrombose veineuse.
- Changer de position afin d'éviter que le plâtre en séchant n'exerce une pression sur la même zone et ne provoque une escarre.

### MESURES DE PRÉVENTION

- Mobiliser régulièrement de manière active et passive tous les membres non plâtrés pour lutter contre l'atrophie musculaire, la raideur articulaire et la stase veineuse.
- Limiter au maximum le décubitus strict au lit afin d'éviter escarres, constipation, stase urinaire.
- Informer le patient des signes pouvant faire craindre une complication.

## Éléments de surveillance

- Examiner la peau en regard des rebords du plâtre et noter la présence d'une rougeur, d'une irritation, de lésions, de douleur, et prévenir le médecin en cas d'apparition d'un de ces signes.
- Vérifier l'état circulatoire du segment de membre sous-jacent toutes les demi-heures pendant quatre heures puis toutes les heures pendant 24 heures : chaleur, couleur et aspect de la peau, perception des pouls.
- Rechercher une modification de la sensibilité des extrémités : engourdissement, picotement, douleur ou un trouble à la mobilisation des extrémités : capacité de flexion et d'extension des orteils, des doigts.
- Vérifier l'ajustement du plâtre en insérant les doigts entre le plâtre et la peau : trop serré si l'introduction des doigts est impossible, trop lâche si les doigts entrent trop facilement et que le plâtre flotte autour de la jambe.
- Prendre régulièrement les pulsations et la température du patient afin de dépister des signes de thrombose veineuse.
- Déceler une douleur sous le plâtre.

- Observer régulièrement le plâtre afin de détecter un ramollissement, l'apparition d'une tâche, signe de saignement ou du développement d'une escarre sous plâtre, une chaleur localisée faisant penser à une suppuration ou à une compression.

### Incidents et conduite à tenir

- Compression vasculaire et nerveux : fourmillement, engourdissement, insensibilité, incapacité à mobiliser orteils ou doigts, œdème, cyanose ou pâleur, chaleur ou froideur des extrémités du membre, diminution de la perception des pouls périphériques : fendre le plâtre et appeler le médecin.
- Douleur localisée par compression des tissus et par frottement au niveau des zones d'appui : fenêtrer le plâtre ou reconfectionner le plâtre en protégeant la zone douloureuse après un avis médical.
- Plâtre de l'avant-bras : compression au niveau du pouce et de l'auriculaire, frottement au niveau des doigts.
- Plâtre du bras : compression au niveau du coude, de la plicature du bras sur l'avant-bras, du poignet, frottement au niveau des doigts.
- Plâtre pédieux : compression au niveau de la cheville, du mollet, du 5e orteil, frottement au niveau des orteils.
- Plâtre cruro-pédieux : compression au niveau de la cheville, du mollet, de la cuisse, frottement au niveau des orteils et de la cuisse.
- Syndrome de Volkmann : douleur à type de striction qui devient très intense rapidement, l'œdème, le blanchiment des doigts ou leur cyanose, difficulté douloureuse à l'extension active ou passive des doigts, difficulté de palpation du pouls (lorsque le plâtre en permet l'accès) : ôter le plâtre au moindre doute.
- Escarre sous plâtre : apparition d'une tâche sur le plâtre, d'une odeur désagréable (suintement d'une plaie), d'une douleur localisée : fenêtrer le plâtre ou l'ôter selon le cas.
- Inefficacité de la contention plâtrée liée à un plâtre trop lâche ou ramolli après fonte des œdèmes : reconfectionner le plâtre.

## TAMPONNEMENT NASAL

### Définition

Ce soin consiste à mettre en place un système de tamponnement antérieur ou postérieur des fosses nasales pour épistaxis et d'en surveiller l'efficacité.

Le tamponnement antérieur consiste à l'obturation des 3/4 antérieurs de la fosse nasale. Pour parfaire la compression, il est souvent bilatéral.

Le tamponnement postérieur consiste en l'obstruction de la totalité des fosses nasales. Il est associé à un tamponnement antérieur. Il existe deux méthodes : la première en confectionnant un tampon, la deuxième en utilisant une sonde à ballonnet. Il s'utilise dans le cas d'un saignement abondant et d'un échec du tamponnement antérieur.

### Matériel

- Spéculum nasal.
- Gants à usage unique non stériles.
- Tablier de protection.
- Mouchoirs en papier.
- Protection imperméable à usage unique.
- Sac à élimination des déchets.

### Tamponnement antérieur

- Pince de Politzer sans griffes.
- Mèches grasses ou hémostatiques en poudre avec un solvant ou éponges résorbables.
- Compresses stériles.
- Coton.
- Ruban adhésif.

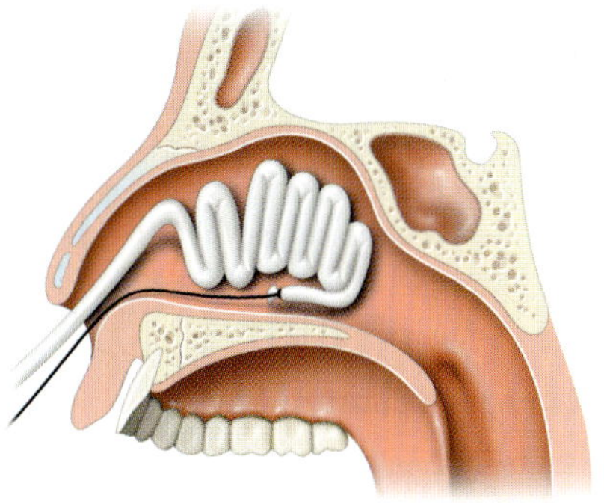

Figure 13 : Tamponnement antérieur avec une mèche.

## Tamponnement postérieur

- Même matériel que pour le méchage antérieur.
- Fil de lin ou de nylon tressé n° 1 ou 2 avec un guide fin type sonde de Nelaton, mèches grasses et pince Kocher ou de Magill.
- Ou sonde à double ballonnet ou sonde de type Foley n° 14 ou 16 ou sonde d'intubation et seringue de 10 ml.

## Techniques

- Effectuer un lavage simple des mains.
- Enfiler des gants à usage unique et un tablier de protection.
- Installer le patient en position assise ou semi-assise.
- Évacuer les caillots qui encombrent les fosses nasales et l'arrière-gorge par mouchage et expectoration.

### Tamponnement antérieur

- Se positionner derrière le patient pour lui tenir la tête si besoin pendant que le médecin instille dans les narines le spray de produit anesthésique, puis introduit, à l'aide de la pince de Politzer la mèche grasse, parallèlement au plancher de la fosse nasale, dans sa partie postérieure en la tenant à environ 15 cm de son extrémité pour éviter qu'elle ne tombe dans le pharynx et la tasse en accordéon.
- L'autre narine est méchée pour renforcer l'efficacité du tamponnement.

### Tamponnement postérieur

- Expliquer le déroulement du soin au patient, car sa coopération est requise, la mise en

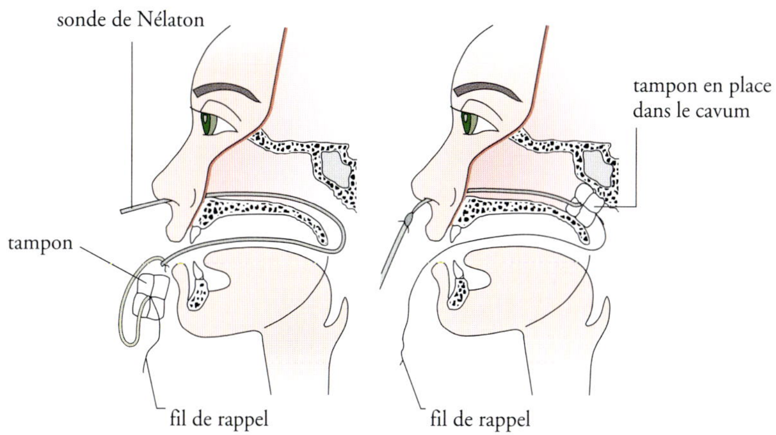


Figure 14 : Tamponnement postérieur avec un tampon.

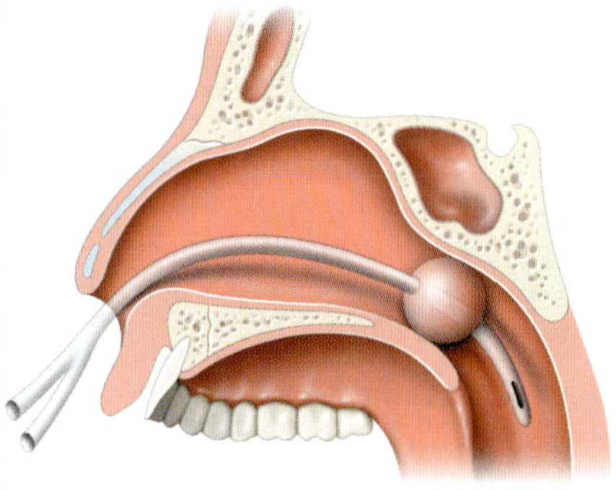

**Figure 15 :** Tamponnement postérieur avec une sonde à ballonnet.

place de ce type de tamponnement est douloureuse. Dire au patient qu'il s'agit d'un geste désagréable mais indispensable pour contenir l'hémorragie.

- Prendre le pouls et la pression artérielle pour évaluer le retentissement du saignement.
- Poser une voie d'abord pour intervenir rapidement en cas de choc hémorragique.
- Placer le matériel d'urgence à proximité.
- Se placer derrière le patient et lui maintenir la tête pendant le méchage.
- Le médecin applique du spray de produit anesthésique et introduit du coton imprégné de produit anesthésique dans chaque fosse nasale pour obtenir une vasoconstriction, une rétraction des cornets et une anesthésie de contact.
- Le médecin confectionne un tampon avec des mèches grasses ou avec une à deux compresses pliées en quatre, entourées de mèches grasses (moins traumatisant au déméchage) et maintenues avec le fil de lin ou de soie.
- Il introduit la sonde de type Foley ou Nelaton dans la narine qui saigne la récupère dans l'oropharynx avec la pince Kocher ou la pince Magill, noue les brins antérieurs du fil en maintenant le tampon dans l'œillet de la sonde en gardant le maximum de longueur entre la sonde et le tampon. Il introduit le tampon dans la bouche, l'applique dans la partie postérieure des fosses nasales en tirant doucement sur la sonde et fixe les brins postérieurs du fil sur la joue. Il retire les brins antérieurs de la sonde et effectue un méchage antérieur sans relâcher la tension exercée sur le tampon. Il noue les brins antérieurs sur une compresse placée sur le bord de la narine pour la protéger.

## Éléments de surveillance

- État hémodynamique : pression artérielle et pulsations.
- Dépistage d'un état de choc : sueurs, pâleur, froideur des extrémités, agitation ou somnolence.
- Orifice de la narine toutes les deux heures en raison du risque de nécrose liée à la présence de la sonde et de la traction exercée.
- Douleur : observer le comportement du patient (agitation, plaintes, pleurs), écouter le patient et utiliser un instrument d'évaluation de la douleur, en informer le médecin et administrer un sédatif ou un antalgique en fonction de la prescription médicale.
- Efficacité du tamponnement par observation de la paroi postérieure du pharynx au moyen d'un miroir de Clar : absence d'écoulement de sang.

## Incidents et conduite à tenir

- Reprise du saignement nécessitant un autre type de méchage ou d'autres techniques : infiltration du canal palatin postérieur, électrocoagulation de la zone hémorragique, embolisation par voie artérielle, ligature artérielle chirurgicale, etc.).
- Déplacement du méchage : examen ORL pour évaluer la nécessité de le remettre en place.
- Reprise du saignement à l'ablation du tamponnement.
- Sinusite de stase ou otite moyenne aiguë liée à l'obstruction des orifices de drainage par le méchage : administrer un traitement antibiotique préventif sur prescription médicale.

# TESTS TUBERCULINIQUES

## Définition

Les tests tuberculiniques consistent à introduire par voie cutanée ou intradermique une préparation effectuée à partir de la bactérie du bacille de Koch au moyen d'un applicateur ou d'une intradermo-réaction à la tuberculine.

## Matériel

Antiseptique.

### Intradermo-réaction à la tuberculine

Compresses stériles.
Ampoule de 10 unités de tuberculine purifiée lyophilisée pour intradermo-réaction avec une ampoule de 1 ml de solvant (conservation à température ambiante).
Seringue de 1 ml à tuberculine.
Aiguille intradermique courte (1 cm, 5/10 mm) à biseau court.
Gants non stériles à usage unique.

### Applicateur

Test tuberculinique : Monotest®.

## Technique

Se laver les mains avec un savon doux (lavage simple).

### Intradermo-réaction à la tuberculine

- Préparer la solution de tuberculine : reconstituer la solution en diluant la poudre avec le solvant et prélever l'ensemble dans la seringue. La préparation doit être injectée immédiatement après la préparation.
- Enfiler les gants.
- Aseptiser la peau et la laisser sécher avant d'agir.
- Injecter la dose prescrite habituellement recommandée pour ce test soit 10 Unités Internationales dans 1ml en intradermique à la face antéro-externe de l'avant bras.
- Tenir l'avant-bras dans la main non dominante et tendre la peau avec le pouce et introduire l'aiguille biseau vers le haut sous l'épiderme, parallèlement à la surface de la peau en formant un angle de 15°.
- Injecter lentement la solution en sentant une légère résistance. L'injection de tuberculine doit produire une petite saillie blanche gaufrée de 8 mm de diamètre environ. La distension des pores de la peau provoque une « peau d'orange ».
- Entourer le site d'injection au stylo bille pour faciliter la lecture ultérieure. Appliquer une compresse sèche sur le point d'injection.

### Applicateur

Le test s'effectue par administration intradermique de la tuberculine par multipuncture à la face antérieure de l'avant-bras ou du deltoïde. Éviter les zones de peau acnéiques ou porteuses de lésions cutanées.

- Aseptiser la peau et laisser sécher avant d'intervenir.
- Saisir l'applicateur entre l'index et le majeur de la main dominante, les pointes tournées vers le bas, le pouce sert à exercer une pression lors de l'application.
- Ôter doucement le capuchon protecteur par un mouvement de dévissage.
- Prendre l'avant-bras du patient dans la main non dominante, tendre la peau et appuyer fermement l'applicateur avec le pouce pendant au moins deux secondes.
- Demander à l'un des parents s'il s'agit d'un enfant, de maintenir l'enfant durant l'application et dans les minutes qui suivent.
- Ne pas essuyer, laisser sécher 3 à 4 minutes et entourer la zone de piqûre avec un stylo avant d'autoriser le patient à se revêtir.

## Lecture de la réaction

L'allergie tuberculinique étant une réaction d'hypersensibilité retardée la lecture de la réaction se fera entre le 2e et le 4e jour, de préférence à la 72e heure en mesurant l'induration dans son diamètre transversal.

La réaction est positive en présence d'un nodule érythémateux d'au moins 5 mm de diamètre pour l'intradermo-réaction à la tuberculine et d'au moins 2 mm par multipuncture avec applicateur.
La réaction est négative en présence d'une simple rougeur sans infiltration ou quand l'induration est inférieure au diamètre exigé.
Il y a une possibilité de négativation temporaire dans les semaines suivant une maladie infectieuse, virale ou une vaccination par vaccin à virus vivant.

### Incidents et conduite à tenir

Absence de papule en « peau d'orange » lors de l'intradermo-réaction en raison d'une injection trop profonde : recommencer en changeant l'ensemble du matériel et en piquant à au moins 5cm du premier site d'injection.

Réaction intense avec grosse papule de 1 à 2 cm de diamètre s'accompagnant d'un prurit local : éviter une surinfection par grattage en particulier chez l'enfant (couper les ongles, recouvrir d'un pansement sec).

## TRANSFUSION DE PRODUITS D'ORIGINE HUMAINE

### Définition

La transfusion consiste à injecter et à perfuser des produits d'origine humaine nécessitant un contrôle de compatibilité obligatoire.
Il repose sur un ensemble de mesures visant à assurer la sécurité transfusionnelle : bonnes pratiques de prescription, de transport de réception, de conservation et d'injection des produits, surveillance et information du patient.
La traçabilité est obligatoire et indispensable à la réalisation des enquêtes transfusionnelles en cas de pathologies chez le receveur ou le donneur.
L'hémovigilance consiste à organiser la surveillance depuis la collecte du sang jusqu'au suivi du receveur. Son but est de recueillir et d'évaluer les informations sur les effets inattendus ou indésirables liés à l'administration des produits sanguins.

### Matériel

Produit sanguin : concentré globulaire, plasma frais, concentré de plaquettes.
Gants à usage unique non stériles.
Tubulure munie d'un filtre.
Antiseptique.
Compresses stériles.

### Techniques

#### Contrôles préalables avant toute transfusion de produits labiles

- S'assurer de la présence d'un médecin dans le service pouvant intervenir à tout moment.
- S'assurer que le patient a été informé.
- Vérifier la prescription médicale, la présence des résultats de deux déterminations de groupe sanguin, le résultat de la recherche récente d'agglutines irrégulières (RAI) pour la transfusion d'un concentré globulaire.
- Vérifier la concordance entre l'identité du patient/carte de groupe sanguin et dossier transfusionnel et la compatibilité du groupe sanguin du patient et celui du produit sanguin.
- Vérifier la date de péremption et l'intégrité de la poche.
- Transcrire dans le dossier transfusionnel du patient le numéro d'identification du produit transfusé.

#### Transfusion d'un culot globulaire (CG) ou concentré érythrocytaire (CE)

Se laver les mains avec un savon antiseptique, enfiler les gants.

- Contrôle pré-transfusionnel simultané du groupe du receveur et de l'unité à transfuser au moyen de la méthode de Beth-Vincent (sérums-tests anti-A, anti-B présentés en tubulures mono-doses avec carton pré-imprimé) ; impérativement au lit du patient; unité par unité au moment de leur transfusion.
- Lire les réactions (cf. tableau ci-dessous).
- Brancher la tubulure au dispositif intraveineux et régler le débit : 0,1 ml/Kg/ minute soit 1 à 2 gouttes/kg/minute en limitant à 1 goutte/kg/minute pendant les 10 à 30 premières minutes. La durée moyenne de passage d'un concentré globulaire est de 1 heure et demie à deux heures.

#### Transfusion de plasma frais congelé (PFC)

De plus en plus fréquemment, la poche de plasma est délivrée décongelée par le poste de transfusion sanguine, sinon décongeler la poche dans son emballage carton d'origine dans de l'eau à 37° maximum.

- Brancher l'embout de la tubulure au dispositif intraveineux et régler le débit pour que le produit soit transfusé dans les deux heures.

#### Transfusion de plaquettes

- Transfuser immédiatement dès réception du produit. Conserver les unités en attente de transfusion à température ambiante.
- Utiliser une tubulure munie d'un filtre sans prise d'air.
- Régler le débit pour que chaque concentré plaquettaire soit injecté en dix minutes.

#### Traçabilité

- Compéter le bon ou la fiche de traçabilité immédiatement après la pose de chaque produit sanguin et le transmettre au site transfusionnel dans le but de faciliter les éventuelles enquêtes transfusionnelles. Y indiquer les éventuels incidents survenus lors de la transfusion.

#### Hémovigilance

En cas d'incident transfusionnel, le correspondant local d'hémovigilance établit une fiche d'incident transfusionnel (FIT) qui est transmise par le site transfusionnel à l'Agence française de sécurité sanitaire des produits de santé (AFSSAPS) qui assure un suivi centralisé des incidents.

### Éléments de surveillance

- Pulsations, pression artérielle, fréquence respiratoire, faciès toutes les 10 minutes pendant la première demi-heure puis toutes les demi-heures jusqu'à la fin de la transfusion ;
- Température une fois au cours de la transfusion et systématiquement en cas de suspicion de fièvre.
- Diurèse pendant les 24 heures suivant la transfusion.

### Incidents et conduite à tenir

#### Incompatibilité (CG)

Dès le début de la transfusion : sensation d'angoisse, d'oppression, nausées, céphalées, dyspnée, douleurs dorso-lombaires, état de choc

**Contrôle ultime pré-transfusionnel : lecture des réactions**

| | Groupe sanguin du patient et du transfusé | Après addition du sérum test Anti-B | Après addition du sérum test Anti-A | Après addition du sérum test Anti-A+B |
|---|---|---|---|---|
| A | Patient | ❍ | ● | ● |
| | concentré globulaire | ❍ | ● | ● |
| B | Patient | ● | ❍ | ● |
| | concentré globulaire | ● | ❍ | ● |
| A+B | Patient | ● | ● | ● |
| | concentré globulaire | ● | ● | ● |
| O | Patient | ❍ | ❍ | ❍ |
| | concentré globulaire | ❍ | ❍ | ❍ |

avec hypotension artérielle, apparition d'un ictère et d'une oligo-anurie.

#### Complication bactérienne (CG – PFC – Plaquettes)

État de choc avec marbrures, tachycardie, hypotension, cyanose, polypnée, hyper ou hypothermie.Sensation de malaise général accompagné d'angoisse, de troubles du comportement, de dyspnée. Troubles digestifs à type de douleurs abdominales, nausées, vomissements, diarrhée aiguë.

#### Surcharge volémique (CG – PFC)

Ils surviennent chez un receveur cardiaque ou âgé au cours d'une transfusion trop rapide. On observe un tableau d'œdème aigu du poumon (OAP).

#### Réaction allergique (CG)

Éruption cutanée urticarienne avec parfois de la fièvre pouvant aller exceptionnellement jusqu'au choc anaphylactique avec œdèmes.

#### Réaction « frisson-hyperthermie » (CG – PFC)

Elle peut être de nature immunologique, bactérienne ou toxi-infectieuse.

Elle se traduit par une sensation de froid accompagnée de frissons intenses, suivis après quelques minutes par une tachycardie et une hyperthermie brutale. Parfois on observe un malaise général et un érythème prédominant à la face ou, à l'inverse, une pâleur.

La suspicion d'un incident transfusionnel par incompatibilité ou d'origine bactérienne entraîne l'arrêt de la transfusion, le prélèvement de deux hémocultures à une heure d'intervalle.

Tout incident transfusionnel entraîne la rédaction d'une fiche d'incident transfusionnel transmise à l'établissement de transfusion sanguine. Des examens bactériologiques et immuno-bactériologiques pourront être réalisés ainsi que l'étude de l'intégrité de la poche.

## VENTILATION ASSISTÉE

### Définition

Il s'agit de contrôler le fonctionnement des appareils de ventilation assistée, les différents paramètres et de surveiller les patients placés sous cet appareil.

### Matériel

Appareil de ventilation assistée.

Accessoires : tuyaux à usage unique à structure annelée rendant impossible les coudures, filtre antibactérien, raccord annelé, pièges à eau.

### Technique

- S'assurer du fonctionnement du respirateur, des capteurs de spirométrie et des alarmes de basse et haute pression avant chaque branchement en le faisant fonctionner à vide.
- Vérifier l'étanchéité des tuyaux, des raccords et du réservoir pour l'humidification du mélange air-oxygène.
- En cours de ventilation, selon les directives en vigueur : utiliser un jeu de tuyau à usage unique qui ne sera changé qu'à l'occasion de la stérilisation de l'appareil entre deux patients ou en cas de souillure par des sécrétions ; ou changer le circuit tous les cinq jours et systématiquement entre chaque patient.
- Changer le filtre antibactérien du circuit patient habituellement toutes les 24 à 48 heures selon les recommandations du comité de lutte contre les infections nosocomiales local.
- Vérifier l'état du raccord annelé et le changer dans le cas d'accumulation de sécrétions dans les anneaux.
- Vérifier l'état de l'humidificateur et des tuyaux à la recherche de fuites.
- Veiller à positionner les pièges à eau en déclive et à les vider régulièrement. En cas d'utilisation d'un humidificateur chauffant,

changer l'eau quotidiennement et le remplir avec de l'eau stérile dès que le niveau baisse.

### Contrôle des différents paramètres et surveillance du patient

- Vérifier la prescription médicale concernant les réglages du respirateur et sa concordance avec les paramètres affichés du respirateur.
- Contrôler la spirométrie et noter ses chiffres :
  - la fréquence (de 14 à 20/min) ;
  - le volume courant (volume de gaz inspiré et expiré à chaque cycle respiratoire : de 9 à 15 ml/Kg de poids corporel) qui sera modifié en fonction de la $PaCO_2$ mesurée dans le sang artériel ;
  - la fraction inspiratoire d'oxygène ou $FiO_2$ (de 21 à 60 % en fonction de l'hypoxie associée) et le rapport des durées respectives de l'inspiration et de l'expiration I/E (l'inspiration devant durer moins de 50 % d'un cycle).

#### Soins quotidiens

- Vérifier la sonde d'intubation ou la canule de trachéotomie : fixation, pression du ballonnet état de la narine ou de l'orifice de trachéotomie.
- Vérifier l'humidification des voies aériennes : en cas d'utilisation d'un humidificateur chauffant, le remplir régulièrement avec de l'eau stérile jusqu'au trait supérieur, régler le thermostat de l'humidificateur en fonction des besoins du patient (entre 32 et 34 °C) et en vérifier la température à chaque contrôle des paramètres.
- Vérifier l'efficacité de la ventilation par la mesure des gaz du sang artériels ; contrôler le positionnement de la sonde d'intubation et l'état pulmonaire par la réalisation des radiographies pulmonaires ; rechercher s'il y a lieu une infection pulmonaire en effectuant des prélèvements distaux protégés et de la flore trachéale.
- Effectuer les aspirations trachéales aseptiques systématiques et lorsque le patient présente des signes de toux et d'agitation. Noter l'importance des sécrétions, leur aspect : couleur, odeur.
- Réaliser des soins de bouche trois à six fois par 24 heures et changer la canule de Guedel chaque jour.
- Changer la fixation de la sonde ou de la canule et réaliser des soins de nez deux à trois fois par jour.
- Éviter les inhalations accidentelles en prenant garde lors des changements de position de garder le piège à eau en position déclive.
- Prévenir les escarres (voir procédure de soins).

### Éléments de surveillance

- La spirométrie :
  - une spirométrie basse peut être due à une fuite dans le circuit du respirateur (tuyaux, humidificateur, raccords), à la perforation d'une valve, à un ballonnet de sonde d'intubation ou de trachéotomie insuffisamment gonflé ou à une sonde obstruée par des sécrétions : vérifier l'intégrité du circuit, le gonflage du ballonnet, aspirer le patient.
  - une spirométrie élevée peut traduire une noyade du circuit expiratoire (humidité, condensation), être liée à une désadaptation du patient au respirateur ou aux réglages inadéquats des paramètres de ventilation par rapport aux besoins du patient : vider les pièges à eau et informer rapidement le médecin si la spirométrie reste élevée.
- Adaptation du patient à la machine : patient calme, coloré, sans sueurs, ni cyanose ni marbrures, sans tirage et battements des ailes du nez, mouvements de soulèvement du thorax et de l'abdomen simultanés et synchronisés avec l'appareil.
- Auscultation des poumons pour vérifier le passage d'air dans les deux poumons.
- Degré de conscience, de somnolence ou d'agitation, l'absence ou la présence de lutte contre le ventilateur.

### Incidents et conduite à tenir

Inefficacité de la ventilation par obstruction partielle ou totale du circuit ou de la sonde, ballonnet insuffisamment gonflé, mode de ventilation inadapté : aspirer régulièrement le patient vérifier la pression du ballonnet.

Débranchement ou extubation accidentels : envisager un mode de contention si le patient est agité.

## VENTILATION MANUELLE INSTRUMENTALE PAR MASQUE

### Définition

La ventilation par masque permet d'assurer une oxygénation et rejeter le gaz carbonique en excès face à un arrêt ventilatoire ou cardio-respiratoire, une insuffisance respiratoire aiguë en attente d'intubation.

L'appareil utilisé est composé d'un masque, d'une valve anti-reflux et d'un ballon permettant d'insuffler de l'air enrichi en oxygène dans les poumons d'un patient dans l'incapacité de respirer lui-même.

### Matériel

Masque de caoutchouc muni d'un pourtour souple pour assurer l'étanchéité autour du nez et de la bouche lors des insufflations.

Ballon de caoutchouc auto-gonflable muni d'une entrée d'enrichissement de l'air en oxygène, de taille adaptée au volume d'air à insuffler (adulte, enfant, nourrisson).

Valve anti-retour qui, par sa fermeture lors de l'insufflation, oblige l'air à se diriger vers les poumons.

Nécessaire pour administration d'oxygène : source d'oxygène (obus ou distributeur mural) débitmètre, tubulure et raccord.

Matériel d'aspiration bronchique et buccal en état de marche.

Canule de Guedel.

Gants à usage unique non stérile.

### Technique

- Installer le matériel d'aspiration et vérifier son fonctionnement.
- Assembler les différents éléments de l'appareillage de ventilation manuelle : monter la valve sur le ballon puis la fixer sur le masque et vérifier le fonctionnement du ballon.
- Adapter si besoin la tubulure à oxygène sur le ballon et la relier au débitmètre.
- Installer le patient en décubitus dorsal.
- Enfiler les gants à usage unique.
- Ôter les prothèses dentaires et s'assurer de l'absence de corps étrangers dans les voies aériennes supérieures. Sinon dégager les sécrétions au doigt ou par aspiration.
- Si les réflexes du patient sont abolis, introduire une canule oropharyngée (de Guedel).
- Subluxer la mâchoire inférieure en plaçant les mains de chaque côté du visage, pouce sur les

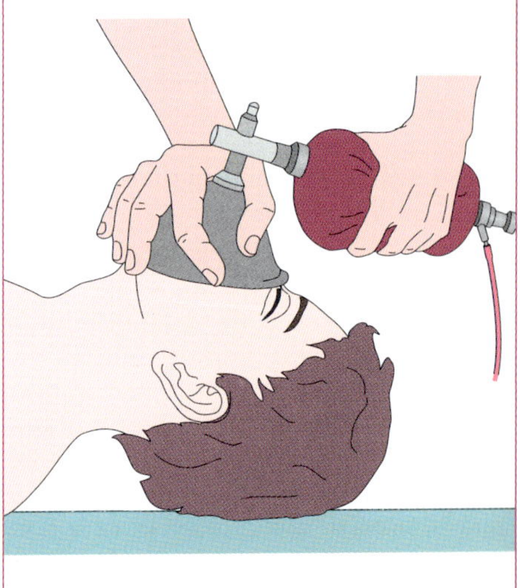

Figure 16 : Ventilation manuelle par masque et ballon.

joues et autres doigts sous l'angle de la mâchoire, puis basculer la tête en arrière pour mettre le cou du patient en extension si cela n'est pas contre-indiqué. Soulever le menton du patient en mettant les doigts d'une main en crochet et en appuyant sur le front avec la paume de l'autre main.

- Appliquer le masque sur le nez et la bouche.
- Déprimer le ballon avec la main dominante en le pressant (complètement sur deux respirations pour un adulte et légèrement pour un enfant) au moment de l'effort inspiratoire du patient, si celui-ci n'est pas aboli.
- Insuffler lentement et sans exercer de pression trop forte pour éviter d'introduire de l'air dans l'estomac :
  - environ 800 à 1 000 ml d'air par pression du ballon 10 à 12 fois par minute chez un adulte (soit toutes les 5 à 6 secondes) ;
  - 500 ml d'air par pression 15 à 25 fois par minute chez un enfant (soit toutes les 3 à 4 secondes) ;
  - 250 ml par pression chez un nourrisson 25 à 35 fois par minute.

### Éléments de surveillance

Efficacité de la ventilation : soulèvement et affaissement du thorax (et de la partie supérieure de l'abdomen chez le nourrisson).
Auscultation des deux champs pulmonaires.
Coloration des extrémités et des téguments.
Réactions du patient et état de conscience pour détecter les signes d'amélioration ou de complication.

### Incidents et conduite à tenir

Inefficacité des insufflations : désobstruction des voies aériennes, vérification de l'étanchéité du masque.
Vomissements par insufflation d'air dans l'estomac : positionner le patient sur le côté, aspirer la bouche et insuffler doucement l'air.

## VIGILANCES SANITAIRES

### Définition

La sécurité sanitaire repose sur la vigilance. Celle-ci consiste à surveiller les incidents et les effets indésirables, à gérer ces incidents et à utiliser une procédure de signalement.
Plusieurs systèmes de vigilance existent : pharmacovigilance, hémovigilance, matériovigilance, réactovigilance, biovigilance, infectiovigilance.
Chacune de ces vigilances a un champ d'application spécifique et une organisation particulière quant à la gestion des incidents et la procédure de signalement.
Tout professionnel de santé est dans l'obligation de déclarer sans délai les incidents ou risques d'incidents dès lors qu'il est associé à un dispositif médical ou aux effets d'un médicament.

#### La pharmacovigilance

Elle permet d'identifier, de recueillir, d'évaluer et de prévenir les effets inattendus ou toxiques des médicaments. Elle a été étendue aux médicaments dérivés du sang et à ceux d'origine humaine ainsi qu'aux médicaments et produits contraceptifs.

S'ajoute à la pharmacovigilance, l'obligation de traçabilité des médicaments dérivés du sang par le pharmacien.

#### L'hémovigilance

Elle consiste à organiser la surveillance depuis la collecte du sang jusqu'au suivi des receveurs. Le but est de recueillir et d'évaluer les informations sur les effets inattendus ou indésirables liées à l'administration des produits sanguins labiles. Il

s'agit également pour ce système de gestion des risques de prévenir l'apparition de ces effets.
Il y a une obligation de traçabilité des médicaments dérivés du sang par le correspondant local d'hémovigilance.

### La matériovigilance

Elle a pour but d'améliorer la qualité et la sécurité des dispositifs médicaux par le biais de la surveillance des incidents ou risque d'incidents lié à l'utilisation de ces dispositifs et aux conséquences pour la santé des patients et des utilisateurs.

### La biovigilance

Elle a pour objet la surveillance des conditions de prélèvement de tissus ou d'organes d'origine humaine. Il y a une obligation de traçabilité, notamment en matière de test de dépistage de maladies transmissibles par ces produits et de leur utilisation (greffes).

### L'infectiovigilance

Elle permet l'enregistrement, le suivi et l'évaluation des infections nosocomiales. Ce rôle est actuellement dévolu au comité de lutte contre les infections nosocomiales (CLIN) obligatoire dans tout établissement de santé.

## Nature des incidents

L'incident ou risque d'incident (dispositif médical), l'effet inattendu ou indésirable (produits sanguins labiles, dérivés du sang) ou toxique (médicaments, produits contraceptifs) à déclarer sont ceux qui entraînent ou risquent d'entraîner la dégradation grave de l'état de santé du patient ou la mort d'un patient (produits sanguins labiles, dérivés du sang, médicaments), d'un utilisateur ou d'un tiers (dispositif médical).
Peuvent être déclarés des réactions nocives liées au non-respect des instructions du fabricant, des dysfonctionnements ou une altération des performances d'un dispositif médical, des omissions et insuffisances d'informations dans le mode d'emploi ou le manuel de maintenance d'un dispositif.

## Procédure de signalement

Dans tous les cas, noter l'incident dans le dossier du patient : heure de survenue, matériels, produits ou médicaments susceptible d'être en cause, mesures conservatoires.

### La pharmacovigilance

La déclaration s'effectue auprès du correspondant local de pharmacovigilance (le plus souvent le pharmacien) pour les professionnels travaillant dans un établissement de santé. Pour les professionnels exerçant en ambulatoire, la déclaration doit se faire auprès du centre régional de pharmacovigilance. Ce dernier traite les notifications provenant des professionnels de santé en établissement de santé et en libéral et les transmet à l'agence française de sécurité sanitaire des produits de santé (AFSSAPS).
Par ailleurs, l'information sur le retrait d'un médicament est transmise par le serveur de l'agence (Minitel) et son site Internet, la lettre d'alerte de l'ordre des pharmaciens.

### L'hémovigilance

La déclaration s'effectue auprès du correspondant local d'hémovigilance pour les professionnels travaillant dans un établissement de santé. Celui-ci procède aux investigations nécessaires. Une fiche d'incident transfusionnel (FIT) est établie.
L'agence française de sécurité sanitaire des produits de santé (AFSSAPS) assure un suivi centralisé des incidents.
Par ailleurs, l'information sur le retrait d'un produit sanguin labile est transmise par le serveur de l'agence (Minitel) et son site Internet, la lettre d'alerte.

### La matériovigilance

La déclaration s'effectue auprès du correspondant local de matériovigilance pour les professionnels travaillant dans un établissement de santé. Pour les professionnels exerçant en ambulatoire, la déclaration doit se faire auprès du ministère de la santé, bureau des dispositifs médicaux.
Par ailleurs, l'information sur le retrait ou la modification d'un matériel est transmise par le serveur du ministère (Minitel) et son site Internet, la publication au Journal Officiel ou au Bulletin Officiel (arrêté, décision ou circulaire), lettre d'information.

#### La biovigilance

La déclaration s'effectue auprès du correspondant local des greffes pour les professionnels travaillant dans un établissement de santé. Le signalement en cas d'incident est transmis au coordinateur inter-régional puis à l'établissement français des greffes (EFG) et à l'agence française de sécurité sanitaire des produits de santé (AFSSAPS).

#### L'infectiovigilance

La déclaration s'effectue auprès du comité local de lutte contre les infections nosocomiales (CLIN) pour les professionnels travaillant dans un établissement de santé. Ce comité prend les mesures de protection nécessaire à la lutte contre les infections nosocomiales.

### Prévention des risques

- Dans tous les cas, ne pas mettre en œuvre un acte de soins lorsque les conditions de sécurité ne sont pas réunies.
- Ne jamais accepter de réaliser un acte de soins dépassant ses compétences.

#### La pharmacovigilance

- Administrer les médicaments selon une prescription médicale écrite précise quantitative et qualitative, signée, datée.
- Connaître les effets secondaires des médicaments administrés au patient.
- Rechercher les effets inattendus ou indésirables chez les patients prenant des médicaments, quelles que soient leurs voies d'administration.

#### L'hémovigilance

- Vérifier la compatibilité entre le groupe sanguin du patient et le concentré érythrocytaire au lit du patient.
- Rechercher des signes d'incidents transfusionnels au cours de la transfusion ou dans les jours suivant la transfusion d'un produit sanguin labile.

#### La matériovigilance

- Prendre connaissance du mode d'emploi, du manuel de maintenance des dispositifs médicaux utilisés.
- Connaître le fonctionnement du matériel et apprendre à l'utiliser.
- Vérifier tout dispositif médical avant son utilisation.

#### L'infectiovigilance

- Se laver les mains avant et immédiatement après tout acte de soins et tout contact avec un patient.
- Mettre en œuvre et respecter les mesures d'isolement pour tout patient porteur d'une infection nosocomiale.
- Connaître et appliquer les mesures de sécurité (précautions standards).

# III

# Les médicaments

# Index général des médicaments

## Principes généraux pour la prescription, l'administration des médicaments, les éléments de surveillance et l'éducation du patient

La dispensation des médicaments s'effectue à partir d'une prescription médicale écrite, qualitative et quantitative. La prescription précise le nom et prénom du patient, le nom du médicament et/ou sa dénomination commune internationale (DCI), sa forme galénique, la dose quotidienne – éventuellement rapportée au poids en kg, en particulier chez l'enfant –, le rythme d'administration et dans certains cas l'horaire de prise, la durée du traitement, le nom et la qualité du prescripteur, la date.

Pour les personnes dépendantes, les médicaments peuvent être donnés par toute personne chargée de l'aide aux actes de la vie courante. Cette distribution ne concerne pas l'injection des médicaments nécessitant un dosage très précis (insuline, anticoagulants par exemple) qui est du rôle de l'infirmière.

La surveillance porte sur les réactions après l'administration du médicament, ses éventuels effets secondaires ou indésirables ainsi que ses effets sur la diminution ou la disparition des symptômes. Tout professionnel de santé est dans l'obligation de déclarer sans délai les incidents dès lors qu'il est associé aux effets d'un médicament (en établissement de santé : déclaration au correspondant local de pharmacovigilance, le plus souvent le pharmacien; en pratique libérale : auprès du centre régional de pharmacovigilance).

L'éducation du patient et éventuellement de son entourage consiste à vérifier la compréhension du traitement et de ses modalités de prise par le patient et à favoriser l'observance du traitement par une bonne acceptation de la forme galénique, une intégration des prises dans les activités de la vie quotidienne et l'utilisation d'un aide-mémoire si nécessaire.

Les conseils prodigués visent également à prévenir l'automédication en raison des effets indésirables et secondaires des médicaments en particulier en cas d'associations médicamenteuses.

*N.B.* ***Les segments-clés DCI*** *sont un suffixe, un préfixe ou un segment interne du nom d'un médicament en dénomination commune internationale. Ils correspondent à une nomenclature permettant de classer les médicaments en fonction de leur structure chimique (parfois la même structure chimique est retrouvée dans plusieurs classes de médicaments car ces dernières s'intéressent aux effets thérapeutiques). Cependant les segments-clé permettent de rattacher toute nouvelle molécule à une catégorie de produits, ce qui est utile pour pouvoir se repérer lors de l'arrivée de nouveaux médicaments sur le marché.*

# ANTAGONISTES DE L'ANGIOTENSINE II

## Propriétés – Mécanismes d'action

Le système rénine-angiotensine-aldostérone est un système hormonal situé au niveau du rein, qui intervient dans la régulation de la pression artérielle en régulant la vasoconstriction des artérioles ainsi que l'élimination d'eau et de sodium. L'angiotensine ayant un effet hypertenseur, le blocage de ses récepteurs abaisse donc la pression artérielle.

## Indications

Traitement de l'hypertension artérielle.

## Contre-indications

- Grossesse ou allaitement.
- Insuffisance hépatique sévère et insuffisance rénale sévère (pour telmisartan).

**Associations contre-indiquées :** potassium, diurétiques hyperkaliémiants (par ex. spironolactone), inhibiteurs de l'enzyme de conversion, lithium (risque de surdosage).

**Associations à utiliser avec précaution :** insuline et sulfamides hypoglycémiants, AINS, autres antihypertenseurs, antidépresseurs tricycliques, neuroleptiques.

## ✔ Effets secondaires – Surveillance

- Risque d'hypotension artérielle brutale et/ou d'insuffisance rénale en cas de déficit en eau et en sodium préexistant (diurétique, régime sans sel, diarrhée ou vomissements) ou en cas d'insuffisance cardiaque.
- Possibilité d'hypotension orthostatique en particulier après la première dose et en cas d'association avec des diurétiques et d'autres antihypertenseurs.
- En cas d'insuffisance rénale et chez le sujet âgé → surveillance régulière du potassium et de la créatinine sériques (risque d'hyperkaliémie).
- En cas d'insuffisance hépatique → diminution de la dose avec certains produits (losartan, telmisartan).

Une surveillance de la fonction rénale et la kaliémie permettent le contrôle de la tolérance clinique et biologique des médicaments.

## Conseils pratiques

Une seule prise par jour au cours ou en dehors des repas.

La prévention des complications de l'hypotension, en particulier les chutes consiste à conseiller un passage progressif de la position assise à debout et à surélever la tête de lit la nuit.

Le traitement associé aux changements de mode de vie (amaigrissement, diminution de la consommation d'alcool, activité physique régulière, diminution des apports de sel et arrêt du tabac) contribue à faire baisser la pression artérielle.

La surveillance de la pression artérielle doit être régulière. Un apprentissage de l'automesure de la pression artérielle et la tenue d'un carnet de surveillance par le patient peut s'avérer utile pour le suivi des effets du traitement.

### Produits disponibles

***Segment-clé DCI :* -sartan**

Candésartan (Atacand®, Kenzen®)
Éprosartan (Tévéten®)
Irbésartan (Aprovel®)
Losartan® (Cozaar®)
Telmisartan (Micardis®, Pritor®)
Valsartan (Nisis®, Tareg®)

*Association avec un diurétique*

Coaprovel®, Cokenzen®, Cotareg®, Fortzaar®, Hyzaar®, Nisisco®, Micardiplus®, Pritorplus®

# ANTALGIQUES

## Principes généraux

La stratégie de prise en charge de la douleur consiste à :

prévenir la douleur induite par des gestes ou soins douloureux,

soulager la douleur par des antalgiques associés à une installation confortable du patient si ce dernier est alité ou confiné au fauteuil (postures, matelas ou sur-matelas d'aide à la prévention des escarres).

Il est conseillé d'utiliser une échelle de mesure de la douleur (EVA, EN, EVS), de noter le résultat, le siège de la douleur afin d'apprécier son évolution ainsi que les effets des antalgiques, et d'évaluer le retentissement émotionnel et physique de la douleur (humeur, capacité à marcher, activités, relations avec les autres, sommeil).

La stratégie d'utilisation des antalgiques s'effectue selon trois paliers de prescriptions en fonction de l'intensité de la douleur.

## Niveau 1 ou antalgiques non opiacés

### Paracétamol

*Propriétés :* analgésique-antipyrétique sans effet anti-inflammatoire.

*Contre-indications :* insuffisance hépatique, allergie connue au paracétamol.

> **✔ Effets secondaires – Surveillance**
>
> Très rares réactions allergiques (éruptions cutanées, thrombopénies). Hépatotoxicité en cas de surdosage (> 4 g/j chez l'adulte, > 80 mg/kg/j chez l'enfant) ou d'atteinte hépatique préalable ou chez l'alcoolique.

*Conseils pratiques :* ne pas dépasser les doses maximales recommandées. Espacer les prises de 6 heures (4 heures minimum et 8 heures en cas d'insuffisance rénale sévère). Utilisable en cas de grossesse et d'allaitement.

**Produits disponibles :** Claradol®, Daflagan®, Doliprane®, Dolitabs®, Dolko®, Dolotec®, Efferalgan®, Efferalganodis®, Expandox®, Géluprane®, Panadol®, Paralyoc®, Perfalgan®. De nombreux produits associant le paracétamol avec de la caféine, de l'acide acétylsalicylique, de la vitamine C ou d'autres produits sont disponibles sur le marché, mais leur emploi n'est pas recommandé en dehors de l'automédication et de la prescription par le pharmacien.

### Salicylés

*Propriétés :* analgésique-antipyrétique, anti-inflammatoire (à fortes doses : 3 à 6 g chez l'adulte et 80 et 100 mg/kg/j chez l'enfant), antiagrégant plaquettaire (à faibles doses : 75 à 325 mg/j chez l'adulte).

*Contre-indications :* allergie connue aux salicylés, maladies ulcéreuses gastro-intestinales, maladies hémorragiques, risques hémorragiques, virose (risque de syndrome de Reye), grossesse au 3e trimestre.

**Association contre-indiquée :** antivitamines K.
**Associations déconseillées :** autres AINS, stérilet, héparine.

> **✔ Effets secondaires – Surveillance**
>
> Réactions allergiques (éruptions cutanées, crises asthme, choc anaphylactique), troubles digestifs (gastralgies, hémorragie digestive), hémorragies avec allongement du TS. Très rare : syndrome de Reye (coma avec atteinte hépatique chez l'enfant ou l'adulte jeune atteint de virose, notamment la grippe).

*Conseils pratiques :* ne pas dépasser les doses maximales recommandées. Espacer les prises de 6 heures (4 heures minimum et 8 heures en cas d'insuffisance rénale sévère).

**Produits disponibles :** Alka-Seltzer®, Aspégic®, Aspirine du Rhône®, Aspirine PH8®, Aspirine UPSA®, Aspisucre®, Aspro®, Catalgine®, Claragine®.

### Anti-inflammatoires non stéroïdiens

*Propriétés :* effet analgésique et antipyrétique à faibles doses (l'effet anti-inflammatoire n'apparaît que pour des doses plus importantes).

*Contre-indications :* allergie connue à un AINS ou à l'aspirine, ulcère gastro-duodénal en évolution, insuffisance hépatique et rénale sévères, grossesse et allaitement, lupus érythémateux disséminé.

Associations déconseillées : anticoagulants, lithium, stérilet.

> **✔ Effets secondaires – Surveillance**
>
> Troubles digestifs, ulcère gastro-duodénal, hémorragie digestive, réactions allergiques (éruptions cutanées, crise d'asthme, choc anaphylactique), vertiges, céphalées.

*Conseils pratiques :* à utiliser avec précaution chez les personnes âgées et cas d'antécédents d'ulcère gastro-duodénal.

**Produits disponibles :** acide méfénamique (Ponstyl®), diflunisal (Dolobis®), ibuprofène (Advil®, Antarène®, Brufen®, Expanfen®, Hémagène Tailleur®, Intralgis®, Nureflex®, Nurofen®, Upfen®), kétoprofène (Profénid®, Toprec®), naproxène (Alève®).

### NORAMIDOPYRINE OU MÉTAMIZOLE

*Propriétés :* analgésique (effet supérieur à celui du paracétamol et de l'aspirine).

*Contre-indications :* allergie connue à la noramidopyrine ou à l'aspirine, enfants < 15 ans, grossesse et allaitement.

> **✔ Effets secondaires – Surveillance**
>
> Risque d'agranulocytose (< 1 cas par million de patients traités, en général régressive à l'arrêt du traitement mais mortelles dans 10 % des cas) → **n'utiliser qu'en l'absence d'autres alternatives thérapeutiques.** Autres réactions allergiques : éruptions cutanées, crise d'asthme, choc anaphylactique. Coloration rouge des urines.

*Conseils pratiques :* administration lente en IV (minimum 3 minutes car risque de douleur locale et de chute de la PA) et incompatibilité avec le phloroglucinol (Spasfon®).

**Produits disponibles :** Novalgine®, Céfaline-Pyrazolé®, Optalidon®, Salgydal®
*Association avec un antispasmodique :* Avafortan®, Viscéralgine Forte®

## Niveau 2 ou opiacés faibles

### CODÉINE ET DÉRIVÉS

*Propriétés :* antalgique morphinique faible ayant un faible effet dépresseur respiratoire réduit. Peut être facilement associé à un antalgique de niveau 1.

*Contre-indications :* allergie au produit, asthme, insuffisance respiratoire, insuffisance hépatique, insuffisance rénale sévère, enfants (variables selon les produits), toxicomanes, grossesse et allaitement.

**Associations déconseillées :** agonistes-antagonistes de la morphine (cf. *infra*).

> **✔ Effets secondaires – Surveillance**
>
> Constipation, nausées, vomissements, somnolence, réactions cutanées allergiques, bronchospasme.

*Conseils pratiques :* éviter toute utilisation prolongée à fortes doses (risque de dépendance). Utiliser avec prudence chez le sujet âgé et chez les conducteurs et utilisateurs de machines.

**Produits disponibles**
Codéine : Codenfan®
Dihydrocodéine : Dicodin®
*Association au paracétamol :*
Algisédal®
Claradol-Codéine®
Codoliprane®
Dafalgan-Codéine®
Efferalgan-Codéine®
Klipal-Codéine®
Lindilane®
Migralgine®
Prontalgine®
*Association à l'aspirine :* Compralgyl®

### DEXTROPROPOXYPHÈNE ASSOCIÉ

*Propriétés :* antalgique morphinique faible, dérivé synthétique de la méthadone, ayant un effet analgésique inférieur à celui de la codéine. Est toujours associé au paracétamol.

*Contre-indications :* allergie connue au dextropropoxyphène, insuffisance hépatique, insuffisance rénale sévère, toxicomanes, grossesse et allaitement, enfants < 15 ans.

**Associations déconseillées :** agonistes-antagonistes de la morphine (cf. *infra*).

### ✔ Effets secondaires – Surveillance

Nausées, vomissements, constipation, céphalées, somnolence, euphorie. Plus rarement : hypoglycémie, réactions cutanées allergiques, hépatites.

*Conseils pratiques :* éviter toute utilisation prolongée à fortes doses (risque de dépendance). Utiliser avec prudence chez les personnes âgées, les conducteurs et utilisateurs de machines, les patients suicidaires ou sous psychotropes.

#### Produits disponibles

Algoced®
Diadupsan®
Dialgirex®
Di-Antalvic®
Di-Dolko®
Dioalgo®
Propofan®

#### TRAMADOL

*Propriétés :* antalgique morphinique faible ayant des effets dépresseur respiratoire et toxicomanogène plus faibles que ceux de la morphine.

*Contre-indications :* grossesse et allaitement, enfants < 12 ans, allergie connue aux opiacés ou au tramadol, insuffisance respiratoire sévère, insuffisance hépatique, épilepsie non contrôlée, intoxication alcoolique.

### ✔ Effets secondaires – Surveillance

Étourdissements, nausées, constipation, céphalées, somnolence, vomissements, prurit. Plus rarement : confusion, hallucinations, douleurs abdominales, dépression respiratoire, réactions allergiques (urticaire, œdème de Quincke, bronchospasme), convulsions.

**Associations déconseillées:** IMAO, agonistes-antagonistes de la morphine (cf. *infra*).

*Conseils pratiques :* éviter l'utilisation prolongée (risque de dépendance). Utiliser avec prudence chez les personnes âgées, les conducteurs et les utilisateurs de machines ainsi que chez ceux présentant des convulsions. Par voie IV : sous surveillance médicale stricte, matériel de réanimation disponible (risque d'hypotension, de défaillance respiratoire et de choc anaphylactique).

#### Produits disponibles

Biodialgic®
Contramal®
Takadol®
Topalgic®
Trasédal®
Zamudol®
Zumalgic®
*Association avec le paracétamol* (tramadol 37,5 mg + paracétamol 325 mg) : Ixprim®, Zaldiar®.

## Niveau 3 ou morphiniques

### AGONISTES/ANTAGONISTES

#### Buprénorphine (Temgésic®)

*Propriétés :* analgésique morphinique ayant une action plus longue que la morphine mais effet plafond au-delà de 1 mg par voie sub-linguale ou 0,6 mg par voie injectable.
Délai d'action = 10 à 20 min par voie injectable, 15 à 45 min en sub-lingual.
Durée d'action = 6 à 8 heures.

*Contre-indications :* allergie connue à la buprénorphine, insuffisance respiratoire sévère, insuffisance hépatique grave, intoxication alcoolique et delirium tremens, traitement par un agoniste morphinique pur, enfants < 15 ans, grossesse et allaitement.
Association contre-indiquée avec les autres morphiniques.

### ✔ Effets secondaires – Surveillance

Somnolence, nausées et vomissements plus fréquents qu'avec la morphine. En général, pas de syndrome de sevrage après arrêt du traitement. Possibilité de déclenchement d'un syndrome de sevrage chez les toxicomanes du fait de ses propriétés antagonistes.

*Conseils pratiques :* laisser fondre le comprimé sub-lingual car inefficace en absorption orale. 0,3 mg de buprénorphine IM correspondent à 10 mg de morphine en SC.

### Nalbuphine

*Propriétés :* analgésique morphinique ayant une action antalgique identique à celle de la morphine mais un effet plafond au-delà de 30 mg.
Délai d'action = 2 à 3 min par voie IV et 15 à 30 min par voies SC ou IM.
Durée d'action = 3 à 6 heures.

*Contre-indications :* allergie connue à la nalbuphine, syndrome douloureux abdominal de cause inconnue, enfants < 18 mois, allaitement et grossesse.
**Associations contre-indiquées :** agonistes morphiniques purs.

#### ✔ Effets secondaires – Surveillance

Somnolence, vertiges, nausées et vomissements, céphalées. Plus rarement : troubles de l'humeur, troubles visuels, bouffées de chaleur, crampes abdominales.

*Conseils pratiques :* incompatibilité avec le diazépam (Valium®) et la prométhazine (Phénergan®). 10 mg de nalbuphine correspondent à 10 mg de morphine. Bonne tolérance hémodynamique et cardiaque autorisant son utilisation dans l'IDM, mais sa durée d'action est trop courte pour les douleurs chroniques.

### Pentazocine (Fortal®)

*Propriétés :* analgésique morphinique de synthèse, ayant une action antalgique 3 fois plus faible que celle de la morphine.
Délai d'action = 15 à 30 min.
Durée d'action = 3 à 6 heures.

*Contre-indications :* allergie connue à la pentazocine, insuffisance respiratoire décompensée, insuffisance hépatique sévère, syndrome douloureux abdominal de cause inconnue, traumatisme crânien, épilepsie, intoxication éthylique et delirium tremens, enfants < 15 ans, grossesse et allaitement.
**Associations contre-indiquées :** agonistes morphiniques purs.

#### ✔ Effets secondaires – Surveillance

Effet hypertenseur et tachycardisant, troubles de l'humeur et hallucinations à fortes doses, constipation, somnolence, nausées et vomissements.

*Conseils pratiques :* 30 mg de pentazocine en IM correspondent à 10 mg de morphine en SC.

### Morphiniques vrais

Les effets secondaires sont plus ou moins marqués selon les produits et les modes d'administration mais globalement identiques.

#### ✔ Effets secondaires – Surveillance

- Respiration : dyspnée.
- Circulation : hypotension orthostatique.
- Neurologique : sédation, confusion mentale, vertiges, cauchemars, hallucinations et excitation (surtout chez les sujets âgés).
- Digestif : constipation, nausées, vomissements.
- Urinaire : rétention urinaire (en particulier en cas d'adénome prostatique).

**Signes de surdosage :** dépression respiratoire, myosis extrême, hypotension, hypothermie avec coma profond.
→ La naloxone (Narcan®) constitue un antidote très utile pour rétablir une conscience et une respiration correctes limitant les gestes de réanimation agressifs.

*Conseils pratiques*
- Utiliser avec prudence chez le sujet âgé.

La constipation est prévenue en encourageant la consommation de fibres alimentaires et de boissons en quantité suffisante ainsi que, dans la mesure du possible, par une activité physique régulière et si nécessaire par la prescription d'un laxatif.
Les nausées peuvent nécessiter la prescription d'un antiémétique.
Associations déconseillées ou à utiliser avec prudence : antitussifs contenant de la codéine, médicaments psychotropes altérant l'état de conscience (notamment les benzodiazépines).

### Fentanyl

*Propriétés :* morphine de synthèse ayant une action antalgique 100 fois plus puissante que la morphine.
Existe sous deux présentations :

- Forme percutanée (Durogésic®) : traitement des douleurs chroniques d'origine cancéreuse, intenses ou rebelles aux autres antalgiques (alternative possible en cas d'intolérance à la morphine).
  Délai d'action = 24 à 72 h.
  Durée d'action = 72 h.
- Forme buccale (Actiq®) : traitement des accès douloureux paroxystiques chez des patients recevant déjà un traitement de fond pour des douleurs chroniques d'origine cancéreuse.
  Délai d'action = 5 à 15 min.
  Durée d'action = 1 à 3,5 h.

*Contre-indications :* allergie connue au fentanyl, dépression respiratoire sévère.

*Conseils pratiques*

- Actiq® : en cas de sécheresse de la bouche, boire un verre d'eau pour humidifier la muqueuse avec la prise du médicament. Laisser fondre le comprimé en 15 minutes, attendre 15 minutes et si nécessaire, prendre une deuxième dose; si apparition d'effets excessifs avant que le comprimé soit entièrement dissout, le retirer immédiatement de la bouche.
- Durogésic® : appliquer le timbre (sans le découper) sur une zone de peau en bon état (pas sur une zone irradiée), plane, propre, sèche et si possible sans poils. Lors du remplacement du timbre, choisir un emplacement différent.

### Hydromorphone (Sophidone®)

*Propriétés :* dérivé de la morphine ayant la même action antalgique équivalente. Indiqué dans le traitement des douleurs d'origine cancéreuse en cas de résistance ou d'intolérance à la morphine.
Délai d'action = 30 min.
Durée d'action = 12 h.

*Contre-indications :* insuffisance respiratoire sévère, insuffisance hépatique sévère, épilepsie non contrôlée, association aux agonistes-antagonistes de la morphine et aux antidépresseurs de la classe des IMAO, enfants < 7 ans.

*Conseils pratiques :* en cas de relais de la morphine, 4 mg d'hydromorphone correspondent à 30 mg de sulfate de morphine per os ; augmenter la dose de 50 % par prise en cas d'inefficacité (appréciée après 24 à 48 h) jusqu'à la posologie efficace qui est très variable d'une personne à l'autre.

### Morphine

*Propriétés :* analgésique majeur de référence ayant un effet dose-dépendant et sans plafonnement de l'action antalgique. **Il n'existe pas de dose maximale : la dose peut être augmentée jusqu'à l'obtention d'un effet satisfaisant sous réserve que les effets secondaires restent contrôlables.**
Différentes présentations :

| | Orale à action rapide | Orale à action prolongée | Injectable |
|---|---|---|---|
| Délai d'action | 20 à 60 min | 1 à 3 h | IV : 10 à 20 min<br>SC : 45 à 90 min |
| Durée d'action | 4 à 5 h | 12 à 24 h | 4 à 5 h |

*Contre-indications :* insuffisance respiratoire, insuffisance hépatique sévère, traumatisme crânien, états convulsifs, intoxication éthylique aiguë, delirium tremens, allergie connue aux différents produits. Association aux agonistes-antagonistes de la morphine et aux antidépresseurs de la classe des IMAO.

*Conseils pratiques*
Adaptation de la dose :

- Orale d'action brève : augmenter de 50 % la dose en cas d'inefficacité (appréciée après 8 h) jusqu'à la posologie efficace qui est très variable d'une personne à l'autre (20 à 600 mg/24 h, moyenne 120 mg/24 h). Prise toutes les 4 h.
- Orale d'action prolongée : augmenter de 50 % la dose en cas d'inefficacité (appréciée après 24 à 48 h) jusqu'à la posologie efficace qui est très variable d'une personne à l'autre (20 à 600 mg/24 h, moyenne 120 mg/24 h). Prise toutes les 12 ou 24 h.
- Injectable :
  - IV directe : 0,1 mg/kg puis 3 mg/5 à 10 min jusqu'à obtention de l'effet souhaité.
  - SC en perfusion continue : 0,5 mg/kg/j.
  - IV en perfusion continue : 0,3 mg/kg/j, avec des bolus auto-administrables correspondant à la dose d'une heure (après période « réfractaire », c'est-à-dire sans injection possible de 10 min minimum).

(Les voies péridurale, intrathécale et intraventriculaire sont également possibles avec de la morphine sans conservateur mais elles sont réservées à des indications particulières sous contrôle d'un médecin anesthésiste.)

Équivalence des doses selon la voie d'administration :

| Voie orale | Voie SC | Voie IV |
|---|---|---|
| 1 mg | 1/2 mg | 1/3 à 1/4 mg |

### Produits disponibles

- *Orale d'action brève :* Actiskénan®, Morphine Cooper®, Sévrédol®.
- *Orale d'action prolongée :* Kapanol® (24 h), Moscontin LP® (12 h), Skénan LP® (12 h).
- *Injectable :* différentes présentations dont les concentrations sont variables (soyez vigilants !).

### Oxycodone (Oxycontin LP®)

*Propriétés :* dérive de la codéine ayant une action antalgique identique à celle de la morphine. Indiqué dans le traitement des douleurs d'origine cancéreuse intenses ou rebelles aux antalgiques d'un niveau inférieur.
Délai d'action = 30 min.
Durée d'action = 8 h.

*Contre-indications :* insuffisance respiratoire sévère, insuffisance hépatique sévère, association aux agonistes-antagonistes de la morphine, enfants < 18 ans.

*Conseils pratiques :* augmenter la dose de 50 % par prise en cas d'inefficacité (appréciée après 24 à 48 h) jusqu'à la posologie efficace qui est très variable d'une personne à l'autre.

### Péthidine (Péthidine Renaudin®)

*Propriétés :* dérivé de la morphine ayant une action antalgique équivalente. Seul morphinique ayant une action spasmolytique.
Délai d'action IV = 5 à 15 min ; IM = 20 à 60 min.
Durée d'action : 4 à 6 h.

*Contre-indications :* insuffisance respiratoire sévère, insuffisance hépatique sévère, épilepsie non contrôlée, traumatisme crânien et hypertension intracrânienne, association aux agonistes-antagonistes de la morphine et aux antidépresseurs de la classe des IMAO.

*Conseils pratiques*

- Voie IV : dilution dans 125 ml de sérum physiologique à passer en 15 min.
- Voie IM : injection profonde.

Dose maximale : 600 mg/24 h.

## ANTIARYTHMIQUES

La classification de Vaughan-Williams regroupe les anti-arythmiques en 4 classes suivant leur mode d'action au niveau du potentiel d'action. Le patient doit être informé de la nécessité d'une prise régulière des médicaments, qui est essentielle pour éviter la récidive des épisodes d'arythmie.

### Classe Ia : quinidiniques et disopyramide

*Propriétés – Mécanisme d'action :* ralentissement de la conduction et prolongation de la repolarisation. Action au niveau supraventriculaire.

*Indications :* utilisés essentiellement en traitement préventif des récidives d'arythmie complète par fibrillation atriale.

*Contre-indications :* troubles de la conduction cardiaque (BAV), insuffisance cardiaque, glaucome, hypertrophie de la prostate.
**Associations contre-indiquées :** nombreux autres anti-arythmiques, érythromycine IV, inducteurs enzymatiques (barbituriques, phénytoïne, carbamarépine, rifampicine).

> **✔ Effets secondaires – Surveillance**
>
> Troubles digestifs, réactions d'allergie (éruption cutanée, crise asthme), troubles hématologiques (purpura thrombopénique, anémie hémolytique), troubles de la conduction (BAV), troubles du rythme (effet pro-arythmogène avec nombreuses ESV, TV, FV).
> **Surdosage :** vertiges, troubles de l'audition, photophobie.

*Conseils pratiques :* vérifier la kaliémie (→ corriger toute hypokaliémie). Avec les quinidiniques : tester la sensibilité avec un comprimé-test et ECG dans les 24 heures, puis surveiller la kaliémie et la NFS.

**Produits disponibles**
Quinidiniques : Sérécor®
Disopyramide : Isorythm®, Rythmodan®

### Classe Ib

*Propriétés – Mécanisme d'action :* augmentation du seuil de fibrillation, raccourcissement de la repolarisation. Action au niveau ventriculaire.

*Indications :* prévention et traitement des troubles du rythme ventriculaire.

*Contre-indications :* BAV complet, insuffisance cardiaque sévère, insuffisance rénale ou hépatique.

> **✔ Effets secondaires – Surveillance**
>
> Réactions allergiques (surtout avec la lidocaïne), hypotension.
> **Surdosage :** paresthésies, confusion, hallucinations, convulsions, possibilité de collapsus et d'arrêt cardiaque.
> **Associations déconseillées :** nombreux autres antiarythmiques, érythromycine IV.

*Conseils pratiques :* injection intraveineuse sous contrôle scopique en présence d'un médecin compétent et d'un défibrillateur.

**Produits disponibles :** lidocaïne (Xylocard®), mexilétine (Mexitil®).

### Classe Ic

*Propriétés – Mécanisme d'action :* ralentissement de la conduction, effet minimal sur la repolarisation. Action au niveau ventriculaire et supraventriculaire.

*Indications :* prévention et traitement des troubles du rythme ventriculaire et supraventriculaire.

*Contre-indications :* troubles de la conduction, infarctus du myocarde.
**Associations contre-indiquées :** nombreux autres antiarythmiques, érythromycine IV.

> **✔ Effets secondaires – Surveillance**
>
> Bradycardie et troubles de la conduction, troubles du rythme (effet pro-arythmogène avec nombreuses ESV, TV, FV), troubles digestifs.

*Conseils pratiques :* injection intraveineuse sous contrôle scopique en présence d'un médecin compétent et d'un défibrillateur.

**Produits disponibles :** cibenzoline (Cipralan®, Exacor®), propafénone (Rythmol®), flécaïnide (Flécaïne®), aprindine (Fiboran®).

## Classe II : bêtabloquants

**Segment-clé DCI : -olol**

*Propriétés – Mécanisme d'action :* blocage des récepteurs bêta-adrénergiques au niveau du cœur et des vaisseaux (mais aussi des bronches). Effet bradycardisant et antihypertenseur, diminution du travail et du débit cardiaque (donc diminution de la consommation d'oxygène du myocarde).

*Indications :* réduction et prévention des troubles du rythme cardiaques (dans cette indication).

*Contre-indications :* asthme, insuffisance cardiaque non contrôlée, bradycardie (< 45/min), BAV, maladie de Raynaud.
**Associations contre-indiquées :** floctafénine (Idarac®). Prudence en cas d'associations avec les autres anti-arythmiques.

### ✓ Effets secondaires – Surveillance

Asthénie, bradycardie, hypotension, hypoglycémie, phénomène de Raynaud, insomnie, impuissance, troubles digestifs. Ne pas interrompre brutalement un bêtabloquant, surtout chez le coronarien (risque de troubles du rythme, d'IDM ou de mort subite).
L'effet dépresseur sur la conduction nécessite une surveillance de l'électrocardiogramme.

*Conseils pratiques :* injection intraveineuse sous contrôle scopique en présence d'un médecin compétent et d'un défibrillateur. Atropine immédiatement disponible pour injection en cas de bradycardie sévère.

**Produits disponibles** *(utilisés dans cette indication)*
Acébutolol (Sectral®)
Aténolol (Ténormine®)
Esmolol (Brévibloc®)
Métoprolol (Séloken®)
Nadolol (Corgard®)
Oxprénolol (Trasicor®)
Pindolol (Visken®)
Propranolol (Avlocardyl®)
Sotalol (Sotalex®)

## Classe III : amiodarone

*Propriétés – Mécanisme d'action :* ralentissement de la conduction supra-ventriculaire avec effet bradycardisant.

*Indications :* troubles du rythme supraventriculaire et ventriculaire.

*Contre-indications :* allergie à l'iode, exposition au soleil, troubles de la conduction, maladies thyroïdiennes, grossesse et allaitement.
**Associations contre-indiquées :** iode radio-actif. Prudence avec les autres anti-arythmiques.

### ✓ Effets secondaires – Surveillance

Photosensibilisation (de l'érythème à la brûlure sévère), dépôts cornéens, hypo- ou hyperthyroïdie, atteintes pulmonaires doses-dépendantes.

*Conseils pratiques :* injection intraveineuse lente (15 min) sous contrôle scopique en présence d'un médecin compétent et d'un défibrillateur. Utiliser si possible une voie centrale (risque de veinite en périphérique). Bouffées de chaleur, hypotension et bradycardie possibles lors de l'injection.

**Produits disponibles :** amiodarone (Cordarone®, Corbionax®). Un bêtabloquant particulier le sotalol (Sotalex®) fait partie de cette classe.

## Classe IV : inhibiteurs calciques

*Propriétés – Mécanisme d'action :* réduction de la conduction atrio-ventriculaire (par inhibition du canal calcique lent intervenant dans la dépolarisation). Effet antihypertenseur.

*Indications :* crise de tachycardie jonctionnelle paroxystique (maladie de Bouveret), fibrillation et flutter atriaux rapides

*Contre-indications :* BAV, insuffisance cardiaque, fibrillation atriale avec syndrome de Wolff-Parkinson-White, hypotension artérielle (PA systolique < 90 mmHg).

**Associations déconseillées :** autres anti-arythmiques.

### ✔ Effets secondaires – Surveillance

Œdèmes des jambes, bradycardie, hypotension. Plus rarement : vertiges, céphalées, troubles digestifs.

*Conseils pratiques :* injection intraveineuse sous contrôle scopique en présence d'un médecin compétent et d'un défibrillateur.

**Produits disponibles :** diltiazem (Tildiem®), vérapamil (Isoptine®).

## ANTIBIOTIQUES

Plusieurs précautions s'imposent pour la mise en route d'un traitement antibiotique :

- administrer la première dose après avoir prélevé les examens bactériologiques prescrits ;
- utiliser le solvant pour solution injectable recommandé pour la dilution des antibiotiques présentés en poudre ;
- respecter le rythme d'administration ;
- surveiller la température et suivre son évolution au moyen d'une courbe ; vérifier la régression des signes et symptômes cliniques ;
- surveiller l'apparition de réactions à type d'allergie ainsi que les effets indésirables en fonction de la classe thérapeutique.

### Bêtalactamines

Les effets indésirables et les contre-indications sont globalement les mêmes pour l'ensemble de cette classe d'antibiotiques.

*Contre-indications :* allergie connue aux pénicillines ou aux céphalosporines.

#### ✔ Effets indésirables – Surveillance

- Réactions allergiques : urticaire, éruptions, œdème de Quincke, choc anaphylactique.
- Troubles digestifs : diarrhée, nausées, vomissements, candidoses digestives, rares colites pseudomembraneuses.
- Rares : troubles hématologiques (neutropénie, anémie hémolytique, thrombopénie), atteinte hépatique (augmentation modérée et transitoire des transaminases).

#### PÉNICILLINES

***Segment-clé DCI : -icilline***

*Indications :* très variées mais les germes résistants sont de plus en plus nombreux.

**Produits disponibles**

- Pénicilline G : pénicilline G, pénicilline V (Oracilline®, Ospen®), pénicillines semi-retard (Biclinocilline®), pénicilline retard (Extencilline®)
- Pénicilline M : oxacilline (Bristopen®), cloxacilline (Orbénine®)
- Pénicilline A : amoxicilline (Agram®, Amodex®, Bactox®, Bristamox®, Clamoxyl®, Flémoxine®, Gramidil®, Hiconcil®), amoxicilline + acide clavulanique (Augmentin®, Ciblor®), ampicilline (Totapen®), ampicilline + sulbactam (Unacim®), bacampicilline (Penglobe®), pivampicilline (Proampi®)

#### CARBOXYPÉNICILLINES ET URÉIDOPÉNICILLINES

*Indications :* particulièrement efficaces contre les pyocyaniques.

##### ✔ Effets indésirables – Surveillance

Troubles ioniques (apport de quantités importantes de sodium, risque d'hypokaliémie).

**Produits disponibles :** ticarcilline (Ticarpen®), ticarcilline + acide clavulanique (Claventin®), pipéracilline + tazobactam (Tazocilline®), mezlocilline (Baypen®).

#### CÉPHALOSPORINES

***Segment-clé DCI : cef-***

**Indications**

- Céphalosporines de 1re génération : infections ORL, respiratoires, génito-urinaires,

ostéo-articulaires, cutanées. Elles sont de moins en moins utilisées.
- Céphalosporines de 2e génération : comme celles de 1re génération et en antibioprophylaxie dans certaines interventions chirurgicales.
- Céphalosporines de 3e génération : antibiotiques parmi les plus puissants, largement utilisés dans les infections graves.

### Produits disponibles
- Céphalosporines de 1re génération : céfaclor (Alfatil®), céfadroxil (Oracéfal®), céfalexine (Céfacet®, Céporexine®, Kéforal®), céfapirine (Céfaloject®), céfatrizine (Céfaperos®), céfazoline (Céfacidal®), céfradine (Dexef®, Kelsef®, Zeefra®)
- Céphalosporines de 2e génération : céfoxitine (Méfoxin®), céfuroxime (Cépazine®, Zinnat®).
- Céphalosporines de 3e génération : céfépime (Axépim®), céfotaxime (Claforan®), céfototan (Apacef®), cefpirome (Céfrom®), cefsulodine (Pyocéfal®), ceftazidime (Fortum®, Fortumset®), ceftriaxone (Rocéphine®), cefpodoxime (Orelox®), céfotiam (Takétiam®, Texodil®), cefixime (Oroken®)

### Autres bêtalactamines

*Indications :* antibiotiques très résistants aux bêtalactamases (enzymes produits par les germes et inactivant la plupart des bêtalactamines) et actifs contre de nombreux germes hospitaliers.

**Produits disponibles :** imipénème (Tiénam®), aztréonam (Azactam®).

## Aminosides

***Segment-clé DCI :* -micine ou -acine**

*Indications :* en association en général avec une bêtalactamine dans les infections rénales, urinaires, génitales, respiratoires, ostéo-articulaires, cutanées, endocardiques, septicémiques.

*Contre-indications :* allergie aux aminosides (rare), myasthénie.

### ✔ Effets indésirables – Surveillance
- Toxicité cochléovestibulaire (oreille interne) : favorisée par les doses élevées, les traitements prolongés, l'âge (nouveau-nés, personnes âgées), l'hypovolémie, l'insuffisance rénale, les diurétiques.
- Toxicité rénale : réversible, favorisée par l'association d'autres produits toxiques pour le rein, les doses élevées, l'hypovolémie et l'insuffisance rénale.
- Rares : réactions allergiques.

### Produits disponibles
Amikacine (Amiklin®)
Gentamicine (Gentalline®)
Isépamicine (Isépalline®)
Nétilmicine (Nétromicine®)
Spectinomycine (Trobicine®)
Streptomycine
Tobramycine (Nebcine®)

## Macrolides

***Segment-clé DCI :* -mycine**

*Indications :* alternative aux pénicillines (en cas d'allergie notamment), notamment dans les infections ORL et pulmonaires; pneumopathies atypiques, infections à *Mycoplasma* et *Chlamydiae.*

*Contre-indications :* allergie aux macrolides (rare), allongement de l'espace QT (pour l'érythromycine injectable); association avec les dérivés de l'ergot de seigle, les statines et le cisapride (Prépulsid®).

### ✔ Effets indésirables – Surveillance
- Troubles digestifs : nausées, gastralgies, vomissements, diarrhée, douleurs abdominales.
- Érythromycine IV : troubles du rythme et de la conduction cardiaque, irritation veineuse, surdité transitoire.
- Rares : réactions cutanées allergiques, hépatites.

### Produits disponibles

Azithromycine (Azadose®, Zithromax®)
Clarithromycine (Naxy®, Zéclar®)
Clindamycine (Dalacine®)
Dalfopristine (Synercid®)
Dirithromycine (Dynabac®)
Érythromycine (Abboticine®, Egéry®, Éry®, Érythrocine®)
Josamycine (Josacine®)
Lincomycine (Lincocine®)
Midécamycine (Mosil®)
Pristinamycine (Pyostacine®)
Roxithromycine (Claramid®, Rulid®)
Spiramycine (Rovamycine®)
Télithromycine (Kétek®)
Érythromycine associée à un sulfamide (indication : otites) : Pédiazole®
Spiramycine associée au métronidazole (indication : infections dentaires) : Birodogyl, Rodogyl®

## Cyclines ou Tétracyclines

**Segment-clé DCI : -cycline**

*Indications :* nombreuses maladies infectieuses transmises par des animaux (brucelloses, fièvres récurrentes, rickettsioses, paludisme...), affections dermatologiques (acné, rosacée), certaines maladies sexuellement transmissibles.

*Contre-indications :* enfants < 8 ans, grossesse (2e et 3e trimestres) insuffisance hépatique, insuffisance rénale (sauf pour la doxycycline), allergie aux tétracyclines, exposition au soleil ou aux UV, associations aux rétinoïdes.

### ✔ Effets indésirables – Surveillance

- Coloration dentaire chez l'enfant.
- Photosensibilisation cutanée.
- Troubles digestifs : nausées, gastralgies, vomissements, diarrhée, stomatite, candidose, ulcération œsophagienne (→ prendre avec un grand verre d'eau).
- Rares : troubles hématologiques (leucopénie, anémie, thrombopénie), réactions allergiques.
- Uniquement pour la minocycline : atteinte de l'oreille interne (vertiges...), pigmentation brun-bleu des cicatrices ou de la peau du visage.

### Produits disponibles

Doxycycline (Doxy®, Doxygram®, Doxypalu®, Granudoxy®, Spanor®, Tolexine®, Vibramycine N®)
Lymécycline (Tétralysal®)
Métacycline (Lysocline®, Physiomycine®)
Minocycline (Mestacine®, Minolis®, Mynocine®, Zacnan®)

## Fluoroquinolones

**Segment-clé DCI : -oxacine**

*Indications*

- Largement utilisées dans de nombreuses infections sévères du fait de leur large spectre d'activité. Association possible avec les bêtalactamines, les aminosides ou la fosfomycine.
- En monodose dans les infections urinaires. Utilisées aussi dans les prostatites et les gonococcies.

*Contre-indications :* antécédents de tendinites ou d'allergie connue aux fluoroquinolones, exposition au soleil ou aux rayons UV, enfants jusqu'à la fin de la période de croissance, grossesse et allaitement, déficit en G6PD.

### ✔ Effets indésirables – Surveillance

- Douleurs articulaires et musculaires, douleur au niveau du tendon d'Achille avec risque de rupture (→impose l'arrêt immédiat du traitement).
- Lésions des articulations chez l'enfant (altération des cartilages de conjugaison).
- Éviter l'exposition au soleil et aux rayons UV (photosensibilisation).
- Troubles digestifs : nausées, douleurs abdominales, vomissements, diarrhée
- Rares : réactions allergiques, céphalées, vertiges; toxicité hépatique (élévation des

transaminases), rénale (élévation de la créatinine) et hématologique (leucopénie, thrombopénie).
- Exceptionnels : troubles visuels, insomnie, hallucinations, confusion, convulsions.

**Produits disponibles**
Ciprofloxacine (Ciflox®, Uniflox®)
Énoxacine (Énoxor®)
Lévofloxacine (Tavanic®)
Loméfloxacine (Décalogiflox®, Logiflox®)
Moxifloacine (Izilox®)
Norfloxacine (Noroxine®)
Ofloxacine (Oflocet®, Monoflocet®)
Péfloxacine (Péflacine®)

### Glycopeptides

*Indications :* infections sévères à staphylocoques et entérocoques résistants aux autres antibiotiques. Prophylaxie des endocardites chez les personnes allergiques aux pénicillines.
Vancomycine per os : colites pseudo-membraneuses à *Clostridium difficile.*

*Contre-indications :* allergie connue au produit.

**✔ Effets indésirables – Surveillance**

Rares réactions allergiques, toxicité auditive (dose dépendante), thrombophlébite au point d'injection (→ **Attention :** injection IV stricte).

**Produits disponibles**
Vancomycine (Vancocine®)
Téicoplanine (Targocid®)

### Nitro-imidazolés

***Segment-clé DCI :* -azole**

*Indications*
- Infections à germes anaérobies : colites pseudo-membraneuses post-antibiothérapie, infections dentaires, prophylaxie en chirurgie.
- Parasitoses : amibiases, trichomonases…
- Éradication d'*Helicobacter pylori* dans l'ulcère gastroduodénal (en trithérapie).

*Contre-indications :* allergie aux nitro-imidazolés (rare).

**✔ Effets indésirables – Surveillance**

- Troubles digestifs : nausées, goût métallique dans la bouche, anorexie, vomissements, diarrhée, inflammation de la langue et de la bouche (glossite, stomatite), muguet buccal.
- Effet antabuse avec l'alcool : nausées, vomissements, douleurs abdominales, bouffées de chaleur, céphalées, hypotension orthostatique.
- Rares : leucopénie, prurit, urticaire, troubles neurologiques (vertiges, paresthésies…), coloration brun-rouge des urines avec le métronidazole.

**Produits disponibles**
Métronidazole (Flagyl®)
Ornidazole (Tibéral®)
Tinidazole (Fasigyne®)
Métronidazole associé à la spiramycine (Birodogyl®, Rodogyl®)

### Sulfamides

*Indications :* infections urinaires et génitales, pneumocystose, toxoplasmose. Utilisation possible en 2e intention dans de nombreuses autres infections.

*Contre-indications :* allergie connue à cette classe, grossesse et allaitement, nouveau-né, insuffisance rénale ou hépatique sévère.

**✔ Effets indésirables – Surveillance**

- Réactions allergiques : urticaire, éruption, œdème de Quincke, bronchospasme, parfois syndrome de Lyell.
- Troubles hématologiques : neutropénie, anémie, thrombopénie, parfois agranulocytose.
- Troubles digestifs : anorexie, nausées, vomissements, diarrhée.
- Photosensibilisation.

À surveiller : association aux AVK et aux sulfamides hypoglycémiants.

**Produits disponibles**
Sulfadiazine (Adiazine®)
Cotrimoxazole (Bactrim®, Eusaprim®)
Sulfadoxine associée au pyriméthamine (Fansidar®)
Sulfafurazole associé à l'érythromycine (Pédiazole®)

## Antituberculeux

Le traitement antituberculeux associe 3 à 4 de ces médicaments pendant une durée d'au moins 6 mois.
Certains peuvent être utilisés seuls ou en association avec des antibiotiques d'autres classes dans d'autres indications.
Des mesures visant à favoriser l'adhésion au traitement sont proposées au patient : planification du suivi (rappels par courrier ou téléphone, date des consultations). Le traitement est de longue durée, contraignant (nombre élevé de médicaments et conditions de prises précises : même horaire chaque jour, à distance d'un repas) et comporte des effets indésirables.
La surveillance porte sur l'efficacité du traitement (radiographie du thorax et l'examen des expectorations), sa tolérance clinique (en fonction des molécules utilisées) et l'appréciation de l'adhésion au traitement (couleur orangée des urines liée à la prise de rifampicine).

### Isoniazide (Rimifon®)

*Contre-indications :* insuffisance hépatique sévère, allergie au produit.

#### ✔ Effets indésirables – Surveillance

- Toxicité hépatique (favorisée par l'alcoolisme et l'association à l'isoniazide) : élévation des transaminases; parfois hépatite aiguë ou chronique, en général régressive à l'arrêt du traitement.
- Toxicité neurologique : neuropathies périphériques (douleurs, paresthésies des membres), névrite optique, convulsions.
- Diminution de la dose en cas d'insuffisance rénale sévère et si besoin chez les acétyleurs lents (60 à 70 % des Européens qui ont un métabolisme hépatique ralenti, ce qui freine la dégradation de l'isoniazide).

*Surveillance*
- Bilan hépatique préalable, puis hebdomadaire le 1^er^ mois, puis mensuel → arrêt du traitement si transaminases > 6 fois la normale.
- Utiliser avec prudence en cas d'antécédents convulsifs ou psychiatriques, d'alcoolisme.
- Adjonction de vitamine B6 et si besoin de nicotinamide (Nicobion®) et d'anticonvulsivants.

### Rifampicine (Rifadine®, Rimactan®)

*Contre-indications :* allergie au produit ou à la rifabutine, porphyries, contraceptifs hormonaux.

#### ✔ Effets indésirables

- Coloration orangée des urines, des larmes et des lentilles souples.
- Nausées, vomissements → prise au milieu d'un repas.
- Toxicité hépatique : élévation des transaminases (en particulier en cas d'association à l'isoniazide), hépatite.
- Réactions allergiques : éruptions, fièvre.
- Parfois toxicité hématologique avec thrombopénie, leucopénie, anémie → nécessité d'arrêt du traitement.

*Surveillance*
- NFS et bilan hépatique et rénal au 8^e^ et au 30^e^ jour, puis régulièrement.
- Réduire la posologie en cas d'insuffisance hépatique, espacer les prises en cas d'insuffisance rénale.

### Éthambutol (Dexambutol®, Myambutol®)

*Contre-indications :* névrite optique préexistante, allergie connue au produit.

### ✔ Effets indésirables

- Toxicité hépatique dose-dépendante : élévation des transaminases, ictère, rares hépatites fulminantes.
- Arthralgies liées à une hyperuricémie.

*Surveillance*

- Bilan hépatique et rénal avec dosage de l'uricémie avant le traitement, puis bilan hépatique régulier (hebdomadaire puis bimensuel) →arrêt définitif du traitement si transaminases > 2 fois la normale à deux examens successifs.
- Utiliser toujours en association (isoniazide + rifampicine + éthambutol ou streptomycine), mais arrêter le pyrazinamide après 2 mois de traitement, comme le troisième antituberculeux (éthambutol ou streptomycine).

#### Pyrazinamide (Pirilène®)

*Contre-indications :* insuffisance hépatique, insuffisance rénale, porphyries, hyperuricémie non contrôlée par le benzbromarone (Désuric®), intolérance connue au produit.

### ✔ Effets indésirables

Troubles oculaires → névrite optique rétrobulbaire (anomalie de la vision du rouge et du vert, baisse de l'acuité visuelle, rétrécissement du champ visuel…).

*Surveillance*

- Bilan de la fonction rénale pour adapter la posologie.
- Examen ophtalmologique préalable, puis entre le 15e et le 21e jour, puis mensuel.
- Uricémie (possibilité de crises de goutte).

#### Rifabutine (Ansatipine®)

*Indications :* mycobactérioses atypiques chez les patients infectés par le VIH, tuberculose en cas de germes multirésistants.

*Contre-indications :* allergie au produit ou à la rifampicine, insuffisance rénale, antécédents d'uvéite imputable au produit.

### ✔ Effets secondaires

- Coloration orangée des urines, des selles, des larmes et des lentilles souples.
- Éruptions cutanées.
- Troubles digestifs : nausées, modifications du goût, éructations.
- Uvéite (inflammation de l'iris et du corps ciliaire) → arrêt immédiat du traitement.
- Association à d'autres antituberculeux : élévation des transaminases et ictère, thrombocytopénie et anémie, fièvre.

*Surveillance*

- Bilan préalable : NFS, plaquettes, bilan hépatique, rénal et ophtalmologique.
- Surveillance régulière : NFS, plaquettes et bilan hépatique.

## Antifongiques

Deux catégories :

- Les azolés.
- Les divers.

#### Azolés

*Contre-indications :* allergie connue au produit ; association avec le cisapride (Prépulsid®) → risque de troubles du rythme cardiaque potentiellement mortel, statines.
À utiliser avec précaution avec les AVK.

### ✔ Effets indésirables – Surveillance

- Troubles digestifs.
- Toxicité hépatique (surtout avec le kétoconazole = Nizoral®) : surveiller les transaminases.

#### Produits disponibles

Fluconazole (Triflucan®)
Itraconazole (Sporanox®)
Kétoconazole (Nizoral®)
Miconazole (Daktarin®)
Voriconazole (Vfend®)

#### Les autres antifongiques

- Amphotéricine B (Abelcet®, Ambisome®, Fungizone®) → respecter les consignes de

perfusion, surveillance biologique (fonction rénale, NFS et ionogramme).
- Flucytosine (Ancotil®) → toxicité hématologique dose-dépendante, diminution de la posologie en cas d'insuffisance rénale.
- Griséofulvine (Griséfuline®) → utilisation en dermatologie dans les dermatophytoses, risque de réactions cutanées par photosensibilisation (éviter l'exposition au soleil et aux rayons UV).
- Terbinafine (Lamisil®) → utilisation en dermatologie dans les mycoses des ongles et les dermatophytoses, contre-indiqué en cas d'insuffisance hépatique ou rénale sévère.
- Caspofungine (Cancidas®) → réservé au traitement de l'aspergillose.

## Antiparasitaires

### ANTIAMIBIENS

Les produits utilisés sont les nitro-imidazolés (cf. Antibiotiques p. 636).

**Produits disponibles**

Métronidazole (Flagyl®)
Ornidazole (Tibéral®)
Secnidazole (Secnol®)
Tinidazole (Fasigyne®)

### ANTIHELMINTHIQUES

Ce sont les produits utilisés pour traiter les parasitoses dues aux anguillules, bilharzies, douves, filaires, oxyures, ascaris, ankylostomes et taenias.

*Contre-indications :* à vérifier pour chaque produit, mais globalement peu nombreuses hormis la grossesse au 1er trimestre et l'allergie connue au produit.

**Produits disponibles**

Albendazole (Zentel®)
Diéthylcarbamazine (Notézine®)
Flubendazole (Fluvermal®)
Ivermectine (Stromectol®, Mectizan®)
Niclosamide (Trédémine®)
Praziquantel (Biltricide®)
Pyrantel (Combantrin®, Helmintox®)
Pyrvinium (Povanyl®)
Tiabendazole (Mintézol®)
Triclabendazole (Egaten®)

### ✓ Effets secondaires – Surveillance

- Les plus fréquents sont des troubles digestifs à type de nausées et de vomissements.
- Pour certains, mais très rarement, toxicité hématologique (leucopénie, voire aplasie) et/ou hépatique (élévation des transaminases).

## Leishmaniose

- **Amphotéricine B** (cf. p. 638)
- **Antimoine (Glucantime®)** : contre-indiqué en cas d'insuffisance hépatique ou rénale, d'atteinte cardiaque grave. Possibilité de choc anaphylactique (lié aux sulfites de l'excipient).
- **Pentamidine (Pentacarinat®)** : injection douloureuse pouvant entraîner des malaises avec hypotension. Risque d'hypoglycémie → perfusion avec du sérum glucosé.

## Pneumocystose

- **Atovaquone (Wellvone®)** : nombreux effets secondaires (éruptions cutanées, troubles digestifs, céphalées, fièvre, insomnie). Nécessité de prise au cours d'un repas riche en graisse pour favoriser l'absorption.
- **Cotrimoxazole** (cf. Antibiotiques p. 636).
- **Dapsone (Disulone®)** : contre-indiqué en cas d'insuffisance hépatique ou rénale.
- **Pentamidine (Pentacarinat®)** : cf. ci-dessus. Possibilité d'utilisation en aérosol en prévention chez les sidéens.

## Toxoplasmose

- **Pyrimétamide (Malocide®)** : contre-indiqué en cas d'insuffisance hépatique ou rénale sévère et d'intolérance au gluten.
- **Sulfadiazine (Adiazine®)** → cf. Antibiotiques p. 636.

## Trypanosomiase → pentamidine (Pentacarinat®) : cf. ci-dessus.

# ANTICANCÉREUX

## Classification des anticancéreux

**Segment-clé DCI**

agents alkylants = -mustine, -sulfan, -tépa
agents nucléotoxiques = mito-
anthracyclines = -rubicine
anticorps monoclonaux = -mab
antimétabolites = -abine, -citabine, -fur, -trexate, -uridine
dérivés de l'arabinofuranosyl = -(ar) abine
dérivés du platine = -platine
dérivés du ribofuranil = -ribine
inhibiteurs de l'aromatase = -mestane
inhibiteurs de l'aromatase = -rozole
inhibiteurs de la topo-isomérase I = -técan
vinca-alcaloïdes = vin- ou -vin-

## Agents interagissant avec l'ADN

Ils comprennent notamment les akylants entraînant des modifications de structure de l'ADN qui deviennent significatives au moment des mitoses.

Carboplatine (Carboplatine Dakota Pharm®, Paraplatine®)
Carmustine (Bicnu®)
Chlorambucil (Chloraminophène®)
Chlorméthine (Caryolysine®)
Cisplatine (Cisplatine Dakota Pharm®, Cisplatyl®)
Cyclophosphamide (Endoxan®)
Dacarbazine (Déticène®)
Estramustine (Estracyt®)
Fotémustine (Muphoran®)
Ifosfamide (Holoxan®)
Melphalan (Alkéran®)
Mitomycine C (Amétycine®)
Oxaliplatine (Éloxatine®)
Pipobroman (Vercyte®)
Procarbazine (Natulan®)
Streptozocine (Zanosar®)
Thiotépa (Thiotépa Lederlé®)

## Antimétabolites

Ils interagissent avec le métabolisme de synthèse de l'ADN.

Capécitabine (Xeloda®)
Cladribine (Leustatine®)
Cytarabine (Aracytine®)
Fludarabine (Fludara®)
Fluorouracile (Fluorouracile Dakota®)
Fluorouracile (ICN®)
Gemcitabine (Gemzar®)
Hydroxyurée (Hydréa®)
Mercaptopurine (Purinéthol®)
Méthotrexate (Lédertrexate®, Méthotrexate Bellon®)
Pentostatine (Nipent®)
Ralitrexed (Tomudex®)
Tégafur + uracile (UFT®)
Thioguanine (Lanvis®)

## Inhibiteurs des topo-isomérases

Ils entraînent un blocage de la réplication de l'ADN.

Daunorubicine (Cérubidine®, Daunoxome®)
Doxorubicine (Adriblastine®, Caelyx®, Doxorubicine Baxter®, Myocet®)
Épirubicine (Farmorubicine®)
Étoposide (Celltop®, Étopophos®)
Idarubicine (Zavédos®)
Irinotécan (Campto®)
Mitoxantrone (Novantrone®)
Pirarubicine (Théprubicine®)
Topotécan (Hycamtin®)
Vépéside (Vépéside Sandoz®)

## Agents du fuseau

Ils bloquent la mitose cellulaire.

Docétaxel (Taxotère®)
Paclitaxel (Taxol®)
Vinblastine (Velbé®)
Vincristine (Oncovin®)
Vindésine (Eldisine®)
Vinorelbine (Navelbine®)

## Anti-hormones

Aminoglutéthimide (Orimétène®)

Anastrozole (Arimidex®)
Bicalutamide (Casodex®)
Cyprotérone (Androcur®)
Exémestane (Aromasine®)
Formestane (Lentaron®)
Létrozole (Fémara®)
Lutamide (Eulexine®)
Nilutamide (Anandron®)
Tamoxifène (Kessar®, Nolvadex®, Oncotam®, Tamofène®)
Torémifène (Fareston®)

### Anticorps monoclonaux

Alemtuzumab (Mabcampath®)
Rituximab (Mabthéra®)
Trastuzumab (Herceptin®)

### Autres cytotoxiques

Asparaginase (Kidrolase®)
Bléomycine (Bléomycine Bellon®)
Imatinib (Glivec®)
Samarium lexidronam (Quadramet®)
Strontium chlorure (Métastron®)

*Contre-indications*

Variables selon les différents produits. Globalement, il est possible de retenir :

- Allergie connue au produit.
- Grossesse et allaitement.
- Insuffisance rénale (et hépatique) pour de nombreux produits.
- Pour les anthracyclines (segment-clé = -rubicine) : cardiopathies avec insuffisance cardiaque (car toxicité cardiaque majeure).

### ✔ Effets indésirables

Les antinéoplasiques possèdent, à des degrés différents, des effets indésirables impliquant des précautions d'utilisation. Ils peuvent, par ailleurs, avoir des effets spécifiques (nécessité de consulter les fiches techniques de chaque spécialité).

**Toxicité hématopoïétique**

- En général rapide (après 4 à 10 jours) et totalement réversible, mais elle peut être retardée et cumulative. Elle se traduit par une pancytopénie mais l'atteinte des lignées peut être dissociée.
- Elle nécessite une surveillance hématologique stricte avant chaque cure permettant d'adapter la posologie et conduisant éventuellement à arrêter le traitement.

**Toxicité digestive**

- Anorexie.
- Nausées et vomissements nécessitant parfois un traitement préventif.
- Ulcérations muqueuses.
- Plus rarement diarrhées.

**Alopécie :** elle peut être partielle ou totale et se révèle toujours transitoire et réversible.

**Hyperuricémie :** en cas de lyse tumorale importante, prévenir systématiquement l'hyperuricémie et la précipitation uratique (boissons abondantes, alcalinisation).

**Hypersensibilité :** des réactions d'hypersensibilité générales ou cutanées peuvent conduire à l'arrêt du traitement.

**Effets gonadiques**

- Chez l'homme : possibilité d'oligospermie, voire d'azoospermie (absence de spermatozoïdes dans le sperme), qui ne sont pas toujours réversibles.
- Chez la femme : aménorrhée avec signes ménopausiques (bouffées de chaleur) ; lorsqu'elle est réversible, il n'est pas rare d'observer une ménopause précoce.
- Risque tératogène et mutagène qui peut se transmettre génétiquement.

*Conseils pratiques*

Les conditions de conservation (à l'abri ou non de la lumière, utilisation d'une seringue en verre ou en matière plastique pour la reconstitution, au réfrigérateur ou à température après reconstitution) et les modalités d'administration des anticancéreux par voie intraveineuse (reconstitution, délai d'administration après reconstitution, débit d'administration lent ou rapide, voie directe ou en Y avec une perfusion de soluté) sont variables d'un produit à un autre : se reporter systématiquement au dictionnaire Vidal.

*Précautions chez le patient*
- Les gélules ne doivent pas être ouvertes.
- Les injections doivent être réalisées selon des techniques rigoureuses : administrer par voie IV stricte, de préférence dans une tubulure de perfusion, sur le sujet allongé, à distance des repas.
- Ne pas mélanger avec d'autres médicaments.
- En cas d'application sur la peau, une irritation primaire est possible.

*Précautions chez le personnel soignant*
La manipulation des agents cytotoxiques est soumise à une législation contraignante du fait de leur potentiel toxique (circulaire DGS/DH n° 98/213 du 24 mars 1998).
Dans les sites reconnus comme centres de référence en cancérologie, la préparation des anticancéreux doit être centralisée dans des locaux spécifiques sous la responsabilité d'un pharmacien, dans les autres cas ils sont reconstitués dans les services de soins mais, un certain nombre de règles doivent alors être respectées.

*Risques*
- Soit par contact direct par voie percutanée (absence de gants), oculaire (aérosol ou projection), digestive (absence de gants, masques...).
- Soit inhalation sous forme d'aérosol.

*Effets toxiques*
- Toxicité aiguë avec des réactions locales (rougeur, irritation, nécrose...) et générales (rougeur du visage, prurit avec rash érythémateux, altérations hépatiques...).
- Toxicité retardée avec **effets mutagènes, carcinogènes et tératogènes**.

*Organisation des locaux dans les unités de soins*
- Hotte à flux laminaire ou isolateur.
- Pièce réservée à cet effet et de dimension adaptée.
- Traitement de l'air adapté.
- Dispositif permettant l'évacuation extérieure de l'air de la hotte.
- Sas d'habillage.

*Protection du personnel*
- Surblouse à usage unique.
- Masque (type FFP2 ou FFP3).
- Lunettes de protection.
- Gants en latex non poudrés (type chirurgie) avec une double paire dotée d'une manchette longue recouvrant les poignets de la tunique.
- Cagoule couvrant l'ensemble de la chevelure.
- Surchaussures.

Par ailleurs, le personnel manipulant des produits cytotoxiques doit bénéficier d'une formation spécifique.

# ANTICOAGULANTS

## Antivitamines K

*Indications*
- Prévention de la maladie thrombo-embolique.
- Prothèses valvulaires, valvulopathies.
- Troubles du rythme cardiaque (fibrillation atriale), IDM compliqué d'insuffisance cardiaque ou de troubles du rythme ou d'anévrisme ventriculaire.

*Contre-indications*
- Allergie connue au produit.
- Insuffisance hépatique sévère.
- Association (risque d'hémorragie) : aspirine, AINS, miconazole (Daktarin®), millepertuis (plante utilisée en phytothérapie).
- Syndromes hémorragiques et lésions susceptibles de saigner : ulcère gastro-duodénal, varices œsophagiennes, accident vasculaire cérébral (sauf en cas d'embolie artérielle), intervention chirurgicale récente.
- Grossesse et allaitement.
- Injections intramusculaires, ponctions et injections intra-articulaires ou intra-artérielles, infiltrations sympathiques.

### ✔ Effets indésirables
- Hémorragies : cérébrales, abdominales, hématome du psoas, intra-articulaires.
- Éruptions cutanées allergiques.
- Troubles digestifs.
- Nécroses cutanées (en cas de déficit en protéine C).

*Surveillance*
- Bilan préalable : NFS, créatininémie, bilan hépatique, TCA, TP, protéine C.
- **Surveillance par l'INR :** premier dosage après 24 à 48 heures selon le produit, puis tous les 2 jours jusqu'à la stabilisation à deux contrôles successifs, puis 1 fois par semaine pendant 15 jours, puis 1 fois par mois.

→ **INR entre 2 et 3 :** dans la plupart des indications.

→ **INR entre 3 et 4,5 :** en cas d'embolies systémiques récidivantes, prothèses valvulaires mécaniques, après IDM compliqué.
- Relais de l'héparine : continuer l'héparine jusqu'à ce que l'INR soit dans la zone choisie.
- Arrêt des AVK : progressif sur une période de 2 à 4 semaines.

*Conseils pratiques*

Le patient doit être prévenu de l'éventuelle survenue de signes hémorragiques inhabituels (saignement de nez, des gencives, dans les selles) et de la conduite à tenir : arrêt du traitement et recours rapide au médecin.

Il est indispensable que le patient prévienne les professionnels de santé en cas de soins en particulier dentaires, chirurgicaux. Les injections intramusculaires sont proscrites.

### Produits disponibles

Acécoumarol (Mini-Sintrom®, Sintrom®)
Fluindione (Préviscan®)
Phénindione (Pindione®)
Tiocoumarol (Apegmone®)
Warfarine (Coumadine®)

## Héparine non fractionnée

***Segment-clé DCI :* -parine**

*Indications*
- Thromboses veineuses, embolies pulmonaires.
- Phase aiguë de l'IDM, angor instable.
- Occlusions artérielles aiguës des membres.
- CIVD.

*Contre-indications*
- Allergie connue à l'héparine et/ou antécédents de thrombopénie.
- Manifestations ou tendances hémorragiques (sauf CIVD).
- AVC (sauf dans certains cas en cas d'embolie d'origine cardiaque prouvée en l'absence de zones hémorragiques au scanner).
- HTA non contrôlée.
- Endocardite infectieuse (en dehors de celles survenant sur une prothèse mécanique).
- Injections intramusculaires, ponctions et injections intra-articulaires ou intra-artérielles, infiltrations sympathiques.

### ✔ Effets indésirables
- Hémorragies.
- Thrombopénies.
- Nécroses cutanées au point d'injection.
- Éruptions cutanées.
- Exceptionnellement : chute des cheveux, priapisme.

*Surveillance*
- Bilan préalable : TCA, temps de Quick, NFS, plaquettes.
- Surveillance :
  - TCA (1,5 à 2,5 fois le témoin),
  - contrôle effectué 4 heures après le début d'une perfusion IV ou 4 à 6 heures après une injection SC, jusqu'à obtention de valeurs satisfaisantes, puis 1 fois par jour,
  - contrôle des plaquettes tous les 2 jours.

Les anticoagulants comportent un risque accru d'hémorragie : surveiller la survenue de signes comme les saignements de nez, des gencives, la présence de sang dans les selles.

### Produits disponibles

Héparine sodique (Héparine Choay®)
Héparine calcique (Calciparine®)

## Héparine de bas poids moléculaire

***Segment-clé DCI :* -parine**

*Indications*
- Traitement préventif de la maladie veineuse thrombo-embolique.

- Traitement curatif des thromboses veineuses profondes.
- Angor instable et IDM sans onde Q (en association avec l'aspirine).
- Hémodialyse rénale en prévention de la coagulation dans le circuit extra-corporel.

*Contre-indications*

- Allergie connue au produit.
- Antécédents de thrombopénie induite par l'héparine.
- Manifestations ou tendances hémorragiques.
- Lésion organique susceptible de saigner.
- Insuffisance rénale.
- Chez le sujet de plus de 65 ans : association à l'aspirine et aux AINS.
- Injections intramusculaires, ponctions et injections intra-articulaires ou intra-artérielles, infiltrations sympathiques.

### ✔ Effets indésirables

- Thrombopénie (mais risque moindre qu'avec l'héparine non fractionnée).
- Hématome au point d'injection, réaction allergique.
- En cas de surdosage : risque de saignements.

*Surveillance*

- Bilan préalable : plaquettes et fonction rénale.
- Surveillance :
  - Préventif : uniquement plaquettes régulièrement.
  - Curatif : plaquettes 2 fois par semaine et activité anti-Xa (au 2e jour, 4 à 6 heures après l'injection) → entre 0,5 et 1 unité anti-Xa/ml.

### Produits disponibles

Daltéparine (Fragmine®)
Énoxaparine (Lovénox®)
Nadroparine (Fraxiparine®, Fraxodi®)
Tinzaparine (Innohep®)

## ANTIDÉPRESSEURS

Les antidépresseurs sont proposés en test thérapeutique d'au moins trois semaines, il est par conséquent important d'inciter le patient à prendre le traitement régulièrement en l'absence de signes d'intolérance et d'effets indésirables. L'arrêt du traitement doit ête progressif afin d'éviter un syndrome de sevrage.

### Imipraminiques ou tricycliques

*Contre-indications :* glaucome, adénome de la prostate, IDM récent, association au sultopride (Barnétil®) et aux IMAO.

### ✔ Effets indésirables – Surveillance

- Effets atropiniques : sécheresse de la bouche, constipation, mydriase avec troubles de l'accommodation, tachycardie, rétention urinaire.
- Hypotension orthostatique, prise de poids, impuissance et frigidité, troubles du rythme ou de la conduction cardiaque → ECG systématique avant le début du traitement.
- En fonction du type de produit : insomnie et anxiété (produits stimulants), somnolence avec asthénie (produits sédatifs).

*Conseils pratiques*

La sécheresse de la bouche peut être améliorée en buvant fréquemment de l'eau, en suçant ou mastiquant des cubes d'ananas, de la gomme à mâcher, en utilisant de l'eau en brumisation. L'utilisation de produits stimulant la salivation, comme le Sulfarlem S25® est également fréquente. Des soins de bouche sont systématiquement proposés plusieurs fois par jour aux personnes dépendantes.

En cas d'hypotension orthostatique, on conseille un passage progressif de la position assise à debout. Un correcteur des hypotensions, l'Hept-A-Myl® est également utilisé.

**Produits disponibles**
Amitriptyline (Laroxyl®, Elavil®)
Amoxapine (Défanyl®)
Clomipramine (Anafranil®)
Désipramine (Pertrofan®)
Dosulépine (Prothiaden®)
Doxépine (Quitaxon®)
Imipramine (Tofranil®)
Maprotiline (Ludiomil®)
Trimipramine (Surmontil®)

**Attention !**
Ce sont les antidépresseurs qui « tuent » en cas d'intoxication.

### Inhibiteurs de recapture de la sérotonine et associés

*Contre-indications :* association aux IMAO et aux triptans (antimigraineux), allergie connue au produit. Pour le minalcipran : adénome de la prostate.

> **✔ Effets indésirables – Surveillance**
> Essentiellement troubles digestifs, tremblements, céphalées, insomnie, nervosité.

**Produits disponibles**
Citalopram (Séropram®)
Fluoxétine (Prozac®)
Fluvoxamine (Floxyfral®)
Minalcipran (Ixel®)
Paroxétine (Déroxat®, Divarius®)
Sertaline (Zoloft®)
Venlafaxine (Effexor®)

### IMAO

*Contre-indications* (pour l'iproniazide) : HTA, atteinte hépatique, sujets âgés ou ayant des antécédents d'AVC, alcoolisme chronique, insuffisance cardiaque, syndrome délirants et maniaques.
Aliments interdits : alcool, chocolat, fèves, ginseng, abats, gibiers, fromage fermenté type Roquefort, avocat, banane, figue, viandes et poissons fumés ou séchés, saucisson, soja, soupes en sachets ou en boîte, levure de bière.

> **✔ Effets indésirables – Surveillance**
> Insomnie, sueurs, vertiges, céphalées, hypotension orthostatique.

**Produits disponibles**
Iproniazide (Marsilid®)
Moclébémide (Moclamine®)

### Divers

Miansérine (Athymil®)
Mirtazapine (Norset®)
Tianeptine (Stablon®)
Viloxazine (Vivalan®)
Ces produits sont très maniables et n'ont que peu de contre-indications. Seules la miansérine et la mirtazapine nécessitent une surveillance particulière du fait de risque de toxicité hématologique (agranulocytose) nécessitant une surveillance de l'hémogramme pendant les premiers mois de traitement.

## ANTIDIABÉTIQUES ORAUX

Le traitement vient en complément d'un régime alimentaire et d'une activité physique régulière visant à perdre du poids et à normaliser les chiffres glycémiques.

### Biguanides

*Indications*
- Diabète non insulinodépendant de l'adulte non équilibré par un régime bien conduit.
- Diabète insulinodépendant en complément de l'insuline.

*Contre-indications*
- Insuffisance rénale même modérée.
- Insuffisance cardiaque, respiratoire ou hépatique.
- IDM récent.
- Déshydratation, fièvre.
- Alcoolisme chronique.
- Grossesse.
- Deux jours avant et après une anesthésie générale ou une opacification intravasculaire.

**✔ Effets secondaires – Surveillance**

- Troubles digestifs : anorexie, nausées, douleurs abdominales, vomissements, diarrhée.
- Le risque majeur en cas de non respect des contre-indications est la survenue d'une acidose lactique potentiellement mortelle.

*Conseils pratiques*
Les troubles digestifs sont prévenus par la prise au cours des repas, l'augmentation progressive des doses et l'association à des antispasmodiques et des pansements digestifs.

Produits disponibles
Metformine (Glucophage®, Stagid®)

### Sulfamides hypoglycémiants

*Indications :* diabète non insulinodépendant de l'adulte non équilibré par un régime bien conduit.

*Contre-indications*
- Personnes de plus de 65 ans.
- Insuffisance rénale sévère.
- Insuffisance hépatique, alcoolisme chronique.
- Association au miconazole (Daktarin®) → risque d'hypoglycémie sévère.
- Grossesse et allaitement.

**✔ Effets secondaires**

- Hypoglycémies favorisées par une insuffisance rénale et/ou hépatique, une activité physique inhabituelle, une alimentation insuffisante ou déséquilibrée ou par certaines associations médicamenteuses.
- Effet antabuse : réaction avec malaise, bouffées de chaleur… en cas d'absorption d'alcool.
- Troubles digestifs, hépatite avec ictère, éruptions cutanées, toxicité sanguine (anémie, thrombopénie, leucopénie).

*Surveillance*
- Bilan initial des fonctions rénale et hépatique puis surveillance régulière.
- Le passage à l'insuline est indiqué en cas d'intervention chirurgicale ou d'une autre cause de décompensation du diabète.

Attention : un certain nombre de ces produits a de très longues durées d'action (jusqu'à 60 heures) qui exposent à des hypoglycémies prolongées.

Produits disponibles
Carbutamide (Glucidoral®)
Glibenclamide (Daonil®, Euglucan®, Hémi-Daonil®, Miglucan®)
Glibornuride (Glutril®)
Gliclazide (Diamicron®)
Glimépiride (Amarel®)
Glipizide (Glibénèse®, Minidiab®, Ozidia®)

### Autres

**Inhibiteurs des alpha-glucosidases (acarbose = Glucor®, miglitol = Diastabol®)** : contre-indiqués en cas d'insuffisance rénale sévère et de maladies digestives chroniques. Effets secondaires : troubles digestifs (flatulence), élévation isolée des transaminases réversible à l'arrêt du traitement.
**Répaglinide (Novonorm®)** : contre-indiqué en cas d'insuffisance hépatique ou rénale sévère et association interdite avec les médicaments appelés inducteurs ou inhibiteurs enzymatiques (rifampicine, antifongiques, antiviraux, fluoroquinolones…). Effets secondaires : hypoglycémies, troubles digestifs, réactions cutanées allergiques, élévation réversible des transaminases.
**Thiazolidinediones (pioglitazone = Actos®, rosiglitazone = Avandia®)** : contre-indiquées en cas d'insuffisance cardiaque ou hépatique. Effets secondaires : anémie, prise de poids, céphalées, troubles de la vue, douleurs articulaires, hématurie, impuissance.

## ANTIDIARRHÉIQUES

*Indications :* traitement symptomatique des diarrhées, toujours en association avec la réhydratation qui représente l'essentiel du traitement.

### Ralentisseurs du transit intestinal

*Contre-indications*
- Antécédents d'allergie au produit.
- Poussée aiguë des rectolites hémorragiques, colite pseudo-membraneuse post-antibiotique.

• Pour le diphénoxylate : glaucome, adénome de la prostate.

### ✔ Effets secondaires – Surveillance

- Constipation à fortes doses.
- Pour le diphénoxylate (dérivé opiacé associé à de l'atropine) : bouche sèche, somnolence, nausées et/ou vomissements, céphalées, prurit, urticaire. En cas de surdosage : dépression respiratoire et coma → traitement par naloxone (Narcan®).

*Conseils pratiques*

La régularisation du transit repose également sur un régime alimentaire approprié (consommation d'aliments sans résidus, boisson abondante).

La diminution de la fréquence des selles et une consistance plus dure traduisent une amélioration.

**Produits disponibles**

Lopéramide (Arestal®, Dyspagon®, Ercéstop®, Imodium®, Imossel®, Immosselduo®, Immossellingual®, Nabutil®)

Diphénoxylate (Diarsed®)

### Antisécrétoires

*Contre-indications :* grossesse et allaitement.

### ✔ Effets secondaires – Surveillance

Somnolence.

**Produits disponibles** : racécadotril (Tiorfan®).

### Argiles (attapulgite = Actapulgite®, diosmectite = Smecta®)

Très faciles d'emploi.

### Produits d'origine microbienne

*Indications :* prévention des diarrhées induites par les antibiotiques et dans le traitement des diarrhées mais l'intérêt de ces produits reste controversé.

**Produits disponibles**

Bacilor®, Lactéol®, Lyo-Bifidus®, Ultra-Levure®

### Antiseptiques intestinaux

*Indications :* diarrhées infectieuses simples (absence de fièvre ou d'altération de l'état général).

*Contre-indications :* allergie au produit.

**Produits disponibles**

Colistine (Colimycine®)

Nifurosaxide (Bifix®, Ediston®, Ercéfuryl®, Ercéryl®, Panfurex®, Septidiaryl®)

Nifurzide (Ricridène®)

## ANTIÉPILEPTIQUES

La nécessité d'une prise régulière du traitement, sans oubli, doit être expliquée au patient. La cessation brutale du traitement expose à un syndrome de sevrage.

La survenue d'éventuels effets indésirables, spécifiques de chaque classe, doit être expliquée au patient et recherchée.

### Acide valproïque

*Contre-indications*

- Hépatite aiguë ou chronique, antécédents familiaux d'hépatite sévère.
- Allergie au produit.
- Association à la méfloquine (Lariam®).

### ✔ Effets secondaires

- Toxicité hépatique.
- Tremblements d'attitude, prise de poids, arrêt ou irrégularité des règles, troubles digestifs.

*Surveillance*

- Bilan hépatique préalable puis régulier dans les 6 premiers mois → arrêt du traitement en cas d'anomalie persistante.
- Diminuer éventuellement la posologie en cas d'insuffisance rénale.
- Dosage du taux thérapeutique, notamment en cas d'inefficacité : Nle = 40 à 100 mg/L (taux toxiques au-delà de 130 à 150 mg/L).

**Produits disponibles**
Dépakine®, Dépakine Chrono®

### Barbituriques (cf. p. 664)

*Produits utilisés dans cette indication*
Phénobarbital (Alepsal®, Aparoxal®, Gardénal®)
Primidone (Mysoline®)

### Benzodiazépines (cf. p. 664)

*Produits utilisés dans cette indication*
Diazépam (Valium®)
Clonazépam (Rivotril®)
Clobazam (Urbanyl®)

### Carbamazépine (Tégrétol®)

*Indications*
- Épilepsie.
- Névralgie du trijumeau et autres névralgies.
- Prévention des rechutes des psychoses maniaco-dépressives, traitement de certains accès maniaques.

*Contre-indications*
- BAV.
- Antécédents d'atteinte médullaire ou de porphyrie aiguë intermittente.
- Prudence en cas de glaucome, d'adénome de la prostate, d'insuffisance cardiaque, hépatique ou rénale.

#### ✔ Effets secondaires
- Neurologiques : somnolence, troubles de la coordination des mouvements (ataxie), vertiges, vision double (diplopie).
- Bouche sèche, troubles digestifs, prise de poids.
- Toxicité hématologique pouvant aller jusqu'à une aplasie médullaire.
- Éruptions cutanées (possibilité de syndrome de Lyell mortel).

*Surveillance*
- Bilan hépatique et NFS préalables puis réguliers.
- Dosage du taux thérapeutique, notamment en cas d'inefficacité : Nle = 4 à 12 mg/L (taux toxique au-delà de 12 à 15 mg/L).

*Conseils pratiques :* inactivation possible des contraceptifs oraux → utiliser une autre méthode

### Phénytoïne

*Contre-indications*
- Allergie connue au produit.
- Voie IV : troubles de la conduction cardiaque.

#### ✔ Effets secondaires
- Hypertrophie des gencives.
- Troubles digestifs : anorexie, nausées, vomissements, gastralgies.
- Troubles visuels, confusion mentale, troubles de l'équilibre.
- Toxicité hématologique pouvant aller jusqu'à une aplasie médullaire → arrêt immédiat.
- Éruptions cutanées (possibilité de syndrome de Lyell mortel) → arrêt immédiat.
- Hépatite avec ictère → arrêt immédiat.

*Surveillance*
- NFS et plaquettes.
- Gencives et peau.
- Dosage du taux thérapeutique, notamment en cas d'inefficacité : Nle = 5 à 15 mg/L (taux toxique au-delà de 20 mg/L).

*Conseils pratiques*
- Inactivation possible des contraceptifs oraux → utiliser une autre méthode.
- Voie IV : respecter le débit de perfusion maximal indiqué ; surveillance scopique, de la PA et de la respiration.

**Produits disponibles**
Di-Hydan®, Dilantin®, Pro-Dilantin®

### Autres

De nombreux autres produits sont disponibles pour les différentes formes d'épilepsie. Leurs contre-indications sont en général limitées à une allergie au produit, sauf pour certains d'entre eux où une toxicité hépatique limite leur utilisation et nécessite une surveillance. À noter la surveillance ophtalmologique pour la vigabatrine (Sabril®) et

la toxicité hématologique (risque d'aplasie médullaire) pour le felbamate (Toloxa®).
Éthosuximide (Zarontin®)
Felbamate (Taloxa®)
Gabapentine (Neurontin®)
Lamotrigine (Lamictal®)
Oxcarbazépine (Trileptal®)
Tiagabine (Gabitril®)
Topiramate (Épitomax®)
Vigabatrine (Sabril®)

## ANTIHISTAMINIQUES H1

*Indications*
- Rhinites et rhino-sinusites allergiques, conjonctivites allergiques.
- Dermatoses allergiques ou prurigineuses : urticaires, réactions locales aux piqûres d'insectes, eczéma, prurigo.

### Produits anticholinergiques ou sédatifs

*Contre-indications*
- Glaucome.
- Adénome de la prostate.

#### ✔ Effets secondaires – Surveillance

- Somnolence ou plus rarement réactions paradoxales avec agitation, nervosité et insomnie.
- Bouche sèche, constipation, tachycardie, troubles de la vue.
- Poussée de glaucome.
- Rétention urinaire.
- Formes IV : possibilité de choc anaphylactique.

Produits disponibles
Alimémazine (Théralène®)
Bromphéniramine (Dimégan®)
Buclizine (Aphilan®)
Carbinoxamine (Allergéfon®)
Cyproheptadine (Périactine®)
Dexchlorphéniramine (Polaramine®)
Hydroxyzine (Atarax®)
Métiquazine (Primalan®, Quitadrill®)
Prométhazine (Phénergan®)

### Produits non anticholinergiques ou non sédatifs

*Contre-indications*
- Allergie au produit.
- Pour la mizolastine : association avec les macrolides et les antifongiques imidazolés.

#### ✔ Effets secondaires – Surveillance

- Fatigue, céphalées, troubles digestifs.
- Prudence chez les personnes présentant un allongement de l'espace QT.

Produits disponibles
Cétirizine (Virlix®, Zyrtec®)
Desloratidine (Aérius®)
Ebastine (Kestin®)
Féxofénadine (Telfast®)
Lévocétirizine (Xyzall®)
Loratidine (Clarityne®)
Mizolastine (Mizollen®)
Oxatomide (Tinset®)

## ANTIHYPERTENSEURS

Le traitement est le plus souvent associé à des conseils hygiéno-diététiques : perte de poids, diminution de la consommation d'alcool, maintien d'un exercice physique régulier, arrêt du tabac.
La surveillance du traitement est clinique : prise régulière de la pression artérielle et recherche systématique d'une hypotension orthostatique dans les premiers jours de traitement. L'apprentissage de l'automesure tensionnelle doit être envisagé avec le patient pour une meilleure adhésion au traitement et aux mesures non médicamenteuses.
La survenue d'éventuels effets indésirables de chaque classe doit être expliquée au patient et recherchée.

### Diurétiques (cf. p. 672)

*Produits utilisés dans cette indication*
Amiloride (Modamine®)

Bumétamide (Burinex®)
Canrénone (Soludactone®)
Ciclétanine (Tenstaten®)
Furosémide (Lasilix®)
Hydrochlorothiazide (Esidrex®)
Indapamide (Fludex®)
Pirétanide (Eurelix®)
Spironolactone (Aldactone®, Flumach®, Practon®, Spiroctan®, Spironone®)
Xipamide (Lumitens®)
Spironolactone + diurétique hypokaliémiant : Aldactazine®, Aldalix®, Practazin®, Spiroctazine®.
Amiloride + diurétique hypokaliémiant : Logirène®, Modurétic®.
Triamtérène + diurétique hypokaliémiant : Isobar®, Prestole®.
Furosémide + diurétique épargneur de potassium : Aldalix®, Logirène®.
Thiazidique + diurétique épargneur de potassium : Aldactazine®, Isobar®, Modurétic®, Practazin®, Prestole®, Spiroctazine®.

### **Bêtabloquants** (cf. p. 665)

*Produits utilisés dans cette indication*
Acébutolol (Sectral®)
Aténolol (Bétatop®, Ténormine®)
Bétaxolol (Kerlone®,
Bisoprolol (Détensiel®, Soprol®)
Cartéolol (Mikélan®)
Céliprolol (Célectol®)
Esmolol (Brévibloc®)
Labétolol (Trandate®)
Métoprolol (Lopressor®, Séloken®)
Nadolol (Corgard®)
Oprénolol (Trasicor®)
Pindolol (Visken®)
Propranolol (Adrexan®, Avlocardyl®, Hémipralon®)
Tertalolol (Artex®)
Timolol (Timacor®)

### **Inhibiteurs de l'enzyme de conversion** (cf. p. 675)

*Produits utilisés dans cette indication*
Bénazépril (Briem®, Cibacène®)
Captopril (Captirex®, Captolane®, Lopril®, Oltens®)
Cilazapril (Justor®)
Énalapril (Rénitec®)
Fosinopril (Fozitec®)
Imidapril (Tanatril®)
Lisinopril (Prinivil®, Zestril®)
Moexipril (Moex®)
Périndopril (Coversyl®)
Quinapril (Acuitel®, Korec®)
Ramipril (Triatec®)
Tandolapril (Gopten®, Odrik®)
Zofénopril (Zofénil®)
IEC associé à un diurétique : Acuilix®, Biprétérax®, Briazide®, Captéa®, Cibadrex®, Co-Rénitec®, Écazide®, Fozirétic®, Korétic®, Prétérax®, Prinzide®, Zestorétic®.
IEC associé à un inhibiteur calcique : Ocadrik®, Tarka LP®.

### **Antagonistes de l'angiotensine II** (cf. p. 628)

### **Inhibiteurs calciques**

*Produits utilisés dans cette indication*
Amlodipine (Amlor®)
Bépridil (Unicordium®)
Diltiazem (Tildiem®, Bi-Tildiem®, Mono-Tildiem®, Diacor®)
Félodipine (Flodil®)
Isradipine (Icaz®)
Lacidipine (Caldine®)
Lercanidipine (Lercan®, Zanidip®)
Nicardipine (Loxen®)
Nifédipine (Adalate®, Chronadalate®)
Nitrendipine (Baypress®, Nidrel®)
Vérapamil (Isoptine®)
Inhibiteur calcique associé à un bêtabloquant : Bêta-Adalate®, Logimax®, Ténordate®.
Inhibiteur calcique associé à un inhibiteur de l'enzyme de conversion : Ocadrik®, Tarka®.

### **Antihypertenseurs d'action centrale**

*Contre-indications*
- États dépressifs graves.

- Insuffisance rénale sévère pour le rilmenidine et la moxonidine.
- Pour l'alphaméthyldopa : AVC ou IDM récent, antécédent d'hépatite aiguë.

### ✔ Effets secondaires – Surveillance

- Bouche sèche, somnolence, constipation, asthénie, nausées.
- Hypotension et bradycardie (en cas de surdosage).
- Pour l'alphaméthyldopa : anémie hémolytique et hépatite aiguë → surveiller régulièrement la NFS et la fonction hépatique.

*Conseils pratiques*

- Ne pas interrompre brutalement le traitement.
- Utiliser avec prudence chez les sujets ayant des antécédents vasculaires récents (AVC, IDM, troubles du rythme ou de la conduction).

**Produits disponibles**

Alphaméthyldopa (Aldomet®)
Clonidine (Catapressan®)
Guanfacine (Estulic®)
Moxonidine (Physiotens®)
Rilmenidine (Hypérium®)

### Vasodilatateurs

*Indications*

- Rarement utilisés en première intention et association quasi systématique avec un diurétique.
- Voie IV dans les urgences hypertensives : uradipil, dihydralazine, nitroprussiate de sodium.

*Contre-indications*

Variables selon les produits. (œdèmes), nécessitant l'association à un diurétique.
Pour le nitroprussiate de sodium : risque d'accumulation de cyanure avec acidose inexpliquée → injection d'hydroxocobalamine.

### ✔ Effets secondaires – Surveillance

Variables, souvent hypotension avec rétention hydrosodée.

**Produits disponibles**

Diazoxide (Hyperstat®)
Dihydralazine (Népressol®)
Minoxidil (Lonoten®)
Nitroprussiate de sodium (Nitriate®)
Prazosine (Alpress®, Minipress®)
Uradipil (Eupressyl®, Médiatensyl®)

**ASSOCIATIONS**

**Attention !**

Dans les associations, les contre-indications et les effets secondaires des différentes classes de produits s'additionnent.

## ANTI-INFLAMMATOIRES NON STÉROÏDIENS

*Indications*

- Fièvre et douleur (cf. p. 625).
- Inflammations d'origine rhumatismales et ostéo-articulaires.
- Douleurs diverses : crises de colique néphrétique, règles douloureuses, origine dentaire ou ORL, migraine…

*Contre-indications*

- Allergie connue à un de ces produits ou à l'aspirine.
- Ulcère gastro-duodénal évolutif.
- Insuffisance hépatique ou rénale sévère.
- Grossesse et allaitement.
- Pour les suppositoires : antécédents de rectites ou de rectorragies.

Il existe de nombreuses interactions médicamenteuses avec les AINS, en particulier chez la personne âgée (anticoagulants oraux, diurétiques, antidiabétiques oraux…)

### ✔ Effets secondaires – Surveillance

- Troubles digestifs : douleurs épigastriques, brûlures d'estomac, hémorragie digestive, ulcère de l'estomac.
- Réactions allergiques : éruptions cutanées, crise d'asthme, œdème de Quincke, exceptionnellement syndrome de Lyell mortel.

- Signes neuro-sensoriels : céphalées, vertiges, insomnie, bourdonnements d'oreille, troubles visuels.
- Très rares : hépatite, insuffisance rénale, toxicité hématologique (pouvant aller jusqu'à une agranulocytose) → arrêt immédiat.

À noter : la nouvelle classe des inhibiteurs sélectifs de la Cox-2 aurait une toxicité digestive moindre mais des études sont encore en cours pour pouvoir définitivement l'affirmer.

## Produits disponibles

ANTALGIQUES-ANTIPYRÉTIQUES

Acide méfénamique (Ponstyl®)
Diflunisal (Dolobis®)
Ibuprofène (Advil®, Antarène®, Brufen®, Expanfen®, Hémagène Tailleur®, Intralgis®, Nureflex®, Nurofen®, Upfen®)
Kétoprofène (Profénid®, Toprec®)
Naproxène (Alève®)

ANTI-INFLAMMATOIRES CLASSIQUES

**Segment-clé DCI : -profen- ou -oxicam**

Acide niflunimique (Nifluril®)
Acide tiaprofénique (Flanid®, Surgam®)
Alminoprofène (Minalfène®)
Diclofénac (Flector®, Voldal®, Voltarène, Xénid®, + misoprostol pour la protection gastrique = Artotec®)
Etodolac (Lodine®)
Fenbufène (Cinopal®)
Flurbiprofène (Antadys®, Cébutid®)
Ibuprofène (Antarène®, Brufen®, Nureflex®)
Indométacine (Indocid®)
Kétoprofène (Bi-Profénid®, Kétum®, Profénid®, Topféna®)
Méloxicam (Mobic®)
Nabumétone (Nabucox®)
Naproxène (Apranax®, Naprosyne®)
Nimésulide (Nexen®)
Phénylbutazone (Butazolidine®)
Piroxicam (Brexin®, Cycladol®, Feldène®, Inflaced®, Proxalyoc®)
Sulindac (Arthrocine®)
Ténoxicam (Tilcotil®)

ANTI-COX-2

**Segment-clé DCI : -coxib**

Célécoxib (Célébrex®)
Rofécoxib (Vioxx®)

# ANTIMIGRAINEUX

## Dérivés de l'ergot de seigle

*Indications :* selon les produits : traitement de la crise migraineuse et traitement de fond de la migraine (et de l'algie vasculaire de la face).

*Contre-indications*

- Allergie aux dérivés de l'ergot de seigle.
- Association aux macrolides, aux antiviraux et aux triptans.
- Voie injectable ou spray : insuffisance coronarienne, hypertension artérielle mal contrôlée, artériopathie oblitérante, syndrome de Raynaud, antécédent d'accident ischémique transitoire, grossesse et allaitement.

### ✔ Effets secondaires – Surveillance

- Troubles digestifs : nausées et vomissements.
- Voie injectable : sensation d'engourdissement et de fourmillements des extrémités, douleurs thoraciques.
- Ergotisme (favorisé par l'association aux macrolides) : vasoconstriction sévère des extrémités avec ischémie aiguë → arrêt immédiat et hospitalisation pour traitement par vasodilatateurs et héparine.

Attention : avec le méthysergide, risque de fibrose rétropéritonéale, pulmonaire ou cardiaque après un traitement prolongé → durée maximum d'une cure = 6 mois, respecter un intervalle d'au moins 1 mois avant une nouvelle cure de 6 mois → surveillance de la diurèse, de la VS et de la créatininémie tous les 3 à 4 mois (paramètres toujours élevés en cas de fibrose).

Produits disponibles

Dihydroergotamine (Diergospray®, Dihydroergotamine Sandoz®, Ikaran®, Séglor®, Tamik®)

Ergotamine (Gynergène caféine®)

Méthysergide (Désernil Sandoz®)

## Triptans

**Segment-clé DCI : -triptan**

*Indications :* traitement de la crise migraineuse et de la crise d'algie vasculaire de la face.

*Contre-indications*

- Allergie à l'un des constituants.
- Antécédents de coronaropathie, d'artériopathie périphérique ou de syndrome de Raynaud.
- Antécédents d'AVC ou d'AIT.
- Association aux dérivés de l'ergot de seigle.
- Enfants < 18 ans et adultes > 65 ans.

### ✔ Effets secondaires – Surveillance

- Symptômes généraux : asthénie, douleur et oppression thoracique, douleurs abdominales, sensation de serrement de la gorge.
- Cardio-vasculaire : sensation de chaleur, palpitations, tachycardie.
- Digestifs : nausées, sécheresse de la bouche, digestion difficile.
- Musculo-squelettique : fatigabilité musculaire, douleurs musculaires et articulaires.
- Neurologique : somnolence, vertiges, fourmillements des extrémités.
- Peau : transpiration, éruptions.

Attention !

Comme tous les antimigraineux, en cas d'abus de médicaments, possibilité de « céphalées auto-entretenues ».

*Conseils pratiques*

Attention !

Respecter les doses et le rythme d'administration (en particulier les intervalles entre 2 administrations).

Produits disponibles

Almotriptan (Almogran®)

Életriptan (Relpax®)

Naratriptan (Naramig®)

Sumatriptan (Imigrane®, Imiject®)

Zolmitriptan (Zomig®, Zomigoro®)

Attention !

Imiject® réservé à la crise d'algie vasculaire de la face.

## Bêtabloquants (cf. p. 665)

*Indications :* traitement de fond de la migraine et de l'algie vasculaire de la face.

*Produits utilisés*

Métoprolol (Lopressor®, Séloken®)

Propranolol (Adrexan®, Avlocardyl®, Hémipralon®)

## Divers

Dans le traitement de la crise → salicylé + antiémétique (métoclopramide) : Céphalgan® et Migpriv®.

Dans le traitement de fond → antisérotoninergiques :

- **Flunarizine (Sibélium®)** : également utilisé dans le traitement des vertiges; contre-indiqué en cas de maladie de Parkinson ou de syndrome parkinsonien, d'antécédent de syndrome dépressif et d'allaitement; les principaux effets secondaires sont une somnolence, une prise de poids, des insomnies et des troubles digestifs.
- **Indoramine (Vidora®)** : contre-indiqué en cas de maladie de Parkinson, d'insuffisance cardiaque, hépatique ou rénale et d'allaitement; les principaux effets secondaires sont une somnolence, une sécheresse de la bouche et une congestion nasale.
- **Oxétorone (Nocertone®)** : pas de contre-indication; effets secondaires limités à une somnolence et très rarement une diarrhée.
- **Pitozifène (Sanmigran®)** : contre-indiqué en cas de glaucome et d'adénome de la prostate; les principaux effets secondaires sont une somnolence, une prise de poids, des nausées, des vertiges et des douleurs musculaires.

# ANTIPALUDÉENS

Le choix du produit en prévention se fait en fonction de la résistance dans le pays visité qui évolue en permanence (les listes sont réactualisées chaque année et publiées dans le Bulletin Épidémiologique Hebdomadaire).

## Chloroquine et apparentés

*Contre-indications :* rétinopathie (sauf pour le traitement curatif).

### ✔ Effets secondaires – Surveillance

Très rare en prophylaxie. Contrôle ophtalmologique annuel en cas d'utilisation continue au-delà de 3 ans.

*Conseils pratiques*

À noter que l'hydroxychloroquine (Plaquenil®) est utilisée en traitement de fond de la polyarthrite débutante peu invalidante et en prévention des affections aggravées par l'exposition au soleil ou aux UV (lucite, lupus, porphyries).

### Produits disponibles

Nivaquine®
Amodiaquine (Flavoquine®)
Chloroquine associée au proguanil (Savarine®)

*Conseils pratiques*

En traitement prophylactique du paludisme, il est conseillé de débuter la prise une semaine avant le départ (2 fois dans la semaine, à jours fixes) et de le poursuivre pendant quatre semaines après le retour d'une zone d'endémie (chloroquine). Afin d'éviter les nausées et vomissements, prendre la chloroquine après les repas. La survenue de troubles du sommeil est prévenue par la prise de préférence après le repas du matin ou de midi.

## Proguanil

*Contre-indications :* aucune mais prendre en compte celles de la chloroquine ou de l'atovaquone qui lui est systématiquement associée.

### ✔ Effets secondaires – Surveillance

Intolérance gastrique transitoire cédant malgré la poursuite du traitement. Adopter la posologie en cas d'insuffisance rénale sévère.

### Produits disponibles

Paludrine®
Proguanil associé à la chloroquine (Savarine®)
Proguanil associé à l'atovaquone (Malarone®)

## Association proguanil et atovaquone (Malarone®)

*Contre-indications :* insuffisance rénale sévère.

### ✔ Effets secondaires – Surveillance

Troubles digestifs (nausées, vomissements, diarrhée, douleurs abdominales), céphalées, anorexie, toux.

## Méfloquine (Lariam®)

*Contre-indications :* insuffisance rénale, insuffisance hépatique sévère, association au valproate de sodium (Dépakine®, risque de convulsions). Pour la prophylaxie : grossesse et allaitement, enfant < 15 kg, antécédents de convulsions ou de dépression.

### ✔ Effets secondaires – Surveillance

Céphalées, vertiges, troubles digestifs, insomnie, troubles neuro-psychiques (convulsions, excitation, confusion mentale, accès maniaques ou dépressifs, épisodes psychotiques).

*Conseils pratiques*

En traitement prophylactique, il est conseillé une prise une fois par semaine en débutant dix jours avant le départ pour s'assurer que le médicament est bien toléré.

## Halofantrine (Halfan®)

Utilisé uniquement en curatif. Faire un ECG avant tout traitement → risque de troubles du rythme potentiellement mortel en cas d'allongement de l'espace QT.

### Pyriméthamine + sulfadoxine (Fansidar®)

Utilisé uniquement en curatif. Nombreuses contre-indications (celles des sulfamides, cf. p. 636).

### Quinine

*Indications :* traitement curatif des accès palustres.

*Contre-indications :* troubles de la conduction cardiaque, antécédents de fièvre bilieuse hémorragique, allergie connue à la quinine.

**✔ Effets secondaires – Surveillance**

- Hypoglycémie
- Hypotension si perfusion trop rapide.
- En cas de surdosage : bourdonnements d'oreille et baisse de l'audition, vertiges, vomissements et diarrhée, troubles visuels → arrêt du traitement.

*Conseils pratiques :* administration dans du sérum glucosé en 3 perfusions de 4 h.

**Produits disponibles**

Quinimax®
Quinine chlorhydrate Lafran®
Quinoforme®
Surquina®
**Doxycycline (Doxypalu®)** : doxycycline utilisée dans les zones de forte résistance (cf. Antibiotiques p. 639)

## ANTIPARKINSONIENS

### Dopaminergiques

*Indications*

- Maladie de Parkinson.
- Pour le lisudride et la bromocriptine : hyperprolactinémie.

*Contre-indications*

Variables selon les produits, mais globalement :

- Psychoses graves et confusion mentale.
- Insuffisance hépatique.
- Angor et troubles du rythme récents.

**✔ Effets secondaires – Surveillance**

Variables : les plus fréquents sont les troubles psychiques et digestifs.

*Conseils pratiques*

Pour la L-dopa, la prise est mieux supportée si le médicament est pris en fin de repas. L'administration de ce médicament au coucher permet d'améliorer le sommeil en réduisant l'akinésie nocturne.

**Produits disponibles**

Amantadine (Mantadix®)
Apomorphine (Apokinon®)
Bromocriptine (Bromo-Kin®, Parlodel®)
Entacapone (Comtan®)
L-dopa + bensérazide (Modopar®)
L-dopa + carbidopa (Sinémet®)
Lisuride (Arolac®, Dopergine®)
Pergolide (Célance®)
Péribédil (Trivastal®)
Ropirinole (Réquip®)
Sélégiline (Déprényl®, Otrasel®)

### Anticholinergiques

*Indications*

- Maladie de Parkinson.
- Syndrome parkinsonien des neuroleptiques.

*Contre-indications*

- Glaucome.
- Adénome de la prostate.
- Cardiopathies décompensées.

**✔ Effets secondaires – Surveillance**

- Bouche sèche, constipation, mydriase, troubles de la vue, tachycardie, palpitations.
- Crise de glaucome.
- Rétention urinaire.
- Plus rarement : excitation, euphorie, hallucinations. Éruptions cutanées allergiques.

*Conseils pratiques*

- Utiliser avec prudence chez les personnes âgées, en cas de pathologie cardiaque (angor, troubles du rythme), d'hyperthyroïdie et de

bronchite chronique (viscosité accrue des sécrétions bronchiques.
- Administrer à doses progressives et ne pas arrêter brutalement le traitement chez les parkinsoniens (aggravation des troubles).

**Produits disponibles**
Bipéridène (Akinéton®)
Trihexiphénidyle (Artane®, Parkinane®)
Tropatépine (Lepticur®)

# ANTISPASMODIQUES

*Indications*
- Coliques hépatiques et néphrétiques.
- Spasmes digestifs douloureux.
- Douleurs spasmodiques d'origine utérine.

## Anticholinergiques

*Contre-indications*
- Glaucome.
- Adénome de la prostate.

### ✔ Effets secondaires – Surveillance
- Bouche sèche, constipation, mydriase, troubles de la vue, tachycardie, palpitations.
- Crise de glaucome.
- Rétention urinaire.
- Plus rarement : excitation, euphorie, hallucinations. Éruptions cutanées allergiques.

*Conseils pratiques*
- Utiliser avec prudence chez les personnes âgées et en cas de pathologie cardiaque (angor, troubles du rythme).
- Voie IV : injection lente pour éviter une crise de tachycardie.

**Produits disponibles**
Atropine (Atropine Lavoisier®)
Scopolamine (Scoburen®)
Tiémonium (Viscéralgine®)

## Non anticholinergiques

*Contre-indications :* uniquement allergie connue au produit.

### ✔ Effets secondaires – Surveillance
- Rarement : épigastralgies.
- Exceptionnellement : réactions cutanées allergiques.

**Produits disponibles**
Mébévérine (Colopriv®, Duspatalin®)
Papavérine (Papavérine Renaudin®, Papavérine Serb®)
Phloroglucinol (Spasfon®, Spassirex®)
Pinavérium (Dicétel®)
Trimébutine (Débridat®, Modulon®, Transacalm®)

# ANTITUSSIFS

Le traitement est associé à des mesures simples : repositionnement du patient dans son lit, humidification de l'air inspiré (humidificateur ou aérosol d'eau faiblement minéralisée).

## Opiacés

*Indications :* traitement symptomatique des toux non productives gênantes.

*Contre-indications*
- Insuffisance respiratoire.
- Toux productive, toux de l'asthmatique.
- Allergie à un des composants.
- Enfants < 30 mois (formes pédiatriques) ou enfants < 15 ans (formes adultes).
- Association aux antidépresseurs de la classe des IMAO et à d'autres morphiniques.

### ✔ Effets secondaires – Surveillance
- Constipation, somnolence, vertiges, nausées.
- Plus rarement : réactions cutanées allergiques, bronchospasme, dépression respiratoire.
- En cas d'utilisation au-delà des doses prescrites : risque de dépendance avec syndrome de sevrage en cas d'arrêt brutal.
- Surdosage : myosis, somnolence, dépression respiratoire (ou au contraire excitation, convulsions, bronchospasme → antidote : naloxone (Narcan®).

Produits disponibles

Codéine (Camphodionyl®, Codédrill®, Dinacode®, Eucalyptine Le Brun®, Euphon®, Néo-Codion®, Padéryl®, Polery®, Pulmosérum®)
Dextromorphane (Dexir®, Drill Toux sèche®, Fluditec Toux sèche®, Nodex®, Pulmodexane Toux sèche®, Rhinathiol Toux sèche sans sucre®, Tuxium®, Vicks Toux sèche®)
Codéthyline (Éphydion®, Végétosérum®)
Pholcodine (Biocalyptol®, Broncorinol Toux sèche®, Clarix®, Hexapneumine®, Humex®, Isomyrtine®, Respilène®, Rhinathiol Toux sèche pholcodine®, Sirop des Vosges Toux sèche®, Trophirès®, Tussisédal®)
Dérivé opiacé associé à un antihistaminique H1 (Actifed Toux sèche®, Broncalène®, Dénoral®, Dimétane®, Nétux®, Nortussine®, Pneumopan®)
Codéine associée à la codéthyline (Tussipax®)

### Antihistaminiques

*Indications :* traitement symptomatique des toux non productives gênantes.

*Contre-indications*
- Toux productive, toux de l'asthmatique, insuffisance respiratoire.
- Glaucome.
- Adénome de la prostate.
- Allergie connue au produit.

**✔ Effets secondaires – Surveillance**
- Somnolence ou plus rarement réactions paradoxales avec agitation, nervosité et insomnie.
- Bouche sèche, constipation, tachycardie, troubles de la vue.
- Poussée de glaucome.
- Rétention urinaire.

Produits disponibles

Alimémazine (Théralène®)
Bromphéniramine (Dimétane expectorant®)
Chlorphénamine (Broncalène®, Hexapneumine®)
Dexchlorphéniramine (Polaramine pectoral®)
Fenspiride (Pneumorel®)
Oxomémasine (Toplexil®)
Piméthixène (Calmixène®)
Prométhazine (Fluisédal®)
Antihistaminique associé à un fluidifiant (Rhinathiol prométhazine®)

### Autres

Produits disponibles

Clobutinol (Silomat®)
Oxéladine (Paxéladine®)
Pentoxyvérine (Pectosan Toux sèche®, Toclase Toux sèche®, Viks sirop pectoral®)

## ANTI-ULCÉREUX

*Indications*
- Ulcère duodénal ou gastrique.
- Œsophagite par reflux.
- Syndrome de Zollinger-Ellison.
- Éradication de l'*Helicobacter pylori* en association avec une double antibiothérapie pendant 7 jours.

### Antihistaminiques H2

**Segment-clé DCI : -tidine**

*Contre-indications :* allergie connue au produit.

**✔ Effets secondaires – Surveillance**
- Céphalées, constipation, diarrhée, nausées, douleurs musculaires.
- Rarement : éruptions cutanées allergiques, vertiges, asthénie ou excitation, hypersudation, bradycardie, hépatite, pancréatite, syndromes confusionnels (surtout chez les personnes âgées.
- Exceptionnellement : toxicité hématologique (pouvant aller jusqu'à l'aplasie).

*Conseils pratiques*
- Ne pas arrêter brutalement le traitement en cas d'utilisation à fortes doses.
- Diminuer la posologie en cas d'insuffisance hépatique ou rénale sévère.

En fait de moins en moins utilisés et remplacés par les inhibiteurs de la pompe à protons.

Produits disponibles
Cimétidine (Tagamet®)
Famotidine (Pepdine®)
Nizatidine (Nizaxid®)
Ranitidine (Azantac®, Raniplex®)

### Inhibiteurs de la pompe à protons

**Segment-clé DCI : -prazole**

*Contre-indications :* allergie connue au produit.

**✔ Effets secondaires – Surveillance**

- Nausées, vomissements, ballonnements, douleurs abdominales, diarrhée.
- Céphalées, vertiges.
- Réactions cutanées allergiques.
- Exceptionnellement : toxicité hématologique (pouvant aller jusqu'à une agranulocytose), impuissance, gynécomastie.

Produits disponibles
Esoméprazole (Inexium®)
Lansoprazole (Lanzor®, Ogast®)
Oméprazole (Mopral®, Zoltum®)
Pantoprazole (Eupantol®, Inipomp®)
Rabéprazole (Pariet®)

## ANTIVIRAUX

**Segment-clé DCI : -vir ou -udine**

L'efficacité du traitement repose sur une bonne adhésion du patient à la prise médicamenteuse qui est contraignante (horaires et conditions de prises précis) et comporte des effets secondaires.

*Indications*

- La plus grande partie est utilisée pour traiter l'infection au VIH.
- Ganciclovir, foscarnet et cidofovir : infections à CMV.
- Aciclovir, valaciclovir, famciclovir : infections aux virus herpès-varicelle-zona.
- Vidarabine : hépatite B chronique.
- Ribavirine : hépatite C chronique.
- Zanamivir, oseltamivir et amantadine : grippe.
- Palivizumab : virus respiratoire syncytial.

*Contre-indications*

Hormis les problèmes d'allergie, les principales contre-indications sont certaines associations.

**✔ Effets indésirables – Surveillance**

Il s'agit de produits difficiles à manier et dont les effets secondaires sont nombreux. Le tableau ci-dessous vous offre une aide pratique pour leur utilisation.

Produits disponibles
Abacavir (Ziagen®)
Abacavir + lamivudine + zidovudine (Trizivir®)
Aciclovir (Zovirax®)
Amantadine (Mantadix®)
Amprénavir (Agénérase®)
Cidofovir (Vistide®)
Didanosine (Videx®)
Efavirenz (Sustiva®)
Famciclovir (Oravir®)
Foscarnet (Foscavir®)
Ganciclovir (Cymévan®)
Indinavir (Crixivan®)
Inosine (Isoprinosine®)
Lamivudine (Epivir®)
Lamivudine + zidovudine (Combivir®)
Lopinavir + ritonavir (Kaletra®)
Nelfinavir (Viracept®)
Nerivapirine (Viramune®)
Oselramivir (Tamiflu®)
Palivizumab (Synagis®)
Ritonavir (Norvir®)
Saquinavir (Fortovase®, Invirase®)
Stavudine (Zérit®)
Ténofovir (Viréad®)
Valaciclovir (Zélitrex®)
Zalcitabine (Hivid®)
Zanamivir (Relenza®)
Zidovudine (Rétrovir®)

| Nom | Présentation | Mode d'administration | Compatibilités | Effets secondaires et vigilance |
|---|---|---|---|---|
| **Agénérase®** (amprénavir) | Gél. : 50 et 150 mg. Flacon : 240 ml de solution buvable à 15 mg/ml | *Adulte et enfant > 12 ans :* 2 400 mg/j en 2 prises. *Enfant de 4 à 12 ans :* 20 mg/kg | | • Troubles digestifs. • Éruptions cutanées |
| **Crixivan®** (indinavir) | Gél. : 200 et 400 mg | 2 400 mg/j en 3 prises à 8 heures d'intervalle, avec de l'eau à jeun (1 h avant ou 2 h après un repas). Boire au moins 1,5 L d'eau/j | | • À au moins 1 h d'intervalle d'une prise de Videx®. • Surveiller la fonction hépatique, la glycémie et les CPK. • Associations contre-indiquées : rifampicine, statines (hypocholestérolémiants), Prépulsid®, Orap®, dérivés de l'ergot de seigle, Halcion® et Hypnovel® |
| **Cymévan®** (ganciclovir) | Gél. : 250 et 500 mg. Flacon : 500 mg | *Per os :* 3 g/j en 2 ou 3 prises. *Perfusion :* 5 mg/kg/12 h en 1 h (dilution dans 100 ml). Manipulation comme pour les cytotoxiques | Sérum physio. Glucosé 5 % Ringer lactate | • Toxicité hématologique. • Troubles neuropsychiques (convulsions, troubles de l'attention, insomnie, hallucinations...). • Troubles digestifs |
| **Epivir®** (lamivudine-3TC) | Cp. : 150 mg. Flacon : 240 ml de solution buvable à 10 mg/ml | En dehors ou au cours des repas. *Adulte et enfant > 12 ans :* 150 mg toutes les 12 h. *Enfant de 3 mois à 12 ans :* 4 mg/kg toutes les 12 h (sans dépasser 300 mg/24 h) | | • Réduire la posologie en cas d'insuffisance rénale. • Toxicité hématologique (anémie, neutropénie). • Pancréatite : **arrêt immédiat du traitement**. • Céphalées, nausées, vomissements, diarrhée, fatigue, toux, insomnie, douleurs ostéo-articulaires |
| **Fortovase®** (saquinavir) | Cap. : 200 mg | Au cours des repas ou dans les 2 h qui suivent. *Adulte et enfant > 16 ans :* 1 200 mg toutes les 8 h | | • Troubles digestifs. • Associations contre-indiquées : Viramune®, inducteurs enzymatiques (rifampicine, Gardénal®, Tégrétol®, Di-Hydan®...), statines (hypocholestérolémiants), Prépulsid®, Orap® |

| Nom | Présentation | Mode d'administration | Compatibilités | Effets secondaires et vigilance |
|---|---|---|---|---|
| **Foscavir®** (foscarnet) | Flacon : 6 g/250 ml | *Traitement d'attaque :* 180 mg/kg/j en 3 perfusions de 60 min. *Traitement d'entretien :* 80 à 120 mg/kg/j en 1 perfusion de 2 h. Nécessité d'une hydratation suffisante de 500-1 000 ml de sérum physio. par perfusion. Boire abondamment, surveiller la diurèse | Sérum physio. Glucosé 5 % Incompatibilité : • solutions contenant du calcium, • Ringer lactate | • Toxicité rénale. Adaptation la dose en cas d'insuffisance rénale. • Troubles électrolytiques (hypocalcémie, hypokaliémie, hypomagnésémie et hypophosphorémie). • Ulcération du gland (nettoyage local après chaque miction). • Nausées, vomissements. • Anémie |
| **Hivid®** (zalcitabine-ddC) | Cp. : 0,375/0,75 mg | En dehors ou au cours des repas. *P > 40 kg* = 0,75 mg toutes les 8 h. *P < 40 kg* = 0,375 mg toutes les 8 h | | • Neuropathies périphériques. • Éruptions cutanées. • Troubles digestifs, pancréatite. • Anémie, thrombopénie |
| **Invirase®** (saquinavir) | *Cf. Fortovase®* | | | |
| **Isoprinosine®** (inosine) | Cp. : 500 mg | 50 mg/kg/j en au moins 3 prises | | Élévation de l'uricémie et de l'uricosurie (à surveiller en cas d'antécédent de lithiase urique |
| **Oravir®** (famciclovir) | Cp. : 500 mg | 1 500 mg/j en 3 prises pendant 7 jours | | • Nausées, céphalées. • Plus rares : confusion (sujet âgé), hallucinations, vertiges et éruptions cutanées |
| **Relenza®** (zanamivir) | Poudre pour inhalation : 5 mg/dose | 2 inhalations 2 fois/j pendant 5 jours | | • Céphalées, troubles digestifs. • Œdème oropharyngé, bronchospasme. • Éruptions cutanées |
| **Rétrovir®** (zidovudine-AZT) | Gél. : 100/250 mg. Flacon : 200 ml de solution buvable à 10 mg/ml. Injectable : 200 mg/20 ml | *Per os* (en dehors ou au cours des repas) : - adulte : 500 à 600 mg/j en 4 à 5 prises (jusqu'à 1 200 mg/j), - enfant : 90-180 mg/m². *Injectable :* 1 à 2 mg/kg/4 h, - perfusion en 1 h minimum, - dilution dans du G5 % avec une concentration de 2 à 4 mg/ml | Glucosé 5 % | • Toxicité hématologique (anémie, neutropénie) après 2 à 6 semaines nécessitant souvent l'arrêt du traitement. • Céphalées, nausées, douleurs abdominales, asthénie, diarrhée, éruptions cutanées |

| Nom | Présentation | Mode d'administration | Compatibilités | Effets secondaires et vigilance |
|---|---|---|---|---|
| **Sustiva®** (efavirenz) | Gél. : 50/100 et 200 mg | *Adulte :* 600 mg/j en 1 prise le soir au coucher avec ou sans nourriture.<br>*Enfant :*<br>⩾ 40 kg : 600 mg/j<br>32-40 kg : 400 mg/j<br>25-32 kg : 350 mg/j<br>20-25 kg : 300 mg/j<br>15-20 kg : 250 mg/j<br>13-15 kg : 200 mg/j | | • Réactions cutanées, parfois sévères nécessitant l'arrêt du traitement.<br>• Troubles neuro-psychiques (vertiges, céphalées, insomnie, fatigue, troubles de la concentration, très rarement réactions psychotiques).<br>• Troubles digestifs.<br>• Associations contre-indiquées : contraceptifs oraux, Nizoral® et saquinavir (Fortovase® et Invirase®) |
| **Synagis®** (palivizumab) | Flacon poudre 50 et 100 mg + solvant 1 ml | 15 mg/kg en injection IM 1 fois par mois | | • Fièvre, réaction au site d'injection, nervosité.<br>• Réactions cutanées, diarrhée |
| **Tamiflu®** (oselramivir) | Gél. : 75 mg.<br>Solution buvable : 12 mg/ml | **Curatif**<br>*Adultes et enfants > 13 ans :*<br>150 mg/j en 2 prises pendant 5 jours.<br>*Enfant* (en 2 prises) :<br>> 40 kg : 150 mg/j,<br>23-40 kg : 120 mg/j,<br>15-23 kg : 90 mg/j,<br>< 15 kg : 60 mg/j.<br>**Préventif**<br>*Adulte et enfants > 13 ans :* 150 mg/j en 2 prises pendant au moins 7 jours | | • Nausées, vomissements, douleurs abdominales.<br>• Bronchite.<br>• Vertiges, céphalées |
| **Zélitrex®** (valaciclovir) | Cp. : 500 mg | Variables selon les indications (adulte et enfant > 12 ans) : 500 mg à 3 g/j en 1 à 3 prises | | • Troubles digestifs (nausées, vomissements, diarrhée, douleurs abdominales).<br>• Céphalées, sensations ébrieuses, hallucinations, somnolence.<br>• Thrombopénie.<br>• Réactions cutanées.<br>• Très rare : insuffisance rénale |

| Nom | Présentation | Mode d'administration | Compatibilités | Effets secondaires et vigilance |
|---|---|---|---|---|
| **Videx®** (didanoside-ddI) | Cp. : 25/50/100 et 150 mg. Gél. : 125/200/250 et 400 mg. Poudre pour solution buvable à 20 mg/ml (2 g dans 100 ml et 4 g dans 200 ml d'eau plate) | À jeun (30 min avant un repas). *Adulte :* P > 60 kg : 400 mg/j en 2 prises à 12 h d'intervalle. P < 60 kg : 250 mg/j en 2 prises à 12 h d'intervalle. *Enfant :* 240 mg/m²/j (ou 180 mg/m²/j si association au Rétrovir®) | | • Pancréatites. • Diarrhée, nausées, vomissements, fièvre, céphalées, réactions cutanées, convulsions ; confusion mentale. • Neuropathies périphériques. • Toxicité hépatique |
| **Viracept®** (nelfinavir) | Cp. : 250 mg. Poudre orale : 114 g à 50 mg/mesure (à diluer dans de l'eau ou du lait) | Toujours au cours des repas. *Adulte et enfant > 13 ans :* 750 mg toutes les 8 h. *Enfant de 2 à 13 ans :* 25-30 mg/kg toutes les 8 h | | • Troubles digestifs. • Céphalées, asthénie, rash cutané. • Surveillance hépatique et hématologique. • Associations contre-indiquées : rifampicine, statines (hypocholestérolémiants), contraceptifs oraux, dérivés de l'ergot de seigle, Prépulsid®, Orap® |
| **Viramune®** (névirapine) | Cp. : 200 mg. Suspension buvable à 50 mg/5 ml : 240 ml avec pipette graduée 5 ml = 50 mg | À jeun ou au cours des repas. *Adulte :* - pendant 14 j : 200 mg/j, - puis : 400 mg/j en 2 prises. *Enfant :* - 8 à 16 ans : 4 mg/kg/j pendant 14 j puis 8 mg/kg/j en 2 prises (sans dépasser 400 mg/j), - 2 mois à 8 ans : 4 mg/j pendant 14 j puis 14 mg/kg/j en 2 prises (sans dépasser 400 mg/j) | | • Rashs cutanés survenant essentiellement dans les 6 premières semaines et pouvant être sévères : **arrêter le traitement.** • Fièvre, nausées, céphalées. • Anomalies des tests hépatiques : **interrompre le traitement** et reprendre à demi-dose après normalisation |
| **Viréad®** (ténofovir) | Cp. : 245 mg | 1 cp./j au cours d'un repas | | • Diarrhée, nausées, vomissements. • Flatulence. • Hypophosphatémie |

| Nom | Présentation | Mode d'administration | Compatibilités | Effets secondaires et vigilance |
|---|---|---|---|---|
| **Vistide®** (cidofovir) | Flacon : 375 mg/5 ml | 5 mg/kg dans 100 ml de sérum physio. en 60 min à J1, J7 puis 1 fois tous les 14 j. Nécessité d'hyperhydratation : 1 l, 1 h avant la perfusion, puis 1 l en 1 à 3 h. En association avec le Bénémide® : 2 g, 3 h avant la perfusion + 1 g, 2 h après la fin de la perfusion + 1 g, 8 h après la fin de la perfusion | Sérum physio. | • Doses réduites en cas d'insuffisance rénale. • Neuropathie périphérique : **arrêter le traitement** • Toxicité hépatique, pancréatique (pancréatite) et hématologique (neutropénie, thrombopénie) : **arrêter le traitement.** • Céphalées, diarrhée, fièvre, nausées et vomissements |
| **Zérit®** (stavudine-d4T) | Gél. : 15/20/30 et 40 mg. Flacon : 200 ml de solution buvable à 1 mg/ml | 2 prises, 1 heure avant les repas. *Adulte et enfant > 12 ans :* P > 60 kg : 40 mg/12 h P < 60 kg : 30 mg/12 h | | • Doses réduites en cas d'insuffisance rénale. • Neuropathie périphérique : **arrêter le traitement.** • Toxicité hépatique, pancréatique (pancréatite) et hématologique (neutropénie, thrombopénie) : **arrêter le traitement.** • Céphalées, diarrhée, fièvre, nausées et vomissements |
| **Ziagen®** (abacavir) | Cp : 300 mg. Flacon 240 ml de solution buvable à 20 mg/ml | 600 mg/j en 2 prises à 12 h d'intervalle | | • Réactions d'hypersensibilité apparaissant en général dans les 6 premières semaines (fièvre, éruptions cutanées, malaise, dyspnée, pharyngite, toux, myalgies, arthralgies, paresthésies, insuffisance rénale, atteinte hépatique) : **arrêter le traitement.** • Troubles digestifs |
| **Zovirax®** (aciclovir) | Flacon poudre : 250/500 mg | - 5 à 10 mg/kg toutes les 8 h. - Dilution dans 100 ml de sérum physio. (concentration < 7 mg/ml). - Perfusion : 1 h minimum | Sérum physio. **Éviter** le G 5 % car instabilité de la solution | • Précautions à l'injection (effets locaux). • Surveillance de la fonction rénale et réduction de la posologie en cas d'insuffisance rénale. • Incompatibilités avec dobutamine, dopamine, dérivés du sang et solutions protéiques |

## BARBITURIQUES

*Indications :* le nombre de produits a été considérablement réduit du fait de leurs effets secondaires (dépression respiratoire) pour être remplacés par les benzodiazépines. Seuls restent aujourd'hui, les produits indiqués dans l'épilepsie.

*Contre-indications*

- Insuffisances respiratoires sévères.
- Porphyries.
- Allaitement.
- Allergie connue aux barbituriques.

### ✔ Effets secondaires

- Somnolence, réveil difficile avec difficultés pour articuler.
- Troubles de la coordination et de l'équilibre, vertiges avec céphalées.
- Troubles de l'humeur.
- Anémie par carence en acide folique.
- Douleur articulaire (syndrome épaule-main).
- Éruptions cutanées (possibilité de syndrome de Lyell mortel).
- Très rarement, hépatite.
- Augmentation du métabolisme de nombreux médicaments (effet inducteur enzymatique) : contraceptifs oraux (→ utiliser une autre méthode contraceptive), AVK, digitaliques… C'est ce mécanisme qui provoque la carence en acide folique.

*Surveillance*

- En cas de surdosage aigu : coma avec hypotension et dépression respiratoire.
- Surveillance des taux thérapeutiques : Nle = 10 à 30 mg/L (toxicité au-delà de 30 mg/L).

### Produits disponibles

Phénobarbital (Alepsal®, Aparoxal®, Gardénal®)
Primidone (Mysoline®)

## BENZODIAZÉPINES

**Segment-clé DCI : -azépam**

*Indications*

- Anxiolytiques : anxiété, crise d'angoisse.
- Prévention et traitement du delirium tremens, sevrage alcoolique.
- Hypnotiques utilisés dans les insomnies.
- Anticonvulsivants.
- Myorelaxants : contractures musculaires dans les affections rhumatologiques.

*Contre-indications*

- Insuffisance respiratoire, apnées du sommeil, myasthénie.
- Insuffisance hépatique sévère.
- Allergie aux benzodiazépines.
- Pour le triazolam : association aux antifongiques et aux macrolides.

### ✔ Effets secondaires – Surveillance

- Somnolence, difficultés de concentration, sensation d'ébriété ; mais parfois réactions paradoxales avec irritabilité, agressivité et excitation.
- Amnésie.
- Hypotonie musculaire favorisant les chutes, notamment chez le sujet âgé.
- Modifications de la libido.
- Éruptions cutanées.
- En cas d'utilisation prolongée : dépendance psychique et physique pouvant entraîner un syndrome de sevrage à l'arrêt du médicament.
- Voie IV : hypotension, dépression respiratoire, troubles de la conscience.
- En cas de surdosage → antidote = flumazénil (Anexate®).

*Conseils pratiques*

- Traitement limité à 12 semaines dans l'anxiété.
- Traitement limité à 2 semaines pour le triazolam et à 4 semaines pour les autres produits en cas d'insomnie.

### Produits disponibles

Alprazolam (Xanax®)
Bromazépam (Anxyrex®, Lexomil®, Quiétiline®)
Clobazam (Urbanyl®)
Clonazépam (Rivotril®)
Clorazépate dipotassique (Tranxène®)
Clotiazépam (Vératran®)
Diazépam (Valium®)
Estazolam (Nuctalon®)
Flunitrazépam (Rohypnol®)
Loflazépate d'éthyle (Victan®)
Loprazolam (Havlane®)
Lorazépam (Témesta®)
Lormétazépam (Noctamide®)
Nitrazépam (Mogadon®)
Nordazépam (Nordaz®)
Oxazépam (Séresta®)
Prazépam (Lysanxia®)
Témazépam (Normison®)
Tétrazépam (Myolastan®, Panos®)
Triazolam (Halcion®)
Zolpidem (Stilnox®)
Zopiclone (Imovane®)

## BÊTABLOQUANTS

**Segment-clé DCI : -olol**

*Indications*

- HTA.
- Prévention des crises d'angor et traitement au long cours après un IDM.
- Réduction ou prévention des troubles du rythme cardiaque.
- Signes fonctionnels des cardiomyopathies obstructives.
- Manifestations cardiovasculaires des hyperthyroïdies.
- Traitement de fond des migraines et des algies de la face (propranolol, métoprolol ou timolol).
- Tremblements essentiels (propranolol, voire timolol ou aténolol).
- Prévention des hémorragies digestives par rupture de varices œsophagiennes chez le cirrhotiques (propranolol, mais contre-indication si insuffisance hépatique grave).
- Insuffisance cardiaque pour le bisoprolol, carvédilol et le métroprolol alors qu'il s'agit d'une contre-indication pour les autres bêtabloquants.

*Contre-indications*

- Asthme et BPCO sévère.
- Insuffisance cardiaque non contrôlée par le traitement.
- BAV non appareillé et bradycardie < 45/min.
- Syndrome de Raynaud.
- Hypotension.

### ✔ Effets secondaires – Surveillance

- Bénins : asthénie transitoire, bradycardie.
- Rares mais imposant l'arrêt du traitement : bradycardie sévère, hypotension, BAV, insuffisance cardiaque, crise d'asthme, hypoglycémie, éruptions cutanées, syndrome de Raynaud.
- Divers : insomnie et/ou cauchemars, impuissance, troubles digestifs, sécheresse des yeux, chute de cheveux.

*Conseils pratiques*

- Ne jamais interrompre brutalement le traitement, surtout chez le coronarien car risque d'IDM ou de mort subite.
- Utilisation avec prudence chez le sujet âgé ou l'allergique ayant un risque de choc anaphylactique (moins bonne réponse à l'adrénaline en cas de traitement par les bêtabloquants).
- Une surveillance de l'électrocardiogramme est nécessaire en raison d'un effet dépresseur sur la conduction.

### Produits disponibles

Acébutolol (Sectral®)
Aténonol (Ténormine, Bétatop®, Xaten®)
Bétaxolol (Kerlone®)
Bisoprolol (Cardensiel®, Cardiocor®, Détensiel®, Soprol®)
Cartéolol (Mikélan®)
Carvédilol (Krédex®)
Céliprolol (Célectol®)

Esmolol (Brévibloc®)
Labétolol (Trandate®)
Métoprolol (Séloken®, Lopressor®, Sélozok®)
Nadolol (Corgard®)
Oxyprénol (Trasicor®)
Pindolol (Visken®)
Propranolol (Avlocardyl®, Adrexan®, Hémipralon®)
Sotalol (Sotalex®)
Tertatolol (Artex®)
Timolol (Timacor®)
Association d'un bêtabloquant et d'un diurétique :
Lodoz®, Logroton®, Moducren®, Ténorectic®, Trasitensine®, Viskaldix®, Wytens®.
Association d'un bêtabloquant et d'un inhibiteur calcique :
Bêta-Adalate®, Logimax®, Ténordate®.

## BÊTA-2-STIMULANTS

*Indications*

- Asthme et bronchopneumopathies chroniques obstructives → en fonction des formes, traitement des crises ou traitement de fond.
- Menace d'accouchement prématuré.

*Contre-indications*

- Allergie connue à l'un des composants.
- Voie IV : insuffisance coronarienne.

### ✔ Effets indésirables – Surveillance

- Formes inhalées et à libération prolongée : très rares.
- Forme IV :
  - Nervosité, tremblements, céphalées, vertiges, palpitations, crampes musculaires.
  - Tachycardie (avec risque de troubles du rythme) → si fréquence cardiaque > 130-140/min, arrêter le traitement.
  - Risque d'hypokaliémie et d'hyperglycémie.

*Conseils pratiques*

En ce qui concerne les médicaments présentés en suspension pour inhalation, il est souhaitable de vérifier la manipulation adéquate du système (agiter le flacon, ôter le bouchon, expirer, prise de l'embout buccal, coordination des mouvements inspiration/déclenchement de l'inhalation, nettoyage de l'embout buccal).

Produits disponibles

Bambutérol (Oxéol®)
Fénotérol (Bérotec®)
Formotérol (Foradil®)
Pirbutérol (Maxair®)
Salbutamol (Airomir®, Asmasal®, Buventol®, Salbumol®, Ventodisks®, Ventoline®)
Salmétérol (Sérévent®)
Terbutaline (Bricanyl®)
Bêta-2-stimulant associé à un bronchodilatateur cholinergique : Combivent®, Bronchodual®

## BRONCHODILATATEURS

*Indication :* asthme et bronchopneumopathies chroniques obstructives → en fonction des formes, traitement des crises ou traitement de fond.

### Bêta-2-stimulants (cf. ci-dessus)

*Produits utilisés dans cette indication*

Bambutérol (Oxéol®)
Fénotérol (Bérotec®)
Formotérol (Foradil®)
Pirbutérol (Maxair®)
Salbutamol (Airomir®, Asmasal®, Buventol®, Ventodisks®, Ventoline®)
Salmétérol (Sérévent®)
Terbutaline (Bricanyl®)
Bêta-2-stimulant associé à un bronchodilatateur cholinergique : Combivent®, Bronchodual®.

### Bronchodilatateurs anticholinergiques

**Segment-clé DCI : -tropium**

*Contre-indications :* allergie à l'un des composants.

### ✔ Effets indésirables

Bouche sèche et irritation de la gorge.

*Conseils pratiques*

Rinçage de la bouche après utilisation du produit.

Produits disponibles

Ipratropium bromure (Atrovent®)
Oxytropium (Tersigat®)
Bronchodilatateur cholinergique associé à un bêta-2-stimulant : Combivent®, Bronchodual®

### Théophylline et dérivés

***Segment-clé DCI :* -phylline**

*Contre-indications*

- Enfants de moins de 30 mois.
- Allergie à la théophylline.
- Association aux antibiotiques de la classe des macrolides et des fluoroquinolones.

### ✔ Effets indésirables

Les effets indésirables sont dose-dépendants alors que l'index thérapeutique est très étroit (sous-dosages ou surdosages fréquents).

- Excitabilité, nervosité, tremblements, insomnie, tachycardie.
- Nausées, vomissements, gastralgies, diarrhée.
- Surdosage : agitation, convulsions, confusion mentale, hyperventilation, risque de fibrillation ventriculaire.

*Surveillance*

- Surveillance de l'apparition de signes d'un éventuel surdosage.
- Au moindre doute, dosage des taux plasmatiques : Nle = 5-15 mg/L (28-80 µmol/L).

*Conseils pratiques*

- Respecter l'intervalle entre les prises, adapter la posologie au poids du patient.
- Voie IV (de moins en moins utilisée → remplacement par les bêta-2-stimulants) : pas d'injection IV directe (risque de choc) et pas d'administration si prise orale d'un produit de la même classe dans les 6 heures précédentes (12 h pour les formes LP) → toujours en perfusion lente.

Produits disponibles

Théophylline (Dilatrane®, Euphylline®, Pneumogéine®, Tédralan®, Théostat®, Trentadil®, Xanthium®)
Aminophylline

### Autres antiasthmatiques

Leurs contre-indications et leurs effets secondaires sont limités mais leur efficacité est également réduite (action en général sur la composante allergique) et ils ne sont utilisés qu'en complément des autres produits.

Produits disponibles

Kétotifène (Zaditen®)
Montélukast (Singulair®)
Cromoglycate disodique (Lomudal®)

## CARBAMATES

*Indications*

- Anxiété, insomnies d'endormissement.
- Voie IM : états d'agitation, delirium tremens, crises d'angoisse aiguës.

En fait, cette classe de produits est de plus en plus remplacée par celle des benzodiazépines dont les effets secondaires sont nettement moins importants. De fait, un seul reste disponible sur le marché : le méprobamate.

*Contre-indications :* insuffisance respiratoire et allergie au produit.

### ✔ Effets secondaires – Surveillance

- Somnolence.
- Atteinte hépatique en cas de traitement prolongée.
- Rares : éruptions cutanées, nausées, vomissements, vertiges, troubles de la vue, toxicité hématologique (possibilité d'agranulocytose).

En fait, le principal problème est la toxicité en cas de surdosage (à partir de 8 g, soit 20 comprimés de 400 mg!) avec coma, dépression respiratoire et surtout défaillance circulatoire avec hypotension sévère.

Produits disponibles
Méprobamate (Équanil®, Méprobamate Richard®)

# CORTICOÏDES

## Par voie générale

*Indications*

- Réactions allergiques : œdème de Quincke, urticaire géante, états allergiques sévères, choc anaphylactique (en complément de l'adrénaline).
- Réactions inflammatoires sévères, notamment ORL.
- Affections pulmonaires : asthme, sarcoïdose, poussée aiguë d'insuffisance respiratoire.
- Maladies auto-immunes.
- Divers : maladie de Horton, sclérose en plaques, néoplasies...

*Contre-indications*

Aucune contre-indication pour une corticothérapie brève ou d'indication vitale.
Dans les autres cas :

- Certaines viroses en évolution : hépatites, herpès, varicelle, zona.
- États infectieux et mycosiques non contrôlés.
- États psychotiques non contrôlés par le traitement.
- Ulcère gastro-duodénal en évolution.

### ✔ Effets secondaires – Surveillance

Ils sont surtout à craindre en cas de traitement prolongé et de doses importantes.

- Désordres hydro-électrolytiques : rétention hydrosodée, hypokaliémie, hypertension artérielle, insuffisance cardiaque.
- Troubles endocriniens et métaboliques : syndrome de Cushing iatrogène, atrophie cortico-surrénalienne parfois définitive (→ risque d'insuffisance surrénalienne), diminution de la tolérance au glucose (→ apparition d'un diabète), arrêt de croissance chez l'enfant, irrégularités des règles.
- Troubles musculo-squelettiques : fonte musculaire, ostéoporose, fractures pathologiques (notamment tassements vertébraux), ostéonécrose de la tête fémorale.
- Troubles digestifs : ulcères gastro-duodénaux, ulcérations du grêle, perforations et hémorragies digestives, pancréatites.
- Troubles cutanés : acné, purpura, hyperpilosité, retard de cicatrisation.
- Troubles neuropsychiques : euphorie, insomnie, excitation ; plus rarement, accès d'allure maniaque, états confusionnels ; états dépressifs à l'arrêt du traitement.
- Troubles oculaires : certaines formes de glaucome et de cataracte.

Attention !
De nombreuses associations médicamenteuses peuvent être dangereuses, notamment avec les médicaments pouvant entraîner des torsades de pointes, un trouble du rythme potentiellement mortel. Les principaux médicaments concernés sont : les neuroleptiques (particulièrement le sultopride = Barnétil®), de nombreux antiarythmiques cardiaques.

*Conseils pratiques*

- Régime pauvre en sel et en sucres d'absorption rapide mais hyperprotidique.
- Apport de potassium uniquement en cas de fortes doses.
- Apport systématique en vitamine D et en calcium.
- Lorsque le traitement est indispensable, le diabète et l'hypertension artérielle ne sont pas des contre-indications mais le traitement peut les déséquilibrer, ce qui nécessite une réévaluation de leur prise en charge.
- Le traitement à la dose d'attaque doit être poursuivi jusqu'au contrôle de la maladie

puis la décroissance doit être lente. À fortes doses, l'administration peut se faire en deux prises mais en général, on se limite à une prise le matin avec le petit déjeuner.
- Lors des cures courtes de moins de 10 jours, l'arrêt du traitement ne nécessite pas de décroissance.
- Sevrage (traitement prolongé à fortes doses) : progressif par palier de 10 % tous les 8 à 15 jours. Le risque d'insuffisance surrénale aiguë doit toujours être envisagée et au moindre doute l'administration d'hydrocortisone s'impose en attendant de pouvoir réaliser les tests évaluant la fonction surrénale.

### Produits disponibles

Bétaméthasone (Betnésol®, Célestène®, Célestène Chronodose®, Diprostène®)
Budésonide (Entocort®)
Dexaméthasone (Décadron®, Dectancyl®)
Hydrocortisone (Hydrocortisone Roussel®)
Méthylprednisolone (Dépo-Médrol®, Médrol®, Solumédrol®)
Prednisolone (Solupred®, Hydrocortancyl®)
Prednisone (Cortancyl®)
Triamcinolone (Kénacort-Retard®)
Bétaméthasone associé à un antihistaminique H1 (Célestamine®)

## Corticoïdes inhalés

*Indications*
- Traitement de fond de l'asthme.
- BPCO spastiques.
- Bronchites asthmatiformes de l'enfant.

*Contre-indications :* uniquement intolérance à l'administration du produit (bronchospasme).

### ✔ Effets indésirables – Surveillance

- Candidoses oropharyngées.
- Gêne pharyngée, modification de la voix → prévention par un rinçage de la bouche après l'inhalation.
- Possibilité de bronchospasme (comme pour tous les aérosols) → arrêt du traitement.
- Les effets généraux liés aux corticoïdes sont exceptionnels avec cette voie d'administration mais peuvent exister en cas d'administration de fortes doses au long cours : fragilité de la peau, raréfaction du tissu osseux, cataracte et glaucome, ralentissement de la croissance → prudence chez l'enfant et le sujet âgé + rechercher la dose efficace la plus faible.

*Conseils pratiques*

Pour ces médicaments présentés en suspension pour inhalation, il est souhaitable de vérifier la manipulation adéquate du système (agiter le flacon, ôter le bouchon, expirer, prise de l'embout buccal, coordination des mouvements inspiration/déclenchement de l'inhalation, nettoyage de l'embout buccal).

### Produits disponibles

Béclométasone (Asmabec®, Béclojet®, Béclone®, Bécotide®, Bémédrex®, Ecobec®, Miflasone®, Nexxair®, Prolair®, Qvar®, Spir®)
Budésonide (Pulmicort®)
Fluticasone (Flixotide®)

## Voie nasale

*Indications :* traitement symptomatique des rhinites allergiques.

*Contre-indications*
- Allergie à l'un des composants.
- Infection ORL ou ophtalmique par herpès virus.
- Troubles de l'hémostase, notamment épistaxis.

### ✔ Effets secondaires – Surveillance

- Picotement nasal transitoire avec éternuements, sécheresse nasale.
- Réactions locales allergiques.
- En cas de traitement prolongé chez l'enfant, il faut surveiller un éventuel retentissement sur la croissance.
- En cas d'association à une corticothérapie inhalée ou par voie générale, il faut surveiller l'apparition d'éventuels effets généraux (cf. ci-dessus).

Produits disponibles
Béclométhasone (Béclo-Rhino®, Béconase®)
Budésonide (Rhinocort®)
Flunisolide (Nasalide®)
Fluticasone (Flixonase®)
Mométasone (Nasonex®)
Tixocortol (Pivalone®)
Triamcinolone (Nasacort®)

### En application cutanée

*Indications*
Nombreuses affections dermatologiques.
On distingue 4 niveaux d'activité :
- Niveau 1 : activité très forte.
- Niveau 2 : activité forte.
- Niveau 3 : activité modérée.
- Niveau 4 : activité faible.

*Contre-indications*
- Infections cutanées bactériennes, virales, mycosiques ou parasitaires.
- Acné, rosacées, lésions ulcérées.
- Allergie à un des constituants.

#### ✔ Effets secondaires – Surveillance

Les effets secondaires sont proportionnels au niveau d'activité et à la durée du traitement.
- Cutanés : atrophie cutanée, télangiectasies (petits vaisseaux visibles sous la peau, en particulier sur le visage), vergetures (à la racine des membres), purpura avec des ecchymoses, fragilité cutanée.
- Au niveau du visage : aggravation des lésions.
- Retard à la cicatrisation de certaines plaies, des escarres, des ulcères de jambes.
- Possibilité d'effets généraux (cf. Corticoïdes par voie générale).
- Éruption ressemblant à de l'acné, apparition de pustule, développement de la pilosité (hypertrichose), pigmentations.
- Infections secondaires, en particulier sous des pansements ou au niveau des plis.
- Réactions allergiques possibles.

Produits disponibles
**Niveau 1**
Dermoval 0,05 %®
Diprolène 0,05 %®
**Niveau 2**
Betnéval 0,1 %®
Célestoderm 0,1 %®
Diprosone 0,05 %®
Efficort 0,127 %®
Epitopic 0,05 %®
Flixovate® (pommade 0,005 % ou crème 0,05 %)
Locatop 0,1 %®
Locoïd 0,1 %®
Nérisone 0,1 %®
Penticort 0,1 %®
**Niveau 3**
Aclosone 0,05 %®
Célestoderm relais 0,05 %®
Epitopic 0,02 %®
Locapred 0,1 %®
Synalar 0,01 %®
Tridésonit 0,05 %®
Ultralan®
**Niveau 4**
Aphilan démangeaisons®
Dermaspraid démangeaisons®
Hydracort®
Hydrocortisone Kérapharm®
Mitocortyl démangeaisons®

Différents autres produits associent des corticoïdes à des antiseptiques ou des antibiotiques : il faut alors être particulièrement vigilant car les effets secondaires s'additionnent.

## DÉRIVÉS NITRÉS

*Indications*
- Angor.
- Insuffisance cardiaque.
- Œdème aigu du poumon.

*Contre-indications*
- Hypotension artérielle sévère.

- Association au sildénafil (Viagra®, risque d'hypotension brutale).
- Cardiomyopathie obstructive.
- Infarctus du myocarde inférieur à la phase aiguë (risque d'hypotension sévère !).

### ✔ Effets secondaires – Surveillance

- Céphalées (en particulier aggravation des migraines), bouffées de chaleur.
- Rougeur cutanée (liée à la vasodilatation).
- Baisse de tension.
- À forte dose : possibilité de cyanose liée à une méthémoglobinémie (transformation en une forme d'hémoglobine qui n'est plus capable de transporter de l'oxygène).

*Conseils pratiques*

- Lors de la première prise : administration en position assise du fait du risque d'hypotension orthostatique. Par ailleurs, la posologie efficace sera atteinte progressivement en raison des risques de céphalées violentes et d'hypotension artérielle.
- Ne pas arrêter brutalement en cas de traitement prolongé à fortes doses.
- Enlever les dispositifs transdermiques (adhésifs) en cas de choc électrique externe (risque d'explosion !).
- Respecter un intervalle libre d'un minimum 8 heures avec les dispositifs transdermiques (enlever l'adhésif la nuit) pour éviter un phénomène d'échappement thérapeutique.
- Les nitrés sub-linguaux sont parfois difficiles à utiliser chez les personnes âgées. Les dispositifs transdermiques sont plus aisés.

### Produits disponibles

Isosorbide dinitrate (Langoran®, Risordan®, Isocard®)

Isosorbide mononitrate (Monicor®)

Trinitrine (Lénitral®, Natispray®, Cordipatch®, Diafusor®, Discotrine®, Epinitril®, Nitriderm TTS®, Trinipatch®, Trinitrine simple Laleuf®)

## DIGITALIQUES

*Indications*

- Fibrillation atriale et flutter atrial.
- Insuffisance cardiaque (en particulier en cas de FA).

*Contre-indications*

- Troubles de la conduction cardiaque (BAV2 ou 3).
- Présence d'extrasystoles ventriculaires.
- Cardiopathies obstructives.
- Injection de calcium → risque de troubles du rythme mortels.
- Choc électrique externe.

### ✔ Effets secondaires – Surveillance

- L'index thérapeutique (sous-dosages et surdosages fréquents) est très étroit et la surveillance porte essentiellement sur l'éventuelle apparition de signes de surdosage :
  - Troubles digestifs : anorexie, nausées, vomissements.
  - Troubles neurosensoriels : vertiges, céphalées, vision colorée en jaune.
  - Troubles de la conduction et de l'excitabilité cardiaque potentiellement mortels → hospitalisation en soins intensifs, utilisation éventuelle d'anticorps antidigitaliques (très efficaces mais disponibilité réduite). Au moindre doute de sous- ou surdosage, effectuer une mesure des taux sanguins.
- Surdosage : digoxinémie > 3 ng/ml ou digitoxinémie > 30 ng/ml.
- Surveillance régulière de la kaliémie, de la fonction rénale et hépatique, des taux plasmatiques ainsi que de l'ECG (ralentissement du rythme cardiaque, dépression caractéristique du segment ST en cupule).
- Réduire la posologie de la digoxine en cas d'insuffisance rénale et de la digitoxine en cas d'insuffisance hépatique.

### Produits disponibles

Digoxine (Digoxine Nativelle®, Hémigoxine Nativelle®)

Digitoxine (Digitaline Nativelle®)

# DIURÉTIQUES

Quel que soit le diurétique, il est important de respecter la prescription et les horaires d'administration (éviter de prendre le médicament le soir, en particulier chez la personne âgée pour préserver le sommeil nocturne et éviter les chutes). La surveillance d'un traitement diurétique est clinique (augmentation de la diurèse, diminution des œdèmes, perte de poids) et biologique (ionogramme sanguin et urinaire).

## Diurétiques hyperkaliémiants (diurétiques de l'anse, thiazidiques et apparentés)

*Indications*

- HTA.
- Œdèmes liés à une insuffisance cardiaque, rénale ou hépatique.

*Contre-indications*

- Allergie connue aux sulfamides.
- Obstacle sur les voies urinaires.
- Troubles hydro-électrolytiques non corrigés.

### ✔ Effets secondaires – Surveillance

- Hyponatrémie, déshydratation, hypovolémie avec hypotension orthostatique (troubles aggravés en cas de régime sans sel trop strict) → réduction de la posologie ou arrêt.
- Hypokaliémie → apport de potassium ou association à un diurétique épargneur de potassium.
- Encéphalopathie hépatique en cas de cirrhose évoluée → arrêt immédiat.
- Crise de goutte (élévation de l'uricémie).

*Conseils pratiques*

- Surveillance de la natrémie et de la kaliémie en début de traitement.
- Utiliser avec prudence en cas de cirrhose, de goutte, de traitement par un digitalique ou un antiarythmique.

### Produits disponibles

Furosémide (Lasilix®)
Bumétamide (Burinex®)
Ciclétanine (Tenstaten®)
Hydrochlorothiazide (Esidrex®)
Indapamide (Fludex®)
Pirétanide (Eurelix®)
Xipamide (Lumitens®)
Furosémide + diurétique épargneur de potassium : Aldalix®, Logirène®
Thiazidique + diurétique épargneur de potassium : Aldactazine®, Isobar®, Modurétic®, Practazin®, Prestole®, Spiroctazine®

## Épargneurs de potassium

*Indications*

- HTA.
- Œdèmes liés à une insuffisance cardiaque, rénale ou hépatique.
- Pour la spironolactone et le canrénone : hyperaldostéronisme.

*Contre-indications*

- Hyperkaliémie, association au potassium.
- Insuffisance rénale et stade terminal de l'insuffisance hépatique.
- Pour le triamtérène : carence en acide folique et lithiase urinaire.

### ✔ Effets secondaires – Surveillance

- Troubles digestifs, réactions cutanées allergiques.
- Risque d'hyperkaliémie (accrue par l'hyperglycémie chez les diabétiques).
- Pour le triamtérène : anémie par carence en acide folique.
- Pour la spironolactone et le canrénone : tension mammaire, voire gynécomastie, impuissance, troubles des règles.

### Produits disponibles

Spironolactone (Aldactone®, Flumach®, Practon®, Spiroctan®, Spironone®)
Canrénone (Soludactone®)
Amiloride (Modamine®)

Spironolactone + diurétique hypokaliémiant : Aldactazine®, Aldalix®, Practazin®, Spiroctazine®
Amiloride + diurétique hypokaliémiant : Logirène®, Modurétic®
Triamtérène + diurétique hypokaliémiant : Isobar®, Prestole®

## FLUIDIFIANTS BRONCHIQUES

*Contre-indications*

- Personnes incapables de tousser et de cracher.
- Allergie à l'un des constituants.

### ✔ Effets secondaires – Surveillance

- Rares réactions allergiques.
- Inondation bronchique par liquéfaction brutale des sécrétions chez les personnes incapables de cracher.

**Produits disponibles**

Acétylcystéine (Bronchoclar®, Exomuc®, Fluimucil®, Mucolator®, Mucomyst®, Mucospire®, Mucothiol®, Solmucol®, Tixair®)
Ambroxol (Muxol®, Surbronc®)
Bromhexine (Bisolvon®)
Carbocistéine (Actifed expectorant®, Bronchathiol®, Bronchokod®, Broncoclar®, Broncorinol®, Bronkirex®, Dimotapp®, Drill expectorant®, Fluditex®, Fluvic®, Muciclar®, Pectosan®, Rhinathiol®, sirop des Vosges expectorant®, Solutricine expectorant®, Tussilène®)
Erdostéine (Édirel®, Vectrine®)
Guaïétoline (Guéthural®)
Guaïfénésine (Vicks expectorant®)
Létostéine (Viscotiol®)

## HYPOLIPÉMIANTS

### Statines ou inhibiteurs de la HMG Co-A réductase

***Segment-clé DCI : -vastatine***

*Contre-indications*

- Insuffisance hépatique ou élévation persistante des transaminases.
- Insuffisance rénale sévère (pour pravastatine et fluvastatine).
- Association avec les antiviraux et les antifongiques imidazolés (association déconseillée avec les fibrates).
- Grossesse et allaitement.

### ✔ Effets secondaires

- Troubles digestifs : constipation, nausées, douleurs abdominales, flatulences, diarrhée.
- Rares : céphalées, asthénie, réactions cutanées allergiques, douleurs musculaires, tendinites, fourmillements des extrémités.
- Exceptionnellement : rhabdomyolyse (destruction des cellules musculaires avec élévation des CPK).

*Surveillance*

- Transaminases : 4 à 6 semaines après le début du traitement, puis tous les 3 mois pendant 1 an, puis régulièrement → arrêt en cas d'élévation à plus de 3 fois les valeurs normales.
- CPK : en cas de douleur ou de faiblesse musculaire.
- Bilan lipidique : après 1 à 2 mois puis régulier.
- Examen ophtalmologique préalable puis tous les ans.

*Conseils pratiques :* toujours en association avec un régime adapté et assidu. S'assurer de l'adhésion au traitement (régularité de la prise médicamenteuse et suivi du régime) en cas d'objectif biologique non atteint.

Produits disponibles
Atorvastatine (Tahor®)
Fluvastatine (Fractal®, Lescol®)
Pravastatine (Élisor®, Vasten®)
Simvastatine (Lodales®, Zocor®)

### Fibrates

*Contre-indications*
- Insuffisance rénale ou hépatique sévère.
- Lithiase biliaire.
- Grossesse et allaitement.
- Association déconseillée avec les statines.

#### ✔ Effets secondaires
- Impuissance.
- Troubles digestifs : nausées et diarrhée.
- Élévation des transaminases, lithiase biliaire.
- Réactions cutanées allergiques.
- Atteinte musculaire (rhabdomyolyse), notamment en cas d'insuffisance rénale.

*Surveillance*
- Créatininémie et transaminases tous les 2 à 3 mois pendant 1 an puis régulièrement → arrêt du traitement si augmentation des transaminases à plus de 100 UI/L).
- Bilan lipidique après 3 à 6 mois puis régulièrement.
- Recherche périodique de lithiase biliaire.

Produits disponibles
Fénofibrate (Fégénor®, Lipanthyl®, Livésan®, Sécalip®)
Bézafibrate (Béfizal®)
Ciprofibrate (Lipanor®)
Gemfibrozil (Lipur®)

### Autres

Colestyramine (Questran®) : contre-indiqué en cas d'obstruction des voies biliaires. Entraîne une constipation fréquente. Respecter un intervalle d'au moins 2 heures avec la prise d'autres médicaments, notamment les AVK et les contraceptifs oraux.
Acides gras polyinsaturés extraits de chair de poisson (Maxépa®) : la seule contre-indication est une éventuelle allergie à l'un des constituants. Effets secondaires : nausées, éructations.
Benfluorex (Médiator®) : contre-indiqué en cas de pancréatite chronique. Effets secondaires : troubles digestifs. Simple complément au régime chez les patients ne justifiant pas d'un traitement hypolipémiant.
Alpha-tocophérol ou vitamine E (Tocolion®, Tocopa®) : aucune contre-indication. Simple complément au régime chez les patients ne justifiant pas d'un traitement hypolipémiant.

## INHIBITEURS CALCIQUES

***Segment-clé DCI :* -dipine**
(pour la classe des dihydropyridines)

*Indications*
- Traitement préventif des crises d'angor.
- HTA.
- Pour le vérapamil : traitement et prévention des tachycardies paroxystiques supraventriculaires, prévention des algies vasculaires de la face, prévention de la récidive après un infarctus du myocarde en cas de contre-indications aux bêtabloquants et en l'absence d'insuffisance cardiaque.
- Pour le diltiazem et la vérapamil IV : crises de tachycardie jonctionnelles paroxystiques (maladie de Bouveret).
- Pour la nicardipine IV : poussée hypertensive.

*Contre-indications*
- Troubles de la conduction cardiaque (BAV 2 et 3, dysfonctionnement sinusal).
- Insuffisance cardiaque.
- Grossesse (sauf pour la nicardipine utilisée dans l'éclampsie) et allaitement.
- Association déconseillée avec les antiarythmiques.

#### ✔ Effets secondaires – Surveillance
- Œdèmes des jambes.
- Céphalées, rougeur du visage.
- Bradycardie, hypotension et troubles de la conduction cardiaque.

*Conseils pratiques*

- Injection IV → toujours sous surveillance scopique et de la PA.
- Utiliser avec prudence chez le sujet âgé en réduisant la plupart du temps les doses (recherche systématique d'une hypotension orthostatique en raison du risque de chute et de blessures).

### Produits disponibles

Amlodipine (Amlor®)
Bépridil (Unicordium®)
Diltiazem (Tildiem®, Bi-Tildiem®, Mono-Tildiem®, Diacor®)
Félodipine (Flodil®)
Isradipine (Icaz®)
Lacidipine (Caldine®)
Lercanidipine (Lercan®, Zanidip®)
Nicardipine (Loxen®)
Nifédipine (Adalate®, Chronadalate®)
Nitrendipine (Baypress®, Nidrel®)
Vérapamil (Isoptine®)
Inhibiteur calcique associé à un bêtabloquant : Bêta-Adalate®, Logimax®, Ténordate®.
Inhibiteur calcique associé à un inhibiteur de l'enzyme de conversion : Ocadrik®, Tarka®

## INHIBITEURS DE L'ENZYME DE CONVERSION DE L'ANGIOTENSINE (IEC)

**Segment-clé DCI : -opril**

*Indications*

- HTA, insuffisance cardiaque.
- Après un infarctus du myocarde.

*Contre-indications*

- Grossesse (contre-indication formelle au 2e et 3e trimestre) et allaitement.
- ATCD d'œdème de Quincke.
- Allergie aux produits de cette classe.
- Association au potassium, aux sels désodés au potassium et aux diurétiques hyperkaliémiants.

### ✔ Effets secondaires – Surveillance

- Toux sèche persistante nécessitant l'arrêt du traitement.
- Hypotension brutale et/ou insuffisance rénale en cas d'association à des diurétiques ou à un régime sans sel.
- Céphalées, asthénie, nausées, diarrhée, crampes musculaires, chute des cheveux.

*Conseils pratiques*

- Surveiller régulièrement la créatininémie, la kaliémie, les transaminases et la NFS.
- En cas d'insuffisance rénale, réduire la posologie.

### Produits disponibles

Bénazépril (Briem®, Cibacène®)
Captopril (Captirex®, Captolane®, Lopril®, Oltens®)
Cilazapril (Justor®)
Énalapril (Rénitec®)
Fosinopril (Fozitec®)
Imidapril (Tanatril®)
Lisinopril (Prinivil®, Zestril®)
Moexipril (Moex®)
Périndopril (Coversyl®)
Quinapril (Acuitel®, Korec®)
Ramipril (Triatec®)
Tandolapril (Gopten®, Odrik®)
Zofénopril (Zofénil®)
IEC associé à un diurétique : Acuilix®, Briprétérax®, Briazide®, Captéa®, Cibadrex®, Co-Rénitec®, Écazide®, Fozirétic®, Korétic®, Prétérax®, Prinzide®, Zestorétic®.
IEC associé à un inhibiteur calcique : Ocadrik®, Tarka LP®.

# INSULINES

## Les différents types d'insuline

### Les insulines d'action rapide

- Les insulines ordinaires.
- Un analogue biogénétique de l'insuline : Humalog® (action plus rapide et plus brève que les insulines ordinaires).

### Les insulines d'action intermédiaire

- Les insulines NPH (Natural Protamine Hagedorn) pures.
- Les insulines NPH mélangées (avec de l'insuline d'action rapide).

### Les insulines d'action lente

**Attention**
- Seules les insulines ordinaires sont utilisables en IV.
- Toutes les autres insulines s'injectent uniquement par voie SC.

## ✔ Effets indésirables

- Réactions locales (rares) : rougeur et douleur (injection trop superficielle), hypertrophie lipidique cutanée induite par des injections répétées trop longtemps au même endroit.
- Réactions générales (exceptionnelles) : allergie à l'insuline ou à l'un des additifs.
- Possibilité d'hypokaliémie.

**En cas de surdosage → hypoglycémie**
- Asthénie, sensation de faim, sueurs profuses, céphalées, troubles visuels, irritabilité, confusion.
- Dans les cas les plus graves : coma calme ou agité.

↓

**Conduite à tenir**

*Patient conscient :* resucrage per os (boissons sucrée, morceaux de sucre).

*Patient inconscient :* glucagon (Glucagen®) 1 mg en IM ou G 30 % 10 à 50 ml en IV.

*Conseils pratiques*

Les flacons d'insuline sont dosés à 100 unités internationales (UI)/ml : utiliser des seringues spécifiques graduées en UI/ml. Des stylos injecteurs sont très utilisés par les personnes diabétiques.

Les insulines sont conservées entre + 2 °C et + 8 °C, leur durée de conservation après la première utilisation est de 3 semaines, à condition de respecter les règles d'asepsie rigoureuse lors des prélèvements du produit.

Varier les endroits de piqûre dans un même site d'injection sous-cutané (abdomen, bras, cuisse).

### Produits disponibles

Les tableaux suivant vous aideront à vous repérer dans les multiples formes et présentations disponibles.

| Nom de spécialité | Type | Présentation | Délai d'action | Durée d'action |
|---|---|---|---|---|
| Actrapid®<br>Actrapid Penfill®<br>Actrapid NovoLet® | Action rapide | Flacon 10 ml.<br>Cartouche 3 ml pour stylo.<br>Stylo jetable 3 ml (réglage de 2 en 2 UI) | 30 min | 6 h |
| Humalog®<br>Humalog-Pen® | Action ultrarapide | Flacon 10 ml.<br>Cartouche 1,5 ml ou 3 ml pour stylo.<br>Stylo jetable 3 ml (réglage de 1 en 1 UI) | 15 min | 4 h |
| Humalog Mix25®<br>Humalog Mix25 Pen® | Action intermédiaire à mélange fixe (25 % d'insuline ultrarapide) | Cartouche 3 ml pour stylo.<br>Stylo jetable 3 ml (réglage de 1 en 1 UI) | 15 min | 12 h |

| Nom de spécialité | Type | Présentation | Délai d'action | Durée d'action |
|---|---|---|---|---|
| **Humalog Mix50® Humalog Mix50 Pen®** | Action intermédiaire à mélange fixe (50 % d'insuline ultrarapide) | Cartouche 3 ml pour stylo. Stylo jetable 3 ml (réglage de 1 en 1 UI) | 15 min | 12 h |
| **Insulatard Innolet® Insulatard NPH® Insulatard NPH Penfill® Insulatard NPH NovoLet®** | Action intermédiaire | Flacon 10 ml. Cartouche 3 ml pour stylo. Stylo jetable 3 ml (réglage de 2 en 2 UI) | 45 à 60 min | 12 h |
| **Insuman basal® Insuman basal Optipen® Insuman basal Optiset®** | Action intermédiaire | Flacon 5 ml. Cartouche 3 ml pour stylo. Stylo jetable (réglage de 2 en 2 UI) | 45 à 60 min | 12 h |
| **Insuman Comb 15® Insuman Comb 15 Optipen® Insuman Comb 15 Optiset®** | Action intermédiaire à mélange fixe (15 % d'insuline rapide) | Flacon 5 ml. Cartouche 3 ml pour stylo. Stylo jetable (réglage de 2 en 2 UI) | 30 min | 12 h |
| **Insuman Comb 25® Insuman Comb 25 Optipen® Insuman Comb 25 Optiset®** | Action intermédiaire à mélange fixe (25 % d'insuline rapide) | Flacon 5 ml. Cartouche 3 ml pour stylo. Stylo jetable (réglage de 2 en 2 UI) | 30 min | 12 h |
| **Insuman Comb 50® Insuman Comb 50 Optipen® Insuman Comb 50 Optiset®** | Action intermédiaire à mélange fixe (50 % d'insuline rapide) | Flacon 5 ml. Cartouche 3 ml pour stylo. Stylo jetable (réglage de 2 en 2 UI) | 30 min | 12 h |
| **Insuman Infusat®** | Action rapide | Cartouche de 3,15 ml pour pompe | | |
| **Insuman Rapid® Insuman Rapid Optipen® Insuman Rapid Optiset®** | Action rapide | Flacon 5 ml. Cartouche 3 ml pour stylo. Stylo jetable (réglage de 2 en 2 UI) | 30 min | 6 h |
| **Lippypen rapide®** | Action rapide | Stylo jetable (réglage de 2 en 2 UI) | 30 min | 6 h |
| **Mixtard 10 Penfill® Mixtard 10 NovoLet®** | Action intermédiaire à mélange fixe (10 % d'insuline rapide) | Cartouche 3 ml pour stylo. Stylo jetable 3 ml (réglage de 2 en 2 UI) | 30 min | 12 h |
| **Mixtard 20 Penfill®** | Action intermédiaire à mélange fixe (20 % d'insuline rapide) | Cartouche 3 ml pour stylo. Stylo jetable 3 ml (réglage de 2 en 2 UI) | 30 min | 12 h |

| Nom de spécialité | Type | Présentation | Délai d'action | Durée d'action |
|---|---|---|---|---|
| **Mixtard 30®**<br>**Mixtard 30 Penfill®**<br>**Mixtard 30 Innolet®**<br>**Mixtard 30 NovoLet®** | Action intermédiaire à mélange fixe (30 % d'insuline rapide) | Flacon 10 ml.<br>Cartouche 3 ml pour stylo.<br>Stylo jetable 3 ml (réglage de 2 en 2 UI pour Novolet® et de 1 en 1 UI pour Innolet®) | 30 min | 12 h |
| **Mixtard 40 Penfill®**<br>**Mixtard 40 NovoLet®** | Action intermédiaire à mélange fixe (40 % d'insuline rapide) | Cartouche 3 ml pour stylo.<br>Stylo jetable 3 ml (réglage de 2 en 2 UI) | 30 min | 12 h |
| **Mixtard 50 Penfill®**<br>**Mixtard 50 NovoLet®** | Action intermédiaire à mélange fixe (50 % d'insuline rapide) | Cartouche 3 ml pour stylo.<br>Stylo jetable 3 ml (réglage de 2 en 2 UI) | 30 min | 12 h |
| **Monotard®** | Action intermédiaire tardive | Flacon 10 ml | 60 à 120 min | 24 h |
| **Novomix 30 Penfill®**<br>**Novomix 30 Flexpen®** | Mélange 30 % action ultrarapide et 70 % d'action intermédiaire | Cartouches 3 ml pour stylo.<br>Stylo jetable 3 ml (réglage de 1 en 1 UI) | 15 min | 12 h |
| **Novorapid®**<br>**Novorapid Penfill®**<br>**Novorapid Flexpen®** | Action ultrarapide | Flacon 10 ml.<br>Cartouche 3 ml.<br>Stylo jetable 3 ml (réglage de 1 en 1 UI) | 15 min | 4 h |
| **Ultratard®** | Action lente et prolongée | Flacon 10 ml | 4 h | 36 h |
| **Umuline NPH®**<br>**Umuline NPH Pen®** | Action intermédiaire | Flacon 10 ml.<br>Cartouche 3 ml pour stylo.<br>Stylo jetable 3 ml (réglage de 2 en 2 UI) | 45 à 60 min | 12 h |
| **Umuline Profil 20®**<br>**Umuline Profil 20 Pen®** | Action intermédiaire à mélange fixe (20 % d'insuline rapide) | Flacon 10 ml.<br>Cartouche 3 ml pour stylo.<br>Stylo jetable 3 ml (réglage de 1 en 1 UI) | 30 min | 12 h |
| **Umuline Profil 30®**<br>**Umuline Profil 30 Pen®** | Action intermédiaire à mélange fixe (30 % d'insuline rapide) | Flacon 10 ml.<br>Cartouche 3 ml pour stylo.<br>Stylo jetable 3 ml (réglage de 1 en 1 UI) | 30 min | 12 h |
| **Umuline Rapide®** | Action rapide | Flacon 10 ml.<br>Cartouche 3 ml pour stylo | 30 min | 6 h |
| **Umuline Zinc®** | Action lente et prolongée | Flacon 10 ml | 4 h | 36 h |
| **Umuline Zinc composé®** | Action intermédiaire et tardive | Flacon 10 ml | 60 à 120 min | 24 h |
| **Vélosuline®** | Action rapide | Flacon de 10 ml pour pompe | | |

## Stylos à insuline réutilisables

| | Marque | Palier | Dose max. | Cartouches compatibles |
|---|---|---|---|---|
| **Pour cartouches de 1,5 ml** | BD Pen Mini® | 0,5 UI | 15 UI | Les seules cartouches de 1,5 ml disponibles sont les cartouches Humalog® 1,5 ml Lilly |
| | Autopen 1® | 1 UI | 16 UI | |
| | Omnican Pen 1® | | 16 UI | |
| | Autopen2® | | 32 UI | |
| | Omnican Pen 2® | | 59 UI | |
| | BD Pen Ultra®* | 2 UI | 32 UI | |
| | Autopen2® | | 32 UI | |
| **Pour cartouches de 3 ml** | Novopen 3 Demi® et Junior® | 0,5 UI | 35 UI | Novo Nordisk |
| | Autopen1®, Junior 1® et techno 1® | 1 UI | 21 UI | Lilly, Aventis |
| | Omnican Pen 31® | | 21 UI | |
| | Humapen Ergo® | | 60 UI | |
| | Optipen Pro 1® | | 60 UI | |
| | Innovo® | | 70 UI | |
| | Novopen 3® | | 70 UI | Novo Nordisk |
| | Autopen 2®, Junior 2® et Techno 2® | 2 UI | 42 UI | |
| | Omnican Pen 32® | | 42 UI | Lilly, Aventis |
| | Optipen Pro 2® | | 60 UI | |

* N'est plus commercialisé.

# LAXATIFS

## Laxatifs de lest

Augmentation du volume du bol alimentaire en présence d'eau (nécessité d'une prise de liquides suffisante), ce qui provoque une dilatation de la paroi intestinale entraînant un réflexe de défécation.

*Contre-indications :* affections sténosantes du tube digestif, syndromes douloureux abdominaux d'origine inconnue.

*Effets secondaires :* ballonnement en début de traitement (→ boire suffisamment).

## Laxatifs osmotiques

Augmentation du volume du bol alimentaire par rétention d'eau favorisant l'hydratation des selles.

*Contre-indications :* colopathies inflammatoires (rectocolite hémorragique, maladie de Crohn...), syndrome occlusif ou sub-occlusif, syndromes douloureux abdominaux d'origine inconnue. Pour le sorbitol : obstruction des voies biliaires, association au Kayexalatye®.

*Effets secondaires :* diarrhée et douleurs abdominales.

## Lubrifiants

Ils ramollissent et lubrifient le contenu colique. Les effets sont plus lents car ils n'agissent pas sur le péristaltisme.

*Effets secondaires :* une utilisation prolongée peut être responsable d'une malabsorption des vitamines liposolubles (A, D, E, K), suintement anal fréquent (réduit par l'association à des laxatifs de lest).

## Laxatifs stimulants

Stimulation du péristaltisme intestinal par une action irritative locale.

*Contre-indications :* colopathies inflammatoires (rectocolite hémorragique, maladie de Crohn...), syndrome douloureux abdominaux d'origine inconnue.

*Effets secondaires :* leur emploi trop fréquent peut être dangereux au long cours (lésion de la muqueuse colique et des plexus nerveux conduisant à la maladie des laxatifs), douleurs abdominales, diarrhée.

## Laxatifs par voie rectale

Les mécanismes d'action sont variés : lubrification, mécanique par augmentation du volume des selles, irritation provoquant un réflexe de défécation...

*Contre-indications :* poussées hémorroïdaires, fissures anales, anites, rectites.

*Effets secondaires :* risque de rectite en cas d'emploi prolongé.

*Conseils pratiques*

La prévention de la constipation repose sur des mesures comme l'activité physique régulière, la consommation de fibres alimentaires et une hydratation orale en quantité suffisante (au minimum 1,5 litre d'eau par jour). L'effet constipant de certains médicaments (opiacés, anticholinergiques, imipraminiques) peut être anticipé en utilisant un laxatif à visée préventive.

Ne pas associer les laxatifs par voie orale à des laxatifs par voie rectale : l'abus de laxatifs est irritant pour le colon et le rectum.

Une réévaluation de la prescription de laxatifs doit être faite tous les trois à cinq jours en fonction de la fréquence des selles, de leur consistance, de leur facilité d'exonération et du soulagement ressenti par le patient.

### Produits disponibles

Le tableau suivant vous aidera à vous repérer dans l'ensemble de ces produits largement utilisés en auto-médication.

| Nom | Type | Posologie |
|---|---|---|
| **Agiolax®** | irritant | 1 à 2 cuillères-mesure à la fin du repas du soir |
| **Auxitrans®** | osmotique | 1 à 3 sachets/j à prendre à jeun, à diluer dans un grand verre d'eau ou, de préférence dans une boisson chaude |
| **Bébégel®** | voie rectale | 1 unidose 5 à 30 min avant l'heure choisie pour l'exonération |
| **Carbonex®** | osmotique | $^1/_2$ à 4 cuillères/j, à diluer dans un verre d'eau le matin à jeun ou le soir au coucher |
| **Chlorumagène®** | osmotique | 1 cuillère à café le matin à jeun, a diluer dans un verre d'eau |
| **Contalax®** | irritant | 1 à 2 comprimés/j avalés avec un peu d'eau, sans être croquer, le soir au coucher |
| **Dépuratif des Alpes®** | irritant | 1 à 2 cuillères à café/j maximum, pur ou dilué dans un peu d'eau. Ne pas dépasser 10 j de traitement |
| **Dragées Fuca®** | irritant | 1 à 2 comprimés/ j maximum. Ne pas dépasser 10 j de traitement |
| **Dragées végétales Rex®** | irritant | 1 à 3 comprimés après le repas du soir (commencer par 1 cp.). Ne pas dépasser 10 j de traitement |
| **Dulcolax®** | voie rectale | 1 à 2 comprimés/j, le soir ou le matin à jeun. 1 suppositoire, une demi-heure avant l'heure choisie pour l'évacuation |
| **Duphalac®** | osmotique | 1 à 3 sachets par jour, pur ou dilué dans une boisson |
| **Eductyl®** | voie rectale | 1 suppositoire quelques minutes avant le moment choisi pour l'exonération |
| **Flubilar®** | autre | 3 ampoules le matin à jeun à diluer dans un verre d'eau |
| **Forlax®** | osmotique | 1 à 2 sachets/j de préférence en 1 seule prise le matin |
| **Fructines au picosulfate®** | irritant | 1 comprimé à sucer ou à croquer le soir au coucher ou éventuellement le matin |
| **Grains de Vals®** | irritant | 1 à 2 comprimés à prendre avec un verre d'eau avant le repas du soir. Ne pas dépasser 8 à 10 de traitement |
| **Hépacholine®** | osmotique | 1 gobelet doseur dans un verre d'eau, le soir au coucher et éventuellement le matin à jeun |
| **Hépagrume®** | osmotique | 2 ampoules le matin à jeun, à diluer dans un demi-verre d'eau |
| **Hépargitol®** | osmotique | 2 sachets le matin à jeun |
| **Huile de paraffine Gilbert®** | lubrifiant | 1 à 3 cuillères à soupe/j, de préférence à distance des repas. En cas de prise le soir, ne pas s'aliter dans les deux heures qui suivent |
| **Herbesan®** | irritant | Tisane : 1 cuillère à café ou 1 sachet/tasse. 1 tasse le matin à jeun et le soir 2 heures avant le repas. Laisser infuser 5 min et consommer immédiatement. Ne pas dépasser 10 j de traitement |
| **Hydrafuca®** | osmotique | 1 à 3 sachets/j, dilué dans un grand verre d'eau ou de préférence une boisson chaude |

| Nom | Type | Posologie |
|---|---|---|
| **Idéolaxyl®** | irritant | 1 à 2 comprimés le soir après le dîner. Ne pas dépasser 10 j de traitement |
| **Imegul®** | irritant | 1 gélule le soir au coucher à prendre avec un grand verre d'eau. Ne pas dépasser 10 j de traitement |
| **Importal®** | osmotique | 2 sachets/j en une seule prise, à diluer dans une boisson |
| **Inolaxine®** | lest | 1 à 2 cuillère à café à la fin des deux principaux repas |
| **Jamylène®** | irritant | 2 à 6 comprimés/j à répartir en ou 2 prises jusqu'à reprise du transit. Attention : manifestation pas immédiate, mais dans les 24 h |
| **Lactulose Biphar®** | osmotique | 1 à 3 sachets/j, pur ou dilué dans une boisson |
| **Lansoyl®** | lubrifiant | 1 à 3 cuillères à soupe/j, de préférence à distance des repas. En cas de prise le soir, ne pas s'aliter dans les deux heures qui suivent |
| **Laxamalt®** | lubrifiant | 3 à 4 cuillères à soupe/j, de préférence à distance des repas (ou le matin à jeun). En cas de prise le soir, ne pas s'aliter dans les deux heures qui suivent |
| **Lubentyl®** | lubrifiant | 2 cuillères à café/j, de préférence à distance des repas. En cas de prise le soir, ne pas s'aliter dans les deux heures qui suivent |
| **Magnésie San Pellegrino®** | osmotique | Poudre pour suspension buvable : $^1/_2$ à 1 cuillère-mesure/j.<br>Poudre effervescente : 1 à 2 cuillères-mesures.<br>Dilution dans un verre d'eau. Prise le matin à jeun ou le soir au coucher |
| **Mélaxose®** | osmotique | 1 à 3 cuillères à café/j |
| **Microlax®** | voie rectale | 1 tube-canule, 5 à 20 minutes avant l'heure choisie pour aller à la selle |
| **Modane®** | irritant | 1 à 2 comprimés/j. Ne pas dépasser 10 j de traitement |
| **Movicol®** | osmotique | 1 à 2 sachets/j en une seule prise le matin après dilution dans un verre d'eau |
| **Mucinum®** | irritant | 1 à 2 comprimés le soir au coucher. Ne pas dépasser 10 jours de traitement |
| **Mucipulgite®** | lest | 2 à 3 cuillères à café/j avec un peu d'eau en début de repas, 1 à 3 fois/j |
| **Mucivital®** | lest | 1 gélule matin, midi et soir, au moment des repas avec un grand verre d'eau.<br>1 à 2 sachets le soir |
| **Mulkine®** | lest | 2 à 3 cuillères à soupe/j |
| **Nivabétol®** | osmotique | 1 cuillère-mesure, 2 à 3 fois par jour |
| **Normacol®** | irritant | 1 sachet-dose ou 1 à 2 cuillères à café maximum après un repas. Ne pas dépasser 8 à 10 j de traitement |
| **Nujol®** | lubrifiant | 1 à 2 cuillères à soupe/j le matin à jeun |

| Nom | Type | Posologie |
|---|---|---|
| **Parapsyllium®** | lest | 1 cuillère à soupe ou 1 sachet dans un grand verre d'eau le soir au coucher |
| **Parlax®** | lubrifiant | 1 à 3 cuillères à soupe le matin à jeun |
| **Péristaltine®** | irritant | 1 à 2 comprimés après le repas du soir. Ne pas dépasser 8 à 10 j de traitement |
| **Petites pilules Carters®** | irritant | 1 à 4 comprimés/j à avaler avec un grand verre d'eau. Ne pas dépasser 8 à 10 j de traitement |
| **Psylia®** | lest | 1 à 3 sachets/j dans un grand verre d'eau |
| **Psyllium Langlebert®** | lest | 1 à 2 cuillères à soupe le soir, puis boire un demi-verre d'eau |
| **Pursennide®** | irritant | 1 à 2 comprimés après le repas du soir (toujours commencer par 1 cp.). Ne pas dépasser 8 à 10 j de traitement |
| **Rectopanbiline®** | voie rectale | 1 à 2 unidoses/j quelques minutes avant l'heure choisie pour l'exonération |
| **Sénokot®** | irritant | 2 comprimés/j le soir au coucher (sans les croquer). Ne pas dépasser 8 à 10 j de traitement |
| **Sorbitol Delalande®** | osmotique | 1 sachet à jeun le matin, à diluer dans un demi-verre d'eau |
| **Spagulax®** | lest | 3 cuillères à café avant ou après chacun des principaux repas. Avaler les granulés sans les croquer, avec une quantité suffisante d'eau après chaque cuillerée.<br>1 sachet à diluer dans un verre d'eau avant chacun des principaux repas |
| **Tamarine®** | irritant | 1 à 2 gélules/j. Ne pas dépasser 8 à 10 jours de traitement |
| **Transilane®** | lest | 2 cuillères à café de poudre ou 1 sachet dans un verre d'eau, matin et soir, avant les repas |
| **Transipeg®** | osmotique | 1 à 4 sachets à 2,95 g ou 1 à 2 sachets de 5,9 g par jour, en une seule prise le matin, dilué dans un demi-verre d'eau |
| **Transulose®** | osmotique et lubrifiant | 1 à 3 cuillères à café/j |

# NEUROLEPTIQUES

*Indications*
- États d'agitation, états psychotiques aigus et chroniques.
- Névralgies faciales, douleurs du zona, algies intenses et rebelles.
- États anxieux (neuroleptiques faiblement dosés).
- En fonction des produits :
  - Nausées et vomissements rebelles (induits par les anticancéreux).
  - Tics incoercibles.

### ✔ Effets secondaires – Surveillance
- Sédation, indifférence affective, confusion.
- Syndrome parkinsonien → association d'un antiparkinsonien.
- Prise de poids, aménorrhée, impuissance et frigidité, gynécomastie.
- Sécheresse de la bouche → correction par des produits augmentant le flux de salive (Sulfarlem S25®).
- Hypotension → prescription éventuelle d'un correcteur (Hept-A-Myl®)
- Troubles du rythme cardiaque.
- Photosensibilisation → éviter l'exposition au soleil et aux UV.
- Très rare mais très grave : syndrome malin des neuroleptiques avec hyperthermie majeure (> 41 °C) et des troubles de la conscience → suspendre le traitement en cas de fièvre inexpliquée.

*Conseils pratiques*
La sécheresse de la bouche peut être améliorée en buvant fréquemment de l'eau, en suçant ou mastiquant des cubes d'ananas, de la gomme à mâcher, en utilisant de l'eau en brumisation. Des soins de bouche sont systématiquement proposés plusieurs fois par jour aux personnes dépendantes traitées avec des neuroleptiques.
En cas d'hypotension orthostatique, on conseille un passage progressif de la position assise à debout.

Chez la personne âgée, on surveillera particulièrement les effets des médicaments en raison du risque accru de troubles de la marche, de chutes, de troubles cognitifs, de confusion et d'hypotension artérielle. La réévaluation de l'efficacité du traitement et une durée de prescription limitée permettent de prévenir ces risques.
Les neuroleptiques sont classés en 3 groupes :
- Désinhibiteurs.
- Sédatifs.
- Mixtes.

## Phénothiazines

**Segment-clé DCI : -azine**

*Contre-indications*
- Glaucome.
- Adénome de la prostate.
- Porphyries.
- Antécédents d'agranulocytose toxique.
- Allergie connue aux phénothiazines.
- Grossesse (sauf chlorpromazine si nécessité).

**Produits disponibles**
Chlorpromazine (Largactil®)
Cyamémazine (Tercian®)
Fluphénazine (Moditen®, Modécate®)
Lévopromazine (Nozinan®)
Perphénazine (Trilifan®)
Pipotiazine (Piportil®)
Propériciazine (Neuleptil®)
Thioridazine (Melleril®)

## Butyrophénones

**Segment-clé DCI : -ridol**

*Contre-indications :* grossesse.

**Produits disponibles**
Halopéridol (Haldol®)
Pipampérone (Dipipéron®)
Penfluridol (Sémap®)

## Benzamides

*Contre-indications :* bradycardie < 65/min et hypokaliémie pour le sultopride, phéochromocytome pour le sulpiride et le sultopride.

Produits disponibles
Amisulpiride (Solian®)
Sulpiride (Aiglonyl®, Dogmatil®, Synédil®)
Sultopride (Barnétil®)
Tiapride (Equilium®, Tiapridal®)

### Autres

*Contre-indications :* globalement limitées sauf pour la clozapine (antécédents de troubles hématologiques iatrogène ou non ; affections cardiaques, hépatiques ou rénales sévères ; épilepsie non contrôlée, glaucome, adénome de la prostate) et le pimozide (maladie de Parkinson ; association à la lévodopa, aux antifongiques, aux macrolides, aux antiviraux et aux quinidiniques).

Produits disponibles
Clozapine (Léponex®)
Flupentixol (Fluanxol®)
Loxapine (Loxapac®)
Olanzapine (Zyprexa®)
Pimozide (Orap®)
Rispéridone (Risperdal®)
Zuclopenthixol (Clopixol®)

## THÉOPHYLLINE ET DÉRIVÉS

(☞ Bronchodilatateurs p. 667)

## VACCINS

### Pathologies ou situations contre-indiquant une vaccination

- **Maladies malignes évolutives :** les vaccins vivants sont habituellement contre-indiqués, à l'exception du BCG.
- **Déficits immunitaires, y compris les traitements immuno-dépresseurs (chimiothérapie, corticothérapie…) :** les vaccins vivants sont contre-indiqués ; le BCG est contre-indiqué seulement en cas de déficit de l'immunité cellulaire.
- **Maladies allergiques :** seules les réactions anaphylactiques à un vaccin lors d'une injection antérieure contre-indiquent les injections suivantes de ce même vaccin ; chez les grands allergiques, un test préalable est souhaitable.
- **Affections neurologiques évolutives :** contre-indication de la vaccination coquelucheuse ; en cas d'antécédents de convulsions non liées à une vaccination, prévoir un traitement anticonvulsivant pour les vaccinations coquelucheuse et rougeoleuse.
- **Dermatoses, eczémas :** pas de contre-indication.
- **Grossesse :** contre-indication des vaccins viraux vivants.
- **Immunoglobulines :** les vaccins rougeole-oreillons-rubéole et varicelle sont contre-indiqués dans un délai minimal de six semaines après l'injection d'immunoglobulines (risque d'échec) ; après ces vaccinations, attendre deux semaines pour injecter des immunoglobulines.
- **Infection à VIH :** pas de contre-indication pour les vaccins tués, ni pour les anatoxines ; pour les vaccins vivants, l'indication doit être posée par une équipe spécialisée.

*Conseils pratiques*

Les vaccinations s'effectuent selon un calendrier vaccinal élaboré et remis à jour par le Conseil supérieur d'hygiène publique de France (CSHPF). À ce calendrier s'ajoutent les vaccinations destinées aux voyageurs en fonction de la situation épidémiologique de la zone visitée, des conditions et durée du séjour.

Il est important de vérifier la voie d'administration (intra-dermique pour la vaccination contre la tuberculose, sous-cutané ou intramusculaire pour les autres vaccins) et les modalités de préparation ou de reconstitution de la dose de vaccination avant l'injection et de renseigner le carnet de vaccination.

Le patient sera informé du nombre d'injections, de leur espacement, de la date du rappel selon le type de vaccination ainsi que des effets indésirables passagers (réaction douloureuse modérée, fièvre, érythème, induration).

## Vaccins disponibles

| Nom commercial | Âge | Forme et modalités d'administration |
|---|---|---|
| **Vaccins vivants atténués** | | |
| **Fièvre jaune** | | |
| Stamaril®<br>(réservé aux centres agréés) | > 6 mois | Amp. 0,5 ml SC ou IM<br>1 injection<br>Rappel/10 ans |
| **Rougeole** | | |
| Rouvax® | > 9 mois | Amp. 0,5 ml en SC ou IM<br>Injection unique<br>Rattrapage entre 3 et 6 ans (ou de 11 à 13 si non faite) |
| **Rubéole** | | |
| Rudivax® | > 12 mois | *cf. Rouvax®* |
| **Tuberculose** | | |
| Monovax®<br>Vaccin BCG Pasteur® | Du nourrisson à l'adulte | Suspension pour injection intra-dermique (nombre d'impacts en fonction de l'âge)<br>Injection intra-dermique (< 1 an : 0,05 ml ; > 1 an et adulte : 0,1 ml) |
| **Varicelle** | | |
| Vaccin Varicelle Mérieux® | Tout âge | Amp. SC 0,5 ml (réservé aux enfants exposés au risque graves de la maladie)<br>2 doses espacées de 3 mois<br>Éventuel rappel, uniquement après dosage des anticorps antivaricelle |
| **Vaccins inactivés et anatoxines** | | |
| **Brucellose** | | |
| Vaccin brucellique P.I.® | Adulte | Amp. 0,5 ml SC ou IM<br>2 injections espacées de 15 jours<br>Rappel à 18 mois en fonction du risque d'exposition et si le résultat du test brucellique est négatif |
| **Choléra** | | |
| Vaccin cholérique | Adulte et enfant | Amp. 0,5 ml SC ou IM<br>> 10 ans : 1 injection de 0,5 ml<br>< 10 ans : 2 injections de 0,25 ml espacées de 1 à 4 semaines<br>Rappel tous les 6 mois (0,5 ml chez les plus de 10 ans et 0,25 ml chez les moins de 10 ans) |

| Contre-indications | Effets indésirables |
|---|---|
| | |
| • allergie à l'œuf<br>• déficits immunitaires<br>• femmes enceintes et enfants de moins de 6 mois | • syndrome pseudo-grippal |
| • allergie à l'œuf<br>• maladies infectieuses aiguës<br>• maladies évolutives en cours<br>• immuno-dépression<br>• grossesse<br>• injection récente d'immunoglobulines | • réaction érythémateuse au point d'injection<br>• hyperthermie modérée<br>• symptômes rhinopharyngés ou respiratoires (courte durée)<br>• exanthème<br>• purpura thrombopénique<br>• adénopathies discrètes |
| *cf. Rouvax®* | |
| • grossesse (C.I. relative)<br>• déficits immunitaires<br>• dermatoses infectieuses évolutives (C.I. temporaire) | • ulcération superficielle<br>• adénite satellite avec suppuration (rare) |
| • hypersensibilité à la néomycine<br>• aplasie médullaire ou prévision d'aplasie dans les 8 j<br>• traitement immunosuppresseur ou immunité cellulaire déficiente<br>• infection par le VIH | • douleur, érythème et induration<br>• éruptions varicelliformes (délai de 1 à 12 jours)<br>• fièvre<br>• réactions allergiques |
| • antécédents connus de brucellose et sujets préalablement sensibilisés<br>• hyperthermie ou maladie infectieuse évolutive<br>• tuberculose<br>• diabète non équilibré<br>• grossesse | • réactions locales : douleurs, induration, rougeur<br>• réactions générales : fièvre, frissons, myalgies, malaise général |
| • vaccin contre la fièvre jaune datant de moins de 3 semaines<br>• forte réaction lors d'une injection antérieure | • inflammation locale douloureuse<br>• intolérance augmentant avec la répétition des injections<br>VACCIN PEU EFFICACE |

| Nom commercial | Âge | Forme et modalités d'administration |
|---|---|---|
| *Vaccins inactivés et anatoxines (suite)* | | |
| **Encéphalite japonaise** | | |
| Jevax®<br>(réservé aux centres agréés) | > 1 an | Adulte et enfant > 3 ans : 1 dose de 1 ml SC<br>Enfant de 1 à 3 ans : 1 dose de 0,5 ml SC<br>J0, J7 et J30<br>Rappel après 2 ans |
| **Fièvre thyphoïde** | | |
| Typhérix®<br>Typhim Vi® | > 2 ans | Amp. 0,5 ml IM<br>Injection unique<br>Rappel après 3 ans |
| **Grippe** | | |
| Agrioppal®<br>Fluarix®<br>Fluvirine®<br>Immugrip®<br>Influvac®<br>Mutagrip®<br>Prévigrip®<br>Vaxigrip® | Adulte et enfant > 36 mois<br><br>Enfant entre 6 et 35 mois en cas de risque élevé de complications | Amp. 0,5 ml SC ou IM<br>1 injection annuelle<br><br>0,25 ml ou 0,5 ml en SC ou IM<br>2 injections espacées de 4 semaines minimum |
| **Haemophilus influenzae** | | |
| Act-Hib® | > 2 mois | Amp. 0,5 ml en IM ou SC<br>Enfant < 6 mois : 3 injections à 2, 3 et 4 mois puis rappel à 1 an<br>Entre 6 et 12 mois : 2 injections espacées de 1 mois puis rappel à l'âge de 18 mois<br>Entre 1 et 5 ans : 1 seule injection |
| **Hépatite A** | | |
| Avaxim®<br>Havrix® 1 440 U<br>Havrix® 720 U<br>Vaqta® | > 15 ans<br>> 15 ans<br>> 1 an<br>> 2 ans | Amp. 0,5 ml et 1 ml IM<br>1 dose unique<br>Rappel après 6 à 12 mois puis tous les 10 ans |
| **Hépatite B** | | |
| Engérix B® 10 µg<br>Engérix B® 20 µg<br>GenHevac B Pasteur®<br>HBVaxpro® 5 µg<br>HB Vax DNA® 10 µg<br>HB Vax DNA® 40 µg | Enfant<br>Adulte<br>Tout âge<br>Enfant<br>Adulte<br>Insuffisant rénal dialysé | Amp. 0,5 à 1 ml en IM<br>2 injections à 1 mois d'intervalle puis 3e injection 6 mois plus tard<br>Pas de rappel si vaccin fait avant 25 ans<br>Rappel uniquement chez les sujets vaccinés après 25 ans, à haut risque de contamination et dont le taux d'anticorps anti-HBs est < 10 mUI/ml |
| **Leptospirose** | | |
| Spirolept® | Adulte | Amp. 1 ml SC<br>2 injections espacées de 15 jours<br>Rappel après 4 à 6 mois, puis tous les 2 ans |

| Contre-indications | Effets indésirables |
|---|---|
| | |
| • réaction allergique après une injection<br>• allergie prouvée ou suspectée à des protéines de rongeurs ou d'origine neuronale<br>• hypersensibilté au mercurothiolate | • douleur locale<br>• fièvre, céphalées, malaise, éruption cutanée, vertiges, myalgies, vomissements, douleurs abdominales<br>• réactions allergiques sévères |
| | |
| • grossesse<br>• enfant $<$ 2 ans<br>• hypersensibilité à l'un des composants du vaccin | • réaction locale<br>• fièvre<br>• céphalées |
| | |
| • allergie à l'œuf<br>• fièvre, infections évolutives | • réaction locale : douleur, érythème, induration<br>• hyperthermie<br>• céphalées, nausées, vertiges<br>• asthénie, anorexie, myalgies |
| | |
| • hypersensibilité à l'un des composants (en particulier la protéine tétanique)<br>• fièvre, infection aiguë | • réaction locale<br>• fièvre |
| | |
| • infections fébriles sévères<br>• hypersensibilité à un des constituants | • douleur locale avec érythème et induration<br>• céphalées, anorexie<br>• fièvre |
| | |
| • infections fébriles sévères<br>• hypersensibilité à l'un des composants | • réaction locale : douleur, érythème, induration<br>• asthénie, céphalées<br>• fièvre |
| | |
| • fièvre<br>• affections aiguës évolutives | • réaction locale d'hypersensibilité avec fièvre survenant après la 4e injection |

| Nom commercial | Âge | Forme et modalités d'administration |
|---|---|---|
| **Vaccins inactivés et anatoxines *(suite)*** | | |
| **Méningites** | | |
| Méningitec®<br>Méninvact®<br>Menjugate® | ATTENTION : uniquement méningocoque C<br>Enfants à partir de 2 mois<br>(Recommandation : utilisation entre 2 mois et 6 ans) | Amp. 0,5 ml en IM<br>Entre 2e et 12 mois : 3 injections à 1 mois d'intervalle<br>> 12 mois : 1 seule injection |
| Vaccin méningococcique A + C® | > 18 mois<br>(Recommandation : utilisation entre 6 et 24 ans) | |
| Ménomune® | Vaccin actif contre les types A, C, Y et W135 et disponible sous Autorisation Temporaire d'Utilisation | Amp. 0,5 ml SC<br>1 dose |
| **Méningo-encéphalite à tiques** | | |
| Ticovac® | > 1 an | Amp. 0,5 ml IM – Adulte : 0,5 ml – Enfant : 0,25 ml<br>2 doses avec 1 à 3 mois d'intervalle puis 3e dose dans un délai de 9 à 12 mois<br>Rappel tous les 3 ans |
| **Pneumococcies** | | |
| Pneumo 23® | > 2 ans | Amp. 0,5 ml en SC ou IM<br>À ne pas renouveler pendant 5 ans sauf chez le sujet particulièrement exposé ou sous traitement immunosuppresseur |
| Prévenar® | Enfant entre 2 mois et 2 ans | Amp. 0,5 ml en IM<br>< 6 mois : 3 doses à 1 mois d'intervalle<br>Enter 7 et 11 mois : 2 doses à 1 mois d'intervalle minimum (3e dose au cours de la 2e année de vie)<br>Entre 12 et 23 mois : 2 doses avec intervalle d'au moins 2 mois |
| **Poliomyélite** | | |
| Imovax Polio® | > 2 mois | Amp. 0,5 ml SC ou IM<br>3 injections espacées de 1 mois<br>Rappel 1 à 2 ans après la 3e injection puis tous les 5 ans jusqu'à l'âge adulte, puis tous les 10 ans |
| **Tétanos** | | |
| Vaccin Tétanique Pasteur® | À partir de 3 mois | Seringue 0,5 ml SC ou IM – 3 injections espacées de 1 mois<br>Rappel 1 à 2 ans après la 3e injection puis tous les 5 ans jusqu'à l'âge adulte, puis tous les 10 ans |
| **Rage** | | |
| Vaccin Rabique Pasteur® (réservé aux centres agréés) | Tout âge | Amp. 1 ml en IM<br>Préventif : 1 dose à J0, J7 et J28 avec rappel après 1 an et tous les 5 ans<br>Curatif : 1 dose à J0, J3, J7, J14, J30 et rappel à J90 |

| Contre-indications | Effets indésirables |
|---|---|
| | |
| | |
| • maladie fébrile aiguë sévère | • hyperthermie passagère<br>• réaction locale<br>• somnolence, troubles du sommeil |
| • maladie fébrile aiguë sévère | • réaction locale<br>• fièvre passagère |
| | |
| • infections aiguës fébriles<br>• allergie vraie aux protéines de l'œuf ou à l'un des composants | • douleur locale<br>• fièvre, syndrome pseudo-grippal<br>• réactions allergiques, nausées, vomissements, arthralgies, obnubilation, troubles visuels |
| | |
| • injection précédente ou infection à pneumocoques datant de moins de 5 ans<br>• grossesse<br>• maladies infectieuses ou affections respiratoires aiguës évolutives<br>• hypersensibilité à l'un des composants | • rougeur et douleur locale<br>• réactions générales et locales importantes en cas de revaccination rapprochée<br>• réactions locales<br>• fièvre<br>• vomissements, diarrhée |
| | |
| Aucune | • réactions locales<br>• exceptionnelles myélites post-vaccinales régressant lentement → arrêt de la vaccination |
| | |
| Aucune | • réaction douloureuse au point injection<br>• vaccin compatible avec les gamma-globulines (injectées à un autre site) |
| | |
| • préventif : affections fébriles évolutives<br>• curatif : aucune | • réaction locale : douleur, érythème, induration<br>• hyperthermie<br>• réactions allergiques |

## Vaccins associés

| | Associations | Prévention conjointe de |
|---|---|---|
| **Vivant vivant atténué** | | |
| | **ROR Vax®**<br>**Priorix®** | Rougeole, Rubéole, Oreillons<br>Rougeole, Rubéole, Oreillons |
| **Virus inactivé et anatoxine** | | |
| *divalents* | **Tétagrip®**<br>**Twinrix®**<br>**T Polio®, TP Pasteur®** | Tétanos, Grippe<br>Hépatite A + B<br>Tétanos, Polio |
| *trivalents* | **DT Polio®, DTP Pasteur®**<br>**Revaxis®** | Diphtérie, Tétanos, Polio<br>Diphtérie, Tétanos, Polio destiné au rappel de l'adulte tous les 10 ans |
| *tétravalents* | **DTCP Pasteur®**<br>**Tétracoq®** | Diphtérie, Tétanos, Coqueluche, Polio |
| | **Tétravac acellulaire®**<br>**Infanrixtétra®** | DTCP |
| *pentavalents* | **Pentacoq®**<br>**Pentavac®** | DTCP + *Haemophilus influenzae* b |
| | **Infanrixquinta®**<br>**Pentavac®** | DTCP + *Haemophilus influenzae* b |
| *hexavalents* | **Hexavac®**<br>**Infanrixhexa®** | DTCP + hépatite B + *Haemophilus influenzae* b |

# IV

# Annexes

# Sommaire

# Abréviations courantes en médecine

**Ac:** anticorps
**ACE:** antigène carcino-embryonnaire
**ACTL:** angioplastie coronaire transluminale
**AG:** anesthésie générale
**Ag:** antigène
**AIT:** accident ischémique transitoire
**AREC:** assistance respiratoire extracorporelle
**ASP:** abdomen sans préparation
**AVC:** accident vasculaire cérébral
**AVK:** antivitamine K
**BAV:** bloc auriculo-ventriculaire
**BHC:** bilan hépatique complet
**BK:** bacille de Koch
**BPCO:** bronchopneumopathie chronique obstructive
**BSA:** bloc sino-auriculaire
**CEC:** circulation extra-corporelle
**CEE:** choc électrique externe
**CG:** culot globulaire
**CIA:** communication inter-auriculaire
**CIV:** communication inter-ventriculaire
**CIVD:** coagulation intra-vasculaire disséminée
**CMNO:** cardiomyopathie non obstructive
**CMV:** cytomégalovirus
**CPAP:** continuous airway pressure (pression respiratoire positive continue)
**CRP:** C-réactive protéine
**DID:** diabète insulino-dépendant
**DNID:** diabète non insulino-dépendant
**DPC:** duodéno-pancréatectomie céphalique
**DT:** delirium tremens
**ECBU:** examen cyto-bactériologique des urines
**ECMO:** extracorporeal membrane oxygenation
**EEG:** électro-encéphalogramme
**EES:** entraînement électrosystolique
**EFR:** exploration fonctionnelle respiratoire
**EP:** embolie pulmonaire
**ESA:** extrasystole auriculaire
**ESV:** extrasystole ventriculaire
**FA:** fibrillation auriculaire
**FID:** fosse iliaque droite
**FiO2:** fraction d'oxygène dans le gaz inspiré
**FIV:** fécondation in vitro
**FO :** fond d'œil
**FR:** fréquence respiratoire
**FV:** fibrillation ventriculaire
**GEU:** grossesse extra-utérine
**GNA:** glomérulonéphrite aiguë
**HAD:** hospitalisation à domicile
**HED:** hématome extra-dural
**HSD:** hématome sous-dural
**HTA:** hypertension artérielle
**HTAP:** hypertension artérielle pulmonaire
**HTIC:** hypertension intra-crânienne
**IDM:** infarctus du myocarde
**IM:** intra-musculaire ou insuffisance mitrale
**IRA:** insuffisance rénale ou respiratoire aiguë
**IRC:** insuffisance rénale ou respiratoire chronique

**IRM :** imagerie par résonance magnétique
**IV :** intra-veineux
**IVD :** intra-veineux direct ou insuffisance ventriculaire droite
**IVG :** insuffisance ventriculaire gauche
**IVL :** intra-veineux lent
**KT :** cathéter
**LAL :** leucémie aiguë lymphoblastique
**LAM :** leucémie aiguë myéloblastique
**LCR :** liquide céphalo-rachidien
**LLC :** leucémie lymphoïde chronique
**LMC :** leucémie myéloïde chronique
**MCE :** massage cardiaque externe
**MST :** maladie sexuellement transmissible
**OAP :** œdème aigu du poumon
**PAM :** pression artérielle moyenne
**PC (I) :** perte de connaissance (initiale)
**PDF :** produits de dégradation de la fibrine
**PEEP ou PEP :** positive end expiratory pressure (pression positive de fin d'expiration)
**PFC :** plasma frais congelé
**PIC :** pression intra-crânienne
**PL :** ponction lombaire
**PLP :** ponction-lavage de péritoine
**PLS :** position latérale de sécurité
**PM :** pace maker
**PMI :** protection maternelle et infantile
**PO :** per os
**PPI :** pour préparation injectable
**RA :** réserve alcaline ou rétrécissement aortique
**RAC :** rétrécissement aortique calcifié
**RAI :** recherche d'agglutinines irrégulières
**Rh :** Rhésus
**RM :** rétrécissement mitral
**$SaO_2$ :** saturation artérielle en $O_2$
**SC :** sous-cutané
**SDRA :** syndrome de détresse respiratoire aiguë
**SIDA :** syndrome d'immuno-déficience acquise
**TA :** pression artérielle
**TDM :** tomodensitométrie = scanner
**TOGD :** transit œsogastroduodénal
**TR :** toucher rectal
**TS :** tentative de suicide
**T(P)SV :** tachycardie (paroxystique) supra-ventriculaire
**TV :** tachycardie ventriculaire ou toucher vaginal
**UIV :** urographie intra-veineuse
**VIH :** virus de l'immunodéficience humaine
**VS :** ventilation spontanée
**VSL :** véhicule sanitaire léger.

# Résultats des principaux examens biologiques

## Constantes chimiques sanguines

| | Unités Internationales | Anciennes unités |
|---|---|---|
| ACE (antigène carcino-embryonnaire) | < 2,5 ng/ml | |
| Acide lactique | 0,6-1,7 mmol/l | 50-150 mg/l |
| Acide urique | Homme : 210-420 mol/l<br>Femme : 150-360 mol/l | 35-70 mg/l<br>25-60 mg/l |
| Albumine | 35-45 g/l | |
| AFP (α-fœto-protéine) | < 20 ng/ml | |
| Ammoniaque (sang artériel) | < 6 μmol/l | < 0,1 mg/l |
| Amylasémie | 30-60 UI/l | |
| Antigène CA 125 | < 35 U/ml | |
| Antigène CA 15-3 | < 30 U/ml | |
| Antigène CA 19-9 | < 37 U/ml | |
| Bicarbonates | 20-29 mmol/l | |
| Bilirubine totale | 8-43 μmol/l | 5-25 mg/l |
| Bilirubine non conjuguée | 5-17 μmol/l | 3-10 mg/l |
| Bilirubine conjuguée | < 4 μmol/l | < 2,4 mg/l |
| Calcium | 2,4-2,6 mmol/l | 95-105 mg/l |
| Chlorures | 97-106 mmol/l | 97-106 mEq/l |
| Cholestérol total | 3,10-6 mmol/l | 1,5-2,5 g/l |
| Créatinine | 45-100 μmol/l | 5-11 mg/l |
| CPK | 30-200 UI/l | |
| CPK-MB | < 3 % des CPK | |
| Fer | 11-34 μmol/l | 0,6-1,9 mg/l |

| | Unités Internationales | Anciennes unités |
|---|---|---|
| Ferritine | Homme : 60-300 µg/l<br>Femme : 30-150 µg/l | |
| Fibrinogène | 6-12 µmol/l | 2-4 g/l |
| Gamma-GT | Homme : < 45 UI/l<br>Femme : < 35 UI/l | |
| Glycémie | 3,9-5,5 mmol/l | 0,8-1 g/l |
| Haptoglobine | 7,75-39 µmol/l | 0,5-2,5 g/l |
| β-HCG | grossesse si > 10 UI/l<br>dès le 10ᵉ jour | |
| HDL cholestérol | > 1 mmol/l | > 0,40 g/l |
| LDH | 100-350 UI/l | |
| LDL cholestérol | < 4,10 mmol/l | < 1,60 g/l |
| Magnésium | 0,74-0,92 mmol/ | 18-22 mg/l |
| Phosphatases alcalines | 21-90 UI/l | |
| Phosphore | 0,9-1,35 mmol/l | 30-40 mg/l |
| Potassium | 3,5-5,1 mmol/l | 3,5-5,1 mEq/l |
| Protéine C-réactive | < 12 mg/ml | |
| Protéines totales | 60-75 g/l | |
| PSA (antigène prostatique spécifique) | < 2,5 ng/ml | |
| Sodium | 138-142 mmol/l | 138-142 mEq/l |
| Transferrine | 2,4-3,8 g/l | |
| Transaminases | ALAT ou SGPT = 5-40 UI/l<br>ASAT ou SGOT = 5-35 UI/l | |
| Triglycérides | 0,5-2 mmol/l | 0,4-1,7 g/l |
| Urée | 1,6-8,3 mmol/l | 0,15-0,5 g/l |

## Hémogramme

| | Homme | Femme |
|---|---|---|
| Hématies (million/mm³) | 4,5-5,5 | 4-5 |
| Hémoglobine (g/dl) | 13-18 | 12-16 |
| Hématocrite | 40-54 % | 38-47 % |
| Volume Globulaire Moyen = VGM | 85-95 µ³ | |
| Leucocytes | 4 000-10 000/mm³ | |
| • polynucléaires neutrophiles | 1 800-7 000 (45-70 %) | |
| • polynucléaires éosinophiles | 50-300 (1-3 %) | |
| • polynucléaires basophiles | 10-50 (< 1 %) | |
| • lymphocytes | 1500-4000 (20-40 %) | |
| • monocytes | 100-700 (2-7 %) | |
| Plaquettes | 200 000-400 000/mm³ | |
| Réticulocytes | 20 000-80 000/mm³ | |

## Hémostase

| | |
|---|---|
| Taux de prothrombine (TP) | Normale = 80 à 100 %<br>Sous AVK = 25 à 35 % |

Il est préférable d'utiliser l'INR (International Normalised Ratio) pour évaluer l'effet d'un traitement par anti-vitamine K (AVK) afin d'éviter les variations de résultats en fonction de la nature et de la sensibilité des réactifs utilisés. En fonction de l'indication, l'INR recherché peut varier de 1,5 à 4.

| | |
|---|---|
| Temps de céphaline-kaolin (TCK) | Normale = 40 à 70 s<br>Sous héparine = 2 fois le temps du témoin |
| Facteur II, V, VII+X | Normale > 70 % |
| D-dimères | Normale < 0,5 µg/l |
| Complexes solubles | Négatif |
| Produits de dégradation de la fibrine (PDF) | Normale < 10 µg/ml |

# Planches anatomiques

## CERVEAU

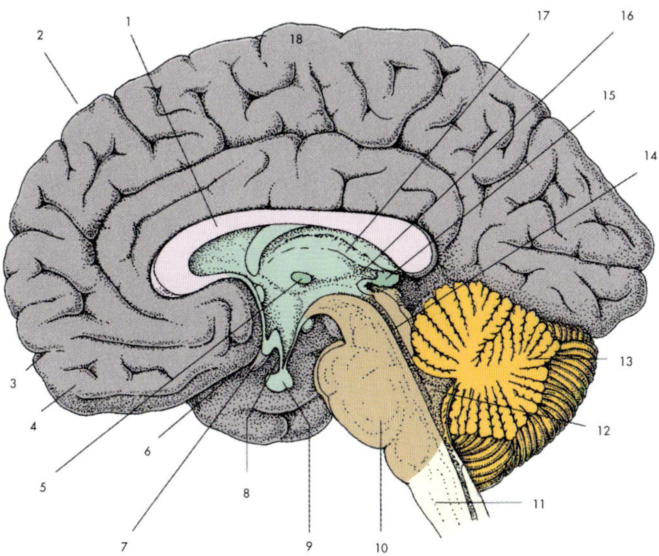


1 Corps calleux
2 Hémisphère cérébral
3 Sillon
4 Ciconvolution
5 Commissure grise ou adhésio interthalamique
6 Nerf optique
7 Chiasma optique
8 Tige pituaire
9 Hypophyse
10 Pont
11 Bulbe rachidien
12 4$^{e}$ ventricule
13 Cervelet
14 Aqueduc de Sylvius
15 Épiphyse
16 3$^{e}$ ventricule
17 Thalamus
18 Face interne

# SQUELETTE (FACE)

1 Frontal
2 Temporal
3 Os propre du nez
4 Os malaire
5 Maxillaire
6 Mandibule
7 Clavicule
8 Omoplate
9 Humérus
10 Radius
11 Cubitus
12 Carpe
13 Métacarpe
14 Phalanges
15 Phalangines
16 Phalangettes
17 Première côte
18 Sternum
19 Côtes
20 Fausses côtes
21 Côtes flottantes
22 Rachis (colonne vertébrale)
23 Os iliaque
24 Sacrum
25 Coccyx
26 Fémur
27 Rotule
28 Tibia
29 Péroné
30 Tarse
31 Métatarse
32 Phalanges
33 Phalangines
34 Phalangettes

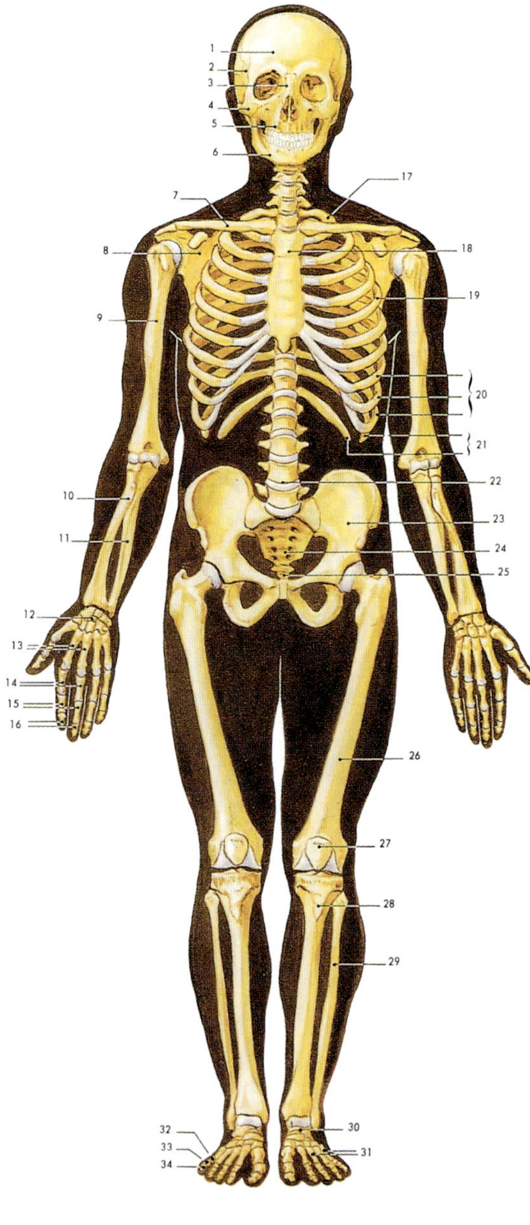

# SQUELETTE (DOS)

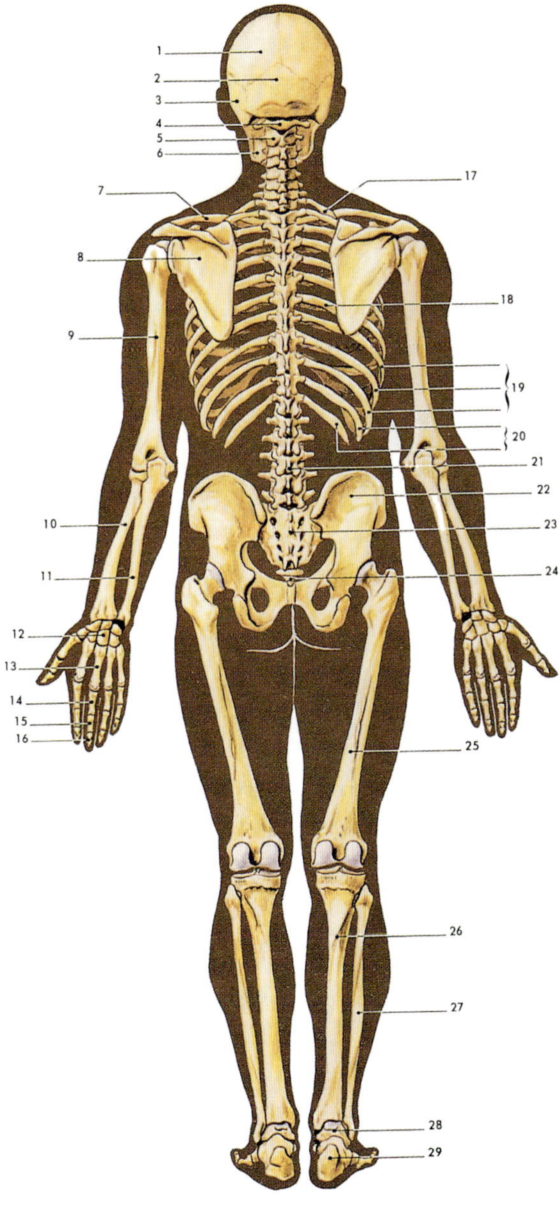


1 Pariétal
2 Occipital
3 Temporal
4 Atlas
5 Axis
6 Mandibule
7 Clavicule
8 Omoplate
9 Humérus
10 Radius
11 Cubitus
12 Carpe
13 Métacarpe
14 Phalanges
15 Phalangines
16 Phalangettes
17 Première côte
18 Côtes
19 Fausses côtes
20 Côtes flottantes
21 Rachis (colonne vertébrale)
22 Os iliaque
23 Sacrum
24 Coccyx
25 Fémur
26 Tibia
27 Péroné
28 Astragale
29 Calcanéum

# MUSCLES (FACE)

1 Frontal
2 Orbiculaire des paupières
3 Petit zygomatique
4 Grand zygomatique
5 Masseter
6 Triangulaire des lèvres
7 Pyramidal
8 Transverse du nez
9 Canin
10 Buccinateur
11 Orbiculaire des lèvres
12 Carré du menton
13 Houppe du menton
14 Peaucier du cou
15 Sterno-hyoïdien
16 Sterno-cléido-mastoïdien
17 Trapèze
18 Deltoïde
19 Grand pectoral
20 Grand dentelé
21 Grand oblique
22 Grand droit de l'abdomen
23 Biceps
24 Brachial antérieur
25 Long supinateur
26 2e radial
27 Long abducteur du pouce
28 Aponévrose palmaire
29 Rond pronateur
30 Grand palmaire
31 Petit palmaire
32 Cubital antérieur
33 Tenseur du fascia lata
34 Psoas-iliaque
35 Pectiné
36 Moyen adducteur
37 Couturier
38 Droit antérieur
39 Vaste externe
40 Vaste interne
41 Bandelette de Maissiat
42 Rotule
43 Long péronier latéral
44 Extenseur commun des orteils
45 Jambier antérieur
46 Jumeaux
47 Soléaire
48 Tibia
49 Ligament annulaire antérieur du tarse
50 Pédieux
51 Interosseux

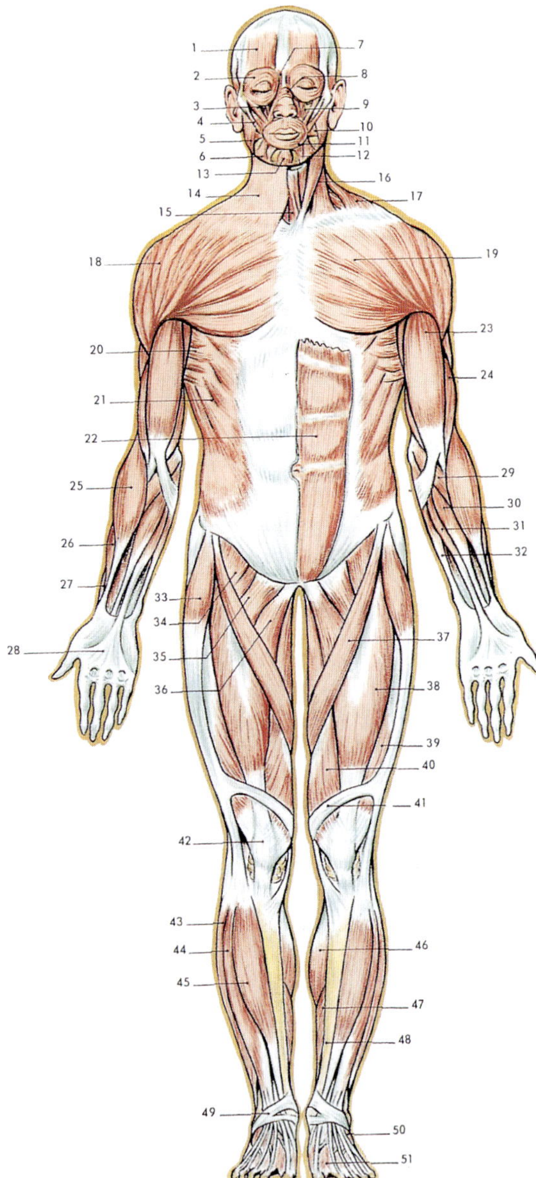

# MUSCLES (DOS)

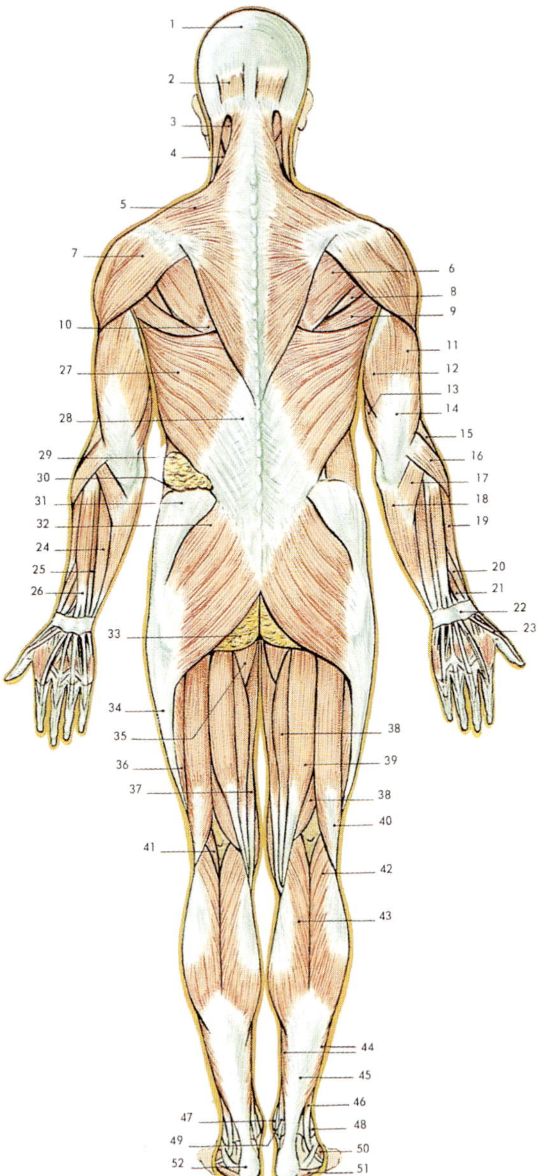


1 Aponévrose épicranienne
2 Occipital
3 Grand complexus
4 Splénius de la tête
5 Trapèze
6 Sous-épineux
7 Deltoïde
8 Petit rond
9 Grand rond
10 Rhomboïde
11 Triceps brachial (vaste externe)
12 Triceps brachial (longue portion)
13 Triceps brachial (vaste interne)
14 Tendon du triceps brachial
15 Long supinateur
16 Premier radial
17 Anconé
18 Cubital antérieur
19 Deuxième radial
20 Long abducteur du pouce
21 Court extenseur du pouce
22 Ligament annulaire du carpe
23 Tendon du long extenseur du pouce
24 Cubital postérieur
25 Extenseur propre du petit doigt
26 Extenseur commun des doigts
27 Grand dorsal
28 Aponévrose du grand dorsal
29 Bourrelet graisseux du flanc
30 Grand oblique
31 Aponévrose du moyen fessier
32 Grand fessier
33 Localisations graisseuses
34 Fascia lata
35 Grand adducteur
36 Vaste externe
37 Droit interne
38 Demi-membraneux
39 Demi-tendineux
40 Biceps crural
41 Plantaire grêle
42 Triceps sural (jumeau externe)
43 Triceps sural (jumeau interne)
44 Triceps sural (soléaire)
45 Tendon d'Achille
46 Court péronier latéral
47 Malléole interne (tibiale)
48 Malléole externe (péronière)
49 Fléchisseur commun des orteils
50 Pédieux
51 Abducteur du petit orteil
52 Calcanéum

# CIRCULATION (ARTÈRES ET VEINES)

1 A. temporale superficielle
2 A. faciale
3 A. vertébrale
4 Carotide primitive
5 A. et v. sous-clavières
6 A. et v. axillaires
7 Pédicule pulmonaire
8 Vaisseaux circonflexes
9 V. sus-hépatiques
10 A. humérale
11 Tronc cœliaque
12 A. humérale profonde
13 A. mésentérique supérieure
14 Aorte abdominale
15 A. mésentérique inférieure
16 Veine cave inférieure
17 A. et v. radiales
18 A. et v. cubitales
19 A. circonflexe antérieure
20 Vaisseaux quadricipitaux
21 A. et v. fémorales
22 A. fémorale profonde
23 Grande anastomotique
24 A. poplitée
25 A. tibiale antérieure
26 A. tibiale postérieure
27 A. péronière
28 A. pédieuse
29 V. temporale superficielle
30 V. faciale
31 V. jugulaire externe
32 V. jugulaire interne
33 Veine cave supérieure
34 Crosse de l'aorte
35 A. pulmonaire
36 V. pulmonaires
37 V. céphalique
38 V. basilique
39 A. et v. rénales gauches
40 V. médianes céphalique et basilique
41 V. radiale superficielle
42 A. et v. iliaques primitives
43 V. médiane
44 V. cubitale superficielle
45 V. saphène interne
46 Arcade dorsale superficielle

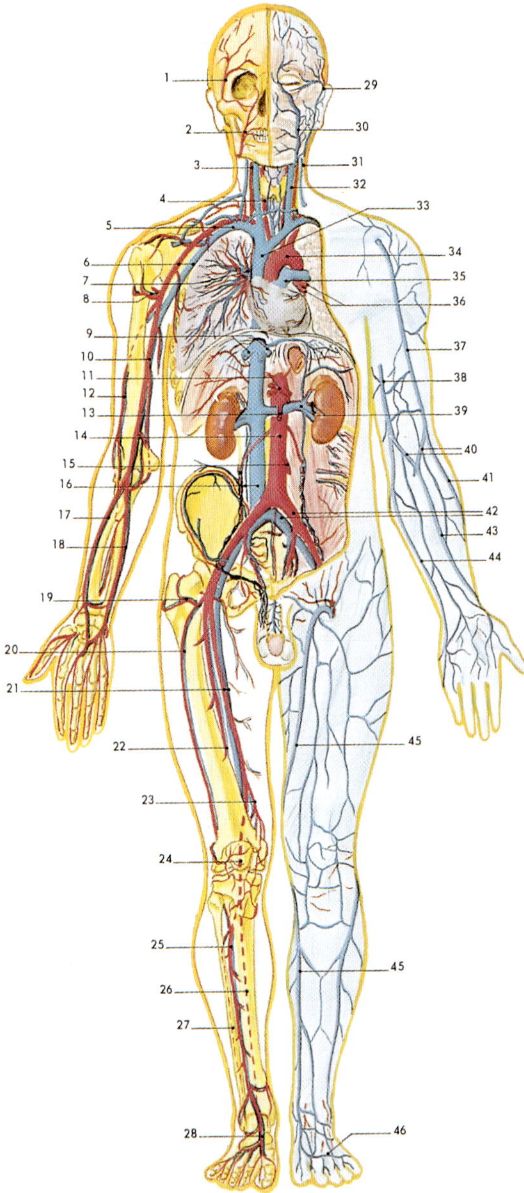

# CŒUR ET CIRCULATION

VUE ANTERIEURE EN COUPE

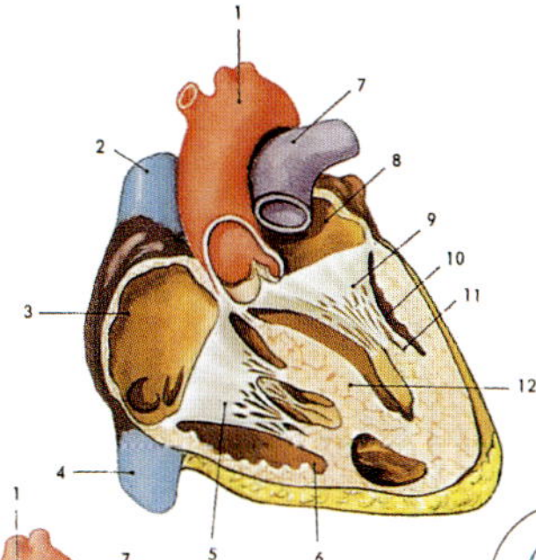


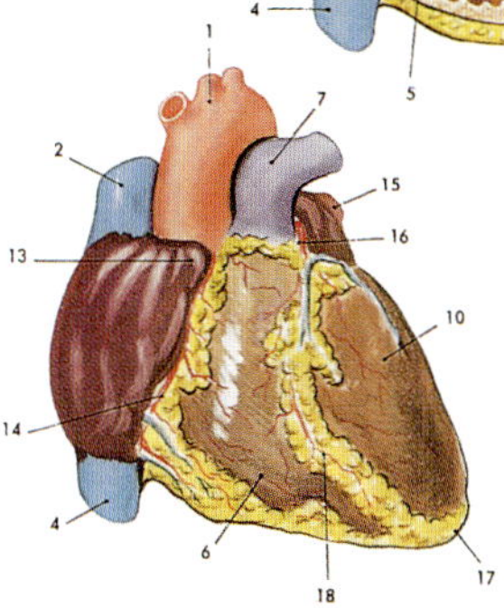


VUE ANTERIEURE

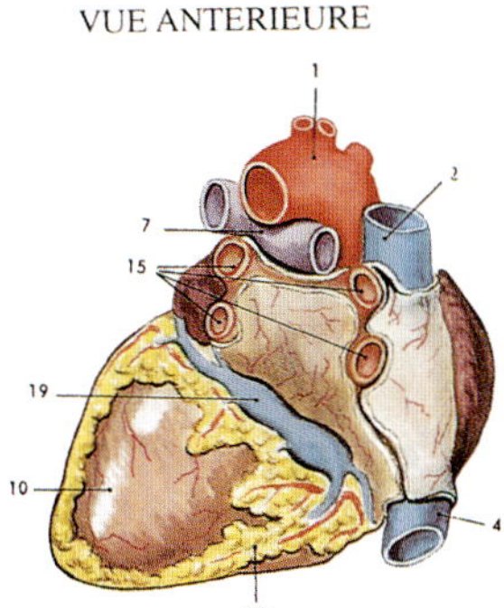


VUE POSTERIEURE

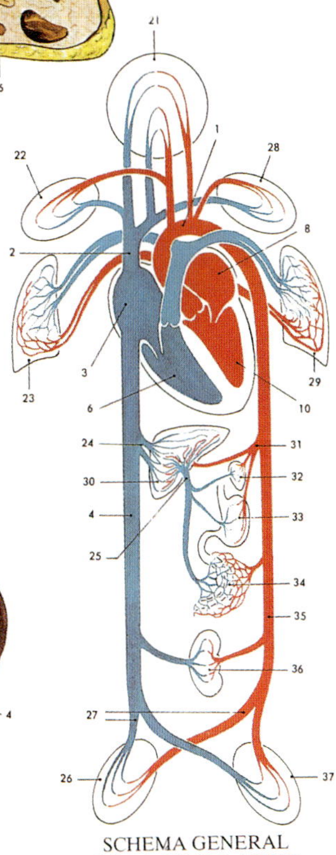


SCHEMA GENERAL
DE LA CIRCULATION

1 Crosse de l'aorte
2 Veine cave supérieure (VCS)
3 Oreillette droite (OD)
4 Veine cave inférieure (VCI)
5 Valvule tricuspide
6 Ventricule droit (VD)
7 Artère pulmonaire (AP)
8 Oreillette gauche (OG)
9 Valvule mitrale
10 Ventricule gauche (VG)
11 Piliers
12 Cloison interventriculaire
13 Auricule droit
14 Artère coronaire droite
15 Veines pulmonaires (VP)
16 Artère coronaire gauche
17 Pointe du cœur
18 Sillon interventriculaire antérieur
19 Sinus coronaire
20 Sillon interventriculaire postérieur
21 Tête
22 Membre supérieur droit
23 Poumon droit
24 Veines sus-hépatiques
25 Veine porte
26 Membre inférieur droit
27 Vaisseaux iliaques
28 Membre supérieur gauche
29 Poumon gauche
30 Foie
31 Tronc cœliaque
32 Rate
33 Estomac
34 Intestin
35 Aorte descendante
36 Reins
37 Membre inférieur gauche

# SYSTÈME LYMPHATIQUE

1 Ganglions lymphatiques du cou
2 Tronc collecteur droit
3 Ganglions lymphatiques axillaires
4 Diaphragme
5 Citerne de Pecquet
6 Ganglions lymphatiques inguinaux
7 Canal thoracique
8 Confluent jugulo-clavier gauche

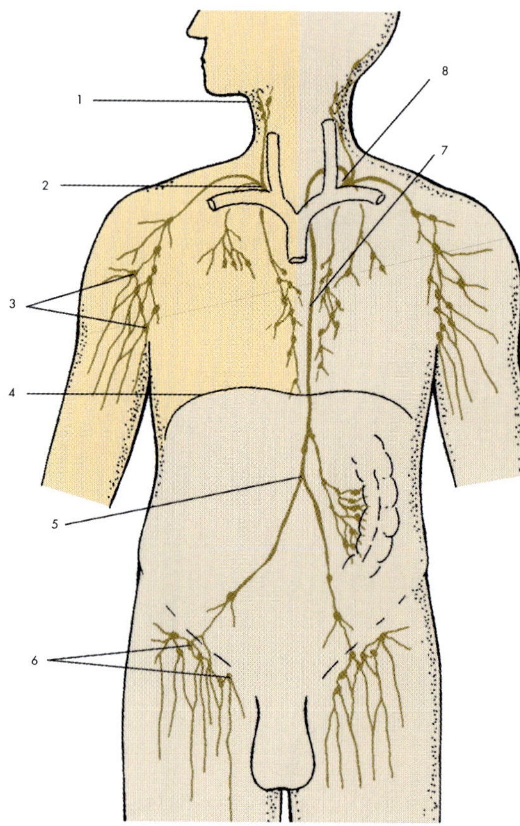

# NERFS PÉRIPHÉRIQUES

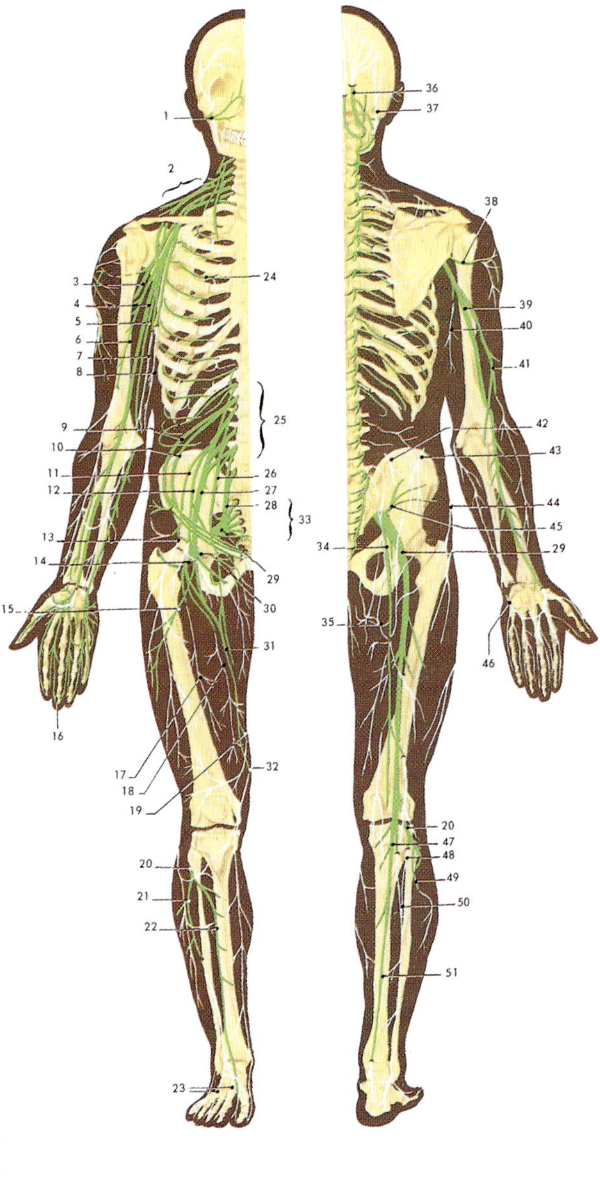


1 N. facial
2 Plexius brachial
3 N. radial
4 N. médian
5 N. cubital
6 N. musculo-cutané
7 N. brachial cutané interne
8 N. accessoire du brachial cutané interne
9 N. grand abdomino-génital
10 N. petit abdomino-génital
11 N. fémoro-cutané
12 N. génito-crural
13 N. fémoral
14 N. musculo-cutané externe
15 N. du quadriceps
16 N. collatéraux des doigts
17 N. perforant supérieur
18 N. perforant moyen
19 N. perforant inférieur
20 N. sciatique poplité externe
21 N. musculo-cutané
22 N. tibial antérieur
23 N. collatéraux des orteils
24 N. intercostaux
25 Plexus lombaire
26 N. obturateur
27 N. crural
28 Tronc lombo-sacré
29 N. grand sciatique
30 N. musculo-cutané interne
31 N. saphène interne
32 N. jambier
33 Plexus sacré
34 N. petit sciatique
35 N. périnéal
36 Grand nerf s/occipital d'Arnold
37 Branche mastoïd. (4e paire)
38 N. circonflexe
39 N. radial
40 N. cutané interne
41 N. cutané externe
42 Rameaux du plexus lombaire
43 Rameau perforant du 12e intercostal
44 Rameaux fémoraux du fémoro cutané
45 N. fessier supérieur
46 Branche cutanée dorsale du cubital
47 N. sciatique poplité interne
48 N. accessoire du saphène externe
49 N. cutané péronier
50 N. saphène externe
51 N. tibial postérieur

En vert : trajet profond
En blanc : trajet superficiel

# SYSTÈME HORMONAL

1 Hypothalamus
2 Hypophyse
3 Glande thyroïde
4 Thymus
5 Glandes surrénales
6 Ovaires
7 Testicules
8 Ilôt de Langerhans dans le pancréas
9 Glandes parathyroïdes
10 Épiphyse

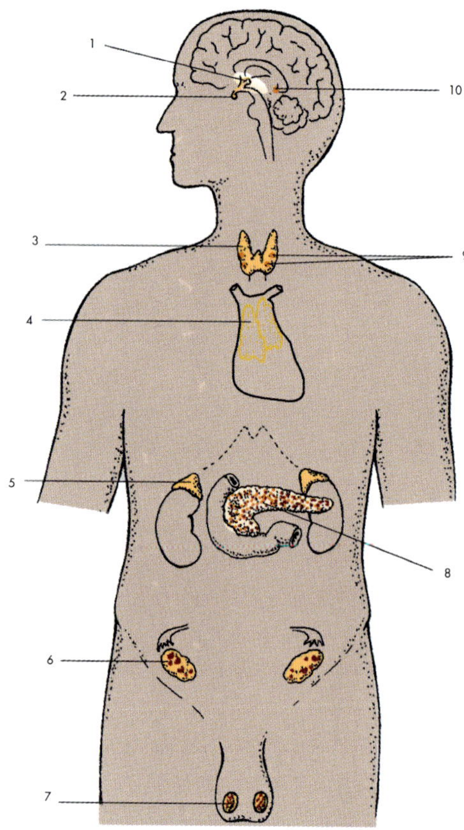

# APPAREIL RESPIRATOIRE

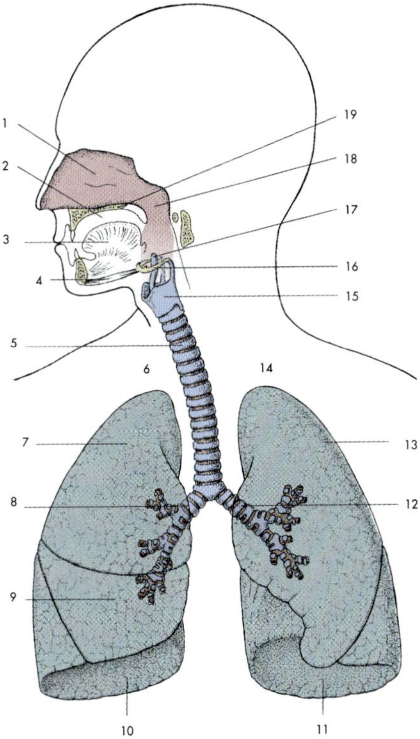


**1**

**1**
1 Fosse nasale
2 Cavité buccale
3 Langue
4 Musculature du plancher de la bouche
5 Trachée
6 Poumon droit
7 Lobe supérieur droit
8 Bronche souche droite
9 Lobe moyen droit
10 Lobe inférieur droit
11 Lobe inférieur gauche
12 Bronche souche gauche
13 Lobe supérieur gauche
14 Poumon gauche
15 Larynx
16 Os hyoïde
17 Épiglotte
18 Pharynx
19 Palais osseux

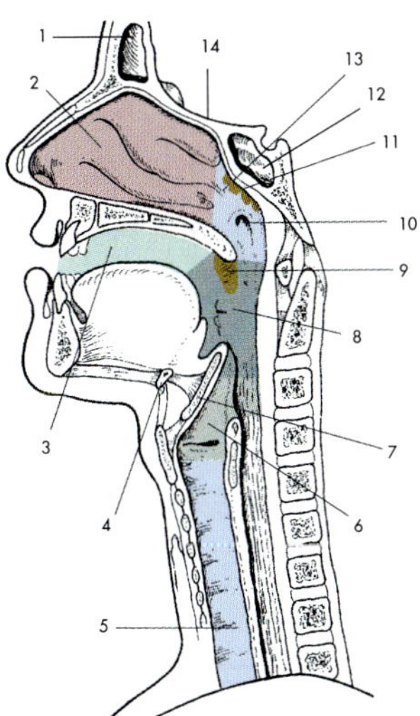


**2**

**2**
1 Sinus frontal
2 Fosse nasale
3 Cavité buccale
4 Os hyoïde
5 Trachée
6 Laryngo-pharynx
7 Épiglotte
8 Oro-pharynx
9 Amygdales palatines
10 Orifice de la trompe d'Eustache
11 Amygdales pharyngées
12 Sinus sphénoïdal
13 Naso-pharynx
14 Ethmoïde

# APPAREIL DIGESTIF

**1**
1 Œsophage
2 Diaphragme
3 Foie
4 Vésicule biliaire
5 Duodénum
6 Jéjunum
7 Gros intestin
8 Côlon
9 Caecum
10 Appendice
11 Iléon
12 Rectum
13 Intestin grêle
14 Rate
15 Pancréas
16 Estomac

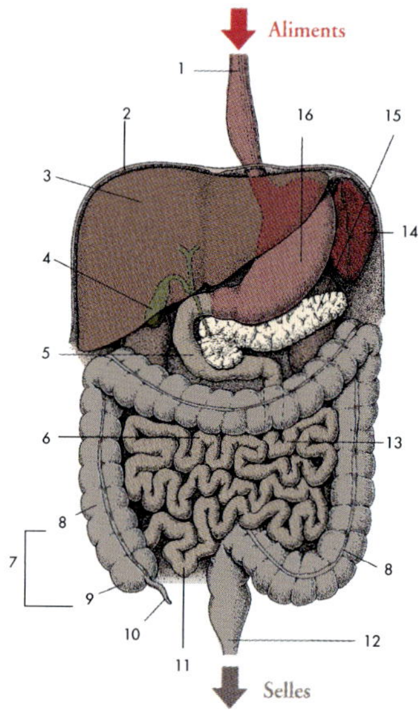


**1**

**2**
1 Canal de Sténon
2 Langue
3 Mâchoire inférieure
4 Musculature du plancher de la bouche
5 Glande salivaire sublinguale
6 Canal de Warthon
7 Glande sous-maxillaire
8 Muscle masséter
9 Glande parotide

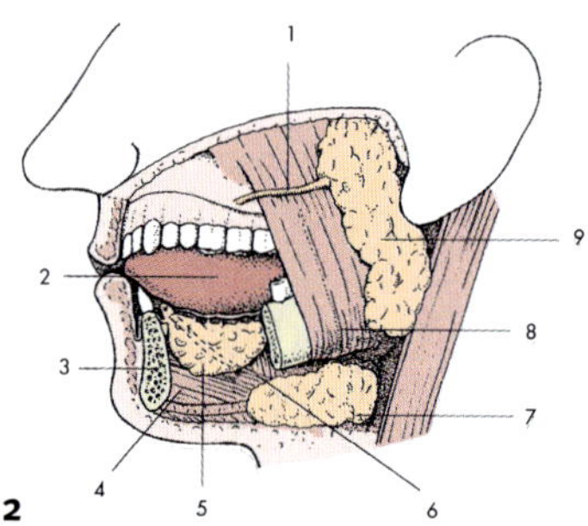


**2**

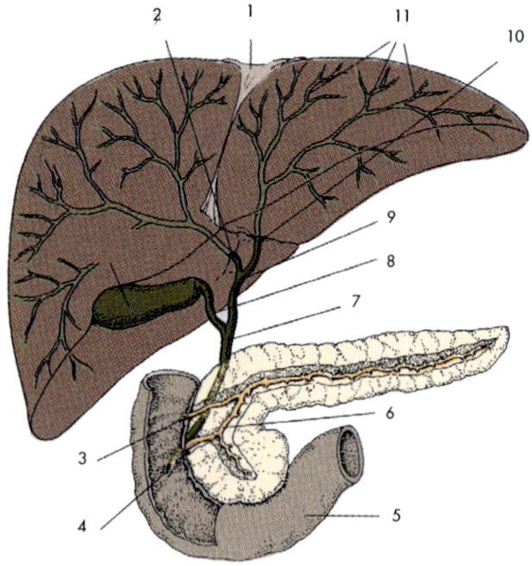


**3**

**3**
1 Ligament falciforme
2 Branche d'origine droite du canal hépatique
3 Canal de Santorini
4 Ampoule de Vater
5 Duodénum
6 Canal de Wirsung
7 Canal cholédoque
8 Canal cystique
9 Canal hépatique
10 Branche d'origine gauche du canal hépatique
11 Voies biliaires intra-hépatiques

# APPAREIL URINAIRE

RAPPORTS DU SYSTEME URINAIRE
(vue antérieure)

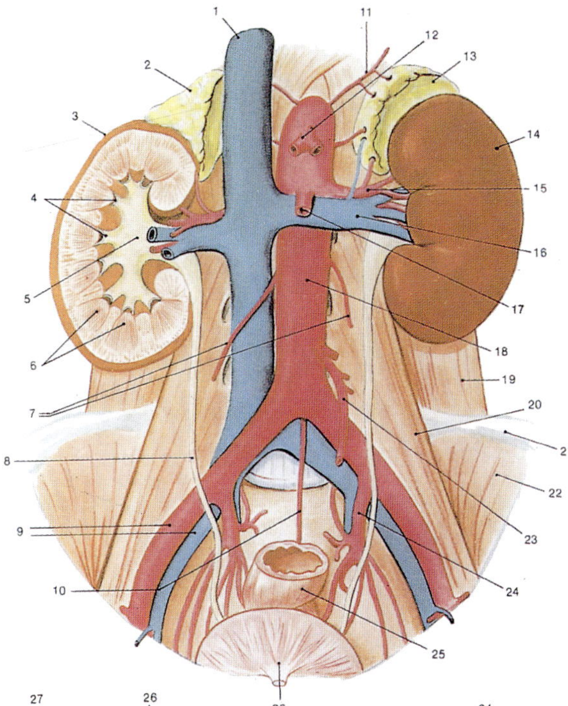


1 Veine cave inférieure
2 Capsule surrénale droite
3 Rein droit (coupe frontale)
4 Calices
5 Bassinet
6 Pyramides de Malpighi
7 Artères spermatiques
8 Uretère droit
9 Artère et veine iliaques
10 Artère sacrée moyenne
11 A. diaphragmatique inf.
12 Tronc cœliaque
13 Glande surrénale gauche
14 Rein gauche (vue externe)
15 Artère rénale gauche
16 Veine rénale gauche
17 Artère mésentérique sup.
18 Aorte
19 Muscle carré des lombes
20 Muscle psoas
21 Crête iliaque
22 Muscle iliaque
23 Artère mésentérique inférieure
24 Artère hypogastrique
25 Rectum
26 Vessie
27 Os pubis
28 Prostate
29 Verge
30 Fosse naviculaire
31 Méat urinaire
32 Urètre
33 Vagin
34 Utérus

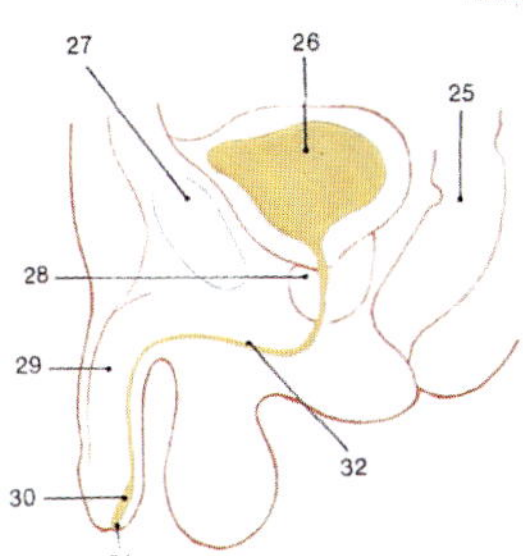


BASSIN HOMME
(coupe sagittale)

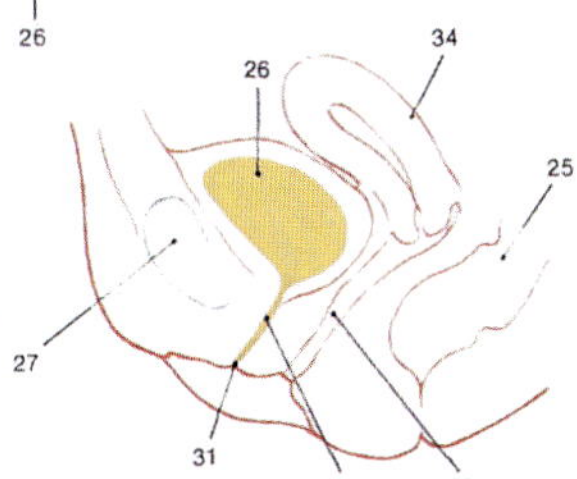


BASSIN FEMME
(coupe sagittale)

# APPAREIL GÉNITAL DE LA FEMME

1 Trompe
2 Pavillon de la trompe
3 Franges du pavillon
4 Corps de l'utérus
5 Ovaire
6 Ligament large
7 Ligament rond
8 Col
9 Vagin
10 Petites lèvres
11 Grandes lèvres
12 Vulve
13 Clavicule
14 Sous-clavier
15 Fascia superficialis
16 Grand pectoral
17 Petit pectoral
18 Côtes
19 Glande mammaire
20 Canaux galactophores
21 Mamelon
22 Promontoire
23 Sacrum
24 Cul-de-sac de Douglas
25 Coccyx
26 Rectum
27 Culs-de-sac vaginaux
28 Sphincter anal
29 Anus
30 Vessie
31 Pubis
32 Urètre
33 Méat urinaire
34 Clitoris

ORGANES GENITAUX
(vue antérieure, vagin en coupe)

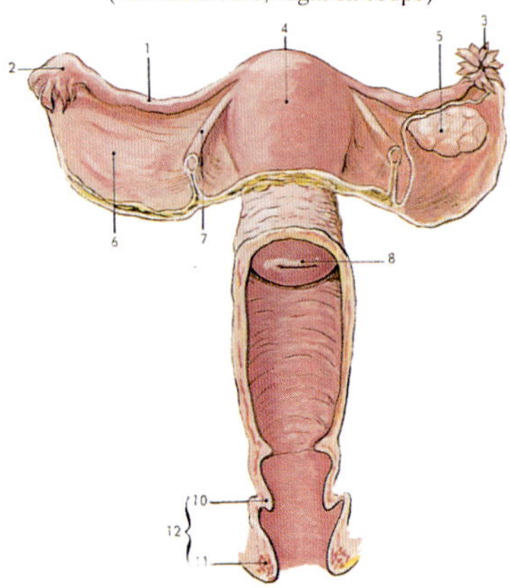

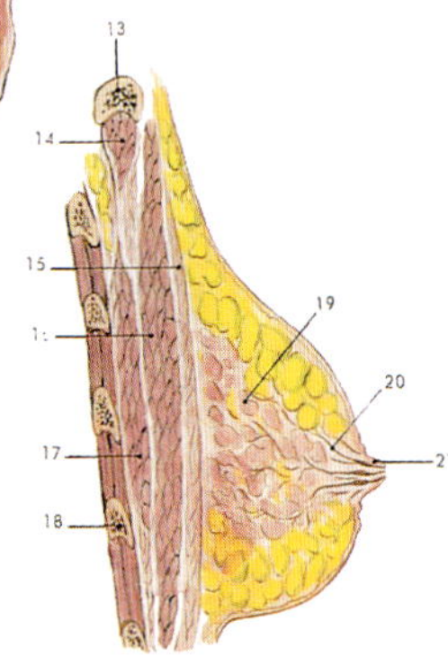

MAMELLE
(coupe sagittale)

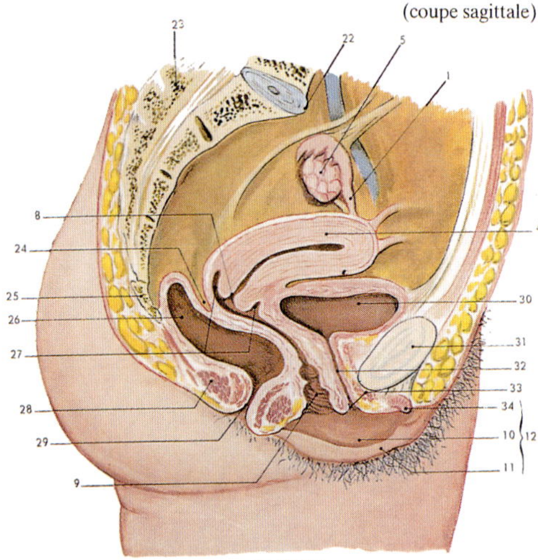

BASSIN
(coupe sagittale)

# APPAREIL GÉNITAL DE L'HOMME

VERGE
(section)

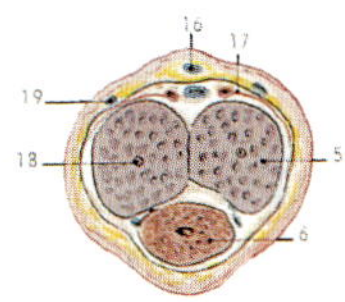


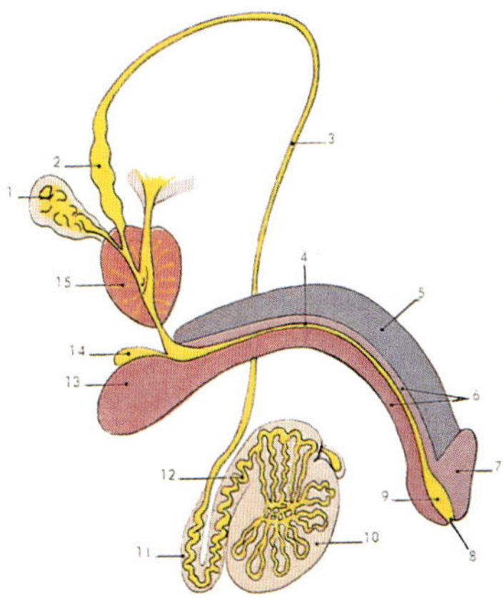


ORGANES GENITAUX
(coupe sagittale)

SPERMATOZOIDE

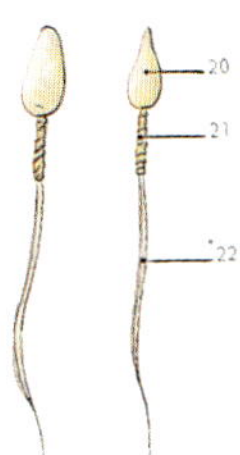


Vue antérieure

Vue latérale

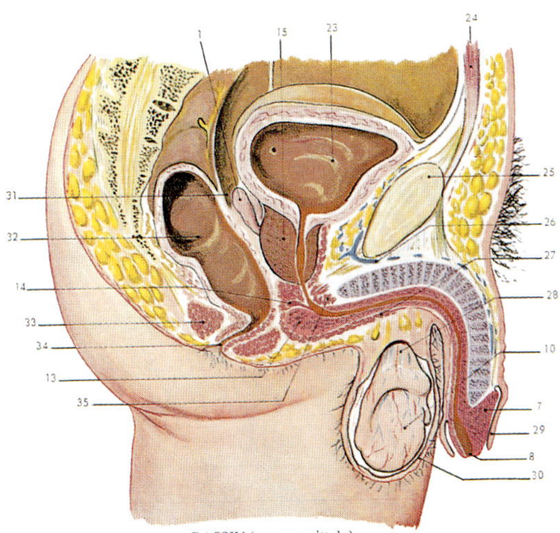


BASSIN (coupe sagittale)

1 Vésicule séminale
2 Ampoule du canal déférent
3 Canal déférent
4 Urètre
5 Corps caverneux
6 Corps spongieux
7 Gland
8 Méat urinaire
9 Fosse naviculaire
10 Testicule
11 Canal épididymaire
12 Épididyme
13 Bulbe
14 Glande de Cooper
15 Prostate
16 Veine dorsale superficielle
17 Artère dorsale
18 Artère caverneuse
19 Veine dorsale profonde
20 Tête
21 Pièce intermédiaire
22 Flagelle
23 Vessie
24 Muscle grand droit
25 Pubis
26 Veine dorsale de la verge
27 Bulbo-caverneux
28 Cordon spermatique
29 Prépuce
30 Scrotum
31 Cul-de-sac de Douglas
32 Rectum
33 Sphincter externe
34 Anus
35 Sphincter externe de l'urètre

# APPAREIL DENTAIRE

MÂCHOIRE D'UN ADULTE

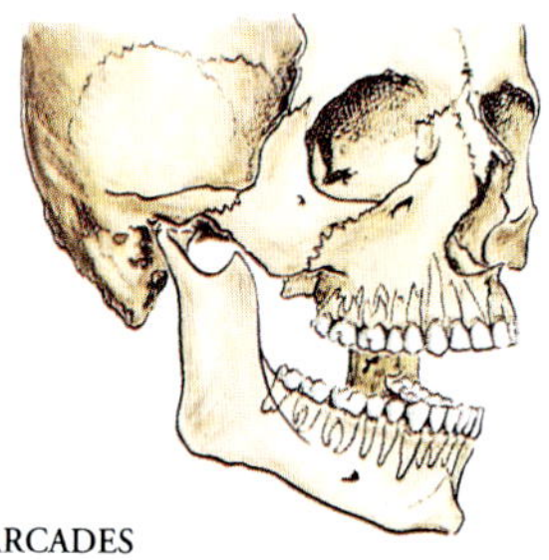

MÂCHOIRE D'UN ENFANT DE SIX ANS
(en pointillé les dents définitives)

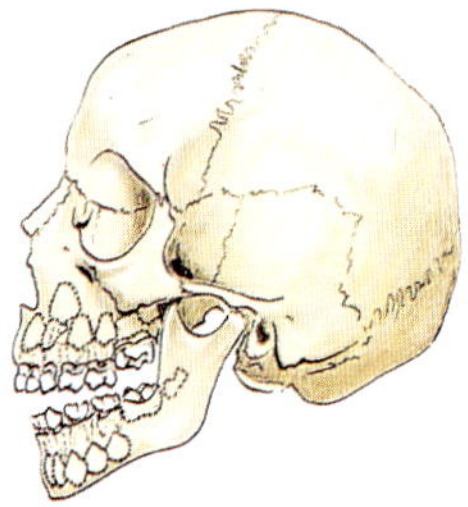

COUPE DE LA 1re PRÉMOLAIRE (14)

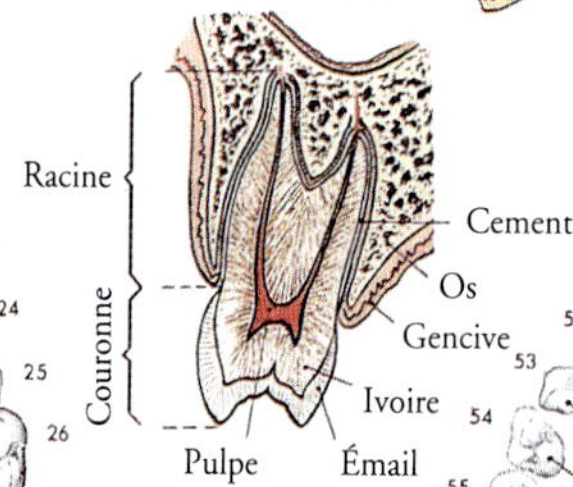


ARCADES DENTAIRES DE L'ADULTE

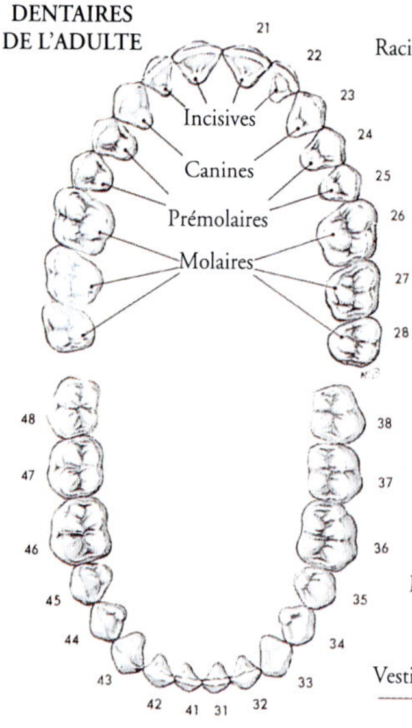


ARCADES DENTAIRES DE L'ENFANT DE SIX ANS

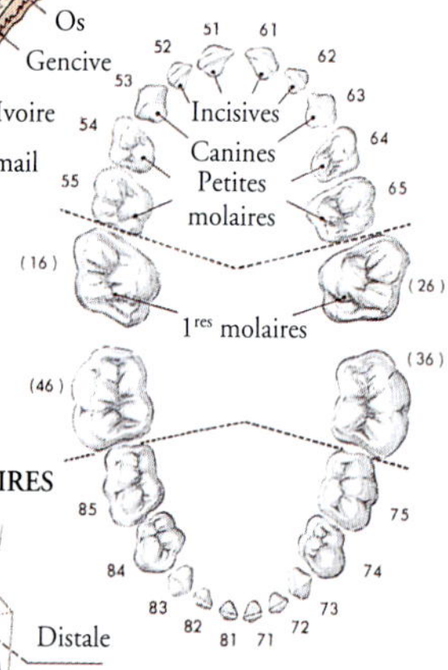


FACES DENTAIRES

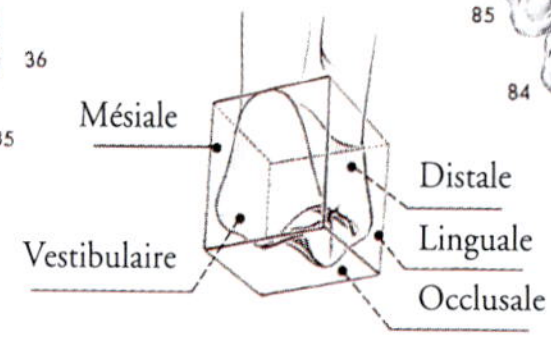


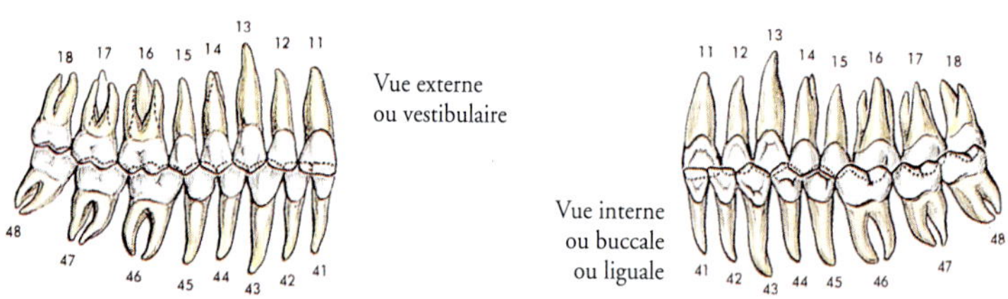


DEMI-ARCADES DROITES DÉVELOPPÉES
(montrant l'articulation des dents)

# ŒIL ET OREILLE

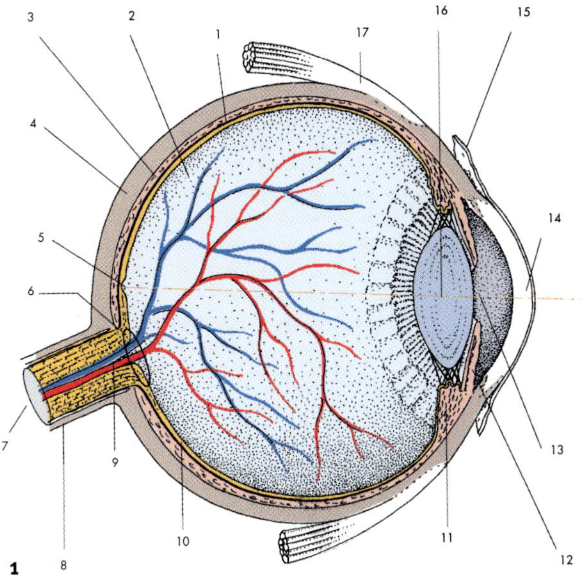


1

**1** 1 Épithélium pigmenté
2 Corps vitré
3 Choroïde
4 Sclérotique
5 Tache jaune et fovea
6 Papille du nerf optique (tache aveugle)
7 Nerf optique
8 Dure-mère
9 Artère et veine centrale de la rétine
10 Rétine
11 Corps cilaire
12 Iris
13 Pupille
14 Cornée
15 Conjonctive
16 Cristallin
17 Muscle occulaire

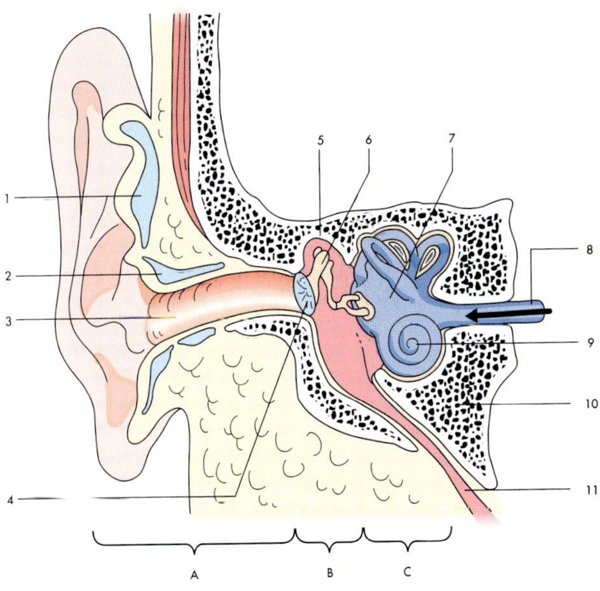


**2** COUPE DE L'OREILLE

**2** 1 Cartilage du pavillon
2 Cartilage du conduit auditif
3 Conduit auditif externe
4 Membrane tympanique
5 Caisse du tympan et orifice des cellules mastoïdiennes
6 Chaîne des osselets
7 Vestibule et canaux semi-circulaires
8 Conduit auditif interne et accès des nerfs acoustique et vestibulaire
9 Cochlée
10 Os du rocher
11 Trompe d'Eustache

A Oreille externe
B Oreille moyenne
C Oreille interne

Le labyrinthe rassemble le vestibule, les canaux semi-circulaires et la cochlée.

# Calendrier des vaccinations

(Avis du Conseil supérieur d'hygiène publique de France, 17 janvier 2003.)

| | | |
|---|---|---|
| Dès le 1er mois | Tuberculose (a) | La vaccination BCG précoce est réservée aux enfants vivants dans un milieu à risques. La vaccination par le BCG est **obligatoire (a) pour l'entrée en collectivité** incluant la garde par une assistance maternelle. L'épreuve tuberculinique doit être pratiquée 3 à 12 mois plus tard. |
| À partir de 2 mois | Diphtérie (b), Tétanos (b), Coqueluche, Polio, *Hæmophilus influenzae b*<br>3 injections à 1 mois d'intervalle | Le vaccin polio injectable est recommandé pour les primo-vaccinations et les rappels. Le vaccin polio oral est réservé uniquement aux situations épidémiques.<br>**Le vaccin coqueluche à germes entiers est recommandé, mais le vaccin acellulaire peut être utilisé.** |
| | Hépatite B<br>2 injections à 1 mois d'intervalle<br>3e entre 5 et 12 mois après la 2e injection | La vaccination contre l'hépatite B peut être commencée à partir de 2 mois (sauf le cas des enfants nés de mère antigène HBs positif, chez qui elle doit être faite à la naissance).<br>Pour les parents qui souhaitent que leur enfant soit vacciné contre l'hépatite B en même temps que les autres vaccins, les vaccins combinés hexalents peuvent être utilisés. |
| À partir de 12 mois | Rougeole, Oreillons, Rubéole | La vaccination associée rougeole-oreillons-rubéole (ROR) est recommandée pour les garçons et les filles. La vaccination contre la rougeole peut être pratiquée plus tôt, à partir de 9 mois pour les enfants vivants en collectivité, suivie d'une revaccination 6 mois plus tard en association avec les oreillons et la rubéole. En cas de menace d'épidémie dans une collectivité d'enfants, on peut vacciner tous les sujets supposés réceptifs à partir de 9 mois. La vaccination immédiate peut être efficace si elle est faite moins de 3 jours après le contact avec un cas. |
| | Hépatite B<br>*3e injection* | Cette 3e injection peut être réalisée entre 5 et 12 mois après la 2e injection. |
| 16-18 mois | Diphtérie, Tétanos, Coqueluche, Polio, *Hæmophilus influenzae* b<br>*1er rappel* | **Le vaccin coqueluche à germes entiers ou un vaccin acellulaire peuvent être utilisés indifféremment.**<br>Lors du 1er rappel « DTPhibCoq », on peut, si nécessaire, pratiquer en un site d'injection séparé, la vaccination associée rougeole-oreillons-rubéole. |
| Entre 3 et 6 ans | Rougeole, Oreillons, Rubéole<br>*2e dose* | **Une seconde vaccination associant rougeole, oreillons, rubéole est recommandée pour tous les enfants.** |
| Avant 6 ans | Tuberculose | La vaccination BCG est **obligatoire pour l'entrée en collectivité**, donc pour l'entrée à l'école maternelle ou primaire. |

| | | |
|---|---|---|
| 6 ans (c) | Diphtérie, Tétanos, Polio *2e rappel* | À l'occasion du 2e rappel diphtérie, tétanos, polio et/ou le BCG, il est recommandé de faire la vaccination associée rougeole-oreillons-rubéole chez les enfants n'ayant pas encore été vaccinés ou n'ayant reçu qu'une dose de ROR, éventuellement le même jour. |
| | Rougeole, Oreillons, Rubéole | |
| 11-13 ans | Diphtérie, Tétanos, Polio *3e rappel* | **Un rappel tardif contre la coqueluche est recommandé chez tous les enfants**, l'injection devant être effectuée en même temps que le 3e rappel diphtérie, tétanos, polio avec le **vaccin coquelucheux acellulaire.** |
| | **Coqueluche** *2e rappel* | |
| | Rougeole, Oreillons, Rubéole *Rattrapage* | **Une vaccination associée rougeole, oreillons, rubéole est recommandée pour tous les enfants n'en ayant pas bénéficié,** quels que soient leurs antécédent vis-à-vis des 3 maladies. |
| | Hépatite B | Si la vaccination n'a pas été pratiquée dans l'enfance, schéma complet en 3 injections : les 2 premières à un mois d'intervalle, la 3e, entre 5 et 12 mois après la 2e injection. |
| | Épreuve tuberculinique[d] | Les sujets aux tests tuberculiniques négatifs, vérifiés par IDR, seront vaccinés ou revaccinés (1). |
| 16-18 ans | Diphtérie, Tétanos, Polio *4e rappel* | Rappels ultérieurs tétanos et polio tous les 10 ans. |
| | **Rubéole** | **La vaccination contre la rubéole est recommandée pour les jeunes femmes non vaccinées,** par exemple lors d'une visite de contraception ou prénuptiale. |
| A partir de 18 ans | Diphtérie, Tétanos, Polio | Rappels ultérieurs tétanos et polio tous les 10 ans. |
| | Rubéole | **Pour les femmes non vaccinées en âge de procréer.** Si la sérologie prénatale est négative ou inconnue, la vaccination devra être pratiquée immédiatement après l'accouchement, avant la sortie de la maternité. |
| A partir de 65 ans | Grippe | Tous les ans. |

a. La vaccination contre la tuberculose est obligatoire (articles L. 3112-1 du Code de la santé publique) chez les enfants accueillis en collectivités (y compris chez une assistante maternelle), suivie 3 à 12 mois plus tard d'un contrôle tuberculinique. Les sujets qui, après deux vaccinations par le BCG réalisés par voie intradermique, ont une intradermoréaction à la tuberculine négative sont considérés comme ayant satisfaits aux obligations vaccinales (décret n° 96-775 du 5 septembre 1996 et arrêté du 5 septembre 1996).

b. Les vaccinations contre la diphtérie, le tétanos et la poliomyélite sont obligatoires (articles L. 3111-1, L. 3111-2, L. 3111-3 du Code de la santé publique). L'obligation est satisfaite par trois injections à un mois d'intervalle suivies d'un rappel avant l'âge de 18 mois (décret n° 66-618 du 12 août 1966, décret n° 65-213 du 19 mars 1965).

c. Entrée à l'école primaire.

d. La vaccination contre la tuberculose est obligatoire (articles L. 3112-1 du Code de la santé publique) chez les enfants accueillis en collectivité (y compris chez une assistante maternelle), suivie 3 à 12 mois plus tard d'un contrôle tuberculinique. Les sujets qui, après deux vaccinations par le BCG réalisés par voie intradermique, ont une intradermoréaction à la tuberculine négative sont considérés comme ayant satisfaits aux obligations vaccinales (décret n° 96-775 du 5 septembre 1996 et arrêté du 5 septembre 1996).

# Courbes de croissance, taille et poids

Les **courbes de taille, de poids, de périmètre crânien et de corpulence** permettent de surveiller la croissance lors de la première enfance et de l'adolescence. Elles sont présentées sur des graphiques qui isolent une zone comprise entre deux lignes englobant 94 % des enfants correspondant à la « normalité ». En dessous et en dessus de ces lignes, se trouvent de part et d'autre seulement 3 % des enfants : cela signifie qu'ils ne rentrent pas dans la « norme », ce qui n'est pas forcément le signe d'un problème grave, mais cela implique une surveillance particulière et la recherche d'une éventuelle cause nécessitant une prise en charge particulière.

La **courbe de corpulence** est calculée à partir du rapport du poids (en kg) sur la taille (en m) au carré ($P/T^2$) appelé Indice de masse corporelle ou IMC. Elle permet d'évaluer l'état nutritionnel, car elle reflète l'évolution de la masse grasse. Chez l'adulte, on considère que l'idéal est un IMC entre 20 et 25 (27 au-delà de 50 ans). Au-delà de 30, on parle d'obésité.

Le **poids idéal** est calculé en général à partir de la formule de Lorentz :

Poids idéal (en kg) =

$$\text{Taille (en cm)} - 100 - \frac{[\text{Taille (en cm)} - 150]}{x}$$

avec x = 4 pour l'homme et x = 2 pour la femme

Cependant, il faut bien prendre en compte un certain nombre de critères personnels, notamment le poids du squelette, familiaux, culturels etc. afin de nuancer ces « normes » qui ne doivent rester que des bases indicatives.

## Croissance somatique des filles et des garçons de la naissance à 3 ans

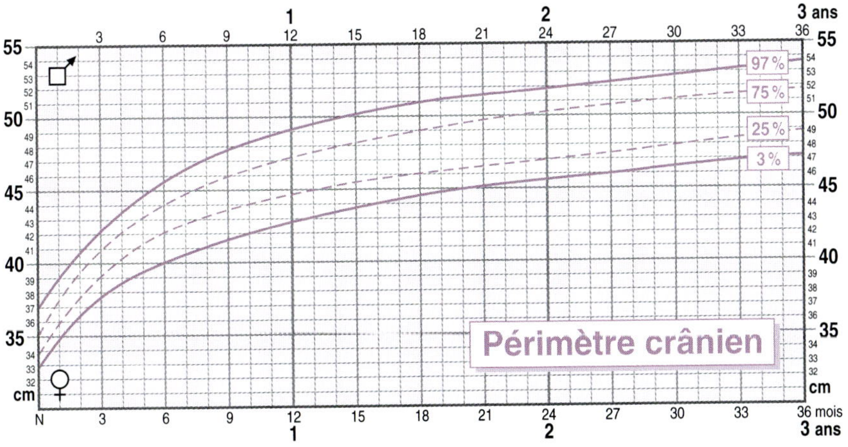

## Croissance somatique des filles et des garçons de la naissance à 3 ans

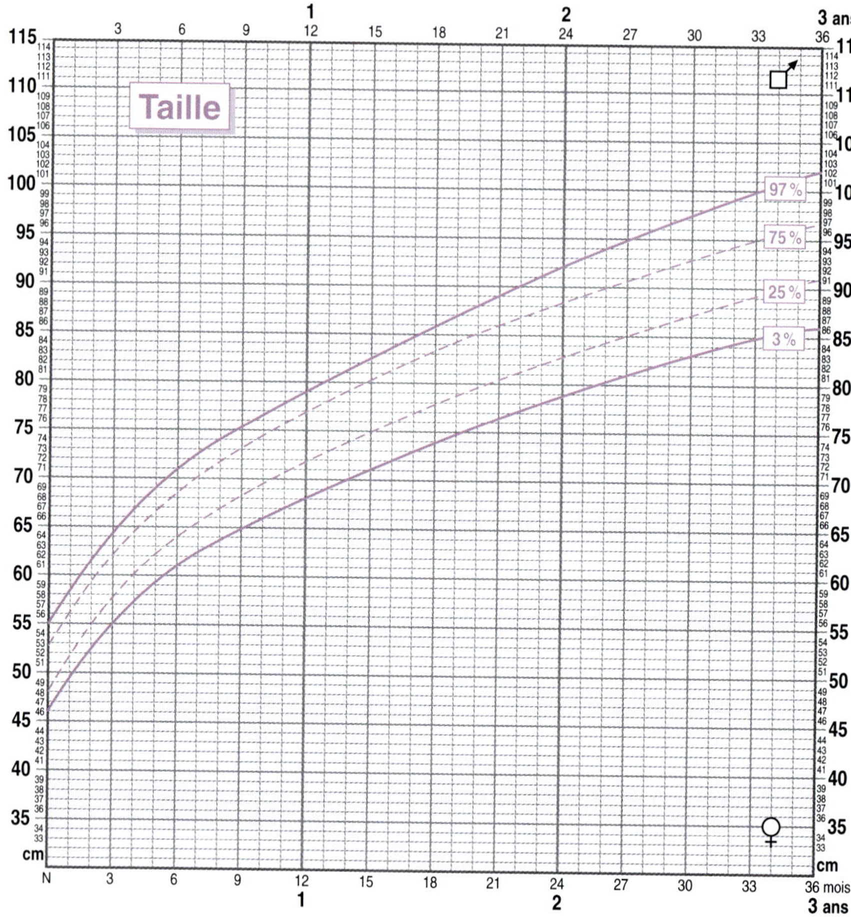

## Croissance somatique des filles et des garçons de la naissance à 3 ans

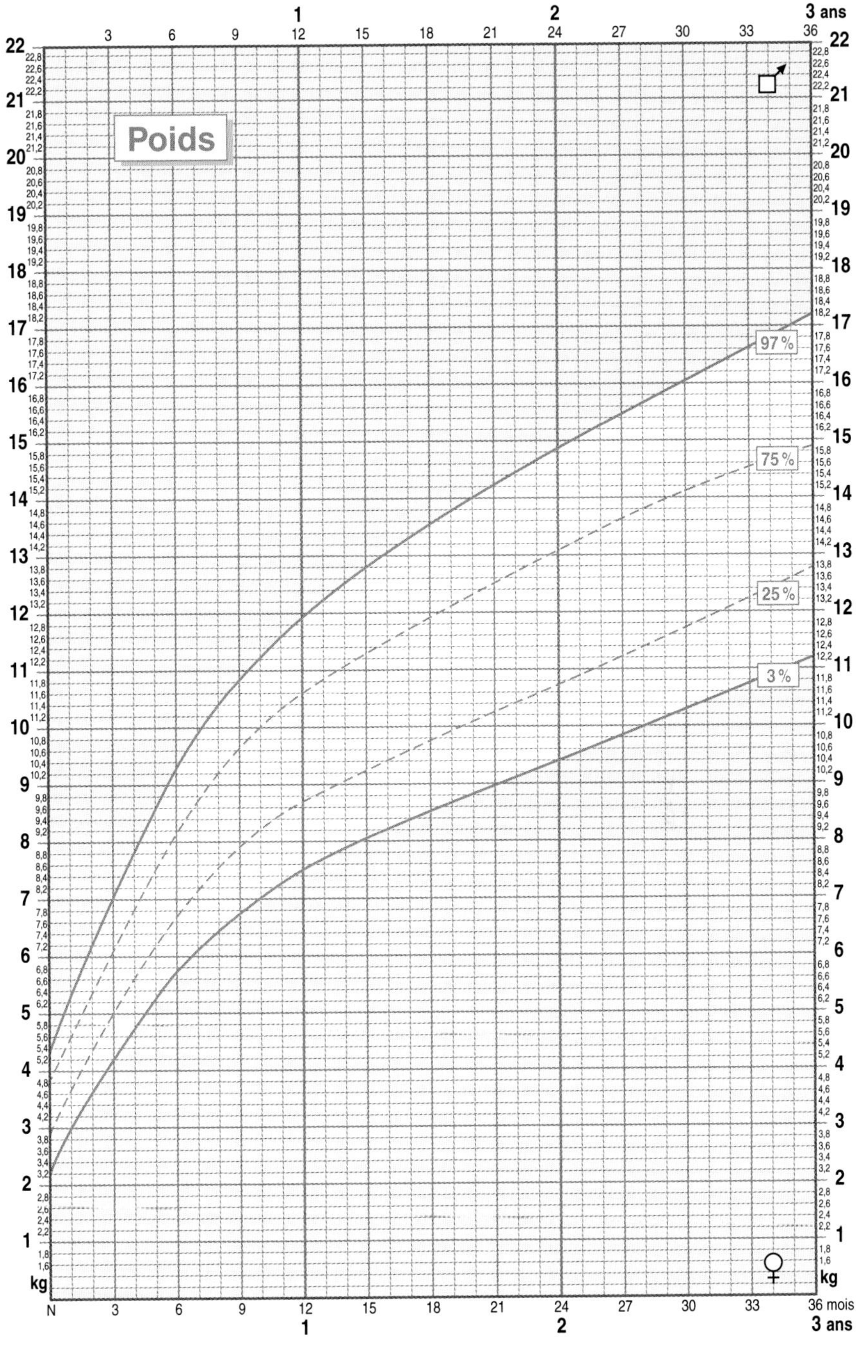

## Croissance somatique des filles et des garçons de 3 à 11 ans

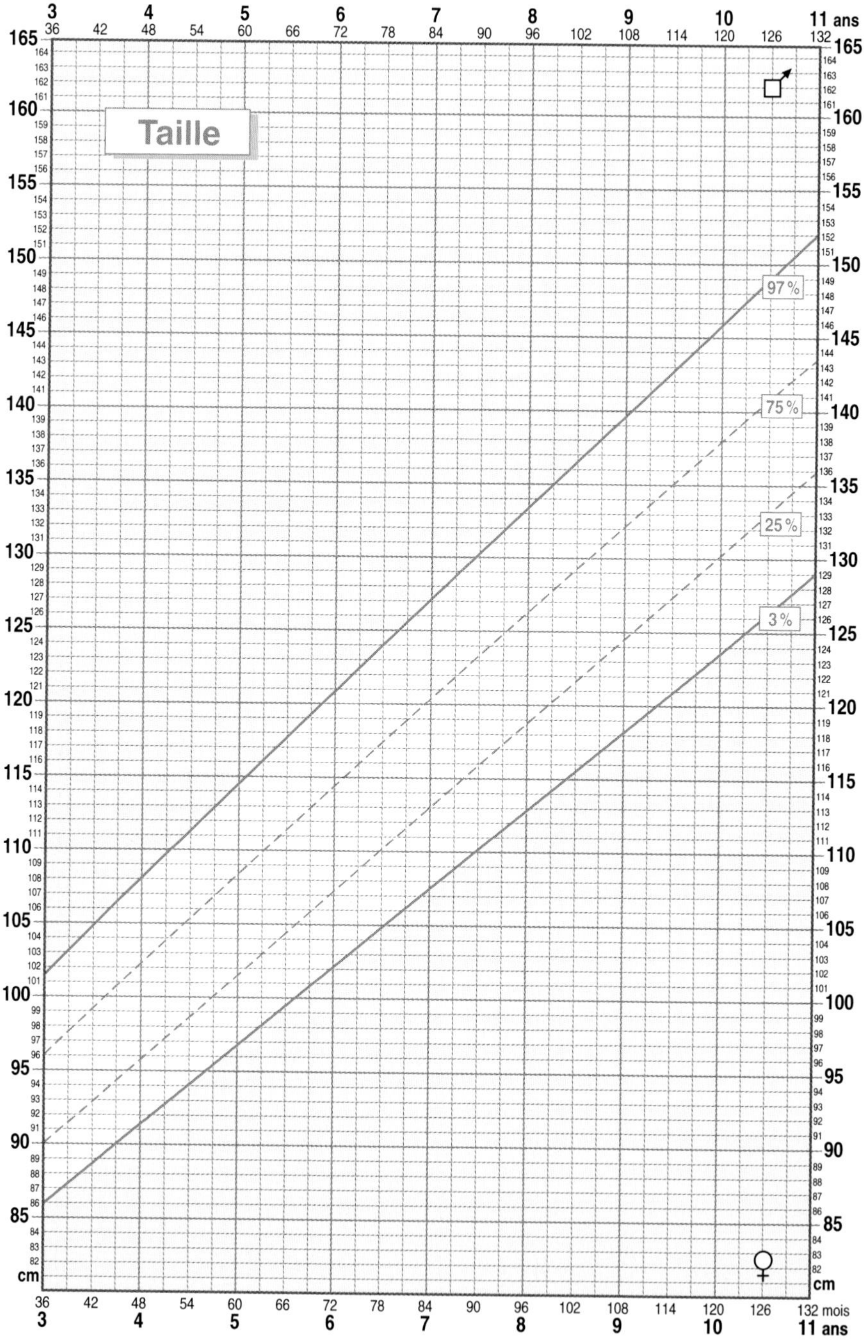

## Croissance somatique des filles et des garçons de 3 à 11 ans

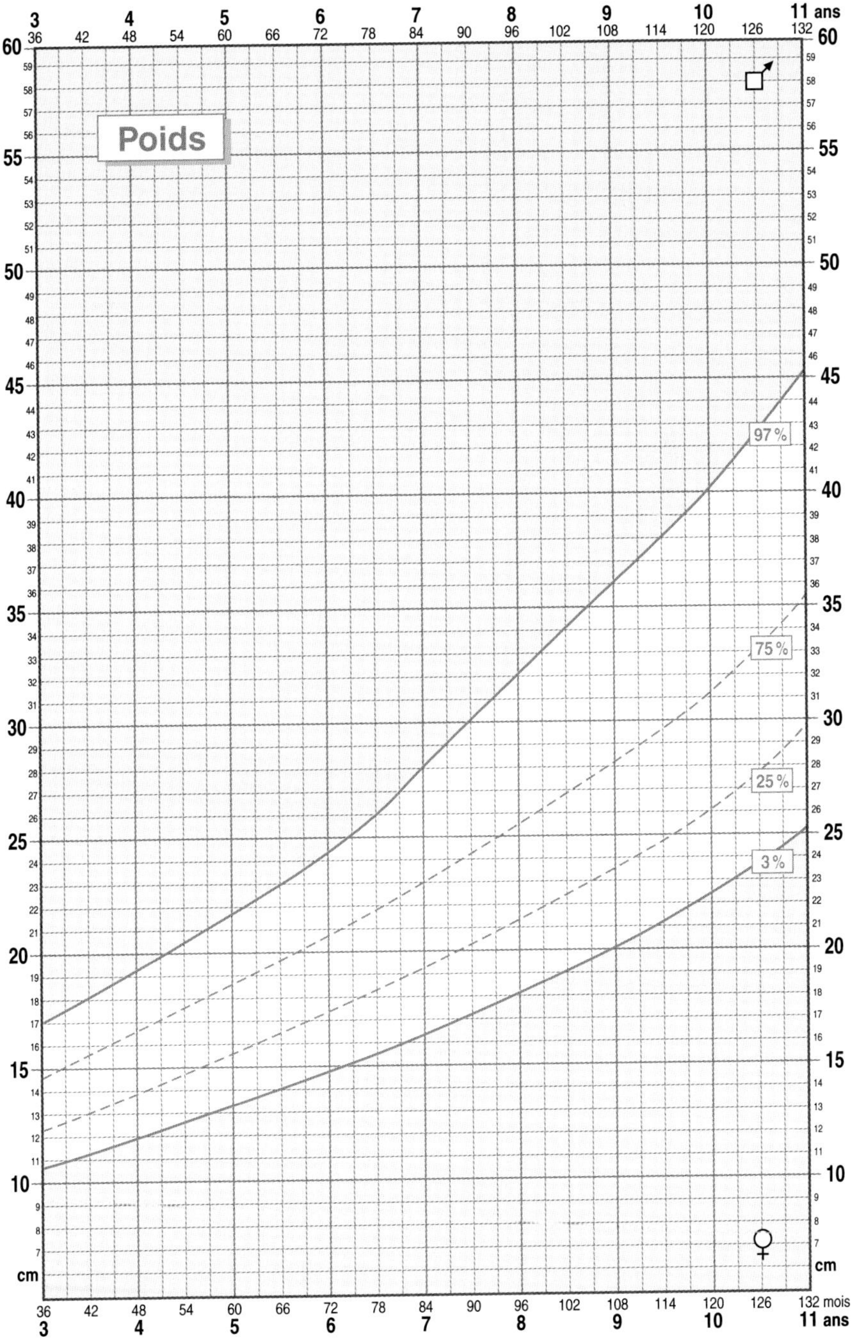

## Croissance somatique des filles de 9 à 22 ans

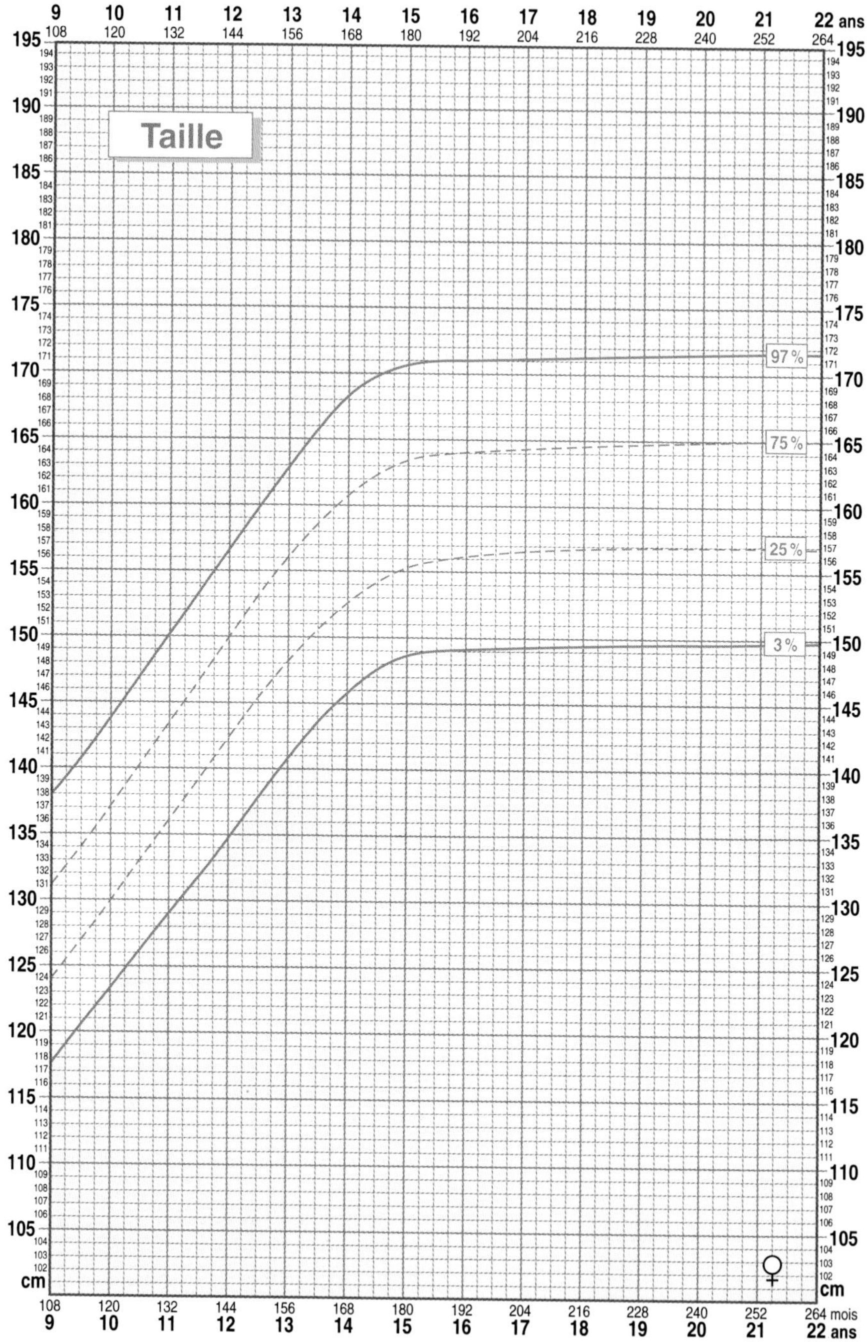

## Croissance somatique des filles de 9 à 22 ans

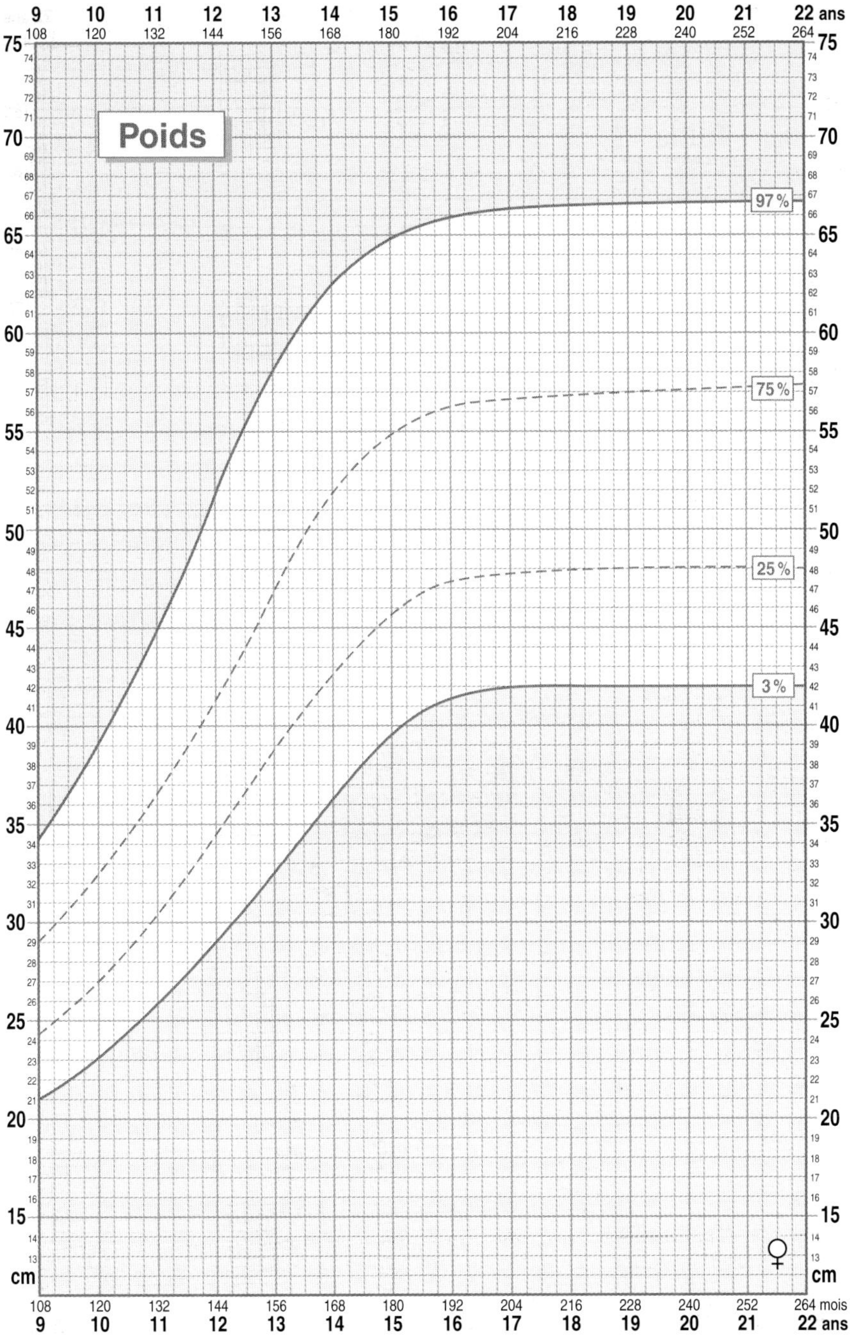

## Croissance somatique des garçons de 9 à 22 ans

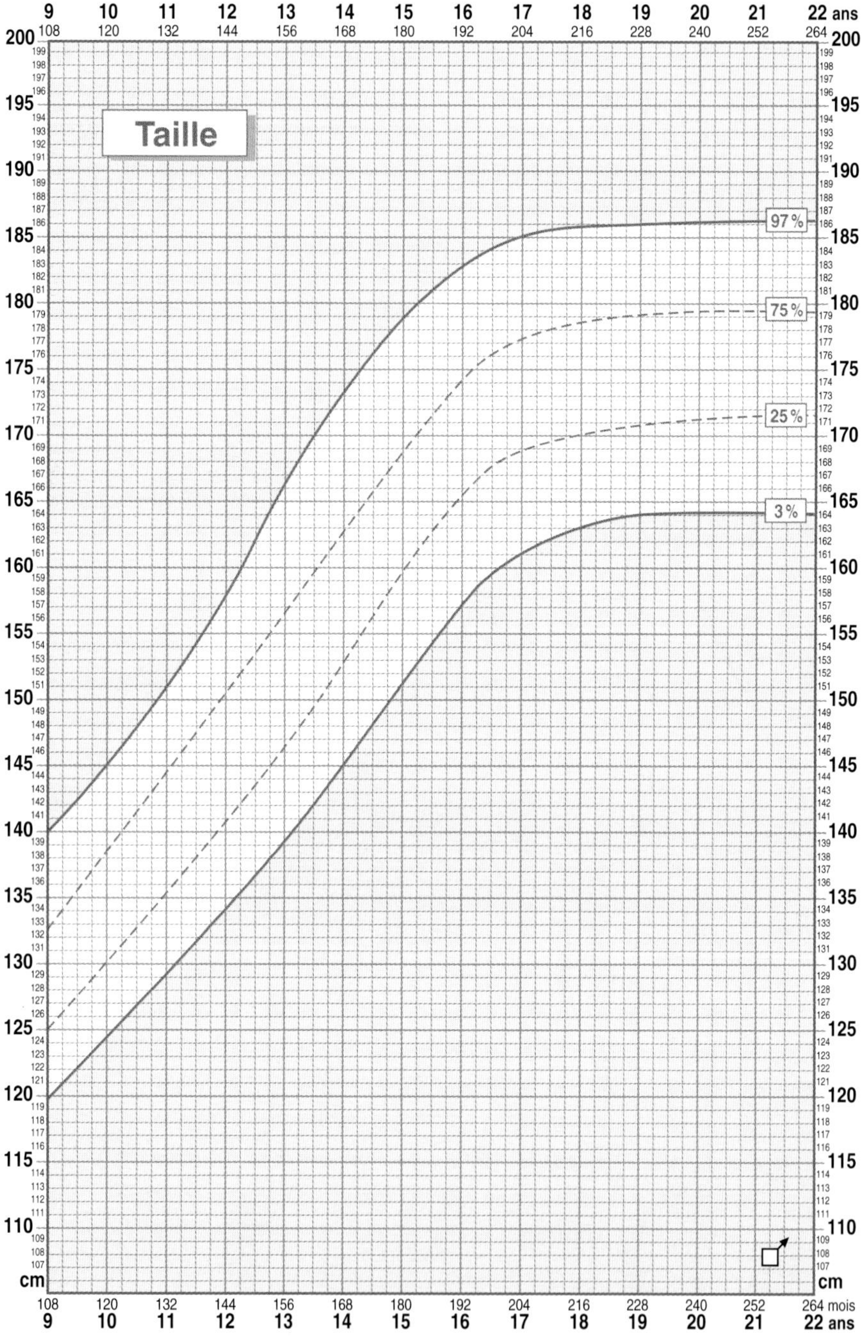

## Croissance somatique des garçons de 9 à 22 ans

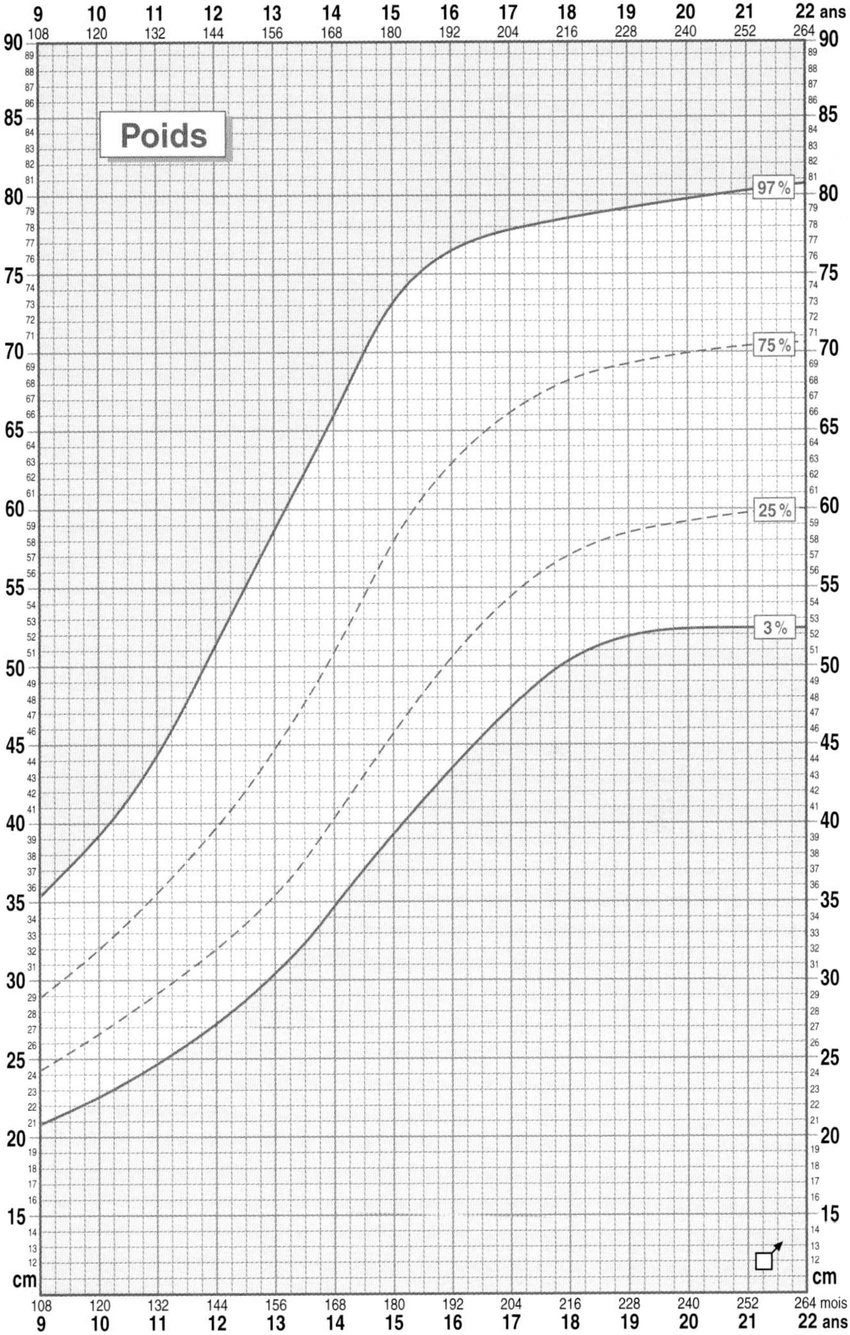

## Évolution de la corpulence chez les filles au cours de la croissance – Poids (kg)/T2 (m)

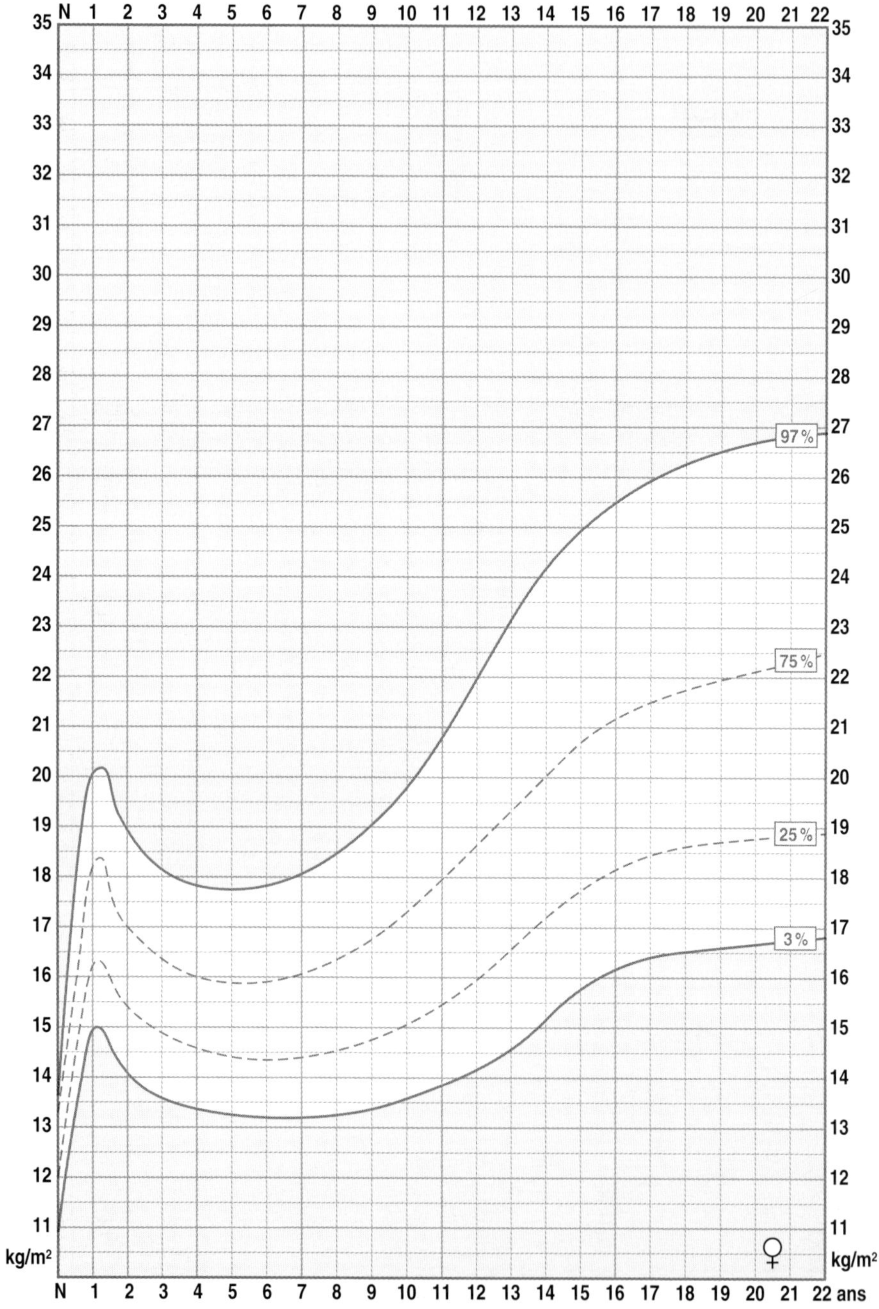

## Évolution de la corpulence chez les garçons au cours de la croissance – Poids (kg)/T2 (m)

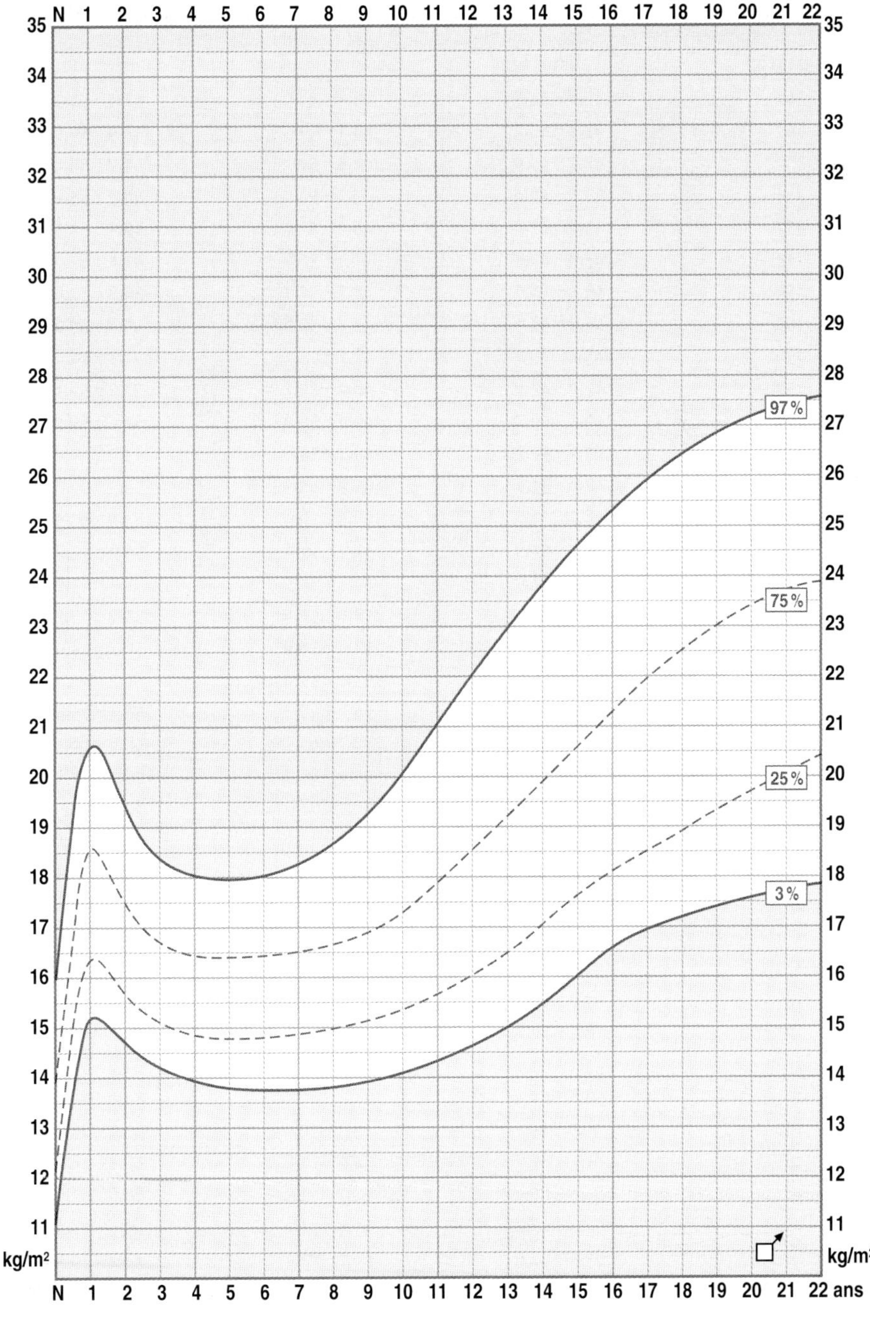

## Tables de poids

### Poids idéal des femmes en fonction de la taille

| Femmes (poids en kg, habillées) | | | |
|---|---|---|---|
| Taille (cm) | Squelette léger | Squelette moyen | Squelette lourd |
| 148 | 42,0 – 44,8 | 43,8 – 48,9 | 47,4 – 54,3 |
| 149 | 42,3 – 45,4 | 44,1 – 49,4 | 47,8 – 54,9 |
| 150 | 42,7 – 45,9 | 44,5 – 50,0 | 48,2 – 55,4 |
| 151 | 43,0 – 46,4 | 45,1 – 50,5 | 48,7 – 55,9 |
| 152 | 43,4 – 47,0 | 45,6 – 51,0 | 49,2 – 56,5 |
| 153 | 43,9 – 47,5 | 46,1 – 51,6 | 49,8 – 57,0 |
| 154 | 44,4 – 48,0 | 46,7 – 52,1 | 50,3 – 57,6 |
| 155 | 44,9 – 48,6 | 47,2 – 52,6 | 50,8 – 58,1 |
| 156 | 45,4 – 49,1 | 47,7 – 53,2 | 51,3 – 58,6 |
| 157 | 46,0 – 49,6 | 48,2 – 53,7 | 51,9 – 59,1 |
| 158 | 46,5 – 50,2 | 48,8 – 54,3 | 52,4 – 59,7 |
| 159 | 47,1 – 50,7 | 49,3 – 54,8 | 53,0 – 60,2 |
| 160 | 47,6 – 51,2 | 49,9 – 55,3 | 53,5 – 60,8 |
| 161 | 48,2 – 51,8 | 50,4 – 56,0 | 54,0 – 61,5 |
| 162 | 48,7 – 52,3 | 51,0 – 56,8 | 54,6 – 62,2 |
| 163 | 49,2 – 52,9 | 51,5 – 57,5 | 55,2 – 62,9 |
| 164 | 49,8 – 53,4 | 52,0 – 58,2 | 55,9 – 63,7 |
| 165 | 50,3 – 53,9 | 52,6 – 58,9 | 56,7 – 64,4 |
| 166 | 50,8 – 54,6 | 53,3 – 59,8 | 57,3 – 65,1 |
| 167 | 51,4 – 55,3 | 54,0 – 60,7 | 58,1 – 65,8 |
| 168 | 52,0 – 56,0 | 54,7 – 61,5 | 58,8 – 66,5 |
| 169 | 52,7 – 56,8 | 55,4 – 62,2 | 59,5 – 67,2 |
| 170 | 53,4 – 57,5 | 56,1 – 62,9 | 60,2 – 67,9 |
| 171 | 54,1 – 58,2 | 56,8 – 63,6 | 60,9 – 68,6 |
| 172 | 54,8 – 58,9 | 57,5 – 64,3 | 61,6 – 69,3 |
| 173 | 55,5 – 59,6 | 58,3 – 65,1 | 62,3 – 70,1 |
| 174 | 56,3 – 60,3 | 59,0 – 65,8 | 63,1 – 70,8 |
| 175 | 57,0 – 61,0 | 59,7 – 66,5 | 63,8 – 71,6 |
| 176 | 57,7 – 61,9 | 60,4 – 67,2 | 64,5 – 72,3 |
| 177 | 58,4 – 62,8 | 61,1 – 67,8 | 65,2 – 73,2 |
| 178 | 59,1 – 63,6 | 61,8 – 68,6 | 65,9 – 74,1 |
| 179 | 59,8 – 64,4 | 62,5 – 69,3 | 66,6 – 75,0 |
| 180 | 60,5 – 65,1 | 63,3 – 70,1 | 67,3 – 75,9 |
| 181 | 61,3 – 65,8 | 64,0 – 70,8 | 68,1 – 76,8 |
| 182 | 62,0 – 66,5 | 64,7 – 71,5 | 68,8 – 77,7 |
| 183 | 62,7 – 67,2 | 65,4 – 72,2 | 69,5 – 78,6 |
| 184 | 63,4 – 67,9 | 66,1 – 72,9 | 70,2 – 79,5 |
| 185 | 64,1 – 68,6 | 66,8 – 73,6 | 70,9 – 80,4 |

## Poids idéal des hommes en fonction de la taille

| Hommes (poids en kg, habillés) | | | |
|---|---|---|---|
| Taille (cm) | Squelette léger | Squelette moyen | Squelette lourd |
| 157 | 50,5 – 54,2 | 53,3 – 58,2 | 56,9 – 63,7 |
| 158 | 51,1 – 54,7 | 53,8 – 58,9 | 57,4 – 64,2 |
| 159 | 51,6 – 55,2 | 54,3 – 59,6 | 58,0 – 64,8 |
| 160 | 52,2 – 55,8 | 54,9 – 60,3 | 58,5 – 65,3 |
| 161 | 52,7 – 56,3 | 55,4 – 60,9 | 59,0 – 66,0 |
| 162 | 53,2 – 56,9 | 55,9 – 61,4 | 59,6 – 66,7 |
| 163 | 53,8 – 57,4 | 56,5 – 61,9 | 60,1 – 67,5 |
| 164 | 54,3 – 57,9 | 57,0 – 62,5 | 60,7 – 68,2 |
| 165 | 54,9 – 58,5 | 57,6 – 63,0 | 61,2 – 68,9 |
| 166 | 55,4 – 59,2 | 58,1 – 63,7 | 61,7 – 69,6 |
| 167 | 55,9 – 59,9 | 58,6 – 64,4 | 62,3 – 70,3 |
| 168 | 56,5 – 60,6 | 59,2 – 65,1 | 62,9 – 71,1 |
| 169 | 57,2 – 61,3 | 59,9 – 65,8 | 63,6 – 72,0 |
| 170 | 57,9 – 62,0 | 60,7 – 66,6 | 64,3 – 72,9 |
| 171 | 58,6 – 62,7 | 61,4 – 67,4 | 65,1 – 73,8 |
| 172 | 59,4 – 63,4 | 62,1 – 68,3 | 66,0 – 74,7 |
| 173 | 60,1 – 64,2 | 62,8 – 69,1 | 66,9 – 75,5 |
| 174 | 60,8 – 64,9 | 63,5 – 69,9 | 67,6 – 76,2 |
| 175 | 61,5 – 65,6 | 64,2 – 70,6 | 68,3 – 76,9 |
| 176 | 62,2 – 66,4 | 64,9 – 71,3 | 69,0 – 77,6 |
| 177 | 62,9 – 67,3 | 65,7 – 72,0 | 69,7 – 78,4 |
| 178 | 63,6 – 68,2 | 66,4 – 72,8 | 70,4 – 79,1 |
| 179 | 64,4 – 68,9 | 67,1 – 73,6 | 71,2 – 80,0 |
| 180 | 65,1 – 69,6 | 67,8 – 74,5 | 71,9 – 80,9 |
| 181 | 65,8 – 70,3 | 68,5 – 75,4 | 72,7 – 81,8 |
| 182 | 66,5 – 71,0 | 69,2 – 76,3 | 73,6 – 82,7 |
| 183 | 67,2 – 71,8 | 69,9 – 77,2 | 74,5 – 83,6 |
| 184 | 67,9 – 72,5 | 70,7 – 78,1 | 75,2 – 84,5 |
| 185 | 68,6 – 73,2 | 71,4 – 79,0 | 75,9 – 85,4 |
| 186 | 69,4 – 74,0 | 72,1 – 79,9 | 76,7 – 86,2 |
| 187 | 70,1 – 74,9 | 72,8 – 80,8 | 77,6 – 87,1 |
| 188 | 70,8 – 75,8 | 73,5 – 81,7 | 78,5 – 88,0 |
| 189 | 71,5 – 76,4 | 74,4 – 82,6 | 79,4 – 88,9 |
| 190 | 72,2 – 77,2 | 75,3 – 83,5 | 80,3 – 89,8 |
| 191 | 72,9 – 77,9 | 76,2 – 84,4 | 81,1 – 90,7 |
| 192 | 73,6 – 78,6 | 77,1 – 85,3 | 81,8 – 91,6 |
| 193 | 74,4 – 79,3 | 78,0 – 86,1 | 82,5 – 92,5 |
| 194 | 75,1 – 80,1 | 78,9 – 87,0 | 83,2 – 93,4 |
| 195 | 75,8 – 80,8 | 79,8 – 87,9 | 84,0 – 94,3 |

# Adresses utiles

## SAMU

**Ain (01)**
C.H. de Fleyriat
Route de Paris
01012 Bourg-en-Bresse Cedex
Tél. 04 74 45 27 28

**Aisne (02)**
C.H.G. – Rue Marcellin Berthelot
02001 Laon Cedex
Tél. 03 23 26 20 20

**Allier (03)**
C.H. – BP 609 – 03006 Moulins Cedex
Tél. 04 70 46 46 46

C.H. – 18 av. du 8 Mai 1945
03109 Montluçon Cedex
Tél. 04 70 28 11 11

C.H.G. – Boulevard Denière
03209 Vichy Cedex
Tél. 04 70 31 33 33

**Alpes de Haute Provence (04)**
C.H. – 04007 Digne Cedex
Tél. 04 92 32 49 15

**Hautes-Alpes (05)**
C.H. – Place A. Muret
05007 Gap Cedex
Tél. 04 92 51 02 15

**Alpes-Maritimes (06)**
C.H.U. – 5 rue Pierre Devoluy
06006 Nice Cedex 1
Tél. 04 93 92 55 55

**Ardèche (07)**
C.H. – BP 707 – 07007 Privas Cedex
Tél. 04 75 64 19 54

**Ardennes (08)**
C.H. – 45 av. de Manchester
08011 Charleville-Mézières Cedex
Tél. 03 24 56 76 55

**Ariège (09)**
C.H. – Rue d'Alsace-Lorraine
09000 Foix
Tél. 05 61 05 40 15

**Aube (10)**
C.H. – 101 av. Anatole France
10003 Troyes
Tél. 03 25 82 33 33

**Aude (11)**
C.H. – BP 814
11012 Carcassonne Cedex
Tél. 04 68 79 59 15

**Aveyron (12)**
C.H. – BP 815
12008 Rodez Cedex
Tél. 05 65 68 60 60

**Bouches-du-Rhône (13)**
C.H. de la Timone – Bd Jean Moulin
13385 Marseille Cedex 05
Tél. 04 91 49 91 91

**Calvados (14)**
C.H.U. – 14033 Caen Cedex
Tél. 02 31 06 88 88

**Cantal (15)**
C.H.G. – Henri Mondor
15002 Aurillac Cedex
Tél. 04 71 48 15 20

**Charente (16)**
C.H. de Girac – 16470 Saint Michel
Tél. 05 45 24 42 00

**Charente-Maritime (17)**
C.H. Saint Louis – Rue du Dr Schweitzer
17019 La Rochelle Cedex
Tél. 05 46 27 32 15

**Cher (18)**
C.H. – 34 rue Gambon
18013 Bourges Cedex
Tél. 02 48 65 15 15

**Corrèze (19)**
C.H. – BP 160
19012 Tulle Cedex
Tél. 05 55 26 00 00

**Corse-du-Sud (2A)**
C.H.G. – Notre Dame de la Miséricorde
20184 Ajaccio Cedex
Tél. 04 95 51 60 00

**Haute-Corse (2B)**
C.H. – 20200 Bastia
Tél. 04 95 33 15 15

**Côte d'Or (21)**
C.H.U. – 3 rue du Faubourg Raines
21033 Dijon Cedex
Tél. 03 80 40 28 29

**Côtes d'Armor (22)**
C.H. de la Beauchée – 10 rue Marcel Proust
BP 67 – 22023 Saint Brieuc
Tél. 02 96 75 14 00

**Creuse (23)**
C.H. – BP 159
23011 Guéret Cedex
Tél. 05 55 41 82 00

**Dordogne (24)**
C.H.G. – 80 av. Georges Pompidou
24019 Périgueux Cedex
Tél. 05 53 07 88 36

**Doubs (25)**
C.H.R. – Jean Minjoz
25030 Besançon Cedex
Tél. 03 81 53 15 15

**Drôme (26)**
C.H.G. – BP 831
26008 Valence Cedex
Tél. 04 75 82 31 00

**Eure (27)**
C.H.G. – 17 rue Saint-Louis
27023 Évreux Cedex
Tél. 02 32 62 21 00

**Eure-et-Loir (28)**
C.H. Victor Jousselin
44 av. du Président Kennedy
28107 Dreux Cedex
Tél. 02 37 46 15 15

**Finistère (29)**
C.H.U. – 5 av. Foch
29609 Brest Cedex
Tél. 02 98 34 79 00

**Gard (30)**
C.H. – 5 rue Hoche
30006 Nîmes Cedex
Tél. 04 66 27 80 95

**Haute-Garonne (31)**
C.H. de Purpan
31059 Toulouse Cedex
Tél. 05 61 49 33 33

**Gers (32)**
C.H.G. – Route de Tarbes – BP 382
32008 Auch Cedex
Tél. 05 62 05 33 33

**Gironde (33)**
C.H.U. – 33076 Bordeaux Cedex
Tél. 05 56 96 70 70

**Hérault (34)**
C.H.U. Hôpital Lapeyronie
371 av. du Doyen Gaston Giraud
34059 Montpellier Cedex
Tél. 04 67 33 49 95

**Ille-et-Vilaine (35)**
C.H.R. Pontchaillou
35033 Rennes Cedex
Tél. 02 99 59 16 16

**Indre (36)**
C.H. – 216 av. de Verdun
36019 Chateauroux
Tél. 02 54 22 70 17

**Indre-et-Loire (37)**
C.H. Trousseau – 37044 Tours Cedex
Tél. 02 47 38 00 17

**Isère (38)**
C.H.U. – 38700 La Tronche
Tél. 04 76 42 42 42

**Jura (39)**
C.H.G. Louis Pasteur – Av. L. Jouhaux
BP 79 – 39108 Dole Cedex
Tél. 03 84 79 80 89

C.H.G. – 39016 Lons Le Saulnier Cedex
Tél. 03 84 86 14 87

Landes (40)
C.H.
Av. de Constadt – BP 417
40012 Mont de Marsan Cedex
Tél. 05 58 75 44 44

Loir-et-Cher (41)
C.H. Mail Pierre Charlot – 41016 Blois Cedex
Tél. 02 54 78 78 78

Loire (42)
C.H.U. Hôpital Bellevue
42023 Saint-Étienne Cedex
Tél. 04 77 81 01 75

C.H. – 28 rue de Charlieu – BP 511
42328 Roanne Cedex
Tél. 04 77 72 24 00

Haute-Loire (43)
C.H.G. Émile Roux – Bd Dr Chantemesse
43012 Le Puy Cedex
Tél. 04 71 02 02 02

Loire-Atlantique (44)
C.H.R.U. Hôtel-Dieu – Pl. Alexis Ricordeau
BP 1005 – 44035 Nantes Cedex
Tél. 02 40 08 22 22

Loiret (45)
C.H.R. Orléans-La Source – BP 6709
45067 Orléans Cedex
Tél. 02 38 69 45 45

Lot (46)
C.H. – BP 269
46005 Cahors Cedex
Tél. 05 65 20 51 51

Lot-et-Garonne (47)
C.H. – Route de Villeneuve
47025 Agen Cedex
Tél. 05 53 48 95 75

Lozère (48)
C.H.G. – Av. du 8 mai 1945
48000 Mende
Tél. 04 66 65 22 22

Maine-et-Loire (49)
C.H.U. – Av. de l'Hôtel Dieu
49033 Angers Cedex
Tél. 02 41 34 45 97

Manche (50)
C.H. Mémorial France États-Unis – BP 420
50020 Saint-Lo Cedex
Tél. 02 33 72 15 15

Marne (51)
C.H.U. Hôpital Maison Blanche
51092 Reims Cedex
Tél. 03 26 06 07 08

Haute-Marne (52)
C.H.G. – 2 rue Jeanne d'Arc
52014 Chaumont Cedex
Tél. 03 25 32 15 15

Mayenne (53)
C.H.G. – 33 rue du Haut Rocher
53024 Laval Cedex
Tél. 02 43 64 10 30

Meurthe-et-Moselle (54)
C.H.R.U. – 29 av. de Lattre-de-Tassigny
54037 Nancy Cedex
Tél. 03 83 32 85 79

Meuse (55)
C.H. St Nicolas – 2 av. d'Anthouard CO 306
55107 Verdun Cedex
Tél. 03 29 86 97 15

Morbihan (56)
C.H. Prosper Chubert – Bd du Gl. Guillaudot
56017 Vannes Cedex
Tél. 02 97 01 41 40

Moselle (57)
C.H.R. – 1 place Philippe de Vigneulles
57038 Metz Cedex
Tél. 03 87 62 27 11

Nièvre (58)
C.H. – 1 av. Colbert – BP 809
58020 Nevers Cedex
Tél. 03 86 71 81 82

Nord (59)
C.H.R.U. – 59037 Lille Cedex
Tél. 03 20 44 00 97

Oisc (60)
C.H.G. – Av. Léon Blum – BP 319
60021 Beauvais Cedex
Tél. 03 44 11 21 15

**Orne** (61)
C.H. – Route de Fresnay
61014 Alençon Cedex
Tél. 02 33 32 75 75

**Pas-de-Calais** (62)
C.H. – 57 av. Winston Churchill
62022 Arras Cedex
Tél. 03 21 71 51 51

**Puy-de-Dôme** (63)
C.H.R.U. Hôpital Saint-Jacques
63003 Clermont-Ferrand Cedex
Tél. 04 73 35 33 33

**Pyrénées-Atlantiques** (64)
C.H. – 64000 Pau
Tél. 05 59 27 15 15

C.H. de la Côte Basque – BP 8
64109 Bayonne Cedex
Tél. 05 59 58 22 82

**Hautes-Pyrénées** (65)
C.H. – 65013 Tarbes Cedex
Tél. 05 62 34 44 44

**Pyrénées-Orientales** (66)
C.H.G.
20 av. du Languedoc – BP 4042
66042 Perpignan Cedex
Tél. 04 68 61 66 66

**Bas-Rhin** (67)
Hôpitaux Universitaires – BP 426
67091 Strasbourg Cedex
Tél. 03 88 33 33 33

**Haut-Rhin** (68)
C.H. Émile Muller
20 rue du Dr Laënnec
68070 Mulhouse Cedex
Tél. 03 89 64 62 72

**Rhône** (69)
C.H. É. Herriot – Place d'Arsonval
69437 Lyon Cedex 03
Tél. 04 72 68 93 00

**Haute-Saône** (70)
C.H.G. Paul Morel – BP 409
70014 Vesoul Cedex
Tél. 03 84 76 33 33

**Saône-et-Loire** (71)
C.H. – BP 120
71321 Châlon-sur-Saône Cedex
Tél. 03 85 42 45 90

**Sarthe** (72)
C.H. – 194 av. Rubillard
72017 Le Mans Cedex
Tél. 02 43 51 10 72

**Savoie** (73)
C.H. – BP 1125
73011 Chambéry Cedex
Tél. 04 79 68 63 15

**Haute-Savoie** (74)
C.H. – BP 2333 – 74000 Annecy
Tél. 04 50 05 51 15

**Seine-Maritime** (76)
Hôpital Charles Nicolle
76031 Rouen Cedex
Tél. 02 35 88 44 22

C.H. – BP 24
76083 Le Havre Cedex
Tél. 02 32 73 32 15

**Deux-Sèvres** (79)
C.H.G. av. Charles de Gaulle
79021 Niort Cedex
Tél. 05 49 73 95 15

**Somme** (80)
C.H.R.U. Hôpital Nord
80054 Amiens Cedex 1
Tél. 03 22 44 33 33

**Tarn** (81)
C.H. – Av. Boussac – 81013 Albi Cedex
Tél. 05 63 47 15 15

**Tarn-et-Garonne** (82)
C.H. – 4 rue du Dr Allibert – BP 765
82013 Montauban Cedex
Tél. 05 63 92 82 15

**Var** (83)
C.H.I. – BP 412 – 83056 Toulon Cedex
Tél. 04 94 61 61 15

**Vaucluse** (84)
C.H. de la Durance – BP 347
84092 Avignon Cedex 09
Tél. 04 90 14 09 78

Vendée (85)
C.H. – 85025 La Roche-sur-Yon Cedex
Tél. 02 51 44 57 67

Vienne (86)
C.H.R.U. – BP 577
86021 Poitiers Cedex
Tél. 05 49 38 08 15

Haute-Vienne (87)
C.H.R.U. Dupuytren
87042 Limoges Cedex
Tél. 05 55 33 33 33

Vosges (88)
C.H. Jean Monnet
88021 Épinal Cedex
Tél. 03 29 69 34 34

Yonne (89)
C.H. 2 – Bd de Verdun
89011 Auxerre Cedex
Tél. 03 86 94 54 04

Territoire de Belfort (90)
C.H. – 14 rue de Mulhouse
90016 Belfort Cedex
Tél. 03 84 58 15 15

Ile-de-France

**Paris** (75)
Hôpital Necker-Enfants Malades
149 rue de Sèvres – 75743 Paris Cedex 15
Tél. 01 45 67 50 50

**Seine-et-Marne** (77)
C.H. Marc Jacquet – Rue Fréteau de Pény
77011 Melun Cedex
Tél. 01 64 71 66 88

**Yvelines** (78)
C.H.G. André Mignot – 177 rue de Versailles
78150 Le Chesnay
Tél. 01 30 84 96 00

**Essonne** (91)
C.H. 59 – Bd Henri Dunant
91108 Corbeil Cedex
Tél. 01 60 90 15 15

**Hauts-de-Seine** (92)
Hôpital Raymond Poincaré
104 bd R.Poincaré – 92380 Garches
Tél. 01 47 10 70 10

**Seine Saint-Denis** (93)
Hôpital Avicenne – 125 rue de Stalingrad
93009 Bobigny Cedex
Tél. 01 48 96 44 44

**Val-de-Marne** (94)
Hôpital Henri Mondor
51 av. de Lattre de Tassigny
94010 Créteil Cedex
Tél. 01 45 17 95 00

**Val d'Oise** (95)
C.H. René Dubos – Av. de l'Ile de France
93501 Pontoise Cedex
Tél. 01 30 75 42 15

Outre-Mer

**Guadeloupe** (971)
C.H. de Pointe-à-Pitre – BP 465
97159 Pointe-à-Pitre
Tél. 05 90 91 39 39

**Martinique** (972)
C.H.U. – BP 632
97261 Fort-de-France
Tél. 05 96 75 15 75

**Guyane** (973)
C.H. de la Madeleine – BP 6006
97306 Cayenne Cedex
Tél. 05 94 29 69 75

**La Réunion** (974)
Centre Hospitalier Départemental
97405 Saint-Denis Cedex
Tél. 02 62 20 15 15

**Polynésie Française** (987)
Centre Hospitalier Territorial – BP 1640
Papeete – Tahiti
Tél. 00 689 42 01 01

**Nouméa** (988)
Centre Hospitalier Territorial de Nouméa
98849 Nouméa Cedex
Tél. 00 687 25 67 15

## Centres anti-poisons

Angers
C.H.U. – 49033 Angers Cedex 01
Tél. 02 41 48 21 21

**Bordeaux**
Hôpital Pellegrin-Tripode
Place Amélie Raba-Léon
33076 Bordeaux Cedex
Tél. 05 56 96 40 80

**Grenoble**
Hôpital Albert Michalon – BP 217
38043 Grenoble Cedex
Tél. 04 76 76 46 56

**Lille**
C.H.R. – 5 av. Oscar Lambret
59037 Lille Cedex
Tél. 03 20 44 44 44

**Lyon**
Hôpital Édouard Herriot – 5 place d'Arsonval
69437 Lyon Cedex 3
Tél. 04 72 11 69 11

**Marseille**
Hôpital Salvator – 249 bd Sainte Marguerite
13274 Marseille Cedex 9
Tél. 04 91 75 25 25

**Nancy**
Hôpital Central – 29 av. de Lattre de Tassigny
54000 Nancy
Tél. 03 83 32 36 36

**Paris**
Hôpital Fernand Widal
200 rue du Faubourg Saint-Denis
75475 Paris Cedex 10
Tél. 01 40 05 48 48

**Reims**
Hôpital Maison Blanche
51092 Reims Cedex
Tél. 03 26 78 48 21

**Rennes**
Hôpital Pontchaillou – Rue Henri Le Guilloux
Pavillon Clémenceau
35033 Rennes Cedex
Tél. 02 99 59 22 22

**Rouen**
Hôpital Charles Nicolle – 1 rue de Germont
76031 Rouen Cedex
Tél. 02 35 88 44 00

**Strasbourg**
Hôpitaux Universitaires – 1 place de l'Hôpital
67000 Strasbourg
Tél. 03 88 37 37 37

**Toulouse**
Hôpital Purpan – Place du Dr Baylac
31059 Toulouse Cedex
Tél. 05 61 49 33 33

## Centres d'accueil des brûlés

### Région parisienne

| Hôpital | Téléphone | Adultes | Enfants |
|---|---|---|---|
| Cochin | 01 58 41 26 49 | oui | non |
| Percy | 01 41 46 63 85 – 01 41 46 62 11 | oui | oui > 1 an |
| Rothschild | 01 40 19 36 10 | Oui/Petits brûlés | Non |
| Saint-Antoine | 01 49 28 26 09 | oui | non |
| Trousseau | 01 44 73 62 54 | non | oui |

## Province

| Ville | Dép. | Hôpital | Téléphone | Adulte | Enfant |
|---|---|---|---|---|---|
| Marseille | 13 | Conception | 04 91 38 39 32 | Oui | Oui (sauf bébés) |
| Marseille | 13 | Nord | 04 91 96 80 00 | Non | Oui |
| Toulouse | 31 | Rangueil | 05 61 32 27 43 | Oui | Non |
| Toulouse | 31 | Purpan | 05 34 55 84 72 | Non | Oui |
| Bordeaux | 33 | Pellegrin | 05 56 79 54 62 | Oui | Oui |
| Montpellier | 34 | Lapeyronie | 04 67 33 82 28 | Oui | Oui |
| Tours | 37 | Trousseau | 02 47 47 81 34 | Oui | Non |
| Tours | 37 | Clocheville | 02 47 47 37 59 | Oui | Non |
| Nantes | 44 | Hôtel-Dieu | 02 40 08 30 20 | Oui | Oui |
| Nancy | 54 | Vandoeuvre | 03 83 15 30 30 | Non | Oui |
| Metz | 57 | Bon-Secours | 03 87 55 31 35 | Oui | Oui |
| Freyming-Merlebach | 57 | Hôpital Général | 03 87 81 80 34 | Oui | Oui |
| Lille | 59 | CHR | 03 20 44 42 78<br>03 20 44 42 80 | Oui | Oui (sauf bébés) |
| Lyon | 69 | Édouard Herriot | 04 72 11 75 84 | Oui | Oui |
| Lyon | 69 | Saint-Luc | 04 78 61 89 50 | Oui | Oui |
| Toulon | 83 | Sainte Anne | 04 94 09 92 78 | Oui | Oui |

### Centres anti-rabiques

**01 – Ain**
Centre Hospitalier – Route de Paris
01012 Bourg-en-Bresse Cedex
Tél. 04 74 45 46 47

**02 – Aisne**
Centre Hospitalier – Rue Marcellin Berthelot
02001 Laon Cedex
Tél. 03 23 24 33 33

Centre Hospitalier – 1 av. Michel de l'Hospital
02321 Saint-Quentin Cedex
Tél. 03 23 06 72 02

**03 – Allier**
Centre Hospitalier
10 av. du Général-de-Gaulle – BP 88
03006 Moulins Cedex
Tél. 04 70 20 77 77

**06 – Alpes Maritimes**
Hôpital de Cimiez – 4 av. Reine Victoria
06003 Nice Cedex
Tél. 04 92 03 44 44

**08 – Ardennes**
Centre Hospitalier Général – 28 rue d'Aubilly
08000 Charleville-Mézières
Tél. 03 24 56 70 70

Centre Hospitalier Général
2 av. du Général Margueritte – 08200 Sedan
Tél. 03 24 27 80 00

**10 – Aube**
Centre Hospitalier – 101 av. Anatole France
10003 Troyes
Tél. 03 25 49 49 49

**13 – Bouches-du-Rhône**
C.H.R.U. – Hôpital Nord
Chemin des Bourrellys
13915 Marseille Cedex 20
Tél. 04 91 55 31 27

**14 – Calvados**
C.H.U. Côte de Nacre – 14033 Caen
Tél. 02 31 06 31 06

**15 – Cantal**
Centre Hospitalier Henri Mondor
50 av. de La République – BP 229
15002 Aurillac Cedex
Tél. 04 71 46 56 28

**16 – Angoulême**
Centre Hospitalier – 16470 Saint-Michel
Tél. 05 45 24 40 91

**18 – Cher**
Centre Hospitalier Général
145 av. F. Mitterand – 18014 Bourges Cedex
Tél. 02 48 48 48 48

**2A – Corse-du-Sud**
Centre départemental de vaccination
18 bd de Lantivy – 20000 Ajaccio
Tél. 04 95 29 15 93

**2B – Haute-Corse**
Service communal d'hygiène et de santé
3 bd du Général Giraud – 20200 Bastia
Tél. 04 95 32 91 76

**21 – Côte d'Or**
Hôpital du Bocage
10 bd de Lattre-de-Tassigny
21034 Dijon Cedex
Tél. 03 80 29 30 31

**22 – Côtes-d'Armor**
C.H.G. La Bauchée – 10 rue Marcel Proust
22000 Saint-Brieuc
Tél. 02 96 01 71 23

**23 – Creuse**
Centre Hospitalier – 39 av. de La Sénatorerie
23000 Guéret
Tél. 05 55 51 70 00

**25 – Doubs**
Hôpital Saint Jacques – 2 place Saint Jacques
25000 Besançon
Tél. 03 81 66 81 66

Centre Hospitalier Général
2 Faubourg Saint-Étienne – 25300 Pontarlier
Tél. 03 81 38 54 54

**27 – Eure**
Centre Hospitalier Général – 27023 Évreux
Tél. 02 32 33 80 00

**29 – Finistère**
C.H.U. La Cavale Blanche
Bd Tanguy Prigent – 29000 Brest
Tél. 02 98 22 33 33

Centre hospitalier intercommunal de Cornouaille
14 av. Yves Thépot – BP 1757
29107 Quimper Cedex
Tél. 02 98 52 34 95

**31 – Haute-Garonne**
C.H.R. Purpan – Place du Dr Baylac
31059 Toulouse Cedex
Tél. 05 61 77 22 33

**33 – Gironde**
C.H.R. Pellegrin-Tripode
Place Amélie Raba Léon
33076 Bordeaux Cedex
Tél. 05 56 79 56 79

**34 – Hérault**
Hôpital Gui-de-Chauliac
34 059 Montpellier Cedex
Tél. 04 67 33 67 33

**35 – Ille-et-Vilaine**
Hôpital Pontchaillou
2 rue Henri Le Guillou
35033 Rennes Cedex 9
Tél. 02 99 28 43 21

**36 – Indre**
Centre Hospitalier – 216 av. de Verdun
BP 585 – 36019 Châteauroux Cedex
Tél. 02 54 29 60 00

**37 – Indre-et-Loire**
C.H.U. Bretonneau – 2 bis bd Tonnellé
37044 Tours Cedex
Tél. 02 47 47 47 47

**38 – Isère**
C.H.U. – 38043 Grenoble Cedex 9
Tél. 04 76 76 75 75

Centre Hospitalier
38480 Pont-de-Beauvoisin
Tél. 04 76 32 64 32

Centre Hospitalier Pierre Oudot
35 av. du Maréchal Leclerc
38317 Bourgoin-Jallieu Cedex
Tél. 04 74 27 30 82

**39 – Jura**
Centre Hospitalier – 8 rue Regard – BP 364
39016 Lons-Le-Saunier Cedex
Tél. 03 84 35 60 00

**42 – Loire**
Hôpital Bellevue – Boulevard Pasteur
42000 Saint-Étienne
Tél. 04 77 42 77 42

Centre Hospitalier
28 rue de Charlieu – BP 511
42328 Roanne Cedex
Tél. 04 77 44 31 10

**43 – Haute-Loire**
Centre Hospitalier Émile Roux
Bd du Dr Chantemesse
43000 Le Puy-en-Velay
Tél. 04 71 04 34 56

**44 – Loire-Atlantique**
C.H.U. – Place Alexis Ricordeau
44035 Nantes Cedex 01
Tél. 02 40 08 33 33

**45 – Loiret**
Hôpital de La Source
14 av. de l'Hôpital – BP 6709
45046 Orléans Cedex 2
Tél. 02 38 51 44 44

**49 – Maine-et-Loire**
C.H.R.U. – 4 rue Larrey
49000 Angers Cedex 01
Tél. 02 41 35 36 37

**51 – Marne**
C.H.R. – Rue Alexis Carrel
51092 Reims Cedex
Tél. 03 26 78 78 78

**52 – Haute-Marne**
Centre Hospitalier
2 rue Jeanne d'Arc – BP 514
52014 Chaumont Cedex
Tél. 03 25 30 70 18

**53 – Mayenne**
Centre Hospitalier
33 rue du Haut Rocher – BP 1525
53015 Laval Cedex
Tél. 02 43 66 50 00

**54 – Meurthe-et-Moselle**
C.H.U. Brabois
Tour P.L. Drouet – Rue du Morvan
54500 Vandoeuvre
Tél. 03 83 15 40 06

**55 – Meuse**
Hôpital Saint Nicolas
Rue Anthouard – BP 713
55107 Verdun Cedex
Tél. 03 29 83 84 85

Centre Hospitalier
Boulevard d'Argonne – BP 510
55012 Bar-le-Duc Cedex
Tél. 03 29 45 88 88

**57 – Moselle**
C.H.R.
1 place Philippe de Vigneulles – BP 81065
57000 Metz Cedex 01
Tél. 03 87 55 31 31

Centre Hospitalier Saint-Nicolas
25 av. du Général-de-Gaulle
57402 Sarrebourg Cedex
Tél. 03 87 23 24 80

**58 – Nièvre**
Centre Hospitalier – 1 av. Colbert
58020 Nevers Cedex
Tél. 03 86 68 30 30

**59 – Nord**
Institut Pasteur – 1 rue du Pr. Calmette
59019 Lille Cedex
Tél. 03 20 87 78 00

**60 – Oise**
Centre Hospitalier – 8 av. Henri Adnot
60321 Compiègne Cedex
Tél. 03 44 23 60 00

**63 – Puy-de-Dôme**
C.H.U.Hôtel-Dieu
Bd Léon Malfreyt – BP 69
63003 Clermont-Ferrand Cedex 1
Tél. 04 73 31 60 00

**64 – Pyrénées-Atlantiques**
Centre Hospitalier
4 bd Hauterive – BP 1156
64011 Pau Cedex
Tél. 05 59 92 48 48

**65 – Hautes-Pyrénées**
Centre Hospitalier
Bd de Lattre de Tassigny – BP 1330
65013 Tarbes Cedex
Tél. 05 62 51 51 51

**67 – Bas-Rhin**
Institut d'hygiène – 4 rue Kirschleger
67085 Strasbourg Cedex
Tél. 03 90 24 38 13

**68 – Haut-Rhin**
Centre Hospitalier Émile Muller
20 rue du Dr Laennec
68070 Mulhouse Cedex
Tél. 03 89 64 7035

**69 – Rhône**
ISBA Santé-Prévention
7 rue Jean-Marie Chavant – 69007 Lyon
Tél. 04 72 76 88 66

**71 – Saône-et-Loire**
Centre Hospitalier – 7 Quai de l'Hôpital
71321 Châlon-sur-Saône Cedex
Tél. 03 85 44 66 88

**72 – Sarthe**
Centre Hospitalier – 194 av. Rubillard
72037 Le Mans Cedex
Tél. 02 43 43 43 43

**73 – Savoie**
Centre Hospitalier
1 place Dr Chinon – BP 1125
73011 Chambéry Cedex
Tél. 04 79 96 50 50

**74 – Haute-Savoie**
Centre Hospitalier – 1 av. du Muséum
BP 2333 – 74011 Annecy Cedex
Tél. 04 50 88 33 33

**75 – Paris**
Hôpital Pasteur – 211 rue de Vaugirard
75015 Paris
Tél. 01 40 61 38 51/38 60

**76 – Seine-Maritime**
Hôpital Charles Nicolle – 1 rue de Germont
76031 Rouen Cedex
Tél. 02 35 08 81 81

Hôpital J. Monod – Rue P. Mendès-France
76083 Le Havre Cedex
Tél. 02 32 73 32 32

**77 – Seine-et-Marne**
Centre Hospitalier – Rue Fréteau-de-Pény
77011 Melun Cedex
Tél. 01 64 71 60 00

**79 – Deux-Sèvres**
Centre Hospitalier – 40 av. Charles de Gaulle
79021 Niort Cedex
Tél. 05 49 78 30 88

**80 – Somme**
C.H.R.U. – Place Victor Pauchet
80030 Amiens Cedex 1
Tél. 03 22 66 80 00

**83 – Var**
Hôpital d'instruction des armées
Bd Sainte-Anne – 83800 Toulon Armées
Tél. 04 94 09 90 00

**86 – Vienne**
Hôpital Jean Bernard – Cité Hospitalière de
La Miléterie – BP 577 – 86021 Poitiers Cedex
Tél. 05 49 44 44 44

**87 – Haute-Vienne**
C.H.U. Dupuytren – 2 av. Martin L. King
87042 Limoges Cedex
Tél. 05 55 05 61 23

**88 – Vosges**
Centre Hospitalier Général
3 av. Robert Schuman – BP 590
88021 Épinal Cedex
Tél. 03 29 68 70 00

Hôpital Saint-Charles
26 rue du Nouvel Hôpital
88107 Saint-Dié Cedex
Tél. 03 29 52 83 99

89 – Yonne
Centre Hospitalier Général – Bd de Verdun
89011 Auxerre
Tél. 03 86 48 48 48

90 – Territoire-de-Belfort
Centre Hospitalier – 14 rue de Mulhouse
90016 Belfort Cedex
Tél. 03 84 57 40 00

971 – Guadeloupe
Institut Pasteur – Moren Jolivière – BP 484
97165 Pointe-à-Pitre
Tél. 05 90 82 97 30

973 – Guyane
Institut Pasteur de Cayenne – BP 6010
97305 Cayenne Cedex
Tél. 05 94 29 26 00/17

Centre de santé – 97317 Apatou
Tél. 05 94 31 41 76

Centre de santé – 97340 Grand Santi
Tél. 05 94 37 41 02

Centre de santé – Le Bourg
97370 Maripasoula
Tél. 05 94 37 20 49

Centre de santé
97313 Saint Georges de l'Oyapock
Tél. 05 94 37 00 68

Centre médico-chirurgical
Av. Léopold-Héder – 97310 Kourou
Tél. 05 94 32 15 55

974 – Réunion
C.H. Félix Guyon – Bellepierre
97405 Saint-Denis
Tél. 0 262 21 24 90

## Centres de vaccination contre la fièvre jaune

01 – Ain
Centre hospitalier Fleyriat – 900 route de Paris
01012 Bourg-en-Bresse Cedex
Tél. 04 74 45 43 58

02 – Aisne
Centre hospitalier général
Avenue de Michel-de-l'Hôpital
02100 Saint-Quentin Cedex
Tél. 03 23 06 71 71

Centre hospitalier général
02000 Laon Cedex
Tél. 03 23 24 33 33

03 – Allier
Centre médico-social – 4 rue Réfembre
03000 Moulins
Tél. 04 70 46 25 40

06 – Alpes Maritimes
Centre de vaccinations internationales
Aéroport de Nice-Côte d'Azur
06000 Nice
Tél. 04 93 21 38 81

08 – Ardennes
Centre hospitalier général – Hôpital Corvisart
28 rue d'Aubilly
08011 Charleville-Mézières Cedex
Tél. 03 24 56 78 14

10 – Aube
Centre hospitalier général
101 avenue Anatole-France
10003 Troyes Cedex
Tél. 03 25 49 48 04

12 – Aveyron
Direction de la solidarité départementale
Centre départemental des vaccinations
4 rue de Paraire
12031 Rodez Cedex 9
Tél. 05 65 73 68 14

13 – Bouches-du-Rhône
Service communal d'hygiène et de santé
50 rue Gillibert – 13005 Marseille
Tél. 04 91 55 32 81 ou 82

Hôpital d'instruction des armées A. Laveran
Boulevard A. Laveran
13013 Marseille
Tél. 04 91 61 71 13

Hôpital Félix-Houphouët-Boigny
416 chemin de la Madrague-Ville
13015 Marseille
Tél. 04 91 96 89 11

**14 – Calvados**
Centre hospitalier régional et universitaire
avenue de la Côte-de-Nacre
14036 Caen Cedex
Tél. 02 31 06 31 06 poste 69 00

**16 – Charente**
Service départemental de vaccination
8 rue Léonard-Jarraud
16000 Angoulême
Tél. 05 45 90 76 05

**17 – Charente-Maritime**
Centre de vaccination – 25 quai Maubec
17000 La Rochelle
Tél. 05 46 51 51 43

**18 – Cher**
Hôpital Baudens – 1 rue Ranchot
18000 Bourges
Tél. 02 48 23 71 00

**19 – Corrèze**
Service communal d'hygiène et de santé
13 rue du Docteur-Massenat
19100 Brive-La-Gaillarde
Tél. 05 55 24 03 72

**2A – Corse du Sud**
Centre départemental de vaccination
18 boulevard Lantivy
20000 Ajaccio
Tél. 04 95 31 68 14

**2B – Haute-Corse**
Service communal d'hygiène et de santé
3 boulevard Général-Giraud
20200 Bastia
Tél. 04 95 31 68 14

**21 – Côte-d'Or**
Centre hospitalier régional et universitaire
Hôpital d'enfants
10 boulevard de Lattre-de-Tassigny
21034 Dijon Cedex
Tél. 03 80 29 34 36

**24 – Dordogne**
Centre de vaccination départemental
17 rue Louis Blanc
24000 Périgueux
Tél. 05 53 53 22 65

**25 – Doubs**
Centre hospitalier régional – 2 place St-Jacques
25030 Besançon Cedex
Tél. 03 81 21 82 09

**26 – Drôme**
Service communal d'hygiène et de santé
1 place Louis-le-Cardonnel
26000 Valence
Tél. 04 75 79 22 11

**27 – Eure**
Centre hospitalier régional – 17 rue Saint-Louis
27000 Évreux
Tél. 02 32 33 80 00

**29 – Finistère**
Hôpital d'instruction des armées Clermont-Tonnerre – Rue du Colonnel-Fonferrier
29249 Brest Naval
Tél. 02 98 43 70 00

**30 – Gard**
Service communal d'hygiène et de santé
6 rue des Chassaintes
30000 Nîmes
Tél. 04 66 21 98 14

**31 – Haute-Garonne**
Centre hospitalier des armées H. Larrey
24 chemin de Pourvourville
31400 Toulouse
Tél. 05 62 25 60 21

Centre hospitalier régional Purpan
Place du Docteur-Baylac
31050 Toulouse Cedex
Tél. 05 61 77 74 74

**33 – Gironde**
Contrôle sanitaire aux frontières Santé-Voyage
Hôpital Saint-André – 86 cours d'Albret
33000 Bordeaux
Tél. 05 56 79 58 17

Hôpital d'instruction des armées Robert-Picqué
Route de Toulouse
33998 Bordeaux Armées
Tél. 05 56 84 70 00

Espace Santé-Voyages
9 rue de Condé
33000 Bordeaux
Tél. 05 56 01 12 36

**34 – Hérault**
Service communal d'hygiène et de santé
Caserne Saint-Jacques – Avenue de la Marne
34500 Béziers
Tél. 04 67 36 71 28

Institut Bouisson-Bertrand
Rue de la Croix Verte – Parc Euromédecine
34090 Montpellier
Tél. 04 67 36 72 21

**35 – Ille-et-Vilaine**
Centre hospitalier universitaire – Pontchaillou
1 rue H. Le Guilloux
35033 Rennes Cedex 9
Tél. 02 99 28 43 23

**36 – Indre**
Hôtel de ville
Service communal d'hygiène et de santé
Place de la République – 36000 Châteauroux
Tél. 02 54 08 33 00

**37 – Indre-et-Loire**
Centre hospitalier régional Bretonneau
Clinique médicale – 2 boulevard Tonnelle
37044 Tours Cedex
Tél. 02 47 47 38 49

**38 – Isère**
Centre hospitalier universitaire de Grenoble
Bd de la Chantourne – 38700 La Tronche
Tél. 04 76 76 75 75

Service communal d'hygiène et de santé
33 rue Joseph-Chanrion – 38000 Grenoble
Tél. 04 76 42 77 58

**42 – Loire**
Centre hospitalier régional
Hôpital de Bellevue – 25 boulevard Pasteur
42055 Saint-Étienne Cedex 2
Tél. 04 77 42 77 22 ou 04 77 42 77 89

**44 – Loire-Atlantique**
Centre hospitalier régional et universitaire
30 bd Jean-Monet – BP 1005
44035 Nantes Cedex 01
Tél. 02 40 08 30 75

Centre Hospitalier – Bd de l'Hôpital
44606 Saint-Nazaire Cedex
Tél. 02 40 90 62 44

**45 – Loiret**
Centre hospitalier régional – Av. de l'Hôpital
45100 Orléans La Source
Tél. 02 38 51 43 61

**49 – Maine-et-Loire**
Centre hospitalier régional – 4 rue Larrey
49033 Angers Cedex 01
Tél. 02 41 35 36 57

**50 – Manche**
Centre hospitalier des armées R. Lebas
61 rue de l'Abbaye – 50115 Cherbourg Naval
Tél. 02 33 92 78 12

**51 – Marne**
Centre hospitalier régional et universitaire
Hôpital R. Debré – Avenue du Général Koenig
51100 Reims Cedex
Tél. 03 26 78 71 85

**53 – Mayenne**
Centre hospitalier général
33 rue du Haut-Rocher – 53015 Laval Cedex
Tél. 02 43 66 50 00

**54 – Meurthe-et-Moselle**
Centre hospitalier universitaire
Hôpitaux de Brabois – Tour P.L. Drouet
545111 Vandoeuvre-Lès-Nancy
Tél. 03 83 15 35 36

**56 – Morbihan**
Centre hospitalier de Bretagne Sud
Rampe de l'hôpital Calmette – BP 2233
56322 Lorient Cedex
Tél. 02 97 12 00 12

**57 – Moselle**
Centre hospitalier des armées Legouest
27 avenue des Plantières – 57998 Metz Armées
Tél. 03 87 56 47 43

**58 – Nièvre**
Centre hospitalier de Nevers – 1 av. Colbert
58000 Nevers
Tél. 03 86 68 30 61

**59 – Nord**
Institut Pasteur – 1 rue du Professeur Calmette
59019 Lille Cedex
Tél. 03 20 87 79 80

Hôpital régional des armées Scrive
43 rue de l'Hôpital Militaire
59998 Lille Armées
Tél. 03 20 42 38 29 ou 36 36

Centre hospitalier de Tourcoing
Pavillon Trousseau
156 rue du Président-Coty – 59208 Tourcoing
Tél. 03 20 69 46 14 ou 64

**63 – Puy-de-Dôme**
Centre hospitalier régional et universitaire
Service Villemin-Pasteur – Hôtel Dieu
63000 Clermont-Ferrand
Tél. 04 73 31 60 62

**64 – Pyrénées-Atlantiques**
Centre hospitalier de la Côte Basque
13 avenue Jacques-Loeb
64109 Bayonne Cedex
Tél. 05 59 44 35 35

**65 – Hautes-Pyrénées**
Direction de la solidarité départementale
Place Ferré – 65000 Tarbes
Tél. 05 62 51 26 26

**66 – Pyrénées-Orientales**
Service communal d'hygiène et de santé
11 rue Émile Zola – 66000 Perpignan
Tél. 04 68 66 31 32

**67 – Bas-Rhin**
Institut d'hygiène hospitalière
Hôpital Civil. Bât. 7 – 67085 Strasbourg Cedex
Tél. 03 88 21 27 30

**68 – Haut-Rhin**
Centre hospitalier général – 87 rue d'Altkirch
68051 Mulhouse Cedex
Tél. 03 89 64 70 38

**69 – Rhône**
Service d'hygiène et de santé – 60 rue de Sèze
69006 Lyon
Tél. 04 72 83 14 00

Centre de vaccinations ISBA
Avenue Tony-Garnier – 69007 Lyon Cedex 07
Tél. 04 72 72 25 20

Hôpital d'instruction des armées Desgenettes
108 boulevard Pinel – 69275 Lyon Cedex 03
Tél. 04 72 36 61 24

Hôpital de la Croix-Rousse
94 Grande-Rue-de-la-Croix-Rousse
69004 Lyon Cedex 04
Tél. 04 72 07 18 69

Clinique du Tonkin – 26 à 36 rue du Tonkin
69626 Villeurbanne Cedex
Tél. 04 72 44 67 12

**70 – Haute-Saône**
Centre hospitalier Paul Morel
41 av. Aristide Briand – 70014 Vesoul Cedex
Tél. 03 84 96 60 35

**71 – Saône-et-Loire**
Centre hospitalier Les Chanaux
Rue Ambroise-Paré – 71018 Macon Cedex
Tél. 03 85 20 30 77

**72 – Sarthe**
Centre communal d'hygiène et de santé
10 rue Barbier – 72000 Le Mans
Tél. 02 43 47 38 87 ou 88

**73 – Savoie**
Service communal d'hygiène et de santé
28 pl. du Forum – 73000 Chambéry-Le-Haut
Tél. 04 79 72 36 40

**74 – Haute Savoie**
Centre hospitalier – 1 avenue du Tresum
74011 Annecy Cedex
Tél. 04 50 88 33 71

**75 – Paris**
APAS – 52 avenue du Général Michel Bizot
75012 Paris
Tél. 01 53 33 22 22

Centre de vaccination Air France
Aérogare des Invalides – 2 rue Esnault-Pelterie
75007 Paris
Tél. 01 43 17 22 04

Centre de vaccination Edison
44 rue Charles-Moureu – BP 119
75013 Paris
Tél. 01 44 97 86 80

Hôpital de l'Institut Pasteur
209 rue de Vaugirard – 75015 Paris
Tél. 01 45 68 81 99

Centre médical des entreprises travaillant à l'extérieur – 10 rue du Colonel-Driant
75001 Paris
Tél. 01 42 60 07 32

Institut Alfred Fournier – 25 bd Saint-Jacques
75634 Paris Cedex 14
Tél. 01 40 78 26 71

Groupe hospitalier Pitié-Salpêtrière
47 boulevard de l'Hôpital
75634 Paris Cedex 13
Tél. 01 42 16 00 00

Hôpital Claude Bernard-Bichat
170 bd Ney – 75018 Paris
Tél. 01 40 25 88 86

UNESCO – Place de Fontenoy
75007 Paris
Tél. 01 45 68 08 58

Hôpital d'enfants Armand-Trousseau
Centre municipal de vaccination
8 à 28 avenue du Docteur A. Netter
75571 Paris Cedex 12
Tél. 01 44 73 60 10

Groupe hospitalier Cochin
27 rue du Faubourg St-Jacques – 75014 Paris
Tél. 01 42 34 14 98

Mutuelle nationale des étudiants de France
22 bd Saint-Michel – 75006 Paris
Tél. 01 43 54 14 14

Voyageurs du Monde – 55 rue Sainte-Anne
75002 Paris
Tél. 01 42 86 16 48

**76 – Seine Maritime**
Centre hospitalier général
Pavillon René-Vincent
55 bis rue Gustave Flaubert
76600 Le Havre
Tél. 02 32 73 37 80

Clinique François 1er
Centre médical international des marins
1 rue Voltaire – 76600 Le Havre
Tél. 02 35 22 42 75

Centre hospitalier universitaire Charles-Nicolle
1 rue de Germont – 76031 Rouen Cedex
Tél. 02 35 08 82 36

**77 – Seine-et-Marne**
Centre hospitalier Marc-Jacquet
Rue Freteau de Peny – 77011 Melun Cedex
Tél. 01 64 71 60 02

**78 – Yvelines**
Centre hospitalier de Saint-Germain-en-Laye
20 rue Armagis – 78100 St-Germain-en-Laye
Tél. 01 39 21 41 25

**79 – Deux-Sèvres**
Centre hospitalier général de Niort
40 avenue Charles-de-Gaulle – 79021 Niort
Tél. 05 49 32 79 79

**80 – Somme**
Centre hospitalier groupe Sud
Centre de médecine des voyages
80054 Amiens Cedex 01
Tél. 03 22 45 59 75

**81 – Tarn**
Centre hospitalier général
1 avenue Camille-Boussac – 81000 Albi
Tél. 05 63 47 44 57 ou 58

**83 – Var**
Hôpital d'instruction des armées Sainte-Anne
2 bd St-Anne – BP 600 – 83800 Toulon Naval
Tél. 04 94 09 92 52 ou 91 46 ou 97 60

**84 – Vaucluse**
Service communal d'hygiène et de santé
1 rue Bourguet – 84000 Avignon Cedex
Tél. 04 90 27 94 38

**86 – Vienne**
Centre hospitalier régional
350 av. Jacques-Cœur – 86021 Poitiers Cedex
Tél. 05 49 44 44 22

**87 – Haute-Vienne**
Centre de vaccinations
4 rue Jean-Pierre Timbaud – 87000 Limoges
Tél. 05 55 45 62 04 ou 63 02

**90 – Territoire de Belfort**
Centre hospitalier de Belfort
14 rue de Mulhouse – 90016 Belfort
Tél. 03 84 57 46 46

**92 – Hauts-de-Seine**
Espace santé-voyages – CNIT
92053 Paris-La Défense
Tél. 01 42 89 31 10

Hôpital Ambroise-Paré
9 rue Charles-de-Gaulle – 92104 Boulogne
Tél. 01 49 09 54 62

Hôpital Raymond-Poincaré
104 bd Raymond-Poincaré – 92380 Garches
Tél. 01 47 41 79 00

**93 – Seine-Saint-Denis**
Centre hospitalier Général Delafontaine
2 rue Pierre-Delafontaine – BP 279
93205 Saint-Denis Cedex 1
Tél. 01 42 35 62 10 ou 62 23 poste : 6075

Aéroport Roissy-Charles-de-Gaulle
Service médical d'urgence
Tél. 01 34 29 02 37

Air France – Centre de vaccinations
Tél. 01 48 64 11 99

**94 – Val-de-Marne**
Centre hospitalier de Bicêtre
78 rue du Général Leclerc
94270 Le Kremlin-Bicêtre Cedex
Tél. 01 45 21 33 39

Centre hospitalier intercommunal
40 allée de la Source
94190 Villeneuve-Saint-Georges
Tél. 01 43 86 20 84

Hôpital des armées Bégin
69 avenue de Paris – 94160 Saint-Mandé
Tél. 01 43 98 50 00

Aéroport de Paris – Service médical – Orly-Sud
94386 Orly Aérogare
Tél. 01 49 75 45 14

**971 – Guadeloupe**
Institut Pasteur – Morne Jolivière – BP 484
97165 Pointe-à-Pitre Cedex
Tél. 0590 89 69 40

**972 – Martinique**
Laboratoire départemental d'hygiène
35 bd Pasteur – 97261 Fort-de-France Cedex
Tél. 0596 71 34 52

**973 – Guyane**
Centre de prévention de vaccination de Mirza
Allée de l'Église – Rue Pomme-de-Rosa
93000 Cayenne
Tél. 0594 30 25 85

Centre de prévention et de vaccination
Rue Léonce-Porré – 97354 Remire-Montjoly
Tél. 0594 35 40 40

Centre de prévention et de vaccination
Bourg de Matoury – 97351 Matoury
Tél. 0594 35 60 84

Centre de santé – 97340 Grand Santi
Tél. 0594 37 41 02

Centre de santé – 97317 Apatou
Tél. 0594 37 42 02

Centre de santé – 97330 Camopi
Tél. 0594 37 44 02

Centre de santé – 97316 Papaichton
Tél. 0594 37 40 02

Centre de santé – Lotissement communal
97350 Iracoubo
Tél. 0594 37 41 02

Centre de santé – Boulevard Banque-Vernet
97315 Sinnamary
Tél. 0594 34 52 78

Centre de santé – 97370 Maripasoula
Tél. 0594 37 20 50

Centre de santé
97313 Saint-Georges-de-l'Oyapock
Tél. 0594 37 02 00

Centre hospitalier André-Bouron
97320 Saint-Laurent-du-Maroni
Tél. 0594 34 23 36

Centre de prévention et de vaccination
Allée du Bac – 97310 Kourou
Tél. 0594 32 18 81

**974 – La Réunion**
Centre hospitalier départemental Félix-Guyon
Bellepierre – 97405 Saint-Denis Cedex
Tél. 0262 90 58 65

**975 – St-Pierre-et-Miquelon**
Centre hospitalier F. Dunan
20 rue Maître Georges Lefèvre
97500 Saint-Pierre
Tél. (19 508) 41 21 11

# Correspondances internationales des médicaments

| Dénomination commune internationale | Nom commercial en France | Nom commercial en Suisse | Nom commercial en Belgique | Nom commercial au Canada |
|---|---|---|---|---|
| Acétylcystéine | Fluimucil® | Fluimucil® | Lysomucil® | Mucomyst® |
| Acétylleucine | Tanganil® | o | o | o |
| Acétylsalisylate de lysine | Aspégic® | Aspégic® | Aspégic® | Acetophen® |
| Acide méfénamique | Ponstyl® | Ponstan® | o | Ponstan® |
| Adénosine | Krénosin® | Krénosine® | Adénocor® | Adénocard® |
| Adénosine triphosphate | Striadyne® | Striadyne® | Striadyne® | o |
| Alimémazine | Théralène® | Théralène® | Nedeltran® | Panectyl® |
| Alizapride | Plitican® | Plitican® | Litican® | o |
| Alprazolam | Xanax® | Xanax® | Xanax® | Aps-Alpraz® |
| Altéplase | Actilyse® | Actilyse® | Actilyse® | Activase® |
| Amikacine | Amiklin® | Amikine® | Amukin® | Amikin® |
| Amisulpride | Solian® | o | o | o |
| Amitriptyline | Laroxyl®<br>Elavil® | Saroten®<br>Tryptizol® | Redonex®<br>Tryptizol® | Elavil® |
| Amoxapine | Défanyl® | o | o | Asendin® |
| Amoxicilline | Amodex®<br>Clamoxyl® | Clamoxyl® | Clamoxyl® | Amoxil® |
| Amoxicilline-acide clavulanique | Augmentin® | Augmentin® | Augmentin® | Clavulin® |
| Ampicilline | Totapen® | Arcocillin® | Penbritin® | Ampicin® |
| Amsacrine | Amsidine® | Amsidyl® | Amsidine® | Amsa P-D® |
| Antimoniate de méglumine | Glucantime® | o | o | o |
| Asparaginase | Kidrolase® | Crasnitine® | Paronal® | Kidrolase® |
| Aténolol | Ténormine® | Tenormin® | Tenormin® | Tenormin® |
| Atovaquone | Wellvone® | Wellvone® | Wellvone® | Mépron® |
| Azathioprine | Imurel® | Imurek® | Imuran® | Imuran® |
| Bétaméthasone | Célestène® | Celestone® | Celestone® | Celestone® |
| Benzathine-pénicilline | Extencilline® | o | Penadur® | Bicillin L-A® |
| Bleomycine | Bléomycine<br>Roger Bellon® | o | Bléomycine® | Blenoxane® |
| Bromazépam | Lexomil® | Lexotan® | Lexotanil® | Lectopam® |

| Dénomination commune internationale | Nom commercial en France | Nom commercial en Suisse | Nom commercial en Belgique | Nom commercial au Canada |
|---|---|---|---|---|
| Buflomédil | Fonzylane® | Loftyl® | Loftyl® | o |
| Canréonate de potassium | Soludactone® | Soldactone® | Soldactone® | o |
| Captodiamine | Covatine® | o | o | o |
| Carboplatine | Paraplatine® | Paraplatine® | Paraplatin® | Paraplatin® |
| Carmustine | Bicnu® | o | Nitrumon® | Bicnu® |
| Carpipramine | Prazinil® | o | o | o |
| Céfépime | Axépim® | Maxipime® | Maxipime® | Maxipime® |
| Céfopérazone | Céfobis® | o | o | o |
| Céfotétan | Apacef® | o | Apacef® | Céfotan® |
| Céfotiam | Takétiam® | o | o | o |
| Céfoxitine | Méfoxin® | Méfoxitin® | Méfoxin® | Méfoxin® |
| Cefsulodine | Pyocéphal® | o | o | o |
| Ceftazidime | Fortum® | Fortam® | Glazidim® | Fortaz® |
| Ceftriaxone | Rocéphine® | Rocéphine® | Rocéphine® | Rocephin® |
| Ceftizoxime | Céfizox® | o | o | Céfizox® |
| Céfuroxime | Zinnat® | Zinat® | Zinnat® | Ceftin® |
| Chlobazam | Urbanyl® | Urbanyl® | Frisium® | Frisium® |
| Chlorambucil | Chloraminophène® | Leukéran® | Leukéran® | Leukéran® |
| Chloroquine | Nivaquine® | Nivaquine® | Nivaquine® | Aralen® |
| Chlorpromazine | Largactil® | Chlorazin® | o | Largactil® |
| Cilastatine | Tiénam® | Tiénam® | Tiénam® | Primaxin® |
| Ciprofloxacine | Ciflox® | Ciproxine® | Ciproxine® | Ciloxan® |
| Cisplatine | Cisplatyl®<br>Cisplatine® | Platiblastine®<br>Platinol® | Platinol® | Platinol® |
| Citalopram | Séropram® | Séropram® | Cipramil® | Cipramil® |
| Cladiribine | Leustatine® | Leustatin® | Leustatin® | Leustatin® |
| Clarithromycine | Naxy®<br>Zéclar® | Klacid® | Biclar® | Biaxin® |
| Clindamycine | Dalacine® | Dalacin® | Dalacin® | Dalacin® |
| Clofazimine | Lamprène® | Lamprène® | o | o |
| Clorazépate dipotassique | Tranxène® | Tranxilium® | Tranxène® | Tranxène® |
| Clotiazépam | Vératran® | o | Clozan® | o |
| Cloxacilline | Orbénine® | o | Orbenin® | Novo-Cloxin® |
| Clozapine | Léponex® | Léponex® | Léponex® | Clozaril® |
| Colistine | Colimycine® | o | Colimycine® | Coli-Mycin M® |
| Cyamémazine | Tercian® | o | o | o |
| Cyclophosphamide | Endoxan® | Endoxan® | Cycloblastine® | Cytoxan® |
| Cytarabine | Aracytine®<br>Cytarbel® | Alexan®<br>Cytostar® | Cytostar® | Cytostar® |
| Dacarbazine | Déticène® | DTIC® | DTIC-Dome® | DTIC® |
| Daltéparine sodique | Fragmine® | Fragmin® | Fragmine® | Fragmin® |

| Dénomination commune internationale | Nom commercial en France | Nom commercial en Suisse | Nom commercial en Belgique | Nom commercial au Canada |
|---|---|---|---|---|
| Dapsone | Disulone® | o | Maloprim® | o |
| Desmopressine ou DDAVP | Minirin® | Minirin®<br>Ostostim® | Minirin® | Octostim®<br>DDAVP |
| Desoxycortone | Syncortyl® | Cortistéron® | o | o |
| Dexaméthasone | Soludécadron® | Décadron® | Décadron® | Dexasone® |
| Dexchlorphéniramine | Polaramine® | Polaramine® | Polaramine® | Chlor-Tipolon®<br>Histalon® |
| Dextropropoxyphène | Antalvic® | Distalgésic® | Distalgic® | Darvon-N® |
| Diclofénac | Voltarène® | Voltarène® | Voltaren® | Voltaren® |
| Diferbamate | Atrium®<br>(phénobarbital associé) | Atrium® | o | o |
| Dihydralazine | Népressol® | Nepresol® | Nepresol® | Apresoline® |
| Diphénoxylate | Diarsed®<br>(atropine associée) | Reasec® | Reasec® | Lomotil® |
| Dothiépine | Prothiaden® | Protiaden® | Prothiaden® | o |
| Doxépine | Quitaxon®<br>Sinéquan® | Sinquane® | Quitaxon® | Sinequan®<br>Triadapin® |
| Doxorubicine | Adriblastine®<br>Caelyx® | Adriblastine® | Adriblatina® | o |
| Efavirenz | Sustiva® | Stocrin® | Stocrin® | Sustiva |
| Enoxaparine | Lovenox® | Clexane® | Clexane® | o |
| Énoxaparine sodique | Lovenox® | Clexane® | Clexane® | Lovenox® |
| Épirubicine | Farmorubicine® | Farmorubicine® | Farmorubicine® | Pharmorubicin® |
| Érythromycine | Erythrocine® | Erythrocine® | Erythrocine® | Erythrocin® |
| Esmolol | Brévibloc® | Brévibloc® | Brévibloc® | Edecrin® |
| Estazolam | Nuctalon® | o | o | Prosom® |
| Éthambutol | Dexambutol®<br>Myambutol® | Myambutol<br>Servambutol® | Myambutol® | Myambutol® |
| Etifoxine | Stresam® | o | o | o |
| Étoposide | Etopophos®<br>Celltop®<br>Vépéside® | Exitop®<br>Vépéside® | Vepesid® | Vepesid® |
| Exémestane | Aromasine® | Aromasin® | Aromasin® | Aromasin® |
| Fénoprofène | Nalgésic® | o | o | Nalfon® |
| Fentanyl | Fentanyl® | Fentanyl® | Fentanyl® | Sublimaze® |
| Filgrastime | Neupogen® | Neupogen® | Neupogen® | Neupogen® |
| Fluconazole | Triflucan® | Diflucan® | Diflucan® | Diflucan® |
| Fluindione | Préviscan® | o | o | o |
| Fluphénazine | Modécate®<br>Moditen® | Dapotum® | Moditen® | Modecate®<br>Moditen® |
| Flunitrazépam | Rohypnol®<br>Narcozep® | Rohypnol® | Rohypnol®<br>Hypocalm® | o |

| Dénomination commune internationale | Nom commercial en France | Nom commercial en Suisse | Nom commercial en Belgique | Nom commercial au Canada |
|---|---|---|---|---|
| Fluorouracile | Fluoro-uracile Roche® | Fluorblastine® | Efudix® | luoroplex® |
| Fluoxétine | Prozac® | Fluctine® | Prozac® | Prozac® |
| Flutamide | Eulexine® | Flucinome® | Eulexin® | Euflex® |
| Fluvoxamine | Floxyfral® | Floxyfral® | Floxyfral® | Luvox® |
| Fosfomycine | Fosfocine® | Fosfocine® | Fosfocin® | o |
| Fosphénytoïne | Prodilantin® | o | o | o |
| Fotemustine | Muphoran® | o | o | o |
| Furosémide | Lasilix® | Lasix® | Lasix® | Lasix® |
| Fusidique (acide) | Fucidine® | Fucidine® | Fucidin® | Fucidin® |
| Ganciclovir | Cymévan® | Cymevene® | Cymevene® | Cytovene® |
| Gentamicine | Gentalline® | Garamycin® | Geomycine® | Gentacidin® |
| Idarubicine | Zavédos® | Zavedos® | Zavedos® | Idamycin® |
| Ifosfamide | Holoxan® | Holoxan® | Holoxan® | Ifex® |
| Imipénème-cilastatine | Tiénam® | Tiénam® | Tiénam® | Primaxin® |
| Inosine | Isoprinozinev | o | Isoprinozine® | Imunovir® |
| Iproniazide | Marsilid® | o | o | o |
| Isépamicine | Isépalline® | o | o | o |
| Isoniazide | Rimifon® | Rimifon® | Nicotibine® | Isotamine® |
| Kétoprofène | Profénid® Topféna® | Profénid® Orudis® | Birofénid® Rofénid® | Apo-Keto® Orudis® |
| Lamivudine | Epivir® | 3TC® | Epivir® | 3TC® |
| Leuproréline | Enantone® Lucrin® | Lucrin Dépôt® | Lucrin Dépôt® | o |
| Lincomycine | Lincocine® | Lincocin® | Lincocin® | Lincocin® |
| Lithium | Neurolithium® Téralithe® | Priadel® Lithiofor® | Priadel® Camcolit® | Carbolith® Lithane® |
| Loflazépate | Victan® | o | o | o |
| Loprazolam | Havlane® | o | Dormonoct® | o |
| Lorazépam | Témesta® | Témesta® | Témesta® | Ativan® |
| Lormétazépam | Noctamide® | Noctamid® | Noctamid® | o |
| Loxapine | Loxapac® | o | Loxapac® | Loxapac® |
| Médifoxamine | Clédial® | o | o | o |
| Mégestrol | Mégace® | Mégestat® | Mégace® | o |
| Méprobamate | Equanil® | Méprodil® | Pertranquil® | Meproban® |
| Méthotrexate | Ledertrexate® | Méthotrexate Léderlé® | Ledertrexate® | heumatrex® |
| Métoclopramine | Primpéran® | Primpéran® | Primpéran® | Reglan |
| Métopimazine | Vogalène® | o | Vogalène® | o |
| Mezlocilline | Baypen® | o | o | o |
| Miansérine | Athymil® | Lantaron® | Lerivon® | o |

| Dénomination commune internationale | Nom commercial en France | Nom commercial en Suisse | Nom commercial en Belgique | Nom commercial au Canada |
|---|---|---|---|---|
| Midazolam | Hypnovel® | Dormicum® | Dormicum® | Versed® |
| Minacipran | Ixel® | o | o | o |
| Mitomycine | Amécytine® | Mutamycine® | Mitomycine-C® | Mutamycin® |
| Mitozantrone | Novantrone® | Novantron® | Novantrone® | Novantrone® |
| Moclobémide | Moclamide® | Aurorix® | Aurorix® | Manerix® |
| Moxiflacine | Izilox® | Avalox® | Avelox® | o |
| Mustine | Caryolysine® | Mustargen® | o | Mustargen® |
| Nétilmicine | Nétromicine® | Nétromicine® | Nétromycine® | Nétromycin® |
| Nicardipine | Loxen® | o | Rydène® | Cardène® |
| Nifédipine | Adalate® | Adalat® | Adalat® | Adalat® |
| Nordazépam | Nordaz®<br>Praxidium® | Vegestan® | Calmday® | o |
| Ofloxacine | Oflocet® | Tarivid® | Tarivid® | Floxin® |
| Oméprazole | Mopral® | Antra® | Losec® | Losec® |
| Oxacilline | Bristopen® | o | Penstapho® | o |
| Oxazépam | Séresta® | Seresta® | Seresta® | Serax® |
| Oxycodone | Oycontin® | Oxycontin® | Supeudol® | |
| Paracétamol | Doliprane®<br>Efferalgan®<br>Dafalgan® | Acétalgine®<br>Panadol®<br>Efferalgan® | Tylenol®<br>Ben-U-Ron® | Atasol®<br>Compain®<br>Panadol® |
| Paroxétine | Déroxat® | Deroxat® | Aropax® | Paxil® |
| Péfloxacine | Péflacine® | o | Péflacine® | o |
| Penfluridol | Sémap® | Semap® | Semap® | o |
| Pentazocine | Fortal® | Fortalgésic® | Fortal® | Talwin® |
| Perphénazine | Trilifan® | Trilafon® | Trilafon® | Trilafon® |
| Péthidine | Péthidine Renaudin® | Péthidine Streuli® | Dolantine® | •••emerol® |
| Phénindione | Pindione® | o | o | o |
| Phénytoïne | Dilantin® | Epanutin® | Epanutin® | Dilantin® |
| Phénobarbital | Gardénal® | Luminal® | Gardénal® | Gardénal® |
| Phloroglucinol | Spasfon® | o | Spasfon® | o |
| Pipampérone | Dipipéron® | Dipiperon® | Dipiperon® | o |
| Pipéracilline | Pipéracilline | Pipril® | Pipcil® | Pipracil® |
| Pirarubicine | Théprubicine® | o | o | o |
| Piroxicam | Feldène® | Felden® | Feldène® | Feldène® |
| Plicamycine | Mithracine® | Mithracine® | o | o |
| Prazépam | Lysanxia® | Démétrin® | Lysanxia® | o |
| Propofol | Diprivan® | Disoprivan® | Diprivan® | Diprivan® |
| Pyrazinamide | Pirilène® | o | Tebrazid® | Tebrazid® |
| Pyriméthamine | Malocide® | Daraprim® | Daraprim® | Daraprim® |
| Quinine | Quinimax® | Quinine Sulfate | Quinine Sulfate | Quinine Sulfate |

| Dénomination commune internationale | Nom commercial en France | Nom commercial en Suisse | Nom commercial en Belgique | Nom commercial au Canada |
|---|---|---|---|---|
| Rétéplase® | Rapilysin® | Rapilysin® | Rapilysin® | Retavase® |
| Rifabutine | Ansatipine® | Mycobutine® | Mycobutin® | Mycobutin® |
| Rifampicine | Rifadine®<br>Rimactan® | Rifoldine®<br>Rimactan® | Rifadine®<br>Rimactan® | Rifadin®<br>Rimactane® |
| Salbutamol | Salbumol®<br>Ventoline® | Ventolin® | Ventolin® | Ventolin® |
| Sertraline | Zoloft® | Zoloft® | Serlain® | Zoloft® |
| Somatostatine | Modustatine® | Stilamin® | Modustatine® | Stilamin® |
| Streptokinase | Streptase® | Kabikinase® | Streptase® | Streptase® |
| Streptomycine | Streptomycine® | o | o | o |
| Streptozocine | Zanosar® | o | o | Zanosar® |
| Sulfadiazine | Adiazine® | Sulfadiazine Streuli® | o | o |
| Sulpiride | Dogmatil®<br>Synédil® | Dogmatil® | Dogmatil® | o |
| Sultopride | Barnétil® | o | Barnétil® | o |
| Suxaméthonium | Célocurine® | Célocurin-chlorid® | Myoplegin® | Anectine® |
| iodure | | Succinolin® | | |
| Tamoxifène | Nolvadex® | Nolvadex® | Tamizam® | Nolvadex® |
| Tazobactam | Tazocilline® | Tazobac® | Tazocin® | Tazocin® |
| Téicoplanine | Targocid® | Targocid® | Targocid® | o |
| Témazépam | Normison® | Normison® | Normison® | Restoril® |
| Thiamphénicol | Thiophénicol® | Urfamycine® | Urfamycine® | o |
| Thicolchicoside | Coltramyl® | Coltromyl® | Coltramyl® | Coltromyl® |
| Thioridazine | Mélleril® | Melleril® | Melleril® | Mellaril® |
| Thiotépa | Thiotépa Léderlé® | o | Ledertepa® | Thiotépa® |
| Tianeptine | Stablon® | o | o | o |
| Tiapride | Tiapridal®<br>Equilium® | Tiapridal® | Tiapridal® | o |
| Ticarcilline | Ticarpen® | o | Triacilline® | Ticar® |
| Ticarcilline – acide clavulanique | Claventin® | Timenten® | Timentin® | Timentin® |
| Tioclomarol | Apegmone® | o | o | o |
| Tobramycine | Nebcine® | Tobrex® | Tobrex® | Nebcin® |
| Toloxatone | Humoryl® | o | o | o |
| Topotécan | Hycamtin® | Hycamtin® | o | o |
| Tramadol | Topalgic® | Tramal® | Dolzam® | o |
| Trifluopérazine | Terfluzine® | | o | Stelazine® |
| Triflupéridol | Tripéridol® | o | Triperidol® | o |

Les médicaments absents de ce tableau portent le même nom dans les quatre pays.

# Réglementation

J.O. n° 40 du 16 février 2002 page 3040
Décrets, arrêtés, circulaires
Textes généraux
Ministère de l'emploi et de la solidarité


## Décret n° 2002-194 du 11 février 2002 relatif aux actes professionnels et à l'exercice de la profession d'infirmier

NOR : MESP0220026D

Le Premier ministre,

Sur le rapport de la ministre de l'emploi et de la solidarité et du ministre délégué à la santé,

Vu le code de la santé publique ;

Vu le décret n° 90-1118 du 18 décembre 1990 modifiant le décret n° 47-1544 du 13 août 1947 instituant un diplôme d'État de puériculture ;

Vu le décret n° 91-1281 du 17 décembre 1991 modifiant le décret n° 88-903 du 30 août 1988 créant un certificat d'aptitude aux fonctions d'infirmier spécialisé en anesthésie-réanimation ;

Vu le décret n° 92-48 du 13 janvier 1992 modifiant le décret n° 71-388 du 21 mai 1971 portant création d'un certificat d'aptitude aux fonctions d'infirmier de salle d'opération ;

Vu le décret n° 93-221 du 16 février 1993 relatif aux règles professionnelles des infirmiers et des infirmières ;

Vu l'avis de la commission des infirmiers du Conseil supérieur des professions paramédicales en date du 23 février 2001 ;

Vu l'avis de l'Académie nationale de médecine en date du 26 juin 2001 ;

Le Conseil d'État (section sociale) entendu,

Décrète :

### Article 1

L'exercice de la profession d'infirmier comporte l'analyse, l'organisation, la réalisation de soins infirmiers et leur évaluation, la contribution au recueil de données cliniques et épidémiologiques et la participation à des actions de prévention, de dépistage, de formation et d'éducation à la santé. Dans l'ensemble de ces activités, les infirmiers sont soumis au respect des règles professionnelles et notamment du secret professionnel. Ils exercent leur activité en relation avec les autres professionnels du secteur de la santé, du secteur social et médico-social et du secteur éducatif.

### Article 2

Les soins infirmiers, préventifs, curatifs ou palliatifs, intègrent qualité technique et qualité des relations avec le malade. Ils sont réalisés en tenant compte de l'évolution des sciences et des techniques. Ils ont pour objet, dans le respect des droits de la personne, dans le souci de son éducation à la santé et en tenant compte de la personnalité de celle-ci dans ses composantes physiologique, psychologique, économique, sociale et culturelle :

1° De protéger, maintenir, restaurer et promouvoir la santé physique et mentale des personnes ou l'autonomie de leurs fonctions vitales physiques et psychiques en vue de favoriser leur maintien, leur insertion ou leur réinsertion dans leur cadre de vie familial ou social ;

2° De concourir à la mise en place de méthodes et au recueil des informations utiles aux autres professionnels, et notamment aux médecins pour poser leur diagnostic et évaluer l'effet de leurs prescriptions ;

3° De participer à l'évaluation du degré de dépendance des personnes ;

4° De contribuer à la mise en œuvre des traitements en participant à la surveillance clinique et à l'application des prescriptions médicales contenues, le cas échéant, dans des protocoles établis à l'initiative du ou des médecins prescripteurs ;

5° De participer à la prévention, à l'évaluation et au soulagement de la douleur et de la détresse physique et psychique des personnes, particulièrement en fin de vie au moyen des soins palliatifs, et d'accompagner, en tant que de besoin, leur entourage.

### Article 3

Relèvent du rôle propre de l'infirmier les soins liés aux fonctions d'entretien et de continuité de la vie et visant à compenser partiellement ou totalement un manque ou une diminution d'autonomie d'une personne ou d'un groupe de personnes.

Dans ce cadre, l'infirmier a compétence pour prendre les initiatives et accomplir les soins qu'il juge nécessaires conformément aux dispositions de l'article 5 ci-après. Il identifie les besoins de la personne, pose un diagnostic infirmier, formule des objectifs de soins, met en œuvre les actions appropriées et les évalue. Il peut élaborer, avec la participation des membres de l'équipe soignante, des protocoles de soins infirmiers relevant de son initiative. Il est chargé de la conception, de l'utilisation et de la gestion du dossier de soins infirmiers.

### Article 4

Lorsque les actes accomplis et les soins dispensés relevant de son rôle propre sont dispensés dans un établissement ou un service à domicile à caractère sanitaire, social ou médico-social, l'infirmier peut, sous sa responsabilité, les assurer avec la collaboration d'aides-soignants, d'auxiliaires de puériculture ou d'aides médico-psychologiques qu'il encadre et dans les limites de la qualification reconnue à ces derniers du fait de leur formation. Cette collaboration peut s'inscrire dans le cadre des protocoles de soins infirmiers mentionnés à l'article 3.

### Article 5

Dans le cadre de son rôle propre, l'infirmier accomplit les actes ou dispense les soins suivants visant à identifier les risques et à assurer le confort et la sécurité de la personne et de son environnement et comprenant son information et celle de son entourage :

Soins et procédés visant à assurer l'hygiène de la personne et de son environnement ;

Surveillance de l'hygiène et de l'équilibre alimentaire ;

Dépistage et évaluation des risques de maltraitance ;

Aide à la prise des médicaments présentés sous forme non injectable ; vérification de leur prise ; surveillance de leurs effets et éducation du patient ;

Administration de l'alimentation par sonde gastrique, sous réserve des dispositions prévues à l'article 6 ci-après, et changement de sonde d'alimentation gastrique ;

Soins et surveillance de patients en assistance nutritive entérale ou parentérale ;

Surveillance de l'élimination intestinale et urinaire de changement de sondes vésicales ;

Soins et surveillance des patients sous dialyse rénale ou péritonéale ;

Soins et surveillance des patients placés en milieu stérile ;

Installation du patient dans une position en rapport avec sa pathologie ou son handicap ;

Préparation et surveillance du repos et du sommeil ;

Lever du patient et aide à la marche ne faisant pas appel aux techniques de rééducation ;

Aspirations des sécrétions d'un patient qu'il soit ou non intubé ou trachéotomisé ;

Ventilation manuelle instrumentale par masque ;

Utilisation d'un défibrillateur semi-automatique et surveillance de la personne placée sous cet appareil ;

Administration en aérosols de produits non médicamenteux ;

Recueil des observations de toute nature susceptibles de concourir à la connaissance de l'état de santé de la personne et appréciation des principaux paramètres servant à sa surveillance : température, pulsations, pression artérielle, rythme respiratoire, volume de la diurèse, poids, mensurations, réflexes pupillaires, réflexes de défense cutanée, observations des manifestations de l'état de conscience, évaluation de la douleur ;

Réalisation, surveillance et renouvellement des pansements non médicamenteux ;

Réalisation et surveillance des pansements et des bandages autres que ceux visés à l'article 6 ci-après ;

Prévention et soins d'escarres ;

Prévention non médicamenteuse des thromboses veineuses ;

Soins et surveillance d'ulcères cutanés chroniques ;

Toilette périnéale ;

Préparation du patient en vue d'une intervention, notamment soins cutanés préopératoires ;

Recherche des signes de complications pouvant survenir chez un patient porteur d'un dispositif d'immobilisation ou de contention ;

Soins de bouche avec application de produits non médicamenteux ;

Irrigation de l'œil et instillation de collyres ;

Participation à la réalisation des tests à la sueur et recueil des sécrétions lacrymales ;

Surveillance de scarifications, injections et perfusions visées aux articles 6 et 8 ci-après ;

Surveillance de patients ayant fait l'objet de ponction à visée diagnostique ou thérapeutique ;

Pose de timbres tuberculiniques et lecture ;

Détection de parasitoses externes et soins aux personnes atteintes de celles-ci ;

Surveillance des fonctions vitales et maintien de ces fonctions par des moyens non invasifs et n'impliquant pas le recours à des médicaments ;

Surveillance des cathéters, sondes et drains ;

Participation à la réalisation d'explorations fonctionnelles, à l'exception de celles mentionnées à l'article 9, et pratique d'examens non vulnérants de dépistage de troubles sensoriels ;

Participation à la procédure de désinfection et de stérilisation des dispositifs médicaux réutilisables ;

Recueil des données biologiques obtenues par des techniques à lecture instantanée suivantes :

a) Urines : glycosurie acétonurie, protéinurie, recherche de sang, potentiels en ions hydrogène (pH) ;

b) Sang : glycémie, acétonémie ;

Entretien d'accueil privilégiant l'écoute de la personne avec orientation si nécessaire ;

Aide et soutien psychologique ;

Observation et surveillance des troubles du comportement ;

Dans le domaine de la santé mentale, l'infirmier accomplit en outre les actes ou soins suivants :

a) Entretien d'accueil du patient et de son entourage ;

b) Activités à visée sociothérapeutique individuelle ou de groupe ;

c) Surveillance des personnes en chambre d'isolement ;

d) Surveillance et évaluation des engagements thérapeutiques qui associent le médecin, l'infirmier et le patient.

### Article 6

Outre les actes et activités visés aux articles 11 et 12, l'infirmier est habilité à pratiquer les actes suivants soit en application d'une prescription médicale qui, sauf urgence, est écrite, qualitative et quantitative, datée et signée, soit en application d'un protocole écrit, qualitatif et quantitatif, préalablement établi, daté et signé par un médecin :

Scarifications, injections et perfusions autres que celles visées au deuxième alinéa de l'article 8 ci-après, instillations et pulvérisations ;

Scarifications et injections destinées aux vaccinations ou aux tests tuberculiniques ;

Mise en place et ablation d'un cathéter court ou d'une aiguille pour perfusion dans une veine superficielle des membres ou dans une veine épicrânienne;

Surveillance de cathéters veineux centraux et de montages d'accès vasculaires implantables mis en place par un médecin;

Injections, et perfusions, à l'exclusion de la première, dans ces cathéters ainsi que dans les cathéters veineux centraux et ces montages :

a) De produits autres que ceux visés au deuxième alinéa de l'article 8 ci-après;

b) De produits ne contribuant pas aux techniques d'anesthésie générale ou locorégionale mentionnées à l'article 10 ci-après.

Ces injections et perfusions font l'objet d'un compte rendu d'exécution écrit, daté et signé par l'infirmier et transcrit dans le dossier de soins infirmiers;

Administration des médicaments sans préjudice des dispositions prévues à l'article 5 ci-dessus;

Pose de dispositifs transcutanés et surveillance de leurs effets;

Renouvellement du matériel de pansements médicamenteux;

Réalisation et surveillance de pansements spécifiques;

Ablation du matériel de réparation cutanée;

Pose de bandages de contention;

Ablation des dispositifs d'immobilisation et de contention; renouvellement et ablation des pansements médicamenteux, des systèmes de tamponnement et de drainage, à l'exception des drains pleuraux et médiastinaux;

Pose de sondes gastriques en vue de tubage, d'aspiration, de lavage ou d'alimentation gastrique;

Pose de sondes vésicales en vue de prélèvement d'urines, de lavage, d'instillation, d'irrigation ou de drainage de la vessie, sous réserve des dispositions du troisième alinéa de l'article 9 ci-après;

Instillation intra-urétrale; injection vaginale;

Pose de sondes rectales, lavements, extractions de fécalomes, pose et surveillance de goutte-à-goutte rectal;

Appareillage, irrigation et surveillance d'une plaie, d'une fistule ou d'une stomie; soins et surveillance d'une plastie;

Participation aux techniques de dilatation de cicatrices ou de stomies;

Soins et surveillance d'un patient intubé ou trachéotomisé, le premier changement de canule de trachéotomie étant effectué par un médecin;

Participation à l'hyperthermie et à l'hypothermie;

Administration en aérosols et pulvérisations de produits médicamenteux;

Soins de bouche avec application de produits médicamenteux et, en tant que de besoin, aide instrumentale;

Lavage de sinus par l'intermédiaire de cathéters fixés par le médecin;

Bains d'oreilles et instillations médicamenteuses;

Enregistrements simples d'électrocardiogrammes, d'électro-encéphalogrammes et de potentiels évoqués sous réserve des dispositions prévues à l'article 9 ci-après;

Mesure de la pression veineuse centrale;

Vérification du fonctionnement des appareils de ventilation assistée ou du monitorage, contrôle des différents paramètres et surveillance des patients placés sous ces appareils;

Pose d'une sonde à oxygène; installation et surveillance des personnes placées sous oxygénothérapie normobare et à l'intérieur d'un caisson hyperbare;

Branchement, surveillance et débranchement d'une dialyse rénale, péritonéale ou d'un circuit d'échanges plasmatique;

Saignées;

Prélèvements de sang par ponction veineuse ou capillaire ou par cathéter veineux;

Prélèvements de sang par ponction artérielle pour gazométrie;

Prélèvements non sanglants effectués au niveau des téguments ou des muqueuses directement accessibles;

Prélèvements et collecte de sécrétions et d'excrétions;

Recueil aseptique des urines;

Transmission des indications techniques se rapportant aux prélèvements en vue d'analyses de biologie médicale;

Soins et surveillance des personnes lors des transports sanitaires programmés entre établissements de soins;

Entretien individuel et utilisation au sein d'une équipe pluridisciplinaire de techniques de médiation à visée thérapeutique ou psychothérapique;

Mise en œuvre des engagements thérapeutiques qui associent le médecin, l'infirmier et le patient, et des protocoles d'isolement.

### Article 7

L'infirmier est habilité à entreprendre et à adapter les traitements antalgiques, dans le cadre des protocoles préétablis, écrits, datés et signés par un médecin. Le protocole est intégré dans le dossier de soins infirmiers.

### Article 8

L'infirmier est habilité à accomplir sur prescription médicale écrite, qualitative et quantitative, datée et signée, les actes et soins suivants, à condition qu'un médecin puisse intervenir à tout moment :

Injections et perfusions de produits d'origine humaine nécessitant, préalablement à leur réalisation, lorsque le produit l'exige, un contrôle d'identité et de compatibilité obligatoire effectué par l'infirmier;

Injections de médicaments à des fins analgésiques dans des cathéters périduraux et intrathécaux ou placés à proximité d'un tronc ou d'un plexus nerveux, mis en place par un médecin et après que celui-ci a effectué la première injection;

Préparation, utilisation et surveillance des appareils de circulation extracorporelle;

Ablation de cathéters centraux et intrathécaux;

Application d'un garrot pneumatique d'usage chirurgical;

Pose de dispositifs d'immobilisation;

Utilisation d'un défibrillateur manuel;

Soins et surveillance des personnes, en postopératoire, sous réserve des dispositions prévues à l'article 10 ci-après;

Techniques de régulation thermique y compris en milieu psychiatrique;

Cures de sevrage et de sommeil.

### Article 9

L'infirmier participe à la mise en œuvre par le médecin des techniques suivantes :

Première injection d'une série d'allergènes;

Premier sondage vésical chez l'homme en cas de rétention;

Enregistrement d'électrocardiogrammes et d'électroencéphalogrammes avec épreuves d'effort ou emploi de médicaments modificateurs;

Prise et recueil de pression hémodynamique faisant appel à des techniques à caractère vulnérant autres que celles visées à l'article 6 ci-dessus;

Actions mises en œuvre en vue de faire face à des situations d'urgence vitale;

Explorations fonctionnelles comportant des épreuves pharmacodynamiques, d'effort, de stimulation ou des tests de provocation;

Pose de systèmes d'immobilisation après réduction;

Activités, en équipe pluridisciplinaire, de transplantation d'organes et de greffe de tissus;

Transports sanitaires :

a) Transports sanitaires urgents entre établissements de soins effectués dans le cadre d'un service mobile d'urgence et de réanimation;

b) Transports sanitaires médicalisés du lieu de la détresse vers un établissement de soins effectués dans le cadre d'un service mobile d'urgence et de réanimation;

Sismothérapie et insulinothérapie à visée psychiatrique.

### Article 10

L'infirmier anesthésiste diplômé d'État est seul habilité, à condition qu'un médecin anesthésiste-réanimateur puisse intervenir à tout moment, et après qu'un médecin anesthésiste-réanimateur a examiné le patient et établi le protocole, à appliquer les techniques suivantes :

1° Anesthésie générale ;

2° Anesthésie loco-régionale et réinjections dans le cas où un dispositif a été mis en place par un médecin anesthésiste-réanimateur ;

3° Réanimation peropératoire.

Il accomplit les soins et peut, à l'initiative exclusive du médecin anesthésiste-réanimateur, réaliser les gestes techniques qui concourent à l'application du protocole.

En salle de surveillance postinterventionnelle, il assure les actes relevant des techniques d'anesthésie citées aux deuxième, troisième et quatrième alinéas et est habilité à la prise en charge de la douleur postopératoire relevant des mêmes techniques.

Les transports sanitaires visés à l'article 9 du présent décret sont réalisés en priorité par l'infirmier anesthésiste diplômé d'État.

L'infirmier en cours de formation préparant à ce diplôme peut participer à ces activités en présence d'un infirmier anesthésiste diplômé d'État.

### Article 11

Les actes concernant les enfants de la naissance à l'adolescence, et en particulier ceux ci-dessous énumérés, sont dispensés en priorité par une infirmière titulaire du diplôme d'État de puéricultrice et l'infirmier en cours de formation préparant à ce diplôme :

1° Suivi de l'enfant dans son développement et son milieu de vie ;

2° Surveillance du régime alimentaire du nourrisson ;

3° Prévention et dépistage précoce des inadaptations et des handicaps ;

4° Soins du nouveau-né en réanimation ;

5° Installation, surveillance et sortie du nouveau-né placé en incubateur ou sous photothérapie.

### Article 12

Les activités suivantes sont exercées en priorité par l'infirmier titulaire du diplôme d'État de bloc opératoire et l'infirmier en cours de formation préparant à ce diplôme :

1° Gestion des risques liés à l'activité et à l'environnement opératoire ;

2° Élaboration et mise en œuvre d'une démarche de soins individualisée en bloc opératoire et secteurs associés ;

3° Organisation et coordination des soins infirmiers en salle d'intervention ;

4° Traçabilité des activités au bloc opératoire et en secteurs associés ;

5° Participation à l'élaboration, à l'application et au contrôle des procédures de désinfection et de stérilisation des dispositifs médicaux réutilisables visant à la prévention des infections nosocomiales au bloc opératoire et en secteurs associés.

En per-opératoire, il exerce les activités de circulant, d'instrumentiste et d'aide opératoire en présence de l'opérateur.

Il est habilité à exercer dans tous les secteurs où sont pratiqués des actes invasifs à visée diagnostique, thérapeutique, ou diagnostique et thérapeutique dans les secteurs de stérilisation du matériel médico-chirurgical et dans les services d'hygiène hospitalière.

### Article 13

En l'absence d'un médecin, l'infirmier est habilité, après avoir reconnu une situation comme relevant de l'urgence ou de la détresse psychologique, à mettre en œuvre des protocoles de soins d'urgence, préalablement écrits, datés et signés par le médecin responsable. Dans ce cas, l'infirmier accomplit les actes conservatoires nécessaires jusqu'à l'intervention d'un médecin. Ces actes doivent obligatoirement faire l'objet de sa part d'un compte rendu écrit, daté, signé, remis au médecin et annexé au dossier du patient.

En cas d'urgence et en dehors de la mise en œuvre du protocole, l'infirmier décide des gestes à pratiquer en attendant que puisse intervenir un médecin. Il prend toutes mesures en son pouvoir afin de diriger la personne vers la structure de soins la plus appropriée à son état.

### Article 14

Selon le secteur d'activité où il exerce, y compris dans le cadre des réseaux de soins, et en fonction des besoins de santé identifiés, l'infirmier propose des actions, les organise ou y participe dans les domaines suivants :

Formation initiale et formation continue du personnel infirmier, des personnels qui l'assistent et éventuellement d'autres personnels de santé ;

Encadrement des stagiaires en formation ;

Formation, éducation, prévention et dépistage, notamment dans le domaine des soins de santé primaires et communautaires ;

Dépistage, prévention et éducation en matière d'hygiène, de santé individuelle et collective et de sécurité ;

Dépistage des maladies sexuellement transmissibles, des maladies professionnelles, des maladies endémiques, des pratiques addictives ;

Éducation à la sexualité ;

Participation à des actions de santé publique ;

Recherche dans le domaine des soins infirmiers et participation à des actions de recherche pluridisciplinaire.

Il participe également à des actions de secours, de médecine de catastrophe et d'aide humanitaire, ainsi qu'à toute action coordonnée des professions de santé et des professions sociales conduisant à une prise en charge globale des personnes.

### Article 15

Le décret n° 81-539 du 12 mai 1981 relatif à l'exercice de la profession d'infirmier et le décret n° 93-345 du 15 mars 1993 relatif aux actes professionnels et à l'exercice de la profession d'infirmier sont abrogés.

### Article 16

La ministre de l'emploi et de la solidarité et le ministre délégué à la santé sont chargés, chacun en ce qui le concerne, de l'exécution du présent décret, qui sera publié au Journal officiel de la République française.

Fait à Paris, le 11 février 2002.

Par le Premier ministre : Lionel Jospin

La ministre de l'emploi et de la solidarité,
Élisabeth Guigou

Le ministre délégué à la santé,
Bernard Kouchner

# Index général

## A

## B

## C

## Q



## R



## S

## T